Second Edition

근감소증
SARCOPENIA

Muscle Wasting Disease

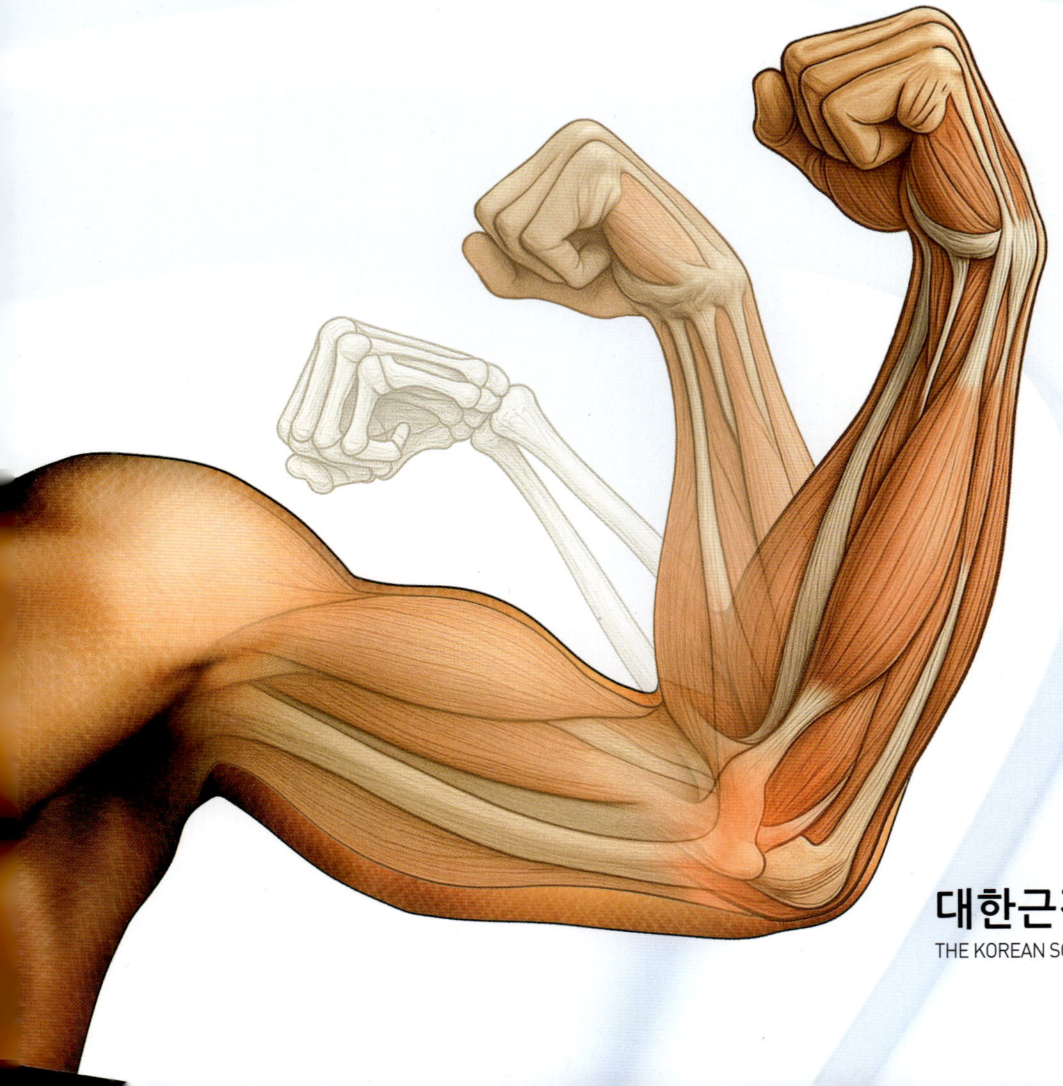

대한근감소증학회

THE KOREAN SOCIETY OF SARCOPENIA

Second Edition

근감소증
SARCOPENIA

첫째판 1쇄 발행 | 2017년 8월 9일
둘째판 1쇄 인쇄 | 2025년 8월 28일
둘째판 1쇄 발행 | 2025년 9월 11일

지 은 이 대한근감소증학회
발 행 인 장주연
출 판 기 획 이성재
책 임 편 집 배진수
편집디자인 최정미
표지디자인 김재욱
일 러 스 트 유학영
마 케 팅 박예진
발 행 처 군자출판사(주)
등록 제4-139호(1991. 6. 24)
본사 (10881) **파주출판단지** 경기도 파주시 회동길 338(서패동 474-1)
전화 (031) 943-1888 팩스 (031) 955-9545
홈페이지 | www.koonja.co.kr

ISBN 979-11-7068-337-7 (93510)
정가 80,000원

Second Edition

근감소증

SARCOPENIA

Muscle Wasting Disease

편찬위원회

편찬위원장

김덕윤 • 경희의대

편찬 간사

이영균 • 서울의대

편찬위원

김기범 • 영남의대
유준일 • 인하의대

집필진

(가나다 순)

권기선 • ㈜ 아벤티
김경민 • 연세의대
김근영 • 부산의대
김기범 • 영남의대
김동환 • 경희의대
김미지 • 경희의대
김범준 • 울산의대
김세이 • GIST
김주원 • 건국의대
김창선 • 동덕여대
김태년 • 인제의대
김태영 • 건국의대
류동렬 • GIST
류혜진 • 고려의대
박송이 • 가톨릭의대
박세정 • 한국스포츠과학원
박용순 • 한양대
박준현 • GIST
박현태 • 동아대
박형무 • 그레이스병원
배성류 • 동아대
백지연 • 울산의대
송 욱 • 서울대
신명준 • 부산의대
원장원 • 경희의대
유준일 • 인하의대
윤지완 • 서울의대
이광표 • 한국생명공학연구원
이상윤 • 서울의대
이영균 • 서울의대
이윤실 • 서울대
이윤환 • 아주의대
이현승 • 충남의대
이해정 • 가천대
임재영 • 서울의대
장학철 • 서울의대
전윤경 • 부산의대
전재한 • 경북의대
정규식 • 경북대 수의과
정희원 • 서울특별시/정희원저속노화연구소
조윤주 • 원광의대
진유리 • 한양대병원
최경묵 • 고려의대
한유진 • 계명의대
홍남기 • 연세의대
황인규 • 중앙의대

2판 머리말

근감소증은 고령사회에서 그 중요성이 점차 부각되고 있으며, 단순한 노화 현상의 일부가 아닌 치료가 필요한 독립적 질환으로 인식되고 있습니다. 이에 따라 2016년 WHO ICD-10-CM에 질환코드(M62.84)로 등재되면서 독립적인 의학적 영역으로 확립되었습니다.

2017년 〈근감소증〉 초판 발간 이후 지난 8년간 이 분야는 괄목할만한 발전을 이루었습니다. 그 결과, 당시 불명확했던 진단과 치료와 관련된 여러 의문점들이 상당 부분 해소되었으며, 현재 활발하게 진행 중인 다양한 연구 성과를 토대로 향후 더욱 가속화된 발전이 기대됩니다.

이번 제2판에서는 지난 8년간 축적된 최신 연구 성과와 임상 경험을 반영하여, 현 시점에서 가장 타당하다고 판단되는 내용들을 정리하였습니다. 아울러 우리나라의 역학적 특성과 의료현실에 적합한 진단 기준과 치료 전략을 보완하고자 하였습니다.

〈근감소증〉 제2판은 단순한 참고 문헌을 넘어, 임상 현장에서 늘 가까이 두고 펼쳐보며 손때 묻는 표준 교과서가 되기를 바랍니다. 특히 우리나라가 세계적으로 높은 수준의 디지털 IT 역량을 보유하고 있다는 점은 중요한 강점으로, 근감소증 진단과 치료에 디지털 바이오마커 및 디지털 치료제를 적용할 수 있는 최적의 환경을 제공하고 있습니다.

이에 본 제2판에서는 이러한 디지털 바이오마커와 디지털 치료제의 최신 동향을 소개하였으며, 이를 통해 대한근감소증학회가 국내를 넘어 글로벌 학문 공동체를 선도하는 학술단체로 도약할 수 있는 기반을 마련하고자 하였습니다. 더 나아가 한국의 연구자와 임상의들이 근감소증 분야의 세계적 리더로 성장하기를 기대합니다.

끝으로, 초판 발간에 헌신해 주신 여러 선생님들, 지난 8년간 근감소증 분야 발전을 위해 노력해 주신 연구자와 임상의들께 깊은 감사의 뜻을 전합니다. 또한 집필에 참여해주신 저자와 교정 및 출판 과정에 기여해주신 모든 분들께 진심으로 감사드립니다.

〈근감소증〉 제2판이 임상과 연구 현장에서 든든한 나침반처럼 실질적 지침서로 기능하며, 나아가 한국 근감소증학이 세계 의학계를 선도하는 학문으로 정립되는 데 중요한 토대가 되기를 희망합니다.

2025년 8월

대한근감소증학회 회장/편찬위원장

김 덕 윤

초판 발간사

금번 대한근감소증학회 주관으로 근감소증에 관한 표준책자가 발간되어 축하와 더불어 기쁨을 함께 나누고자 합니다.

근감소증은 가장 최신의 의학분야이며, 해결되어야 할 마지막 남은 대형 의학적 과제, 의학적 블록버스터라고 일컬어집니다.

근육은 인체에서 가장 큰 부분을 차지하고 있습니다. 그러나 지금까지는 그 어느 누구도 이를 눈여겨보지 않았으며, 이에 대한 연구 또한 미미하였고, 근감소증 또한 최근에서야 '질병'으로 분류되어 의학의 영역으로 진입하였습니다.

근감소증은 일반적으로 근육량과 기능의 소실로서 정의되며 노화와 밀접한 관련성을 보입니다. 따라서 급속한 노화와 고령인구의 증가를 보이는 우리나라의 경우 향후에는 다른 어떠한 질환보다도 그 임상적 중요성이 클 것으로 생각됩니다. 최근에는 근감소증이 노화뿐 아니라 각종 만성이나 악성 질환과도 유의한 관련성이 규명되어 그 임상적 중요성은 보다 넓게 인식되고 있습니다.

그동안 아무도 가보지 않았던 생소한 길 – 근육에 대한 연구로 나아가보고자 한다고 그 취지를 밝혔던 대한근감소증연구회가 2013년 여름에 발족이 되었고, 이후 2015년에는 이 연구회를 모태로 대한근감소증학회가 창립되어 오늘에 이르게 되었습니다. 그동안 연구회와 학회를 통해 발표된 여러 연제와 연구 결과들을 바탕으로 금년 여름 근감소증에 대한 표준 교재를 만들어보고자 하였습니다.

근감소증에 대한 모든 분야의 연구가 아직은 초보 단계라, 현재는 정의, 역학, 진단, 치료 등에 관해 학자나 학회들 간의 의견의 일치가 이루어져 있지 않은 상태입니다. 이는 시간이 지나, 보다 많은 연구가 진행되어 그 결과가 축적되면 이러한 어려움은 자연히 해결될 수 있을 것입니다. 따라서 금번 집필되는 〈근감소증〉은 지금까지의 연구결과들을 리뷰하여보고 현재로서 가장 적합하다고 추정되는 내용들을 담아보았으며, 이를 바탕으로 향후 우리나라에 맞는 진단기준, 역학, 치료 방법 등을 모색하여 보고자 하였습니다.

금번 〈근감소증〉이 출간되기까지 수고와 노력을 아끼지 않으신 많은 분들께 학회를 대표하여 감사의 말씀을 올립니다. 우선 바쁘신 와중에서도 집필을 흔쾌히 맡아주신 집필진 여러분들께 다시 한번 감사를 드립니다. 그리고 교정과 출판을 마무리해 주신 군자출판사 여러분들께도 감사드립니다.

향후에도 근감소증의 연구에 관하여 더욱 많은 관심과 지속적인 사랑을 보내주시고, 아울러 본 책자 〈근감소증〉은 외래에 가까이 두시고 항상 펼쳐보아 선생님의 손 때 묻은 사랑받는 교과서가 되기를 바랍니다.

2017년 8월

대한근감소증학회 회장 / 편찬대표

박 형 무

목 차

PART 01 개요

PART 02 진단

PART 03 노쇠

PART 04 Cachexia

PART 05 근육과 뼈

목 차

PART 06 근육과 다른 신체기관

PART 07 근감소증의 비약물 치료

PART 08 근감소증의 약물 치료

PART **01**

개요

Basic Concept

CHAPTER 1

서론과 개관

Introduction & Overview

박형무(그레이스병원)

세계적인 고령화로 노화에 대한 관심의 증대와 노화 과정 중 특히 신체 구성 성분의 변화에 관심이 집중되고 있다.

근육은 체중의 절반을 차지하는 신체에서 가장 큰 장기이다(그림 1-1, 2). 인체는 약 600개 이상의 근육으로 이루어져 있으며 이들은 움직임, 힘쓰기, 호흡, 균형잡기, 체중조절 그리고 체단백질의 주된 저장고로서 주된 역할을 하고 있다.

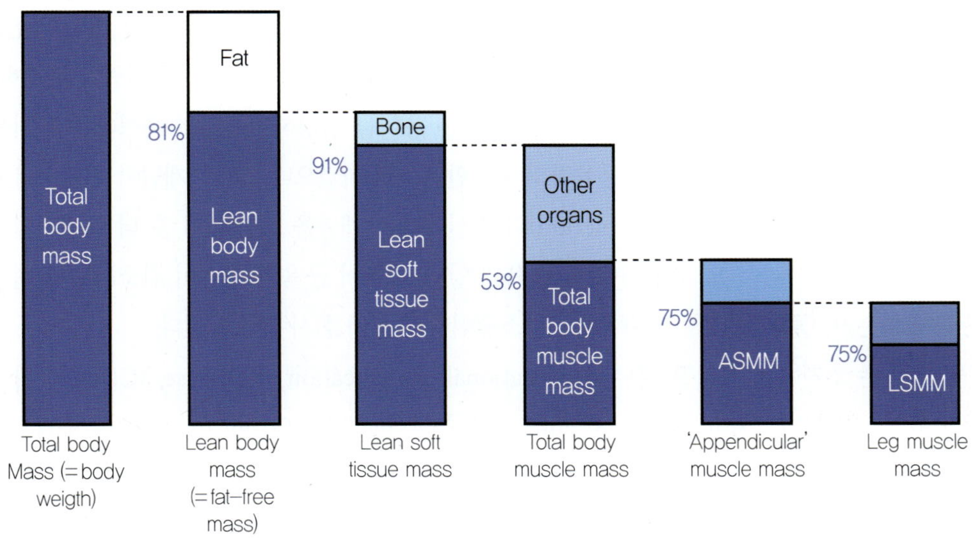

그림 1-1 **신체의 구성**

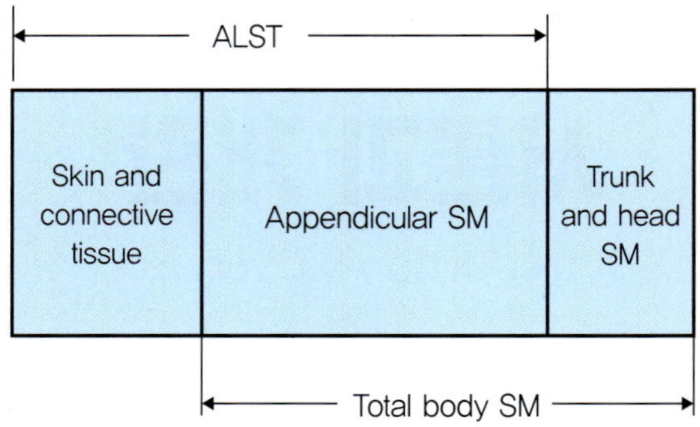

그림 1-2 Appendicular lean soft tissue (ALST) 와 total-body skeletal muscle (SM) mass.의 연관성

근육은 노화 시 신체의 어떤 장기보다도 가장 큰 변화를 일으키는데 최근까지도 근육에 대해서는 의학적 관심이 높지 않았고 이에 대한 연구 또한 소홀하였다. 1989년 Rosenberg는 처음으로 노화시 동반되는 이러한 근육의 변화에 대해 의학적 관심을 표명하였고, 노화와 관련된 근육의 소실에 대해 근감소증, 즉 sarcopenia 혹은 sarcomalacia라는 용어를 사용할 것을 주장함으로서 근감소증에 대해 새로운 장이 열리는 계기가 되었다.

1 근감소증의 정의

근감소증은 의학적으로 아직 명확히 정의되어 있지 않은 용어로서, 그 개념이 변화와 진화를 거듭하고 있다. 따라서 실제 임상에서 어떻게 진단해야 할지에 대해서도 여전히 의견이 분분하다.

Rosenberg(1989)가 Sarx (flesh)과 penia (loss)라는 용어를 합성하여 근감소증이라는 용어를 처음으로 만들었을 때는 노화에 따른 근육량의 감소만을 지칭하였으나, 그 후 개념이 진화되어 근육의 양뿐 아니라 근육 기능(muscle function)의 소실이라는 개념을 포함하여 좀 더 포괄적인 개념의 용어가 되었다. 따라서 노화의 진행 시 근육의 양과 더불어 근육의 기능이 감소하므로 현재 대부분의 학회는 이 둘의 개념을 고려하여 근감소증이라고 용어를 사용하고 있다.

근감소증은 초기에는 세계질병분류(International Classification of Disease, ICD)에서 따로 분류되어 있지는 않았다. 그러나 미국에서 2016년 10월 세계보건기구의 허락하에 근감소증의 질병코드(ICD-10-CM code) M62.84를 부여받아 독자적 질병으로 처음 분류하여 정식으로 질병의 영역으로 진입하게 되었다. 한국도 2021년 제8차 한국표준질병(KCD-8) 개정에서 근감소증에 M62.5라는 질병코드를 부여함으로서 근감소증을 질병으로 분류하였다. 그리고 근육량을 측정하는 의료비용은 인정 비급여로 산출하도록 되었다.

근감소증(Sarcopenia)이라는 용어는 현재 dynapenia / myopenia / skeletal muscle function deficit (SMFD) / muscle wasting disease (MWD) 등의 여러 용어와 혼재되어 사용되고 있으며 이 용어는 아직도 개념이 확정되어 있지 않고 계속 변화하고 있는 용어이다. 이 용어는 대부분 노화와 연관되어 나타나는 골격근의 소실을 의미하나, 특히 골격근의 근력과 기능적인 소실만을 나타낼 때 'dynapenia'란 용어가 사용된다. 임상적 측면에서 볼 때 근육의 기능(근력)이 근육의 양보다 더욱 중요한 것으로 밝혀져 있다.

일부에서는 근육의 소실을 위한 일반적인 용어로 sarcopenia보다는 'myopenia'란 용어를 사용할 것을 주장하고 있다. 즉 노화를 넘어 원인에 관계없이, 모든 원인에 의해 발생하는 근감소를 'myopenia'라는 용어로 사용하자는 것이다. 또한 최근 일부 연구자들은 sarcopenia의 원래 의미인 근육량의 감소를 반영하고 또한 근육의 기능과 강도의 변화를 아울러서 궁극적으로는 운동기능 장애를 초래할 것이라는 것을 표현하는 보다 적합한 용어로서 'skeletal muscle function deficit (SMFD)'를 제안하였다(표 1-1).

이렇게 용어상의 복잡성과 혼란이 제기되자 최근 이들을 묶어서 새로이 'muscle wasting disease (MWD)' 라고 분류하고자 하였다. 이를 급성과 만성으로 나누고 이들을 그 원인에 따라 또다시 세분화하고 이중 노화(ageing/senescence)에 의한 경우에 한해 근감소증이라는 용어를 사용하고자 하였다(그림 1-3).

표 1-1 골격근 감소에 관한 용어

근육의 감소	근육량	근력
Age-related	Sarcopenia (Rosenberg 1989)	Dynapenia (Clark & Manini 2008) Kratopenia (Morley 2011)
Age-/Non-age-related	Myopenia (Fearon 2011) Skeletal Muscle Function Deficit (SMFD) (Correa-de-Araujo 2013)	

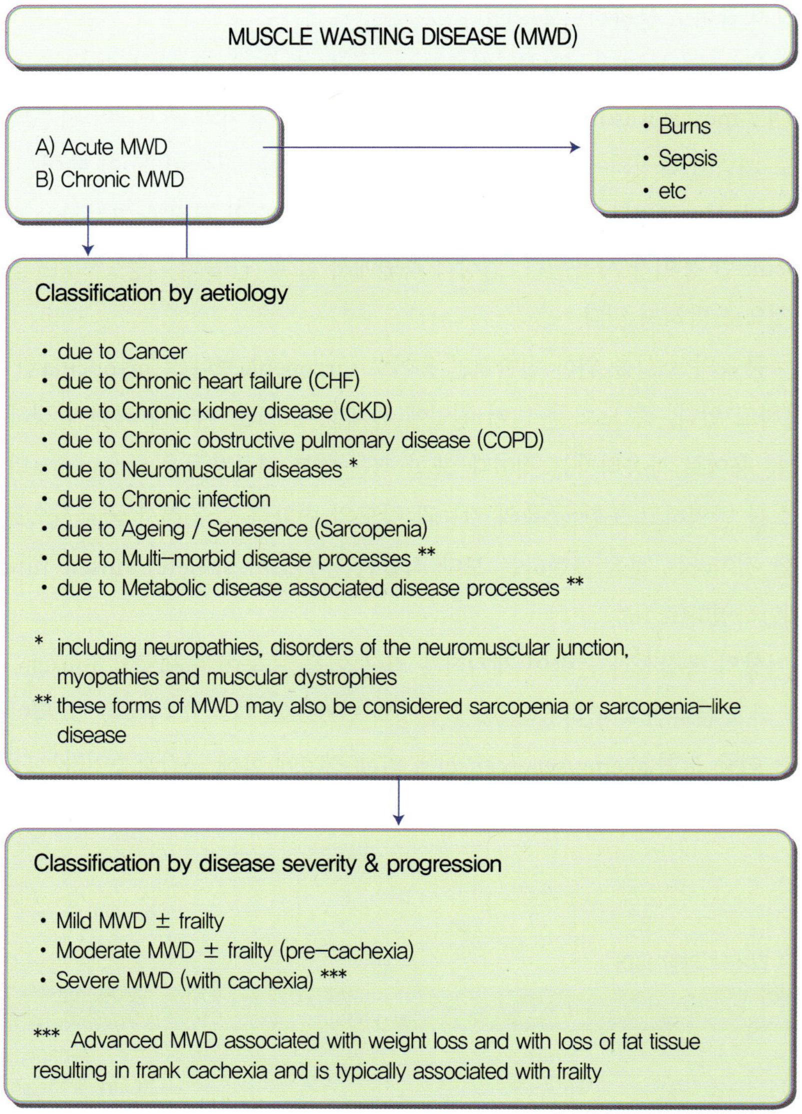

그림 1-3 **근소모성 질환의 분류**

2 근감소증의 원인

근감소증은 그 원인에 따라 일차성(원발성) 근감소증과 이차성(속발성) 근감소증으로 구분된다. 원발성 근감소증은 노화 그 자체로 인해 발생되며 이차성 근감소증은 질환이나, 신체적 비활동, 침상상태 그리고 영양이나 흡수장애 등에 의해 발생한다(그림 1-4).

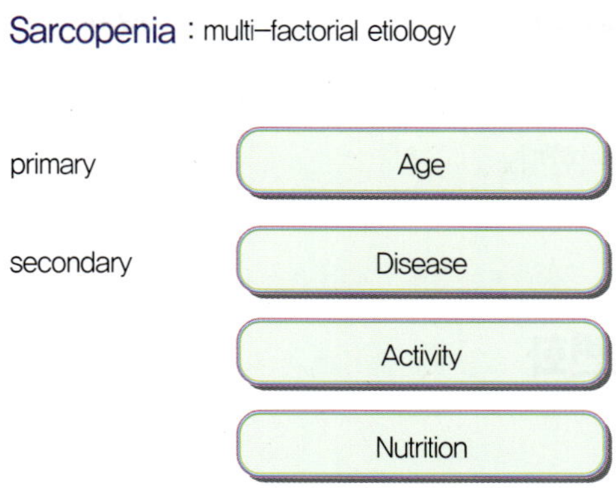

그림 1-4 근감소증의 원인별 분류

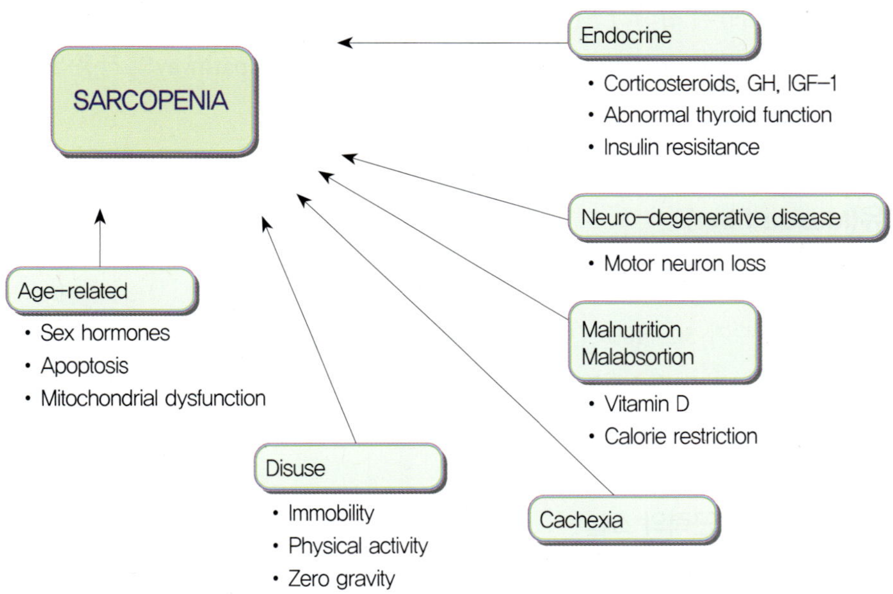

그림 1-5 근감소증의 기전

근감소증의 시작과 진행에 관여하는 기전들은 그림 1-5에서 보는 바와 같다.

근감소증은 현저한 근육의 소실을 동반하는 다른 증후군, 즉 ① 악액질(cachexia) ② 노쇠(frailty) ③ 근감소성 비만(sarcopenic obesity)에서 잘 나타난다.

악액질(cachexia)는 암이나 말기질환등 선행질환과 연관된 복합 대사 증후군(complex metabolic syndrome)으로 정의되며 지방량의 소실 여부에 관계없이 근육량의 소실을 특징으로 하며 심한 소모(severe wasting)가 인지된다. 따라서 악액질 환자는 대부분 근감소증 증세를 보이지만, 근감소증 환자에게 항상 악액질 상태를 동반하지는 않는다.

노쇠(frailty)는 노인성 증후군(geriatric syndrome)으로, 여러 생리기관의 노화에 따른 기능 감소가 축적되면서 발생한다. 이로 인해 항상성의 예비력이 손상되어 건강상의 유해한 결과에 대한 감수성이 증가된 상태를 의미한다.

3 노화 시 근육의 변화

1) 위성세포(Satellite cell)

위성세포는 골격근의 항상성(homeostasis)을 유지하고 재생에 관여한다. 노화 시 이들의 수적 감소 특히 제2형 근섬유의 감소가 일어난다. 그리고 근육 손상에 대해 위성세포 활성이 무뎌지는데 이는 노화 시 증가된 IL–6가 IGF–1과 같은 anabolic signaling pathway의 작용을 억제하면서 근육의 분해대사(catabolism)이 촉진되기 때문이다.

2) 근섬유(Muscle fiber)

(1) 근섬유의 양적변화: 근육량의 감소

노화시 근섬유의 수가 30~40% 감소한다. 근섬유의 크기는 12~15세에 정상 크기에 도달하는데 노화시 근섬유의 크기가 감소하고 특히 제2형 근섬유 크기는 10~40% 감소를 보인다. 반면 제1형 근섬유의 크기는 변함이 없다.

(2) 근섬유의 질적변화: 근력의 소실

노화시 골격근 섬유의 내인성 근력–생성능력(intrinsic force-generating capacity)이 감소되는데 이는 노화와 관련된 세포와 분자–수준과정에서의 변화에 의해 발생한다.

(3) 근섬유 type transformation

노화시 fast–to–slow fiber type shift가 야기된다.

(4) 근육의 Excitation-contraction coupling

Excitation-contraction coupling의 disruption 혹은 uncoupling이 일어나고 칼슘방출에 이상을 보인다.

(5) Myofilament의 노화

노화 시 myofilament의 maximal force가 감소하고 myosin protein content나 기능이 감소하며 elasticity가 감소한다.

(6) 지방세포의 침윤(infiltration)

근육내 혹은 근육간 지방조직이 증가함으로써 근력이 감소한다.

(7) 미토콘드리아의 변화

미토콘드리아의 수가 감소하며 기능 이상(dysfunction)을 보인다.

이상과 같은 변화에서 볼 때 고령에서 근육의 이상은 양적인 문제보다는 기능적인 문제가 더욱 중요할 것으로 생각된다.

4 노화 시 근육량과 근력의 변화

근육의 양과 강도는 30세경에 최대가 된다. 40~50대 이후부터 근육은 감소하는데 근육강도가 근육량에 비해 약 2배 정도 많이 감소하며, 70세 이후가 되면 양과 강도 모두 그 이전보다 약 2배씩 빠른 속도로 감소한다(표 1-2). 결과적으로 근육량은 20세에서 90세 사이에 약 50% 정도가 감소된다.

남성은 여성에 비해 근육량이 많고 더 많은 감소를 보이지만, 근감소증의 보건학적 문제는 여성에서 더욱 호발하는데 이는 여성의 수명이 남성에 비해 더욱 길기 때문이다.

표 1-2 노화 시 근육량과 근력의 변화

40~50세부터 매 10년당	근육량의 소실	근력의 소실
70세 까지	8 %	10~15 %
70세 이후	15 %	25~40 %

최대 근육량: 20~40세 (25세경)
최대 근력: 30세경
근육의 감소: 근력 > 근육량

5 근감소증의 임상적 중요성

근감소증은 운동성의 소실, 낙상, 골다공증, 골절로 인한 삶의 질 저하 그리고 입원 및 사망과 깊은 관련성을 보인다(표 1-3).

또한 근육량과 기능의 감소는 신체 활동의 감소를 초래하고 이로 인해 총 에너지 소모가 감소하여 체중증가/비만을 초래하게 된다. 이러한 결과로 폐기능의 감소, 심혈관 및 대사 질환을 유발하게 된다(그림 1-6). 근감소증 시 신체활동의 감소로 인해 우울함이 초래될 수도 있다.

표 1-3 근감소증 시 초래되는 건강상의 유해한 결과

Adverse conequences
disability
functional impairment
loss of independence
falls
hospitalization
mortality
contributor to frailty syndrome

이러한 연구 결과에서 볼 때 근감소증에서는 근-골격계(musculo-skeletal), 심장-대사(cardio-metabolic), 정신적-심리적(psychopsychol) 위험성이 증가하는 것으로 볼 수 있다.

근감소증으로 인해 초래되는 건강상의 유해한 결과들(negative health outcomes) 즉 운동성의 소실, 낙상과 골절, 입원, 사망 및 삶의 질 저하 등은 근육량의 감소보다는 근력의 감소와 더욱 유의한 상관관계를 보였다(그림 1-7). 따라서 근육량보다는 근력의 임상적 중요성이 보다 높다고 하겠다.

이런 관점에서 볼 때 sarcopenia가 곧 dynapenia를 의미하는 것은 아님을 알 수 있다. 근육량보다는 근육의 강도(근력)를 조절하는 인자들로서는 근육량 이외에도 신경인자와 근육의 질을 결정하는 인자들을 고려하여 볼 수 있다(그림 1-8).

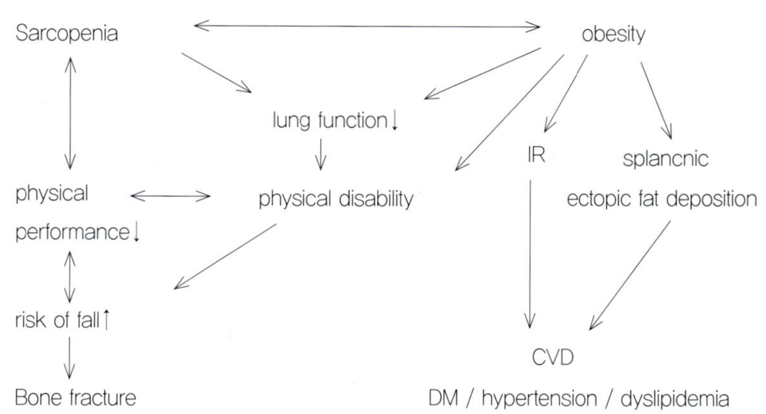

그림 1-6 근감소증이 미치는 임상적 양상

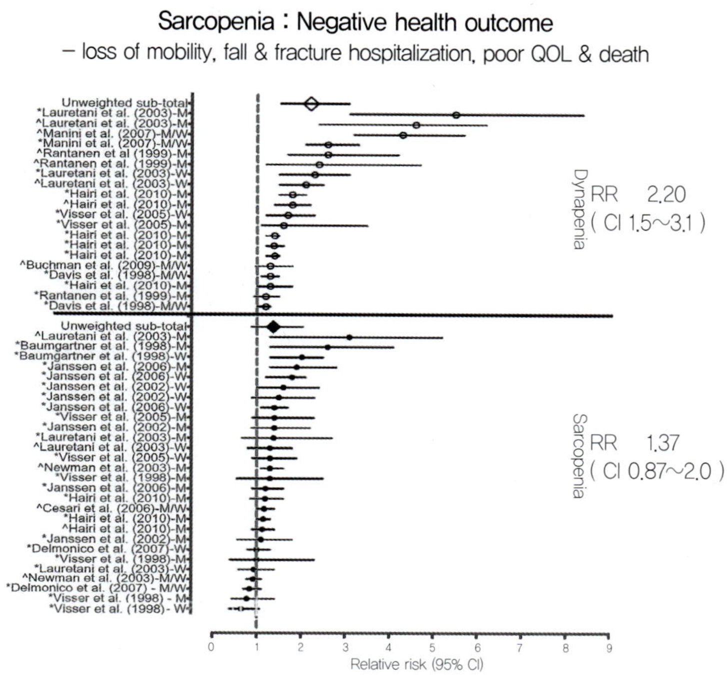

그림 1-7 근력과 근량이 근감소의 유해한 결과에 미치는 영향

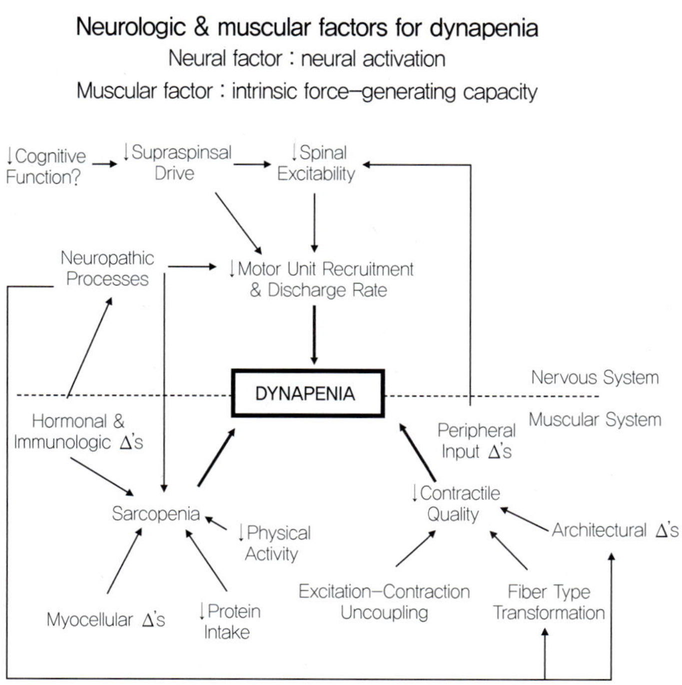

그림 1-8 근육의 기능을 조절하는 인자

6 임상적 진단

여러 학회 내지 학자들에 의해 근감소증의 많은 진단방법이 제시되어 왔다. 최근 많은 정리를 거쳐 보다 구체적인 진단기준이 제시되었다.

1) European Working Group on Sarcopenia in Older People (EWGSOP) 진단 기준

EWGSOP는 처음으로 2010년 근감소증의 정의와 진단에 관한 기준을 제시하였다.

EWGSOP은 낮은 근육량과 근육기능(근력과 신체적 수행능력)을 근감소증을 진단하는 기준으로 사용하였다. 즉, 낮은 근육량과 근력 혹은 낮은 신체적 수행능력을 보일 때를 근감소증으로 진단하였으며, 단지 낮은 근육량만을 보인 경우는 전근감소증(presarcopenia)로, 세 가지 기준을 다 가진 경우는 심한 근감소증(severe sarcopenia)이라 진단하였다(표 1-4).

이들은 DXA 이용 시 골격근 질량지수(skeletal muscle mass index, SMI)는 남성의 경우는 7.26 kg/m², 여성은 5.5 kg/m², 악력(handgrip strength, HGS)은 20 kg 미만, 보행속도(gait speed, GS)는 초당 0.8 m 이하를 근감소증의 진단기준치로 제시하였다(표 1-5). 진단의 알고리즘은 그림 1-9와 같다.

EWGSOP는 2018년에 개정된 European consensus를 제시하였다. 이 지침은 SARC-F 등과 같

표 1-4 근감소증의 EWGSOP 병기

Stage	Muscle mass	Muscle strength		Performance
Presarcopenia	↓			
Sarcopenia	↓	↓	or	↓
Severe sarcopenia	↓	↓		↓

표 1-5 European Working Group과 Asian Working의 근감소증 진단기준

Variables			EWGSOP	AWGS
SMI (kg/m²)	DXA	male	7.2	7.0
		female	5.5	5.4
	BIA	male		7.0
		female		5.7
HGS (kg)		male	30	26
		female	20	18
GS (m/sec)			0.8	0.8

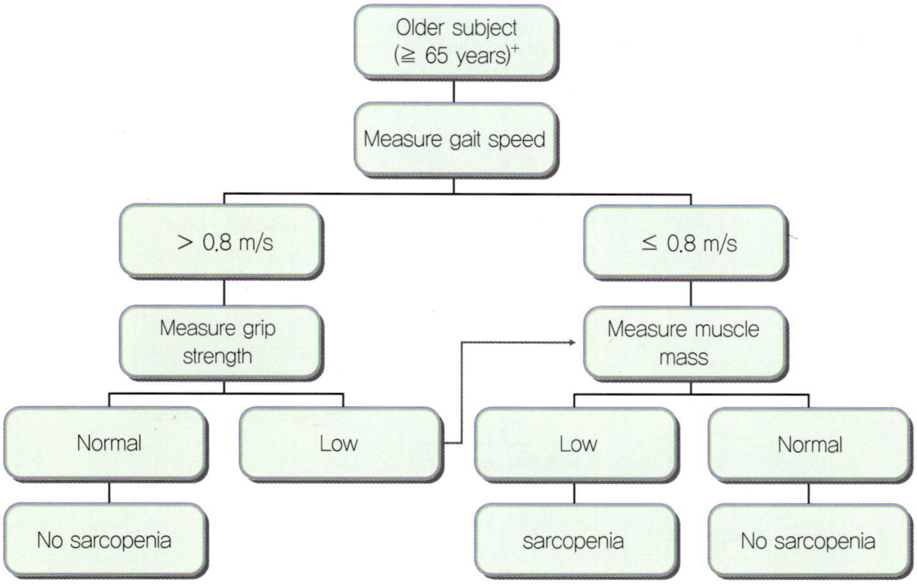

그림 1-9 European Working Group on Sarcopenia in Older People (EWGSOP) 진단방법

은 설문지(questionnaire)를 사용하여 잠정적인 감소증 위험군을 찾아내고(find-cases), 악력이나 chairstand measure 혹은 knee flexion/extension을 통해 근력을 측정하고(assess), 다음 단계로 근육량과 질을 측정하여 근감소증임을 확인(confirm)하였다. 이를 위해 실제 임상적으로는 DXA가 권고되나, 연구를 위해서는 BIA, CT 혹은 MRI가 권고될 수도 있다. 끝으로 보행속도(gait speed), SPPB, TUG and 400m walk tests를 시행하여 신체 활동을 측정하여 근감소증의 심한 정도(deter-

표 1-6 EWGSOP2에서 제시한 근감소증 진단기준

Test	Cut-off points for men	Cut-off points for women
EWGSOP2 sarcopenia cut-off points for low strength by chair stand and grip strength		
Grip strength	<27 kg	<16 kg
Chair stand	>15 s for five rises	
EWGSOP2 sarcopenia cut-off points for low muscle quantity		
ASM	<20 kg	<15 kg
ASM/height^2	<7.0 kg/m^2	<5.5 kg/m^2
EWGSOP2 sarcopenia cut-off points for low performance		
Gait speed	≤0.8 m/s	
SPPB	≤8 point score	
TUG	≥20 s	
400 m walk test	Non-completion or 26 min for completion	

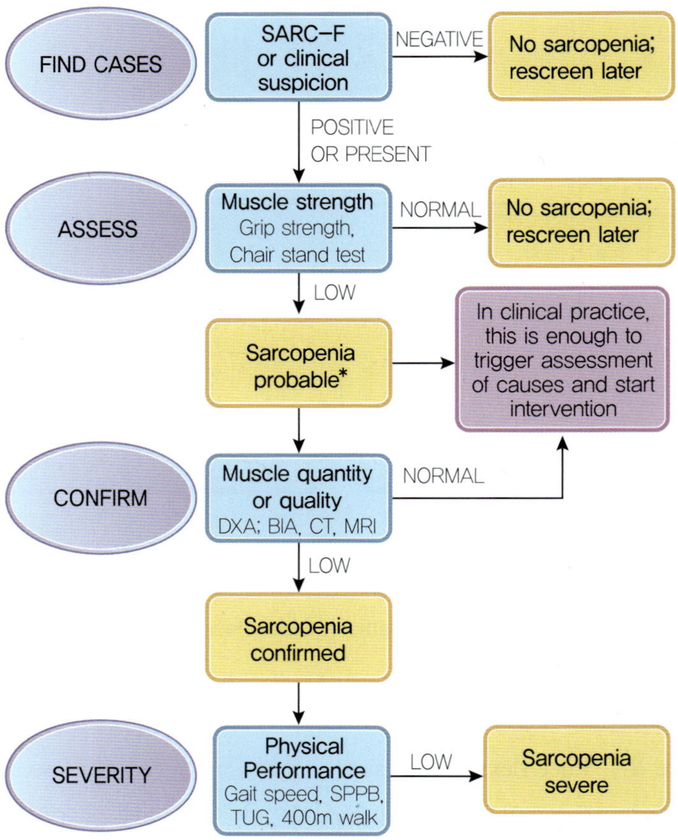

그림 1-10. EWGSOP2에서 제시한 근감소증 진단 알고리즘 (2018년)

mine severity)를 평가하게 된다. EWGSOP2에서 제시한 근감소증 진단의 알고리즘과 진단기준은 각각 그림 1-10, 표 1-6과 같다.

2) Asian Working Group for Sarcopenia (AWGS)의 진단기준

AWGS는 유럽의 EWGSOP와 비슷하게 평가하지만 그 진단기준이 다른 임상적 지침을 제시하였다(2014년). AWGS의 진단 알고리즘은 그림 1-11과 같다. 그러나 아시아인들을 대상으로 하였을 때 기준은 DXA 이용 시 SMI는 남성의 경우는 7.0 kg/m², 여성은 5.4 kg/m²로 하였으며 BIA를 사용시 여성은 5.7 kg/m²로 하였다(표 1-5). HGS는 18 kg 미만으로 다소 낮은 수치가 제시되었으며, GS는 1초에 0.8 m 미만으로 동일한 기준이 제시되었다.

AWGS는 2019년 근감소증의 진단과 치료를 위한 새로운 진단 기준을 제시하였다(그림 1-12).

이 알고리즘은 지역사회나 병원등 임상기관에서 근감소증을 진단을 위한 다른 접근 방식을 제시하였다.

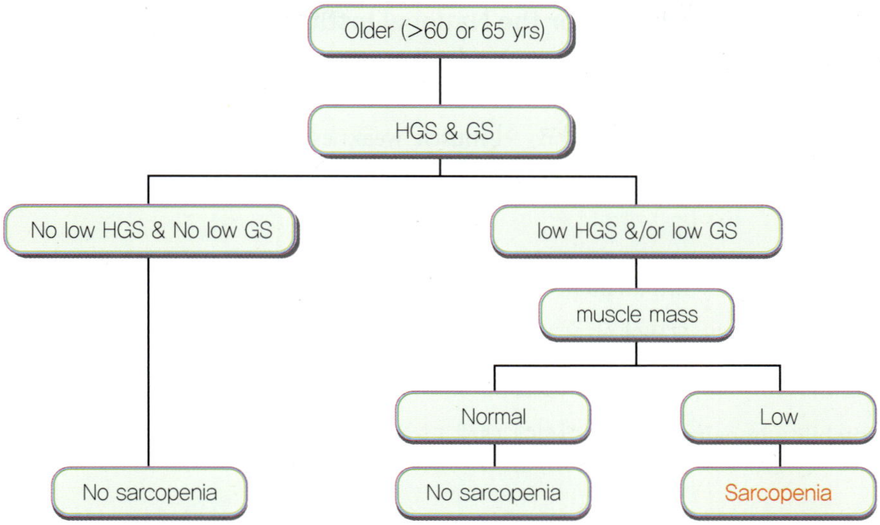

그림 1-11 Asian Working Group for Sarcopenia (AWGS)의 근감소증 진단 알고리즘

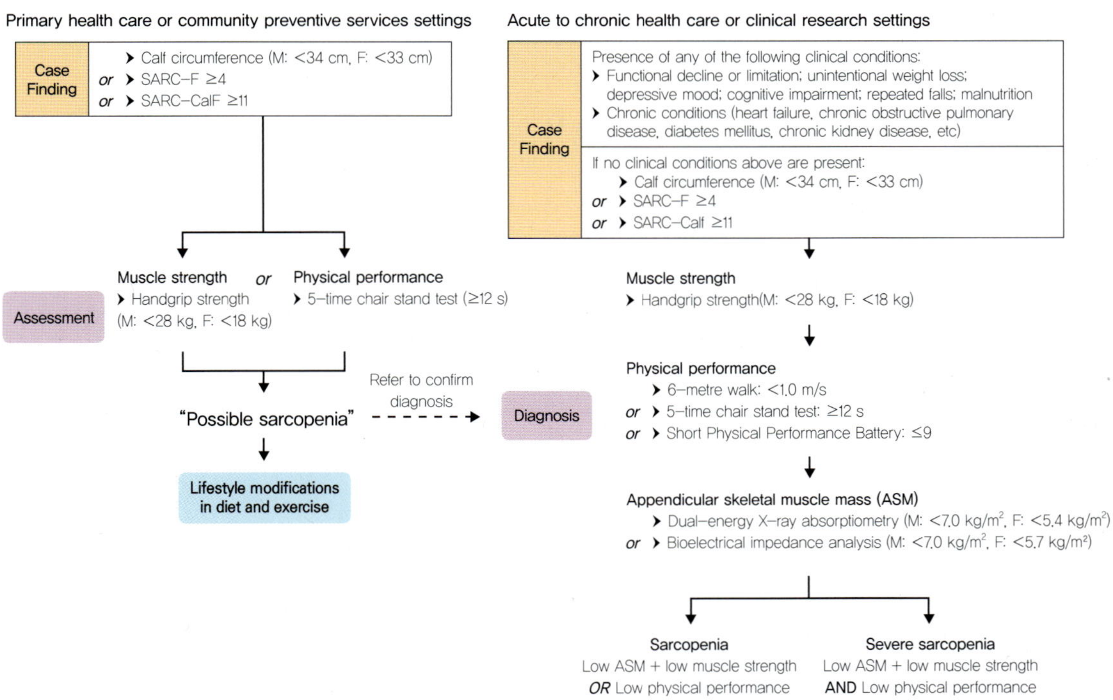

그림 1-12 2019년 Asian Working Group for Sarcopenia (AWGS)이 제시한 근감소증의 새로운 진단알고리즘과 진단

3) 미국 FNIH (The Foundation for the National Institutes of Health)의 진단기준

고령에서 physical limitation(보행속도 초당 0.8 m 미만)을 보이는 경우 이것이 muscle weakness (HGS로 측정)로 인한 것인지를 감별하고, 이 muscle weakness의 원인이 low muscle mass (appendicular lean mass / BMI로 측정)에 기인한 것인지를 알아보고자 하는 알고리즘(그림 1-13)을 제시하였다.

Low HGS 시 mobility impairment가 발생할 위험성은 2배가 되는데 이 경우 absolute HGS나 BMI로 보정한 low HGS 모두에서 유사한 관련성을 보였다. 그러나 low absolute appendicular lean mass는 mobility impairment와 관련성을 보이지 않는 반면, BMI로 보정한 low ALM는 low HGS보다 mobility impairment의 위험성에 대해 더욱 높은 관련성을 보였다.

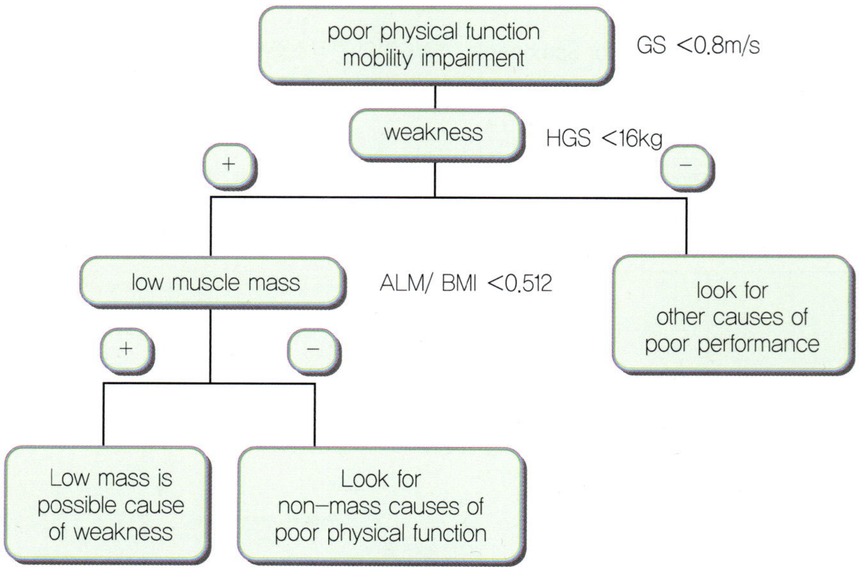

그림 1-13 미국 FNIH의 근감소증 진단 방법

표 1-7 미국 FNIH의 근감소증 진단기준치

criterion	measure	cut point	
		men	women
Physical limitation	Gs (m/sec)	0.8	0.8
Weakness Low muscle mass	HGS (kg) Appendicular LM/ BMI	26 < 0.789	26 < 0.512
Weakness Low muscle mass	HGS / BMI Appendicular LM	< 1.0 < 19.75	< 0.56 < 15.02

따라서 FNIH Sarcopenia Project에서는 다음과 같은 2가지의 sex-specific cut-point를 제시하였다(표 1-7).

4) 한국인을 대상으로 한 연구

(1) 한국여성에서 SMI

2008년부터 2011년까지 만 4년간의 시행된 국민건강영양조사(KNHANES)를 기반으로 여성 10세부터 97세까지 11,633명을 분석하여 본 바, 우리나라 여성에서 사지의 근육량은 30대와 40대에서 가장 높아, EWGSOP나 AWGS에서의 20대와 30대가 가장 높았던 결과와 매우 달랐다. 따라서 30대와 40대를 기준으로 키로 보정한 근육량지수를 구하여 본 바 5.9 ± 0.7 kg/m²이 되며 하위 2 표준편차를 진단기준으로 하면 근육량지수의 기준은 4.5 kg/m²이 되었다. 이것은 EWGSOP나 AWGS와 같은 방법으로 산출한 한국의 진단기준이지만 다른 나라에 비해서는 현저하게 낮은 수치였다. 따라서 우리나라의 경우 키로 보정하는 것이 적합한지에 대해서 더욱 많은 연구가 필요한 상황이다(그림 1-14).

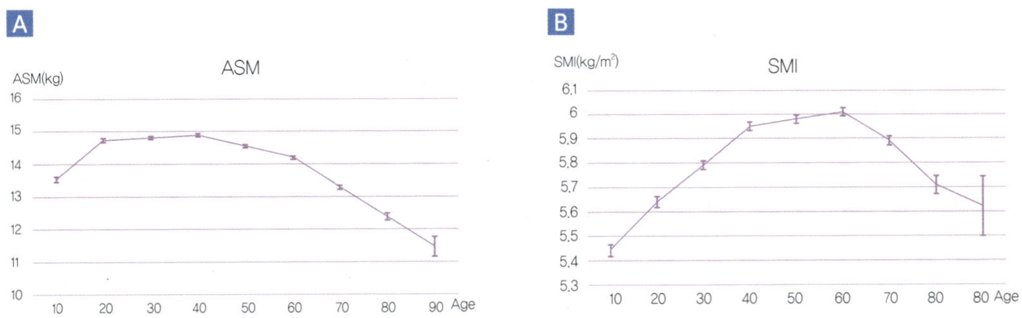

그림 1-14 국민건강영양조사를 기반으로 한 근육량(A)과 근육량지수의 나이대별 분포(B)
ASM, appendicular skeletal muscle; SMI, skeletal muscle mass index

(2) 한국여성에서 근감소증의 빈도

근감소증의 빈도는 근감소증을 어떻게 정의하느냐와 직결되어 있다. Melton 등(2000)은 60세 이상 성인의 13~24%, 80세 이상은 50% 이상의 빈도를 보인다고 하였다. Von Haehling(2010) 등 60~70세에서는 5~13%, 80세 이상에서 11~50%의 빈도를 보였다.

국내 역시 보고자에 따라 또는 진단 기준에 따라 다양한 빈도를 보였다. Korean Sarcopenic Obesity Study에서는 키로 보정한 진단기준과 몸무게로 보정한 진단기준을 모두 사용하였는데 60세 이상 여성에서 빈도는 각각 4.1%, 14.2%였다.

표 1-8 한국여성에서 근감소증(낮은 근육량으로만 정의)과 근감소성 비만의 빈도
(국민건강영양조사 2008~2011)

age	number	Sarcopenia		Sarcopenic obesity	
		no	%	no	%
65~74	1611	307	19.0	33	2.0
75~84	706	194	27.4	20	2.8
≥ 85	79	32	40.5	2	2.5
total	2396	531	22.1	55	2.3

근감소증 SMI < 5.4 kg/m^2, 비만 BMI ≥ 25 kg/m^2

표 1-9 Prevalence of abnormal muscle mass and muscle function in Korean women

Age	Total number	SMI < 5.4 kg/m^2		HGS < 18 kg		GS≤ 0.8 m/sec	
		No	%	No	%	No	%
All ages	196	41	20.9	59	30.1	12	6.1
< 75 years	162	33	20.4	38	23.5	12	7.4
≥ 75 years	34	8	23.5	21	61.8[†]	0	0

표 1-10 Prevalence of sarcopenia according to sarcopenic stages in Korean women

Sarcopenic stages	Total (N=196)		< 75 years (N=162)		≥ 75 years (N=34)	
	No	%	No	%	No	%
Presarcopenia	26	13.3	24	14.8	2	5.9
Sarcopenia	15	7.6	9	5.6	6	17.6

(3) 근육량만을 기준으로 삼았을 때

2008년부터 2011년까지 4년간의 국민건강영양조사를 기반으로한 여성 11,633명을 대상으로 AWGS의 SMI를 이용하여 5.4 kg/m^2 미만을 근감소증, BMI 25.0 kg/m^2 이상을 비만으로 정의 시 65세 이상의 고령여성에서 낮은 근육량의 빈도는 22.1%를 보였으며 나이에 따라 그 빈도가 현저히 증가하여 85세 이후에는 40.5%의 높은 빈도를 보였다. 한편 근감소성 비만은 2.3%였다(표 1-8).

일개 대학 병원 폐경크리닉에 내원한 거동이 가능한 65세 이상의 여성 196명을 대상으로 AWGS의 진단기준에 따라 근감소증의 빈도를 조사하여 본 연구에서는 65세 이상 여성 1/5이 낮은 근육량을 가지고 있었고, 근감소증의 빈도는 7.6%였다(표 1-9, 10). 노화에 따라 근감소증의 빈

도가 증가하며 정도(stage)도 심화되었다. 최근 일본에서 AWGS의 진단기준을 이용하여 그 빈도를 관찰한 연구에 의하면 고령 남성의 9.6%와 고령 여성의 7.7%에서 근감소증이 관찰되어 국내의 연구결과와 비슷하였다.

5) Korean Working Group on Sarcopenia (KWGS)의 진단 기준

2023년 한국의 Korean Working Group on Sarcopenia (KWGS)에서는 근감소증 평가를 위한 알고리즘을 제시하였고 근감소증의 새롭고 확장된 정의를 제시하였다(그림 1-15).

스크리닝 테스트를 통해 근감소증의 가능성을 알아보고 근육량과 근력 그리고 신체 수행능력

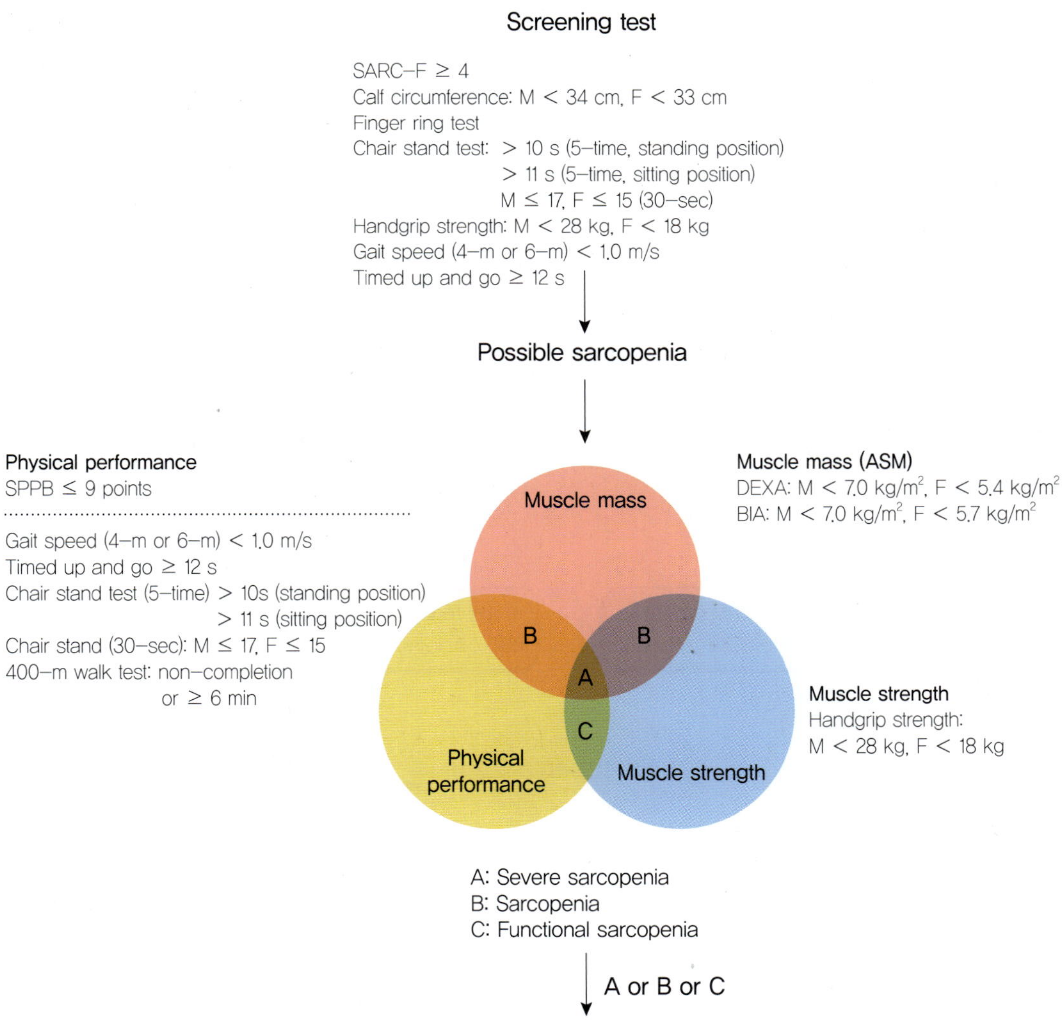

그림 1-15 Korean Working Group on Sarcopenia (KWGS)의 진단 알고리즘과 진단 기준

을 측정하여 3가지 요소가 모두 낮을 경우 심한 근감소증(severe sarcopenia), 낮은 근육량에 근력 혹은 신체수행능력 중 어느 한 가지만 낮은 경우 근감소증(sarcopenia)으로 정의했다. 그리고 근육량이 정상이더라도 낮은 근력과 낮은 신체적 수행능력을 보일 때를 기능성 근감소증(functional sarcopenia)으로 정의하여 기능적인 면의 중요성을 강조하였고 근감소증의 확장된 개념을 제시하였다.

7 근감소증을 평가할 수 있는 생화학적 표지자(Biomarker)

정상 근육량과 기능의 유지는 근육 성장의 양성조절자와 음성조절자(regulators)의 역동적 균형에 의존된다. 이러한 균형이 근성장의 억제 쪽으로 기우는 것이 근감소증의 병인의 주된 기전 중의 하나가 된다. 따라서 근성장의 촉진자인 Irisin, follistatin (FST), BMPs, BDNF 등이 약화되거나, 근성장의 억제자인 myostatin, TGF-β, activin, GDF-15 등이 증가될 때 근감소증이 발생될 수 있으며 따라서 이들이 근감소증의 생화학적 표지자가 될 수 있을 것이다.

근감소증은 multifactorial syndrome이므로 노화 시 pro-inflammatory cytokines의 증가가 동반되는 만성 저등급 염증(low-grade inflammation, inflammaging)이 그 원인이 될 수 있으므로 혈중 IL-6가 근감소증의 생화학적 지표가 될 수 있다. 또한 neuromuscular junction의 degeneration 혹은 dysfunction을 나타내는 C-terminal agrin fragmen (CAF)나 근수축의 주된 구성요소인 sskeletal muscle specific troponin T (sTnT) 등이 근감소증의 생화학적 지표가 될 수 있을 것이다(그림 1-16).

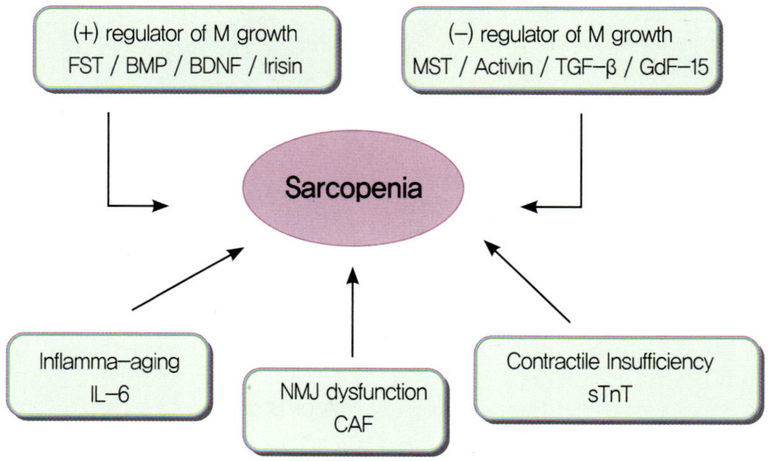

그림 1-16 근감소증을 평가할 수 있는 생화학적 표지자

골대사의 생화학적 지표처럼 근감소증을 평가할 수 있는 임상에 적용할 수 있는 적절한 지표를 찾는 것이 현 시점에서 무엇보다도 중요할 것이다.

8 근육-뼈 상관 관계(Muscle-bone crosstalk)

근육에서 분비되는 myokines인 IGF-1과 FGF-2 (basic FGF)는 뼈의 생성을 촉진하며 GDF-8 (myostatin)는 뼈의 생성을 억제한다. 반면 osteocyte의 dendrite가 근육에 직접적으로 연결되어 있음으로 osteocyte-derived molecules인 sclerostin과 osteoblast-derived molecules인 osteocalcin이 근육에 영향을 미칠 것으로 추정된다.

최근 많은 연구가 진행되어 근육은 뼈뿐만 아니라 지방, 연골 그리고 힘줄과도 상호 연락이 이루어져 서로 간에 영향을 미칠 것으로 추정되고 있다(그림 1-17).

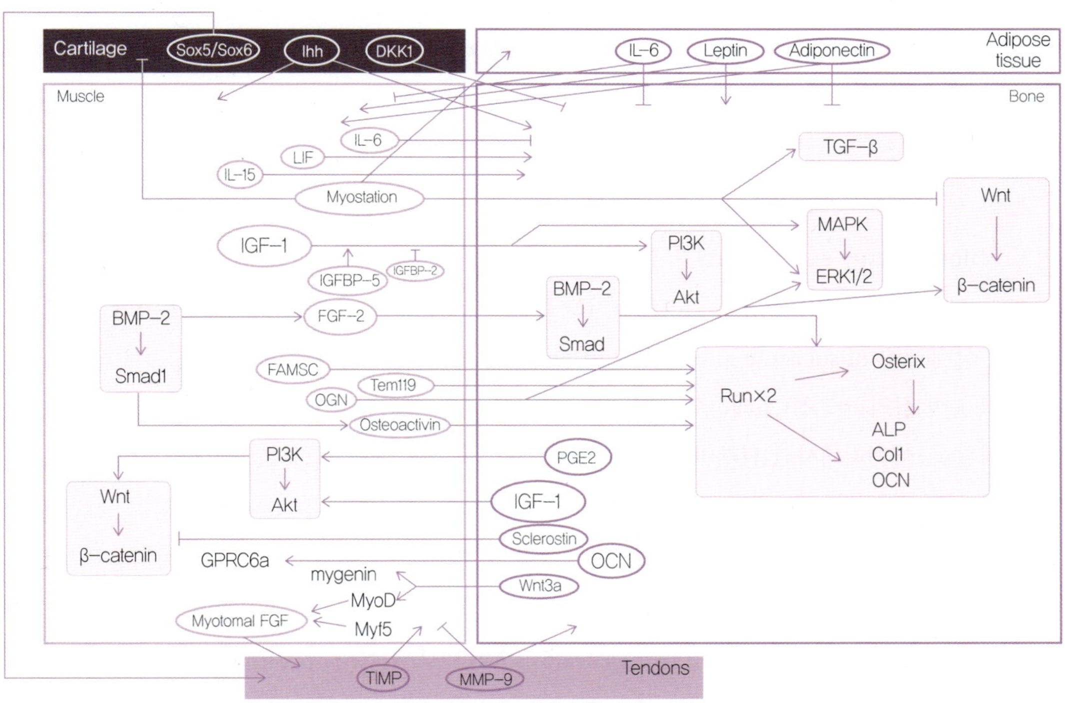

그림 1-17 근육, 뼈, 지방, 연골, 힘줄 상호 간에 미치는 영향

9 근감소증성 골다공증(Sarco-osteopenia / Osteoporosis SOP)

골절의 위험성은 나이의 증가에 따른 노화의 진행에 따라 증가하며, 골량의 감소보다 훨씬 더 유의하게 증가한다. 따라서 연령은 골절 위험성을 나타내는 비-골량인자(non-BMD factor)로 간주된다.

근감소증은 낙상의 위험성과 관련되며 노화와 관련된 골절 위험성 증가의 많은 부분은 이 근골감소증으로 설명된다. 골다공증환자에서 근감소증을 함께 가진 경우 'sarco-osteoporosis'라고 불리며 골절의 위험성은 골다공증과 근감소증 각각을 가진 경우보다 높아 최고의 골절 위험을 보인다. 또한 HR-QOL에서도 동일한 소견을 보인다.

10 근감소성 비만(Sarcopenic obesity)

근감소증과 비만이 동시에 있는 경우를 지칭한다. 비만과 근감소증은 모두 노인에서 운동성의 제한(mobility limitation)과 연관성을 보이며 그 위험성은 양 질환이 동시에 존재(co-exist) 시 최고에 이른다. 이러한 관점에서 비만이 근감소증과 동반 시 근감소성 비만(sarcopenic obesity)이 라고 한다.

노화 시 근육의 양과 강도가 감소하면 신체 활동의 감소를 초래하게 되고, 이로 인해 총 에너지의 소모(total energy expenditure)가 감소하면서 체중 증가(weight gain)와 비만을 초래한다.

비만 시에는 많은 adipokines-TNF-α, IL-1, IL-6, leptin 등을 분비하여 소위 아급성 저등급 염증의 상태(stats of subacute low-grade inflammation)로서, 이들 adipokine의 증가에 의한 염증은 근육 단백질의 파괴를 초래하여 근감증의 진행에 기여하게 된다. 또한 이들 adipokine들이 인슐린 저항성, 에너지대사, GH분비 등에도 관여함으로써 근육량의 점진적인 소실과 지방양의 증가를 초래하게 된다.

또한, 노화 그 자체가 'inflammaging' 으로 근육의 분해대사(catabolism)와 연관된다.

Total / central obesity는 근육량의 감소뿐 아니라 근육의 질에도 깊이 영향을 미쳐 근감소증을 초래하게 된다. 근육의 질은 근지방증(myosteatosis MS)와 근섬유증(myofibrosis MF)에 의해 예측될 수 있는 데 MS와 MF의 정도는 노화와 비만의 증가양상과 연관된다.

근육의 노화 시에는 근육의 재생이 감소하고 근육은 점차적으로 fibrous connective tissue와 지방 조직으로 대체되는데 비만에서도 유사한 결과가 초래된다.

보통 근감소증이 있는 환자들은 몸무게가 적게 나가고 체질량지수(body mass index)가 낮다. 하지만 근감소증성 비만 환자들은 정상이거나 많은 몸무게, 낮은 제지방량(lean body mass), 정상이거나 높은 체질량지수를 보인다. 이런 낮은 실질체중과 비만의 조합은 신체적 기능을 떨어뜨리고 이는 심각한 장애로 이어질 수 있다. 근감소증성 비만은 단지 비만만 있거나 근감소증만 있는 경우보다 더욱 심각한 영향을 줄 수 있다. 하지만 이것 역시 아직 명확한 진단 기준이 없기 때문에 앞으로 더욱 많은 연구가 필요하다.

11 Dysmobility syndrome(보행/운동장애증후군)

근감소증이 골다공증과 비만을 동반하고 있는 경우를 osteo-sarcopenic obesity라고 한다(그림 1-18). 절대적 혹은 상대적인 지방의 과다는 근감소증이나 골다공증과 동일한 유해한 결과를 보인다. 즉 활동성을 제한하는 dysmobility와 이로 인해 초래되는 근골격계의 결과(musculoskeletal outcome) 즉 낙상과 골절 위험성의 증가는 이러한 질환들을 결합시켜 더 잘 예측할 수 있게 된다.

따라서 낮은 골량, 낮은 근육량에 상대적으로 높은 지방량, 즉 골다공증과 근감소증에 비만을 결합시켜 낙상과 골다공증 골절의 위험성을 더 잘 예측할 수 있게 될 것이다. 이러한 개념은 이미 대사증후군(metabolic syndrome)에서 보아 왔다. 대사증후군의 각 구성요소가 결합되어 심혈관 질환의 위험성을 보다 잘 예측하게 하는 것처럼 dysmobility syndrome의 각 구성요소를 결합시켜 근골격계질환의 위험성을 보다 잘 예측할 수 있을 것이다.

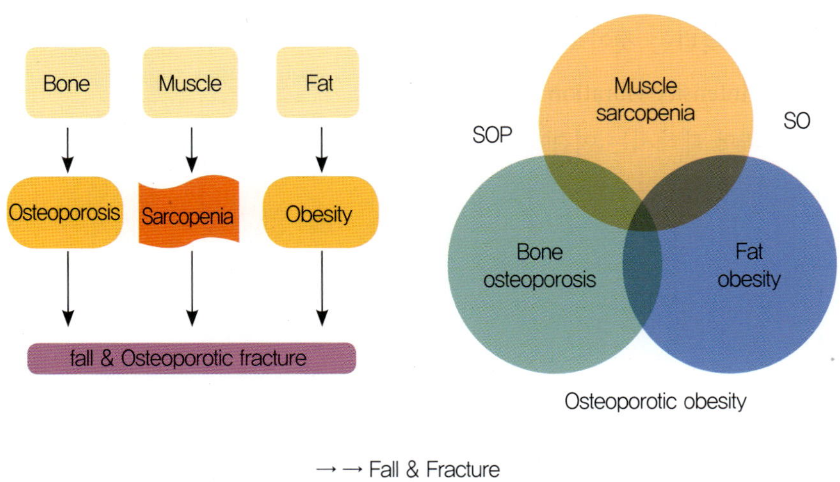

그림 1-18 Dysmobility syndrome: Osteo-sarcopenic obesity

Binkley(2013) 등은 이러한 구성요소를 결합하여 'dysmobility syndrome'이라는 용어를 사용했으며 각 구성요소에 점수를 주어(score-based approach), 마치 골다공증의 'FRAX-like approach'와 같은 방법을 제시하였다.

그는 osteoporosis(1점), low lean mass(1점), Hx of fall(1점), slow gait speed(1점), low grip strength(1점), high fat mass(1점)로 총 6점 중 3점 이상, 즉 3가지 이상의 요소를 가지면 dysmobility syndrome을 가진 것으로 간주하였다. 이러한 방법으로 분석 시 지금까지의 다른 어떠한 방법 보다도 골절과 낙상을 가장 잘 예측하게 한다고 하였다.

12 근감소증의 치료

근감소증은 복잡하고 다양한 인자들에 의해 발생되기 때문에 치료 또한 다양한 모드의 치료가 필요할 것이다. 현재로서 가장 효과적인 처치(gold standard)는 운동과 영양요법이다. 그리고 약물적 치료가 있다. 그러나 현재로서는 어떠한 약제도 운동과 영양요법을 합친 것만큼 효과적이지는 않다.

1) 운동

저항성운동(resistance exercise)과 유산소운동(aerobic exercise)이 근감소증의 가장 기본적이며 효과적인 치료법이다. 그러나 노인에서 규칙적 운동의 수용성이 매우 낮다는 것이 문제이다. 이를 극복하기 위해 low intensity vibration 요법이 제시되고 있으나 그 효과에 대해서는 이견이 있다.

운동 시 노화와 관련된 근육량과 강도를 향상시킨다. 그 기전으로는 표 1-11과 같다.

표 1-11 운동 시 노화와 관련된 근육량과 강도를 향상시키는 기전

• 근육단백질의 합성과 근육이 질적 향상
• 근섬유 크기의 증가
• 체지방과 근육내 지방의 감소
• 미토콘드리아 양과 효소의 활성 증가

2) 영양요법

(1) 단백질의 섭취

노화시에는 근육내 단백질 파괴(protein breakdown) 즉 근육의 분해대사(muscle catabolism)가 증가됨으로서 근감소증으로 진행되나, 다른 한편으로 노화와 관련된 근위축에는 주로 단백질 합

성의 감소에 의한 영향이 더욱 현저한 것으로 추정되고 있다. 따라서 충분한 영양, 특히 충분한 단백질의 섭취가 제지방량의 감소와 기능적 손상을 감소시킨다.

단백질의 부가적 투여 시 근육의 생성이 증가되는데 이때 운동과 함께 시행 시 그 효과를 배가시킬 수 있다. 폐경 여성의 하루 단백질의 필요량은 체중 1 kg당 1 g (0.8~1.5 g)이다. 따라서 매끼 20~25 g의 양질의 단백질(high-quality protein)을 분복하여 섭취하여야 하며 특히 leucine이 풍부한 균형 잡힌 필수 아미노산의 섭취가 무엇보다 중요하다.

(2) 비타민 D와 칼슘

적절한 비타민 D와 칼슘의 섭취가 필수적이다. 칼슘의 1일 필요량은 1000 mg 비타민 D는 1일 800 IU이며 혈중 비타민 D의 농도가 적어도 20 ng/mL 이상에서 유지해야 한다.

비타민 D가 골격근에 미치는 효과는 매우 다양하다(표 1-12).

표 1-12 비타민 D가 골격근에 미치는 효과

동화 효과(anabolic effect) • 단백질의 합성 • 근육세포의 성장 • 2형 근섬유의 수(number)와 크기(size)의 증가
대사효과(metabolic effect) • 단백질의 gene expression을 증가 • 칼슘의 대사 증가 • IGF-BP3의 대사 증가
항염효과(anti-inflammatory effects) • Cytokines의 감소 • 그외 염증 표지자의 감소

3) 여성호르몬 요법

근육은 에스트로겐-반응조직(estrogen-responsive tissue)이다. 에스트로겐의 소실은 근육의 양과 기능을 감소시킨다. 여성에서는 폐경 시 근육의 양과 강도의 소실이 증가되며, 에스트로겐의 투여 시 myosin function이 향상된다. 따라서 초기 폐경여성에서 근감소증의 예방을 위해서도 HRT가 권고된다.

근감소증에 대한 5개의 에스트로겐 연구 중 3연구에서는 근력에 대한 양성효과를 보였다. 반면 2개의 무작위 연구에서는 근육량과 강도에 어떠한 효과도 증명되지 않았다.

13 근감소증을 위한 약물요법

현재 미국 식약청에서 근감소증에 대한 치료의 적응증으로 공식적으로 승인된 약제는 없는 실정이다. 다만 사용이 가능한 약제로 테스토스테론과 성장호르몬 정도가 있다. 현재 개발 중인 치료약제들로서는 ① orexigenics: ghrelin과 ghrelin agonist, ② 선택적 안드로겐 수용체 조절제(SARM), ③ myostatin antagonist, ④ activin receptor antagonist, ⑤ angiotensin II converting enzyme inhibitor, ⑥ adrenergic receptor antagonist, ⑦ fast skeletal M troponin activator, ⑧ enhancer of mitochondrial function 등이 있으며 향후 보다 많은 약제들이 개발될 것이다.

1) 호르몬 요법

(1) 테스토스테론

남성은 30세 이후부터 testosterone level이 연간 1%씩 점차적으로 감소한다. 테스토스테론의 감소는 근육량 그리고 근육 기능의 소실과 양성 관련성을 보인다. 남성에서 안드로겐 결핍의 징후와 증상으로 낮은 근육량과 기능을 보이며 낮은 혈중 testosterone 농도를 보일 때 테스토스테론의 사용이 권고된다(표 1-13).

표 1-13 테스토스테론 골격근에 미치는 효과

동화 효과(anabolic effect)
• 단백질의 파괴(breakdown)를 감소
• 1형과 2형 근섬유의 크기(size)의 증가
운동 신경세포(motor neuron)에 대한 효과
• 신경재생 (nerve regeneration)의 증가
• Neuritin 의 증가

(2) 선택적 안드로겐 수용체 조절제(SARM)

Synthetic androgen modulator인 SARM이 테스토스테론의 잠재적인 대체제가 된다. SARM은 근육에 대해 테스토스테론과 동일한 anabolic effect를 보이나 조직선택성의 향상으로 인해 부작용은 없는 약제로 개발되고 있다. 작용기전으로 motor neuron에 대한 효과가 제시된다. 이 약제는 여성에서 사용시에도 안전함이 가장 큰 잠정적 장점이다. 조직 특이성이 향상된 ostarin GTX-024 (enobosarm) 등이 개발 중이다.

(3) 성장호르몬(Growth hormone)

많은 연구에서 근육에 대한 GH의 보충효과가 평가되기는 하였으나 서로 상이한 소견이 보고되며, 아직까지 근감소증의 예방과 치료를 위해 GH을 사용할 것인지의 여부에 대한 논란이 지속되고 있다.

최근의 증거에 기초하여 현재로서는 GH치료가 고령의 체구성과 기능을 향상시키기 위해 안전한 전략(safe strategy)으로 간주되어서는 안된다는 결론이다(표 1-14).

표 1-14 성장호르몬(GH)이 골격근에 미치는 효과

동화 효과(anabolic effect)
• IGF-1의 증가
• 근육 위성세포의 증가
• 단백질 합성 증가
• Myoblast 증식의 증가
• Proteolysis의 억제
항염효과(anti-inflammatory effects)
• TNF-α 의 감소
• IL-1β와 IL-6의 감소

(4) 에스트로겐과 티볼론 그리고 DHEA

DHEA는 조직에서 테스토스테론이나 에스트로겐으로 변할 수 있는 호르몬 전구체(precursor)이다. DHEA를 남성과 여성에서 부가적 투여 시 근육량과 강도를 향상시킬 수 있다.

(5) 식물에스트로겐(Isoflavone)

2) Orexigenics

• Ghrelin

Ghrelin은 공복에 반응해서 위 기저부에서 생성/분비되는 펩타이드 호르몬이다. 혈중 ghrelin의 증가는 배고픔의 느낌과 음식섭취를 증가시킨다. 또한 ghrelin은 GH의 분비를 증가시키는 GH secretagogue로서 근육량과 기능을 증가시킨다.

Ghrelin agonist로서 향후 가능성을 보이는 제제로는 보다 고령인 근감소증 환자를 대상으로 capromelin, 대퇴부 골절 환자를 대상으로 ibutamoren, NSCLC 환자를 대상으로 한 anamorelin 등이 있다. MK–0677은 강력한 GH–secretagogue mimetics로서 GH 수용체를 통해 작동한다.

식욕유발의 활성은 시상하부의 NP–Y가 관여하며, 식욕유발의 억제는 melanocortin receptors가 관여한다. 이에 따라 melanocrtin–4 receptor antagonist (MC4R)가 개발 중이다.

Megestrol acetate는 mixed progestogen / testosterone / corticoid 제제로서 음식 섭취와 체중을 증가시킨다. Cannabinoid–like drugs은 megestrol보다는 음식섭취와 체중증가가 덜하다.

3) 심혈관 약제들(Cardiovascular drugs)

(1) Angiotensin II converting enzyme (ACE) inhibitors

ACE inhibitors가 근육기능에 대한 효과는 주로 심혈관에 대한 양성 효과로 나타나는데 이들의 작용기전은 그림 1–19와 같다. 대표적인 약제로 Perindopril이 있으며 고령에서 사용 시 걷는 거리의 증가가 초래되었다.

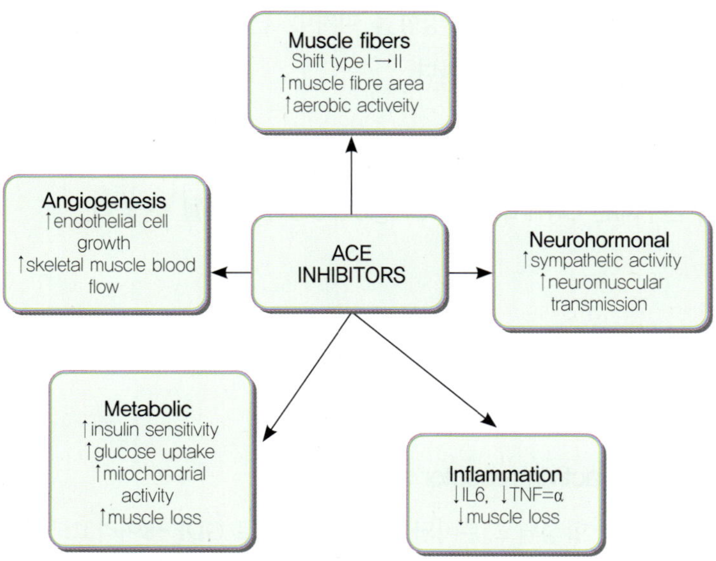

그림 1–19 Adrenergic receptor antagonist의 작용 기전

(2) Adrenergic receptor antagonist

Non-specific β1/β2 adrenergic receptor antagonist인 Espindolol은 동물과 암환자에서 체중 감소를 역전시키고 제지방량을 유지하였다. 악력을 또한 증가시켰다.

(3) Statin

Statin이 혈관(vascular effect)과 대사효과(metabolic effect) 그리고 항염증효과를 통해 근감소증의 치료에 사용될 수 있다.

4) 대사 물질들(Metabolic agents)

대사 물질로는 creatine, β-hydroxy β-methyl butyrate (HMB) 그리고 비타민 D가 있다.

(1) Creatine

Creatine은 단백질과 세포대사에서 중요한 역할을 한다. Creatine은 동화효과(anabolic effect)/ 항산화효과(antioxidant effect)/ 신경 보호효과(neuroprotective effect)를 통해 근육기능을 향상시킨다.

(2) β-hydroxy β-methyl butyrate (HMB)

HMB은 인간 근육세포 내 나타나는 아미노산 대사물이다. HMB는 전통적으로 운동선수들에 의해 경기력의 향상과 근육량의 유지와 재건을 위해 사용되어 왔다.

HMB는 직접적으로 단백질의 생성에 영향을 미치며, 근유세포막을 안정화시키고 단백질의 파괴를 조절하며, 단백질 합성을 상향조절한다.

(3) 그외 골격근세포의 단백질 대사 조절에 중요하게 사용되는 글루타민과 아르기닌과 같은 활성 아미노산의 전구체인 Ornithine α-ketoglutarate가 사용될 수 있다.

(4) 비타민 D

5) Myostatin 억제

- Myostatin antagonist와 activin receptor antagonist

Myostatin은 근세포에서 합성되고 분비되는 myokine으로 GDF-8이라고도 하며, TGF-β의 한 구성원이다. 거의 골격근에서 표현되며 muscle mass의 정상 대사에서 중요한 역할을 한다.

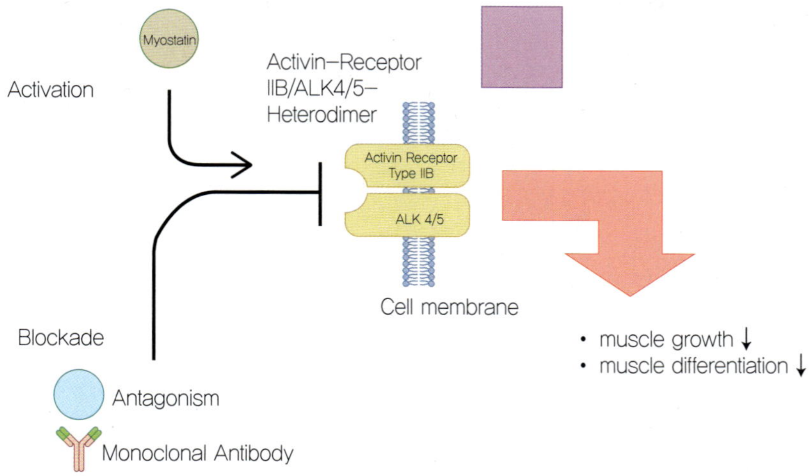

그림 1-20 Myostatin antagonist와 activin receptor antagonist의 작용 기전

Myostatin은 myoblast의 증식을 억제하므로 골격근 mass의 negative regulator로 작용하여 muscle growth의 음성 조절자로서 역할을 한다. Myostatin은 activin receptor에 고친화성을 보인다. 따라서 myostatin을 억제하거나 activin type II 수용체를 차단하여 myostatin을 길항하여 근육량과 근육 기능을 향상시킬 수 있다(그림 1-20).

많은 myostatin antagonist가 개발되어 왔으나 인간의 muscle gain에 유의한 효과를 나타내지 못하였고 현재 myostatin antagonist REGN 1033과 activin receptor antagonist인 Bimagrumab이 개발 중에 있다.

6) Fast skeletal M troponin activator

Terasemtiv가 amyotrophic lateral sclerosis (ALS) 환자를 대상으로 연구가 진행 중이며, CK-2127107가 motor neuron input에 대한 반응을 증폭시켜 근육 힘의 증가와 근육 fatigability의 향상을 목표로 연구가 진행 중이다.

7) Mitochondrial function enhancer

미토콘드리아 기능을 향상시킴으로서 근기능을 향상시킬 수 있으며 이러한 제제로는 Bendavia가 novel mitochondria-targeting peptide로서 개발 중이다.

8) Cell therapy

고령이나 병적 상태에서 근육의 줄기세포(stem cell)인 위성세포(satellite cells) 혹은 그 외 근육 progenitor cells을 이용하여 골격근의 재생과 복구가 시도되고 있다 .

14 결론

근감소증은 아직까지 용어의 정의에 의견의 일치가 이루어지고 있지 않으며, 따라서 그 빈도 또한 보고자에 따라 다양성을 보인다. 미국에서 처음으로 2016년 10월부터 ICD-10-CM code M62.84의 독자적 질병분류번호를 가지게 되었으며 한국도 2021년 제 8차 한국표준질병(KCD-8) 개정에서 근감소증에 M62.5라는 질병코드가 부여되었고 근육량을 측정하는 의료비용은 인정비급여로 산출하도록 되었다. 앞으로 근감소증에 대한 더 객관적이고 실용적인 임상적 정의와 치료가 제시될 것으로 보인다.

국민 건강영양조사를 이용한 한국여성에서의 분석에서 낮은 근육량의 빈도는 65세 이상 한국 여성의 22.1%이며, 나이가 많아지면서 증가 추세를 보였다. 근육 기능까지 포함한 소규모의 연구에서 근감소증은 7.6%의 빈도를 보였다.

최근 근감소증과 관련된 건강 비용이 급격히 증가하여, 미국에서는 이미 골다공증 관련 비용을 상회한 것으로 보고되었다. 향후 급속한 고령화를 겪게 될 우리나라에서도 유사한 상황이 나타날 것으로 예상된다. 근감소증은 아직까지 일반인뿐만 아니라 의료진에게도 다소 생소한 개념일 수 있다. 따라서 고령에서 매우 흔히 나타나는 근감소증을 예방하고 치료하기 위해서는, 무엇보다도 이 임상적 문제에 대해 충분히 인식하고 이해하는 것이 첫걸음이라 사료된다.

▶ 참고 문헌

1. Anker SD, Coats AJS, Morley JE, et al. Muscle wasting disease: a proposal for a new disease classification. J Cachexia Sarcopenia Muscle. 2014;5:1–3.
2. Baek JY, Jung HW, Kim KM, et al. Korean Working Group on Sarcopenia Guideline: Expert consensus on sarcopenia screening and diagnosis by the Korean Society of Sarcopenia, the Korean Society for Bone and Mineral Research, and the Korean Geriatrics Society. Ann Geriatr Med Res. 2023;27:9–21.
3. Baumgartner RN, Koehler KM, Gallagher D, et al. Epidemiology of sarcopenia among the elderly in New Mexico. Am J Epidemiol. 1998;147:755–63.
4. Bowen TS, Schuler G, Adams V. Skeletal muscle wasting in cachexia and sarcopenia: molecular

pathophysiology and impact of exercise training. J Cachexia Sarcopenia Muscle. 2015;6:197–207.

5. Chen LK, Liu LK, Woo J, et al. Sarcopenia in Asia: consensus report of the Asian Working Group for Sarcopenia. JAMDA. 2014;15:95–101.
6. Choi KM. Sarcopenia and sarcopenic obesity. Korean J Intern Med. 2016;31:1054–60.
7. Cruz-Jentoft AJ, Baeyens JP, Bauer JM, et al. Sarcopenia: European consensus on definition and diagnosis; report of the European Working Group on Sarcopenia in Older People. Age Ageing. 2010;39:412–23.
8. Dhillon RJ, Hasni S. Pathogenesis and management of sarcopenia. Clin Geriatr Med. 2017;33:17–26.
9. Drescher C, Knishi M, Ebner N, et al. Loss of muscle mass: current development in cachexia and sarcopenia focused on biomarkers and treatment. Int J Cardiol. 2016;202:766–72.
10. Buckinx F, Landi F, Cesari M, et al. Pitfalls in the measurement of muscle mass: a need for a reference standard. J Cachexia Sarcopenia Muscle. 2018;9:269–78.
11. Gunton JE, Girgis CM, Baldock PA, et al. Bone muscle interactions and vitamin D. Bone. 2015;80:89–94.
12. Janssen I, Shepard DS, Katzmarzyk PT, et al. The healthcare costs of sarcopenia in the United States. J Am Geriatr Soc. 2004;52:80–5.
13. Kalinkovich A, Livshits G. Sarcopenia – the search for emerging biomarkers. Ageing Res Rev. 2015;22:58–71.
14. Kim MY, Im SW, Park HM. The demographic changes of menopausal and geripausal women in Korea. J Bone Metab. 2015;22:23–8.
15. Kwon HJ, Ha YC, Park HM. The reference value of skeletal muscle mass index for defining the sarcopenia of women in Korea. J Bone Metab. 2015;22:71–5.
16. Kwon HJ, Ha YC, Park HM. Prevalence of sarcopenia in Korean women based on the Korean National Health and Nutritional Examination Surveys (KNHNES). J Bone Metab. 2016;23:23–6.
17. Lee ES, Park HM. Prevalence of sarcopenia in healthy Korean elderly women. J Bone Metab. 2015;22:191–5.
18. McLean RR, Kiel DP. Developing consensus criteria for sarcopenia: an update. J Bone Miner Res. 2015;30:588–92.
19. Miljkovic N, Lim JY, Miljkovic I, et al. Aging of skeletal muscle fibers. Ann Rehabil Med. 2015;39:155–62.
20. Moley JE. Pharmacologic options for the treatment of sarcopenia. Calcif Tissue Int. 2016;98:319–33.
21. Morley JE, von Haehling S, Anker SD. Are we close to having drugs to treat muscle wasting disease? J Cachexia Sarcopenia Muscle. 2014;5:83–7.
22. Morley JE. Sarcopenia: diagnosis and treatment. J Nutr Health Aging. 2008;12:452–6.
23. Park HM, Ha YC, Yoo JI, et al. Prevalence of sarcopenia adjusted by body mass index in Korean women based on the Korean National Health and Nutritional Examination Surveys (KNHNES). J Bone Metab. 2016;23:243–7.

24. Rizzoli R, Stevenson JC, Bauer JM, et al. The role of dietary protein and vitamin D in maintaining musculoskeletal health in postmenopausal women: a consensus statement from the European Society for Clinical and Economic Aspects of Osteoporosis and Osteoarthritis (ESCEO). Maturitas. 2014;79:122–32.
25. Rozenberg IH. Summary comments. Am J Clin Nutr. 1989;50:1231s–3s.
26. Visser M, Schaap LA. Consequences of sarcopenia. Clin Geriatr Med. 2011;27:387–99.
27. von Haehling S, Morley JE, Anker SD. An overview of sarcopenia: facts and numbers on prevalence and clinical impact. J Cachexia Sarcopenia Muscle. 2010;1:129–33.
28. Zhou J, Liu B, Liang C, et al. Cytokine signaling in skeletal muscle wasting. Trends Endocrinol Metab. 2016;27:335–47.

CHAPTER 2

근육생리학

Structure and Function

김기범(영남의대)

1 서론

근육의 주요 기능은 생리학적 자극에 반응하여 힘 또는 움직임을 생성하는 것이다. 인체에는 특수 기능에 맞게 골격근과 심장근육, 민무늬근육인 3가지 형태의 근육이 존재한다. 골격근은 운동과 작업 생산의 기초가 되는 수의적인 뼈 운동을 책임진다. 뼈 움직임은 관절의 지렛대 움직임을 위해 서로 반대방향으로 움직이게 하는 한 쌍의 골격근에 의해 이루어진다. 예를 들면, 팔은 팔꿈치가 경첩 역할을 하는 지렛대를 형성하기 위해 3개의 긴 뼈로 구성되어 있다. 한 쌍의 대항근에 의해 그림 2-1에서와 같이 전완부의 신전(extension, 삼두근[triceps])과 굴곡(flexion, 이두근[biceps])이 일어난다. 골격근은 사냥과 음식물 수집을 위해 몸을 지탱하고 움직이는 운동에 관여할 뿐 아니라 서 있는 자세 유지와 폐를 확장하는 것과 같은 비운동성 활동에도 사용된다. 골격근은 정상적인 사람에서 체중의 약 40%를 차지하며, 다른 두 종류의 근육이 10%를 차지하고 있다. 세 종류의 근육은 각각의 기본적인 구조와 기능은 다르지만 수축을 통해 힘을 발생시키는 분자기전은 거의 동일하다. 물론, 이를 조절하는 기전은 다소 차이가 있다. 수축은 근육세포 내 유리 Ca^{2+} 농도 증가로 시작되며, 이는 액틴(actin)과 미오신(myosin) 사이 연결을 초래한다. 이 두 개의 잔섬유는 힘을 발생시키기 위해 삼인산아데노신(ATP)을 사용하면서 서로의 사이를 미끄러져 들어간다. 두 종류의 잔섬유 미끄러짐은 근원섬유마디(sarcomere)와 근육세포(myocyte)의 수축과 짧아짐을 유발한다. 본 장에서는 세 종류의 근육 중 근감소증과 밀접한 연관이 있는 골격근을 중심으로 구조와 근육 흥분의 기본적인 생리학 기전, 흥분-수축 연결, 수축의 분자기전, 수축 조절 및 골격근의 종류 등 다양한 부분에 대해 다루고자 한다.

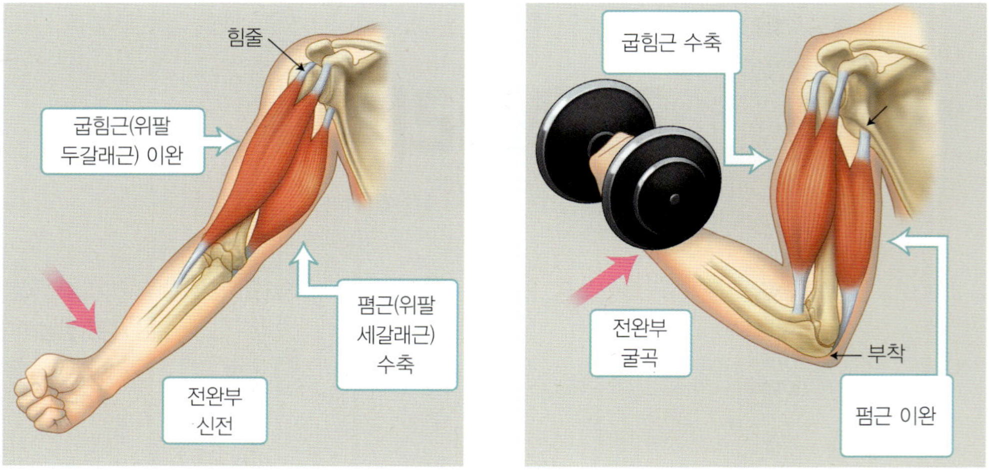

그림 2-1 앞팔 운동을 일으키는 기본적인 근육

2 구조

1) 골격근의 육안구조 (Macroscopic structure)

일반적으로 근육은 근외막(epimysium)이라고 불리는 외부 껍질로 싸여 있다. 근외막 안에는 근육속막(perimysium)이라 불리는 껍질로 싸여 있는 많은 근육다발(fascicle)이 모여서 근육을 형성하고 있다. 근육다발은 견고성을 제공하는 여러 종류의 아교섬유가 포함되어 있는 얇은 세포바깥층인 근육내막(endomysium)으로 싸여 있으며, 선형으로 정렬된 수백개의 근육섬유로 구성되어 있다. 근육섬유는 여러 개의 핵을 가지고 있는 긴 형태의 세포이며 골격근의 가장 작은 수축 단위이다(그림 2-2). 다발 내 각각의 근육섬유는 힘줄섬유(tendon fiber)를 가지고 있으며, 이것의 한 쪽 끝은 모여 근육과 뼈 사이의 기계적 연결에 이용되며, 아교질로 만들어져 근육수축에 의해 형성되는 장력을 잘 견딜 수 있

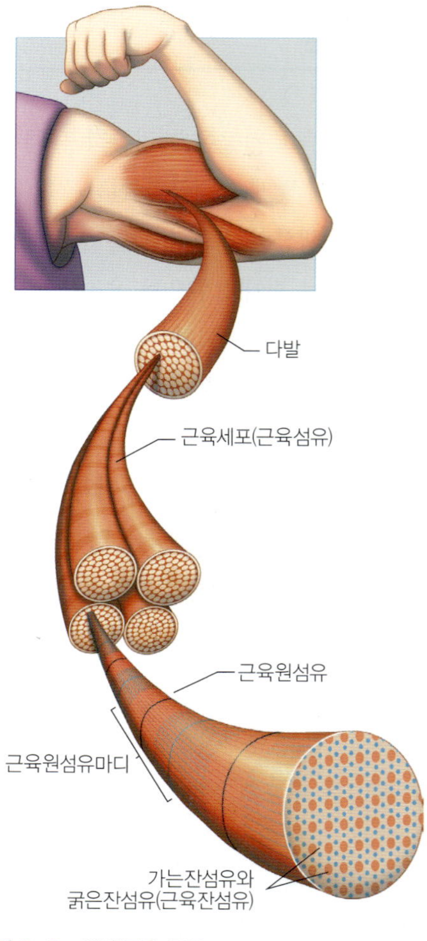

그림 2-2 뼈대근육 구조

다. 섬유는 힘줄을 형성하기 위해 꼬여지고 평행다발로 모여 뼈에 부착된다. 골격근섬유 및 결합조직은 고도로 조직화된 구조를 지니고 있어 골격근으로 하여금 크기와 방향이 결정된 기계적인 힘을 발생시킬 수 있도록 한다. 골격근 양쪽 끝은 해부학적으로 근육 부착부(insertion)와 기시부(origin)로 불린다. 근육이 수축할 경우 움직이게 하는 곳이 부착 부위이므로 움직이지 않는 근육의 기시부 보다 일반적으로 먼 쪽에 위치한다.

2) 골격근의 미세구조(Fine structure)

수백 혹은 수천 개의 근원섬유가 근육속막에 싸여 있는 것을 근육섬유(muscle fiber)라고 하며, 각 근육섬유를 둘러싼 근육속막 밑에는 근섬유막(sarcolemma)이라고 불리는 근육세포의 원형질막이 있다. 개별 골격근 세포는 근원섬유라는 조밀한 배열의 원통형 요소들로 구성되어 있다. 근원섬유는 근육잔섬유의 일종인 가는잔섬유와 굵은잔섬유가 서로 끼여 있는 구조를 하고 있는 근원섬유마디가 정기적으로 반복되어 구성된다.

(1) 신경근이음부(Neuromuscular junction, NMJ)

모든 골격근은 수의적으로 조절된다. 수축을 시작하겠다는 결정은 대뇌겉질에서 시작되며 그림 2-3A에 있는 신경근이음부를 통해 근육과 연결되어 있는 α운동신경을 통해 적절한 근육군으로

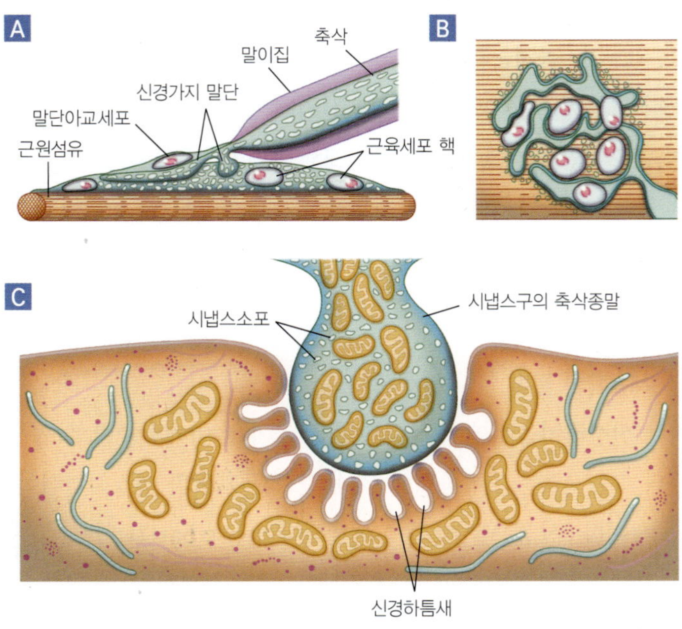

그림 2-3 운동종말판의 절단면. (A) 종말판을 따라 종단면 절단. (B) 종말판의 표면 모습. (C) 근육섬유막과 단일 축삭종말 사이 이음부의 전자현미경적 모습

전달된다. 운동신경섬유는 근육 속으로 들어간 후 분지하여 골격근의 종류에 따라 3개에서 수백 개의 근육섬유를 지배한다. 신경근이음부는 근육섬유 중앙부 근처에 위치하고 있으며, 근육섬유에서 발생된 활동전위는 근육섬유 말단을 향하여 양방향으로 전달된다. 약 2% 정도의 근육섬유를 제외하고 대부분의 근육섬유는 1개당 1개 이음부가 있다.

① 신경근이음부 생리해부학적 구조

그림 2-3A, B는 큰 유수신경섬유와 골격근섬유의 신경근이음부를 나타낸다. 신경섬유는 그 말단에서 가지를 내어 분지된 신경 종말을 형성하는데 이것이 근섬유 안으로 함입되어, 근육섬유 세포막 바깥쪽에 놓이게 된다. 이 전체 구조를 운동종말판(motor end plate)이라 한다. 이것은 하나 또는 그 이상의 슈반세포에 의해 덮여서 주위 세포액과 분리된다. 그림 2-3C는 운동종말판의 전자현미경적 미세구조의 그림이다. 축삭 말단에는 신경전달물질인 아세틸콜린(acetylcholine) 합성에 중요한 에너지원으로 사용되는 ATP를 공급하기 위해 미토콘드리아가 매우 많이 존재한다. 함입된 막은 시냅스구(synaptic gutter/synaptic trough)라고 부르며, 이 말단부와 근섬유막 사이 공간은 시냅스공간(synaptic space) 혹은 시냅스틈새(synaptic cleft)라고 한다. 이 공간은 20~30 nm 정도의 폭을 가지고 있다. 시냅스구 밑 부분은 신경하틈새(subneural cleft)라 부르는 근육섬유막의 많은 작은 주름이 있고, 이것은 시냅스 전달물질이 작용할 수 있는 표면적을 증가시켜준다. 이 주름 윗부분에는 니코틴아세틸콜린수용체(nicotinic ACh receptor, nAChR)가 존재한다. 아세틸콜린이 아세틸콜린수용체와 결합하면 수축이 시작된다. 골격근섬유는 직접적인 전기적 자극에 의해 인위적으로 흥분할 수도 있지만, 골격근의 생리학적 자극은 운동신경 말단에서 방출된 아세틸콜린에 의한 화학적 자극이다. 신경세포 세포질에서 합성된 아세틸콜린은 시냅스소포(synaptic vesicle) 내로 빠르게 흡수되며, 이후 흥분신호(활동전위)가 도달하면 Ca^{2+} 의존적으로 시냅스틈새로 분비된다. 시냅스틈새에는 많은 양의 아세틸콜린에스테라아제(acetylcholinesterase, AChE)라는 효소가 존재하여 시냅스소포에서 방출된 아세틸콜린을 수 밀리초(millisecond, ms)이내에 분해하는 역할을 한다.

② 신경종말에서 아세틸콜린 분비

하나의 활동전위가 신경근이음부에 도달하면, 약 125개의 아세틸콜린 소포가 말단부에서 시냅스 공간으로 방출된다. 그림 2-4는 신경종말이 위에 있고 근육막과 신경하간격이 아래에 있는 시냅스 공간의 확대된 모습이다. 신경종말 안쪽에 치밀막대(dense bar)가 있으며, 치밀막대 양측에는 세포막을 통과하는 전압의존성 칼슘통로가 존재한다. 활동전위가 신경종말 부위에 도달하면 이 통로가 열리고, Ca^{2+}이 시냅스 공간에서 신경종말 안쪽으로 확산되어 들어온다. Ca^{2+}은 이어서 아세틸콜린소포를 끌어당겨, 치밀막대 근처 세포막으로 이동시킨다. 이동한 소포는 세포막과 융합하여 가지고 있던 아세틸콜린을 세포외유출(exocytosis) 기전을 통해 시냅스틈새로 내보낸다.

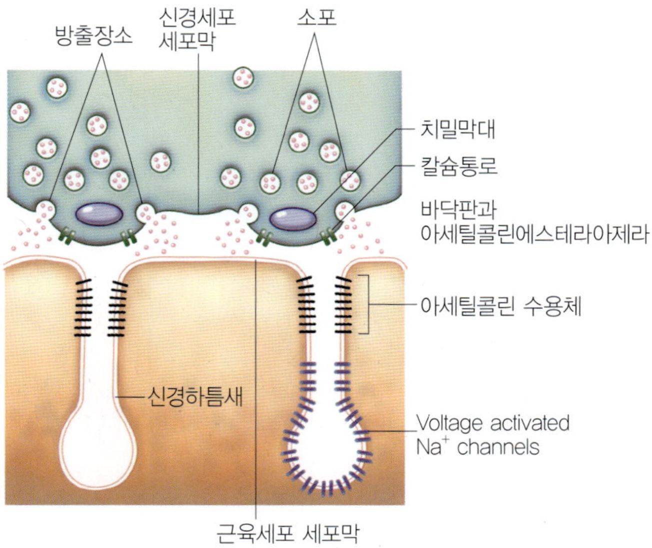

그림 2-4 신경근이음부 신경막에서 시냅스 소포로부터 아세틸콜린 분비. 신경막 분비장소와 신경하간격 입구에 있는 근육섬유막 아세틸콜린 수용체는 근접하여 위치하고 있다.

③ 니코틴아세틸콜린수용체

아세틸콜린수용체는 치밀막대가 존재하는 바로 밑 신경하간격 입구 쪽에 가깝게 위치하고 있다. 수용체는 단백질 복합체이며 전체 분자량은 275,000이다. 이 복합체는 5개 소단위 단백질로 이루어져 있는데, 2개의 알파단백질 그리고 베타, 델타, 감마 단백질이 각 1개씩이다. 이것들은 막을 통과하고 돌출되어 나란히 원을 이루며 통로를 만든다. 두 개의 아세틸콜린 분자가 각각 알파 소단위 단백질에 부착하면 통로는 구조적 변화를 일으켜 열린다(그림 2-5). 아세틸콜린통로는 직경이 0.65 nm 가량이어서 중요한 양이온, 즉 Na^+과 K^+, Ca^{2+}이 쉽게 통과할 수 있다. 반대로, Cl^- 같은 음이온은 통로 입구의 강한 음전하 때문에 통과하지 못한다. 하지만, 양이온들 중에서도 두 가지 이유로 Na^+이 다른 어떤 이온보다 아세틸콜린 통로를 더 잘 통과한다. 첫째, 세포외액의 Na^+과 세포내액의 K^+만이 실제로 이동할 수 있는 충분한 농도로 존재하고 있다. 둘째, 근육세포 내부의 −80 ~ −90 mV에 이르는 음전위는 Na^+을 섬유내부로 잡아당기며 동시에 K^+이 유출이 되는 것은 막는다. 그러므로 아세틸콜린통로가 열리게 되면 섬유내로 많은 양의 Na^+이 유입되어 막전위를 탈분극 방향으로 움직이게 한다. 이렇게 근육섬유막 내부가 국소적으로 양전위로 변화하는 현상을 종말판전위(end plate potential)라 한다. 생성된 종말판전위가 충분한 크기가 되면(20~30 mV 이상) 활동전위를 유발시키고, 활동전위는 근육섬유막을 따라 퍼지게 되고 최종적으로 근육 수축을 유발한다.

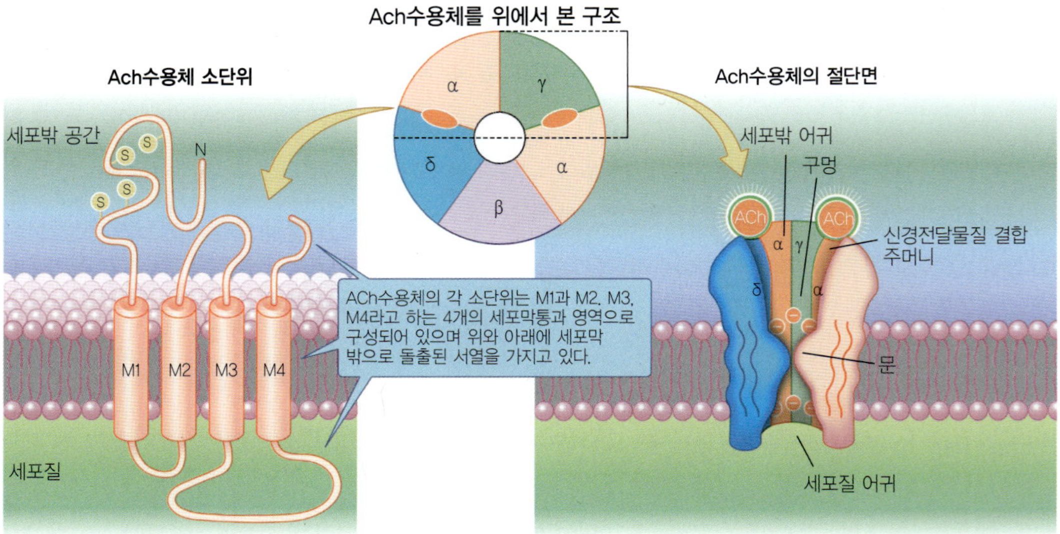

그림 2-5 니코틴아세틸콜린수용체 구조. 니코틴아세틸콜린수용체는 이형오량체로 구성되어 있으면 4개의 세포막통과 구역을 가지고 있다.

④ 나트륨통로

근세포질그물 주름에 의해 형성된 틈새면에는 전압의존 Na^+통로가 많이 존재한다. 아세틸콜린 수용체에 의해 형성된 국소 탈분극(종말판전위)이 충분히 크면 통로를 열게 하여 틈새로부터 근육섬유 표면을 따라 퍼져 나가는 활동전위가 발생된다.

⑤ 신호종료

시냅스틈새로 방출된 아세틸콜린이 시냅스틈새에 존재하는 한 계속해서 아세틸콜린수용체가 활성화된다. 그러므로, 지속적인 흥분상태를 중단시키고 새로운 신호에 반응하기 위해서는 다음의 두 가지 방법을 통해 빠르게 제거되어야 한다. ① 대부분의 아세틸콜린은 시냅스 공간을 채우고 있는 아세틸콜린에스테라아제라는 효소에 의해 분해된다, ② 적은 양의 아세틸콜린은 시냅스틈새 밖으로 확산되어 나간다. 시냅스틈새에 아세틸콜린이 존재하는 짧은 시간(최대 수 ms)은 정상적으로 근육섬유를 흥분시키기에 충분하다.

⑥ 신경근이음부 피로

몇 분 동안 초당 100회 이상으로 운동신경섬유를 자극하면 아세틸콜린소포의 수적인 감소를 일으키고 신경 흥분이 근육섬유로 전달되지 않는다. 이것을 신경근이음부 피로라 하며, 중추신경계가 과도하게 활동할 때 발생하는 중추신경계 시냅스 피로와 유사하다. 정상적으로 기능을 하는 상태에서 신경근이음부 피로는 드물게 나타난다.

⑦ 아세틸콜린 형성과 분비 단계

- 크기가 40 nm 정도인 작은 소포는 척수 운동신경세포 세포체에 있는 골지기관에서 만들어진다. 만들어진 소포는 축삭형질(axoplasm) '흐름'에 의해 축삭 중심을 따라 세포체로부터 축삭 종말까지 운반된다. 골격근을 지배하는 운동신경 종말 하나에는 대략 300,000개 소포가 존재한다.
- 아세틸콜린은 신경종말 세포질에서 합성되어 소포내로 이동한다. 대략 10,000개의 아세틸콜린분자가 각 소포 안에 저장된다.
- 활동전위가 신경종말에 도달하면 신경종말에 존재하는 전압의존성 칼슘통로가 열린다. 결과로 신경종말 내 Ca^{2+} 농도는 대략 100배 증가하게 되고, 이는 아세틸콜린소포와 종말막이 융합되는 확률을 10,000배 정도 증가시킨다. 이러한 융합은 많은 소포를 터트리게 하고 시냅스 틈새 안으로 아세틸콜린의 세포외유출을 일으킨다. 하나의 활동 전위에 의해 대략 125개 소포가 터진다. 수 ms 후 아세틸콜린에스테라아제에 의해 아세틸콜린은 아세트산염과 콜린으로 분해된다. 그리고 콜린은 신경종말 안으로 흡수되어 새로운 아세틸콜린을 형성하는 데 재사용된다. 이러한 일련의 사건들은 5~10 ms 안에 일어난다.
- 신경종말에서 사용될 수 있는 소포 수는 단지 수천 번의 신경-근육 사이 흥분전달을 가능하게 할 수 있는 정도이다. 그러므로 신경근이음부의 지속적인 기능을 위해 소포들은 빨리

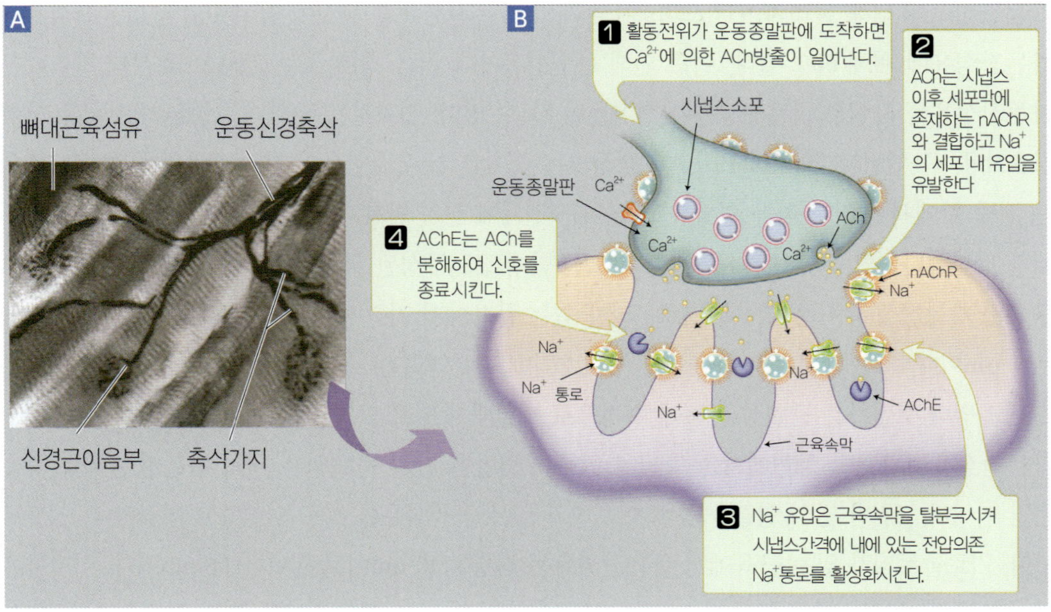

그림 2-6 신경근이음부에서 신호전달 순서

재형성될 필요가 있다. 활동전위가 끝나고 수초 이내에 신경종말 세포막에는 수축단백질에 의해 '피복오목(coated pit)'이 나타난다. 특히, 클라스린(clathrin)이라는 단백질은 원래 소포 위치에서 막과 부착한다. 20초 내에 클라스린이 수축하면 함몰부위가 세포막 안으로 떨어져 나가 새로운 소포가 형성된다. 다음 몇 초 안에 아세틸콜린이 소포 안으로 이동하면 아세틸콜린 분비의 새로운 주기를 위한 준비가 끝난다(그림 2-6).

(2) 근원섬유마디(Sarcomere)

수축하는 동안 굵은잔섬유는 가는잔섬유를 따라서 하나의 결합부위에서 다음 결합부위로 이동하고 다시 당긴다. 이러한 현상에 의해 가는잔섬유가 굵은잔섬유를 지나 미끄러져 가게 되며 근육은 짧아진다. 수축하는 근육은 수백만 개의 이러한 작은 현상을 위해 에너지를 사용하며, 이러한 현상이 일어나기 위해서 가는잔섬유는 근육섬유 끝까지 일렬로 연결되어 있어야 한다. 가는잔섬유와 굵은잔섬유 연결을 튼튼하게 하는 구조단백질 골격 내에 2개의 잔섬유는 서로 단단하게 결합되어 있다. 이러한 형태를 지닌 하나의 수축단위를 근원섬유마디(sarcomere)라고 한다(그림 2-7).

① 근원섬유마디의 구조

근원섬유마디는 가는잔섬유 배열이 닻을 내리고 있는 단백질판인 2개의 Z원반에 의해 구분되므로 인접한 Z원반과 Z원반 사이 반복 단위로 정의된다. 굵은잔섬유는 가는잔섬유 사이에 끼여 가는잔섬유에 의해 둘러싸여 있으며, 여섯 개의 가는잔섬유를 동시에 끌 수 있다. 굵은잔섬유는 가는잔섬유에 비해 60% 길다. 이로 인해 근원섬유마디 끝을 경계 짓는 Z원반으로부터 뻗어나온 가는잔섬유들 사이로 굵은잔섬유가 끼어들어 갈 수 있다. 겹쳐지는 부위가 2 종류의 잔섬유 사이 상호작용, 즉 연결다리(crossbridge)가 형성되는 곳이다. 굵은잔섬유와 가는잔섬유가 겹치는 부위는 편광 하에서 선명한 띠를 형성하고, 골격근 전체에 걸쳐 반복적으로 존재하여 가로(striated)무늬를 나타낸다(그림 2-7). 근원섬유에는 미오신 단백질로 구성된 굵은잔섬유와 주로 액틴 단백질로 구성된 가는잔섬유가 존재한다. 가로무늬가 있는 근육에서 가는잔섬유 지름은 5~8 nm이고 길이는 1 μm이다. 가는잔섬유는 하나로 묶여져 Z원반으로 알려진 조밀한 디스크에서 돌출된 형태를 가지고 있다. Z원반은 근원섬유 축에 수직으로 배열되어 있고 크기는 근원 섬유 직경과 동일하다. 가는잔섬유는 Z원반 양면에서 돌출되어 있다. Z원반은 단일 근원섬유 내의 가는잔섬유를 묶을 뿐만 아니라, Z원반 간의 연결을 통해 이웃하고 있는 근원섬유를 서로 연결하고 정렬될 수 있도록 한다. 가로줄무늬가 있는 근육에서 굵은잔섬유는 직경이 10 nm이고 길이는 1.6 μm이다. 이것들은 가는잔섬유 사이에 있고 부분적으로 깍지를 끼고 있어 이로 인해 근원섬유(근원섬유마디) 축을 따라 교대로 밝은 부분과 어두운 부분이 만들어진다. 굵은잔섬유와 겹치지 않으면서 밝게 보이는

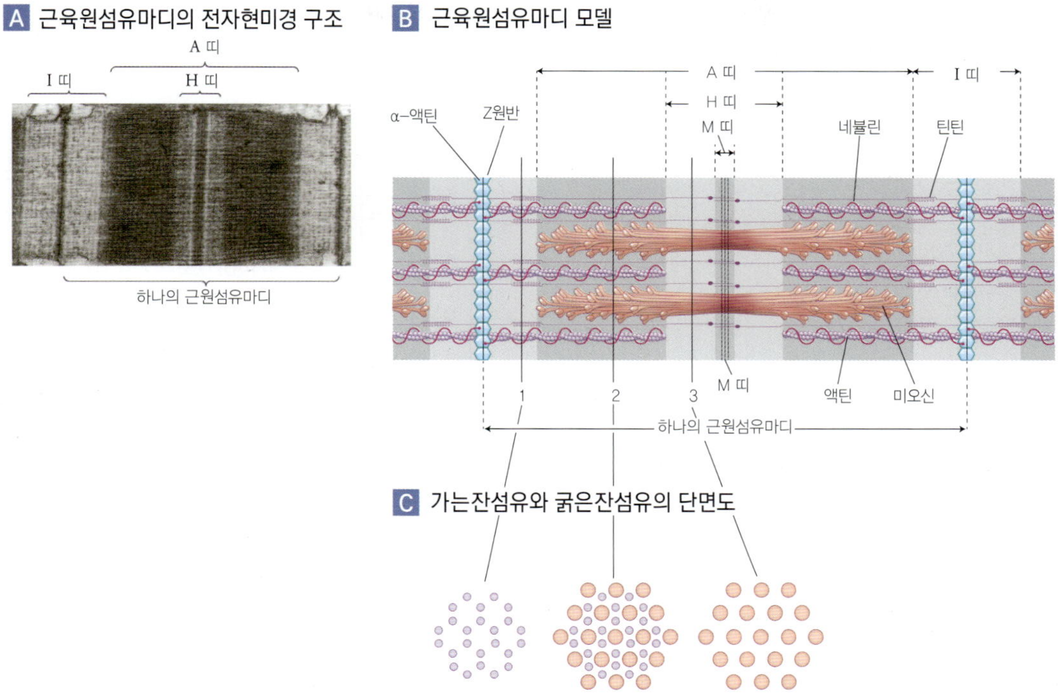

그림 2-7 **근육원섬유마디의 잔섬유 구조와 띠 형태**

가는잔섬유 영역은 편광현미경 하에서 등방성(isotropic)으로 나타나기 때문에 I띠(I bands) 라고 한다. Z원반은 I띠 중앙에 어두운 수직선으로 표시된다. 미오신근육잔섬유와 가는잔섬유가 겹치는 영역인 어두운 띠는 편광현미경 하에서 이방성(aninsotropic)이기 때문에 A띠(A bands)라고 한다. 수축하는 동안 A띠 길이는 변하지 않지만 I띠는 짧아진다(그림 2-7B).

굵은잔섬유와 가는잔섬유가 겹치는 A띠부분의 단면을 보면 6개의 가는잔섬유가 육각형 배열로 각 굵은잔섬유를 둘러싸고 있다(그림 2-8C). A띠 내에서, 분자 모터 역할을 하는 굵은잔섬유의 미오신근육잔섬유 머리는 가는잔섬유의 액틴근육잔섬유와 교차 다리를 만든다. ATP의존주기에 의해 교차 다리가 형성되고 끊어져 액틴근육잔섬유가 미오신근육잔섬유 사이로 끌어당겨져 근육수축 이 일어난다.

② 가는잔섬유

가는잔섬유는 액틴(actin)과 트로포미오신(tropomyosin), 트로포닌(troponin, Tn) 세 종류 단백질이 모여 구성된다. 가는잔섬유 골격은 액틴분자의 이중가닥 α나선 중합체이다(그림 2-8A). 액틴은 수축하는 동안 미오신에 의해 당겨지는 분자 '밧줄(rope)'을 형성한다. 액틴은 공모양단백질(G액틴)로 합성된 후 중합되어 나선형으로 꼬여진 2개의 염주모양 중합체 형태를 가진 F액틴을 형성한다.

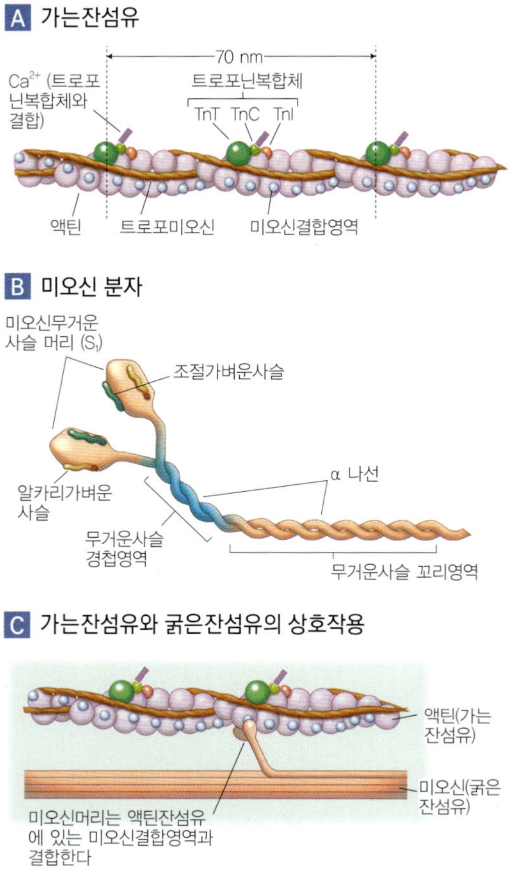

그림 2-8 가는잔섬유와 굵은잔섬유 구조

액틴 근육잔섬유 또는 F–액틴 단일 가닥 나선은 13개의 개별 액틴단량체로 구성되어 있으며, 길이는 ~70 nm이다. 액틴에는 미오신 결합부위가 발현되어 있지만, 이곳은 근육을 수축시키는 신호가 도착하거나 혹은 근육섬유가 경직상태(경축 [rigor])로 잠겨 있는 상태가 아니면 감춰져 있다. 결합부위로의 접근은 결합부위 근처 액틴나선고랑에 놓여 있는 두 종류의 조절단백질인 트로포미오신과 트로포닌에 의해 조절된다. 각각의 트로포미오신 분자는 두 개의 동일한 α나선 구조로 이루어지며, 두 개의 나선형 액틴 가닥에 의해 형성된 두 개의 홈 근처에 놓여 있으며 액틴 이중나선의 미오신 결합부위를 가리는 역할을 한다. 단일 트로포미오신 분자 길이는 약 7개의 액틴단량체(액틴나선의 반바퀴)에 해당한다.

트로포닌은 트로포미오신 단일 분자와 결합하는 트로포닌T (TnT 또는 TNNT)와 Ca^{2+}과 결합하는 트로포닌C (TnC 또는 TNNC), 액틴에 결합하고 수축을 억제하는 트로포닌I (TnI 또는 TNNI)로 구성되어 있다. TnC는 Ca^{2+} 결합단백질로서 세포 내 Ca^{2+}이 증가되면 이를 감지한다. 정상적으로 4개의 Ca^{2+} 결합부위 중 2개가 결합되어 있으면 트로포닌은 가는잔섬유에 부착되어 있다. 세포 내 Ca^{2+}이 증가되면 2개의 비어 있는 장소가 차게 되고 트로포닌은 형태학적 변화를 일으켜 트로포미오신을 액틴섬유 고랑 깊은 곳으로 이동시킨다. 이러한 이동에 의해 미오신 결합 부위가 노출되고 미오신 머리는 즉시 액틴과 결합한다. 트로포닌C는 다른 Ca^{2+} 결합단백질인 칼모듈린(calmodulin, CaM)과 밀접한 관련이 있다. 각각의 트로포닌 이형삼량체(heterotrimer)는 단일 트로포미오신 분자와 상호 작용하므로, 결국 7개의 액틴단량체와 상호 작용하게 된다. 또한 트로포닌복합체는 액틴근육잔섬유와 직접 상호 작용하기도 한다. 액틴–미오신 상호 작용이 가능하도록 하는 트로포닌과 트로포미오신, 액틴 사이의 상호 작용은 세포내 칼슘농도 변화에 의해 조절된다.

③ 굵은잔섬유

가는잔섬유는 가는잔섬유와 마찬가지로 굵은잔섬유도 고리로 얽힌 단백질 복합체이다(그림 2-8B). 굵은잔섬유는 다중 미오신II (myosin II) 분자의 양극성 조합이다. 각 미오신II 분자는 2개의 꼬여 있는 무거운사슬(heavy chains)과 2개의 알칼리(혹은 필수) 가벼운 사슬(light chains), 2개의 조절 사슬(regulatory light chain)로 구성된 육량체(hexamer, 실제로 2개의 삼량체)이다. 두 개의 무거운사슬은 막대(rod) 및 경첩(hinge), 머리 부분으로 구분되는 세 영역을 가지고 있다. 막대 부분은 서로를 둘러싼 α나선 구조이고 꼬여진 코일을 형성하면서 서로 감겨 있다. 마치 골프채가 골프가방에 채워져 있는 것 같이 머리는 여러 방향으로 돌출된 상태로 대략 100개 정도의 조합체가 모여 다발을 형성한다. 경첩 영역은 굵은잔섬유와 가는잔섬유 사이의 교차 다리를 형성하는 두 개의 구형 머리를 움직이게 한다. 무거운사슬(S1조각이라고도 함)의 머리 부분은 액틴 결합 부위 이외에도 ATP 결합 및 가수분해 부위를 가지고 있다. 각 미오신의 머리 부분은 두 개의 가벼운사슬 즉 하나의 조절 및 하나의 알칼리 사슬과 복합체를 형성한다. 알칼리 가벼운 사슬은 미오신 머리 부위를 안정화시키는데 필수적인 역할을 하며, 조절사슬은 미오신의 ATPase 활성을 조절한다. 미오신 조절사슬의 활성은 Ca^{2+}의존 및 Ca^{2+}비의존 키나제(Ca^{2+}-dependent and Ca^{2+}-independent kinases)에 의한 인산화를 통해 조절된다(그림 2-8C).

④ 근원섬유마디 내 다른 구조단백질

티틴(titin)은 골격근의 굵은잔섬유와 나란히 있는 큰 단백질이다. 티틴은 약 25,000개 아미노산(~3000 kDa)의 선형 서열을 가진 가장 큰 단백질이다. 티틴의 한쪽 끝은 Z원반에, 다른 한쪽 끝은 M선에 부착되어 있다. 티틴은 미오신과 액틴근육잔섬유가 나란히 배열되는 형태 유지에 관여할 뿐 아니라 근원섬유마디가 늘어나는 것을 제한하는 스프링 구조를 가지고 있어 이완 중 근육의 길이를 유지하는데 관여한다. M선은 굵은잔섬유 내 미오신 분자의 부착 부위 역할을 한다. 네뷸린(nebulin)은 Z원반에서 시작되어 가는잔섬유를 따라 놓여 있는 근육의 또 다른 큰 단백질(600~900 kDa)이며 가는잔섬유가 조합되는 동안 길이를 결정짓는 분자잣대 역할을 하는 것으로 알려져 있다(그림 2-7B).

(3) 근형질(Sarcoplasm)

근형질은 근육세포 세포질이며, Mg^{2+}과 인산염, 글리코겐 과립이 풍부하게 존재한다. 또한, 산소결합 단백질인 미오글로빈(myoglobin)이 많이 존재한다. 근형질에는 수축에 필요한 연료로 사용되는 많은 양의 ATP를 공급하기 위해 사립체가 근원섬유를 따라 근접하여 밀집되어 있다.

(4) 막계통(Membrane system)

골격근이 효과적으로 작동하기 위해서는 근원섬유마디가 동시에 수축해야 한다. 수축을 위한 자극은 근육형질 Ca^{2+} 수준을 올리는 것이다. 모든 근원섬유마디가 동시에 신호를 받기 위해서는 2개의 특별한 막구조가 필요하다: 하나는 세포 바깥(가로세관[transverse tubule, T tubule])에, 다른 하나는 세포 내(근세포질그물[sarcoplasmic reticulum, 근세포질그물])에 있다(그림 2-9).

① 가로세관(transverse tubule, T tubule)

골격근섬유는 너무 커서 근육섬유막 표면을 따라 전파되는 활동전위가 근육섬유 내부 깊은 곳까지 도달하지 못한다. 그러나 최대 근육 수축을 유발하기 위해서는 근육섬유 깊은 부위까지 활동전위가 빠르게 도달해야 한다. 가로세관은 근육섬유막이 관모양으로 함입되어 있는 것으로, 근육섬유 속 깊숙하게 지속적으로 가지를 치면서 뻗어져 있어 모든 근원섬유가 동시에 수축할 수 있도록 한다. 가로세관은 가지를 내어 근원섬유 사이로 그물과 같은 구조를 하고 있다. 또한, 가로세관이 세포막으로부터 시작되는 곳은 근육섬유 외부로 열려 있어 가로세관은 근육섬유를 둘러싼 세포외액과 소통되고 있어 가로세관 내강에는 세포외액으로 차 있다. 다시 말해, 가로세관은 세포막이 세포 내부로 연장된 것이다. 세관은 하나의 근원섬유마디에 2개씩 굵은잔섬유 끝을 따라 배열되어 있고, 근원섬유는 Z선을 따라 배열되어 있으므로 세관은 섬유에 걸쳐 수직으로 놓여 있게 된다. 가로세관은 수축을 위한 신호(활동전위)를 세포 표면으로부터 Ca^{2+}을 근형질 내로 분비하는 역할을 하는 구조까지 전달한다(그림 2-9).

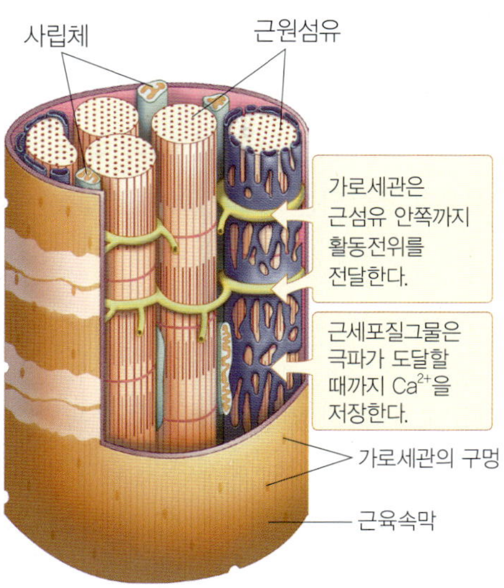

그림 2-9 **가로세관과 근세포질그물계.** 가로세관은 세포막 외부와 근육섬유 심부를 연결한다.

② 근세포질그물(sarcoplasmic retinaculum)

근세포질그물은 근원섬유를 싸고 있는 광범위한 막주머니 시스템이다. 주머니의 역할은 근원섬유 내로 Ca^{2+}을 공급하여 수축을 시작하게 하는 것이기에 빠르게 수축하는 근육섬유에 많이 존재한다. 이것은 크게 두 부위로 구성되어 있다. ① 가로세관과 접하고 있는 종말수조(terminal cisternae)라 부르는 넓은 공간; ② 수축하는 근원섬유 모든 면을 둘러싼 긴 세로세관(longitudinal tubule)이다. 근세포질그물은 근육이 이완할 때 펌프(SERCA [sarco/endoplasmic reticulum Ca^{2+} ATPases])를 이용하여 근형질로부터 Ca^{2+}을 제거하고, 마치 Ca^{2+} 스펀지 같이 작용하는 Ca^{2+} 결합 단백질인 칼시퀘스트린(calsequestrin)을 통해 일시적으로 Ca^{2+}을 저장하기도 한다. 종말수조(terminal cisternae)를 통해 가로세관은 근세포질그물과 Ca^{2+} 분비 요구에 관한 소통을 한다. 이웃하는 근원섬유마디로부터 온 2개의 종말수조는 가로세관과 세동이(triad)라고 부르는 접합부구조를 형성한다. 세동이에는 흥분-수축 연결(excitation-contraction coupling)에 중요한 역할을 하는 특별한 감지기와 이온통로가 존재한다(그림 2-10).

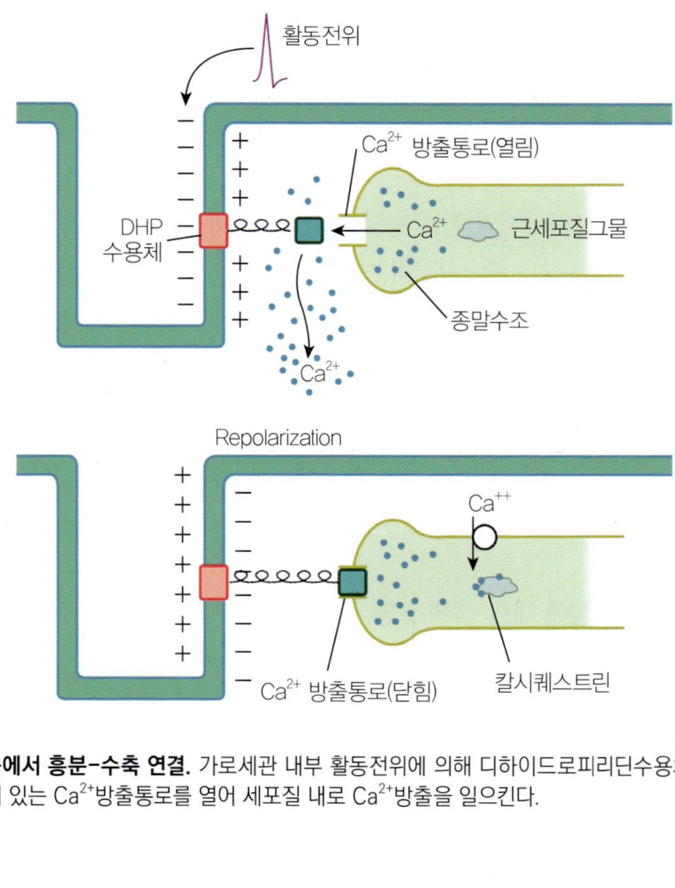

그림 2-10 뼈대근육에서 흥분-수축 연결. 가로세관 내부 활동전위에 의해 디하이드로피리딘수용체가 형태학적 변화를 일으켜 근세포질그물에 있는 Ca^{2+}방출통로를 열어 세포질 내로 Ca^{2+}방출을 일으킨다.

3 흥분-수축 연결(Excitation-contraction coupling)

모든 골격근은 몸운동 신경계의 날신경인 운동신경의 자발적 또는 반사 제어하에 있다. 신경근 이음부에서 아세틸콜린에 의해 발생된 활동전위는 근육섬유막을 따라 전파된다. 활동전위는 전기적 현상인 반면에 수축은 기계적 현상이다. 전기적 현상이 기계적 현상으로 변환되는 과정은 활동전위가 가로세관을 따라 들어가 세동이를 만나는 순간 시작되는 흥분–수축 연결이라고 알려진 과정을 통해 일어난다.

1) 흥분–수축 연결과정

흥분–수축 연결 과정을 간략하게 정리하면 다음과 같다. 각 과정의 자세한 내용은 아래에서 다룬다(그림 2–11).

① 활동전위가 운동신경을 따라 이동하여 근육섬유와 접하는 신경종말에 도착한다.

② 신경종말에서 신경전달 물질인 아세틸콜린이 소량 분비된다.

③ 아세틸콜린은 근육섬유막에 국소적으로 작용하여 세포막에 존재하는 단백질 분자인 '아세틸 콜린 작동성 양이온통로'를 연다.

④ 아세틸콜린 작동성 통로가 열리면 이를 통하여 다량의 나트륨 이온이 근육섬유막 안쪽으로 확산된다. 이것은 국소적인 탈분극을 유발하여 막전압작동성 나트륨통로를 연다. 이것에 의해 근육섬유 활동전위가 시작된다.

⑤ 활동전위는 신경세포막에서와 같은 방법으로 근육섬유막을 따라 이동한다.

⑥ 활동전위는 근육세포막을 탈분극시키고 다수의 활동전위가 근육섬유 중심부까지 전달된다. 여기서 활동전위는 근세포질그물에 저장되어 있는 많은 양의 칼슘이온을 방출시킨다.

⑦ Ca^{2+}은 액틴과 미오신근육잔섬유 사이에 인력을 작용시켜 두 잔섬유가 서로 미끄러지게 하는데, 이것이 근육 수축 과정이다.

⑧ 얼마 후 Ca^{2+}은 칼슘 펌프에 의해 근육세포질그물 속으로 되돌아 가서 새로운 활동전위를 기다리게 된다. 근원섬유에서 Ca^{2+}이 제거됨으로써 근육 수축은 종료된다.

(1) 세동이 역할; ⑥번 과정에 대한 상세 설명

활동전위가 가로세관으로 전파되면 가로세관 세동이 영역이 탈분극되어 L형 Ca^{2+} 통로가 활성화된다. 이러한 전압개폐 통로는 사분자(tetrads)로 형성되어 있으며 흥분–수축 연결의 전압 센서로서 역할을 한다. 전자 현미경 하에서는 가로세관막에서 시작하여 근세포질그물(sarcoplasmic reticulum) 수조까지 뻗어 있는 바둑판 형태를 보인다. L형 Ca^{2+} 통로의 기능성 복합체는 전압의존

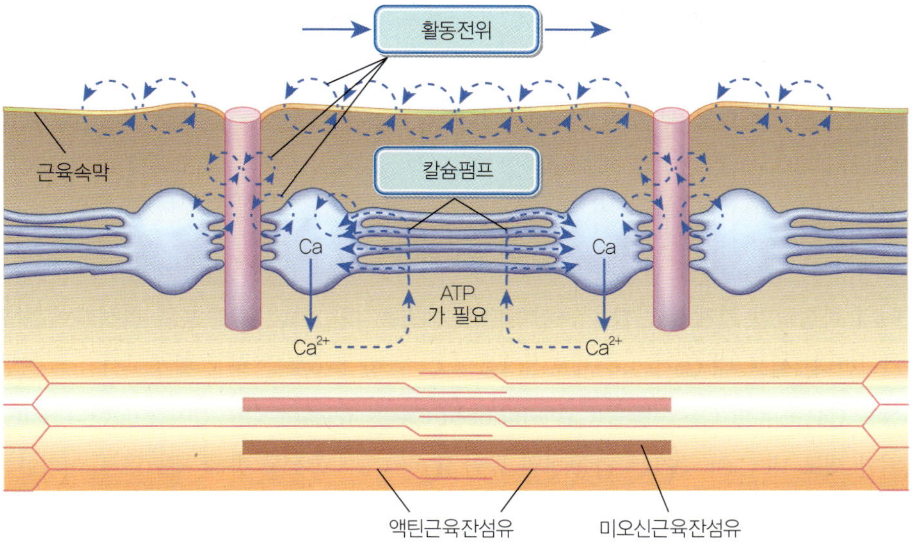

그림 2-11 뼈대근육에서 흥분-수축 연결 및 이완 과정. 활동전위는 근세포질그물로부터 Ca^{2+} 방출을 일으키고, 근세포질그물 칼슘펌프는 근세포질그물로 Ca^{2+}을 재흡수한다.

형 Ca^{2+} 통로의 α1 소단위뿐만 아니라 부속 α2-δ, β 및 γ 소단위를 포함한다. L형 Ca^{2+} 통로는 디하이드로피리딘(dihydropyridine, DHP)으로 알려진 항고혈압제 및 항부정맥제에 의해 저해되기 때문에 DHP수용체라고도 한다. 가로세관막 탈분극은 L-형 Ca^{2+} 통로의 형태학적 변화를 일으켜 두 가지 주요 결과를 발생한다. 먼저, 구조 변화는 Ca^{2+}이 4개의 통로 구멍을 통해 들어가게 한다. 둘째, 골격근에서 보다 중요한 것으로 4개의 L형 Ca^{2+} 통로의 구조 변화는 근육세포질그물막에 있는 다른 통로(Ca^{2+} 방출통로)의 4개 소단위의 형태학적 변화를 초래한다. Ca^{2+} 방출통로는 흥분-수축 연결을 위한 전압센서로 작동하는 L형 Ca^{2+} 통로와는 완전히 다른 동형사량체 구조를 가지고 있다. 근세포질그물 Ca^{2+} 방출통로는 식물 알칼로이드인 리아노딘(ryanodine)과 카페인(caffeine) 등에 의해 억제되기 때문에 리아노딘수용체(ryanodine receptor, RyR)로도 알려져 있다. Ca^{2+}-방출통로는 가로세관과 마주하는 근세포질그물 막 부분에 모여 있다. 이 통로의 4개 소단위에는 발 형태를 지닌 규칙적으로 외부로 돌출된 부분이 있다. Ca^{2+} 방출통로 소단위 발은 가로세관에 있는 L-형 Ca^{2+} 통로의 세포질 쪽 돌출과 접해 있다. 이 두 단백질의 물리적 근접성과 DHP와 ryanodine에 의해 근육 수축이 차단되는 현상은 흥분-수축 연결에 이 두 가지 다른 Ca^{2+} 통로 간의 물리적 및 기계적 상호 작용이 중요함을 시사한다. Ca^{2+}-방출통로의 이온 전도도는 강한 전압의존성을 보이지 않기 때문에 이들 단백질 간의 상호 작용 기전은 아마도 L-형 Ca^{2+} 통로의 세포질 쪽 돌출부와 Ca^{2+} 방출통로 사이에 직접적인 기계적 연결을 통해 일어나는 것으로 알려져 있다. 이러한 이유로 골격근에서 흥분-수축 연결 기전은 전기-기계적 연결이라고 불린다.

가로세관 막에서의 L형 Ca^{2+} 통로 탈분극 및 근세포질그물에서 Ca^{2+} 방출통로의 기계적 활성화 후, 근세포질그물에 저장된 Ca^{2+}는 Ca^{2+} 방출통로를 통해 빠르게 빠져나간다. 결과적으로 세포 내 Ca^{2+}의 급격한 증가는 트로포닌C를 활성화시켜 근육잔섬유 사이에 연결다리를 형성한다. 따라서, 골격근에서의 흥분–수축 연결은 가로세관막 탈분극으로 시작하여 수축의 연결다리 주기 개시에 이르기까지 전체 과정이 포함된다.

골격근에서 흥분–수축 연결이 주로 가로세관 막의 L형 Ca^{2+} 통로와 근세포질그물 Ca^{2+} 방출통로 사이의 직접적인 기계적 연결을 포함한다고 강조했지만, Ca^{2+} 방출통로 활성화에는 또 다른 기전이 기여한다. 세포 내 Ca^{2+}는 근세포질그물의 Ca^{2+} 방출통로를 직접 활성화시킬 수 있으며 이러한 현상을 Ca^{2+}–유발 Ca^{2+}–방출(Ca^{2+}–induced Ca^{2+}– release, CICR)이라고 한다. CICR을 일으키기 위한 세포 내 Ca^{2+} 증가는 활동전위 동안 L–형 Ca^{2+} 통로를 통해 세포로 들어가는 Ca^{2+}뿐만 아니라 근세포질그물로부터 방출된 Ca^{2+}에 의해 일어난다. 그러나, 가로세관 내강으로부터의 외부 Ca^{2+}유입은 포유류의 골격근 수축에 반드시 필요하지는 않다. 실제로, 골격근 수축은 Ca^{2+}이 근육 섬유의 세포외액에 존재하지 않아도 지속된다. 그러나 L–형 Ca^{2+} 통로를 통한 Ca^{2+} 유입은 심장 근육의 흥분–수축 연결에는 필수적인 역할을 한다(그림 2–11).

(2) 연결다리 주기; ⑦번 과정 상세 설명

근육수축이란 미오신II 머리가 액틴에 결합하고 이 연결다리가 변형되어 다시 미오신 머리가 액틴으로부터 분리되는 주기에 의해 이루어 진다. 이 주기를 위한 에너지는 ATP 가수분해에 의해 생성된다. 그러나, 조절되지 않으면 순환은 근육세포가 ATP를 완전히 고갈시킬 때까지 계속된다. 골격근 및 심장근육, 민무늬근육에 연결다리 주기를 조절하는 특정 기전이 존재하고 있다. 세 종류 근육 모두에서 세포 내 Ca^{2+}가 증가하면 연결다리 주기는 계속 진행된다. 수축기간 동안 세포 내 Ca^{2+}은 10^{7}M 미만의 안정 수준에서 10^{5}M 이상으로 상승한다. 이후에 나타나는 세포 내 Ca^{2+} 감소는 연결다리 주기를 중지하고 이완을 시작하는 신호이다. 엄격하게 조절되는 세포 내 Ca^{2+} 감소는 근육섬유 세포질인 근형질로부터 Ca^{2+}을 제거하는 수송 과정을 의미한다.

근육 유형에 관계없이, Ca^{2+}는 수축단백질과 직접적으로 상호 작용하기보다는 조절단백질에 결합함으로써 그 효과를 발휘한다. Ca^{2+}이 없는 상태에서 이들 조절 단백질은 액틴–미오신 상호 작용을 억제하여 수축 과정이 발생되지 않도록 한다. Ca^{2+}이 이들 단백질 중 하나 이상에 결합하면 조절 복합체에서 구조 변화가 일어나 수축 억제가 해제된다.

골격근에 존재하는 트로포닌C (TNNC2 소단위)는 두 쌍의 Ca^{2+} 결합 부위를 가지고 있다. TNNC2의 C–엽(C–lobe)에 위치한 2개의 고친화성 부위는 생리적인 조건 하에서 항상 Ca^{2+} 또는 Mg^{2+}에 의해 점유되어 있다. 반면에 TNNC2의 N–엽(N–Lobe)에 위치한 2개의 낮은 친화도 부위

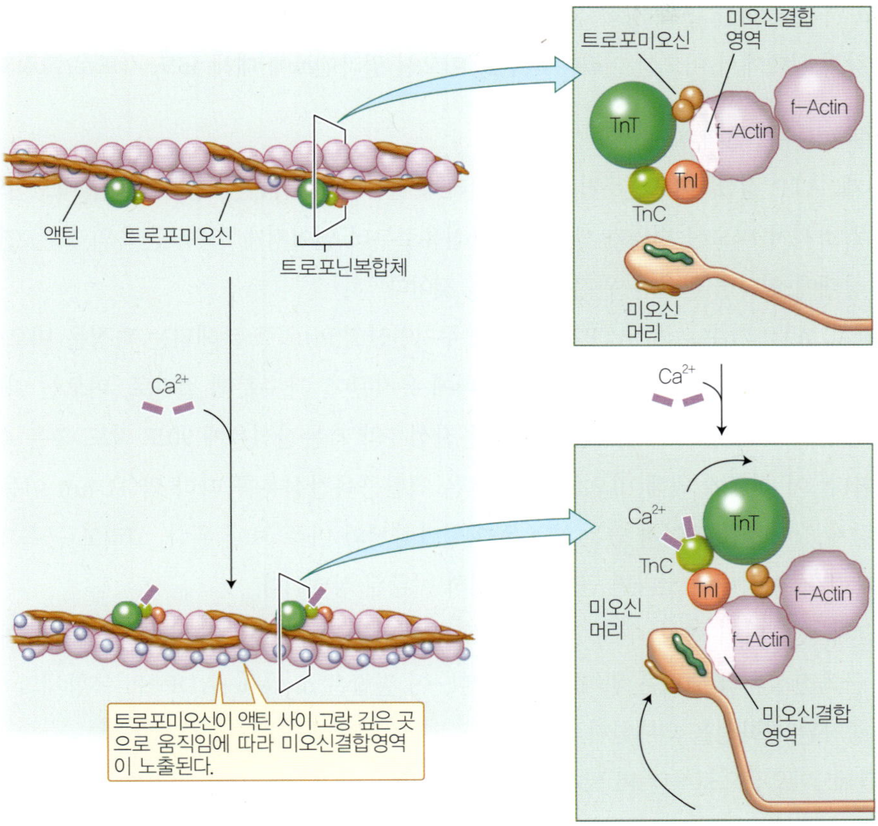

그림 2-12 **뼈대근육 수축 시작에 있어서 Ca^{2+}의 역할**

는 근형질 내 세포 내 Ca^{2+}이 올라가거나 내려가면 이에 따라 Ca^{2+}과 결합하거나 혹은 방출하여 미오신과 액틴 결합을 조절한다(그림 2-12). 이러한 낮은 친화성 부위에 Ca^{2+} 결합은 트로포닌 복합체의 구조적 변화를 유도하여 두 가지 효과를 나타낸다. 첫 번째 효과는 억제성트로포닌I의 C말단이 액틴/트로포미오신 필라멘트로부터 멀어지면서 트로포미오신 분자가 이동하도록 허용한다. 트로포닌T를 통해 전달되는 다른 효과는 액틴의 미오신 결합 부위로부터 트로포미오신을 액틴 고랑으로 밀어내는 것이다. 이러한 억제가 제거되면 미오신 머리는 액틴과 상호 작용하고 연결 다리 주기를 시작할 수 있다.

지금까지 소개한 연결다리 주기는 다섯 단계로 구분된다. 이전 주기의 노젓기가 끝나고 액틴 미오신 복합체가 ADP를 방출한 후에 미오신 머리가 액틴근육잔섬유에 부착되어 있는 상황이 시작 단계이다. ATP가 없는 경우, 시스템은 ADP 결합 액틴미오신 복합체의 경직된 형태로 고정되어 영원히 오랜 기간 잠겨 있을 수 있으며 단백질 분해만이 이 결합을 풀 수 있다. 사후경직(rigor mortis)이라고 하는 엄격한 근육 강직 상태는 사망 직후 시체에서 대사 중단에 따른 ATP 부족으로 발생한다. 강직 상태에서 미오신 머리는 액틴과 미오신 필라멘트에 대해 45도 각도로 고정되어 있다.

① 연결다리 주기 단계(그림 2-13)

- 1단계: ATP 결합. 미오신무거운사슬 머리에 결합하는 ATP는 액틴에 대한 미오신의 친화력을 감소시켜 미오신 머리가 액틴근육잔섬유로부터 떨어지게 한다. 근육의 모든 연결다리가 이 상태에 있다면 근육은 완전히 이완될 것이다.
- 2 단계: ATP 가수분해. ATP가 ADP와 무기인산염(Pi)으로 분해되는 과정은 미오신 머리에서 일어난다. 가수분해 산물은 미오신 내에 유지된다. 가수분해 결과로, 미오신 머리는 경첩을 중심으로 하여 위로 젖혀진 위치(굵은잔섬유와 가는잔섬유에 90도 각도 혹은 수직)에 위치한다. 이 젖힘에 의해 미오신 끝 부분은 액틴근육잔섬유를 따라 약 11 nm 이동하며 2개 단량체 길이만큼 떨어져 있는 새로운 액틴단량체와 마주 보게 된다. 그리고 근육의 모든 연결다리가 이 상태에 있다면 근육은 여전히 이완된 상태이다.
- 3 단계: 연결다리 형성. 위로 젖혀진 미오신 머리는 근형질 내 Ca^{2+}농도가 증가하게 되면 액틴 근육잔섬유의 새로운 위치와 결합한다. 이 결합은 myosin–ADP–Pi 복합체의 액틴에 대한 증가된 친화성을 의미한다.
- 4 단계: 미오신으로부터 Pi 방출. 미오신 머리로부터 Pi 해리는 노젓기를 일으키며, 형태학적 변화를 통해 경첩 부위가 꺾어지면서 미오신 머리가 ~ 45도 굽혀지고 액틴근육잔섬유를 미오신 분자 꼬리쪽으로 ~11 nm 당긴다. 구조적 변화로 인해 액틴근육잔섬유는 미오신근육잔섬유를 따라 당겨지게 되고 힘과 움직임이 생성된다.
- 5 단계: ADP 해리. 미오신으로부터 ADP 해리는 주기 완성을 의미하며, 액틴미오신 복합체는 경직된 상태로 남아 있게 된다. 미오신 머리는 동일한 위치에 머무르게 되고 가는잔섬유와 굵은잔섬유와는 45도 각도를 유지한다. ADP가 없는 미오신 복합체는 또 다른 ATP 분자가 결합하여 다른 주기를 시작할 때까지 액틴에 결합된 채로 남아 있다.

ADP가 없는 미오신 복합체는 부착상태를 유지하지만 정상적인 세포 내 ATP 농도에서는 ATP와 빠르게 결합하게 되고 액틴과 미오신은 분리된다. 만약 연결다리 주기가 억제되지 않으면 세포질에서 ATP가 고갈될 때까지 계속된다. 연결다리가 액틴으로부터 분리되기 위해서는 ATP가 필요하기 때문에 ATP가 고갈되면 근육은 뻣뻣하게 부착된 상태로 남아있게 된다.

이 단계들은 세포 내 ATP가 액틴–미오신 상호 작용의 연결다리 주기를 조절하는 것은 아님을 보여준다. 골격근과 심장근육에서 수축주기는 세포 내 Ca^{2+} 증가에 의한 트로포닌 구조변경과 이로 인한 트로포미오신 이동되는 단계 즉 세 번째 단계가 수축주기 제어에 가장 중요한 역할을 한다.

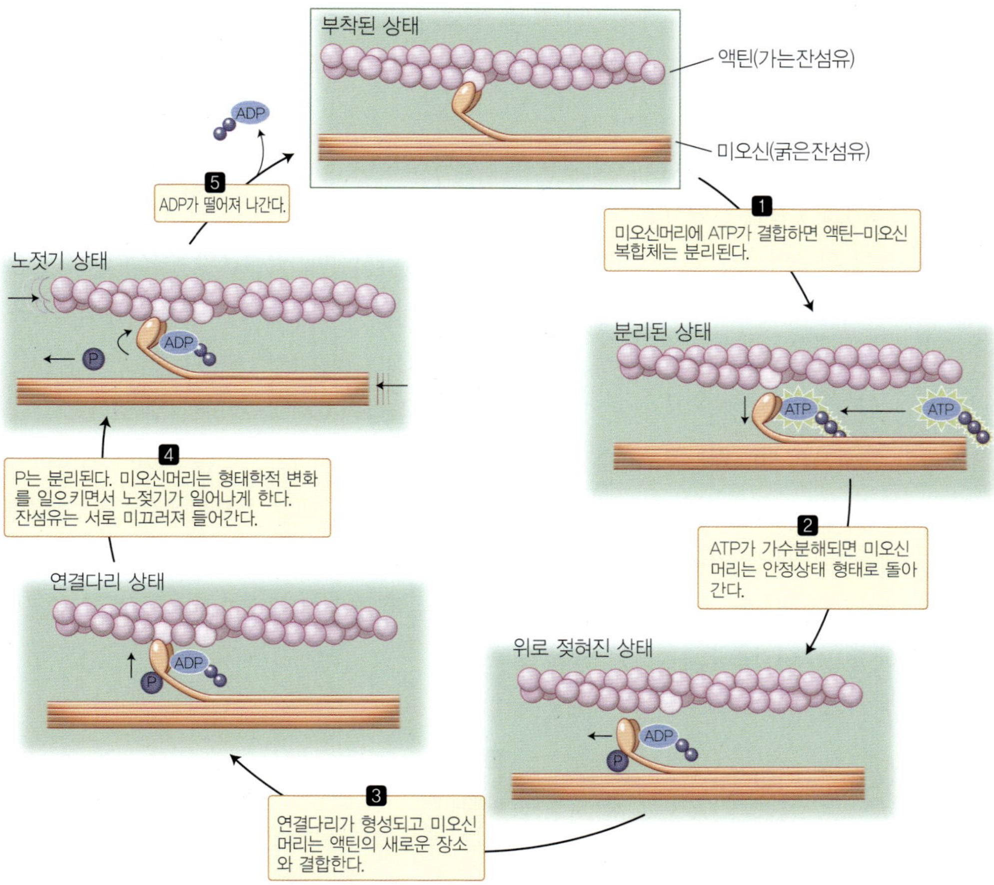

그림 2-13 **뼈대근육에서 연결다리 주기.** 한번의 주기에 미오신은 2개 액틴단당체씩(거리는 ~11 nm) 건너 뛰면서 움직인다.

(3) 이완(relaxation); ⑧번 과정 상세 설명

일단 α운동신경이 흥분을 멈추게 되면 근육은 이완하게 되지만 이를 위해서 연결다리가 끊어져야 된다. Ca^{2+}통로와 방출통로는 운동신경이 흥분을 멈추면 바로 닫히고, 근세포질그물과 근육속막에 있는 Ca^{2+} ATPase가 Ca^{2+}을 저장고로 돌려보내거나 혹은 근육세포 밖으로 내보냄으로써 근육형질에 있는 Ca^{2+}을 빠르게 제거한다. 근육형질 유리 Ca^{2+} 농도가 감소하면 트로포닌C에 착되어 있는 2개의 Ca^{2+}이 떨어져 나와 트로포미오신이 미오신결합부위를 다시 덮는다. 액틴과 미오신이 다시 결합되지 못하므로 연결다리 주기는 중단되고 근육은 이완한다.

세포는 Na-Ca 교환기(NCX 또는 SLC8) 또는 형질막에 있는 Ca^{2+} 펌프(PMCA)를 사용하여 Ca^{2+}를 세포 밖으로 배출할 수 있다. 그러나 세포막을 가로 지르는 배출은 결국 세포 내 Ca^{2+}을 완전히 고갈시키므로 골격근 근형질로부터 Ca^{2+}를 제거하기 위한 중요한 기전은 아니다. 대신 Ca^{2+}

를 SR로 재흡수하는 것은 세포가 세포 내 Ca^{2+}를 안정 상태 수준으로 되돌려주는 가장 중요한 기전이다. SR에 의한 Ca^{2+} 재흡수는 근세포질그물 Ca^{2+}–ATPase (SERCA)형 Ca^{2+}펌프에 의해 매개된다.

SR 속공간의 높은 [Ca^{2+}]는 SERCA 활성을 억제한다. SR Ca^{2+} 펌프 활성에 대한 이러한 억제는 SR 속공간 내의 Ca^{2+} 결합 단백질에 의해서도 지연된다. Ca^{2+} 결합 단백질은 Ca^{2+}재흡수 동안 SR의 [Ca^{2+}] 증가를 완충하므로 SR의 Ca^{2+} 용량을 현저히 증가시킨다. 골격근의 주요 Ca^{2+}결합 단백질은 칼시퀘스트린(calsequestrin)이며 심장 및 일부 민무늬근육에도 존재한다. 칼시퀘스트린은 민무늬근육의 SR 내에서 특히 높은 농도로 발견되는 흔한 Ca^{2+} 결합 단백질이다. 이 단백질들은 단백질 분자 당 최대 50개의 결합 부위를 가지고 있어 엄청난 양의 Ca^{2+}과 결합할 수 있다.

Ca^{2+} 결합 단백질은 SR 내에 골고루 분포하고 있지는 않다. 칼시퀘스트린은 오히려 세둥이와 접하고 있는 SR 영역에 집중적으로 분포하고 있다. 칼시퀘스트린은 세둥이 부위에서 Ca^{2+} 방출통로와 또 다른 세둥이 단백질(junctin과 triadin)과 복합체를 형성하고 있다. 여기서 칼시퀘스트린은 SR 속공간 내 Ca^{2+}를 완충시킴으로써 근육 이완을 돕는 것뿐만 아니라 Ca^{2+} 방출통로 부근에서 Ca^{2+}을 제공하여 EC 연결을 촉진할 수 있다(그림 2–14).

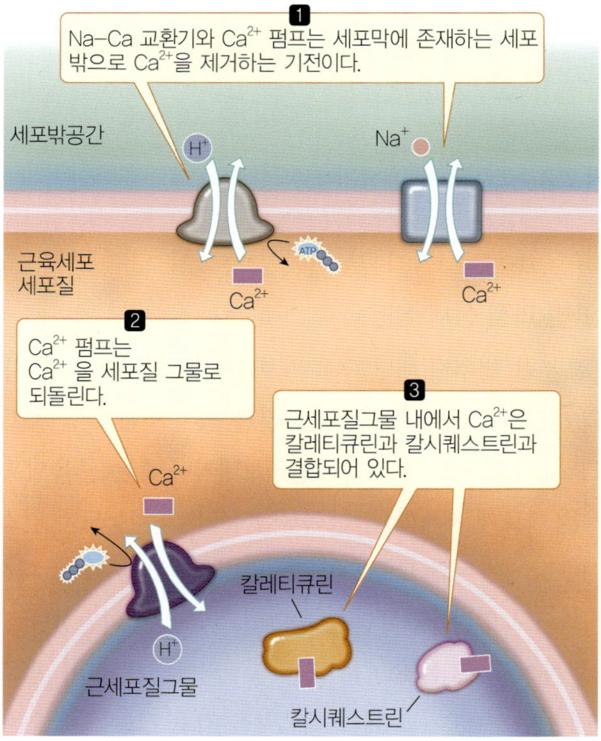

그림 2–14 **세포질로부터 Ca^{2+} 제거 기전**

2) 골격근의 ATP 저장능력

골격근 세포 내에 저장되어 있는 ATP 양은 충분하지 않으므로 세포는 근육 수축에 필요한 ATP를 필요할 때마다 적절하게 재생해야 한다. 한 번의 연결다리 주기에 1분자의 ATP가 소비된다. 골격근에서 ATP 전체 세포 저장량은 단지 몇 초 동안 최대 수축을 지속할 수 있는 정도이다. 따라서 근육세포는 ATP 소비율에 비례하여 ADP에서 ATP를 재합성해야 한다. 골격근에는 ATP의 신속한 재생을 가능하게 하는 특수 에너지 저장소가 있다. 이 중 가장 쉽게 이용할 수 있는 형태는 포스포크레아틴의 고에너지 인산염 결합이다. 크레아틴키나아제는 포스포크레아틴의 고에너지 인산염을 ADP로 전달하여 ADP를 ATP로 재인산화 시킨다. 골격근의 포스포크레아틴 함량은 ATP 저장고를 여러 번 보충하기에 충분하지만 10초 이상 근육을 수축시키는 에너지 요구량을 보충하기에는 부족하다.

포스포크레아틴으로 저장된 에너지와 비교할 때 글리코겐은 골격근 내에서 훨씬 더 풍부한 에너지원이다. 근육에 저장되어 있는 글리코겐은 효소에 의해 피루브산염으로 분해될 수 있다. 글리코겐이 피루브산염으로 분해되는 속도는 빠르며, 이를 통해 세포가 ADP를 인산화 시켜 ATP를 생성하는 데 필요한 에너지를 방출한다. 피루부산염은 다른 식품류와 함께 산화대사(oxidative metabolism)를 통해 대사되면 이를 통해 장시간 동안 ATP를 생성할 수 있다. 산화 대사에 의한 ATP 생성 속도는 근육에 산소가 전달되는 속도가 중요한 제한 요소이다. 그러나, 해당 작용을 통한 피루부산염 생성은 산소 없이도 일어날 수 있으며 피루부산염을 젖산으로 전환시킨다. 근육 글리코겐의 혐기성 대사 경로는 산소가 부족할지라도 거의 1분 동안 근육 활동을 유지하기에 충분한 에너지 공급을 보장한다.

4 기계역학(Mechanics)

골격근은 수축 및 탄성 성분이 같이 합쳐져 있다. 연결다리 주기에 의해 힘이 발생되고 이것이 힘줄을 통해 전달되면 뼈를 움직이거나 물건을 들거나, 가로막을 수축시키는 등의 일을 한다. 마치 고무줄에 걸려 있는 무게를 들어 올리기 전에 고무줄이 팽팽하게 당겨져야 하는 것(수동장력[passive tension])과 같이 수축에 의해 생성된 힘 일부가 수축요소 긴장을 위해 소모된다. 근육이 수축하도록 자극되면, 근육은 양쪽 끝의 부착점을 안쪽으로 당기려고 하는 힘을 만든다. 이 힘이 근육에 의해 생성된 장력(tension)이라고 한다. 생체 내에서 골격근이 어떻게 작동하는지를 이해하기 위해서 우선 근원섬유마디 수준에서 작동 기전을 이해해야 한다.

1) 근육길이와 장력관계

(1) 근육수축 특성

근육 수축을 연구하기 위해 두 가지 종류의 상황을 실험적으로 만들 수 있다. 하나는 부착점이 움직이지 않도록 근육 길이를 고정하는 것이다. 이 상황에서 자극을 주게 되면 장력은 증가하지만 길이는 줄어 들지 않는다. 이처럼 일정한 길이에서 발생하는 수축을 등척성 수축(isometric contractions)이라고 한다. 두 번째는 두 개의 부착점 중 하나는 움직이게 하고, 움직이는 점에 하중을 주어 이 점이 고정된 점에서 멀어지게 하는 형태이다. 근육에 의해 발생되는 장력이 반대로 작용하는 하중보다 클 경우 자극에 의해 근육 길이가 짧아진다. 이러한 길이 짧아짐은 일정한 하중에서 발생하기 때문에 등장성 수축(isotonic contractions)이라 한다. 등척성 및 등장성 수축은 초기 근육 길이를 달리하여 확인할 수 있다. 또한, 하나의 활동전위뿐만 아니라 여러가지 형태의 자극을 주었을 때 나타나는 단일근육 수축을 측정할 수 있다(그림 2-15, 19).

① 전부하

액틴잔섬유는 Z원반 어느 한쪽에 강하게 부착되어 있다. 미오신은 가는잔섬유를 당겨 근원 섬유마디 한쪽 끝에 있는 Z원반을 가깝게 함으로써 길이 감소와 수축이 일어나게 한다. 길이감소는 굵은잔섬유가 Z원반에 닿게 되면 멈춘다. 굵은잔섬유가 이미 Z원반에 닿아 있을 때 Ca^{2+} 방출이 일어나면 길이 감소와 수축은 발생되지 못한다. 근원섬유마디 길이를 늘려 만약 굵은잔섬유와 가는잔섬유가 물리적으로 분리되어 서로 작용하지 못한다면 역시 수축은 일어나지 않는다. 근육 수행능력이 최고치를 보이는 때는 연결다리가 가장 많이 형성되는 때이다(그림 2-16, 18). 액틴과 미오신 상호작용이 가장 적절할 정도가 되도록 늘리는 것을 전부하 주기(preloading)라고 한다. 골격근

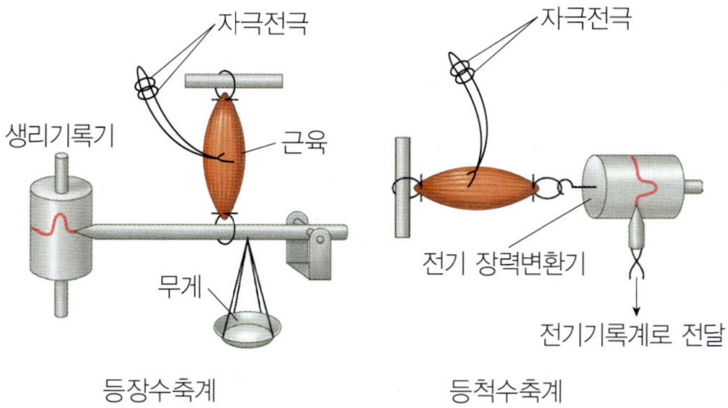

그림 2-15 **등척 및 등장 수축 기록 원리**

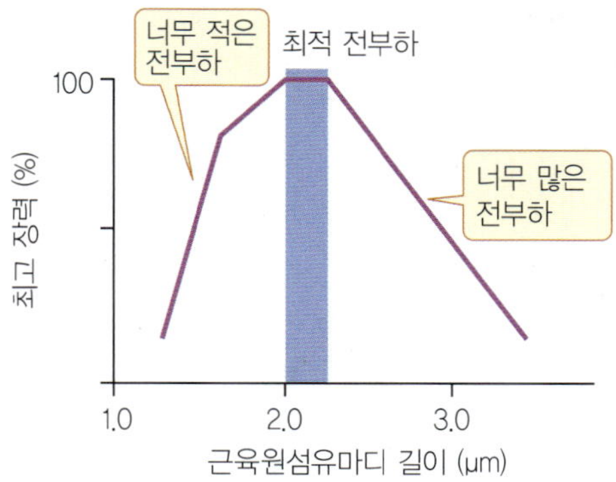

그림 2-16 뼈대근육 힘 발생이 있어서 전부하 효과

이 휴식할 때 근원섬유마디는 가장 적절한 길이를 보이지만 심장근육 경우는 안정 시 길이에서 전부하를 증가시키면 힘발생도 증가한다(그림 2-16).

② 후부하(그림 2-17)

근육 수축에는 셀 수 없이 많은 연결다리 주기가 관여하지만 발생되는 힘에는 한계가 있다. 모든 사람은 경험에 의해 어떤 짐은 들기에 너무 무겁다는 것을 안다. 근육에게 어떤 짐을 들도록 요구하면 이것을 움직이거나 들기 위해 근육이 얼마나 많은 장력(tension)을 발생시켜야 하느냐가 후부하이다. 후부하는 물건을 들어 올리는 동안 얼마나 빨리 근육을 수축시킬 수 있는지를 결정한다. 최소한의 부하는 근육이 최대 속도로 수축할 수 있도록 하지만 무거운 부하는 아주 느리게 들도록 한다.

낮은 부하에서는 액틴과 미오신을 연결하기 위해 사용 가능한 연결다리 여유가 훨씬 더 많기 때문에 수축 속도는 빨라진다. 하중이 매우 낮은 상태에서 가는잔섬유와 굵은잔섬유가 서로 미끄러지는 속도는 ATP를 소비하는 연결다리 주기가 발생하는데 걸리는 시간에 의해서 결정된다. 즉 수축속도가 빠른 경우에는 훨씬 적은 숫자의 연결다리가 형성되기 때문에 발생하는 장력도 줄어든다.

(2) 액틴과 미오신근육잔섬유 겹친 정도와 발생 장력과의 관계

등척수축 시 발생하는 장력은 근육섬유 초기 길이에 매우 의존적이다. 자극받지 않은 근육은 장력을 가하거나 당기면 길이가 늘어날 수 있다. 이 상태에서 근육 수축이 일어나기 전에 측정된 장력을 수동장력(passive tension)이라고 한다. 근육이 늘어남에 따라 근육은 더 딱딱해지기 때문에 근육섬유를 늘릴수록 수동장력은 증가한다. 임의로 고정된 길이(즉, 등척성 조건)에서 근육이 수축하도록 자극하면, 연결다리 주기가 시작되어 추가적으로 능동장력(active tension)이 발생한

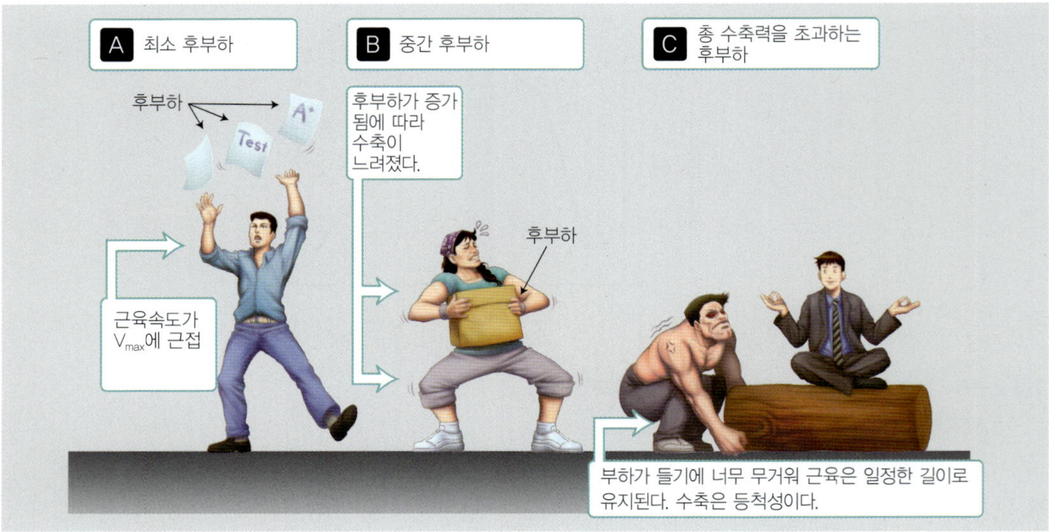

그림 2-17 **뼈대근육 수축속도에 미치는 후부하 효과**

다. 측정된 총 장력은 수동 및 능동 장력의 합이다. 능동 장력은 근육이 정상 휴식 길이의 약 70% 미만일 때는 매우 작다. 근육 길이가 정상 길이로 증가함에 따라 능동장력은 증가한다. 능동장력은 안정 시 근육 길이에서 최대값을 보인다. 능동장력은 근육 길이가 더 길어질수록 감소한다. 근육 길이와 장력 사이 관계는 골격근에서 특징적으로 잘 나타난다(그림 2-18).

근육에 의해 생성된 총 힘은 독립적으로 작동하는 수많은 액틴-미오신 연결다리에 의해 생성된 힘의 합이다. 동시에 작동하는 다리의 수는 근육섬유 초기 길이와 근육세포 자극 형태 또는 빈도에 따라 크게 달라진다. 그림 2-18에서는 근육섬유 수축에 의해 발생되는 능동장력에 대한 근원섬유마디 길이 및 미오신-액틴근육잔섬유가 겹치는 정도에 따른 효과를 보여준다. 오른쪽 그림은 다양한 근원섬유마디 길이에서 미오신과 액틴근육잔섬유가 겹쳐지는 정도를 나타내고 있다. 액틴근육잔섬유는 미오신과 겹쳐지지 않은 상태로 미오신 말단 바깥에 위치하고 있는 상에서는 근육이 활성화되어도 장력은 발생하지 않는다. 이보다 근원섬유마디 길이가 짧아지고 액틴근육잔섬유가 미오신근육잔섬유에 겹쳐지기 시작하면 장력은 점차 증가하는데, 근원섬유마디 길이가 2.2 μm로 줄 때까지 장력은 계속 증가한다. 이 시점에서 액틴근육잔섬유는 미오신근육잔섬유의 모든 연결다리와 겹쳐 있으나, 미오신근육잔섬유의 중심부까지 밀려들어오지는 않은 상태이다. 따라서 그림 2-16과 같이 근원섬유마디의 길이가 더 짧아져서 2.0 μm가 될 때까지는 최대수축력을 유지한다. 이때부터 액틴근육잔섬유는 미오신근육잔섬유와 겹쳐 있을 뿐만 아니라 이웃하고 있는 두 개의 액틴근육잔섬유 말단과도 서로 겹쳐지기 시작한다. 근원섬유마디의 길이가 2.0 μm에서 1.65

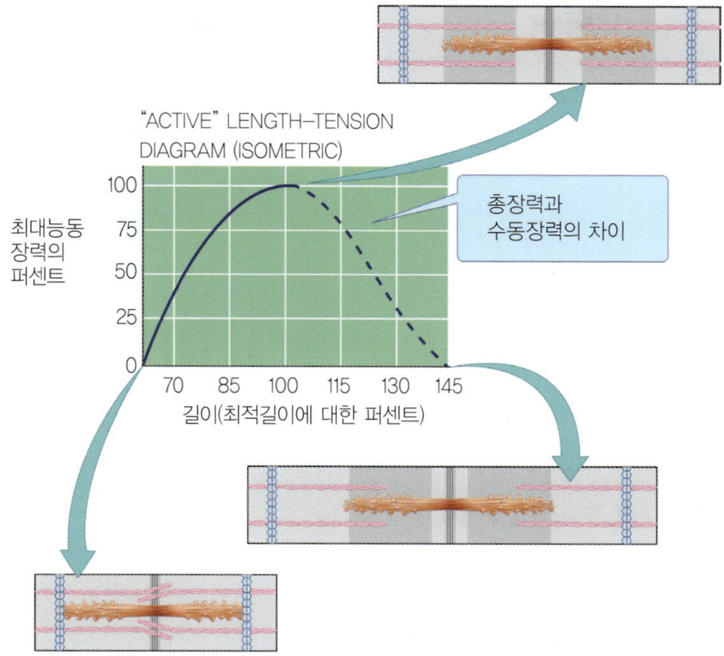

그림 2-18 **근육원섬유마디 길이에 따른 액틴과 미오신 근육잔섬유 겹침 정도와 장력 발생 관계**

μm로 감소되면 근 수축력도 급속하게 감소한다. 이 경우에는 근원섬유마디의 Z원반들이 미오신 근육잔섬유 말단에 닿아 있다. 따라서 이보다 더 짧은 근원섬유마디 길이에서 근육수축이 수행되면 미오신근육잔섬유 말단이 접히게 되고, 그림에서 보는 바와 같이 수축력은 거의 0에 가깝게 되며 근원섬유마디는 최대한 짧은 길이까지 수축한다(그림 2-16).

2) 자극빈도와 장력발생

운동신경은 하나가 아닌 여러 번의 활동전위를 통해 수축명령을 보내고 있다. 이러한 수축명령 내에서 활동전위 숫자와 빈도는 수축하는 동안 근육에서 발생되는 힘 양을 결정한다(그림 2-19).

(1) 단일수축 반응

하나의 활동전위에 의해 만들어지는 최소한의 반응을 단일수축(twitch contraction)이라고 한다. 단일수축은 기간도 짧고 발생되는 장력도 최소이다. 세포 수준에서 하나의 활동 전위는 근육세포질그물로부터 짧은 Ca^{2+} 방출을 유발하지만, 증가된 Ca^{2+}의 대부분은 수축이 시작되기 이전에 근육형질로부터 제거된다(그림 2-19A).

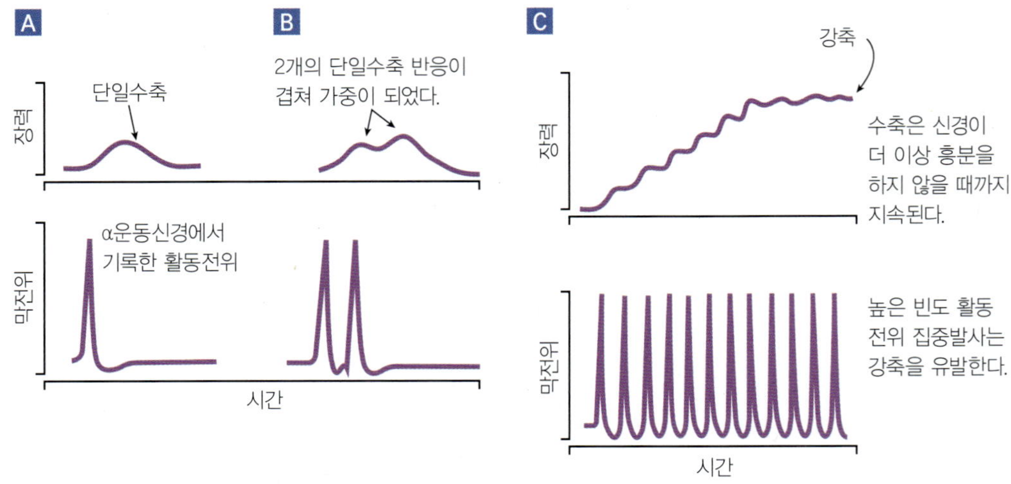

그림 2-19 자극빈도에 따른 뼈대근육 수축 형태

(2) 가중

최대수축은 추가적인 활동전위가 필요하다. 전기적 현상은 기계적 현상에 비해 매우 빠르므로 두 번째 활동전위는 첫 번째 것이 끝난 후 몇 millisecond 내에 다시 전달될 수 있으며 이는 역시 근세포질그물로부터 Ca^{2+}을 방출시킨다. 두 번째 Ca^{2+} 방출은 첫 번째 것에 더해져 Ca^{2+} 농도는 더 증가하며 세 번째 활동전위는 Ca^{2+}을 더 많이 증가하게 한다. Ca^{2+} 농도는 연결다리 주기와 수축에 직결되므로 근육 장력은 Ca^{2+}과 평행하게 증가되며 이러한 효과를 가중(summation)이라고 한다(그림 2-19B).

(3) 강축

최고 수축은 활동전위의 지속적인 발생이 필요하다. 근육형질 Ca^{2+} 수준은 지속적으로 높아 근육은 이완할 기회를 가지지 못한다. 발생된 장력은 최고조에 도달하여 지속되며 이러한 상태를 강축이라고 한다(그림 2-19C).

3) 동원

가중은 근육장력을 조절함에 있어서 정확하지 않은 방법이다. 가중만으로 가능한 것보다 더 세밀한 조정을 요하는 작업이 있는데, 이런 경우는 운동단위(motor unit)를 이용하여, 동원되는 근육을 구분해야만 가능하다. 단일 근육세포는 세포체가 척수 배쪽뿔에 있는 단 하나의 운동신경에 반응하지만, 운동신경 세포 축삭은 전형적으로 종말 근처에서 분지되어 여러 개의 근육 세포를 자극한다. 하나의 운동 신경 축삭의 모든 곁가지(collateral branch)에 의해 지배를 받고 있는 근육 섬유 전체를 운동단위라고 한다. 즉 운동단위는 공간적으로 떨어져 있지만 동일한 α운동신경에 의해 지배받는 섬유군을 말한다. 골격근은 많은 이런 운동단위로 구성되어 있다. 여러 개 단위가 동원되므로 일부는 이완이 되어 있는 반면 일부는 강축 상태에 놓여 있기도 하다. 이런 이유로 수축력이 일정하게 유지될 수 있으며, 가중에 의해서 이루어지는 것보다 훨씬 부드럽게 수축력이 증가된다. 또한 동원은 근육 수축 속도와 어떤 업무를 수행하여야 하는지에 따라 중추신경계가 어떤 운동단위를 활성화시킬 것인가를 결정지도록 한다. 근육 전체는 근육 내에서 흥분되는 운동 단위 수를 변화시킴으로써 다양한 범위의 힘을 생성할 수 있다.

전체 골격근의 신경지배 비율(innervation ration)은 단일 운동신경에 의해 지배받는 근육 섬유의 숫자를 의미한다. 신경지배 비율이 작은 근육은 작은 힘을 내며 미세한 움직임을 제어한다. 예를 들어, 안구의 위치 이동을 제어하는 바깥눈근육의 정밀한 이동은 신경세포 당 약 3개의 근육 섬유의 신경지배 비율을 통해 이루어진다. 반대로, 큰 지배 비율을 가진 근육은 큰 힘의 발달을 요구하는 거친 움직임을 제어한다. 자세 제어에 이용되는 가자미근은 대략 200 정도의 신경 지배 비율을 보인다. 뜀뛰기와 같은 운동 활동에 필요한 큰 힘을 발생시키는 장딴지근은 ~100에서 ~1000까지 변하는 다양한 신경지배 비율을 가지고 있다.

5 종류

인체는 골격근으로 하여금 많은 일을 하도록 한다. 어떤 근육은 반응 잠복기는 문제가 되지 않고 단지 오랜 기간 수축을 유지하여야 한다. 자세 조절에 관여하는 근육(다리와 등 근육)이 대 표적인 예이다. 반면에 어떤 근육은 빨리 반응하는 대신 활동 기간은 매우 짧게 유지한다(예: 눈 움직임 조절 근육). 이런 다양한 요구를 충족시키기 위해 인체는 발생시키는 힘의 양과 수축 속도, 얼마나 빨리 피로해지는지, 어떤 대사활동을 하는지 등 서로 다른 특성을 지닌 여러 종류의 근육 섬유를 가지고 있다. 고전적으로 근육섬유는 2종류 중에 하나에 속한다. 실제로 대부분 근육은 느린섬유와 빠른섬유가 혼합되어 있다.

1) 느린단일수축(Slow twitch, type I)

느린단일수축 섬유는 느리게 수축하지만 쉽게 피로하지 않는다. 이들은 주로 자세를 유지하는 데 이용된다. 이들이 사용하는 에너지는 주로 산화대사를 통해 얻어지며, 풍부한 혈관계와 많은 양의 산화효소, 풍부한 미오글로빈과 사립체가 특징이다. 느린단일수축 섬유는 미오글로빈에 의해 붉은색을 띠고 있다. 이들의 특징은 다음과 같다. ① 근섬유 크기가 작다, ② 작은 신경섬유가 지배한다, ③ 많은 양의 산소 공급을 위하여 혈관계와 모세혈관이 잘 발달되어 있다, ④ 원활한 산화형 대사를 위하여 사립체도 풍부하게 존재한다, ⑤ 적혈구 헤모글로빈처럼 철을 포함하고 있는 단백질인 마이오글로빈이 많이 있다. 마이오글로빈은 조직 내 산소농도가 매우 낮아질 때까지 산소와 결합하고 있으며, 사립체에 산소를 운반하는 속도를 크게 증가시킨다. 마이오글로빈으로 인해 붉게 보이므로 느린근육을 적색근육(red muscle)이라고도 한다.

2) 빠른단일수축(Fast twitch, type II)

빠른단일수축 섬유는 빠른 움직임에 특화된 동형 미오신을 가지고 있으며 쉽게 피로를 느낀다. 느린단일수축 섬유와 비교하면 ATP를 만들기 위해 해당작용에 더 많이 의존한다. 빠른단일수축 섬유는 다시 IIa형과 IIb형 섬유로 세분화할 수 있다.

(1) IIa형

IIa형 섬유는 산화대사에 의존하고 많은 수의 사립체와 미오글로빈이 존재(이것에 의해 붉은색을 띠고 있음)한다는 측면에서는 느린단일수축 섬유와 비슷하지만, 반면에 잘 발달된 해당작용 경로도 가지고 있다. 이러한 특성에 의해 많은 종류의 활동이 가능하다.

(2) IIb형

IIb형 섬유는 빠른 단거리 선수에서 사용되는 매우 높은 수축속도가 특징적이다. 이들은 기본적으로 해당작용에 의존하며 쉽게 피로해진다. 다음과 같은 특징이 있다. ① 직경이 커서 수축력이 큰 근섬유이다, ② 근육수축을 유발하는 Ca^{2+}을 빠르게 유리하기 위해 근세포질그물이 잘 발달되어 있다, ③ 해당작용을 통한 빠른 에너지 유리를 위하여 다량의 해당작용효소들이 있다, ④ 산화형대사가 상대적으로 덜 중요하기 때문에 혈액 공급이 많지 않다, ⑤ 산화형대사의 에너지가 덜 중요하기 때문에 사립체 수도 적다. 빠른 근육은 붉은색의 마이오글로빈이 결여되어 있어서 백색근육(white muscle)이라는 이름이 붙어있다(표 2-1).

3) 근피로

근 수축이 지속적이고 강하면 근피로(muscle fatigue)가 유발된다. 운동선수들을 통한 연구결과에서 근피로는 근육 내 글리코겐 고갈과 직접 비례하는 것으로 알려져 있다. 따라서 대부분의 피로는 근육이 같은 일을 지속적으로 수행하는 데 필요한 대사와 수축능력이 감소되어 나타난다.

표 2-1 근육종류에 따른 특징

	느린단일수축근육	빠른단일수축근육	
동의어	Type I	Type IIa형	Type IIb형
피로 저항 능력	높음	높음	낮음
색깔	붉은색	붉은색	흰색
산화능	높음	높음	낮음
미토콘드리아	많음	많음	적음
글리코겐 분해능	낮음	높음	높음
모세혈관 밀도	높음	높음	낮음

그러나 앞에서 설명한 바와 같이 강한 수축이 지속된 후에 신경근이음부에서 신경 신호전달도 약간 감소되며 이로 인해 근수축이 감소되기도 한다. 근육수축 시 혈액 공급이 차단되면 1분이나 2분 이내에 거의 완전한 근피로가 유발되는데 이는 영양소 공급 특히 산소 공급이 소실되기 때문이다.

6 골격근의 재구성

인체의 모든 근육은 필요한 기능에 맞게 지속적으로 재구성된다. 근육 지름과 길이, 강도, 혈관 분포 등이 변화하며 심지어는 근육섬유 종류도 약간은 바뀔 수 있다. 이러한 재구성 과정은 때로는 아주 빨라서 1~2주만에 이루어지기도 한다. 실제 동물실험에서 활성이 높은 작은 근육의 경우는 근육의 수축단백질들이 2주 이내에 완전히 대치되는 결과를 보인다.

1) 근비대와 근위축

근육 총량이 증가되는 경우를 근비대(hypertrophy)라고 하고 감소되는 경우를 근위축(atrophy)이라 한다. 실제 모든 근비대는 개개의 근육섬유에서 액틴과 미오신 잔섬유 수가 증가한 결과이며 이로 인해 각 근육섬유가 비대해져서 단순히 섬유비대(fiber hypertropy)라고도 한다. 수축 과정 동안 근육에 부하가 걸리게 되면 근비대는 상당히 크게 일어난다. 매일 한두 번의 강한 수축이 반복되어도 6에서 10주 이내에 유의할 만한 비대증이 나타난다. 강한 수축이 비대를 유도하는 기전은 잘 알려져 있지 않다. 그러나 비대가 생기는 동안에는 근육 수축단백질 합성 속도가 빨라지고 결과적으로 근원섬유에서 액틴과 미오신 잔섬유의 수가 점차적으로 증가하는데 종종 50%까지 증가되기도 한다. 한편 비대된 섬유 내에서 근원섬유 일부분은 분리되어 새로운 근원섬유를 만들기도 하지만 이러한 과정이 일반적인 근 비대증에서 얼마나 중요한 역할을 하는지는 잘 알려져 있지 않다. 근원섬유 크기 증가와 함께 에너지 공급에 이용되는 효소들도 증가할 수 있다. 특히 해당 과정에 관여하는 효소 증가는 현저하여 짧은 기간 동안의 강력한 수축에 필요한 빠른 에너지 공급이 가능하도록 한다. 몇 주 동안 근육을 사용하지 않으면 근육 내 수축단백질 분해 속도가 대치되는 속도보다 빨라져서 근위축이 초래된다. 근위축이 진행되는 근육에서 단백질 분해에 주로 관여하는 경로는 ATP 의존적인 유비퀴틴프로테아좀경로(ubiquitin–proteasome pathway)이다. 프로테아좀(proteasome)은 펩디드결합을 끊는 화학 반응인 단백질 분해를 통해 손상을 받았거나 불필요한 단백질을 분해하는 큰 단백질 복합체이다. 유비퀴틴은 어떤 세포들이 프로테오좀에 의한 분해 표적이 되는지를 표시하는 조절단백질이다.

2) 근 길이 조절

근육이 정상보다 지속적으로 길게 늘어나 있으면 새로운 종류의 비대가 발생한다. 이는 힘줄과 연결된 근섬유 말단에 근원섬유마디가 추가됨으로써 생기는 것이다. 실제로 새롭게 발달되는 근육에서는 1분에도 몇 개의 근원섬유마디가 추가될 수 있어서 이런 형태의 비대가 얼마나 빨리 일어날 수 있는지를 알 수 있다. 반대로 근육이 지속적으로 정상 상태보다 짧아져 있으면 근섬유의 말단에서 근원섬유마디가 실제적으로 없어진다. 이러한 방법으로 근육이 지속적으로 재구성되어 적절한 수축에 필요한 적당한 길이를 유지할 수 있다.

3) 근섬유의 증식

흔하지는 않지만 강력하게 근육수축이 유지되는 조건 하에서 근육섬유 비대와 더불어 근육 섬유 숫자가 매우 한정적이지만 증가하기도 한다. 이러한 근육섬유의 수적인 증가를 섬유증식(fiber hyperplasia)이라고 부른다. 이 현상은 이미 비대해져 있던 근육섬유의 선분열(linear split–ting)에 의해 생긴다.

4) 근육에서의 신경제거 효과

근육에서 신경을 제거하면 근육은 정상적인 크기를 유지하는 데 필요한 수축신호를 더 이상 받지 못한다. 따라서 즉시 위축이 시작된다. 약 2달이 지나면 근육섬유 자체에서도 퇴행성 변화가 시작된다. 신경 분포가 빠르게 재생되면 3개월 내에 완전한 기능회복이 가능하다. 그러나 이 기간을 넘어서면 기능 회복 능력이 점차 감소되고 1~2년이 지나면 기능 회복은 전혀 되지 않는다. 신경제거에 의한 근위축 말기에는 대부분의 근육섬유가 파괴되어 섬유질이나 지방조직으로 대치된다. 남아있는 근육섬유들은 근육세포 핵이 나열되어 있는 긴 세포막으로 구성되고 수축 요소들은 거의 없어져 신경이 재생되어도 근원섬유를 재생할 수 없다. 신경제거 후 근위축이 진행되는 동안 근육섬유를 대체하였던 섬유조직은 수 개월에 지나면서 짧아지는 경향이 있는데 이를 구축(contracture)이라고 한다. 따라서 물리치료에서 가장 중요한 점은 위축된 근육이 허약하게 되지 않도록 하고 외관을 손상시키는 구축 상태에 이르지 않도록 유지하는 것이다. 이를 위해 근육을 매일 늘여주거나 길이를 유지하는 보조기를 이용하여 위축 과정에 있는 근육의 길이를 정상적으로 유지하는 것이 중요하다.

▶ 참고 문헌

1. Allen DG, Lamb GD, Westerblad H. Skeletal muscle fatigue: cellular mechanisms. Physiol Rev. 2008;88:287.
2. Berchtold MW, Brinkmeier H, Muntener M. Calcium ion in skeletal muscle: its crucial role for muscle function, plasticity, and disease. Physiol Rev. 2000;80:1215.
3. Brown RH Jr. Dystrophin–associated proteins and the muscular dystrophies. Annu Rev Med. 1997;48:457.
4. Chaudhuri A, Behan PO. Fatigue in neurological disorders. Lancet. 2004;363:978.
5. Cheng H, Lederer WJ. Calcium sparks. Physiol Rev. 2008;88:1491.
6. Clanton TL, Levine S. Respiratory muscle fiber remodeling in chronic hyperinflation: dysfunction or adaptation? J Appl Physiol. 2009;107:324.
7. Clausen T. Na^{+}–K^{+} pump regulation and skeletal muscle contractility. Physiol Rev. 2003;83:1269.
8. Dirksen RT. Checking your SOCCs and feet: the molecular mechanisms of Ca2+ entry in skeletal muscle. J Physiol. 2009;587:3139.
9. Engel AG, Ohno K, Shen XM, et al. Congenital myasthenic syndromes: multiple molecular targets at the neuromuscular junction. Ann N Y Acad Sci. 2003;998:138.
10. Fagerlund MJ, Eriksson LI. Current concepts in neuromuscular transmission. Br J Anaesth. 2009;103:108.
11. Fitts RH. The cross–bridge cycle and skeletal muscle fatigue. J Appl Physiol. 2008;104:551.
12. Glass DJ. Signalling pathways that mediate skeletal muscle hypertrophy and atrophy. Nat Cell Biol. 2003;5:87.
13. Gordon AM, Regnier M, Homsher E. Skeletal and cardiac muscle contractile activation: tropomyosin "rocks and rolls". News Physiol Sci. 2001;16:49.
14. Gunning P, O'Neill G, Hardeman E. Tropomyosin–based regulation of the actin cytoskeleton in

time and space. Physiol Rev. 2008;88:1.
15. Haouzi P, Chenuel B, Huszczuk A. Sensing vascular distension in skeletal muscle by slow conducting afferent fibers: neurophysiological basis and implication for respiratory control. J Appl Physiol. 2004;96:407.
16. Hirsch NP. Neuromuscular junction in health and disease. Br J Anaesth. 2007;99:132.
17. Huxley AF, Gordon AM. Striation patterns in active and passive shortening of muscle. Nature. 1962;193:280.
18. Keesey JC. Clinical evaluation and management of myasthenia gravis. Muscle Nerve. 2004;29:484.
19. Kjær M. Role of extracellular matrix in adaptation of tendon and skeletal muscle to mechanical loading. Physiol Rev. 2004;84:649.
20. Korkut C, Budnik V. WNTs tune up the neuromuscular junction. Nat Rev Neurosci. 2009;10:627.
21. Leite JF, Rodrigues-Pinguet N, Lester HA. Insights into channel function via channel dysfunction. J Clin Invest. 2003;111:436.
22. Lynch GS, Ryall JG. Role of beta-adrenoceptor signaling in skeletal muscle: implications for muscle wasting and disease. Physiol Rev. 2008;88:729.
23. MacIntosh BR. Role of calcium sensitivity modulation in skeletal muscle performance. News Physiol Sci. 2003;18:222.
24. Meriggioli MN, Sanders DB. Autoimmune myasthenia gravis: emerging clinical and biological heterogeneity. Lancet Neurol. 2009;8:475.
25. Phillips SM, Glover EI, Rennie MJ. Alterations of protein turnover underlying disuse atrophy in human skeletal muscle. J Appl Physiol. 2009;107:645.
26. Powers SK, Jackson MJ. Exercise-induced oxidative stress: cellular mechanisms and impact on muscle force production. Physiol Rev. 2008;88:1243.
27. Rekling JC, Funk GD, Bayliss DA, et al. Synaptic control of motoneuronal excitability. Physiol Rev. 2000;80:767.

CHAPTER 3

근육발생학

Myogenesis

정규식(경북대 수의과)

1 근육의 조직학적 구조의 이해

근육은 크게 골격근(skeletal muscle), 심장근육(cardiac muscle), 평활근(smooth muscle)으로 나뉜다. 이 중 골격근은 중배엽에서 유래하며, 뼈에 부착되어 의지적으로 움직임을 조절할 수 있는 근육이다. 심장근육은 내배엽에서 유래하며, 심장에만 존재하며 반복적인 수축을 통해 혈액을 전신으로 순환시킨다. 한편, 평활근은 위, 방광, 혈관 등의 내장 기관 및 관 구조를 둘러싸고 있으며 자율적인 수축 작용을 수행한다.

기능적으로 보면, 팔다리의 골격근은 체성신경계에 의해 조절되어 자의적인 움직임이 가능하며, 심장과 내장의 평활근은 자율신경계에 의해 조절되어 불수의적으로 작용한다. 근육 전구세포는 근육 원조세포(progenitor cell)와 근육 줄기세포를 포함하며, 근세포(myocyte)는 근육의 최소 단위이다. 이러한 세포들이 융합하여 근관세포(myotube)를 형성한다. 근육 손상 또는 질환은 연령에 따른 퇴행성 근소실로 인해 염증 반응이 유발되고, 손상 부위가 결합조직으로 대체되며 근육 기능 이상으로 이어질 수 있다. 또한, 연령과 무관하게 유전적 또는 후성유전학적 요인으로 인해 정상적인 근육 발생이 저해되거나, 근육이 파괴되고 염증세포 침윤과 결합조직으로의 대체가 진행되면, 결국 신경 손상과 근기능 이상이 동반될 수 있다. 이러한 상태는 근이영양증(dystrophy)과 근위축증(atrophy)으로 크게 나눌 수 있다.

근육(muscle)은 신경의 자극에 따라 짧아지고 굵어지며 수축(contract)하고, 자극이 사라지면 다시 원래 모양으로 이완(relax)된다.

근육의 구조를 살펴보면, 가장 기본 단위는 가는 잔섬유(thin filament)와 굵은 잔섬유(thick

filament)이다. 가는 잔섬유는 액틴(actin), 트로포닌(troponin), 트로포미오신(tropomyosin)이라는 단백질로 구성되어 있으며, 굵은 잔섬유는 미오신(myosin)이라는 하나의 단백질로 이루어져 있다.

미오신의 머리 부분이 액틴과 결합하고 떨어지는 과정을 반복하면서 근육 수축이 일어난다. 이러한 잔섬유들은 근원섬유(myofibril)를 이루고, 근원섬유는 근육섬유(muscle fiber)로 구성되며, 여러 개의 근육섬유가 모여 근육다발(fascicle)을 형성하고, 최종적으로 하나의 근육(muscle)을 이룬다.

2 근육의 발생 및 재생과정

근육의 발생기전은 중배엽(mesoderm) 유래의 골격근에서 시작된다. 골격근은 가로무늬근이자 수의근으로, 수많은 근섬유 다발로 구성되어 있다. 근섬유는 가늘고 긴 원기둥 형태의 세포로, 여러 개의 핵과 근육 수축에 필요한 에너지를 생산하는 미토콘드리아를 가지고 있다.

근육 재생 과정은 휴지기(quiescence)를 벗어난 위성세포(satellite cell)에 의해 이루어진다. 위성세포는 골격근의 항상성(homeostasis)을 유지하고, 손상 시 재생에 관여한다. 하지만 노화에 따라 근섬유의 수는 30~40% 감소하며, 근섬유의 크기는 12~15세경에 정상 수준에 도달하고, 30세 전후에 정점을 찍은 뒤 감소한다. 특히 제2형 근섬유(fast–twitch fiber)는 10~40% 크기 감소를 보이지만, 제1형 근섬유(slow–twitch fiber)의 크기는 큰 변화를 보이지 않는다.

노화 시 위성세포의 활성도 저하되며, 염증성 사이토카인인 IL–6의 증가가 IGF–1의 작용을 억제하여 근육의 분해대사(catabolism)를 촉진한다. IL–6는 마이오카인(myokine)으로도 잘 알려져 있으며, 현재 근육증강 치료제 개발 대상이 되고 있다.

위성세포는 세포 분열을 통해 활성화된 근아세포(activated myoblast)를 생성하며, 이러한 근아세포는 손상된 근섬유 혹은 다른 근아세포와 융합하여 정상적인 근육세포 기능을 회복한다. 또한 일부 활성화된 위성세포는 비대칭 분열(asymmetric division)을 통해 자가 재생(self–renewal)이 가능한 새로운 위성세포 풀을 형성한다.

근분화는 위성세포의 활성화와 증식, 그리고 일부는 자가 재생을 통해 새로운 세포 풀을 형성하는 과정으로 시작되며, 나머지 세포는 분화와 재생에 관여하여 손상된 근육세포를 대체하고 근섬유 다발을 형성하여 근기능 유지에 기여한다(그림 3–1).

근육 재생 과정에서 가장 중요한 신호 전달 체계 중 하나는 Notch 신호다. Notch 신호는 근육 발생 초기의 주요 신호 경로로 작용하며, 노화된 근육의 재생 능력에도 직접적인 영향을 미친다.

Notch 신호가 감소하면, 세포주기 조절을 받는 휴면 상태의 근육 줄기세포(quiescent muscle stem cell)에서 자가 유지(self–renewal)와 줄기세포 수, 그리고 줄기세포의 근육 재생 능력에까지

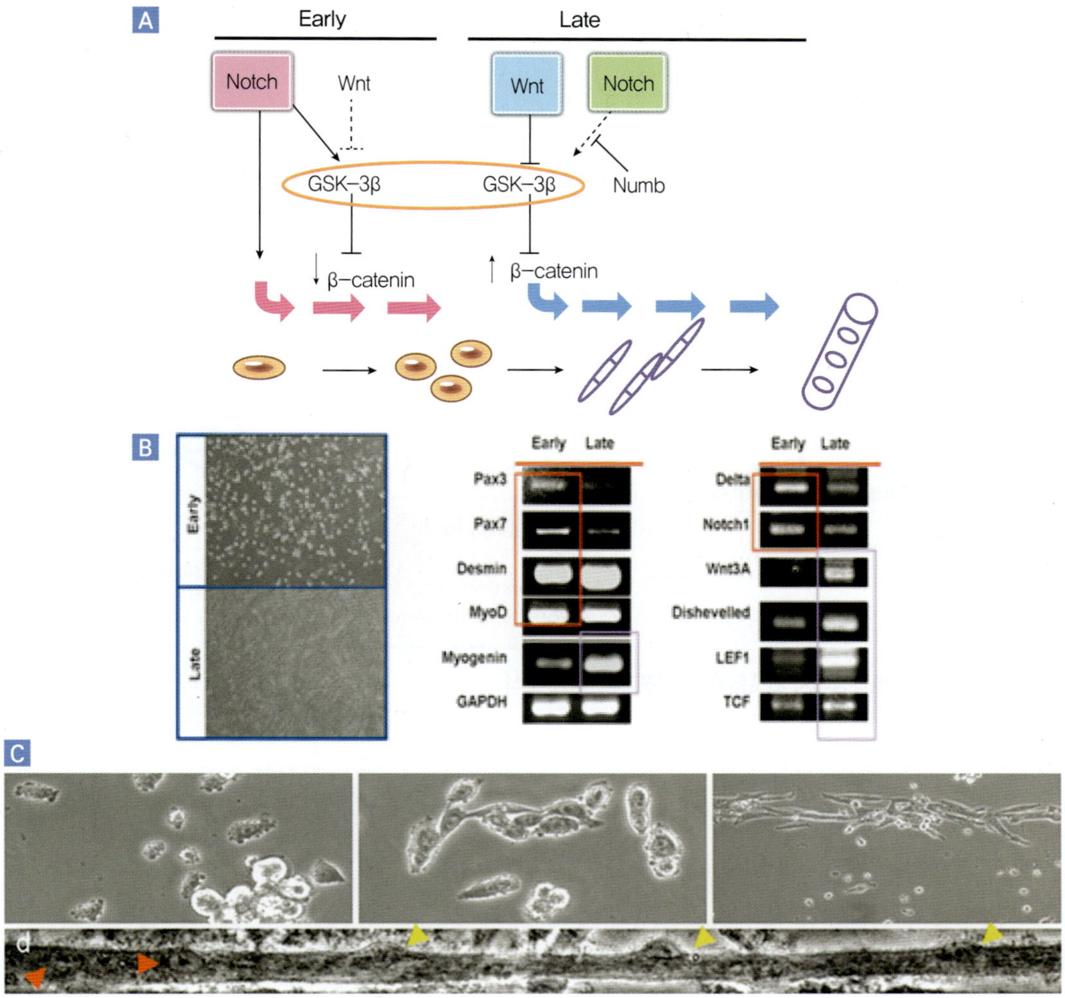

그림 3-1 근육 재생을 위한 위성세포의 단계별 반응 기전.
(A) 근육 손상 시 재생 과정은 다양한 내·외인성 스트레스와 염증으로 인한 손상 발생 후, 휴지기 상태의 근육 위성세포가 활성화되면서 시작된다. (B) 활성화된 위성세포는 Notch 신호전달에 의해 세포주기를 시작하고, 이어지는 WNT 신호에 의해 베타카테닌이 활성화되어 근육아세포가 형성되며, 이는 근육튜브로 분화되어 재생을 유도한다. (C) 근육위성세포의 배양 시간에 따른 세포 분화 과정을 관찰한 세포학적 도식으로, 시간이 지남에 따라 다핵성 근육다발과 근육섬유로의 분화가 진행됨을 보여준다.

영향을 준다. 근육 줄기세포 유지, 증식, 분화 과정 전반에서 Notch 신호는 필수적으로 작용하며, 이는 줄기세포의 형성과정뿐 아니라 근육 재생 과정 전반과도 밀접한 관련이 있다. 이후 근육 형성을 위해 Myf5, MyoD, Myogenin 등의 유전자가 순차적으로 발현되며, 이는 근육세포의 증식과 분화 과정으로 이어진다(그림 3-2).

노화 등 내·외인성 요인으로 근육세포에 손상이 발생하면, 만성 염증 인자인 TGF-β는 하위

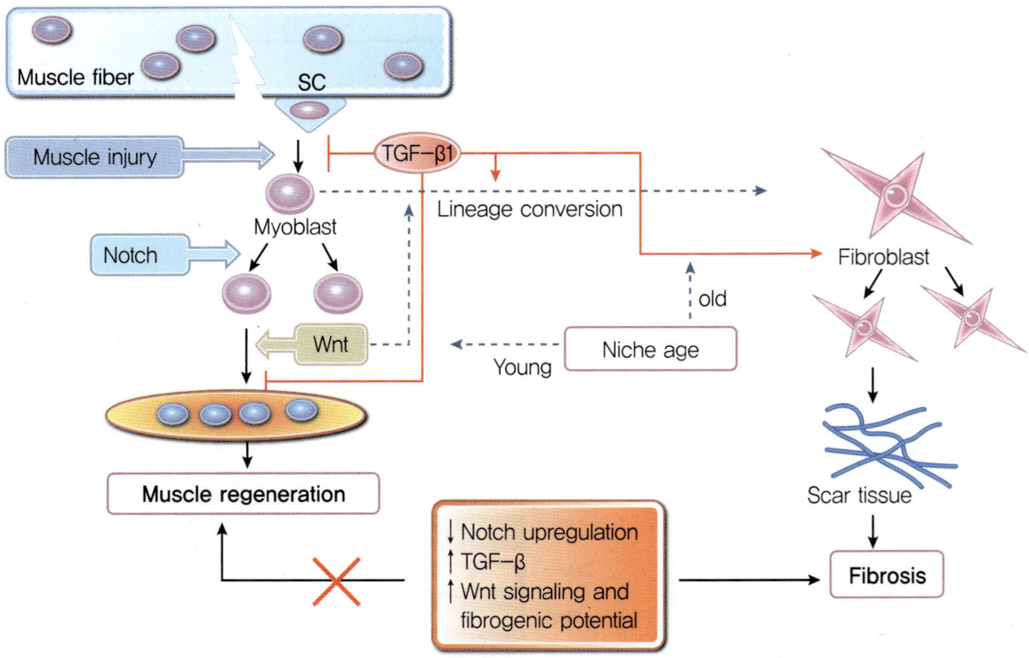

그림 3-2 근육분화과정에서 세포운명 신호전달네트워크 도식

신호 전달인 p-Smad2/3 경로를 활성화시켜 근육 위성세포의 활성을 억제한다. 이로 인해 위성세포의 근육 재생 기능이 저해되며, 대신 섬유아세포가 활성화되어 근육세포 대신 결합조직으로 대체되면서 근육의 기능이 점차 소실된다.

근육은 다른 장기들과 마찬가지로 손상 시 실질세포 대신 결합조직이 채워지게 되며, 이 과정에서 급성 또는 만성 염증세포, 특히 섬유화세포가 유입되어 근육의 구조적·기능적 회복이 어려워진다.

TGF-β는 Smad2/3 유전자 경로를 조절하여 만성 사이토카인으로 작용하며, 염증세포가 증가할수록 근소실도 심화된다. 또한, 근육 조직의 재생은 근섬유를 지배하는 신경과도 밀접하게 연관되어 있어, 근육 손상과 재생은 상호 조절되는 구조 속에서 이루어진다.

근육 손상이 발생하면, 휴지기에 있던 위성세포가 Notch 신호에 의해 활성화되고, 이어 Wnt 신호를 통해 근아세포로 분화하여 근육 재생이 시작된다. 하지만 만성 염증 상태에서는 TGF-β가 이러한 위성세포 활성 과정을 방해하여 결국 섬유아세포를 활성화시키고, 근육세포 대신 결합조직이 축적된다.

특히, 염증 이후 근섬유 부위에 지방세포가 침윤하고, 근육 내·사이사이에 지방조직이 축적되며, 이는 미토콘드리아 기능 저하와 에너지 대사 장애를 유발하여 근손실을 가속화할 뿐만 아니라, 지배 신경의 기능 상실까지 유도할 수 있다.

3 근육세포의 증식과 분화재생의 신호전달체계

근육 세포의 증식 과정은 위성세포의 활성화로부터 시작되어 분화 단계까지 정교하게 조절되는 신호전달 네트워크에 의해 조절된다(그림 3-3). 활성화된 위성세포는 Pax7, MyoD 등의 증식 인자를 발현하며, 근육아세포(myoblast) 단계에서는 Desmin이 발현된다. 이 시기에는 근육 재생의 초기 원천 신호전달 체계인 Notch 시그널이 동반된다.

근육 증식 및 분화 단계에서는 Delta-Notch 신호의 스위칭이 반복적으로 활성화되며, Notch1 신호의 궁극적인 활성화는 분화 단계로의 전환을 유도한다. 이 과정에서 Numb 단백질이 Notch 신호를 억제하는 역할을 하며, 이를 통해 위성세포의 증식에서 분화로의 전환이 이루어진다. 즉, Delta 신호에 의한 Notch 활성화 후 Numb가 관여하여 MyoD가 발현되고, 이는 근육아세포 형성을 촉진한다.

또한, 신규 근육 분화 인자인 Nogo-A의 관여로 Desmin 발현이 증가하고, Wnt 신호가 활성화되며, 근육 분화 단계에서 myogenic progenitor 세포와 Myosin Heavy Chain (MHC) 경로가 활성화된다.

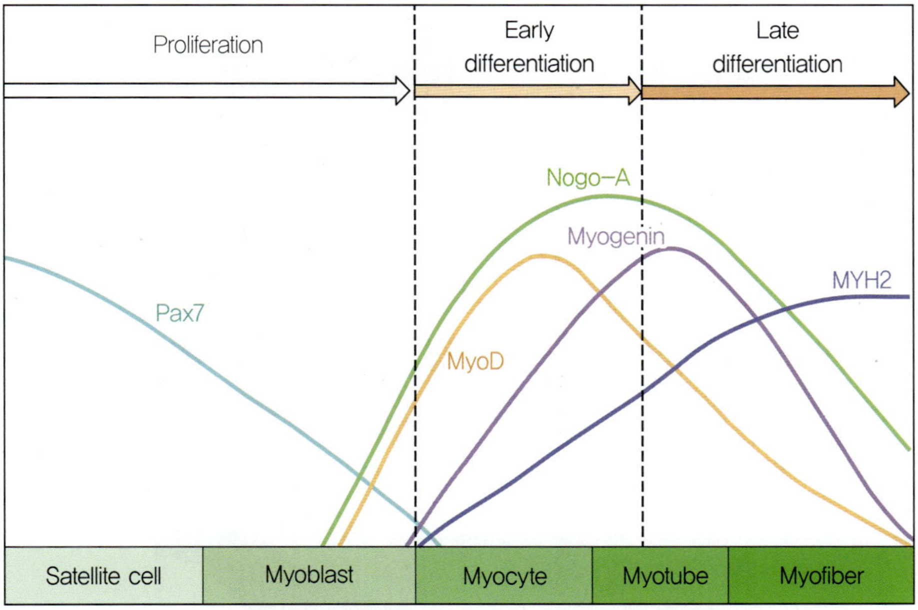

그림 3-3 근육 손상 후 근육 재생 과정에서의 주요 유전자 발현 변화.
근육 손상 후 재생 과정에서는 초기 증식 단계에서 Pax7이 활성화되고, 이어지는 초기 분화 단계에서는 MyoD가 활성화된다. 이후 신규 근육 분화 인자인 Nogo-A, Myogenin, MYH2가 순차적으로 발현되어 근육섬유 형성에 관여한다. 이 도식은 근육 재생 전반에 걸친 유전자 발현의 시간적 흐름과 각각의 유전자가 관여하는 단계를 시각적으로 보여준다.

이 과정을 좀 더 구체적으로 보면, 증식 이후 초기 및 후기 분화 단계에서는 Nogo-A, Myf5, MyoD, Myogenin, MRF, MYH/MHC 등의 인자가 순차적으로 관여하며 최종적으로 근육튜브(myotube) 형성이 일어난다.

초기에는 Notch 신호 활성화와 GSK-3β 유지가 이루어지고, 후기 단계에서는 Wnt 신호가 활성화되며 Numb가 Notch 신호를 억제하고, GSK-3β 억제를 통해 β-catenin 신호가 활성화되면서 근육튜브 형성이 촉진된다.

4 근육의 파괴와 재생과정에서의 근소실의 병리학적 현상

근육의 실질세포가 파괴되면, 이 부위는 결합조직으로 대체되며 이는 염증 반응 이후 섬유화 과정을 통해 진행된다. 특히, 염증 반응 중 프로린(proline)의 네 번째 위치가 하이드록실화(hydroxylation)되어 수용성 콜라겐이 비수용성 형태로 전환되면서, 콜라겐 섬유가 축적되고 정상

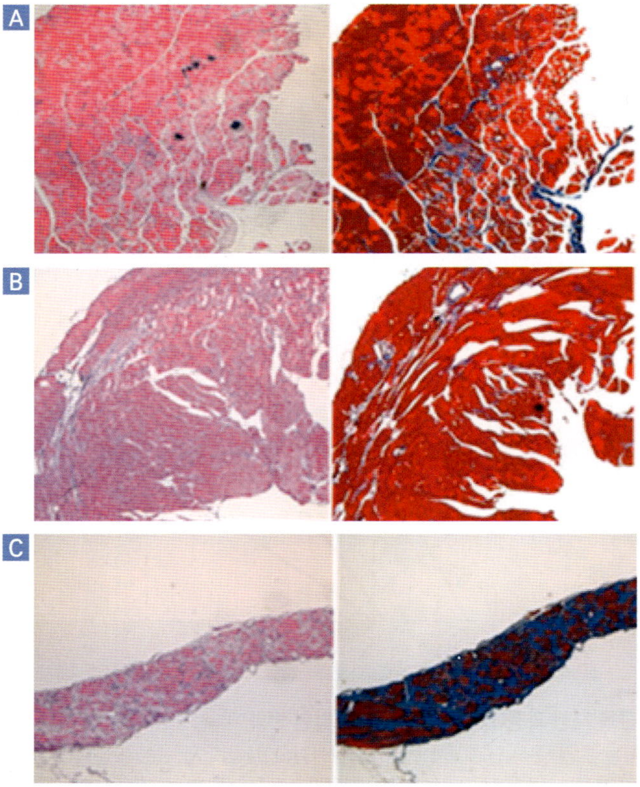

그림 3-4 질병군에서 순서적으로 유전적 골격근 파괴동물에서의 (A) 골격근, (B) 심장근육, (C) 호흡근육

근육 세포가 섬유성 결합조직으로 대체된다.

이러한 근섬유의 섬유화 과정은 질병의 진행 정도와 밀접하게 관련되어 있으며, 병리 조직학적으로 이를 시각화하기 위해 마손 트리콤(Masson's Trichrome) 염색법이 활용된다. 이 염색법에서 섬유화된 콜라겐 섬유는 짙은 푸른색으로 염색되어, 정상 근육과 섬유화된 조직의 병리학적 차이를 뚜렷하게 보여준다(그림 3-4).

정상적인 노화 과정에서도 염증 반응에 이어 결합조직이 침윤하며, 근섬유가 점차 파괴되고, 이 부위를 결합조직이 대체하는 현상이 관찰된다. 근육의 재생 및 회복 과정이 실패할 경우, 결국 결합조직으로의 대체가 만성적으로 지속되어 기능 손실로 이어진다. 헤마톡실린-에오신(H&E) 염색 조직 사진에서도 활성화된 근섬유아세포(activated myofibroblast)를 포함한 만성 염증 세포들이 관찰되며, 이들은 콜라겐을 합성하여 근섬유 대신 결합조직을 형성하는 병리적 양상이 나타난다.

5 체세포에서의 역분화세포에서(iPSC) 근육세포제조과정

체세포로부터 야마나카 인자(OSKM: Oct4, Sox2, Klf4, c-Myc)를 이용하여 역분화 전사인자를 발현시킴으로써 유도만능줄기세포(induced pluripotent stem cell, iPSC)를 생성한다. 이후, 중배엽 유래 조직(근육, 연골, 건, 뼈 등)의 특화된 분화를 유도하는 배지 환경 하에서, 재생의학적 치료에 활용 가능한 다분화능 줄기세포를 제작할 수 있다. 이와 같은 접근은 포유동물의 손상된 조직을 복원하는 세포기반 치료로서 임상 적용을 위한 핵심적인 기술 흐름을 반영한다(그림 3-5).

역분화 과정에서, 태아 섬유아세포(fetal fibroblast) 피더 세포층 위에 지방 조직에서 유래된 성체 체세포(adult somatic cell)를 배양하고, Oct4, Sox2, Klf4, c-Myc 등의 인자를 도입하면, 배아줄기세포(ESC)와 유사한 다분화능을 갖는 역분화 세포군집을 형성할 수 있다. 이러한 iPSC는 면역결핍 누드마우스에서 테라토마(teratoma)를 형성하는 특성을 가지며, 기형종 형성능을 통해 다분화능을 확인할 수 있다. 그러나 임상적 안전성 확보를 위해, 중간엽줄기세포(MSC) 표지자인 CD44, CD29 등의 마커를 발현하는 세포를 선별하여 사용하며, 이를 통해 안전하고 분화 유도 가능한 세포군을 확보할 수 있다.

또한 동종이식 시 면역거부반응을 최소화하기 위해, MHC class II 발현을 억제하고, TGF-β2 처리를 통해 면역관용을 유도한 세포 상태로 전처리하여 이식 효율을 높인다. 이러한 방법을 통해 역분화된 iPSC로부터 중간엽줄기세포로 유도(directed differentiation)하여, 근육, 건, 인대, 골조직 등 근골격계 손상 치료에 적용 가능한 세포치료제 개발 전략을 확립할 수 있다.

체세포에 Six1, Esrrb, Eya1, Pax3(C, D, E)의 네 가지 전사인자를 삽입하여 염색체 이상 없이

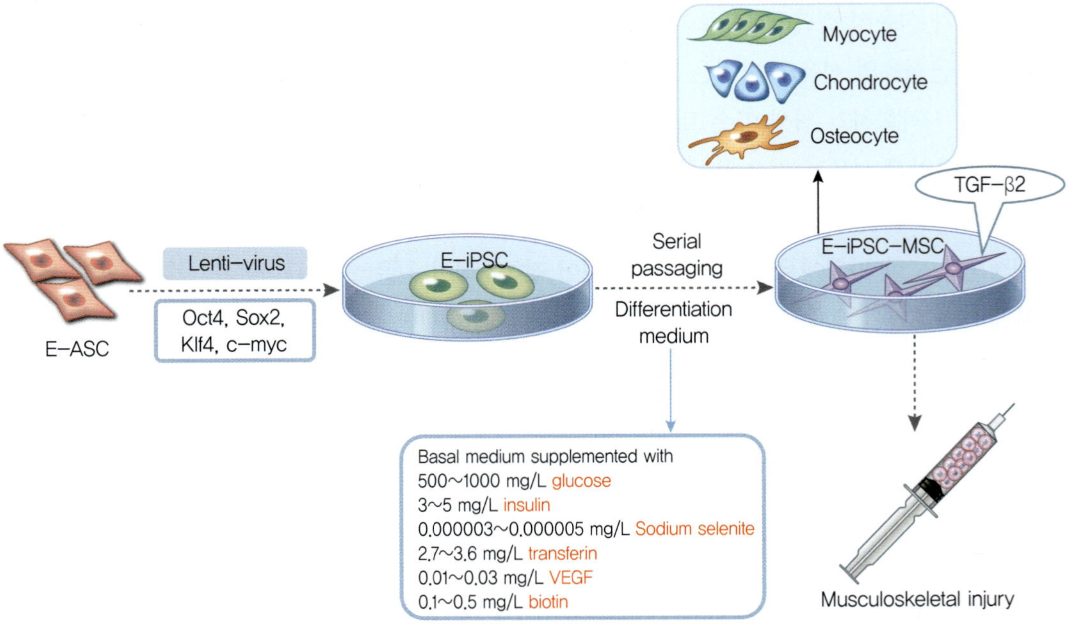

그림 3-5 역분화 유도 줄기세포를 활용한 목적 세포 분화 및 치료 도식도. 체세포를 분리한 후, 야마나카의 4가지 전사 인자(OCT4, SOX2, KLF4, c-MYC)를 도입하여 역분화 과정을 유도한다. 이후 특정 목적에 맞는 배지 환경을 적용하여, 원하는 근육·연골·건·뼈 등 중배엽 유래 세포로 분화시킨다. 이렇게 치료 수준으로 분화된 세포는 이식되어 조직 손상을 복구하는 재생 치료에 활용된다.

근육분화능을 갖는 유도근육줄기세포(iMSC)를 제작하였다. 이들은 Pax7을 발현하고, 이후 MYF5, MYOD, MHC 양성으로 확인되어 근육 특이성을 나타냈다. 유도된 세포는 iMSC에서만 발현되는 전사인자를 통해 특이성을 확인하였고, 염색체 안정성과 MHC 발현을 기준으로 근육줄기세포 치료에 적합한 세포군으로 선별하였다(그림 3-6).

유도근육줄기세포는 성숙한 체세포에 네 가지 전사인자를 도입하여 제작되며, 계대배양 초기나 후기 모두에서 세포분열 및 세포주기에 영향을 주지 않는다. 실제로 50회 이상 계대배양을 반복하더라도 증식 속도나 더블링 타임은 배아줄기세포나 근육 위성세포보다 우수하여, 치료 수준의 고품질 세포임을 확인할 수 있다(그림 3-7).

또한 그림 3-8은 유도근육줄기세포가 증식과 분화 과정에서 관여하는 주요 신호 전달 경로를 나타낸다. 증식 단계에서는 Notch 신호가 활성화되며, 이후 Wnt, FGF/Jak-Stat, Integrin 신호 등이 차례로 작동하여 근육세포로의 분화를 유도한다. 이러한 경로 활성화는 유도근육줄기세포가 근육 특이적 기능을 수행하기 위한 결정적 시그니처로 간주된다.

근육 손실 상황에서는 외부에서 유도된 근육세포를 직접 이식하거나, 중간엽줄기세포로 유도한 뒤 근골격계 목적에 맞춰 분화시켜 활용하는 방식이 효과적인 세포 치료 전략으로 활용되고 있다.

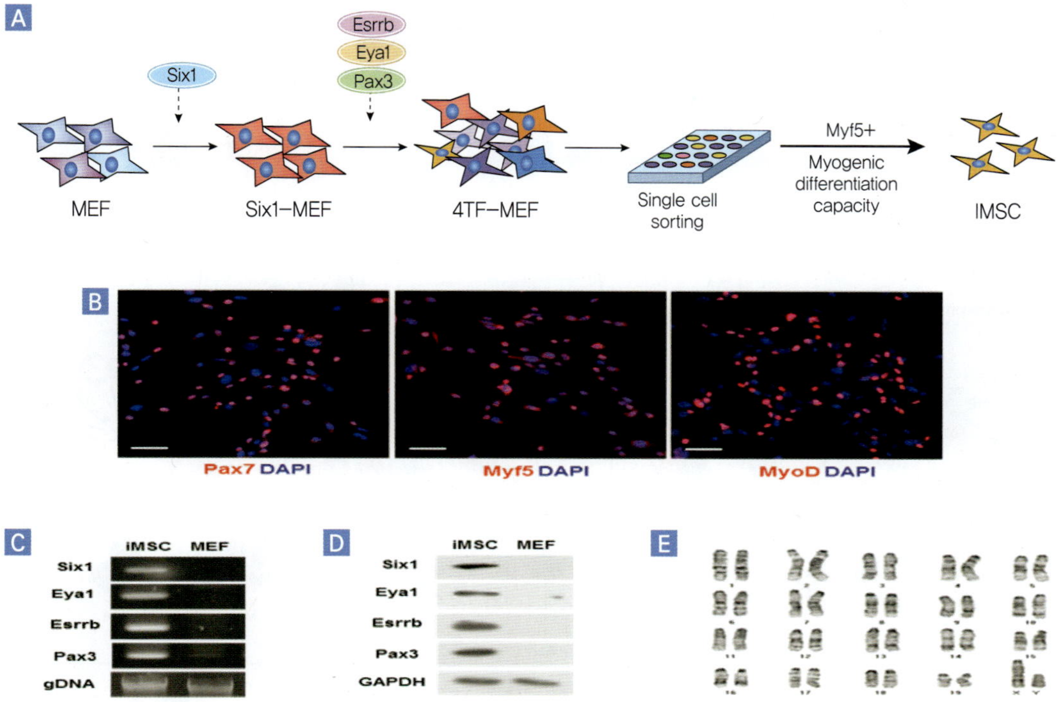

그림 3-6 전사인자 기반 직접교차분화에 의한 유도근육세포 생성 과정.

(A) 체세포에 직접교차분화(transdifferentiation) 능력을 부여하는 전사 조절 인자를 N-1 기법으로 도입한 후, 단일세포 수준에서 유도근육세포를 생성하는 과정을 나타낸다.

(B~E) 네 가지 전사인자가 세포에 정확히 도입되었는지 확인한 뒤, 염색체의 이상 유무를 분석하여 안정성을 평가한다. 이 과정을 통해 치료에 적합한 유도근육세포를 선별하고 이식 가능성을 검토하게 된다.

출처: Cell Death and Disease, 2018, Jeong KS et al

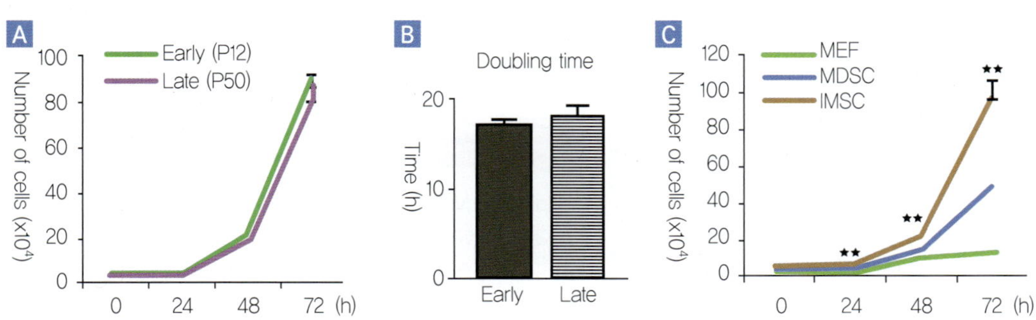

그림 3-7 직접교차분화된 유도근육줄기세포의 증식 특성 비교.

(A, B) 직접교차분화를 통해 생성된 세포는 계대배양 초·후기 모두에서 안정적인 증식 속도를 유지하며, 세포 더블링 시간 역시 체세포에 뒤지지 않음을 보여준다. (C) 특히 유도근육줄기세포는 체세포나 근육위성세포보다 우수한 증식력을 보이는 치료 수준의 줄기세포로서의 특성을 갖는다.

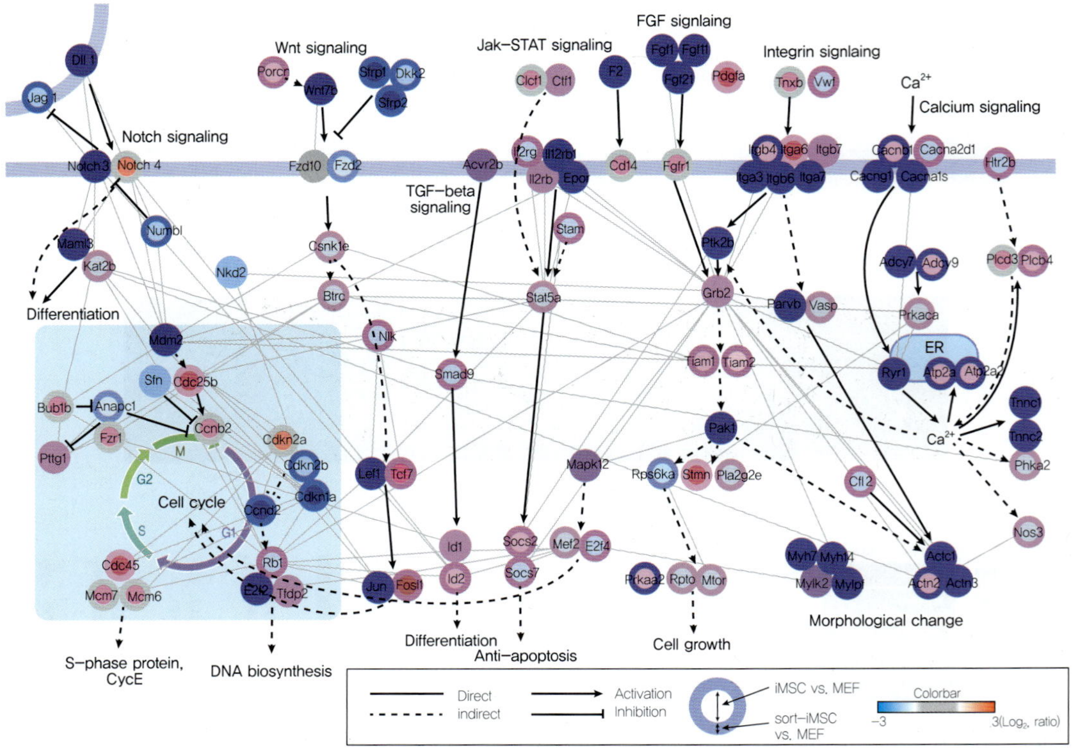

그림 3-8 유도근육줄기세포의 향상된 증식 및 분화 신호 활성도 비교 도식도.
유도근육줄기세포는 기존의 근육위성세포 및 원시체세포에 비해 증식 관련 Notch 신호와 근육분화 관련 Integrin 신호전달이 더욱 활발하게 활성화되어, 근육 분화 효율이 우수함을 보여준다.

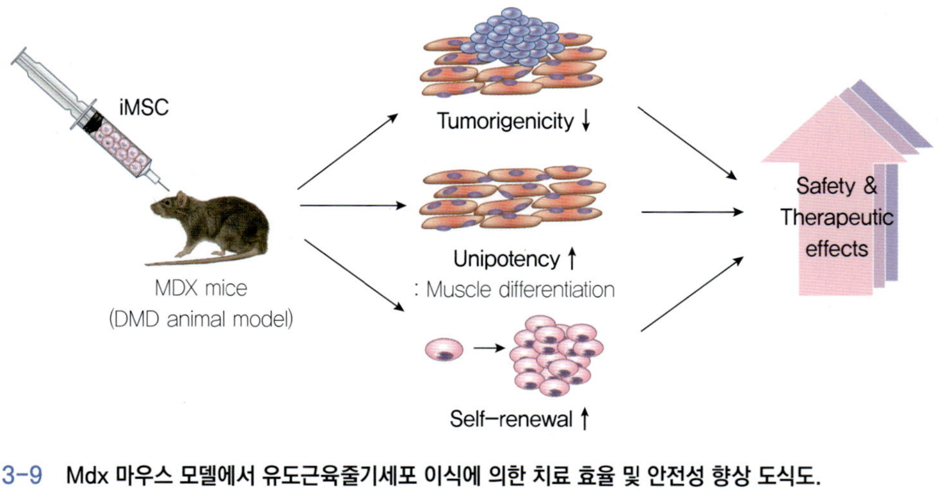

그림 3-9 Mdx 마우스 모델에서 유도근육줄기세포 이식에 의한 치료 효율 및 안전성 향상 도식도.
유도근육줄기세포를 인간유사 유전성 근육병 모델인 Mdx 마우스에 직접 이식한 결과, 종양성 위험은 낮추고, 치료 안전성과 효율성을 향상시켜 치료지수를 높이는 과정을 나타낸 도식도이다.

인간 근육조직에서는 유전적 또는 자연 발생적 손상이 발생할 수 있으며, 이 과정에서 근육 재생과 분화에 관여하는 유전자 발현이 변화한다. 손상된 근육조직에서는 근섬유가 소실되고, 그 자리를 콜라겐 등 염증 관련 결합조직이 대체하면서 정상적인 근육기능이 저하되거나 마비되는 조직병리학적 변화가 관찰된다(그림 3-9).

Reticulon 4 (RTN4)는 Nogo 단백질을 암호화하는 유전자로, Nogo-A, Nogo-B, Nogo-C의 세 가지 동형 단백질을 생성할 수 있다. 이 중 Nogo-A는 주로 신경 돌기 성장 억제 인자로 알려져 있으며, 뇌, 척수, 안구 및 골격근에서도 발현이 보고된다. 특히 근위축성측삭경화증(ALS) 환자의 골격근에서 Nogo-A의 발현이 증가한 것이 확인되면서, Nogo-A가 근육 질환의 병태생리와 관련이 있을 가능성이 제기되었다.

최근 연구에 따르면, Nogo-A는 근육 자체에서도 MYH2, Myogenin 등 근육 분화 관련 유전자들과 함께 발현되며, 근육 재생과 분화 상태를 반영하는 바이오마커로 기능할 수 있음이 밝혀졌다. 특히 Nogo-A는 기존에 알려진 MYOD, Myogenin, MYH2 등 근육분화 인자와 함께 작용하며, 신규 조절 단백질로서의 역할도 하는 것으로 보고되었다(그림 3-10).

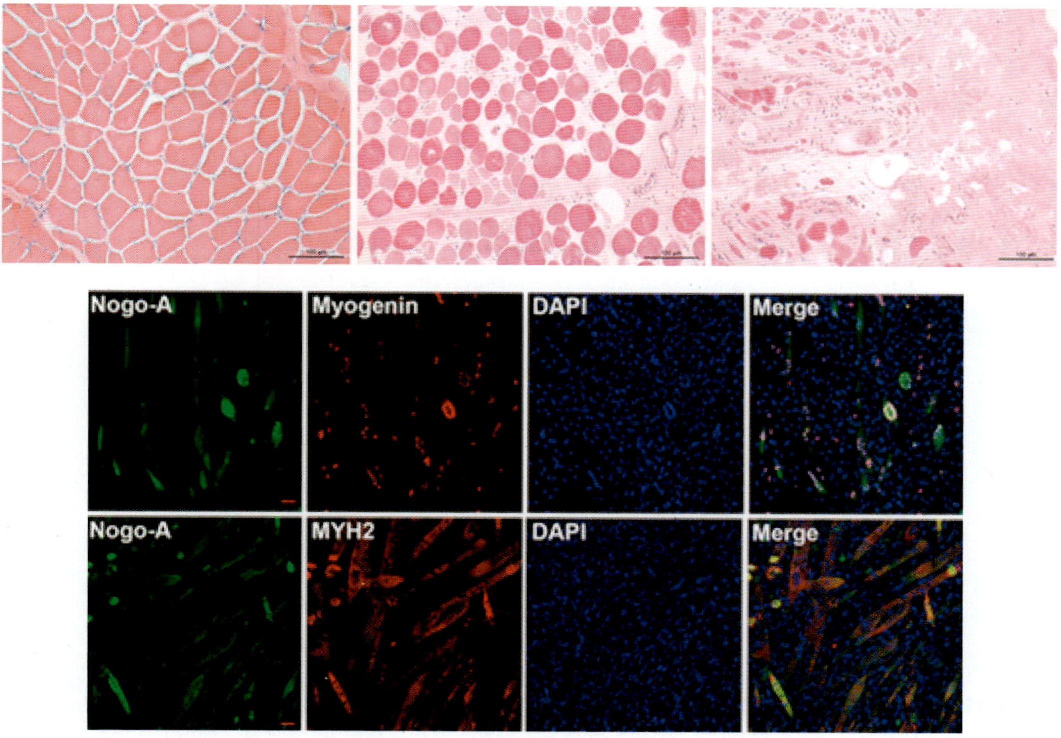

그림 3-10 염증 진행 시 Nogo-A와 Myogenin의 공동 발현 도식도.
염증이 진행되는 과정에서 Nogo-A와 Myogenin 단백질이 동시에 발현되는 현상을 보여주는 조직학적 또는 분자세포학적 도식이다. 이는 근육 염증 상태에서의 근육 분화 및 재생 관련 단백질 간의 상호작용을 시사한다.

노고에이(Nogo-A)는 근육 분화와 지방 합성 조절에 있어 상반된 경로를 따른다. 근육세포 내에서 Nogo-A는 CEBPα/β 경로를 억제하여 지방합성을 방해하며, 동시에 Cry2-Per1/2/3 복합체를 통해 수면 유전자(BMAL1, CLOCK, NPAS 등)에 강하게 작용한다. 따라서 근육 손실이 증가하고 지방합성이 촉진되면, 이러한 수면 유전자 활성이 억제되어 수면 장애를 유발할 수 있다. 이는 지방이 과도하게 축적된 사람들이 불면을 겪는 임상적 현상과도 관련된다.

또한, Nogo-A는 Calnexin, Desmin, Actin, Myosin과 함께 Filamin-C와 결합하여 근육 재생에 관여한다(그림 3-11). Nogo-A가 정상적으로 발현되면 Filamin-C와의 결합을 통해 근육 분화를 유도하지만, Nogo-A가 결핍되면 Filamin-C가 유리되어 근육 재생이 저해되고, 이로 인해 지방 합성 유전자(PPAR-γ 등)가 활성화되어 지방 축적 및 수면 장애를 초래하게 된다.

이러한 현상은 근육 소실과 지방 축적이 수면 장애 및 삶의 질 저하와 밀접한 관련이 있음을 시사한다. Nogo-A는 Actin과 Myosin의 작용에 필수적인 Filamin-C와의 상호작용을 통해 근육 분화에 핵심적인 역할을 수행한다(그림 3-12).

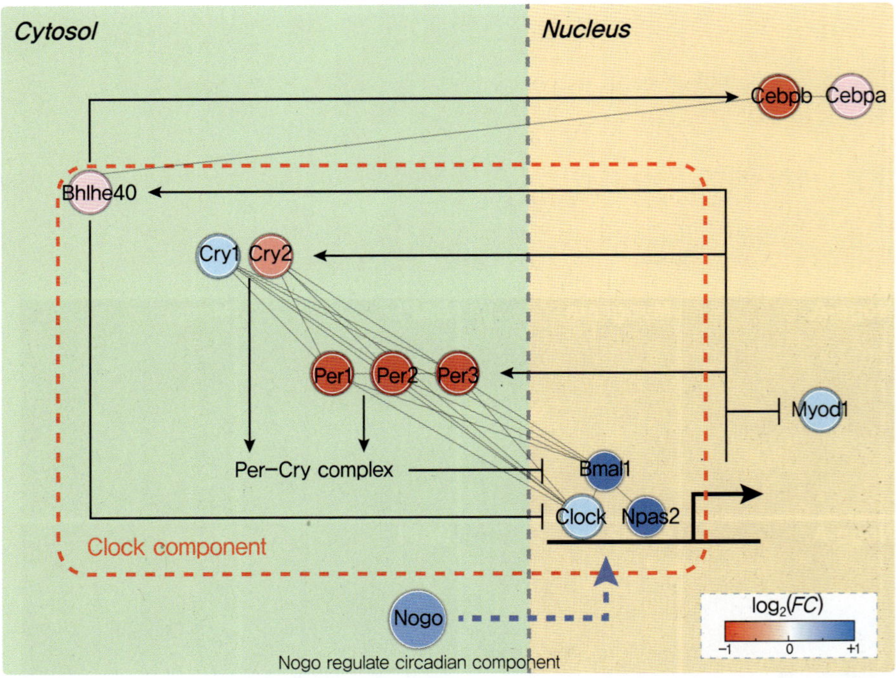

그림 3-11 지방산 축적과 근육분화·수면유전자 간의 상호작용 모식도.
상기도에서 지방산 합성과 관련된 유전자가 세포핵 내에서 높게 발현되며, 이로 인해 세포질에서는 CRY2-Per1/2/3 복합체가 형성된다. 이 복합체는 Nogo-A를 통해 수면유전자를 조절하는 경로에 관여한다. 즉, 지방산 축적이 많아지면 MyoD1이 작동하지만, 과도한 지방합성 인자들은 근육 형성과 상반된 방식으로 작용하여 서로 길항적인 관계를 보이는 것을 나타내는 도식도이다.

외부에서 줄기세포를 이식한 후, 중심핵을 가진 골격근 섬유의 형성을 통해 근육 재생 정도를 현미경적으로 관찰할 수 있다. 이는 내인성 미세환경이 적절할 경우, 외인성 줄기세포 이식만으로도 손상 부위에서 근육섬유가 재생됨을 보여준다.

줄기세포를 혈관 또는 국소적으로 주입한 뒤, 손상된 부위에서 내인성 근육세포와 융합하여 다핵성 또는 중심핵성 근육세포가 생성되는 것은 조직학적 도식(그림 3-13)을 통해 직접적으로 입증된다.

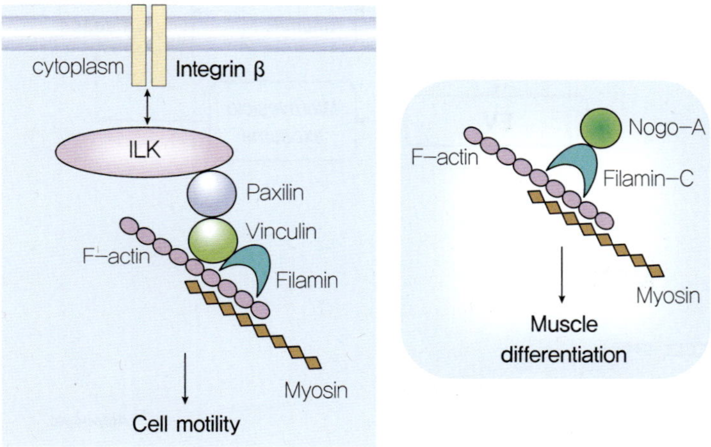

그림 3-12 Filamin-C 및 Nogo-A가 관여하는 근육분화 구조적 기전도.
근육분화 과정에서는 F-actin과 Myosin의 상호작용뿐만 아니라, 여기에 Filamin-C와 Nogo-A가 결합하여 근육분화에 핵심적인 구조적 복합체를 형성한다.

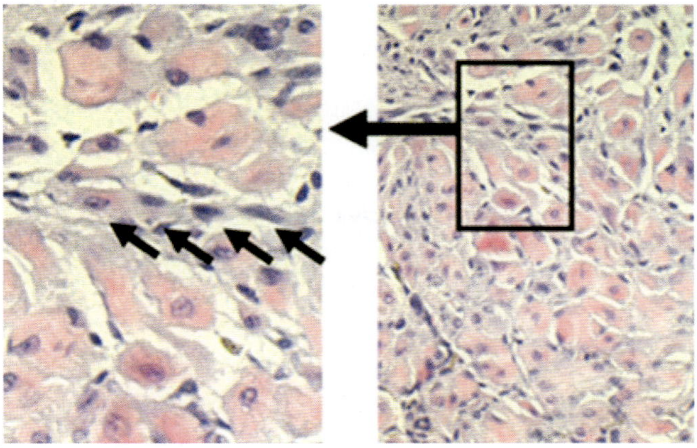

그림 3-13 중간엽줄기세포 이식 후 골격근 재생 과정의 조직학적 관찰.
골격근 손상 후 외부에서 중간엽줄기세포(MSC)를 이식하면, 이들 세포는 기존의 근육위성세포(Satellite cell)와 융합하거나, 주변 미세환경(niche)의 영향을 받아 근육섬유세포로 분화하게 된다. 이러한 과정은 치료 수준에서 현미경학적 및 조직병리학적으로 관찰되며, 골격근 재생을 확인하는 근거로 활용된다.

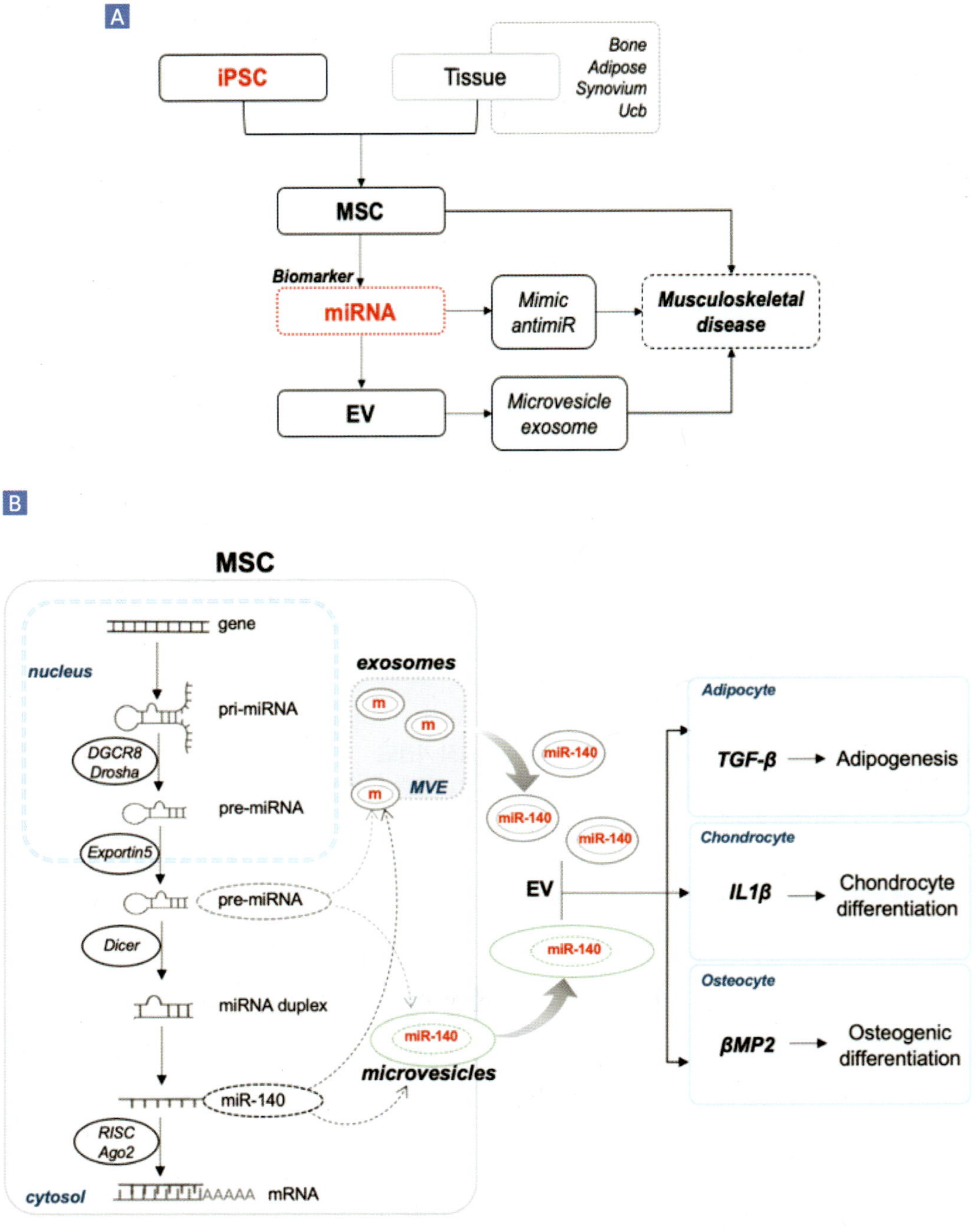
A
iPSC
Tissue
Bone
Adipose
Synovium
Ucb
MSC
Biomarker
miRNA
Mimic
antimiR
Musculoskeletal
disease
EV
Microvesicle
exosome
B
MSC
gene
nucleus
pri-miRNA
DGCR8
Drosha
pre-miRNA
Exportin5
pre-miRNA
Dicer
miRNA duplex
miR-140
RISC
Ago2
cytosol
mRNA
exosomes
m
MVE
microvesicles
miR-140
EV
Adipocyte
TGF-β
Adipogenesis
Chondrocyte
IL1β
Chondrocyte
differentiation
Osteocyte
βMP2
Osteogenic
differentiation

그림 3-14 *(계속)*

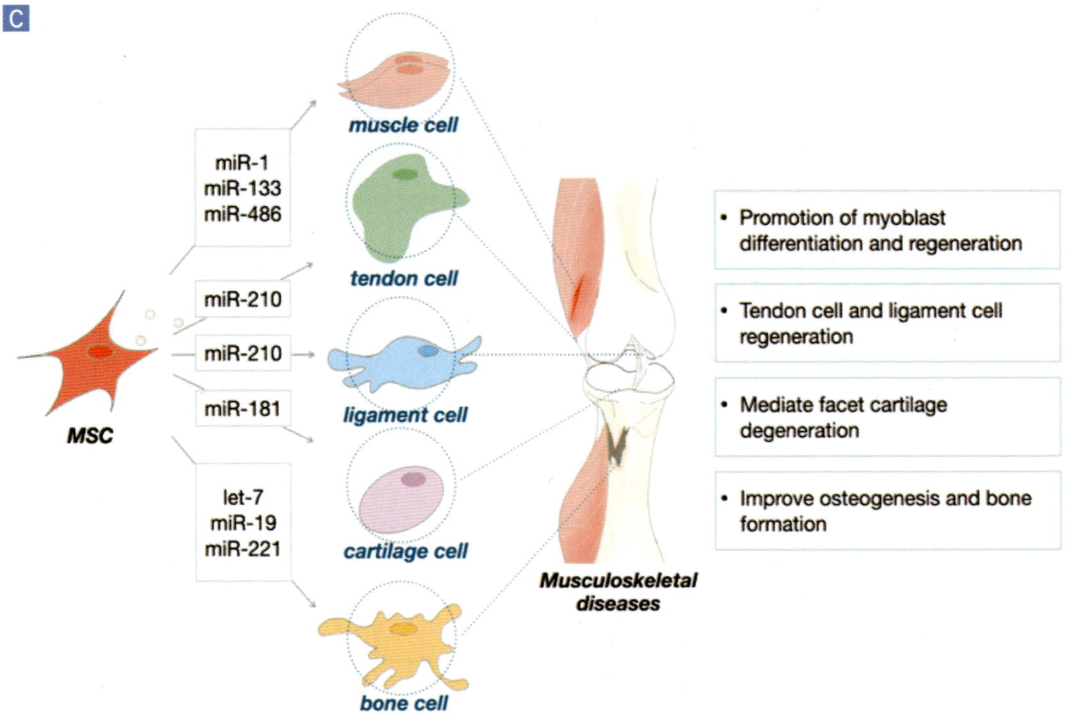

그림 3-14 역분화줄기세포, 혹은 정상 성체줄기세포유래 중간엽줄기세포뿐만 아니라 중간엽줄기세포가 뿜어내는 리포좀으로 포장된 30~150 나노사이즈로 근육세포손상은 물론이고 근골격계 손상에 리포좀에 포장된 엑소좀(EV)이, DNA, miRNA, RNA, Protein 등 입자들이 손상된 부위에 조직재생 혹은 세포손상에 이은 재생에 효능을 보는 과정임.

▶ 참고 문헌

1. Conboy IM, Conboy MJ, Smythe GM, Rando TA. Notch-mediated restoration of regenerative potential to aged muscle. Science. 2003;302(5650):1575-7. doi: 10.1126/science.1087573.
2. Lee EJ, Kim M, Kim YD, Chung MJ, Elfadl A, Ullah HMA, et al. Establishment of stably expandable induced myogenic stem cells by four transcription factors. Cell Death Dis. 2018;9(11):1092. doi: 10.1038/s41419-018-1114-8.
3. Park SY, Park JH, Kang UB, Choi SK, Elfadl A, Ullah HMA, et al. Nogo-A regulates myogenesis via interacting with Filamin-C. Cell Death Discov. 2021;7:1. doi: 10.1038/s41420-020-00384-x.
4. Park JK, Ki MR, Lee EM, Kim AY, You SY, Han SY, et al. Losartan improves adipose tissue-derived stem cell niche by inhibiting transforming growth factor-β and fibrosis in skeletal muscle injury. Cell Transplant. 2012;21(11):2407-24. doi: 10.3727/096368912X637055.

CHAPTER 4

근감소증의 정의

Definition of Sarcopenia

장학철(서울의대)

1 노화에 따른 근육량 및 근력의 변화

우리 신체는 약 460개의 근육이 있다. 근육은 우리 신체의 자세 및 균형 유지, 이동 등 신체기능에 중요한 역할을 담당하고 있다. 또 근육은 체중의 45~55%를 차지하여 가장 큰 장기이며, 에너지 대사 및 열 생성에서도 중요한 역할을 한다. 연령이 증가하면서 나타나는 체성분 변화 중 가장 큰 특징은 근육량 및 근력의 감소이다. 그림 4-1은 2008~2010년에 시행한 국민건강영양조사 자료를 분석한 결과로 28,476명의 한국인을 대상으로 연령대별 전체 근육량과 사지근육량(appendicular skeletal muscle mass, ASM)의 추이를 나타낸 것이다.

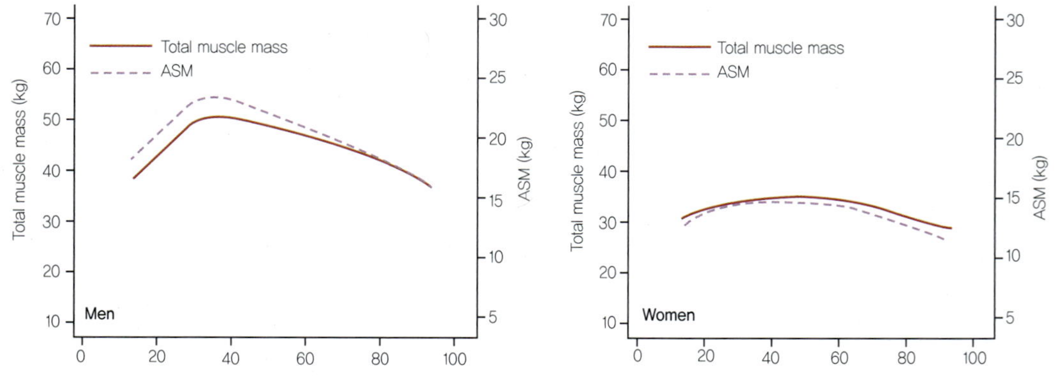

그림 4-1 한국인 남녀의 연령대별 전체 근육량과 사지근육량(ASM)의 추이

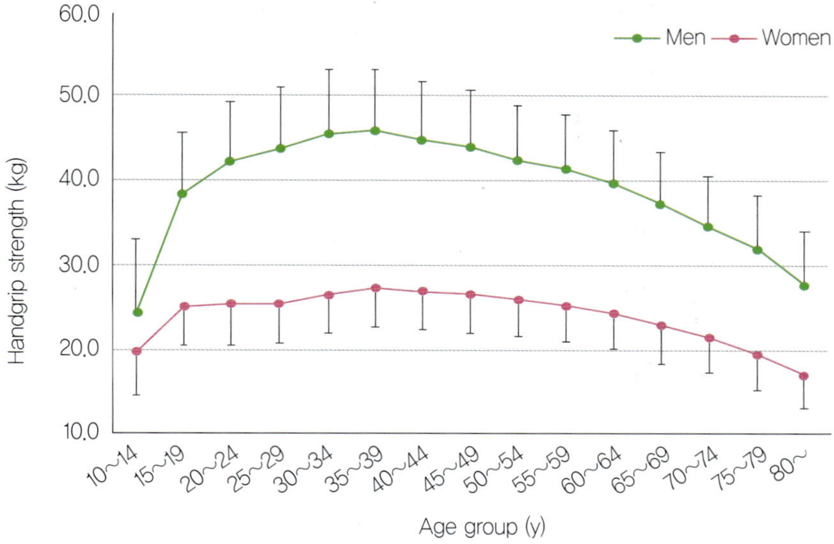

그림 4-2 한국인의 연령대별 악력의 평균치
(Ann Geriatr Med Res 2019;23:183-189)

남성에서 근육량 및 사지근육량은 빠르게 증가하여 30대 초반에 정점을 이룬 후 감소하기 시작하였고 70세 이후 빠르게 감소하는 모습을 보였다. 근육량은 여자보다는 남자가 많지만, 남자에서 더 빠른 속도로 감소하였다. 여성에서는 근육량이 40대 중반에 정점을 이루고 있고, 서서히 감소하는 모습을 보였다. 남성에서 연령에 따른 근육량과 사지근육량의 추세는 서양의 연구결과와 유사하지만, 여성에서는 서양의 연구 결과와 차이가 있었다. 이는 우리나라 여성에서 근감소증의 진단기준 설정에 어려움을 초래하였다.

그림 4-2는 2014~2017년에 시행된 국민건강영양조사의 자료를 바탕으로 10세 이상 한국인 23,716명의 악력을 분석한 것이다. 남성에서 악력은 10세 이후 빠르게 증가하다가 30대 중반에 정점을 달하였고, 60세 이후 빠르게 감소하는 모습을 보였다. 여성의 악력은 남성과 달리 서서히 증가하여 30대 후반에 정점을 도달한 후 서서히 감소하는 모습을 보였다. 악력의 최대 정점은 근육량처럼 남성의 60%에 해당되었다. 한국인 남성 근력의 연령대별 추세는 서양 남성 근력의 추세와 비슷하였지만, 여성 근력의 연령별 추세는 서양 여성과 비교할 때, 정점에 도달하는 속도도 느리고, 정점이 30대 후반으로 늦어지는 경향을 보였다.

노화에 따른 체성분 변화의 또 다른 특징은 체지방량, 특히 복강내 지방량 및 이소성 지방(ectopic fat)의 증가이다. 노인에서 2년간의 체성분 변화를 관찰한 연구에 따르면, 체중의 변화는 없었지만 근육량(상지보다 하지 근육량의 감소가 현저함)이 감소하고, 반대로 복강내 지방량과 근육 간 지방량은 증가하였다. 하지 근육량의 감소와 복강내 지방량 및 근육 간 지방량의 증가는 신

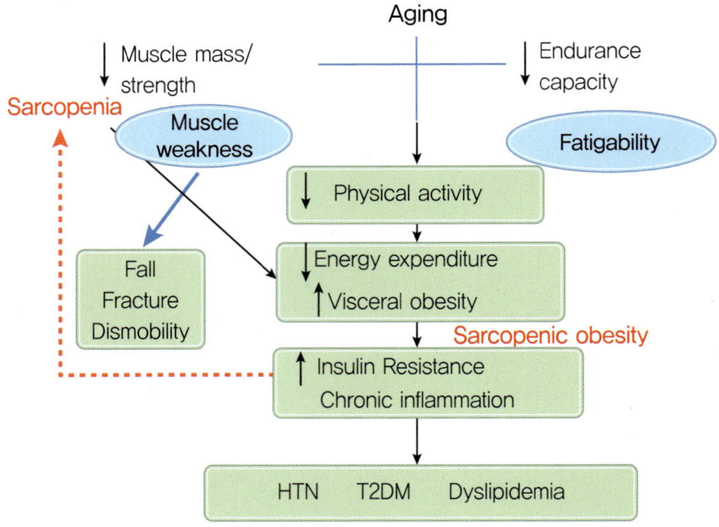

그림 4-3 노화에 따른 근감소증과 근감소성 비만이 심혈관대사질환에 미치는 영향

체기능장애와 대사장애의 위험을 더욱 증가시킬 수 있다(그림 4-3). 비만한 노인 일부에서 체지방 증가에 따른 이소성 지방의 증가와 근육량의 감소가 상승적으로 작용하여 신체 기능장애의 위험이 증가한다는 현상에서 근감소성 비만(sarcopenic obesity)이라는 개념이 대두되었다.

노화에 따른 근육 내 지방축적은 염증성 사이토카인(TNF-alpha, IL-6 등)을 증가시키고, 이는 근육내 만성 염증을 유발하고, 인슐린 저항성을 일으켜 근육의 단백질 대사를 저해하여 근감소증을 야기할 수 있다. 또 근육량의 감소로 인한 신체 활동의 감소와 기초대사량 감소는 체지방과 이소성 지방을 더욱 증가시킬 수 있다. 노인에서 근감소성 비만은 결국 낙상, 신체기능장애, 삶의 질 저하, 요양시설 입소 등을 증가시키게 될 뿐만 아니라, 대사장애 및 심혈관 질환의 위험을 증가시킨다.

2 노인 특유질환: 근감소증, 노쇠, 그리고 노인증후군

근감소증의 개념적 정의를 이해하기 위해서는 노인의학에서 중요한 개념인 노쇠, 그리고 노인증후군을 이해하여야 한다. 연령이 증가하면서 축적되는 분자-세포 수준의 손상은 여러 가지 노화의 표현형을 발생시키고, 이는 노인에 흔한 만성질환의 위험성을 증가시킨다. 또 생리적 보상력(항상성)의 감소를 초래하여 여러 만성질환 질환이 발병한다. 만성질환이 병발하면 신체기능은 빠르게 저하되어, 노쇠, 노인증후군 등의 노인 특유 질환이 발생하게 된다. 이로 인해 신체 기능은 더

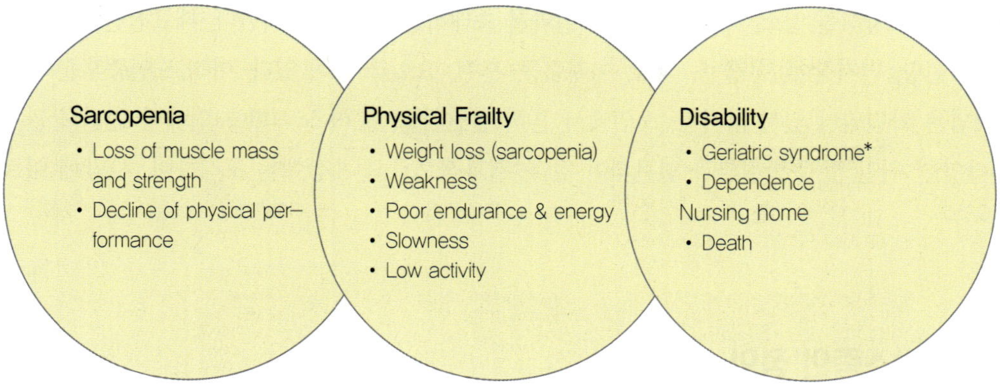

* Geriatric Syndrome: Incontinence, Falls, Pressure ulcer, Delirium, Functional decline

그림 4-4 노인 특유 질환인 근감소증, 노쇠, 노인증후군의 상관성

육 저하되고 독립적 생활이 어려워져 시설에 입소를 해야 하고 결국 사망에 이르게 된다.

지난 30년 사이에 근감소증, 노쇠, 노인증후군 등 노인 특유질환의 개념과 이를 진단하고 예방 및 치료를 위한 임상 지침이 개발되어 왔다. 근감소증은 노쇠 발생에 핵심적인 역할을 하며, 다음과 같은 특성으로 노쇠와 노인증후군의 전 단계로 생각하고 있다(그림 4-4). ① 근감소증은 65세 이상 노인의 10~30%, 특히 80세 이상 노인의 50% 이상에서 발견된다. ② 근감소증의 주요 위험인자는 고령, 영양적 요인, 행동적인 요인, 유전적 소인, 만성질환 등이 있으며, 이는 노쇠와 노인증후군의 위험인자와 일치한다. ③ 근감소증은 신체활동 및 지구력 감소, 보행 속도 감소 등을 동반하며, 만성질환, 신체장애, 삶의 질 감소, 사망률 증가 등, 노쇠와 노인증후군과 같은 예후를 보인다.

노쇠(frailty)의 개념적 정의는 노화에 의해 신체기능의 예비능이 감소하여, 육체적 또는 정신적 스트레스에 노출되었을 때, 장애가 발생하거나 또는 사망할 수는 위험이 증가된 상태를 지칭한다. 노쇠의 개념적 정의를 실천적 정의로 구체화하려는 여러 제안이 있어 왔다. 그중 대표적인 것이 Fried 등이 Cardiovascular Health Study (CHS)에서 개발한 노쇠지표(frailty index)이다. Fried의 노쇠지표는 ① 체중감소(지난 1년간 4.5 kg 이상의 의도하지 않은 체중 감소), ② 허약(악력으로 측정), ③ 소진(CES-D Scale 설문으로 평가), ④ 느림(보행 속도로 측정), ⑤ 활동량 감소(Minnesota Leisure Activity Questionnaire로 측정) 등의 5개 항목으로 구성되어 있으며, 노쇠는 3개 이상의 항목에 이상이 발견되면 진단한다. 또 5개의 항목 중 1~2개의 항목에 이상 소견이 있으면 노쇠 전 단계(pre-frail)로 진단한다. 노쇠는 가역적인 상태이기 때문에, 치료보다는 조기 발견 및 예방이 강조되고 있다.

노인증후군은 명확한 질병 분류에 속하지 않지만, 노인에게 흔히 발생하는 임상양상으로 신체

장애 발생, 요양시설 입소, 사망에 이르는 결과를 초래하는 것으로 정의한다. 대표적인 노인증후군으로는 섬망, 인지장애, 우울증, 낙상, 어지럼증, 혼절, 요실금 등이 있다. 아직 노인증후군의 정확한 개념은 확립되어 있지 않지만, 노인에서 흔히 발견되고, 특히 노쇠한 노인에서 빈번히 관찰되며, 다양한 원인 및 동반질환과 연관되어 있다. 결과적으로 신체장애를 초래하며, 사망에 이르게 한다.

3 근감소증의 정의

아직 세계적으로 통일된 근감소증의 개념적 정의가 확립되지는 않았지만, 일반적으로 노화로 관련된 점진적인 근육량 감소, 근력 감소 또는 근육기능 저하로 정의한다. 근감소증은 낙상, 골절, 신체장애, 삶의 질 저하, 사망 등 다양한 건강 관련 부정적인 결과와 연관이 있다. 1989년 Rosenberg가 처음 근감소증을 정의할 때에는 근육을 뜻하는 그리스어 'sarx'와 감소라는 뜻의 'penia'가 합성된 단어를 제시하면서 시작되었다. 노화와 연관된 근육량의 감소를 의미하며, 주로 사지에 분포한 골격근의 감소로 정의하였다. 하지만, 악성종양의 말기 등에 나타나는 현저한 근육 소실인 악액질(cachexia), 급성질병으로 인한 근육소모(muscle wasting), 또 근육 자체의 질병과는 구별되어야 하는 개념으로, 노화와 연관되어 나타나는 점진적인 골격근 감소를 이야기했다.

초기 연구에서는 근육량과 근력은 비례하고, 근육량의 감소는 근력의 저하를 초래한다고 생각하였다. 사지 근육량 감소가 걷는 속도를 느리게 하고, 지구력의 감소를 초래할 수 있으며, 심하면 낙상 또는 신체장애를 일으킨다고 생각하여 왔다. 정상적인 신체기능을 유지하기 위해서는 적정한 근력이 필요한데, 근력을 결정하는 중요 인자가 근육량 또는 골격근량이라는 것이다. 1998년 Baumgartner 등은 근감소증을 근육량 감소로 정의하고 골다공증 진단에 사용되던 T-score 개념을 도입하여 젊은 남녀 근육량의 −2 표준편차 이하를 근감소증으로 진단하였다.

이후 노인 코호트 연구 등을 포함한 근감소증 연구를 통해서 근육량보다 근력이 빨리 저하되며, 신체장애 및 사망의 발생에 근육량보다는 근력이 중요하다는 결과가 발표되기 시작하였다. 이러한 결과는 특히 여성 노인을 대상으로 한 연구에서 발견되면서 근감소증을 근육량 감소와 함께 수반되는 근력 감소를 포함한 개념으로 정립하게 되었다. 2010년 유럽 학자들이 주축이 된 European Working Group on Sarcopenia in Older People (EWGSOP)는 통일된 근감소증의 개념적 정의와 진단기준을 제시하려고 노력하였다. EWGSOP는 근감소증을 지속적이고, 전신적인 근육량 및 근력의 감소, 근육기능(신체수행능) 저하로 정의하였다. 이는 근력이 근육량에만 의존하는 것이 아니며, 근력과 근육량의 관계가 직선적인 상관관계를 나타내지 않기 때문이다. 따라서 근감소증

표 4-1 근감소증 정의의 연대적인 발전

	개념적 정의	개념적 정의에 기반한 실행적 정의		
		근육량 지표	근력 지표	근육기능 지표
Rosenberg (1989) Baumgartner (1998)	Muscle mass	ASM/height^2		
European Working Group on Sarcopenia in Older People (2010)	Muscle mass, strength and function	ASM/height^2	Grip strength	SPPB Gait speed
International Working Group on Sarcopenia (2011)	Muscle mass and function	ASM/height^2		Gait speed
FNIH sarcopenia project (2014)	Muscle mass and strength	ASM/BMI	Grip strength	
Asian Working Group for Sarcopenia (2014)	Muscle mass, strength and function	ASM/height^2	Grip strength	Gait speed
European Working Group on Sarcopenia in Older People 2 (2019)	Muscle strength, mass and function	ASM ASM/height^2	Grip strength Chair stand	Gait speed SPPB TUG 400 m walk test
Asian Working Group for Sarcopenia 2 (2020)	Muscle mass, strength and function	ASM/height^2	Grip strength	Gait speed Chair stand SPPB
Sarcopenia Definitions and Outcomes Consortium (2020)	Muscle strength and function		Grip strength	Gait speed
Global Leadership Initiative in Sarcopenia (2024)	Muscle mass, strength and muscle-specific strength			

ASM: appendicular skeletal muscle mass, SPPB: short physical performance battery, FNIH: Foundation for the National Institutes of Health, BMI: body mass index TUG: timed up and go

의 진단에는 근육량의 감소와 근력 감소 또는 근육기능 저하가 포함되어야 한다고 하였다(표 4-1).

또 근감소증의 단계를 근감소증 전단계(presarcopenia), 근감소증, 중증 근감소증의 3단계로 구별하였는데, 근감소증 전단계는 근육량의 감소는 있지만, 근력이나 근육기능에는 이상이 없는 단계이고, 근육량 감소만으로 발견될 수 있다고 했다. 근감소증은 근육량의 감소와 근력의 감소 또는 근육기능이 저하된 경우로 정의했고, 중증 근감소증은 근육량 및 근력 감소, 그리고 근육기능 또한 저하된 경우로 정의했다. 이후 Asian Working Group for Sarcopenia (AWGS) 등을 포함한 여러 학술 단체에서 근감소증의 개념적 정의에 근육량 감소를 기본으로 근력 감소 또는 근육기능 저하를 포함하였다.

2019년 EWGSOP는 근감소증의 개정 권고안(EWGSOP 2)을 발표하였는데, 처음 근감소증 권고안을 발표한 이후 10년간의 근감소증 연구를 통해서 새롭게 알게 된 지식을 반영하고자 하였다. 새로운 내용을 요약하면, ① 근감소증은 노화와 관련이 있고 노인에 흔한 질환이지만, 근감소증의 발생은 30~40대부터 시작되다는 것이다. 근감소증의 또 다른 발생 원인에는 노화 이외에 많은 기여 원인이 있다는 것이다. ② 근감소증은 근육 질환으로, 근력 감소가 주요 결정 요인으로서 근육량 감소보다 중요한 역할을 한다는 것이다. ③ 근감소증이 근육량 감소 및 근육질 저하와 관련이 있지만, 현재는 이와 관련된 측정법과 지표가 임상에서 활용되기보다는 연구목적에 주로 사용되고 있고, 근육량과 근육질은 정확하게 측정하는 것이 어렵다는 것이다. ④ 근감소증이 임상질환으로 질병코드를 가지고 있지만, 임상에서 흔히 간과되고 있고, 치료 또한 잘 이루어지지 않고 있다. 이는 근력, 근육량, 그리고 근육기능의 어떤 지표를 사용하고, 측정법, 진단기준점이 아직 통일되지 않았기 때문이다. 또 효율적인 진단과정과 치료법, 그리고 평가방법 등이 아직 모호하기 때문이다. EWGSOP 2에서는 근감소증의 개념적 정의를 근력 감소를 중심으로 근육량 감소 또는 근육기능 저하로 하였다.

AWGS도 2020년에 개정된 권고안을 발표하였는데, 근감소증의 개념적 정의를 이전과 같이 근육량 감소를 중심으로 근력 감소 또는 근육기능 저하로 하였다. 그러나 악력과 chair stand 검사로 초기 평가를 시행하여, 감소 또는 저하 소견이 있으면 'possible sarcopenia'로 진단하자고 하였다. 같은 해인 2020년, 미국국립보건원이 지원한 Sarcopenia Definitions and Outcomes Consortium (SDOC)에서는 근감소증의 개념적 정의를 근육량 감소를 제외한 근력 감소와 근육기능 저하로 하였다. SDOC는 역학연구, 임상시험, 코호트연구, 국가를 대표할 수 있는 인구기반연구 등을 통합하여 자료를 구축한 후 근감소증의 부정적인 건강결과와 연관된 요인분석을 시행하였다. 낮은 악력과 보행속도는 낙상, 골절, 신체장애, 사망 등 부정적인 건강결과와 독립적으로 연관이 있었지만, 근육량은 부정적인 건강결과와 연관성이 없었다. 따라서 SDOC은 근감소증의 개념적 정의에서 근육량을 제외하였다.

노인 인구의 급증과 함께, 노인에서 근감소증이 건강에 부정적 결과를 초래하며, 또 삶의 질에 미치는 영향 등이 심각한 사회적 문제로 부각되면서, 2016년 근감소증은 국제질병분류, 제10차 개정, 임상적 수정(ICD-10 CM)에서 M62.5 질환코드를 부여받았다. 국내에서는 2021년 개정된 한국표준질병분류(KCD-8)에 근감소증이 임상질환으로 등재되었다. 하지만 근감소증 지식의 비약적 발전에도 불구하고, 아직 임상에서 활용할 수 있는 세계적으로 통일된 근감소증의 정의가 없는 상태이다.

국제적으로 통일된 단일 근감소증의 정의가 없기 때문에 연구 및 임상에서 여러 문제가 존재하고 있다. ① 근감소증의 유병률 및 발생률, 원인과 결과에 대한 연구결과를 비교분석하기 어렵다.

표 4-2 KWGS에서 제안한 근감소증의 정의 및 진단기준

선별검사
SARC-F ≥4
Calf circumference: M <34 cm, F <33 cm
Finger ring test
Chair stand test: >10 s (5-time, standing position), >11 s (5-time, sitting position)
Handgrip strength: M <28 kg, F <18 kg
Gait speed (4-m or 6-m) <1.0 m/s
Timed up and go (TUG) ≥12 s

↓
Possible Sarcopenia
↓

	근육량(DXA)		근력(악력)		근육기능
근감소증	M <7.0 kg/m^2 F <5.4 kg/m^2	+	M <28 kg F <18 kg	or	SPPB ≤9 ------------------------- Gait speed <1.0 m/s TUG ≥ 12 s Chair stand >10 s (standing), 11 s (sitting)
중증 근감소증	근육량 감소	+	근력 감소	+	근육기능 저하

서로 다른 정의로 인해 유병률의 추정치가 매우 차이가 있고, 근감소증의 중요한 연구결과들의 차이를 식별할 수 없다. ② 근감소증의 통일된 정의가 없기 때문에 의료진이 노인 환자를 평가할 때 어떤 진단법을 사용해야 할지 또 어떻게 진단기준을 적용해야 하는지 불확실하여 근감소증의 임상적 적용이 부진하다. ③ 통일된 정의의 부족은 근감소증에 대한 진단과정 및 치료지침, 그리고 새로운 치료법의 개발을 어렵게 하고 있다. 이러한 문제를 해결하고자 전 세계를 대표할 수 있는 전문가 그룹인 Global Leadership Initiative in Sarcopenia (GLIS)가 구성되었다.

GLIS는 전 세계 107명의 전문가를 대상으로 통일된 근감소증의 개념적 정의를 결정하고자 델파이 방식을 통해서 의견수렴을 하였다. 이러한 방법으로 근감소증의 개념적 정의에 필요한 구성요소로 근육량, 근력, 근육특유근력(muscle-specific strength, muscle strength/muscle size)을 결정하였고, 근육기능(신체수행능)은 근감소증 정의의 구성요소보다는 근감소증의 결과로 보아야 한다는 것이다. GLIS는 근감소증의 개념적 정의만을 결정하였고, 실제 임상에 필요한 실행적 정의는 아직 정해지지 않았다.

국내에서도 대한근감소증학회, 대한골대사학회, 대한노인병학회를 중심으로 Korean Working Group on Sarcopenia (KWGS)를 구성하여 델파이 방법으로 근감소증의 정의를 결정하고자 하였다. 2023년 대한노인병학회지(Annals of Geriatric Medicine and Research)에 발표된 KWGS 근감

소증의 개념적 정의는 근육량 감소가 있으면서 근력 감소 또는 근육기능 저하로 하였다(표 4-2). 또 중증 근감소증은 근육량 감소, 근력 감소, 근육기능 저하가 모두 있는 것으로 정하였다. 근감소증으로 진단된 환자에서는 근감소증의 치료 및 예방을 위하여 노인포괄평가를 시행할 것을 권고하였다.

현재 국내에서는 근감소증 진단을 위해서는 KWGS에서 제시한 진단방법과 기준을 활용하면 된다. 근육기능을 평가하는 방법에서 KWGS는 SPPB을 우선 권장하였는데, SPPB는 보행 속도, 밸런스, chair stand 검사를 포함하고 있기 때문이다. 이 점을 제외하면 AWGS와 거의 같은 방법을 채택하고 있고, 진단기준도 동일하다. 아직 GLIS 권고안은 근감소증의 개념적 정의만 결정하였고, 진단에 필요한 진단방법 및 기준은 합의가 필요하다. 따라서 전 세계적으로 통일된 진단기준이 결정되기 전까지 KWGS의 권고안에 따라서 임상에 활용하면 될 것이다.

▶ 참고 문헌

1. Anker SD, Morley JE, von Haehling S. Welcome to the ICD-10 code for sarcopenia. J Cachexia Sarcopenia Muscle. 2016;7:512-4.
2. Baek JY, Jung HW, Kim KM, Kim M, Park CY, Lee KP, et al. Korean Working Group on Sarcopenia Guideline: Expert consensus on sarcopenia screening and diagnosis by the Korean Society of Sarcopenia, the Korean Society for Bone and Mineral Research, and the Korean Geriatrics Society. Ann Geriatr Med Res. 2023;27:9-21.
3. Baumgartner RN, Koehler KM, Gallagher D, Romero L, Heymsfield SB, Ross RR, et al. Epidemiology of sarcopenia among the elderly in New Mexico. Am J Epidemiol. 1998;147:755-63.
4. Bhasin S, Travison TG, Manini TM, Patel S, Pencina KM, Fielding RA, et al. Sarcopenia definition: the position statements of the sarcopenia definition and outcomes consortium. J Am Geriatr Soc. 2020;68:1410-8.
5. Cawthon PM, Manini T, Patel SM, Newman A, Travison T, Kiel DP, et al. Putative cut-points in sarcopenia components and incident adverse health outcomes: an SDOC analysis. J Am Geriatr Soc. 2020;68:1429-37.
6. Cesari M, Landi F, Vellas B, Bernabei R, Marzetti E. Sarcopenia and physical frailty: two sides of the same coin. Front Aging Neurosci. 2014;6:192.
7. Chen LK, Liu LK, Woo J, Assantachai P, Auyeung TW, Bahyah KS, et al. Sarcopenia in Asia: consensus report of the Asian Working Group for Sarcopenia. J Am Med Dir Assoc. 2014;15:95-101.
8. Chen LK, Woo J, Assantachai P, Auyeung TW, Chou MY, Iijima K, et al. Asian Working Group for Sarcopenia: 2019 consensus update on sarcopenia diagnosis and treatment. J Am Med Dir Assoc. 2020;21:300-7.e2.
9. Cruz-Jentoft AJ, Baeyens JP, Bauer JM, Boirie Y, Cederholm T, Landi F, et al. European Working

Group on Sarcopenia in Older People. Sarcopenia: European consensus on definition and diagnosis. Report of the European Working Group on Sarcopenia in Older People. Age Ageing. 2010;39:412–23.

10. Cruz–Jentoft AJ, Bahat G, Bauer J, Boirie Y, Bruyere O, Cederholm T, et al. Sarcopenia: revised European consensus on definition and diagnosis. Age Ageing. 2019;48:16–31.
11. Cruz–Jentoft AJ, Sayer AA. Sarcopenia. Lancet. 2019;393:2636–46.
12. Fielding RA, Vellas B, Evans WJ, Bhasin S, Morley JE, Newman AB, et al. Sarcopenia: an undiagnosed condition in older adults. Current consensus definition: prevalence, etiology, and consequences. International working group on sarcopenia. J Am Med Dir Assoc. 2011;12:249–56.
13. Fried LP, Tangen CM, Walston J, Newman AB, Hirsch C, Gottdiener J, et al. Frailty in older adults: evidence for a phenotype. J Gerontol A Biol Sci Med Sci. 2001;56:M146–56.
14. Jang HC. How to diagnose sarcopenia in Korean older adults? Ann Geriatr Med Res. 2018;22:73–9.
15. Kim JH, Lim S, Choi SH, Kim KM, Yoon JW, Kim KW, et al. Sarcopenia: an independent predictor of mortality in community–dwelling older Korean men. J Gerontol A Biol Sci Med Sci. 2014;69:1244–52.
16. Kim KE, Jang SN, Lim S, Park YJ, Paik NJ, Kim KW, et al. Relationship between muscle mass and physical performance: is it the same in older adults with weak muscle strength? Age Ageing. 2012;41:799–803.
17. Kim KM, Jang HC, Lim S. Differences among skeletal muscle mass indices derived from height–, weight–, and body mass index–adjusted models in assessing sarcopenia. Korean J Intern Med. 2016;31:643–50.
18. Kim YH, Kim KI, Paik NJ, Kim KW, Jang HC, Lim JY. Muscle strength: a better index of low physical performance than muscle mass in older adults. Geriatr Gerontol Int. 2016;16:577–85.
19. Kirk B, Cawthon PM, Arai H, Ávila–Funes JA, Barazzoni R, Bhasin S, et al. The conceptual definition of sarcopenia: Delphi consensus from the Global Leadership Initiative in Sarcopenia. Age Ageing. 2024;53:afae052.
20. Lee YL, Lee BH, Lee SY. Handgrip strength in the Korean population: normative data and cutoff values. Ann Geriatr Med Res. 2019;23:183–9.
21. McLean RR, Shardell MD, Alley DE, Cawthon PM, Fragala MS, Harris TB, et al. Criteria for clinically relevant weakness and low lean mass and their longitudinal association with incident mobility impairment and mortality: the foundation for the National Institutes of Health (FNIH) sarcopenia project. J Gerontol A Biol Sci Med Sci. 2014;69:576–83.
22. Newman AB, Haggerty CL, Goodpaster B, Harris T, Kritchevsky S, Nevitt M, et al. Strength and muscle quality in a well–functioning cohort of older adults: the Health, Aging and Body Composition Study. J Am Geriatr Soc. 2003;51:323–30.
23. Newman AB, Kupelian V, Visser M, Simonsick EM, Goodpaster BH, Kritchevsky SB, et al. Strength, but not muscle mass, is associated with mortality in the Health, Aging and Body Composition Study cohort. J Gerontol A Biol Sci Med Sci. 2006;61:72–7.

24. Studenski SA, Peters KW, Alley DE, Cawthon PM, McLean RR, Harris TB, et al. The FNIH sarcopenia project: rationale, study description, conference recommendations, and final estimates. J Gerontol A Biol Sci Med Sci. 2014;69:547–58.
25. Studenski S, Perera S, Patel K, Rosano C, Faulkner K, Inzitari M, et al. Gait speed and survival in older adults. JAMA. 2011;305:50–8.

CHAPTER 5

근감소증의 병태생리

Pathophysiology of Sarcopenia

류혜진 · 최경묵(고려의대)

1 서론

근감소증은 근육 위축(atrophy)의 대표적인 형태로 쇠약(frailty), 신체기능 저하 및 의존성, 낙상 및 사망률 증가와 같은 부정적인 건강결과(health outcome)를 초래하게 된다. 일차적으로 연령의 증가에 따라 나타나게 되지만 과거의 여러 연구들에서 근감소증에 대한 다양한 원인과 위험 인자들에 대하여 보고하고 있다. 여러 위험 인자들의 상호작용과 유전적 배경, 식이 및 운동 등 생활 습관의 차이에 따라 근감소증의 진행 속도와 심각도는 개인별로 상당히 다른 것으로 알려진다.

2 근감소증의 원인 인자 및 기전

근감소증은 근육 단백의 합성 속도보다 분해 속도가 빠르기 때문에 나타나는 현상으로, 노화에 따른 근육 세포 자체의 내부적 원인과 외부적 환경 요인의 복합적 상호작용을 기반으로 발생한다(그림 5-1). 노화에 따라 근섬유의 재생과 성장을 담당하는 줄기세포인 근육 위성세포(satellite cell)의 절대 수 감소로 근육 단백 합성은 줄어드는 반면, 근육 세포의 자가포식(autophagy) 기전 장애, 노화로 인한 호르몬 변화(테스토스테론, 성장호르몬 및 insulin like growth factor-1 감소) 및 염증성 사이토카인, 산화스트레스의 증가로 근육 단백 분해 속도는 가속화되는 것이 근육 손실 초래의 주요한 기전이다. 또한, 노화에 따른 신경근 접합부(neuromuscular junction)의 기능 이상은 근육 수축 기능의 효율성을 감소시킨다. 노인에서 발생하기 쉬운 영양 결핍(단백질 섭취 부

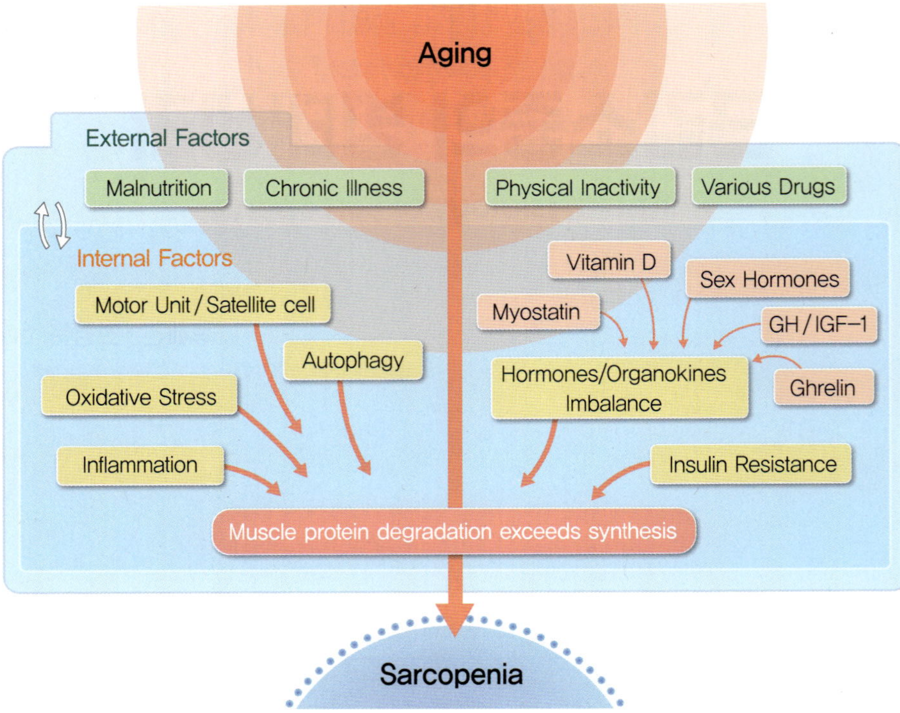

그림 5-1 **근감소증의 위험 인자들 및 병태생리**

족, 비타민 D 결핍), 신체 활동 저하, 동반되어 있는 만성 질환, 복용하고 있는 다양한 약제들은 이러한 근육 단백의 합성과 분해 속도의 불균형을 악화시키는 주요한 외부적 요인으로 작용한다.

1) 호르몬의 불균형(Hormonal imbalance)

연령 증가에 따른 호르몬의 불균형은 대표적인 근감소증의 원인으로 꼽힌다. 특히 성장호르몬, 테스토스테론, 에스트로겐 등은 근육량(muscle mass) 및 근육력(muscle strength)과 밀접한 연관성을 보인다. 이러한 호르몬들은 동화(anabolic) 작용 및 이화(catabolic) 작용을 조절하여 근감소증에 직접적인 영향을 주는 것과 동시에 전염증성 사이토카인(proinflammatory cytokine)과도 상호 연관작용을 통하여 근감소증에 간접적인 영향을 미치게 된다.

(1) 테스토스테론(Testosterone)

테스토스테론은 골격근에서 단백질 합성을 증가시키는 핵심적인 동화호르몬으로 근육량과 체성분을 적절하게 유지하는데 중요한 작용을 하며 테스토스테론의 결핍은 근감소증 및 비만과 연관된다. 테스토스테론은 혈중에서 주로 알부민, 성호르몬 결합 글로불린(sex hormone binding globulin) 또는 자유 형태(free form)로 혈중에 순환하며 골격근세포의 재생(regeneration)과 비대(hypertrophy)를 유도하고 근육의 분해를 억제한다. 근래 연구들은 테스토스테론이 다양한 신호경로(signaling pathway)를 통하여 작용을 나타내며 동화작용의 핵심적인 조절자인 mammalian target of rapamycin (mTOR)를 활성화하는 것으로 보고하고 있다. 반대로 테스토스테론의 감소는 복부비만(visceral obesity)의 증가를 매개한 종양괴사인자−α (tumor necrosis factor−α, TNF−α), 인터류킨−6 (interleukin−6, IL−6) 등의 증가를 통하여 골격근의 이화작용을 유발한다.

테스토스테론은 중년 이후 연 1~2%씩 감소하는 것으로 보고되었으며 여성에서도 혈중 테스토스테론 농도가 감소한다. 여러 연구들에서 혈중 테스토스테론 농도의 감소는 근육량과 근육력의 감소와 연관되는 것으로 관찰하였으며 또한 낙상의 위험을 증가시키는 것도 발견하였다. 최근의 메타 분석은 테스토스테론 투여가 중년의 남성에서 근육량과 근육력을 증가시키는 것을 발견하였으나 신체 수행(physical performance) 결과는 일관적이지 않았다. 65세 이상의 동반질환들(comorbidities)을 가진 노인을 대상으로 안드로겐 대치요법을 시행한 대규모 임상연구는 테스토스테론 투여군에서 근육력의 향상을 보였으나 심혈관 합병증의 증가로 조기 종료된 바 있다. 일부 연구들에서 테스토스테론 치료가 심혈관질환 발생을 증가시킨다고 보고하였으나 현재 이에 대한 증거들은 확실치 않으며 대규모 무작위 대조군 연구가 필요하다. 테스토스테론의 이상적인 투여방법(근육주사, 경구, 경피)에 대해서도 아직 확립되지 않은 상태이다.

선택적 안드로겐 수용체 조정자(selective androgen receptor modulator, SARM)는 인조 남성호르몬 조정자(synthetic androgen modulator)로 근골격계에서는 작용제(agonist)로 작용하고 전립선이나 정낭(seminal vesicle) 등에는 부분적 작용제(partial agonist)로 효과를 나타낸다. 일부 초기 연구들에서 근육량의 증가 또는 신체 수행의 개선을 보인 것으로 보고되었으나 향후 좀 더 장기간의 대규모 연구가 필요한 상태이다.

(2) 에스트로겐(Estrogen)

에스트로겐은 주로 난소에서 생성되어 에스트로겐 수용체를 통하여 근육과 골격을 직접 및 간접적으로 조절하는 성호르몬이다. 여성은 폐경기를 거치면서 급격한 에스트로겐의 감소를 나타내는데 이러한 에스트로겐의 결핍은 테스토스테론의 효과처럼 근육량 및 근육력의 감소와 연관된다. 그러나 낮은 농도의 혈중 테스토스테론이 노쇠에 미치는 영향에 비해 혈중 에스트로겐의 임상적 기전과 효과는 상대적으로 잘 알려져 있지 않다. 일부 연구는 에스트로겐이 미토콘드리아와 상호작용하면서 에스트로겐 수용체를 통하여 단백질 대사에 관여하는 것으로 제시하였다. 또한 에스트로겐은 근육 위성세포의 분화(differentiation)와 증식(proliferation)을 자극하여 근육량과 근육력을 증가시킨다.

여성에서 폐경기 이후 에스트로겐 대치 요법은 골격근의 감소를 일부 예방하면서 지방량을 감소시키는 것으로 보고되었다. 또한 과거의 무작위 대조군 임상 연구들을 포함한 메타 분석에서도 폐경기 이후 여성을 대상으로 에스트로겐 대치 요법을 시행하였을 때 비교적 작지만 유의한 근육력의 증가를 보인 것으로 분석되었다. 하지만 다른 연구들에서는 에스트로겐이 폐경기 여성들에서 유의한 근육량과 근육력에 영향을 주지 못한 것으로 나타나 일관되지 않은 결과를 보였다. 또한 장기간 투여 시 유익성/위험성에 대한 평가와 안전성에 대한 고려가 필요하다.

(3) 성장호르몬(Growth hormone)과 insulin like growth factor-1 (IGF-1)

성장호르몬과 IGF-1은 강력한 동화 호르몬이며 세포의 증식과 비대를 유도한다. 성장호르몬은 성장호르몬 수용체를 통하여 다양한 신호전달경로를 자극하며 동시에 간에서 생성되는 IGF-1을 하위경로로 하여 작용을 나타낸다. IGF-1은 IGF-1 수용체와 결합하여 PI3K/AKT 및 mTORC1을 활성화하고 S6K와 4EBP 경로를 통하여 단백질의 합성을 증가시켜서 골격근의 성장을 유도한다. 또한 forkhead box O (FoxO)의 핵내 전위(translocation)을 저해하고 핵심적인 ubiquitin ligase인 atrogin-1과 muscle ring finger protein-1 (MuRF1)의 전사(transcription)를 억제하여 단백질 분해에서 보호한다. FoxO는 ubiquitin-proteasome 시스템을 매개한 단백질 분해를 유발하여 근육량을 조절하며 근감소증 발생에 중요한 역할을 한다. IGF-1은 골격근에서 위성세포의 분화와 증식을 자극하여 단백질 생성을 촉진하며 근육의 성장과 손상 복구에 중추적인 역할을 담당한다. 연령이 증가함에 따라 성장호르몬/IGF-1는 점진적인 혈중 농도의 감소를 보인다. 근감소증을 가진 노인에서 혈중 성장호르몬 및 IGF-1의 감소가 보고되었으며 낮은 IGF-1 농도는 근육량, 악력(handgrip strength) 및 신체 수행능력의 저하와 연관된다.

그러나 근감소증을 가진 노인인구에서 장기적인 성장호르몬 투여의 효과와 안전성은 아직 불분명하다. 18개의 무작위 대조군 임상연구들을 포함한 메타 분석에서 성장호르몬 투여는 유의한 근육량의 증가를 보였으나 당뇨/공복혈당장애, 부종, 관절통 및 여성형 유방(gynecomastia) 등 상당한 빈도의 부작용으로 높은 탈락률(drop-out rates)을 나타냈다.

(4) 그렐린(Ghrelin)

그렐린은 위장에서 생성되는 펩티드(peptide) 호르몬으로 시상하부에 작용하여 식욕을 촉진시키고 포도당 및 에너지 대사를 조절하는 것으로 알려진다. 또한 염증을 억제하고 성장호르몬/IGF-1을 촉진하여 근육량을 증가시키는 효과가 동물실험을 통해 보고되었다. 근감소증을 동반한 노인군은 대조군에 비해 혈중 그렐린 농도가 유의하게 낮았다.

그렐린 유사제(mimetics)를 사용한 연구들이 시도되고 있는데 동물실험에서 anamorelin 투여는 성장호르몬 증가와 더불어 식이 섭취 및 체중 증가를 보였다. Capromorelin을 노인 근감소증 환자에서 장기간 투여한 연구는 마른체중(lean body mass)의 증가와 함께 근육기능의 향상을 가져왔다. 일반적으로 그렐린과 그렐린 수용체 작용제들은 식이 섭취를 증가시키고 근육의 동화작용을 촉진하므로 근감소증 치료제로서 향후 기대되고 있으나 보다 대규모의 장기간 연구로 유효한 효과와 안전성을 입증할 필요가 있다.

(5) 비타민 D (Vitamin D)

과거 비타민 D는 골 대사의 조절인자로만 알려져 왔으나 최근 연구들은 비타민 D의 다표현형 발현(pleiotropic) 효과에 대한 다양한 연구결과를 보고하고 있다. 비타민 D는 근육섬유를 자극하여 증식과 분화를 유도한다. 반대로 비타민 D의 결핍은 단백질 분해를 촉진하며 근육과 뼈에 부정적인 영향을 나타낸다.

과거의 역학 연구들은 비타민 D 농도와 근육력 및 수행능력과의 상관관계를 보고하였다. 국내에서 실시된 국민건강영양조사(Korean National Health and Nutrition Examination) 자료를 바탕으로 한 횡단 연구에서 혈중 25(OH)D의 감소는 근감소증의 위험도 증가와 연관되었다. 또한 비타민 D는 근감소증의 발생, 고관절 골절 및 전체 사망률을 예측하는 표지자로 알려져 있다.

비타민 D의 투여 효과를 보기 위한 무작위 대조군 임상연구들이 시도되었는데 비타민 D가 근감소증에 미치는 단독 효과를 보여주는 메타분석은 제한적이며 근육 건강에 미치는 분석들은 일치하지 않는 결과를 나타냈다. 근래 발표된 the Do−Health 연구는 70세 이상 2,157명을 대상으로 한 대규모 무작위 대조군 임상연구로 비타민 D 단독요법이 신체 수행능력에 유의한 효과를 보여주지 못하였다.

2) 인슐린저항성(Insulin resistance)

골격근은 성인에서 마른체중의 약 40~50%를 차지하는 체내 최대의 인슐린자극 포도당처리(insulin stimulated glucose disposal) 기관이며 포도당 및 에너지 대사에 핵심적인 역할을 담당한다. 인슐린은 대표적인 동화호르몬으로 단백질 합성을 촉진하며 인슐린 저항성이 발생하면 근육생성을 저해하게 된다. 인슐린은 인슐린 수용체와 결합한 후 insulin receptor substrate 1 (IRS1)을 동원하여 phosphatidylinositol 3−kinase (PI3K)를 활성화한다. PI3K는 protein kinase B (PKB)/AKT의 인산화(phosphorylation)를 유도하여 mTORC1을 활성화하면서 단백질 합성을 촉진한다. 인슐린 저항성은 ubiquitin−proteasome 시스템을 자극하여 단백질 분해를 촉진하고 mTOR 경로를 억제하여 단백질 합성을 방해하며 결과적으로 근육량과 근육력의 감소를 유발한다.

AMP–activated protein kinase (AMPK)는 에너지 항상성(homeostasis)을 조절하는 세포 내 에너지 센서로서 AMP:ATP의 상대적 증가에 의해 자극되어 골격근으로 포도당 흡수와 지방산 산화를 유도하게 된다. 또한 AMPK는 PPAR coactivator–1α (PGC–1α)와 silent mating–type information regulator 2 homolog 1 (SIRT1)과 연관하여 운동의 긍정적 효과를 매개하는 것으로 알려져 있다. PGC–1α는 미토콘드리아의 생성을 촉진하고 반응산소종(reactive oxygen species)을 감소시키며 근육세포내지방(intramyocellular lipid, IMCL)을 호전시킨다. PGC–1α의 활성화는 새로운 마이오카인인 Irisin의 분비를 증가시켜서 인슐린 저항성을 개선하고 지방조직의 갈색지방화(browning)를 유도하며 비만을 감소시키는 효과가 발표되었다. Irisin은 또한 산화 스트레스를 줄이고 전염증성 사이토카인들의 생성을 감소시켜 근육 단백질 생성을 촉진한다. AMPK는 대사조절에 우호적인 아디포카인(adipokine)인 아디포넥틴(adiponectin)의 인슐린 저항성 개선 효과를 부분적으로 매개한다.

노령화로 인한 인슐린 저항성은 제2형 당뇨병, 대사증후군 등 만성 심대사질환들의 원인이 될 뿐만 아니라 근감소증을 유발하는 기전으로 제시된다. 내장지방의 축적은 골격근, 간, 심장 및 췌장 등 장기들의 세포내 지방축적과 흔히 동반된다. 근육세포내지방과 근육의 인슐린 저항성과의 밀접한 상관관계는 잘 알려져 있으며 전향적 연구에서 노령화에 따라 관찰되는 점진적인 근육량의 감소는 근육세포내지방의 증가와 상관관계를 나타냈다. 특히 지방의 대표적인 저장형태인 triacylglycerol의 유도체(derivatives)인 diacylglycerol (DAG), ceramide 등이 인슐린 전달경로에 영향을 미쳐 인슐린 저항성을 유발하는 것으로 알려져 있다. DAG의 세포내 축적은 protein kinase C (PKC) 활성화와 연관하여 근육에서 인슐린 저항성 발생과 이어진다. 포화지방 섭취 증가로 인한 ceramide의 합성 증가는 인슐린 저항성 및 근감소성 비만의 발생과 연관된다. 고지방식이로 유도된 미토콘드리아의 기능장애는 근육세포내지방의 증가를 유발한다. 근래 근감소형 비만(sarcopenic obesity)이 점차 많은 관심을 모으고 있는데 근감소증 단독에 비해 보다 심각한 건강 유해 효과를 유발하며 특히 인슐린 저항성과 밀접한 연관을 보인다.

국내에서 실시된 Korean Sarcopenic Obesity Study (KSOS) 연구에서 제2형 당뇨병 환자는 근감소증의 위험도가 유의하게 증가하는 것으로 보고하였는데 이러한 결과는 다른 연구들에서도 확인되었다. 당뇨병은 고혈당, 인슐린 저항성 및 염증의 증가, advanced glycation endproduct (AGE) 및 당뇨합병증들과 연관하여 근육량과 근육력 감소를 악화시킬 수 있는 것으로 추정된다. 최근의 메타분석에서도 당뇨병 환자에서 근감소증의 유병률이 증가하며 연령, HbA1c, 복부 비만, 당뇨병성 신증, 당뇨 유병기간 및 high–sensitive C–reactive protein (hsCRP) 등이 가능한 위험인자들로 분석되었다.

3) 염증(Inflammation)

만성적인 염증상태(chronic inflammation)는 노령화 과정의 특징적인 소견으로 근감소증의 핵심적인 결정자이며 근래 'inflammaging'으로 지칭된다. 지방조직과 근육조직은 각각 아디포카인과 마이오카인의 분비를 통하여 내분비적으로 연결되어 상호작용을 나타낸다. 복부 비만은 무증상염증(subclinical inflammation) 상태로 확립되고 있으며 지방조직 내 염증성 세포, 특히 대식세포의 침투(infiltration)로 특징지어진다. 비만은 지방조직에서 M1-type 대식세포의 축적을 가져오며 이에 비해 M2-type 대식세포는 상대적으로 감소하는 특징을 보인다. 포화지방산(saturated fatty acid, SFA)의 과도한 섭취는 염증성 대식세포를 활성화하며 근섬유에서 인슐린 저항성을 유발한다. 골격근의 염증은 대표적인 염증관련 전사인자(transcription factor)인 nuclear factor κB (NFκB)의 활성화를 특징으로 한다. 동물 실험에서 NFκB 경로의 만성적인 활성화는 근육의 위축(atrophy)를 가져오는 것으로 보고되었다. NFκB는 염증, 면역 반응 및 세포자멸사(apoptosis)에 관여하여 단백질 분해를 유발한다. 고령화에 따른 NFκB의 만성적인 활성화는 ubiquitin-proteasome 시스템의 자극을 통한 근육 감소를 유발하며 위성세포를 억제하여 근육의 재생과 성장을 저해한다. 적절한 운동은 NFκB의 활성화를 억제함으로써 근육 감소를 예방한다.

노령화 과정에서 증가된 염증을 반영하는 사이토카인인 TNF-α와 IL-6는 근감소증을 유발하는데 중요한 역할을 하는 것으로 보이며 근감소증 환자에서 TNF-α와 IL-6가 모두 증가되는 것이 보고되었다. TNF-α와 IL-6은 동화호르몬 IGF-1을 감소시키고 인슐린 저항성을 증가시켜 이화상태로 유도한다. TNF-α와 IL-6는 NFκB와 signal transducer and activator of transcription-3 (STAT3) 경로를 자극하여 염증을 유발하는 유전자들의 발현을 자극한다. NFκB는 근육 감소와 연관된 대표적인 신호전달경로의 하나로 항염증 사이토카인인 IL-10의 결핍은 NFκB로 유도되는 염증의 발현을 악화시킨다. 세포자멸사는 노화관련질환에서 중요한 역할을 하는 조절된 형태의 세포사(cell death)인데 TNF-α는 TNF-α 수용체와 결합하여 Fas-associated death domain (FADD)를 통하여 caspase를 활성화하여 세포자멸사를 유발한다. 근래 연구들은 IL-6가 항염증과 염증 유도 작용을 동시에 보이는 다기능 사이토카인으로 기술하고 있다. 운동 후 근육에서 급격하게 발현이 증대되고 혈중으로 다량 분비되는 IL-6는 대표적인 항염증 마이오카인으로서 운동으로 인한 긍정적인 전신효과를 일정부분 매개하는 것으로 제시된다. IL-6는 지방조직에서 지방분해를 유도하며 간에서 포도당신합성(gluconeogenesis)를 촉진하는 등 골격근에서의 작용 외에도 원격 장기들을 통한 대사조절 작용을 나타낸다. 노인 인구에서 비교적 낮은 농도로 지속적인 증가를 보이는 IL-6는 2형 당뇨병, 대사증후군 등 만성 대사질환들 및 근육 위축과 연관된다.

4) 산화 스트레스(Oxidative stress)

연령이 증가하면 산화 스트레스가 증가하게 되며 노령화와 연관된 다양한 질환들과의 연관성이 알려져 있다. 산화 스트레스로 인한 손상은 노령화에 따른 근육을 포함한 다양한 조직의 기능 장애와 연관된다. 연령 증가와 산화 스트레스로 인한 손상의 연관 관계는 반응산소종과 반응질소종의 생산 증가 및 항산화 효과의 감소로 설명된다. 근육수축 활동 동안 생성되는 반응산소종과 산화질소(nitric oxide)는 산화환원을 조절하는 전사인자들인 NFκB, AP−1 (activator protein−1) 등의 활성화를 매개하여 작용한다. 또한 산화 스트레스는 연령 증가에 따른 위성세포의 기능 장애에 중요한 역할을 함으로써 근육 손상 후의 복구를 어렵게 한다. 이외에도 산화 스트레스는 Akt/mTOR 경로를 조절하여 단백질 생산을 억제하고 근육 위축을 유도한다.

미토콘드리아의 기능 장애는 연령 증가에 따라 흔히 관찰이 되는데 비효율적인 에너지 생산 및 항산화 능력의 감소와 관련하여 근감소증 및 노쇠의 주요한 발병기전으로 제시된다. 노령화 근육에서 미토콘드리아의 반응산소종 생성이 증가되며 이는 미토콘드리아의 산화 손상 및 기능 장애와 연관된다. 미토콘드리아의 항상성 조절(homeostasis control)은 근육 손상을 예방하는데 필수적이다. 이를 위하여 손상된 미토콘드리아는 mitophagy (mitochondrial autophagy)를 통해 제거되어야 하며 손상된 미토콘드리아가 축적될 경우 근감소증과 연관된다. 반응산소종에 의한 산화 손상 및 산화 청소(oxidant scavenging) 능력의 감소는 미토콘드리아 DNA (mtDNA)의 돌연변이(mutation)를 유발하며 근세포에서 세포자멸사를 촉진한다. 일부 연구에서 항산화제가 산화 스트레스를 감소시키고 미토콘드리아의 기능을 회복시키면서 근감소증을 호전시켰다는 보고가 있었다. 여러 연구들에서 적절한 운동을 통해 골격근에서 미토콘드리아의 기능을 개선할 수 있는 것으로 보고하였다. 운동은 미토콘드리아의 기능 및 생합성의 핵심적인 조절자인 PGC−1α를 자극하여 근감소증에 우호적인 효과를 보이는 것으로 보인다. 비활동(inactivity), 비만 및 과도한 칼로리 섭취는 PGC−1α를 억제하며 연령의 증가에 따른 PGC−1α 감소는 미토콘드리아의 생합성 감소로 이어질 수 있다.

5) 운동단위(Motor unit) 리모델링과 위성세포(Satellite cell)

운동단위는 근세포에 신경이 분포된 운동 신경원(motor neuron)으로 정의되는데 근감소증의 진행 과정은 운동단위의 감소와 연관되며 골격근의 기능적 저하와 근육 위축을 유발한다. 운동신경세포는 연령이 증가하면서 점차 감소하여 뇌에서 근육으로 보내지는 신호 전달에 상대적인 장애를 가져오게 된다. 늙은 설치류와 노인에서 노령화에 따른 근섬유의 감소가 골격근에 분포되는 운동 신경의 축삭(axon)의 감소와 비례하는 것이 보고되었다.

위성세포는 근육의 줄기세포(stem cell)로서 운동이나 손상에 의해서 자극되어 분화되면서 근섬유의 생성, 복구 및 비대에 결정적인 역할을 하게 된다. 위성세포의 감소 또는 장애는 근육의 재생을 저해하고 근감소증으로 이어진다. 연령이 증가하면서 근육은 분화 능력이 저해된 더 적은 숫자의 위성세포를 가진다는 보고가 있으며 이는 노령 근육이 재생이 잘 안되는 주요한 원인이 될 가능성이 있다. 비만과 과도한 산화 스트레스는 근육 위성세포에 해로운 영향을 주어서 증식 및 재생 능력을 저해한다.

6) 오토파지(Autophagy)

오토파지는 중요한 세포 자기방어 기전으로 기능장애를 보이거나 손상을 받은 소기관(organelles)를 청소하는 분해 경로이다. 적절한 오토파지의 조절이 골격근의 근육량과 신체기능 유지에 중요한 역할을 하는 것으로 알려져 있으며 오토파지의 장애가 나타날 때 근감소증과 연관된다. 과도한 오토파지는 단백질 분해로 인한 골격근의 감소로 이어지며 적절한 오토파지의 활성화는 프로테오솜, 리소솜 및 마이오스타틴 등을 포함한 다양한 경로를 통해 유발되는 골격근의 감소를 억제하고 세포 항상성을 유지하기 위하여 필요하다.

오토파지는 위성세포의 재성 능력을 조절하는데 중요한 역할을 하고 있으며 오토파지의 장애는 위성세포의 기능저하, 미토콘드리아의 손상 및 세포내 항상성의 이상을 초래한다. 증가된 산화 스트레스는 atrogin−1 및 마이오스타틴의 발현을 자극하여 근관(myotube)의 형성을 저해하며 적절한 오토파지는 근감소증의 병인으로 알려진 산화 스트레스를 호전시킨다. 오토파지는 NOD−like receptor protein (NLRP)3 인플라마좀(inflammasome)의 생성을 억제하며 NFκB 신호경로를 통한 염증성 사이토카인의 발현을 감소시킨다. 이에 따라 전신적인 염증을 감소시키며 대장의 미생물총(microbiota)의 구성과 기능을 회복시켜서 근감소증에 보호 작용을 나타낸다.

다양한 저항성 및 지구력 운동을 통해 골격근에서 적절한 오토파지가 유도될 수 있으며 오토파지는 운동에 대한 골격근의 적응 과정에서 중요한 역할을 하는 것으로 보인다. 영양실조(malnutrition) 없는 열량 제한(caloric restriction)은 노령화로 인한 오토파지 장애를 예방하는데 도움이 되는 것으로 보고된다. 근감소증의 병인론과 치료에 관한 오토파지의 역할에 대한 추가적인 연구가 향후 주목된다.

7) 마이오스타틴(Myostatin)

Growth/differentiation factor (GDF)−8으로도 알려진 마이오스타틴은 transforming growth factor−β (TGF−β) 패밀리에 속하는데 주로 골격근에서 발현한다. 마이오스타틴은 근육의 성장과 분화를 억제하는 강력한 조절자로 알려져 있다. 마이오스타틴은 수용체인 activin receptor type IIb (ActRIIB)와 결합하여 small mothers against decapentaplegic 2/3 (SMAD2/3) 전사인자들의 인산화를 매개하며 SMAD4와 복합체를 형성하여 결과적으로 근육모세포(myoblast)의 분화와 증식을 억제하게 된다. 마이오스타틴은 PI3K/Akt 신호경로를 조절하여 mTOR 경로를 통한 근육 비대를 억제하고 FoxO 경로를 통하여 근육 분해를 조장한다. 또한 ubiquitin–proteasome 시스템과 오토파지를 통하여 단백질 분해를 자극하여 근육 소모를 유발한다. 마이오스타틴 유전자를 차단한 생쥐와 유전적 변종으로 마이오스타틴의 기능 소실이 있는 동물에서 근세포의 증식과 비대를 통하여 근육량이 극적으로 증가되는 것이 보고되었다. 유산소 또는 저항성 운동은 골격근에서 마이오스타틴 mRNA 발현 및 혈중 마이오스타틴 농도를 감소시킨다. Bimagrumab은 ActRIIB에 대한 단클론(monoclonal) 항체로 마이오스타틴의 작용을 억제하며 근육 비대를 유도하는 것으로 보고되었다.

3 결론

근감소증은 노화 및 만성질환과 연관되어 염증, 대사 이상, 호르몬 변화 등 다양한 병태생리적 요인들의 상호 작용으로 근육 단백질 대사의 불균형과 기능적 손실이 초래되는 질환이다. 특히 최근에는 미토콘드리아 기능 저하와 유전자 조절 기전의 역할이 핵심 병리기전으로 추가되고 있으며, myostatin, IGF–1, AMPK 및 mTOR 경로와 같은 주요 분자적 표적이 규명되어 근감소증에 대한 새로운 치료 가능성을 제시하고 있다. 이러한 근감소증 병리기전에 대한 통합적 이해는 새로운 치료 표적 개발과 예방 전략 수립을 가능하게 할 것이다.

▶ 참고 문헌

1. Angulo J, El Assar M, Rodriguez–Manas L. Frailty and sarcopenia as the basis for the phenotypic manifestation of chronic diseases in older adults. Mol Aspects Med. 2016;50:1–32.
2. Argilés JM, Busquets S, Stemmler B, López–Soriano FJ. Cachexia and sarcopenia: mechanisms and potential targets for intervention. Curr Opin Pharmacol. 2015;22:100–6.
3. Aslam MA, Ma EB, Huh JY. Pathophysiology of sarcopenia: genetic factors and their interplay with environmental factors. Metabolism. 2023;149:155711.
4. Axelrod C, Dantas WS, Kirwan JP. Sarcopenic obesity: emerging mechanisms and therapeutic potential. Metabolism. 2023;146:155639.
5. Basualto–Alarcón C, Varela D, Duran J, Maass R, Estrada M. Sarcopenia and androgens: a link

between pathology and treatment. Front Endocrinol. 2014;5:217.

6. Choi KM. Sarcopenia and sarcopenic obesity. Korean J Intern Med. 2016;31:1054–60.
7. Cleasby ME, Jamieson PM, Atherton PJ. Insulin resistance and sarcopenia: mechanistic links between common co-morbidities. J Endocrinol. 2016;229:R67–81.
8. Dhillon RJ, Hasni S. Pathogenesis and management of sarcopenia. Clin Geriatr Med. 2017;33:17–26.
9. Drescher C, Knishi M, Ebner N. Loss of muscle mass: current development in cachexia and sarcopenia focused on biomarkers and treatment. Int J Cardiol. 2016;202:766–72.
10. Fan J, Kou X, Jia S, Yang X, Yang Y, Chen N. Autophagy as a potential target for sarcopenia. J Cell Physiol. 2016;231:1450–9.
11. Feng L, Gao Q, Hu K, Wu M, Wang Z, Chen F, et al. Prevalence and risk factors of sarcopenia in patients with diabetes: a meta-analysis. J Clin Endocrinol Metab. 2022;107:1470–83.
12. Huang LT, Wang JH. The therapeutic intervention of sex steroid hormones for sarcopenia. Front Med. 2021;8:739251.
13. Jackson MJ. Reactive oxygen species in sarcopenia: should we focus on excess oxidative damage or defective redox signaling? Mol Aspects Med. 2016;50:33–40.
14. Jang HC. Sarcopenia, frailty, and diabetes in older adults. Diabetes Metab J. 2016;40:182–9.
15. Kim TN, Choi KM. The implications of sarcopenia and sarcopenic obesity on cardiometabolic disease. J Cell Biochem. 2015;116:1171–8.
16. Kob R, Bollheimer LC, Bertsch T, Fellner C, Djukic M, Sieber CC, et al. Sarcopenic obesity: molecular clues to a better understanding of its pathogenesis? Biogerontology. 2015;16:15–29.
17. Liu D, Wang S, Liu S, Wang Q, Che X, Wu G. Frontiers in sarcopenia: advancements in diagnostics, molecular mechanisms, and therapeutic strategies. Mol Aspects Med. 2024;97:101270.
18. Liu ZJ, Zhu CF. Causal relationship between insulin resistance and sarcopenia. Diabetol Metab Syndr. 2023;15:46.
19. Lu L, Tian L. Postmenopausal osteoporosis coexisting with sarcopenia: the role and mechanisms of estrogen. J Endocrinol. 2023;239:e230116.
20. Mellen RH, Girotto OS, Marques EB, Laurindo LF, Grippa PC, Mendes CG, et al. Insights into pathogenesis, nutritional and drug approach in sarcopenia: a systematic review. Biomedicines. 2023;11:136.
21. Rolland Y, Dray C, Vellas B, Barreto PDS. Current and investigational medications for the treatment of sarcopenia. Metabolism. 2023;149:155597.
22. Shigehara K, Kato Y, Izumi K, Mizokami A. Relationship between testosterone and sarcopenia in older-adult men: a narrative review. J Clin Med. 2022;11:6202.
23. Umegaki H. Sarcopenia and frailty in older patients with diabetes mellitus. Geriatr Gerontol Int. 2016;16:293–9.
24. Vitale G, Cesari M, Mari D. Aging of the endocrine system and its potential impact on sarcopenia. Eur J Intern Med. 2016;35:10–5.

25. White TA, LeBrasseur NK. Myostatin and sarcopenia: opportunities and challenges – a minireview. Gerontology. 2014;60:289–93.
26. Xie G, Jin H, Mikhail H, Pavel V, Yang G, Ji B, et al. Autophagy in sarcopenia: possible mechanisms and novel therapies. Biomed Pharmacother. 2023;165:115147.
27. Zembroń–Łacny A, Dziubek W, Rogowski Ł, Skorupka E, Dąbrowska G. Sarcopenia: monitoring, molecular mechanisms, and physical intervention. Physiol Res. 2014;63:683–91.
28. Zheng Y, Feng J, Yu Y, Ling M, Wang X. Advances in sarcopenia: mechanisms, therapeutic targets, and intervention strategies. Arch Pharm Res. 2024;47:301–24.

CHAPTER 6

동화 저항성과 골격근

Anabolic Resistance and Skeletal Muscle

류동렬(GIST), **조윤주**(원광의대), **김주원**(건국의대)

1 동화 저항성의 개념

1) 정의

보디빌더들의 엄청난 크기의 근육을 본적이 있을 것이다. 엘리트 보디빌더 선수들은 우아하면서 거대한 근육을 가지기 위해서 단백질 또는 아미노산 함량이 높은 식이와 지속적인 저항성 운동을 한다. 가끔은 테스토스테론(testosterone), 나드롤론(nandrolone), 옥산드롤론(oxandrolone)과 같은 일명 아나볼릭 스테로이드(anabolic steroids)를 사용하기도 한다. 이와 같은 단백질 또는 아미노산 등의 영양소, 운동, 동화 호르몬(anabolic hormone) 등과 같은 것을 총칭해 동화 자극(anabolic stimuli)이라고 부르고, 이들 인자는 골격근 내의 단백질 합성이 증가하면서 골격근이 성장하게 한다. 하지만, 노화, 근육 비사용(운동부족), 인슐린 저항성, 만성 질환 등이 동화 호르몬, 영양소, 운동에 대한 근육비대 반응을 억제하고, 이는 골격근량 감소로 이어진다. 이를 동화 저항성(anabolic resistance, AR)이라고 부른다.

동화 저항성이라는 개념은 2005년 Michael J. Rennie 등에 의해 처음 공식화되었으며, 당시 이식 수혜자에서 아미노산 섭취 및 운동에 대한 단백질 합성 반응 감소를 설명하기 위해 사용되었다. 이후 동화 저항성은 노화, 근감소증, 제2형 당뇨병, 비만, 만성 신장질환 등 다양한 병태에서 핵심 기전으로 주목받아 왔다. 특히 동화 저항성은 노화와 대사 질환의 교차점에 위치하며, 양자 간 병태생리학적 악순환을 형성한다. 예컨대 인슐린 저항성은 동화 자극에 대한 민감도를 낮춰 동화 저항성을 악화시키고, 감소된 근육량은 다시 포도당 흡수와 대사능 저하를 초래함으로써 대사

질환의 진행을 가속화한다. 동화 저항성의 근본적인 문제는 단순히 근육량 감소에 그치지 않고, 대사조절능 저하, 염증 반응 촉진, 에너지 불균형 등으로 확대되며, 이는 결국 다기관 노화 및 만성 질환의 기저 병태로 작용한다.

세포 및 분자 수준에서 동화 저항성은 인슐린 수용체 감수성 저하, mTORC1 (mammalian target df rapamycin complex 1) 경로의 비활성화, NAD^+ 고갈에 따른 SIRT1 활성 저하, 그리고 활성 산소종(ROS) 축적에 의한 만성 염증 반응 증가 등 복합 기전으로 설명된다. 특히 염증성 사이토카인(IL-6, TNF-α 등)의 만성적 분비는 NF-κB 경로를 통해 단백질 합성을 억제하는 한편, ubiquitin-proteasome 및 autophagy-lysosome 시스템을 활성화해 근육 단백질 분해를 가속화한다. 이와 동시에 류신(leucine) 감지 능력 저하에 따른 mTORC1 신호전달 효율 저하와 성장호르몬(growth hormone, GH), 인슐린유사성장인자-1 (insulin growth factor-1, IGF-1), 테스토스테론의 생리적 농도 감소, Myostatin의 과발현은 근육 성장 억제 환경을 더욱 강화한다. 근육 내 세포외기질의 구조적 변화 또한 동화 저항성에 기여하는 중요한 인자이다. 콜라겐과 피브로넥틴의 과축적은 세포외기질(ECM)의 경직화를 유도하고, integrin-FAK 경로를 억제하여 기계적 자극에 대한 민감도를 저하시킨다. 위성세포의 활성 및 분화 역시 TGF-β의 과활성과 Pax7, MyoD의 발현 저하에 의해 저해되며, 이는 근섬유 복구 및 재생에 필수적인 세포성 기전을 손상시킨다.

결과적으로 동화 저항성은 노화와 만성 질환을 연결하는 병태생리학적 고리이자, 근육 기능 저하와 대사 항상성 붕괴의 중심 병인으로 이해되어야 한다. 동화 저항성의 분자기전을 해명하고 이를 조기 진단 및 표적 중재하기 위한 전략은 향후 건강 수명 연장, 근감소증 예방, 대사 질환 제어를 위한 필수 과제로 간주된다. 동화 저항성의 조기 진단을 위한 생체표지자 개발, AI 기반 예측모델의 적용, 다중기전 약물 개발 및 환자 맞춤형 중재전략의 설계는 향후 노화 및 대사질환 대응 전략의 중심축이 될 것으로 기대된다.

2) 임상적 중요성

임상적으로 동화 저항성은 근감소증(sarcopenia)의 주요 병인으로 간주되며, 이로 인해 근육량과 근력이 감소하여 낙상·골절 위험이 증가하고 일상생활 수행 능력이 저하된다. 또한 근육이 기초대사율 유지에 핵심적인 역할을 하기 때문에 동화 저항성에 따른 근육 소실은 에너지 소비 감소를 초래하여 비만·인슐린 저항성·대사 증후군의 악순환을 촉발하고, 제2형 당뇨병과 심혈관계 질환 같은 만성 대사 질환의 진행을 가속화한다. 동화 저항성을 평가하기 위해서는 식사 후 또는 운동 후 근육 단백질 합성 반응성을 동위원소 표지법을 활용해 측정하거나 악력·보행 속도·Timed Up and Go (TUG) 검사 같은 기능적 지표를 통해 실질적 근력 저하를 확인할 수 있다. 체성분 분석에서 DXA·MRI·초음파를 이용해 근육 단면적 감소와 지방 침윤 정도를 시각화하는 방법도 유용하다. 또한 IL-6, TNF-α, CRP 및 GDF15 같은 생체 표지자를 통해 만성 염증 상태를 모니터링하고, 혈중 류신 농도 및 감지 민감도를 평가함으로써 동화 저항성의 중증도와 치료 반응을 종합적으로 판단할 수 있다.

이처럼 동화 저항성은 다인성 기전과 전신 대사 불균형을 특징으로 하여, 단일 치료법만으로는 극복하기 어렵다. 따라서 분자 수준 신호전달 체계 복구를 위한 표적 약물 개발, 류신·비타민 D·오메가-3 등 필수 영양소 최적화, 저항성·유산소 운동 요법의 병합, 그리고 장내 미생물 유래 대사체 활용 같은 통합적 접근이 필수적이다. 특히 동화 저항성의 조기 진단을 가능케 하는 신규 생체 표지자 발굴과 AI 기반 개인 맞춤형 치료 알고리즘 개발은 향후 연구의 중요한 과제로 대두되고 있다.

2 동화 저항성의 기전

1) 분자 수준에서의 기전

동화 저항성의 핵심 분자 메커니즘은 단백질 합성 경로를 조절하는 mTORC1의 활성 저하로 귀결된다(그림 6-1). 정상 상태에서는 혈중 류신과 같은 가지사슬아미노산(branched-chain amino acid, BCAA)이 Ragulator-Rag GTPase 복합체를 통해 mTORC1을 리소좀 표면으로 동원하고, 인슐린 자극이 IRS-1→PI3K→Akt 축으로 TSC2를 억제해 Rheb GTPase를 활성화함으로써 mTORC1을 촉진한다. 그러나 노화나 인슐린 저항성으로 IRS-1의 인산화 패턴이 변형되면 PI3K-Akt 경로 전달이 약화되고, Ragulator 복합체의 조립 조절이 원활하지 않아 mTORC1이 충분히 활성화되지 못한다. 또한 AMPK (AMP-activated protein kinase)는 ATP 고갈이나 AMP 증가를 감지해 직접 TSC2를 활성화하여 Rheb를 불활성화하고, ULK1을 인산화해 자가포식(autophagy)을 촉진함으로써 단백질 합성을 억제한다.

만성 염증과 산화 스트레스는 동화 저항성을 더욱 심화시킨다. 활성산소종(ROS) 축적을 통해 IKK 복합체를 활성화시켜 IκBα를 분해하고 p65/NF-κB 전사를 핵 내로 전위시킴으로써 IL-6·TNF-α 같은 염증성 사이토카인 발현을 증폭시킨다(그림 6-1). 이어서 유도된 SOCS 단백질이 인슐린 수용체 하위 전달체계를 저해하고, FoxO 전사인자를 활성화하여 MuRF1과 Atrogin-1 같은 근육 특이 E3 유비퀴틴 리가아제의 전사를 증가시킨다. 그 결과 단백질 분해 경로가 우위에 서면서 이로 인해 eIF4E 결합 단백질(4E-BP1)과 리보솜 단백질 S6K1의 mTORC1 매개 인산화가 감소하여 근육 단백질 합성 효율이 크게 저하된다.

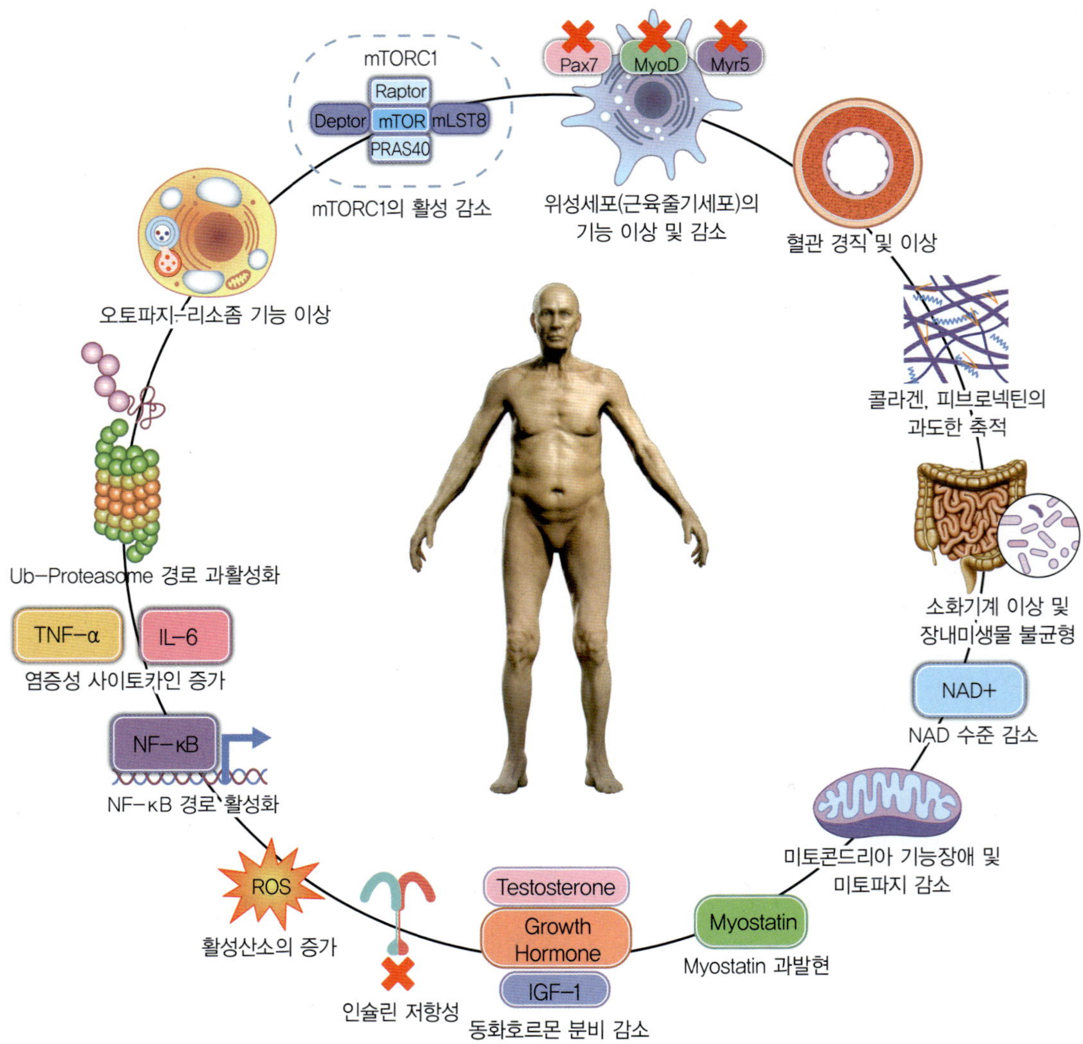

그림 6-1 **동화 저항성의 원인**

Myostatin-SMAD2/3 신호 경로의 과활성화는 Akt-mTORC1 경로를 이차적으로 억제한다. Myostatin이 수용체에 결합해 인산화된 SMAD2/3가 핵으로 이동한 뒤 MRF (myogenic regulatory factor) 및 MyoD 전사를 저해함으로써 위성세포 분화와 성숙 근섬유의 단백질 번역 준비 상태를 함께 억제한다. 이처럼 동화 저항성의 분자 기전은 다양한 상향 및 하향 신호 체계가 복합적으로 균형을 잃으면서 단백질 합성과 분해 조절점이 광범위하게 교란되는 양상을 보인다.

2) 세포 수준에서의 기전

세포 수준에서 동화 저항성은 근섬유 형태 전환과 재생 전구세포(위성세포, 근육줄기세포) 기능 저하를 통해 조직 전체의 동화 반응성과 복구 능력을 떨어뜨린다(그림 6-1). 정상적인 재생 과정에서는 위성세포가 Pax7 발현 상태에서 MyoD를 통해 세포주기에 진입하고, 분화 마커인 Myogenin을 발현하며 근아세포로 성숙한다. 그러나 동화 저항성 상태에서는 세포 내 NAD^+ 고갈로 인해 SIRT1과 PARP1 의존적 탈아세틸화 반응 저해 및 TGF-β-SMAD 경로 활성화로 p21·p27 발현을 유도해 세포주기가 정지된다. 이로 인해 위성세포 집단의 자가 재생과 분화 능력이 감소하며, 조직 내 재생 수요를 충족시키지 못하는 현상이 반복된다.

더 나아가 세포외기질(ECM)의 경직화는 기계적 신호 전달(mechanotransduction)을 변형시켜 세포 내 YAP/TAZ 전사인자의 핵 내 축적을 저해하고, 근섬유·위성세포 간 상호작용을 차단한다. 과축적된 콜라겐과 피브로넥틴은 integrin-FAK (focal adhesion kinase) 경로를 억제하여 세포 부착·이동성·생존 신호를 손상시키며, 그 결과 위성세포가 기저막을 탈출해 재생 부위로 이동하는 능력과 근섬유 융합 효율이 떨어진다.

이상의 분자·세포 수준 기전은 동화 저항성이 단백질 합성 저해를 넘어 근육 조직 재생 전체의 구조적·환경적 통합 네트워크를 붕괴시키는 병태임을 보여준다. 따라서 동화 저항성 치료는 mTORC1 활성 회복, 염증·Myostatin 신호 억제, 위성세포 재생 촉진, ECM 기계적 특성 정상화 등을 동시에 겨냥해야 한다.

3) 동화 저항성과 골격근 소실

분자 및 세포 수준에서 mTORC1 신호전달의 저하, 만성 염증·산화 스트레스의 증폭, 위성세포 기능 상실, 세포외기질(ECM) 경직화가 동시다발적으로 일어나면, 근육 내 단백질 합성 속도가 현저히 늦어지고 동시에 ubiquitin-proteasome 및 오토파지 경로가 과도하게 활성화되어 분해 기전이 우위에 선다(그림 6-1). 이러한 불균형은 결국 근감소증(sarcopenia)의 병리적 진행을 촉진한다. 초기에는 근섬유 내 단백질 함량이 점진적으로 감소하면서 근육 단면적(cross-sectional area)이 줄어들고, 시간이 지남에 따라 근섬유 수 자체가 줄어들어 근력과 지구력이 현저히 저하된다. 결국 보행 속도 감소와 일상 활동 시 피로감이 조기에 나타나는 형태로 임상적으로 확인된다.

골격근은 인체 전체 단백질 저장소의 약 40%를 차지하며, 포도당 수송(Glut4 매개)과 유리지방산 산화, 젖산 제거에 중추적 역할을 수행한다. 따라서 근육량이 감소함에 따라 기초대사율(basal metabolic rate)은 떨어지고, 동일한 칼로리 섭취량에서도 에너지 소비는 줄어들어 체지방 축적과 인슐린 저항성이 동반될 가능성이 높아진다. 특히 동화 저항성이 동반된 노인이나 만성질환 환자에서는 지방 조직에서 분비되는 염증성 사이토카인(예: IL-6, TNF-α)이 증가하여 전신 염증이 심화되고, 이로 인해 근육 내 염증 수준은 더욱 악화되는 악순환이 형성된다.

근력의 상실은 낙상 위험과 직접적으로 연관되어 고령자에서 골절 및 장기 입원율이 상승하고, 회복 지연에 따른 기능 저하가 노인의 자립적 생활 능력을 제한한다. 심혈관계 질환 및 대사 질환과의 연관성도 강조된다. 근육량 감소는 포도당·지질 대사 불균형을 초래하여 제2형 당뇨병 발병 위험을 높이고, 고혈당·지질 이상·고혈압을 특징으로 하는 대사 증후군의 발생률이 증가한다. 이에 따라 심혈관계 사망률 및 이환율이 상승하며, 대사 장애와 근감소증이 서로를 악화시키는 상호 작용이 반복된다.

또한 근육에서는 분비형 단백질(마이오카인 등)이 분비되어 간·지방 조직·면역계에 신호를 전달하는데, 근육량 감소는 이러한 내분비적 기능을 저하시켜 전신 대사 항상성 유지에 부정적 영향을 미친다. 근육이 분비하는 마이오카인 중 IL-15, irisin, Myonectin 등의 농도가 낮아지면 지방 분해와 베타 산화 촉진, 베타 세포 기능 조절 등의 보호적 대사 효과가 감소하여 대사 장애가 가속화된다.

이처럼 동화 저항성이 초래하는 골격근 소실은 단순히 근력 저하를 넘어 대사·내분비·면역 체계 전반에 걸친 복합적 기능 장애를 유발하며, 결국 노화와 만성질환의 진행을 가속화하는 중추적 병태로 자리매김한다. 따라서 동화 저항성 억제 및 근감소증 예방은 근육량 회복뿐 아니라 전신 대사 건강을 유지하기 위한 필수적 목표가 된다.

3 주요 조절 인자

1) 내분비 및 영양 요인

동화 저항성은 골격근 내 동화 자극 신호를 전달하는 주요 호르몬과 영양소가 결핍되거나 기능이 저하될 때 더욱 심화된다(그림 6-1). 특히 나이가 들면서 테스토스테론(testosterone) 분비가 감소하면 근세포 내 안드로겐 수용체 결합이 줄어들어 Akt-mTORC1 경로의 활성도가 낮아지고, 이는 근육 단백질 합성 효율을 직접적으로 저해한다. 유사하게 성장호르몬(growth hormone, GH)과 인슐린유사성장인자-1 (insulin growth factor-1, IGF-1)은 간 및 말초 조직에서 단백 동화를 촉진하는 핵심 축으로 작용하지만, 이들의 분비가 감소하면 IGF-1 수용체-IRS-PI3K-Akt 신호전달이 둔화되어 mTORC1 매개 번역 개시 과정이 불안정해진다. 반면 마이오스타틴(Myostatin)과 같은 TGF-β 계열 억제 인자의 발현은 노화와 만성 질환에서 증가하며, SMAD2/3 전사를 통해 근모세포 증식과 분화를 억제하고, Akt 활성 및 mTORC1 신호까지 저해함으로써 동화 작용 전반에 걸쳐 억제 효과를 나타낸다.

한편 영양 상태는 아미노산 감지와 대사 경로를 통해 직접적으로 mTORC1 조절에 관여한다. 류신은 Rag GTPase를 통해 mTORC1 활성화를 강하게 자극하는 대표적 필수 아미노산이지만, 동화 저항성 상황에서는 류신 감지 수용체 및 이와 결합하는 LARS(leucyl–tRNA synthetase) 기전이 손상되어 혈중 류신 농도가 충분하더라도 근육 단백질 합성 반응이 기대만큼 증폭되지 않는다. 비타민 D (vitamin D)는 근세포 내 비타민 D 수용체(VDR)에 결합하여 칼슘 항상성과 근섬유 수축에 필수적인 단백질 합성 경로를 조절하며, 결핍 시에는 VDR–NFATc1 경로가 약화되어 근수축과 mTORC1 활성 모두가 저하된다. 또한 EPA 및 DHA를 포함한 오메가–3 지방산은 세포막 유동성 조절과 GPR120 수용체 자극을 통해 염증성 사이토카인 분비를 억제하고, mTORC1–S6K1 축의 활성화를 간접적으로 지원함으로써 근육 동화 반응을 보조한다. 이러한 내분비 및 영양 인자들의 불균형은 동화 저항성의 발현과 중증도를 결정짓는 필수 변수로 작용하며, 이를 교정하는 영양·호르몬 보충 전략이 동화 저항성 완화의 기반이 된다.

2) 만성 염증 및 대사 장애

동화 저항성은 만성 염증(low–grade chronic inflammation) 상태와 강하게 연관되어 있다 (그림 6–1). 활성산소종(ROS)과 내피세포 유래 사이토카인(IL–6, TNF–α 등)의 지속적 분비는 근육 세포의 NF–κB 신호를 과활성화시켜 동화 작용을 억제하는 전사 프로그램을 가동한다. NF–κB 전사가 촉진되면 SOCS 단백질 발현이 증가하며, 이로 인해 인슐린 수용체 신호전달체계의 IRS 단백질이 과인산화되어 PI3K–Akt 경로가 약화되고, 궁극적으로 mTORC1 신호 전도가 제한된다. 만성 염증에 의해 활성화된 JAK/STAT 경로 또한 단백질 합성을 억제하는 유전자를 표적하여 동화 저항성을 심화시키며, 염증성 미세환경은 위성세포 분화와 재생 과정을 지연시켜 근육 재생 잠재력을 감소시킨다.

대사 장애 측면에서는 인슐린 저항성이 동화 저항성의 또 다른 축으로 작용한다. 인슐린 저항성이 발생하면 근세포막 Glut4 수송체의 재배치가 저해되어 포도당 흡수가 감소하고, 세포 내 ATP 생성이 줄어들어 AMPK 활성만 상승시키는 결과를 낳는다. AMPK가 과활성화되면 TSC2를 통해 mTORC1을 억제함으로써 동화 신호가 추가로 봉쇄되고, 지방산 산화 및 자가포식이 촉진되며 단백질 합성은 더욱 침체된다. 나아가 지질 대사 이상에 따른 세포 내 지질 축적은 ceramide, DAG (diacyglycerol) 생성으로 이어져 PKCθ 등을 활성화하여 IRS 인산화 패턴을 변형하고 인슐린 신호전달을 저해함으로써 동화 저항성을 가중시킨다.

3) 장내 미생물군

장내 미생물군은 동화 저항성의 조절 인자로서 복합적인 작용을 하는 것이 알려져 있다(그림 6-1). 장내 유익균이 생성하는 짧은사슬지방산(short-chain fatty acids, SCFA)인 부티레이트(butyrate), 아세트산(acetate), 프로피온산(propionate)은 GPR41·GPR43 수용체를 통해 골격근 세포에서 염증성 신호를 억제하고 AMPK-mTORC1 균형을 조절하여 단백질 합성을 지원한다. 또한, 장내미생물 유래 대사산물인 유롤리틴 A (urolithin A)는 PINK1/parkin 매개 미토파지를 촉진해 미토콘드리아 품질 관리를 향상시키고, 이로써 근세포 에너지 대사와 mTORC1 활성도를 증가시킨다. Lactobacillus가 생성하는 3-Phenyllactic Acid (PLA)는 강력한 항염증·항산화 효과를 통해 ROS 수준을 억제하고 NF-κB 경로를 차단함으로써 근육 단백질 합성에 유리한 환경을 조성한다.

반면, 장 투과성(gut permeability)이 증가하면 내독소(LPS)가 혈류로 유입되어 Toll-like receptor4(TLR4) 경로를 활성화하고 전신 염증 반응을 증폭시킨다. LPS-TLR4 자극은 골격근 세포의 NF-κB 및 JNK 경로를 활성화하여 IRS 단백질 인산화를 방해하고 PI3K-Akt-mTORC1 신호를 억제해 동화 저항성을 더욱 가중시킨다. 이처럼 장내 미생물 유래 대사체와 내독소 양쪽 축의 균형이 깨질 때 동화 저항성이 심화되므로, 프로바이오틱스·프리바이오틱스 보충 또는 대사체 기반 치료 전략이 동화 저항성 완화와 근육 건강 증진의 중요한 열쇠가 된다.

4 임상 평가 및 진단

동화 저항성은 근육 단백질 합성·분해 불균형이 근감소증으로 이어지는 병리 현상이므로, 이를 임상적으로 평가하고 진단하기 위해서는 단백질 합성 반응성, 분자 생체 표지자, 근육량·구조 변화, 그리고 기능적 지표를 종합적으로 분석해야 한다.

1) 동위원소 표지 근육 단백질 합성 측정

근육 단백질 합성률(muscle protein synthesis, MPS)은 동화 저항성 진단의 가장 정확한 평가법으로, 안정 동위원소(예: [^{13}C]류신 또는 [$^{2}H_{5}$]페닐알라닌)를 이용해 근육 내 단백질 번역 속도를 직접 측정하는 방법이다. 피하·정맥으로 투여된 트레이서 아미노산이 근육 조직으로 유입되어 근단백질로 통합되는 비율을 혈액과 근생검 시료의 동위원소 비율 차이로 계산하면, 식전·식후 또는 운동 전·후 MPS 변화를 정밀히 파악할 수 있다. 이 방법은 단백질 분해율과 함께 근육 단백질 대사 전반을 정량화할 수 있다는 장점이 있지만, 고가의 동위원소 시약과 근생검술, 정교한 질량분석기 장비가 필요하고 시술자·피험자 모두에게 부담이 크다는 단점이 있다.

2) 생체 표지자

혈중 염증성 사이토카인(IL-6, TNF-α)과 급성기 반응 단백질(C-reactive protein, CRP)은 동화 저항성의 염증 축적 정도를 반영하며, 이들 수치가 상승할수록 PI3K-Akt-mTORC1 경로 억제 및 단백질 분해 경로 활성화될 가능성이 높다. 근손상 지표인 크레아틴키나아제(creatine kinase, CK)와 마이오글로빈(myoglobin)은 근육 세포막 파괴 정도를 간접적으로 보여 주며, 지속적 고수치 상태는 재생 지연과 동화 저항성 악화를 시사한다. 최근에는 성장 분화 인자 GDF15 (growth differentiation factor 15)가 동화 저항성과 연관된 만성 스트레스 표징으로 주목받고 있는데, GDF15 농도가 높을수록 단백질 합성 저하 및 운동 후 회복 지연과 상관관계가 보고되고 있다. 이처럼 혈액 기반 생체 표지자들은 비침습적이고 반복 측정이 가능하다는 장점을 제공하나, 동화 저항성 특이성은 낮을 수 있어 반드시 기능·영상 평가 등과 함께 해석해야 하며, 상관관계를 명확하게 가지는 지표를 개발하는 연구가 추가로 필요하다.

3) 영상 기술

근감소증과 동화 저항성의 구조적 변화를 평가하기 위해 MRI (magnetic resonance imaging), DXA (dual-energy X-ray absorptiometry), 초음파(ultrasound) 검사가 널리 사용된다. MRI는 근육 단면적과 체적(volume)을 정밀하게 측정하고, 지방 침착(fat infiltration) 정도를 고해상도로 시각화하여 근섬유 내부의 지방 대체 변화를 감지할 수 있다. DXA는 전체 체성분 분석을 통해 사지 근육량(appendicular lean mass)을 빠르고 간단히 수치화하며, 허용 가능한 방사선 노출량으로 임상 연구 및 대규모 스크리닝에 적합하다. 초음파는 근육 두께와 에코 밀도(echo intensity)를 통해 근육의 섬유 밀집도와 지방 침윤 정도를 실시간으로 평가할 수 있으며, 비용 효율성과 이동성 측면에서 장점이 크다. 각 기법은 해상도, 비용, 접근성, 피험자 편의성 측면에서 일장일단이 있으며, 동화 저항성 진단 시에는 최소 두 가지 이상의 영상 모달리티를 병용해 신뢰도를 높이는 것이 권장된다.

5 치료 전략

1) 약물 치료

동화 저항성을 극복하기 위한 약물 치료 전략은 근육 단백질 합성과 분해 균형을 분자 수준에서 재설정하는 것을 목표로 한다(그림 6-2). 먼저 mTORC1 활성제는 류신 유사체(leucine mimetics)나 Rheb 활성화를 촉진하는 신규 소분자 화합물을 통해 mTORC1-S6K1 축을 직접 자극하여 단백질 번역 개시 인자의 인산화를 회복시킨다. 전임상 연구에서는 mTORC1 활성제 투여 시 근섬유 크기와 근력 지수가 유의하게 향상됨이 보고되었으나, 장기 투여에 따른 대사 부작용(예: 인슐린 저항성 악화)을 최소화하기 위한 용량 최적화 연구가 진행 중이다.

만성 염증과 산화 스트레스를 표적화하는 약물로는 IL-6 수용체 억제제 Tocilizumab과 TNF-α 억제제 Etanercept가 있으며, 이들 생물학적 제제는 염증성 사이토카인의 전신 농도를 낮춰 NF-κB 의존적 단백질 분해 경로 활성화를 억제하고 PI3K-Akt 신호전달 회복을 도모한다. 산화 스트레스 저감을 위해 N-acetylcysteine (NAC)이 ROS를 직접 중화하고, 세포 내 글루타티온

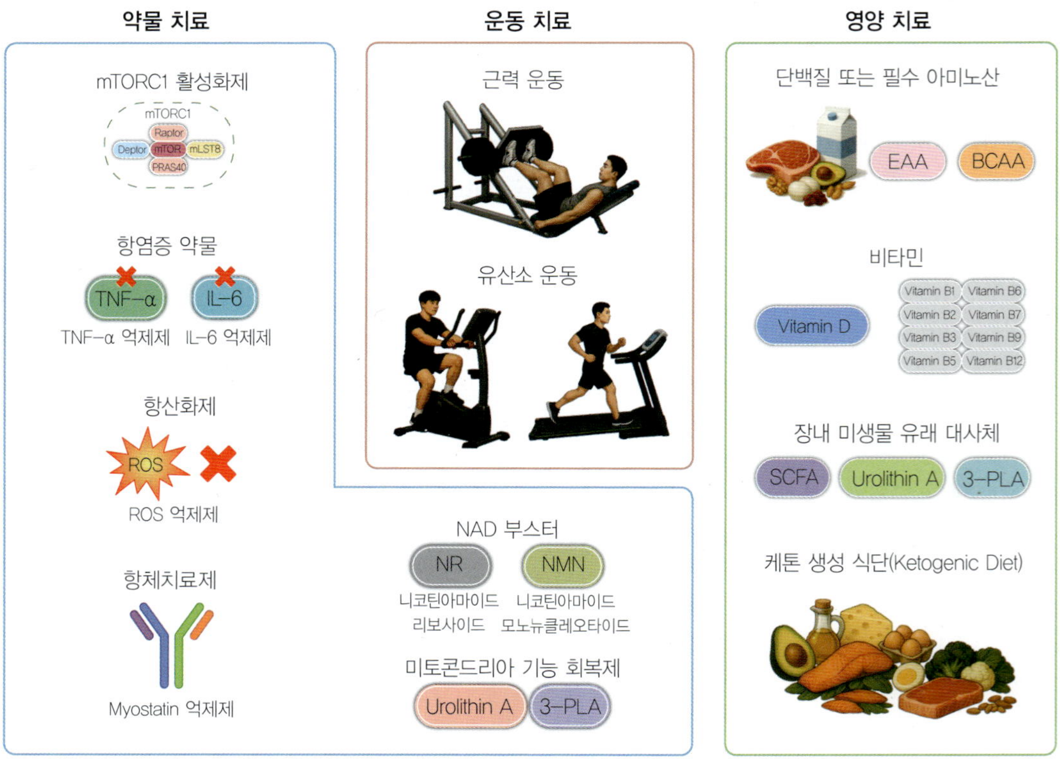

그림 6-2 동화 저항성의 치료

합성을 촉진하여 단백질 번역 환경을 개선한다.

NAD⁺ 부스터인 니코티나미드 리보사이드(nicotinamide riboside, NR)와 니코티나미드 모노뉴클레오타이드(nicotinamide mononucleotide, NMN)는 세포 내 NAD⁺ 농도를 증가시켜 SIRT1·PARP1 활성 및 미토콘드리아 생합성을 촉진함으로써 위성세포 기능과 에너지 대사를 회복시킨다. 최근 임상 연구에서는 고령자 대상 NR 보충 시 근육 기능 지표(악력, 보행 속도)가 유의하게 개선되었으며, NMN은 근섬유 내 ATP 합성 효율 회복 효과가 확인되었다.

또한, 장내 미생물 유래 대사체인 유롤리틴 A (urolithin A)와 3-Phenyllactic Acid (PLA)는 각각 PINK1/parkin 경로 활성화를 통한 미토파지 촉진 및 NF-κB 억제를 통해 항염증·항산화 작용을 수행하며, 근세포의 mTORC1 반응성을 간접적으로 높이는 것으로 보고된다.

2) 영양 요법

영양 요법은 동화 저항성을 극복하기 위한 필수 축으로, 충분한 단백질 섭취와 함께 미세 영양소·지방산·장내 대사체를 최적화함으로써 근육 내 mTORC1 감수성을 회복시키고 염증·산화 스트레스를 억제할 수 있다(그림 6-2). 먼저 고단백 식이는 체중 1kg당 1.2~1.5g 이상의 단백질을 매일 규칙적으로 섭취하도록 설계해야 한다. 특히 류신은 가지사슬아미노산(BCAA) 중에서도 mTORC1을 직접 자극하는 능력이 탁월하므로, 한 끼당 최소 2.5~3g의 류신을 포함하는 식단이 근섬유 단백질 합성을 극대화한다. 예를 들어, 유청단백(whey protein) 25~30g과 말토덱스트린을 혼합해 운동 직후 섭취하면 혈중 류신 농도가 빠르게 상승해 운동 후 '아나볼릭 윈도우'를 효과적으로 활용할 수 있다.

비타민 D는 VDR(비타민 D 수용체)을 통해 근세포 내 칼슘 항상성과 근섬유 수축 기전을 조절한다. 25(OH)D 혈중 농도가 30ng/mL 미만인 경우 골격근 기능 저하가 관찰되므로, 결핍 시에는 1,000~2,000IU/day를 8~12주간 보충한 뒤 재평가를 권장한다. 비타민 B군, 특히 B6·B12·엽산은 호모시스테인 대사를 촉진해 혈관 내피 기능을 개선하고 단백질 합성 경로의 보조 인자로 작용하므로, 곡류·육류·어류·채소를 다양하게 섭취해 하루 권장량을 충족시켜야 한다.

오메가-3 지방산(EPA·DHA)은 지질 막 유동성을 높이고 GPR120 자극을 통해 염증성 사이토카인 분비를 억제하며, mTORC1-S6K1 축의 감수성을 회복시킨다. 체중 1kg당 0.1~0.2g 수준(하루 2~4g)의 고순도 오메가-3 보충은 만성 염증 감소와 근력 회복에 유의한 효과를 보였으며, 특히 동화 저항성 환자에서는 EPA 1,500mg·DHA 1,000mg 혼합제를 12주간 투여했을 때 보행 속도와 악력이 10~15% 향상되었다는 연구가 있다.

짧은사슬지방산(SCFA) 보충은 장-근육 축을 통해 동화 저항성 완화에 도움을 준다. 식이섬유(프리바이오틱스) 섭취를 통해 부티레이트·프로피온산·아세트산 생산을 촉진하거나, 직접 부티레이트 2~3g/day를 보충하면 NF-κB 경로가 억제되고, 근육 세포 내 AMPK-mTOR 균형이 조절되어 단백질 합성이 지원된다.

케톤 생성 식단(Ketogenic Diet, KD)은 체지방 분해를 통해 케톤체(특히 β-hydroxybutyrate)를 생산, 염증성 신호를 완화하고 인슐린 감수성을 높이며, 근육 내 자가포식을 적절히 활성화해 세포 품질 관리를 돕는다. 그러나 케톤 생성 식단은 전체 칼로리의 15~20%만 단백질에서 얻도록 설계되어야 하고, 단백질 섭취량이 부족해지면 오히려 근단백 합성이 위축될 수 있으므로 체중 1kg당 최소 1.2g 이상의 단백질을 유지하도록 식단을 변형해야 한다. 중쇄트리글리세라이드(medium-chain triglycerides, MCT) 오일이나 외인성 케톤염을 병행 보충하면 부족한 에너지원과 항염 효과를 보강할 수 있다.

이같이 다면적 영양 요법은 단일 영양소 보충을 넘어, 단백질·지방·비타민·장내 대사체의 상호 작용을 고려해 설계해야 하며, 환자의 기저질환·신장·간 기능을 평가하여 맞춤 용량과 섭취 패턴을 결정하는 것이 중요하다.

3) 운동 요법

운동은 동화 저항성을 극복하기 위한 가장 효과적인 비약물적 전략으로, 근육 세포 내 신호 전달을 직접 자극하고 전신 대사 환경을 개선한다(그림 6-2). 먼저 저항성 운동(resistance training)은 체내 기계적 부하(mechanical load)를 통해 근섬유에 미세 손상을 유도하고, 이 부위에서 IGF-1·MGF(mechanogrowth factor) 같은 성장인자 분비를 증가시켜 위성세포(satellite cell)를 활성화시킨다. 위성세포는 Pax7·MyoD 발현을 통해 근원 세포 풀을 확장하고 Myogenin 매개 분화를 거쳐 근아세포(myoblast)로 성숙하며, 근섬유 융합을 통해 근비대(hypertrophy)를 촉진한다. 이 과정에서 저항성 운동 직후 1~3시간 동안 mTORC1과 S6K1의 인산화 수준이 급격히 상승하고, 24~48시간 이내에 단백질 합성률(MPS)이 30~50% 증가하는 것으로 보고된다. 이러한 효과를 극대화하기 위해서는 주당 2~3회, 각 세션마다 8-12회 반복 가능한 부하를 사용하여 근육이 피로를 느끼도록 유도하고, 세트 간 휴식은 1~2분을 권장한다.

유산소 운동(aerobic exercise)은 저항성 운동이 주로 타깃으로 삼는 근섬유 성장과는 달리, 미토콘드리아 내 PGC-1α·NRF1·TFAM 경로를 활성화하여 미토콘드리아 생합성을 촉진하고 산화적 스트레스를 완화함으로써 근육 세포의 대사 유연성(metabolic flexibility)을 회복시킨다. 특히 중강도(VO_2max의 60~75%)의 유산소 운동을 주당 3~5회, 30~45분간 시행할 때, 골격근 내 SIRT3·MnSOD 발현이 증가하고 ROS 제거 효율이 20~30% 개선되며, 인슐린 감수성(insulin sensitivity)이 15~20% 향상되는 것으로 임상 연구에서 확인되었다. 이러한 유산소 운동은 포도당·지질 대사 경로를 정상화하여 AMPK 활성을 안정화하고, 근육 내 에너지 항상성을 유지하는 데 기여한다.

저항성 운동과 유산소 운동을 적절히 조합한 혼합 전략(hybrid training)은 두 운동의 상호 보완적 장점을 극대화한다. 예를 들어, 세트 간 휴식 동안 짧은 간격의 고강도 인터벌 트레이닝(high-intensity interval training)을 결합하거나, 유산소 운동 직후 류신 보충 식이를 병행하는 방식이 있다. HIIT는 극심한 ATP 고갈과 재합성을 반복적으로 유도하여 PGC-1α 및 VEGF (vascular endothelial growth factor) 발현을 높이고, 모세혈관 밀도를 증가시켜 근섬유로의 산소·영양 공급을 개선한다. 이런 병합 프로토콜을 주당 2회 이상, 각 세션 45~60분 동안 시행하면 근력과 지구력, 대사 지표(인슐린 감수성, 지질 프로파일) 모두에서 유의한 개선 효과를 기대할 수 있다.

운동 프로그램 설계 시에는 연령, 기저질환, 체력 수준을 고려한 개인화가 필수적이다. 고령자나 만성 질환자에서는 저충격 부하(low-impact resistance)와 균형 운동(balance training)을 추가하여 낙상 위험을 최소화하고, 회복 기간을 충분히 확보해야 한다. 또한, 주기화(periodization) 원칙을 적용해 4~6주 단위로 강도·볼륨·휴식 기간을 조절하면 과훈련을 방지하며 지속적인 근육 적응을 유도할 수 있다.

이처럼 운동 요법은 기계적 자극, 대사 신호, 세포 재생 환경을 통합적으로 개선하여 동화 저항성을 효과적으로 극복할 수 있는 수단이다. 약물이나 영양 보충과 병행할 때, 각 모달리티의 시너지 효과를 최대화할 수 있도록 세밀한 주기화 계획과 강도 조절이 필수적이다.

4) 혁신 전략

최근 동화 저항성 극복 연구의 최전선에는 유전자 기반 및 세포 수준의 정밀 개입 기법이 부상하고 있다. Myostatin 억제는 이 분야의 대표적 표적으로, Myostatin 유전자를 표적으로 하는 CRISPR/Cas9 기반 유전자 편집 기술이 동물모델에서 근섬유 직경 증가와 근력 향상을 동시에 달성하며 유망성을 입증했다. 이와 함께 AAV (adeno-associated virus) 벡터를 이용한 Myostatin siRNA 전달은 회복 시점이 늦은 노인성 근육에서 SMAD2/3 경로의 과활성을 완화시켜 위성세포 분화 및 재생 효율을 높였다. 차세대 벡터 설계에서는 조직 특이적 프로모터와 miRNA 응답 요소를 도입하여 심장 및 간 조직으로의 비표적 전달을 최소화하고, 근육 특이적 발현을 극대화하는 전략이 개발 중이다.

항노화 화합물 영역에서는 NAD^+ 부스터인 니코티나미드 모노뉴클레오타이드(NMN)·니코티나미드 리보사이드(NR)의 심화 연구가 진행되고 있다. 특히 이들 전구체는 보충 후 수 시간 내에 혈장 NAD^+ 농도를 현저히 높여 SIRT1·SIRT3 매개 탈아세틸화 반응과 PGC-1α 활성화를 촉진함으로써 미토콘드리아 생합성과 ROS 해독 효소 발현을 증가시킨다. 후속 연구에서는 NAD^+ 대사 흐름을 실시간 모니터링할 수 있는 동위원소 표지법을 도입하여, 피험자별 대사 속도에 따른 용량·투여 주기 최적화가 가능해졌다. 병용 투여제로는 유롤리틴 A (urolithin A)와 PLA가 주목받고 있으며, 이들은 각각 PINK1/parkin 매개 미토파지를 강화하고 NF-κB 신호를 차단하여 NAD^+ 부스터 효과를 상호 보완하는 상호작용을 보인다.

장내 미생물군의 정밀 조절을 위한 혁신 전략으로는, 유전자 공학 기법으로 내성 균주에 특정 효소 유전자를 발현시켜 SCFA 생산능을 극대화하거나, 탈락된 비오틴·니아신 합성 경로를 보완하여 장내 영양소 공급원을 보강하는 맞춤형 프로바이오틱스 개발이 진행 중이다. 나아가 장-근육 축(gut-muscle axis)을 조절하는 특정 장내 세균군에 대한 FMT (fecal microbiota transplantation) 임상시험이 초기 성공 사례를 보고하고 있어, 동화 저항성 환자의 미세환경 복원을 위한 새로운 패러다임을 제시하고 있다.

세포 외 소포(extracellular vesicle)를 활용한 치료법은 동화 저항성 치료 분야에서 가장 역동적인 연구 흐름 중 하나다. 근육 유래 줄기세포나 치밀 결합 조직 내 중간엽 줄기세포(mesenchymal stem cell)에서 분리한 엑소좀(exosome)을 주입하면 그 안에 풍부한 miRNA (miR-206, miR-486 등)와 성장인자(TGF-β 억제제, IGF-1)들이 손상 근육 환경에 직접 작용하여 위성세포 활성화·분화와 단백질 합성 경로 회복을 동시에 유도한다. 최신 분석 기술을 통해 EV의 단백·RNA 프로파일을 정밀하게 매핑함으로써, 맞춤형 '엑소좀 치료제'를 제조하고 환자별 맞춤 용량·투여 간격을 설계할 수 있는 길이 열렸다.

마지막으로 인공지능(AI)·머신러닝 기반 오믹스 통합 분석 플랫폼은 개인의 유전체·메타게놈·대사체 데이터에서 동화 저항성 취약점 패턴을 예측하고, 표적 약물 및 생활습관 개입을 실시간 최적화하는 다이나믹한 솔루션을 제공한다. 이를 통해 유전체 배치(genetic variant), 염증 프로파일, 장내 대사체 특성 등을 종합해 맞춤형 치료 알고리즘을 수립할 수 있으며, 예측 모델의 정확도를 높이기 위해 대규모 임상 데이터를 지속적으로 학습시키는 연구가 활발히 진행되고 있다.

이러한 혁신 전략들은 기존의 단일·일차원적 치료법을 넘어 근육 조직과 전신 대사 환경을 통합적으로 재프로그래밍함으로써 동화 저항성 극복의 새로운 지평을 열고 있다. 향후 다중 모달 치료법의 병용 및 개인 맞춤 전략이 표준으로 정립되면, 노인과 만성질환자에서 근감소증과 동화 저항성으로 인한 기능 상실을 획기적으로 개선할 것으로 기대된다.

6 결론 및 향후 연구 방향

동화 저항성은 근감소증과 대사 질환의 중심 병태로, mTORC1·PI3K–Akt 신호전달 둔화, 만성 염증 및 산화 스트레스 증폭, 위성세포 기능 상실, ECM 경직화가 얽혀 근육 단백질 합성 억제와 분해 과정을 가속화함으로써 골격근 성장과 재생 반응을 근본적으로 저해한다. 이로 인해 근섬유 직경과 수가 감소하고 기초대사율 및 근력 유지 능력이 약화되어 낙상 위험 증가 및 일상생활 수행 능력 저하를 초래하며, 근육이 수행하는 포도당·지질 대사 조절 기능 손상은 인슐린 저항성·대사 증후군·제2형 당뇨병의 악순환을 형성한다.

최근 연구에서는 근감소증이 단일 병태가 아니라 염증 주도형, 호르몬 결핍형, 대사 장애형, 신경근 연결 손상형 등 병인별 아형(subtype)으로 구분될 수 있음이 입증되었다. 각 아형은 분자적·세포적 기전의 우선순위가 다르므로, 동화 저항성을 구성하는 복합적 요소를 정확히 진단·분류하는 것이 혁신적 치료 전략 개발의 토대가 된다. 이를 위해 단일 세포 전사체, 메타게놈·대사체·단백체 데이터를 통합 분석하는 다중 오믹스(multi–omics) 접근법과 이를 지원하는 기계학습 기반 예측 모델이 필요하다.

치료적 개입은 기존의 약물·영양·운동 요법을 넘어서 유전자·세포 치료, 장내 미생물 대사체 조절, 항노화 화합물, 맞춤형 프로바이오틱스·프리바이오틱스를 포함하는 다중 표적 전략으로 확장되어야 한다. Myostatin 억제·CRISPR/Cas9 편집, AAV–siRNA 전달 등 유전자 수준 개입은 호르몬 결핍형 아형에, 미토파지 촉진 및 염증 억제 대사체(urolithin A·PLA)와 NAD^+ 부스터 병용은 대사 장애형 아형에 각각 특화된 치료법으로 발전할 수 있다.

무엇보다 AI 기반 위험군 예측 모델링은 동화 저항성 예방 전략의 혁신을 이끌 핵심 요소이다. 방대한 전자의무기록(EHR), 웨어러블 센서 데이터, 유전체·대사체·마이크로바이옴 정보를 머신러닝에 학습시켜 환자별 AR 아형과 진행 위험도를 조기에 예측하면, 염증 주도형 고위험군에는 항염증 대사체와 중강도 유산소 운동을, 호르몬 결핍형 고위험군에는 맞춤형 호르몬 보충과 저항성 운동을 선제적으로 적용할 수 있다. 이러한 '디지털 트윈' 형태의 맞춤 중재 플랫폼은 사후 치료를 넘어 예방 차원의 개인화 의료를 가능케 하며, 근감소증 및 동화 저항성으로 인한 기능 상실을 획기적으로 지연·예방할 것이다.

결국 동화 저항성 극복을 위한 미래 연구는 진단·분류·치료·예방의 전 단계에서 아형별 맞춤형, 데이터 기반 의사결정 체계를 확립하는 통합적 프레임워크를 구축하는 데 집중해야 한다. 이를 통해 근감소증과 대사 질환 부담을 경감하고, 건강 수명을 획기적으로 연장하는 데 기여할 것으로 기대된다.

▶ 참고 문헌

1. Adams V, et al. Induction of MuRF1 is essential for TNF-alpha-induced loss of muscle function in mice. J Mol Biol 2008;384:48-59.
2. Albrecht E, et al. Irisin - a myth rather than an exercise-inducible myokine. Sci Rep 2015;5:8889.
3. Alcazar J, et al. Changes in systemic GDF15 across the adult lifespan and their impact on maximal muscle power: the Copenhagen Sarcopenia Study. J Cachexia Sarcopenia Muscle 2021;12:1418-27.
4. Angione AR, Jiang C, Pan D, Wang YX, Kuang S. PPARdelta regulates satellite cell proliferation and skeletal muscle regeneration. Skelet Muscle 2011;1:33.
5. Aragon AA, Tipton KD, Schoenfeld BJ. Age-related muscle anabolic resistance: inevitable or preventable? Nutr Rev 2023;81:441-54.
6. Barclay RD, Burd NA, Tyler C, Tillin NA, Mackenzie RW. The Role of the IGF-1 Signaling Cascade in Muscle Protein Synthesis and Anabolic Resistance in Aging Skeletal Muscle. Front Nutr 2019;6:146.
7. Bass JJ, et al. Overexpression of the vitamin D receptor (VDR) induces skeletal muscle hypertrophy. Mol Metab 2020;42:101059.
8. Bhasin S, Tenover JS. Age-associated sarcopenia--issues in the use of testosterone as an anabolic agent in older men. J Clin Endocrinol Metab 1997;82:1659-60.
9. Cui Z, et al. Structure of the lysosomal mTORC1-TFEB-Rag-Ragulator megacomplex. Nature 2023;614:572-9.
10. Dao T, et al. Sarcopenia and Muscle Aging: A Brief Overview. Endocrinol Metab (Seoul) 2020;35:716-32.
11. Haran PH, Rivas DA, Fielding RA. Role and potential mechanisms of anabolic resistance in sarcopenia. J Cachexia Sarcopenia Muscle 2012;3:157-62.
12. Hirasaka K, et al. Isoflavones derived from soy beans prevent MuRF1-mediated muscle atrophy in C2C12 myotubes through SIRT1 activation. J Nutr Sci Vitaminol (Tokyo) 2013;59:317-24.
13. Kim IY, Wolfe RR. Tracing metabolic flux in vivo: motion pictures differ from snapshots. Exp Mol Med 2022;54:1309-10.
14. Kim J, et al. A microbiota-derived metabolite, 3-phenyllactic acid, prolongs healthspan by enhancing mitochondrial function and stress resilience via SKN-1/ATFS-1 in C. elegans. Nat Commun 2024;15:10773.
15. Lee DH, Kim MT, Han JH. GPR41 and GPR43: From development to metabolic regulation. Biomed Pharmacother 2024;175:116735.
16. Lin S, et al. C-Reactive Protein Level as a Novel Serum Biomarker in Sarcopenia. Mediators Inflamm 2024;2024:3362336.
17. Liu J, Wang S, Shen Y, Shi H, Han L. Lipid metabolites and sarcopenia-related traits: a Mendelian randomization study. Diabetol Metab Syndr 2024;16:231.
18. Melouane A, Yoshioka M, St-Amand J. Extracellular matrix/mitochondria pathway: A novel potential target for sarcopenia. Mitochondrion 2020;50:63-70.

19. Nadeau L, Aguer C. Interleukin-15 as a myokine: mechanistic insight into its effect on skeletal muscle metabolism. Appl Physiol Nutr Metab 2019;44:229-38.
20. Pan L, et al. Inflammation and sarcopenia: A focus on circulating inflammatory cytokines. Exp Gerontol 2021;154:111544.
21. Qiu C, Yang X, Yu P. Sarcopenia: Pathophysiology and Treatment Strategies. Endocr Metab Immune Disord Drug Targets 2024;24:31-8.
22. Rathbone CR, Booth FW, Lees SJ. Sirt1 increases skeletal muscle precursor cell proliferation. Eur J Cell Biol 2009;88:35-44.
23. Ryu D, et al. NAD+ repletion improves muscle function in muscular dystrophy and counters global PARylation. Sci Transl Med 2016;8:361ra139.
24. Ryu D, et al. TORC2 regulates hepatic insulin signaling via a mammalian phosphatidic acid phosphatase, LIPIN1. Cell Metab 2009;9:240-51.
25. Ryu D, et al. Urolithin A induces mitophagy and prolongs lifespan in C. elegans and increases muscle function in rodents. Nat Med 2016;22:879-88.
26. Sancak Y, et al. Ragulator-Rag complex targets mTORC1 to the lysosomal surface and is necessary for its activation by amino acids. Cell 2010;141:290-303.
27. Sartori R, et al. Smad2 and 3 transcription factors control muscle mass in adulthood. Am J Physiol Cell Physiol 2009;296:C1248-57.
28. Seldin MM, Peterson JM, Byerly MS, Wei Z, Wong GW. Myonectin (CTRP15), a novel myokine that links skeletal muscle to systemic lipid homeostasis. J Biol Chem 2012;287:11968-80.
29. Seo JH, et al. Sphingolipid metabolites as potential circulating biomarkers for sarcopenia in men. J Cachexia Sarcopenia Muscle 2024;15:2476-86.
30. Sun Y, et al. Hidden pathway: the role of extracellular matrix in type 2 diabetes mellitus-related sarcopenia. Front Endocrinol (Lausanne) 2025;16:1560396.
31. Tahimic CG, Wang Y, Bikle DD. Anabolic effects of IGF-1 signaling on the skeleton. Front Endocrinol (Lausanne) 2013;4:6.
32. Trendelenburg AU, et al. Myostatin reduces Akt/TORC1/p70S6K signaling, inhibiting myoblast differentiation and myotube size. Am J Physiol Cell Physiol 2009;296:C1258-70.
33. Tsujimoto K, Takamatsu H, Kumanogoh A. The Ragulator complex: delving its multifunctional impact on metabolism and beyond. Inflamm Regen 2023;43:28.
34. Valentine RJ, Jefferson MA, Kohut ML, Eo H. Imoxin attenuates LPS-induced inflammation and MuRF1 expression in mouse skeletal muscle. Physiol Rep 2018;6:e13941.
35. West DW, Phillips SM. Anabolic processes in human skeletal muscle: restoring the identities of growth hormone and testosterone. Phys Sportsmed 2010;38:97-104.
36. Wu CL, Cornwell EW, Jackman RW, Kandarian SC. NF-kappaB but not FoxO sites in the MuRF1 promoter are required for transcriptional activation in disuse muscle atrophy. Am J Physiol Cell Physiol 2014;306:C762-7.
37. Yeung SSY, et al. Sarcopenia and its association with falls and fractures in older adults: A system-

atic review and meta-analysis. J Cachexia Sarcopenia Muscle 2019;10:485-500.

38. Yoshida H, Ishii M, Akagawa M. Propionate suppresses hepatic gluconeogenesis via GPR43/AMPK signaling pathway. Arch Biochem Biophys 2019;672:108057.

39. Zhang H, et al. NAD(+) repletion improves mitochondrial and stem cell function and enhances life span in mice. Science 2016;352:1436-43.

40. Zhu X, Topouzis S, Liang LF, Stotish RL. Myostatin signaling through Smad2, Smad3 and Smad4 is regulated by the inhibitory Smad7 by a negative feedback mechanism. Cytokine 2004;26:262-72.

CHAPTER

7

세포 소기관의 이상과 근감소증

Cellular Organelle Dysfunction and Sarcopenia

전재한(경북의대)

1 서론

근육 세포는 다양한 세포 소기관의 상호작용을 통해 에너지 대사, 단백질 합성, 세포 내 항상성을 유지하며 정상적인 기능을 수행하는 구조이다. 미토콘드리아(mitochondria)는 ATP 생산과 활성산소 조절의 중심 역할을 하며, 소포체(endoplasmic reticulum, ER)는 단백질 접힘과 칼슘 항상성을 조절하는 중요한 기관이다. 리소좀(lysosome)은 손상된 단백질과 세포 소기관을 분해하여 세포 내 청소부 역할을 수행하며, 페록시좀(peroxisome)은 지방산 산화와 산화 스트레스 해독을 담당하는 구조이다. 그러나 노화와 같은 병리적 상태에서는 이러한 소기관의 기능 이상이 누적되어 근육의 구조적, 기능적 저하를 초래하는 원인이 된다. 특히, 미토콘드리아, 소포체, 리소좀, 페록시좀의 이상은 근감소증의 주요 기전으로 작용하며, 소기관 간 상호작용은 근육 퇴화 과정을 가속화시키는 요인이다. 이러한 소기관 기능 이상의 기전을 심층적으로 이해하는 것은 근감소증의 원인을 밝히고 치료 전략을 개발하는 데 중요한 토대가 된다.

2 미토콘드리아 이상과 근감소증

미토콘드리아는 근육 세포에서 에너지 대사의 중심 역할을 수행하는 필수적인 소기관이다. 특히, ATP(아데노신 삼인산)의 생산에 있어 중요한 위치를 차지하며, 이는 근육의 수축 및 이완과 같은 기계적 활동뿐 아니라 단백질 합성, 이온 펌프 작동 등 다양한 대사 활동의 에너지원으로 활용된다. 미토콘드리아는 활성산소종(reactive oxygen species, ROS)의 생성과 제거를 조절하여 산화 스트레스 관리에도 기여한다. 적정 수준의 ROS는 세포 신호 전달과 적응 반응에 필수적이지만, 과도한 ROS는 단백질, 지질, DNA의 산화를 유발하며 세포 기능을 저하시킨다. 또한 미토콘드리아는 세포 자멸사(apoptosis)의 조절자로 작용하여 손상된 세포를 제거하고 조직의 항상성을 유지한다. 이러한 복합적 기능은 근육 세포의 생리적 대사와 조직 건강 유지에 필수적이다.

그러나 노화, 만성 질환, 영양 결핍과 같은 다양한 스트레스 요인은 미토콘드리아의 기능 이상을 초래하며, 이는 근감소증(sarcopenia)의 주요 병리 기전으로 작용한다. 다음은 미토콘드리아 기능 이상과 근감소증 사이의 구체적인 연관성이다.

1) 산화적 인산화 효율 감소

미토콘드리아 내막의 전자전달계(electron transport chain, ETC)는 산화적 인산화(oxidative phosphorylation) 과정을 통해 ATP를 생산하는 주요 구조다. 그러나 노화 및 병리적 상황에서 ETC의 효율이 저하되면 ATP 생산이 감소하게 된다. 이로 인해 근육 세포는 에너지 부족 상태에 빠지며, 근육 수축 및 대사 과정이 약화된다. 특히, 병적인 근감소증[예: 불용성 근육 위축(disuse muscle atrophy) 또는 스테로이드 유발 근감소증]에서는 전자전달계의 기능 이상과 ATP 생산 감소가 뚜렷하게 나타난다. 에너지 대사의 저하로 인해 근육 조직의 생존과 재생이 어려워지고, 이는 근육 질량 감소로 이어진다(그림 7-1).

2) 활성산소종 증가와 산화 스트레스 축적

전자전달계에서 효율이 떨어지면 활성산소종(ROS) 생성이 증가하고, 미토콘드리아 내 해독 기전이 이를 충분히 처리하지 못하게 된다. 축적된 ROS는 미토콘드리아 DNA (mtDNA) 손상을 유발하며, 단백질과 지질의 산화를 촉진하여 세포막과 효소의 기능을 손상시킨다. 결과적으로 미토콘드리아의 구조적, 기능적 손상이 가중되어 근감소증의 진행을 가속화한다(그림 7-1).

3) 미토콘드리아 융합 및 분열의 불균형 및 미토콘드리아 자가포식의 결손

미토콘드리아는 세포 내에서 역동적인 구조를 가지고 있으며, 융합(fusion)과 분열(fission) 과정을 통해 크기와 형태를 변화시킨다. 융합은 손상된 미토콘드리아를 건강한 미토콘드리아와 합쳐 손상을 보완하는 과정이며, 분열은 손상된 미토콘드리아를 분리해 제거하는 과정이다. 그러나 노화와 같은 상태에서는 융합과 분열의 균형이 깨지고, 분열이 과도하게 일어나는 것으로 알려져 있다. 특히 이 경우 ROS 생성이 동반되며, 미토콘드리아 자가포식(mitophagy) 또한 감소되므로, 손

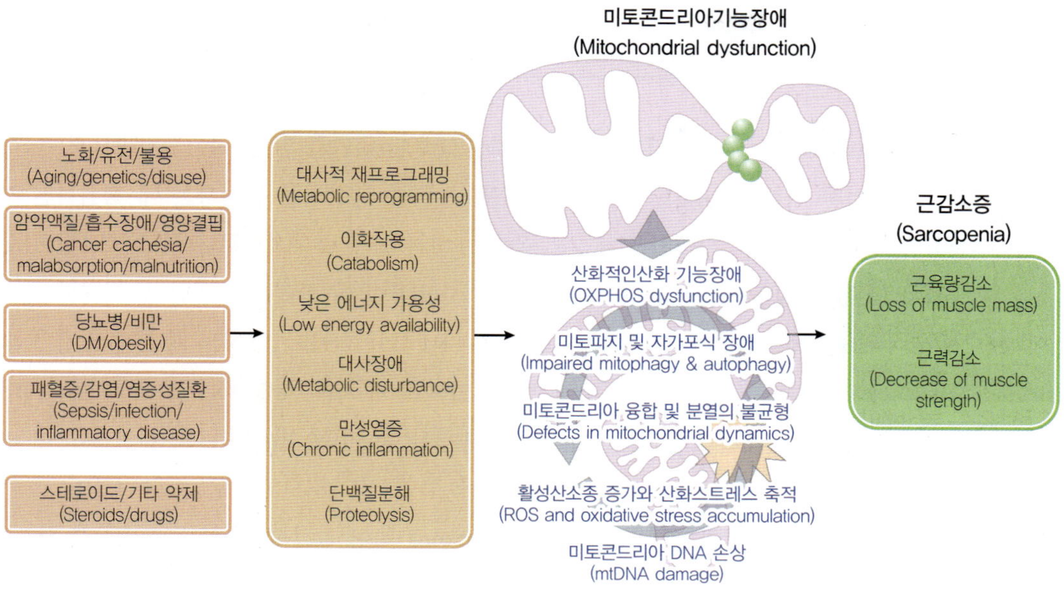

그림 7-1 **다양한 질환에서의 미토콘드리아 기능 이상이 근감소증에 미치는 영향**

상된 미토콘드리아가 축적된다. 이는 에너지 대사 효율을 저하시킬 뿐만 아니라, 세포 내 항상성을 유지하는 능력을 약화시킨다(그림 7-1).

4) 근감소증과 미토콘드리아 이상 간의 연관성 및 잠재적인 치료표적

이와 같은 미토콘드리아 기능 이상은 근감소증의 핵심 기전으로 작용하며, 근육 세포가 에너지 부족, 산화 손상, 세포 자멸사 증가로 인해 구조적, 기능적 손상을 겪게 된다. 미토콘드리아 손상은 근육 내 단백질 합성과 분해의 균형을 무너뜨리고, 세포 생존 신호를 억제하여 근육 조직의 퇴화를 가속화한다. 특히, mtDNA의 돌연변이와 미토콘드리아 단백질 합성 결손은 근육 세포의 복구 능력을 제한하며, 이로 인해 근감소증이 더욱 심화된다. 미토콘드리아 기능 이상을 복구하거나 보호하는 전략은 근감소증 치료에서 중요한 접근법이다. 예를 들어, 미토콘드리아 생합성을 촉진하는 약물(PGC-1α 활성제)과 ROS를 제거하는 항산화제(예: resveratrol)는 미토콘드리아의 기능을 유지시키고 근감소증을 예방 및 치료하는 유망한 방법으로 평가된다. 또한, 미토콘드리아 자가포식을 활성화시키는 기전은 손상된 미토콘드리아를 제거하고 세포 대사 균형을 회복하는 데 중요한 역할을 할 수 있다. 따라서 미토콘드리아를 표적으로 하는 치료법은 근감소증과 같은 퇴행성 근육 질환을 예방하고 관리하는 데 핵심적인 역할을 할 것이다.

3 소포체 스트레스와 근감소증

소포체(endoplasmic reticulum, ER)는 세포 내에서 중요한 역할을 담당하는 소기관으로, 특히 단백질 합성과 올바른 접힘(folding)을 조절하며 세포 내 칼슘 항상성을 유지하는 데 핵심적인 기능을 수행한다. 단백질 접힘은 단백질이 제 기능을 수행하기 위해 필수적으로 요구되는 과정으로, 소포체는 분자 샤프론(chemical chaperone)과 효소를 사용하여 이 과정을 지원한다. 이러한 단백질 접힘 과정이 제대로 이루어지지 않으면 비정상적인 단백질이 축적되고, 이는 세포에 독성을 유발할 수 있다. 또한, 소포체는 세포 내 칼슘 저장소로 작용하며, 세포 신호 전달 및 대사 조절에서 필수적인 칼슘 농도를 조정한다. 이처럼 소포체는 단백질 대사와 이온 균형이라는 세포 생존의 핵심 기전을 담당한다.

그러나 노화와 같은 생리적 변화와 외부 스트레스 요인에 의해 소포체의 기능은 점차 감소하게 된다. 특히, 노화 과정에서 단백질 접힘 능력과 소포체의 적응 능력이 약화되면서 단백질 접힘 용량(capacity)이 크게 감소한다. 이러한 상황은 잘못 접힌 단백질의 축적을 유발하며, 이는 소포체 스트레스의 시작점이 된다. 소포체 스트레스는 세포가 비정상적인 단백질 축적을 인식하고 이를 해결하기 위해 소위 '미접힘 단백질 반응(unfolded protein response, UPR)'을 활성화하면서 발생한다. UPR은 소포체 스트레스 상태에서 세포가 생존하기 위한 방어 기전으로 작동한다. 이 반응은 다음과 같은 세 가지 주요 역할을 통해 단백질 접힘 용량을 회복하려고 시도한다. 첫째, 샤프론 단백질의 발현을 증가시켜 잘못 접힌 단백질을 교정하려고 한다. 둘째, 소포체에서 단백질 합성을 억제하여 스트레스를 경감시킨다. 셋째, 분해 시스템(ER–associated degradation, ERAD)을 활성화하여 비정상 단백질을 제거한다. 그러나 소포체 스트레스가 장기화되면, UPR은 세포 생존을 도모하기보다는 독성을 유발하는 요인으로 전환된다(그림 7–2).

지속적인 UPR 활성화는 세포 내 에너지와 자원을 과도하게 소모하며, 소포체의 단백질 접힘 능력을 초과하게 만든다. 이는 단백질의 분해가 소포체의 처리 능력을 초과하게 되어 비정상 단백질이 계속 축적되는 악순환을 유발한다. 더불어, UPR의 신호 경로 중 하나인 CHOP (C/EBP Homologous Protein)은 장기간의 소포체 스트레스에 대응하여 세포 자멸사(apoptosis)를 유도한다. 이로 인해 세포 손실과 조직 손상이 발생하며, 근육세포와 같은 고도로 특화된 세포에서는 근감소증과 같은 퇴행성 질환으로 이어질 수 있다. 또한, 소포체 스트레스는 칼슘 항상성에도 부정적인 영향을 미친다. 칼슘은 소포체 내에서 저장되고 방출되며 세포 신호 전달과 대사 조절에 관여한다. 그러나 소포체 스트레스가 증가하면 칼슘이 세포질로 과도하게 유출되어 세포 내 칼슘 불균형을 초래한다. 이는 칼슘 의존성 효소를 활성화시켜 세포 구조를 손상시키고, 근육세포에서는 수축력과 재생 능력을 약화시킨다.

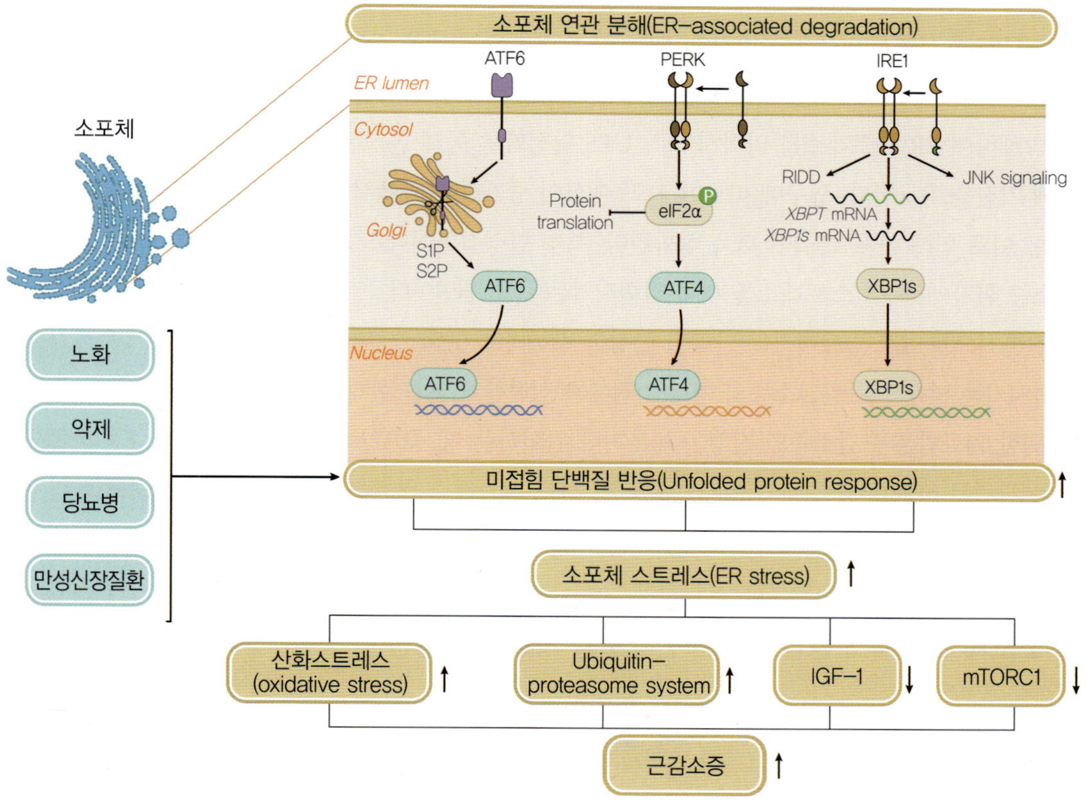

그림 7-2 **소포체 스트레스에 의한 근감소증 발생 기전**

1) 소포체 스트레스가 근감소증을 유발하는 기전

소포체 스트레스가 근감소증(sarcopenia)의 병리학적 기전에 중요한 역할을 한다는 것이 알려져 있다. 소포체 스트레스는 세포가 접힐 수 없는 단백질이 축적될 때 시작되며, 이를 해결하기 위해 미접힘 단백질 반응(UPR)이 활성화된다(그림 7-2). 하지만 장기간 지속되는 ER 스트레스는 UPR이 충분히 작동하지 못하게 하고, 단백질 합성을 담당하는 mTORC1 경로를 억제하게 된다. mTORC1은 근육 내 단백질 합성을 촉진하는 주요 신호 전달 경로로, 이 경로의 억제는 근육 단백질의 생성 감소로 이어진다. IGF-1 신호 경로 또한 ER 스트레스에 의해 약화되는데, 이는 근육 성장과 회복 능력을 저하시킨다. 이러한 과정은 근육 내 단백질의 손실을 가속화하며, 근감소증의 핵심 기전을 구성한다. 소포체 스트레스는 또한 유비퀴틴-프로테아좀 시스템을 활성화시켜 근육 단백질 분해를 촉진한다. Atrogin-1과 MuRF-1 같은 근육 특이적 E3 ubiquitin ligase의 발현이 증가하며, 이는 근육 단백질 분해 속도를 높인다. 소포체 스트레스는 특히 이 ligase를 통해 미세 근섬유와 같은 근육의 구조적 단백질을 표적으로 삼아 분해를 촉진한다. IGF-1 경로가 억제됨에 따라 UPS 활성화가 더욱 두드러지며, 이는 근육 세포의 퇴행을 가속화한다.

한편 소포체 스트레스는 산화 스트레스와도 밀접하게 연결된다. 산화 스트레스는 단백질 접힘을 방해하여 ER 스트레스를 악화시키고, UPS 활성화를 통해 손상된 단백질을 제거하려는 과도한 분해 기전을 유도한다. 연구에 따르면 산화 손상이 증가한 상황에서 근육 단백질의 분해가 가속화되며, 이로 인해 근육 손실이 더욱 심화된다. 특히 만성질환이나 노화로 인한 산화 스트레스는 근감소증 환자에서 ER 스트레스를 더욱 악화시키는 주요 원인이다.

결론적으로, ER 스트레스는 단백질 합성을 방해하고 분해 경로를 활성화하며 산화 스트레스를 악화시키는 방식으로 근감소증의 병리 기전에 핵심적인 역할을 한다. ER 스트레스의 영향을 줄이기 위한 치료법은 근감소증의 진행을 늦추거나 완화하는 데 중요한 전략이 될 수 있다. ER 스트레스와 관련된 mTORC1 경로 회복, UPS 조절, 산화 스트레스 완화는 근감소증 치료의 중요한 연구 분야로 주목받고 있다.

2) 소포체 스트레스 경감을 통한 근감소증 치료의 가능성

소포체 스트레스를 완화하는 약물 개발이 활발히 진행 중이며, 대표적으로 화학적 샤프론(chemical chaperone)과 ER 스트레스 억제제(예: 4-PBA, TUDCA)가 연구되고 있다. 이러한 약물은 소포체 내 단백질 접힘 환경을 개선하거나 UPR의 균형을 조절해 소포체 스트레스를 완화한다. 또한, 영양학적으로는 오메가-3 지방산, 폴리페놀 같은 항염 및 항산화 효과가 있는 성분을 활용해 소포체 스트레스를 줄이는 접근도 제안되고 있다. 보다 근본적인 접근으로 UPR의 조절이다. 특정 신호 경로(예: PERK, IRE1, ATF6)를 표적으로 하여 UPR의 과도한 활성화를 억제하거나, 샤프론 단백질을 보강해 단백질 접힘 용량을 회복시키는 방식이 효과적일 수 있다. 샤프론 보강은 잘못 접힌 단백질을 교정하고 비정상 단백질 축적을 줄여 근육 세포 대사를 안정화할 수 있다.

4 리소좀 기능 장애와 근감소증

리소좀(lysosome)은 미토콘드리아나 소포체와 마찬가지로 근감소증을 포함한 다양한 세포 대사 및 퇴행성 질환의 병리학적 기전에서 중요한 역할을 한다. 특히, 세포 내 폐기물 처리와 대사 조절의 중심에 있는 소기관으로, 단백질, 지질, 핵산 등 다양한 생체분자를 분해하고 재활용하는 역할을 담당한다. 이는 근육 세포의 구조적, 기능적 항상성 유지와 밀접하게 관련되어 있으며, 노화나 병리적 조건에서 리소좀의 기능 이상은 근감소증을 비롯한 여러 질환의 주요 원인이 된다. 다음은 리소좀이 근감소증 및 근육 대사에서 중요한 역할을 하는 구체적인 기전이다.

1) 리소좀 기능 저하에 의한 근감소증 유발 기전

리소좀은 자가포식(autophagy) 과정을 통해 세포 내 손상된 소기관이나 비정상 단백질을 제거하고, 이를 분해해 재활용 가능한 대사 중간체로 전환한다. 자가포식은 특히 근육 세포에서 손상된 미토콘드리아(mitophagy), 소포체(ER-phagy)와 같은 구조를 제거하고 근육 대사 환경을 최적화하는 데 핵심적이다. 리소좀이 없으면 손상된 세포 구성 요소가 축적되어 세포 스트레스와 염증 반응을 유발하며, 근육 조직의 퇴행이 가속화된다(그림 7-3).

노화 과정에서 리소좀 기능은 점진적으로 감소한다. 이는 다음과 같은 문제를 야기한다.

- 산성화 손상: 리소좀 내 pH를 유지하는 능력이 약화되어 가수분해 효소의 활성이 저하된다.
- 자가포식 감소: 노화에 따라 자가포식 활성이 저하되며, 손상된 단백질과 소기관의 축적이 증가한다.
- 리소좀막의 투과성 손상: 노화로 인해 리소좀막이 불안정해지고, 이로 인해 분해 중간산물이 세포질로 누출되며 세포 손상을 유발한다.

이러한 리소좀 기능 저하는 근육 대사 항상성을 붕괴시키고 근감소증 진행을 가속화하는 요인이 된다. 또한 리소좀은 유비퀴틴-프로테아좀 시스템(UPS)과 함께 세포 내 단백질 분해를 조절한다. UPS가 주로 짧은 반감기를 가진 단백질을 분해하는 반면, 리소좀은 대규모 단백질 복합체 및

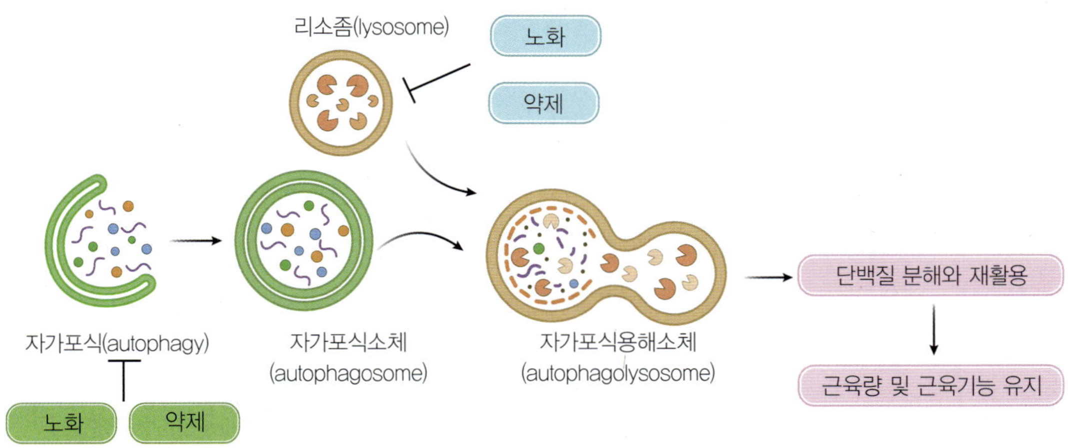

그림 7-3 **리소좀이 근육량과 근육 기능 유지에 미치는 영향**

손상된 소기관을 처리한다. 그러나 리소좀 기능 이상 시, 단백질 분해와 재활용이 효율적으로 이루어지지 않아 근육 세포 내 단백질 항상성이 깨지며 근감소증으로 이어진다. 근감소증에서는 리소좀–자가포식 시스템의 비정상적인 조절이 확인된다. 특히 LC3–II와 같은 자가포식 마커 감소, P62/SQSTM1 단백질 축적, TFEB (TFE–Transcription Factor EB)의 활성화의 감소가 관찰된다. 이러한 기전적 이상은 근육 조직의 구조적 손상 및 대사 기능 저하로 이어지며 근감소증의 진행을 가속화한다.

5 요약

근감소증에서 세포 소기관의 이상은 근육 기능과 대사에 중요한 영향을 미친다. 미토콘드리아는 ATP 생산과 활성산소 조절, 세포 자멸사 조정 등 근육 대사의 중심적 역할을 수행하며, 그 이상은 에너지 대사 저하, 산화 스트레스 축적, 자가포식 결손 등을 초래한다. 특히, 노화와 병리적 상태에서 미토콘드리아 융합과 분열의 불균형이 손상된 미토콘드리아의 축적을 유발하며, 이는 근감소증의 주요 원인 중 하나로 작용한다. 이러한 이상을 치료하기 위해 미토콘드리아 생합성 촉진제와 ROS 제거 항산화제가 유망한 접근법으로 제안되고 있다. 소포체는 단백질 접힘과 칼슘 항상성을 조절하는 역할을 하며, 소포체 스트레스는 근감소증의 병리학적 기전에서 핵심적인 요소이다. 장기적인 소포체 스트레스는 미접힘 단백질 반응(UPR)을 비효율적으로 만들고, 단백질 합성과 분해의 불균형, 산화 스트레스 증가, 세포 자멸사를 유발한다. 이러한 과정은 근육 단백질의 손실과 구조적 퇴화를 가속화하며, 이를 완화하기 위한 화학적 샤프론과 UPR 조절이 치료 전략으로 연구되고 있다. 리소좀은 세포 내 폐기물 제거와 자가포식 조절을 담당하는 소기관으로, 그 기능 저하는 근감소증을 유발하는 주요 원인 중 하나이다. 노화에 따라 리소좀의 산성화 손상, 자가포식 감소, 막 투과성 이상이 발생하며, 손상된 소기관과 단백질의 축적으로 이어진다. 리소좀 기능 이상은 근육 대사와 단백질 분해 시스템의 비효율성을 초래하며, 근감소증의 진행을 가속화한다. 이를 개선하기 위해 자가포식 촉진과 리소좀 기능 회복을 목표로 한 치료 전략이 중요하게 여겨지고 있다.

▶ 참고 문헌

1. Casas–Martinez JC, Samali A, McDonagh B. Redox regulation of UPR signalling and mitochondrial ER contact sites. Cell Mol Life Sci. 2024;81(1):250.
2. Covarrubias AJ, Perrone R, Grozio A, Verdin E. NAD+ metabolism and its roles in cellular processes during ageing. Nat Rev Mol Cell Biol. 2021;22(2):119–41.
3. Deldicque L. Endoplasmic reticulum stress in human skeletal muscle: any contribution to sarcopenia? Front Physiol. 2013;4:236.
4. Fan J, Kou X, Jia S, Yang X, Yang Y, Chen N. Autophagy as a potential target for sarcopenia. J Cell Physiol. 2016;231(7):1450–9.
5. Grima–Terrén M, Campanario S, Ramírez–Pardo I, Cisneros A, Hong X, Perdiguero E, et al. Muscle aging and sarcopenia: the pathology, etiology, and most promising therapeutic targets. Mol Aspects Med. 2024;100:101319.
6. Kubat GB, Bouhamida E, Ulger O, Turkel I, Pedriali G, Ramaccini D, et al. Mitochondrial dysfunction and skeletal muscle atrophy: causes, mechanisms, and treatment strategies. Mitochondrion. 2023;72:33–58.
7. Leduc–Gaudet JP, Hussain SNA, Barreiro E, Gouspillou G. Mitochondrial dynamics and mitophagy in skeletal muscle health and aging. Int J Mol Sci. 2021;22(15):8179.
8. Marzetti E, Calvani R, Coelho–Júnior HJ, Landi F, Picca A. Mitochondrial quantity and quality in age–related sarcopenia. Int J Mol Sci. 2024;25(4):2052.
9. Pang X, Zhang P, Chen X, Liu W. Ubiquitin–proteasome pathway in skeletal muscle atrophy. Front Physiol. 2023;14:1289537.
10. Russo C, Valle MS, D'Angeli F, Surdo S, Malaguarnera L. Resveratrol and vitamin D: eclectic molecules promoting mitochondrial health in sarcopenia. Int J Mol Sci. 2024;25(14):7503.

CHAPTER 8

근육 줄기세포

Muscle Stem Cell (MuSC)

김세이 · 박준현 · 류동렬(GIST)

1 근육 줄기세포의 개념

1) 근육 줄기세포 정의

근육 줄기세포를 이해하기 위해서는 먼저 줄기세포의 개념을 알아볼 필요가 있다.

줄기세포는 유기체 내의 모든 세포로 분화할 수 있는 능력과 자가 재생 능력을 지닌 세포로, 배아와 성체 모두에서 발견된다. 줄기세포는 휴면 상태와 활성화 상태라는 두 가지 상태로 존재할 수 있으며, 휴면 줄기세포는 가역적인 세포주기 정지 상태에 있다. 이러한 세포는 조직의 항상성 유지, 외상이나 손상 후의 재생 요구에 따라 활성화될 수 있다(그림 8-1).

줄기세포가 활성화되면 세포주기에 재진입하여 증식하고, 다음의 두 가지 주요 기능을 수행하게 된다. 첫째, 휴면 상태를 회복하며 자가 재생을 통해 새로운 줄기세포를 생성함으로써 줄기세포 풀의 유지를 보장한다. 둘째, 분화를 통해 손실된 세포를 대체하거나 손상된 조직의 특수 기능을 보충하는 성숙하고 전문화된 세포를 생성한다. 이와 같은 특수 세포들은 세포 치료 등 재생 의학 분야에서 활용될 수 있다.

좁은 의미의 줄기세포는 전능성(totipotency) 또는 만능성(pluripotency)을 지닌 세포, 즉 모든 종류의 세포로 분화할 수 있는 세포만을 의미한다. 그러나 다분화능(multipotency)이나 일분화능(unipotency)을 지닌 전구세포 역시 넓은 의미에서는 줄기세포에 포함되기도 한다.

줄기세포는 전분화능 줄기세포, 만능 줄기세포(pluripoten t stem cell, PSC), 다분화능 줄기세포, 일분화능 줄기세포 등으로 나뉜다.

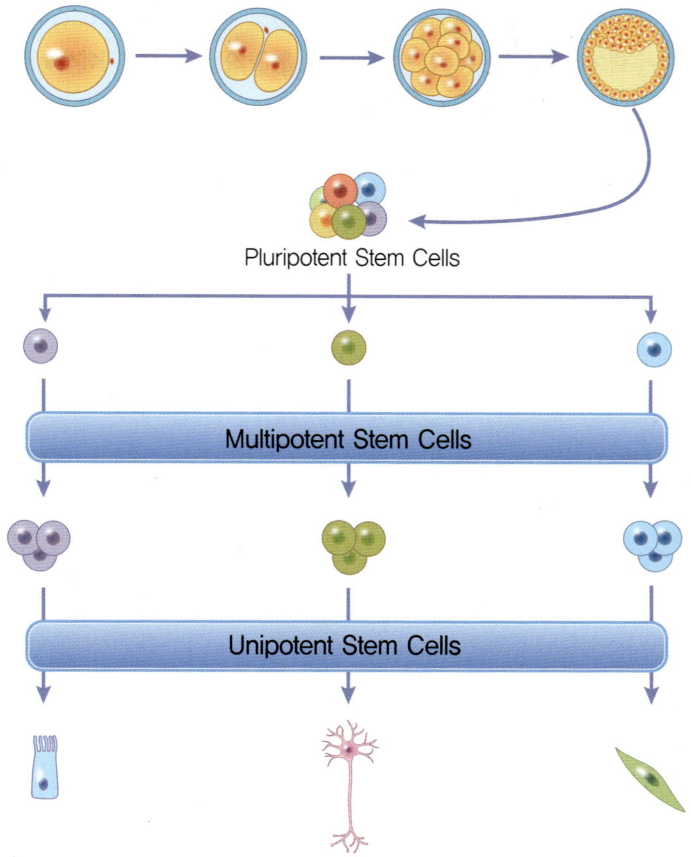

그림 8-1 **줄기세포의 구조**

전분화능 줄기세포는 전체 유기체의 모든 세포로 분열하고 분화할 수 있으며, 배아 구조와 배아외 구조를 모두 형성할 수 있다. 정자와 난자가 결합해 형성되는 접합자가 대표적인 예이다.

만능 줄기세포는 모든 배엽 계통의 세포로 분화할 수 있지만, 태반과 같은 배아 외 구조는 형성하지 못한다. 배아줄기세포는 착상 전 배아의 내부세포괴에서 유래하며, 착상된 배아의 Epiblast Layer에서 유래한 유도만능줄기세포(iPSC)도 여기에 포함된다. iPSC는 체세포에서 인공적으로 유도되며 배아줄기세포와 유사한 기능을 하여 재생의학 분야에서 매우 유망하게 여겨진다.

다분화능 줄기세포는 만능 줄기세포보다 분화 스펙트럼이 좁지만, 특정 계통의 다양한 세포로 분화할 수 있다. 예를 들어 조혈모세포는 여러 종류의 혈액세포로 발전할 수 있으며, 분화가 진행되면 점차 특정 계통으로만 분화 가능한 상태가 된다. 일부 다분화능 세포는 관련 없는 계통의 세포로도 전환될 수 있다.

일분화능 줄기세포는 분화 가능성이 가장 제한적이며, 하나의 세포 유형으로만 분화할 수 있다. 그러나 자가복제 능력이 뛰어나 반복적인 세포 분열이 가능하므로, 재생의학에서 치료용으로 유망한 후보가 될 수 있다. 대표적인 예로 피부세포로만 분화하는 전구세포가 있다.

우리가 이번 챕터에서 다루는 근육 줄기세포는 일분화능 줄기세포에 해당한다.

골격근 줄기세포(muscle stem cell, MuSC), 또는 근위성 세포라고도 불리는 이 세포는 골격근 조직의 성장, 복구, 재생에 핵심적인 역할을 수행하는 근형성 줄기세포이다. 골격근은 체중 유지, 운동, 외상 등으로 인해 지속적으로 손상을 받기 때문에, 이를 복구하고 재생하기 위해 항상 사용 가능하고 재생 가능한 세포 공급원이 필요하다. 이러한 역할을 담당하는 주요 성체 골격근 줄기세포가 바로 위성세포이다.

성숙한 골격근 섬유의 기저막 아래에 휴면 상태로 존재하는 위성세포는, 근육 섬유가 퇴행하거나 손상되었을 때 이를 복구하는 데 이상적인 위치에 자리잡고 있다. 이 세포들은 근육 손상이 발생하면 활성화되어 증식하고, 이후 근육 분화와 근관 형성을 위해 필요한 수의 근아세포를 생성하는 단계를 거친다.

2) 근육 줄기세포의 특성

줄기세포 중 근육 복구 및 재생에 관여하는 근육 줄기세포(MuSC)는 주로 휴면 상태로 존재하며, 이는 PAX7 전사 인자의 발현에 의해 특징지어진다. 근육 재생 능력을 유지하기 위해서는 손상 이후 위성세포의 효율적인 증식, 손상된 근섬유를 재구성할 수 있는 근아세포로의 분화, 그리고 향후 재손상 시 복구를 위한 근육 줄기세포 풀의 자가 재생이 필요하다.

근육 줄기세포는 손상되지 않은 근육 내에서 정지 상태로 존재하지만, 근섬유 손상이나 근이영양증 등의 상황에서 특정 신호에 의해 활성화된다. 활성화된 세포는 비대칭 분열을 통해 자가 재생 또는 근육 생성 경로로의 분화를 선택하며, 이를 통해 근육 복원이 가능하다. 이 과정에서 딸세포 간 결정 인자의 비대칭 분포는 각 세포가 자가 재생으로 유지될지, 혹은 분화 경로로 진행할지를 결정한다. 골격근 조직은 이러한 과정을 통해 재생되며, 동시에 향후 재생을 위한 줄기세포 풀 역시 보존된다.

출생 후 골격근의 성장과 재생은 근육에 상주하는 전구세포에 의존한다. 위성세포는 출생 후 성장, 운동, 질병에 의한 부상의 반응을 담당하는 전구세포의 저장소를 형성한다. 위성세포의 총 수는 항상성 수준으로 유지된다. 건강한 근육 회복을 위해서는 성체 위성세포가 필요하며, 성체 위성세포가 부족하다면 근육 및 재생에 심각한 결손이 발생한다.

2 근육 줄기세포의 발견과 역사

골격근의 재생 능력은 19세기에 이미 문서화되었으나, 근섬유 형성과 재생에 대한 세포학적 기반이 밝혀지기까지는 100년 이상의 시간이 소요되었다. 현재의 근육 재생에 관한 세포생물학적 이해의 초석은 1960년대 초에 발표된 연구들에 의해 마련되었다. 골격근의 수축 단위인 다핵 근섬유는 단핵 근아세포의 융합을 통해 형성되며, 근섬유 내 핵이 아닌 별개의 단세포가 세포 증식에 관여한다는 사실이 밝혀졌다. 이 발견은 근섬유 내에서 관찰 가능한 핵분열 없이도 핵 수와 크기가 증가한다는, 44년 전 보고된 '수수께끼 같은' 현상을 설명하는 데 기여하였다.

1961년의 보완적 연구에서는 근섬유 표면에 위치한 정지 상태의 세포가 전자현미경으로 관찰되었고, 이들의 해부학적 위치를 기반으로 '위성세포'라 명명되었다. 위성세포는 처음 개구리의 근육에서 발견되었지만, 이후 쥐를 포함한 대부분의 척추동물에서 공통적으로 관찰되었다. 발견 이후 위성세포는 출생 후 골격근의 성장과 복구를 위한 유력한 근육 전구세포로 주목받게 되었지만, 실제로 위성세포가 근육 재생을 위한 주요 근아세포의 기원임을 입증하는 직접적인 증거가 부족하여 논쟁이 지속되었다.

줄기세포 또는 전구세포는 일반적으로 분자 마커를 통해 규명되며, 위성세포 역시 줄기세포적 특성을 갖는지에 대한 검증이 필요했다. 위성세포는 손상 이후 기저막 하에 존재하던 원래의 위치로 되돌아가며 재생에 기여하기 때문에 이들을 엄밀히 추적하여 기능을 입증하는 것이 어렵다는 점에서, 근아세포 및 근세포와의 연속성 평가가 제한되었다. 초기 연구들은 성장 및 재생 중인 근육에서 표지된 티미딘의 분포를 이용하여 위성세포가 성장기 동안 근섬유에 핵을 공급한 후 유사분열적 정지 상태에 들어간다는 견해를 제시하였다.

결정적인 근거는 분리된 단일 근섬유에서 위성세포의 존재가 확인되고, 이들이 증식하여 다핵 근관을 형성한다는 사실을 통해 확보되었다. 콜라겐 분해 효소를 활용한 단일 근섬유의 분리는 기저막 하의 위성세포를 보존한 채 수행되었으며, 이로 인해 위성세포가 증식하고 분화하여 근아세포를 생성하는 것이 가능하였다. 더 나아가, 단일 근섬유를 기증자에서 숙주 개체로 이식함으로써, 이들 위성세포가 생체 내에서 새로운 근섬유와 위성세포 풀을 형성하는 능력을 갖추었음이 입증되었다. 이는 위성세포가 자가 재생과 분화를 통해 줄기세포의 기본 조건을 충족함을 보여주는 결정적인 증거이다.

현대 유전자 표지 기법의 발전은 손상 후에도 위성세포의 자손을 추적할 수 있게 하였고, 성체 근육에서 PAX7 기반 리포터를 활용한 계통 추적 연구는 위성세포가 근육 재생에 기여함을 확인하였다. 또한, 특정 유전자 모델을 통해 성체 생쥐에서 위성세포를 선택적으로 제거한 연구는 이들이 근육 재생에서 필수적인 역할을 수행한다는 강력한 증거를 제공하였다. 최근에는 광학현미경 수준에서도 위성세포를 확인할 수 있는 다양한 분자 마커가 보고되어, 위성세포 연구의 접근성이 더욱 향상되었다.

3 근육 줄기세포의 휴지기 및 활성화

1) 정지기의 근육 줄기세포

세포 정지(cellular quiescence) 또는 G0 단계는 G1 단계 동안 일시적이고 가역적인 세포주기 정지로 정의된다. 정지기의 세포는 크기 감소, 핵세포질 비율 증가, 낮은 RNA 및 단백질 합성, 변화된 신진대사 및 유전자 발현 프로파일 등을 특징으로 가지고 있다. 정지기는 휴지기라고도 하며, 증식과 분화가 없는 기본 상태로 간주된다. 최근까지 세포 정지는 대사 활동이 감소된 수동적이고 균질한 세포 상태로 알려져 있다. 최근 연구에 따르면 정지기의 위성세포는 서로 다른 상태로 존재할 수 있으며, 언제든지 활성화될 태세를 갖추고 있다고 밝혀졌다. 세포가 조직 괴사 및 산소 부족에 노출되어 죽음과 같은 극도의 스트레스를 겪게 되면 대부분의 위성세포는 정지 상태로 전환된다.

정지기에 있는 위성세포에서 PAX7은 세포의 자기갱신 및 분화 능력을 유지하는 데 필수적인 전사인자이다. PAX7은 위성세포가 분화 과정을 시작하기 전에 자신들의 줄기세포 특성을 유지하도록 도와, 근육의 재생능력을 보존한다. 정지기의 위성세포에서 PAX7의 발현은 근육 손상에 대응하여 적절히 활성화되거나 추가적인 분화를 통해 근육을 회복시키는 데 중요한 역할을 한다.

높은 수준의 PAX7 (*PAX7*^{Hi})을 발현하는 위성세포는 낮은 수준의 PAX7 (*PAX7*^{Low})을 발현하는 세포에 비해 생체 내(in vivo) 및 시험관 내(in vitro) 활성화 시 활성 될 능력이 더 낮은 것으로 보고되었다. 이는 더 낮은 대사 활동과 첫 번째 유사분열이 지연됨을 의미하고, *PAX7*^{Hi} 세포는 세포주기 진입을 위해 더 잘 준비된 나머지 개체군과 비교하여 더 깊은 정지 또는 '휴면' 세포 상태에 있는 것으로 나타났다. 따라서 정지 상태는 *PAX7*^{Hi}에서 *PAX7*^{Low} 세포의 연속체로 존재한다고 할 수 있다.

2) 활성화된 근육 줄기세포

경고된 상태(GAlert)는 G0(정지기)와 세포주기 G1(증식 상태) 사이에 존재하며, 이들과 유사하지만 명확히 구별된다. GAlert 상태의 MuSC는 약간 더 크고, 첫 번째 분열을 위해 준비되어 있으며, 미토콘드리아 활동이 증가하고 재생 능력이 높다. 정지 상태에서 세포주기로의 전환은 골격근

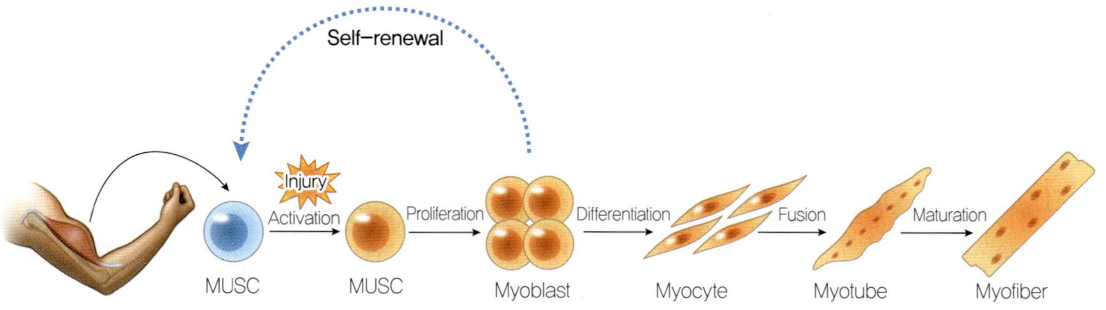

그림 8-2 골격근 재생에 관여하는 근육 줄기세포(MuSC).
근육 부상 시 정지기의 MuSC가 활성화되고 빠르게 증식한 후 근세포(Myocyte)로 분화되어 융합되고 성숙하여 새로운 근섬유(Myofiber)를 생성한다.

위성세포의 활성화로 정의되며, 이는 정상적인 성장과 부상이나 질병으로 손상된 조직의 재생에 필수적이다. 활성화된 위성세포는 정지된 위성세포와 달리 확장된 세포질과 더 많은 세포 소기관을 갖고 있어 크기가 더 크다.

부상 후 근육의 틈새 환경(niche)이 붕괴되면, 정지된 MuSC는 Niche의 보호를 잃고 활성화된다. 활성화된 MuSC는 세포주기로 재진입하여 증식하며, 형태가 변하고 크기와 세포질이 확장된다. 활성화된 위성세포의 주요 초기 마커로는 인산화된 p38이 있으며, 이후 MyoD가 발현된다. 대부분의 정지된 위성세포에서 검출되는 Myf5는 활성화 시 크게 상향 조절된다. G1 단계에서 MyoD는 세포주기 진입을 허용하기 위해 Cdc6의 발현을 조절하며, 이는 분화를 유도하지 않고 DNA 복제를 위한 염색질 구조를 형성한다.

위성세포는 빠르게 활성화되어 세포주기에 재진입하고, 외부 신호에 반응하여 증식할 수 있다. 근육 손상은 다수의 파괴된 근섬유를 생성하며, Bupivacaine(국소 마취제)을 이용해 선택적으로 섬유를 손상시키면 위성세포의 활성화와 증식이 증가하는 현상이 관찰된다. 이는 손상된 근섬유가 정지 상태에 있는 위성세포를 활성화하는 신호를 제공한다는 것을 시사한다. 손상되거나 사멸하는 섬유는 HGF(He patocyte Growth Factor; 간세포 성장인자)와 관련된 신호 경로를 활성화시키고, 산화질소(NO)를 생성하여 위성세포의 활성화를 유도한다. 따라서 보호 역할을 하던 틈새(Niche)의 붕괴와 손상된 근섬유에서 방출되는 신호 인자는 모두 위성세포의 활성화에 기여한다(그림 8-2).

4 근육 재생 및 위축

1) 재생에서의 근육 줄기세포의 역할

위성세포는 손상 후 새로운 근섬유 형성 및 과부하에 대한 반응으로 기존 성인 근섬유의 효율적인 성장에 기여한다. 정지 상태의 위성세포가 활성화되면, 근섬유 재생 과정에 필요한 증식, 분화, 융합의 각 단계는 위성세포 내재적 요인과 국소 및 전신 환경의 외적 요인에 의해 정교하게 조절된다.

활성화된 위성세포는 대칭 분열을 통해 줄기세포 풀을 확장하고, 비대칭 분열을 통해 하나의 분화된 딸세포와 하나의 줄기세포를 생성하여 줄기세포 풀을 보충한다. 초기 연구에 따르면, 근육 손상 후 위성세포는 첫 번째 분열에서 비대칭 분열을 통해 줄기세포 풀을 재구성하고 균형 잡힌 위성세포를 생산하며, 이후 대칭 분열을 통해 충분한 근아세포 자손을 제공하여 새로운 근섬유를 형성한다. 이처럼 위성세포와 주변 미세환경 간의 상호작용은 분열 방식에 영향을 미치며, 손상 후 위성세포의 확장을 조절한다.

위성세포의 지속적인 증식을 위해서는 PAX7의 활성이 필수적이며, PAX7뿐 아니라 MYF5, MyoD 등의 유전자가 조절 과정에 관여한다. 최근에는 위성세포 확장을 조절하는 새로운 기전으로서, 뉴클레오솜 리모델링 및 탈아세틸화 억제 복합체의 구성원인 CHD4가 RIPK3 의존성 괴사 경로를 후생적으로 억제하여 위성세포 증식 동안 근원적 계통 충실도를 유지함이 밝혀졌다. 또한, RNA G-Quadruplex 구조를 해체하는 헬리카제 DHX36 역시 위성세포의 증식과 근육 재생에 필수적이다.

이처럼 위성세포 증식의 조절은 세포주기 진행 및 자손 세포의 충분한 확장을 보장하는 동시에, 조기 분화나 비근원적 분화 운명을 방지하기 위해 다층적인 수준에서 이루어진다. 근육 손상 이후 일부 증식 중인 위성세포는 기저막을 따라 이동하여 손상된 근섬유와 융합해야 할 영역으로 이동한다는 점도 중요한 특징이다.

2) 근육 위축에 영향을 미치는 요인

근육량과 근력의 손실은 '근육 위축'이라고 하며, 이는 골격근 단백질의 합성과 분해 간의 불균형으로 인해 발생한다. 이러한 불균형은 근육 소모를 유발하고 결국 위축으로 이어진다. 골격근 위축은 근섬유 수축, 섬유 유형 변화, 미오신 동형체 변이, 세포질 및 소기관의 감소, 총 단백질 손실 등을 특징으로 하며, 특히 근섬유 직경의 감소는 가장 뚜렷한 조직병리학적 특징이다. 위축된 근섬유는 일반적으로 크기가 작고 둥글거나 각진 형태이며, 과호산구성을 띠는 경향이 있다.

근육 위축은 원발성과 이차성으로 구분된다. 원발성 근육 위축은 유전성 근육 질환으로 인해 직접적으로 발생하며, 주로 진행성 위축, 염증, 근섬유 대사 이상, 근육 경련 또는 경직을 동반한다. 이들 질환은 근이영양증, 선천성 근병증, 미토콘드리아 근육병증, 대사성 근육병증 등으로 세분화되며, 대표적으로 네말린 근병증, 뒤시엔 근이영양증, 베커 근이영양증, 근긴장성 근이영양증 등이 있다.

한편, 2차성 근육 위축은 후천적인 요인에 의해 발생하며, 다양한 병리적 및 생리적 상태가 원인이 될 수 있다. 병리적 요인으로는 노화 관련 근육 감소증, 암 악액질, 만성폐쇄성폐질환, 당뇨병과 비만, 만성신장질환, 심부전, 신경변성질환 등이 있다. 또한, 패혈증, 화상, 외상, 단식, 영양실조 등도 위축을 유발할 수 있다. 고정된 환자의 경우, 다리 골절, 사용 부족, 부동화, 장기간 침상 안정 등의 상황은 근육 자극의 결여로 인해 위축 신호가 시작되고, 이로 인해 단백질 손실 및 세포 사멸이 초래된다.

이처럼 근육 위축은 다양한 원인에 의해 발생하며, 질병이 진행됨에 따라 단백질 분해 속도가 합성 속도를 초과하면서 점차 심화된다.

5 근육 줄기세포의 노화

1) 근육 줄기세포 노화가 근육 노화에 미치는 영향

세포가 노화됨에 따라 분열과 분화 능력이 저하되어 근육 재생이 손상된다. 이는 대칭 분열과 비대칭 분열 간의 균형이 변화하기 때문이다. 대칭 분열은 줄기세포 풀을 유지하는 데 기여하며, 비대칭 분열은 근육 복구에 필요한 전구세포를 생성한다. 그러나 노화로 인해 이러한 균형이 무너지면서 전구세포의 수가 줄어들고, 전체적인 근육 재생 능력이 감소한다.

세포 노화는 암, DNA 손상 등으로 인해 유도될 수 있으며, 이 과정에서 세포는 p53, p16/p19와 같은 종양 억제 인자와 결합하면서 세포주기에서 이탈하고 세포 사멸을 피하는 병리적 상태를 나타낸다. PAX7을 발현하는 위성세포는 광범위한 자가 재생 능력과 골격근 복구 기능을 지닌 핵심 줄기세포 집단이다. 하지만 노화가 진행되면서 이러한 위성세포의 수와 기능은 현저히 감소하고, 이로 인해 근육 재생 능력 역시 저하된다.

무척추동물의 경우, 줄기세포 틈새(niche)의 노화 관련 변화는 줄기세포 수와 기능의 감소를 유발한다. 포유류에서도 줄기세포 틈새는 줄기세포가 정지 상태(quiescence)를 유지하여 기능을 보존하는 데 중요한 역할을 한다. 그러나 노화된 근육에서는 근섬유가 항상성 상태에서도 FGF2를 발현하게 되며, 이는 일부 위성세포가 정지 상태를 깨고 자가 재생 능력을 상실하도록 유도한다. 노화된 위성세포는 FGF 신호 억제 인자인 SPRY1을 강하게 발현한다. SPRY1이 제거되면, FGF 신호 전달이 과도하게 활성화되어 위성세포가 정지 상태를 유지하지 못하고 고갈되며, 결과적으로 근육 재생 능력이 감소한다.

노화된 근육에서는 피브로넥틴(fibronectin, FN) 수치가 현저히 감소하여 위성세포의 접착력이 저하되고, 아노이키(anoikis)에 대한 감수성이 증가한다. 이는 노화된 골격근 줄기세포 틈새가 FN 수치 감소를 통해 근육 줄기세포(MuSC)의 기능과 유지에 부정적인 영향을 미친다는 것을 의미한다. 실제로 젊은 재생 근육에서 FN을 암호화하는 유전자의 결실은 노화된 조직에서 나타나는 표현형을 모사하며, MuSC 수의 감소를 초래한다.

또한, 노화된 인간 위성세포는 DNA 메틸화 수준이 더 높고, 특히 SPRY1 프로모터 영역에서의 메틸화가 증가되어 있다. 이로 인해 FGF2 신호에 대한 민감성이 증가하게 되며, 결과적으로 위성세포의 자가 재생 능력이 저하된다. 이러한 반응 장애는 FGF2 경로를 약리학적으로 억제할 필요성을 제시하며, 이는 노화된 위성세포의 기능 회복을 위한 잠재적 치료 전략이 될 수 있다.

2) 근육 노화가 근육 줄기세포에 미치는 영향

노화된 전신 환경은 위성세포의 증식을 억제한다. 근육 조직 자체의 노화는 상주 줄기세포에 영향을 미치며, 노화에 따라 근육 섬유는 구조적·기능적 변화를 겪어 줄기세포에 불리한 환경을 형성한다. 또한, 노화된 근육은 정지기로 되돌아가는 위성세포의 수를 감소시켜 근육 재생 속도를 저하시킨다.

근육 줄기세포의 노화는 노화에 따른 근기능 저하의 주요 요인으로 작용하며, 노화된 근육 환경은 이러한 줄기세포 기능 장애를 더욱 악화시킨다. 노화 세포는 염증을 유발하는 인자를 분비하여, 위성세포의 증식과 재생을 방해하는 염증성 틈새(inflammatory niche)를 형성한다. 이 틈새는 노화와 유사한 환경을 만들어 줄기세포의 활성을 억제한다.

6 근감소증에서 근육 줄기세포의 역할

1) 근감소증의 원인으로써 근육 줄기세포의 변화

근육 노화는 회복 능력의 저하와 근육 위축으로 인한 근육량 및 기능의 점진적 손실을 특징으로 하며, 이러한 과정을 흔히 '근감소증(sarcopenia)'이라고 한다(그림 8-3).

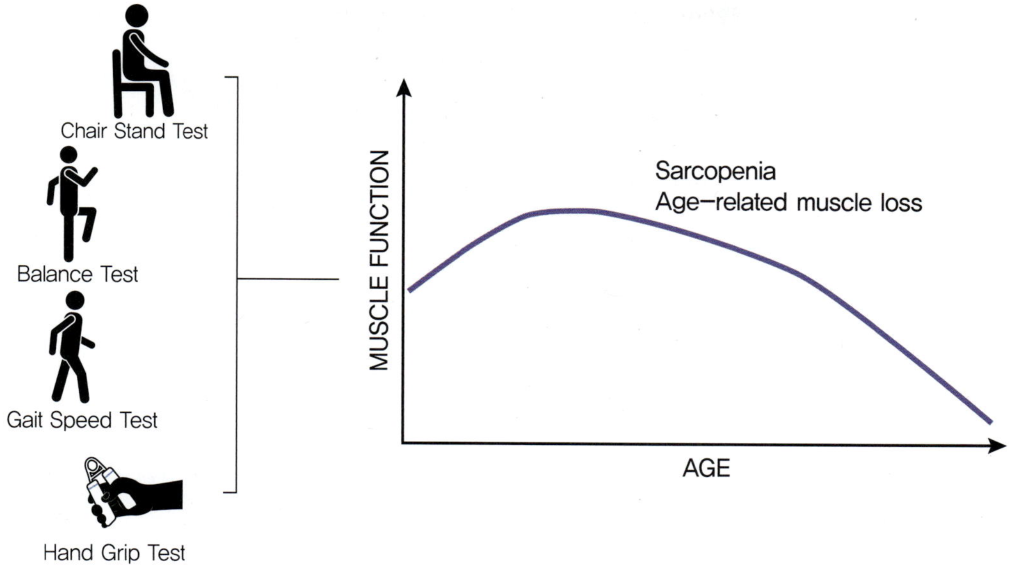

그림 8-3 **근감소증의 원리**

근감소증은 골격근의 질량 및 기능 손실과 관련된 장애로, 주로 노화에 따라 진행되는 전신적인 근육 이상이다. 이는 이동성 저하, 이환율 및 사망률 증가 등 다양한 장기적인 건강 문제로 이어질 수 있다. 이러한 임상적으로 중요한 근감소증의 원인은 다양하지만, 그중 하나는 위성세포(satellite cell)의 기능 변화이다.

위성세포는 근육 항상성을 유지하는 데 핵심적인 역할을 하며, 이들에 의한 근핵 보충이 감소하면 근감소증의 진행에 기여할 수 있다.

노화가 진행됨에 따라 위성세포의 수가 감소하고 기능이 손상된다. 또한, 위성세포가 노화되면 이들이 존재하는 니치(niche, 틈새) 역시 함께 노화되어, 구조적 및 분자적 변화가 위성세포의 기능을 방해하게 된다. 특히 노화된 위성세포에서는 유전자 경로의 조절 이상이 나타나며, 이로 인해 생체 내에서 증식과 분화 과정이 변화되어 근육 재생이 저해된다.

정지 상태에 있는 위성세포가 노화될 경우, 전사 및 후성유전학적(epigenetic) 환경에도 중요한 변화가 일어나며, 이는 건강한 근육에서 위성세포의 정상적인 행동을 조절하던 유전자 회로가 노화 및 질병 상태에서는 오작동하게 되는 결과를 초래한다.

노화된 위성세포에서는 p38α/β MAPK 신호의 과활성이 중요한 영향을 미치며, 이는 위성세포의 자가 재생 능력을 급격히 감소시키고 그 기능을 손상시킨다. 이러한 노화로 인한 근육 줄기세포의 변화는 근감소증의 주요 원인 중 하나로 주목받고 있다.

2) 근감소증 치료 표적으로써 근육 줄기세포

근감소증을 치료하기 위해서는 근육 줄기세포의 재생 및 수리 능력을 향상시키는 것이 중요한 치료 표적이 된다. 근육 줄기세포는 근육의 발달, 유지, 재생에 필요한 세포 풀을 제공하기 때문에, 이들의 활성을 조절하는 것은 근육 질환 치료에 새로운 가능성을 열어줄 수 있다는 점이 오랫동안 인식되어 왔다.

특히 위성세포는 근육 손상 후 근섬유의 재생과 회복에 필수적인 역할을 하며, 근육 소모성 질환에 대한 세포 기반 치료의 유망한 후보로 간주된다. 이러한 위성세포는 식별이 용이하고, 자가 재생 능력과 근육 분화 능력을 갖춘 여러 장점을 가지고 있다.

근육 줄기세포를 근감소증의 치료 표적으로 활용하려는 다양한 접근이 시도되고 있다. 대표적으로 노화로 인한 근육량 및 근력 감소를 늦추는 동시에, 노화된 골격근의 위성세포 기능을 개선하여 근육 재생 능력을 향상시키려는 칼로리 제한 전략이 있다.

또한, 줄기세포를 직접 분리한 뒤 이식하는 방법을 통해 근감소증을 치료하려는 시도도 있으며, 이 방법은 적은 수의 세포로도 높은 생착률과 함께 새로운 줄기세포가 숙주의 틈새(Niche) 환경을 재구성할 수 있다는 장점을 가진다.

이외에도 근육 줄기세포를 표적으로 한 다양한 치료 전략이 연구 중이며, 이때 중요한 고려 요소는 다음과 같다.

① 자가 재생 능력이 우수한 위성세포 아집단을 선택하여 손상된 근육 세포 풀을 효과적으로 보충하는 것
② 특정 근육 그룹의 치료를 위해, 해당 조직에 상주하는 줄기세포의 직접적인 활성화를 유도하는 전략을 함께 고려하는 것

3) 근감소증이 근육 줄기세포에 미치는 영향

근감소증은 위성세포의 수와 기능이 현저히 감소하는 것이 특징이다. 위성세포는 손상된 근육의 수리와 재생에 필수적인 역할을 하므로, 이들의 감소는 곧 근육량 및 기능 저하로 이어지며 근육 재생 능력의 전반적인 약화를 초래한다.

또한, 근감소증은 근육의 미세환경(niche)을 변화시켜 위성세포 기능에 부정적인 영향을 미칠 수 있다. 사람의 골격근은 제1형(느린 수축) 근섬유와 제2형(빠른 수축) 근섬유로 구성되는데, 근감소증에서는 주로 제2형 근섬유의 위축이 두드러지며, 근섬유 크기의 이질성 증가, 근육 내 결합조직 및 지방의 축적, 산화 능력의 저하 등이 함께 나타난다.

마지막으로, 위성세포 내에 내재된 변화로 인해 그 기능이 비가역적으로 손상되기도 하며, 이는 근감소증의 진행을 더욱 악화시킨다.

▶ 참고 문헌

1. Almada AE, Wagers AJ. Molecular circuitry of stem cell fate in skeletal muscle regeneration, ageing and disease. Nat Rev Mol Cell Biol. 2016;17(5):267–79.
2. Almeida CF, Fernandes SA, Ribeiro Junior AF, Okamoto OK, Vainzof M. Muscle satellite cells: exploring the basic biology to rule them. Stem Cells Int. 2016;2016:1078686.
3. Alway SE, Myers MJ, Mohamed JS. Regulation of satellite cell function in sarcopenia. Front Aging Neurosci. 2014;6:246.
4. Becker AJ, McCulloch EA, Till JE. Cytological demonstration of the clonal nature of spleen colonies derived from transplanted mouse marrow cells. Nature. 1963;197(4866):452–4.
5. Bernet JD, Doles JD, Hall JK, et al. p38 MAPK signaling underlies a cell–autonomous loss of stem cell self–renewal in skeletal muscle of aged mice. Nat Med. 2014;20(3):265–71.
6. Bigot A, Duddy WJ, Ouandaogo ZG, et al. Age–associated methylation suppresses SPRY1, leading to a failure of re–quiescence and loss of the reserve stem cell pool in elderly muscle. Cell Rep. 2015;13(6):1172–82.
7. Brack AS, Rando TA. Tissue–specific stem cells: lessons from the skeletal muscle satellite cell. Cell Stem Cell. 2012;10(5):504–14.
8. Chakkalakal JV, Jones KM, Basson MA, Brack AS. The aged niche disrupts muscle stem cell quiescence. Nature. 2012;490(7420):355–60.
9. Chambers I, Colby D, Robertson M, et al. Functional expression cloning of Nanog, a pluripotency sustaining factor in embryonic stem cells. Cell. 2003;113(5):643–55.
10. Chen JC, Goldhamer DJ. Skeletal muscle stem cells. Reprod Biol Endocrinol. 2003;1:101.
11. Chen X, Yuan J, Xue G, et al. Translational control by DHX36 binding to 5'UTR G–quadruplex is essential for muscle stem–cell regenerative functions. Nat Commun. 2021;12(1):5043.
12. Cohen BH. Mitochondrial and metabolic myopathies. Continuum (Minneap Minn). 2019;25(6):1732–66.
13. Coller HA, Sang L, Roberts JM. A new description of cellular quiescence. PLoS Biol. 2006;4(3):e83.
14. Distefano G, Goodpaster BH. Effects of exercise and aging on skeletal muscle. Cold Spring Harb Perspect Med. 2018;8(3):a029785.
15. Dunn A, Talovic M, Patel K, et al. Biomaterial and stem cell–based strategies for skeletal muscle regeneration. J Orthop Res. 2019;37(6):1246–62.
16. Evano B, Tajbakhsh S. Skeletal muscle stem cells in comfort and stress. NPJ Regen Med. 2018;3:24.
17. Fu X, Wang H, Hu P. Stem cell activation in skeletal muscle regeneration. Cell Mol Life Sci. 2015;72(9):1663–77.

18. Fu X, Zhuang CL, Hu P. Regulation of muscle stem cell fate. Cell Regen. 2022;11(1):40.
19. Fukada SI, Akimoto T, Sotiropoulos A. Role of damage and management in muscle hypertrophy: different behaviors of muscle stem cells in regeneration and hypertrophy. Biochim Biophys Acta Mol Cell Res. 2020;1867(9):118742.
20. Gayraud-Morel B, Chrétien F, Jory A, et al. Myf5 haploinsufficiency reveals distinct cell fate potentials for adult skeletal muscle stem cells. J Cell Sci. 2012;125(7):1738-49.
21. He S, Sharpless NE. Senescence in health and disease. Cell. 2017;169(6):1000-11.
22. Huo F, Liu Q, Liu H. Contribution of muscle satellite cells to sarcopenia. Front Physiol. 2022;13:892749.
23. Keefe AC, Lawson JA, Flygare SD, et al. Muscle stem cells contribute to myofibres in sedentary adult mice. Nat Commun. 2015;6:7087.
24. Latil M, Rocheteau P, Châtre L, et al. Skeletal muscle stem cells adopt a dormant cell state post mortem and retain regenerative capacity. Nat Commun. 2012;3:903.
25. Lukjanenko L, Jung MJ, Hegde N, et al. Loss of fibronectin from the aged stem cell niche affects the regenerative capacity of skeletal muscle in mice. Nat Med. 2016;22(8):897-905.
26. Massenet J, Gardner E, Chazaud B, Dilworth FJ. Epigenetic regulation of satellite cell fate during skeletal muscle regeneration. Skelet Muscle. 2021;11(1):4.
27. Mitchell K, Pannérec A, Cadot B, et al. Identification and characterization of a non-satellite cell muscle resident progenitor during postnatal development. Nat Cell Biol. 2010;12:257-66.
28. Moiseeva V, Cisneros A, Sica V, et al. Senescence atlas reveals an aged-like inflamed niche that blunts muscle regeneration. Nature. 2023;613(7942):169-78.
29. Pang KT, Loo LSW, Chia S, Ong FYT, Yu H, Walsh I. Insight into muscle stem cell regeneration and mechanobiology. Stem Cell Res Ther. 2023;14(1):129.
30. Relaix F, Bencze M, Borok MJ, et al. Perspectives on skeletal muscle stem cells. Nat Commun. 2021;12:692.
31. Rocheteau P, Gayraud-Morel B, Siegl-Cachedenier I, et al. A subpopulation of adult skeletal muscle stem cells retains all template DNA strands after cell division. Cell. 2012;148(1):112-25.
32. Rodgers JT, King KY, Brett JO, et al. mTORC1 controls the adaptive transition of quiescent stem cells from G0 to G(Alert). Nature. 2014;510(7505):393-6.
33. Sayer AA, Cruz-Jentoft A. Sarcopenia definition, diagnosis and treatment: consensus is growing. Age Ageing. 2022;51(10):afac220.
34. Segalés J, Perdiguero E, Muñoz-Cánoves P. Regulation of muscle stem cell functions: a focus on the p38 MAPK signaling pathway. Front Cell Dev Biol. 2016;4:91.
35. Sousa-Victor P, García-Prat L, Muñoz-Cánoves P. Control of satellite cell function in muscle regeneration and its disruption in ageing. Nat Rev Mol Cell Biol. 2022;23(3):204-26.
36. Sousa-Victor P, Muñoz-Cánoves P. Regenerative decline of stem cells in sarcopenia. Mol Aspects Med. 2016;50:109-17.
37. Voog J, Jones DL. Stem cells and the niche: a dynamic duo. Cell Stem Cell. 2010;6(2):103-15.

38. Wang YX, Dumont NA, Rudnicki MA. Muscle stem cells at a glance. J Cell Sci. 2014;127(21):4543–8.
39. Wosczyna MN, Rando TA. A muscle stem cell support group: coordinated cellular responses in muscle regeneration. Dev Cell. 2018;46(2):135–143.
40. Wozniak AC, Kong J, Bock E, et al. Signaling satellite–cell activation in skeletal muscle: markers, models, stretch, and potential alternate pathways. Muscle Nerve. 2005;31(3):283–300.
41. Yablonka–Reuveni Z. The skeletal muscle satellite cell: still young and fascinating at 50. J Histochem Cytochem. 2011;59(12):1041–59.
42. Yin L, Li N, Jia W, et al. Skeletal muscle atrophy: from mechanisms to treatments. Pharmacol Res. 2021;172:105807.
43. Zakrzewski W, Dobrzynski M, Szymonowicz M, Rybak Z. Stem cells: past, present, and future. Stem Cell Res Ther. 2019;10(1):68.
44. Zhang K, Sha J, Harter ML. Activation of Cdc6 by MyoD is associated with the expansion of quiescent myogenic satellite cells. J Cell Biol. 2010;188(1):39–48.

CHAPTER 9

근감소증의 역학

Epidemiology of Sarcopenia

김미지(경희의대)

근감소증(sarcopenia)은 노화 관련 질환으로 골격근량(skeletal muscle mass)과 근기능(muscle function)이 점진적으로 손실되는 특징을 가진다. 이는 신체 기능과 이동성의 저하를 초래할 뿐만 아니라, 삶의 질 저하, 낙상, 골절, 조기 사망 등의 건강 관련 부정적인 결과의 위험을 증가시킬 수 있다. 근감소증의 진단기준에 따라 유병률 추정치는 다를 수 있지만, 근감소증은 전 세계 노인의 10%에서 16%가 해당하는 것으로 추정된다. 근감소증은 주로 노인에게 영향을 미치지만, 중년에도 발병할 수 있으며, 암, 신장 기능 장애, 간 질환, 대사 장애와 같은 특정 인구 집단에서도 유병률이 높게 나타난다. 이는 이러한 환자들의 생존과 임상적 합병증에 대한 중요한 예후 지표로 작용하기도 한다. 따라서 생애 과정(life course) 관점에서 근감소증은 노년기에 발생할 뿐만 아니라, 예방 전략에 중요한 임상적 의의를 가지며 초기 생애 단계부터 다양한 접근이 중요하다. 근감소증의 영향과 중요성을 이해하기 위해서는 인구 특성에 따른 유병률과 발병률의 변화를 포함한 기술 역학을 파악하는 것이 중요하다. 본 장에서는 근감소증의 역학적 특징으로 유병률과 발병률 및 임상적 결과 등에 대해 종합적으로 다루고자 한다.

1 유병률

1) 근감소증 진단 기준에 따른 유병률

근감소증의 유병률은 인구의 특성, 진단 기준, 연구 방법에 따라 다르게 나타난다. 대부분의 연구는 아시아, 유럽, 미국 국가에서 수행되었으며, 현재 사용되는 주요 근감소증 진단 기준으로는 유럽 노인 근감소증 워킹 그룹(European Working Group on Sarcopenia in Older People, EWG-

SOP), 아시아 근감소증 워킹 그룹(Asian Working Group for Sarcopenia, AWGS), 국제 근감소증 워킹 그룹(International Working Group on Sarcopenia, IWGS), 그리고 미국 국립보건연구원재단(The Foundation for the National Institutes of Health, FNIH)이 있다. 최근 2010년 이후 주요 근감소증 진단 기준을 사용한 전세계적인 인구기반의 129개의 연구를 통해 274,004명의 18세 이상 성인을 대상으로 체계적 문헌 고찰을 통해 근감소증의 통합 유병률(pooled prevalence)을 추정하였다(표 9-1). EWGSOP2 기준에 따른 유병률은 10%로 가장 낮았고, EWGSOP 기준에 따르며 22%로 이르며, 전체적으로는 16%로 나타났다. 또한, 체계적 문헌 고찰에서는 58개의 연구를 통해 80,836명의 지역 사회에 거주하는 60세 이상의 성인을 대상으로 근감소증 진단 기준에 따른 유병률 추정은 EWGSOP2 기준 5%에서 IWGS 기준 17% 사이로 전체적으로는 10%로 보고되었다(표 9-1). 근감소증의 구성 요소인 근육량, 근력, 신체 기능을 평가하는 도구에 따라 유병률은 근감소증 정의 내에서 다양하게 나타났으며, 각각 1%에서 7%, 1%에서 12%, 0%에서 22%까지 범위를 보였다. 또한, 근감소증을 근육량만으로 정의할 경우 유병률 추정치가 일반적으로 더 높았고, 근력 또는 신체 기능을 포함할 경우에는 추정치가 더 낮았다. 두 개의 체계적 문헌 고찰에서는 사용된 진단 기준, 근육량 측정 방법, 근감소증의 구성 요소, 그리고 이질적인 연구 대상의 특성 등으로 인해 근감소증의 추정 유병률에 큰 변동이 있음을 확인하였다. 앞으로 근감소증의 실제 유병률을 정확히 파악하기 위해서는 근감소증을 정의하고 측정하는 표준화된 도구 및 방법이 필요할 것으로 사료된다.

국내 연구로는 한국노인노쇠코호트(Korean Frailty and Aging Cohort Study, KFACS)에서 70세에서 84세의 지역사회 거주 노인을 대상으로 개정된 AWGS 2019 진단 기준을 이용하여, 이중에너지 엑스선 흡수계측법(dual-energy X-ray absorptiometry, DXA)으로 측정된 사지근육량 감소와 근력 감소(악력) 또는 신체기능 저하(short physical performance battery, SPPB), 보행 속도, 5회 의자에서 일어서기의 세 가지 측정 항목 중 하나라도 진단 기준에 해당될 경우를 기준으로 근감소증 유병률을 조사하였다. 그 결과, 남성의 근감소증 유병률은 26.8%, 여성은 18.8%로 나타났다. 근육량, 근력, 신체기능 모두 감소한 중증 근감소증(severe sarcopenia)의 경우, 남성은 8.9%, 여성은 4.7%로 나타났다. 또한, 신체기능 저하(5회 의자에서 일어서기) 또는 근력 저하(악력)로 정의되는 추정 근감소증(possible sarcopenia)의 유병률은 악력을 기준으로 할 경우 남성 22.1%, 여성 19.5%, 5회 의자에서 일어서기를 기준으로 할 경우 남성 28.8%, 여성 41.1%를 보였다. 주요 근감소증 진단 기준 및 진단 항목에 따라 유병률은 다른 양상을 보였다(그림 9-1).

표 9-1 근감소증의 진단기준에 따른 근감소증 유병률

Definition	Adults Aged 18 and Over			Community-Dwelling Adults Aged 60 and Over		
	Studies (n)	Participants (n)	Prevalence (95% CI)	Studies (n)	Participants (n)	Prevalence (95% CI)
EWGSOP	48	200,590	22 (20~25)	31	36,811	11 (7~14)
EWGSOP2	3	5,720	10 (2~17)	4	6,624	5 (1~10)
AWGS	46	27,940	15 (13~17)	13	17,070	8 (3~15)
IWGS	12	11,890	14 (9~18)	5	6,993	17 (11~23)
FNIH	20	27,864	11 (9~14)	5	13,338	15 (5~28)
All above	129	274,004	16 (15~17)	58	80,836	10 (7~12)

AWGS, Asian Working Group for Sarcopenia; CI, confidence interval; EWGSOP, European Working Group on Sarcopenia in Older People; EWGSOP2, European Working Group on Sarcopenia in Older People 2; FNIH, Foundation for the National Institute of Health; IWGS, International Working Group on Sarcopenia. Reprinted from Yuan S, Larsson SC. Epidemiology of sarcopenia: Prevalence, risk factors, and consequences. Metabolism. CC BY 4.0.

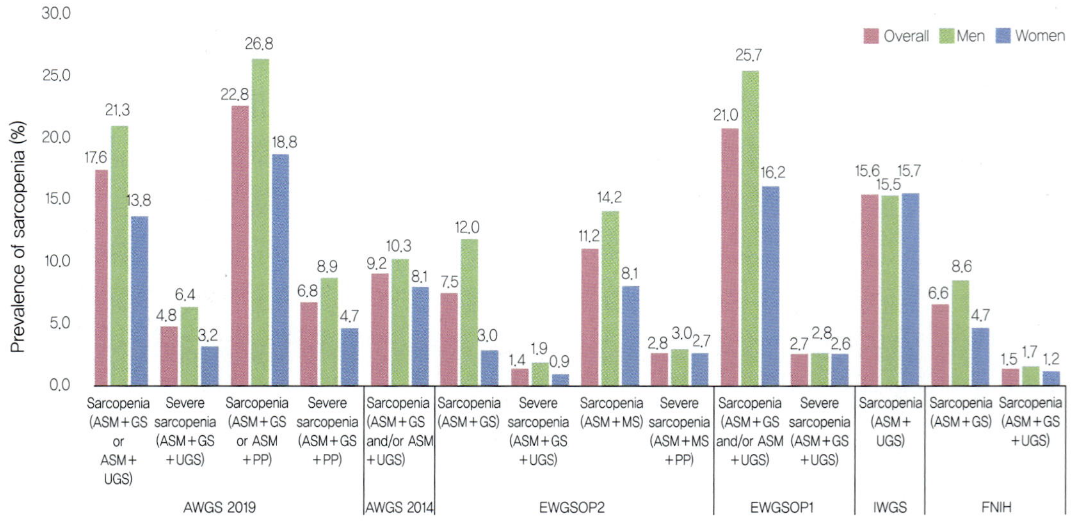

그림 9-1 한국 지역사회 거주 노인의 근감소증 진단기준에 따른 유병률

The prevalence rates of sarcopenia as defined by the AWGS 2019, AWGS 2004, EWGSOP1, EWGSOP2, and FNIH criteria were significantly different between men and women ($P < 0.05$). The prevalence of severe sarcopenia as defined by the AWGS 2019 was significantly different between men and women ($P < 0.05$). Sarcopenia was defined as low muscle strength [MS], low ASM (expressed as ASM/height2 or ASM/BMI), and/or low physical performance [PP]. AWGS, Asian Working Group for Sarcopenia; BMI, body mass index; EWGSOP, European Working Group on Sarcopenia in Older People; GS, grip strength; FNIH, Foundation for the National Institutes of Health; IWGS, International Working Group on Sarcopenia; UGS, usual gait speed.

2) 연령 및 성별에 따른 유병률

연구 간 추정치의 차이가 있음에도 불구하고, 근감소증의 유병률은 연령이 증가함에 따라 증가하며, 노인 시설 거주자들 사이에서는 근감소증을 가진 비율이 훨씬 더 높다. 남성과 여성에서의 유병률은 적용된 근감소증 진단 기준에 따라 다르지만, 일반적으로 남성이 여성보다 더 높은 유병률을 보인다. 65세 이상 인구를 대상으로 한 근감소증 유병률 조사에서는 19개의 논문에서 33,515명의 대상자가 포함되었으며, 이 중 38.1%는 여성, 61.4%는 남성이었고, 평균 연령은 74.5세였다. 평균 유병률은 5%에서 37%까지 다양했지만, 여성보다 남성에서 더 높았으며 연령이 증가함에 따라 증가하였다. 65세에서 69세 사이의 연령대에서는 근감소증의 유병률이 5%였으며, 85세 이상의 연령대에서는 27%로 나타났다(그림 9-2).

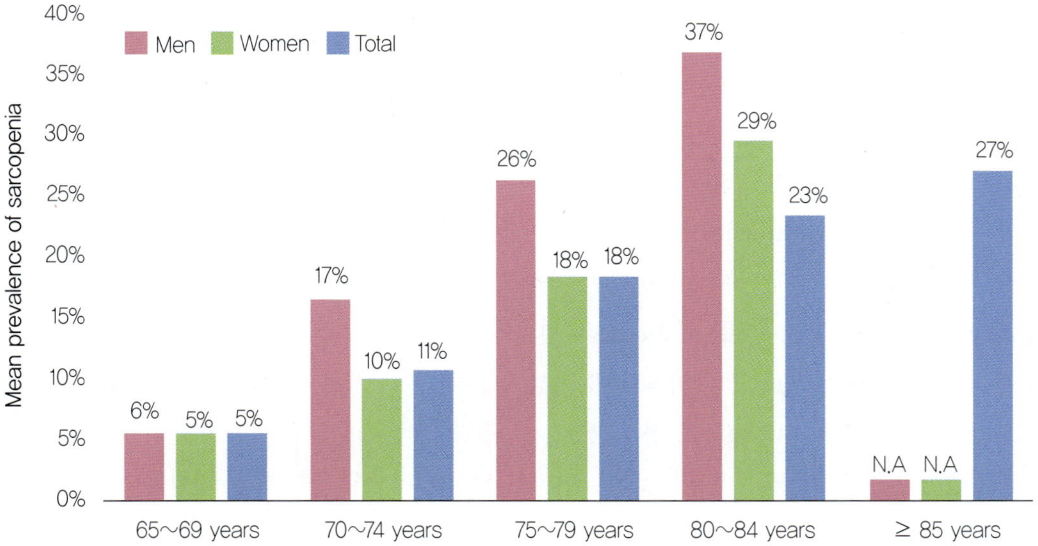

그림 9-2 **연령과 성별의 근감소증의 평균 유병률**

Reprinted from Pedauyé-Rueda, B et al. Different Diagnostic Criteria for Determining the Prevalence of Sarcopenia in Older Adults: A Systematic Review. J. Clin. Med.CC BY 4.0.

3) 이차성 근감소증의 유병률

근감소증은 일차성(primary) 또는 노화성 근감소증(age-related sarcopenia)과 이차성 근감소증(secondary sarcopenia)으로 분류된다. 근감소증이 노화 외에 다른 특정 원인이 없을 때는 일차성으로 진단된다. 이 질환은 미토콘드리아 기능 장애, 위성 세포 이상, 신경근 퇴행, 불충분한 동화 호르몬 생산 또는 민감도 감소, 노인성 식욕부진 등의 특징을 보인다. 그러나 이차성 근감소증은 노화 과정 외에 악성 종양이나 장기 부전과 같은 다른 요인이 있을 때 발생한다. 이차성 근감소증을 완화하기 위해서는 이차적 원인을 적절히 치료해야 하며, 노인 인구에서는 근감소증의 병인과 관리가 다르므로 근감소증을 일차성과 이차성으로 분류하는 것은 질병의 예방과 치료에 유용할 수 있다. 이차성 근감소증의 유병률은 일차성 근감소증보다 높은 것으로 알려져 있으며, 근감소증의 높은 유병률은 당뇨병, 신장 및 간 질환 환자, 수술이 필요한 환자, 그리고 다양한 부위별 암 환자들에서도 관찰되었다. 임상적으로 진단된 유형 구분 없이 당뇨병을 가진 18세 이상의 대상으로 근감소증 유병률을 분석한 결과, 당뇨병 환자에서 근감소증의 유병률은 18%였으며(95% 신뢰구간, 16~20), 근감소증은 여성보다 남성에게 더 흔하게 나타났다. 제2형 당뇨병의 경우 근감소증의 유병률은 6.3%에서 47.1%까지 다양했으며, 간경변 환자의 경우 유병률은 25%에서 70%까지, 투석을 받는 환자는 4%에서 68%까지의 유병률을 보였다.

2 발생률

근감소증의 발병률(incidence rate)을 추정은 근감소증 진단기준과 연구대상의 특성 및 추적기간에 따라 다르지만, 추적 관찰에서 상당한 비율의 노인이 근감소증을 발병하는 것을 보여주고 있다. English Longitudinal Study of Ageing의 결과에서는, 8년의 추적 관찰 기간 동안 3,404명의 지역 사회에 거주하는 노인(평균 나이 63.4세; 여성 54.1%)을 대상으로 근감소증을 남성의 경우 악력 <26 kg, 여성의 경우 <16 kg으로 정의하였다. 그 결과, 남성의 근감소증 발생률은 약 13.3%였고, 여성의 발생률은 약 15.6%로 나타났으며, 여성은 남성보다 근감소증 발병 위험이 20% 높았다. Osteoporotic Fractures in Men (MrOs) Sweden 연구에서, 69세에서 81세 사이의 남성 1,266명(평균 연령 75.1세)을 대상으로 기초 조사 및 5년 추적 조사에서 근감소증의 발병률을 EWGSOP2 진단 기준을 이용하여 평가하였다. 평균 5.2년의 추적 기간 동안, 9.1%가 낮은 근력(악력 또는 5회 의자에서 일어서기)으로 정의되는 잠재적 근감소증(probable sarcopenia)이 발병했으며, 100인년(person-years)당 1.8의 발병률에 해당하였다. Sarcopenia and Physical Impairment with advancing Age (SarcoPhAge) 코호트 연구에서 지역 사회에 거주하는 534명의 참가자 중 510명은 초기 조사 시 근감소증이 없었다. 이들 중 336명(여성 186명, 남성 150명, 평균 연령 72.5세 ± 5.8세)을 대상으로 EWGSOP2 진단 기준을 사용하여 4년 동안 근감소증과 중증 근감소증의 발생률을 조사하였다. 4년 추적 조사 동안 46건의 새로운 근감소증 사례(13.7%)와 26건의 새로운 중증 근감소증 사

례(7.74%)가 보고되었다. 국내 연구로, 한국노인노쇠코호트(KFACS)에서 AWGS 2019 진단 기준을 이용하여 2년간 근감소증 발생률을 분석한 결과, 기초 조사에서 근감소증이 없던 1,636명의 참가자(여성 54.4%, 평균 연령 75.9세) 중에서 추적 조사까지 101명(남성 13.5%)과 104명(여성 11.7%)이 근감소증을 발병한 것으로 나타났다. 체계적 문헌고찰에 따르면, 병원에 입원한 노인들 중 새롭게 발생한 근감소증은 입원 후 환자의 12%에서 38.7% 사이에서 발생한 것으로 나타났다.

3 이행률

최근 근감소증 글로벌 리더십 이니셔티브(Global Leadership Initiative in Sarcopenia, GLIS)에 따르면, 근감소증은 개념적으로 잠재적으로 가역적인 질병(potentially reversible disease)으로 제안되고 있다. 근감소증 상태의 양방향 이행(bidirectional transitions)은 노쇠(frailty)와 유사한 노인성 증후군(geriatric syndrome) 상태로 보이며, 이는 근감소증은 악화와 개선 전환이 모두 가능한 역동적인 과정(dynamic process)임을 시사한다.

Swedish National Study on Aging and Care in Kungsholmen (SNAC-K) 연구에서 연구는 기본 조사와 최대 12년의 추적 조사를 통해 정상(정상 근력과 근육량), 잠재적 근감소증(낮은 근력과 정상 근육량), 근감소증(낮은 근력과 낮은 근육량)의 상태를 반복 평가하였다. 근력은 악력 또는 의자에서 일어서기 테스트를 통해 평가하였고, 근육량은 종아리 둘레를 통해 측정하였다. 연속 시간 다단계 마르코프 모델링(continuous-time multistage Markov modelling)이라는 통계 기법을 사용하여 1년, 5년, 10년 동안의 전환 확률(transition probabilities)을 추정하였다. SNAC-K 연구에서는 12년의 추적 조사 기간 동안 연구 대상자들의 근감소증 단계 간 이행이 관찰되었고, 이는 근감소증이 다양한 단계에서 진행과 회복이 모두 가능한 역동적인 상태임을 뒷받침하였다(그림 9-3).

근감소증의 정상 상태는 10년 내에 잠재적 근감소증 및 근감소증으로 진행할 확률이 각각 17.1%와 5.1%였으며, 변화가 없을 확률은 40.4%였다. 잠재적 근감소증이 있는 사람들은 5년 동안 근감소증으로 진행할 확률(10.3%)과 근감소증이 없는 상태로 돌아갈 확률(10.7%)이 비슷했다. 근감소증이 있는 대상자는 5년 동안 잠재적 근감소증으로 회복할 확률이 8.2%에서 10년 동안 4.7%로 감소했으며, 10년 후 사망할 확률이 70.9%로 보고되었다. 연령이 증가할수록(위험비[HR]= 1.11, 95% 신뢰구간[CI]: 1.07~1.14), 남성일수록(HR = 1.84, 95% CI: 1.16~2.91), 현재 흡연자일수록(HR = 1.84, 95% CI: 1.16~2.91), 만성 질환의 수가 많을수록(HR = 1.07, 95% CI: 1.00~1.14) 근감소증 발달과 관련이 있었다. 반면, 높은 신체 활동 수준(HR = 1.84, 95% CI: 1.19~2.84)과 인지 기능

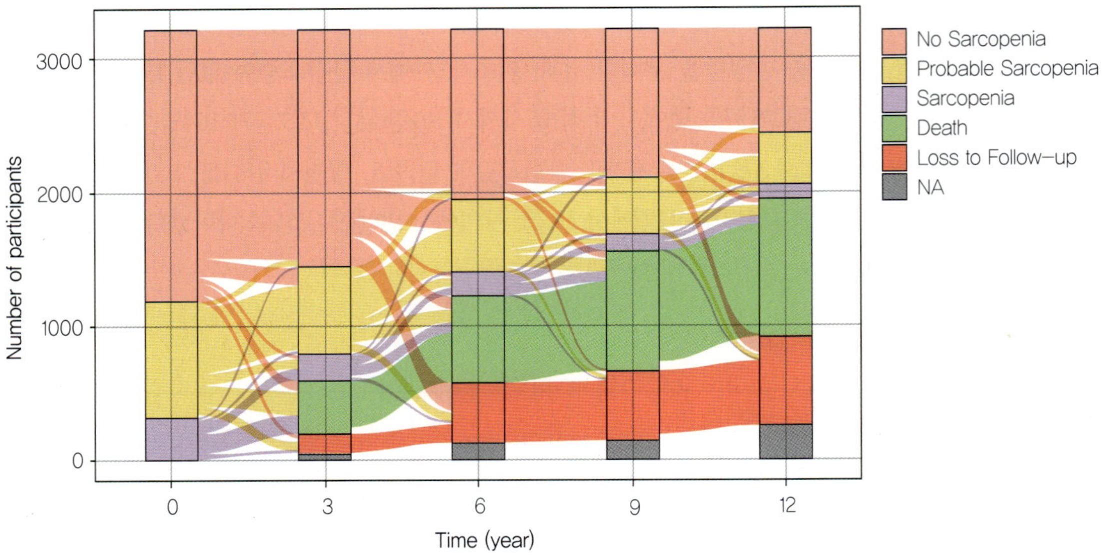

그림 9-3 **12년간 추적 조사 기간 동안 근감소증 이행률**
Reprinted from Trevisan C et al. Twelve-year sarcopenia trajectories in older adults: results from a population-based study. J Cachexia Sarcopenia Muscle.CC BY 4.0.
NA, not available data on sarcopenia.

(HR = 1.17, 95% CI: 1.05~1.31)은 잠재적 근감소증에서 근감소증이 없는 상태로의 높은 회복률과 관련이 있었다. 이는 신체 및 인지 기능을 개선하고 만성 질환을 잘 관리하기 위한 초기 중재를 통하여 근감소증의 진행을 예방에 도움이 될 수 있음을 시사한다.

China Health and Retirement Longitudinal Study (CHARLS)에서는 60세 이상의 지역사회에 거주하는 노인(49.2% 여성, 평균 연령 67세)을 대상으로, 2011년부터 2015년 사이에 AWGS2019 진단 기준에 따라 최소 두 번 근감소증 상태 평가를 받은 4,395명을 연구하여 근감소증 상태의 이행률을 조사하였다. 근감소증 상태의 관찰은 총 10,778건이었으며, 평균 추적 기간은 3.29년이었다. 가능성 근감소증 상태에 있는 개인 중 24.5%가 정상으로 회복되었고, 60.3%는 잠재적 근감소증 상태를 유지했으며, 6.7%는 근감소증으로 진행되었고, 8.5%는 다음 추적조사 시점까지 사망했다. 연령, 성별, 체질량 지수, 신체 기능 장애, 흡연, 고혈압 및 당뇨병은 양방향 전이에 중요한 영향을 미치는 요인으로 나타났다. 이러한 연구 결과는 노인의 근감소증 관리를 위해 정기적인 스크리닝 및 모니터링, 개인 맞춤형 운동 프로그램, 영양 지원, 생활 습관 개선, 동반 질환 관리, 심리적 지원 및 사회적 참여 제공을 통한 조기 개입이 근감소증의 진행을 효과적으로 늦추고, 노인의 신체 기능과 삶의 질을 향상시킬 수 있음을 시사한다.

4 관련 위험 요인

근감소증과 관련된 요인에 대한 체계적 문헌고찰 및 메타 분석에 따르면, 지역사회에 거주하는 노인들 사이에서 근감소증의 가능성을 높이는 다양한 요인들이 보고되었다. 사회인구학적 요인으로는 고령, 독신, 이혼 또는 사별, 저체중, 일상생활활동 수행의 어려움이 있으며, 행동적 요인으로는 흡연, 음주, 비활동, 수면 장애, 혼자 사는 것이 포함되었다. 또한, 여러 질병 관련 요인으로 당뇨병, 인지 장애, 심장 및 호흡기 질환, 골다공증, 골관절염, 우울증, 낙상, 식욕부진, 빈혈 등이 있었다(표 9-2). 연구들 간에는 상당한 이질성이 관찰되었으나, 비활동과 영양실조 같은 일부 위험 요인과 근감소증 간의 연관성은 다른 요인들보다 더 일관된 근거를 보였다.

표 9-2 근감소증과 관련된 요인

Associated Factors		Number of Studies	Heterogeneity		OR (95% CI)
			I^2	p	
Sociodemographic factors	BMI Under weight	14	78.1	<0.001	3.78 (2.55, 5.60)
	Marital status	7	71.2	<0.001	1.57 (1.08, 2.28)
	ADL disability	7	84.7	<0.001	1.49 (1.15, 1.92)
	Age (years)	34	80.7	<0.001	1.12 (1.10, 1.13)
Behavioral factors	Sleeping time < 6 h	2	0.0	0.473	3.32 (1.86, 5.93)
	Malnutrition/malnutrition risk	10	46.7	0.029	2.99 (2.40, 3.72)
	Sleeping time ≥ 8 h	2	14.7	0.279	2.30 (1.37, 3.86)
	Physical inactivity	18	65.2	<0.001	1.73 (1.48, 2.01)
	Living alone	5	36.0	0.167	1.55 (1.00, 2.40)
	Smoking	29	49.5	<0.001	1.20 (1.10, 1.31)
Disease-related factors	Osteopenia/osteoporosis	6	75.2	<0.001	2.73 (1.63, 4.57)
	Cognitive impairment	6	69.9	0.001	1.62 (1.05, 2.51)
	Anorexia	2	0.0	0.425	1.50 (1.14, 1.96)
	Depression	11	69.4	<0.001	1.46 (1.17, 1.83)
	Diabetes	19	56.7	<0.001	1.40 (1.18, 1.66)
	Anemia	2	8.3	0.351	1.39 (1.06, 1.82)
	Osteoarthritis	6	32.7	0.167	1.33 (1.23, 1.44)
	Fall	9	0.0	0.461	1.28 (1.14, 1.44)
	Respiratory diseases	7	0.0	0.757	1.22 (1.09, 1.36)
	Heart diseases	5	0.0	0.966	1.14 (1.00, 1.30)

Reprinted from Gao Q et al. Associated Factors of Sarcopenia in Community-Dwelling Older Adults: A Systematic Review and Meta-Analysis. Nutrients.CC BY 4.0.
ADL, activities of daily living; BMI, Body mass index; CI, confidence interval; OR, odds ratio

5 임상적 결과

근감소증은 다양한 부정적인 건강 결과를 초래하는 것으로 알려져 있다. 노인에게 장기 입원, 기능 장애, 그리고 낙상과 골절의 위험을 증가시킬 뿐만 아니라, 삶의 질 저하, 사망률 증가와 밀접한 연관이 있다(그림 9-4). 18세 이상의 성인을 대상으로 근감소증과 사망률 간의 연관성을 분석한 체계적 문헌 고찰을 통해, 총 3,025개의 논문 중 56편이 메타 분석에 포함되었다. 분석 대상자는 총 42,108명으로, 평균 연령은 49.4 ± 11.7세에서 86.6 ± 1.0세였으며, 여성 비율은 40.3%였다. 전반적으로 근감소증은 사망 위험과 유의미하게 높은 관련성을 보였으며(위험비: 2.00 [95% 신뢰구간: 1.71, 2.34]; 오즈비: 2.35 [95% 신뢰구간: 1.64, 3.37]), 이는 인구 집단, 근감소증 정의, 하위 그룹 분석의 추적 기간과 무관하게 나타났다. 60세 이상 노인을 대상으로 한 근감소증과 낙상 및 골절 간의 연관성에 대한 통합 분석에서, 36개의 연구(총 52,838명, 여성 비율 48.8%, 연구 인구의 평균 연령 65.0~86.7세)가 체계적 리뷰에 포함되었다. 22개의 연구 중 10개는 근감소증이 있는 사람들이 근감소증이 없는 사람들에 비해 낙상의 위험이 유의하게 높다고 보고했으며, 19개의 연구 중 11개는 골절과의 유의한 양의 연관성을 보여주었다. 근감소증이 있는 사람들은 근감소증이 없는 사람들에 비해 낙상(횡단 연구: OR 1.60; 95% CI 1.37~1.86, 전향적 연구: OR 1.89; 95% CI 1.33~2.68)과 골절(횡단 연구: OR 1.84; 95% CI 1.30~2.62, 전향적 연구: OR 1.71; 95% CI 1.44~2.03)의 위험이 유의하게 높았다. 이러한 결과는 연구 디자인, 인구, 성별, 근감소증 정의, 국가, 연구의 질과 무관하게 나타났다. 근감소증과 건강 관련 삶의 질(health-related quality of life, HRQoL)의 저하와의 연관성을 분석한 결과, 근감소증이 있는 개인은 근감소증 없는 개인에 비해 유의미하게 낮은 HRQoL을 보였다(표준화 평균 차이[standardized mean difference, SMD] =

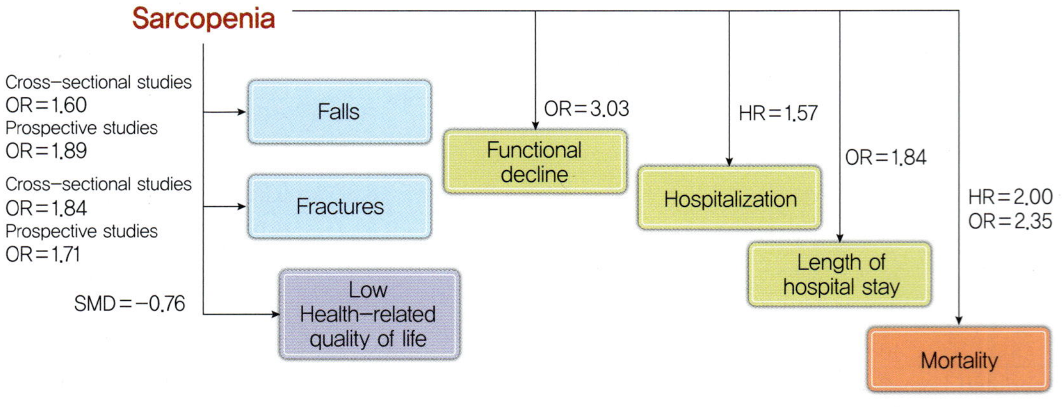

그림 9-4 근감소증과 임상적 결과

−0.76; 95% CI = −0.95; −0.57). 근감소증과 기능 저하의 연관성에서 근감소증이 있는 개인은 근감소증이 없는 개인에 비해 기능적 장애의 위험이 더 높았다(통합 오즈비 3.03 [95% 신뢰구간 1.80~5.12]).

InCHIANTI 연구에 등록된 538명의 대상(평균 연령은 77.1세)으로 55개월 추적조사를 수행하여 근감소증과 건강결과와의 연관성을 분석하였다. 근감소증은 EWGSOP 기준으로 낮은 근육량과 낮은 악력 또는 낮은 보행 속도를 갖춘 경우로 정의되었다. 기반조사 시점에서 EWGSOP 정의에 따른 근감소증의 유병률은 10.2%였다. 잠재적 혼란 변수를 조정한 후, 근감소증은 장애(오즈비 3.15; 95% 신뢰 구간 [CI] 1.41~7.05), 입원(위험비 [HR] 1.57; 95% CI 1.03~2.41) 및 사망률(HR 1.88; 95% CI 0.91~3.91)과 연관이 있었다. 낮은 근육량과 낮은 악력만으로 정의된 근감소증 표현형과 장애 및 사망률 간의 연관성은 낮은 근육량과 낮은 보행 속도 또는 EWGSOP 알고리즘으로 정의된 표현형과 유사한 결과를 보였다. 근감소증과 입원과의 연관성에서 7년 동안 지역사회에 거주하는 3,999명의 노인 남성과 여성을 추적조사를 통해, 근감소증이 있는 남성은 비근감소증 남성보다 20일 이상 입원한 비율이 유의하게 높다는 것을 발견했다. 연령, 교육, 만성폐쇄폐질환, 당뇨병, 고혈압, 심장병, 현재 흡연 여부, 인지기능, 우울증을 조정한 오즈비는 1.84 (95% CI 1.32~2.58)로 나타났다. 여성에서는 이러한 차이가 발견되지 않았다.

6 요약 및 결론

근감소증의 정의에 대한 다양한 접근 방식으로 인해 유병률 추정에 차이가 있지만, 근감소증은 흔히 노인에게 발생하는 근골격계 질환이다. 현재까지 근감소증의 역학 연구는 유병률, 발생률, 원인 및 건강 결과에 대한 조사에서 정의의 차이로 인해 연구 결과의 신뢰성과 재현성에 한계가 있다. 그러나 앞으로 GLIS의 근감소증의 조작적 정의가 확립되면, 진단하는 표준 접근 방식을 전 세계적으로 합의하는데 기여할 가능성이 높다. 이러한 접근 방식은 노인 인구를 포함한 전 생애 과정의 일반 인구뿐만 아니라 환자들에서도 유병률 추정의 일관성을 향상시킬 것으로 보인다. 향후 추가적인 연구가 필요한 영역으로는 근감소증 발생 기전의 생물학적 경로, 근감소증 발생의 조기 감지를 위한 바이오마커와 같은 진단 방법의 개선, 그리고 임상에서 쉽게 적용 가능한 근감소증 예방 및 치료 전략 개발 등이 필요하다.

▶ 참고 문헌

1. Beaudart C, Demonceau C, Reginster JY, Locquet M, Cesari M, Cruz Jentoft AJ, Bruyère O. Sarcopenia and health-related quality of life: A systematic review and meta-analysis. J Cachexia Sarcopenia Muscle. 2023;14:1228-1243.
2. Beaudart C, Zaaria M, Pasleau F, Reginster JY, Bruyère O. Health Outcomes of Sarcopenia: A Systematic Review and Meta-Analysis. PLoS One. 2017;12:e0169548.
3. Bianchi L, Ferrucci L, Cherubini A, Maggio M, Bandinelli S, Savino E, et al. The Predictive Value of the EWGSOP Definition of Sarcopenia: Results From the InCHIANTI Study. The journals of gerontology Series A, Biological sciences and medical sciences. 2016;71:259-264.
4. Carvalho do Nascimento PR, Bilodeau M, Poitras S. How do we define and measure sarcopenia? A meta-analysis of observational studies. Age and ageing. 2021;50:1906-1913.
5. Choe HJ, Cho BL, Park YS, Roh E, Kim HJ, Lee SG, et al. Gender differences in risk factors for the 2 year development of sarcopenia in community-dwelling older adults. J Cachexia Sarcopenia Muscle. 2022;13:1908-1918.
6. Cruz-Jentoft AJ, Bahat G, Bauer J, Boirie Y, Bruyère O, Cederholm T, et al. Sarcopenia: revised European consensus on definition and diagnosis. Age and ageing. 2019;48:16-31.
7. Feng L, Gao Q, Hu K, Wu M, Wang Z, Chen F, et al. Prevalence and Risk Factors of Sarcopenia in Patients With Diabetes: A Meta-analysis. J Clin Endocrinol Metab. 2022;107:1470-1483.
8. Gao Q, Hu K, Yan C, Zhao B, Mei F, Chen F, et al. Associated Factors of Sarcopenia in Community-Dwelling Older Adults: A Systematic Review and Meta-Analysis. Nutrients. 2021;13.
9. Kim TN, Choi KM. Sarcopenia: definition, epidemiology, and pathophysiology. J Bone Metab. 2013;20:1-10.
10. Kirk B, Cawthon PM, Arai H, Ávila-Funes JA, Barazzoni R, Bhasin S, et al. The Conceptual Definition of Sarcopenia: Delphi Consensus from the Global Leadership Initiative in Sarcopenia (GLIS). Age and ageing. 2024;53.
11. Luo YX, Zhou XH, Heng T, Yang LL, Zhu YH, Hu P, Yao XQ. Bidirectional transitions of sarcopenia states in older adults: The longitudinal evidence from CHARLS. J Cachexia Sarcopenia Muscle. 2024;15:1915-1929.
12. Narici MV, Maffulli N. Sarcopenia: characteristics, mechanisms and functional significance. Br Med Bull. 2010;95:139-159.
13. Pedauyé-Rueda B, García-Fernández P, Maicas-Pérez L, Maté-Muñoz JL, Hernández-Lougedo J. Different Diagnostic Criteria for Determining the Prevalence of Sarcopenia in Older Adults: A Systematic Review. J Clin Med. 2024;13.
14. Petermann-Rocha F, Balntzi V, Gray SR, Lara J, Ho FK, Pell JP, Celis-Morales C. Global prevalence of sarcopenia and severe sarcopenia: a systematic review and meta-analysis. J Cachexia Sarcopenia Muscle. 2022;13:86-99.
15. Sallfeldt ES, Mallmin H, Karlsson MK, Mellström D, Hailer NP, Ribom EL. Sarcopenia prevalence and incidence in older men - a MrOs Sweden study. Geriatr Nurs. 2023;50:102-108.

16. Sayer AA, Cruz–Jentoft A. Sarcopenia definition, diagnosis and treatment: consensus is growing. Age and ageing. 2022;51.
17. Supriya R, Singh KP, Gao Y, Gu Y, Baker JS. Effect of Exercise on Secondary Sarcopenia: A Comprehensive Literature Review. Biology (Basel). 2021;11.
18. Trevisan C, Vetrano DL, Calvani R, Picca A, Welmer AK. Twelve–year sarcopenia trajectories in older adults: results from a population–based study. J Cachexia Sarcopenia Muscle. 2022;13:254–263.
19. Woo J, Leung J, Morley JE. Defining sarcopenia in terms of incident adverse outcomes. J Am Med Dir Assoc. 2015;16:247–252.
20. Xu J, Wan CS, Ktoris K, Reijnierse EM, Maier AB. Sarcopenia Is Associated with Mortality in Adults: A Systematic Review and Meta–Analysis. Gerontology. 2022;68:361–376.
21. Yang L, Smith L, Hamer M. Gender–specific risk factors for incident sarcopenia: 8–year follow–up of the English longitudinal study of ageing. J Epidemiol Community Health. 2019;73:86–88.
22. Yeung SSY, Reijnierse EM, Pham VK, Trappenburg MC, Lim WK, Meskers CGM, Maier AB. Sarcopenia and its association with falls and fractures in older adults: A systematic review and meta–analysis. J Cachexia Sarcopenia Muscle. 2019;10:485–500.
23. Yuan S, Larsson SC. Epidemiology of sarcopenia: Prevalence, risk factors, and consequences. Metabolism. 2023;144:155533.

PART 02

진단

Diagnosis

CHAPTER 10

근감소증의 진단과 가이드라인

Diagnosis and Guidelines of Sarcopenia

김태년(인제의대), **정희원**(서울특별시/정희원저속노화연구소)

1 진단과 가이드라인의 변화

1) 초기 근감소증의 정의와 진단기준

근감소증의 개념은 1989년 Irwin Rosenberg가 연령이 증가함에 따라 근육량의 소실을 'sarcopenia'라고 정의하면서 시작되었다. 이후에 근육량의 감소와 더불어 근육의 질적 저하가 수반된다는 개념으로 발전하였으나 초기에는 근육량의 감소에 국한하여 제시되었다. 즉, 노화에 따른 근감소는 근력의 저하를 초래하고 근력을 결정하는 가장 중요한 인자는 골격근량이므로, 주로 사지에 분포한 골격근의 감소만으로 근감소증을 진단할 수 있다고 보았다.

초기 연구에서 Baumgartner 등은 dual-energy X-ray Absorptiometry (DXA)로 측정한 값에서 사지의 뼈와 지방을 제외한 값을 사지 근육량(appendicular skeletal muscle mass, ASM)이라고 정의하였고, 체질량지수(body mass index, BMI)와 같이 신장의 제곱으로 나누어 신장이 증가할수록 사지 근육량이 증가하는 것을 보정하여 근감소증의 지표로 ASM/height^{2}을 제시하였다. 근감소증의 진단 기준은 골다공증과 유사하게 20~40세 젊은 남녀 기준 집단(reference group)의 평균값보다 2 표준편차(standard deviation, SD) 이하인 경우로 하였다. 이후 Newman 등은 ASM/height^{2}가 비만한 사람에서 적절한 지표인지에 대한 검증하였으나 체질량지수 30 kg/m^2 이상인 군에서 유병률이 0%로 나와 새로운 지표의 필요성을 설명하였다. Janssen 등은 측정이 간편한 bio-electrical impedance analysis (BIA)를 이용하여 총골격근량(total skeletal muscle mass)을 구해 이를 체중으로 나눈 지수(SMI = total skeletal muscle mass × 100/weight)를 이용하여 근감소증을 정

표 10-1 선행연구에서 근육량으로 정의한 근감소증 진단기준

Main study	Measuring techniques	Indies of sarcopenia	Diagnostic criteria
New Mexico Aging Process Study [Baumgartner et al.]	DXA	ASM/height^2	Based on 2 SD below mean of young adults
Health, Aging and body composition (ABC) study [Newman et al.]	DXA	ASM/height^2 Residuals of linear regression on appendicular lean mass adjusted for fat mass and height	Based on sex-specific lowest 20% of study group Based on sex-specific lowest 20% of study group
National Health and Nutrition Examination Survey [Janssen et al.]	BIA	SMI (%) = skeletal muscle mass/body mass × 100	Class I sarcopenia: within −1 to −2 SD of young adult values Class II sarcopenia: below −2 SD of young adult values

BIA: bioimpedance analysis, BMI: body mass index, DXA: dual-energy X-ray absorptiometry, SD: standard deviation

의하였다. 기준은 18~39세 남녀 기준 집단의 평균 SMI와 비교하여 −1 ~ −2 SD의 경우 class Ⅰ sarcopenia, −2 SD 이하의 경우 class Ⅱ sarcopenia로 하였다(표 10-1).

이외에 근감소증 진단을 위한 근육량 지표들로 BIA를 이용하여 제지방량(fat free mass) 또는 total muscle mass를 키의 제곱으로 보정한 total muscle mass/height^{2}을 이용하기도 하였고, DXA로 측정된 ASM을 키의 제곱 대신에 weight로 보정한 ASM/weight를 사용하기도 하였다. 근육량에 근거한 근감소증의 정의와 진단은 다양한 지표들로 인해 혼란이 계속되어 왔다. 그리고, 근감소증 영역의 연구들이 진행되어 오면서, 근육량이 근력을 결정하는 중요한 요소이긴 하나, 근육량 및 근력 저하는 연관성이 낮으며, 심지어 독립적인 현상이다(sarcopenia vs. dynapenia)라고 주장하는 연구자들도 늘어나게 되었다. 또한, 낮은 근육량이 근육의 기능저하, 신체활동 능력 소실을 예측해내지 못하고 있어 기존의 근육량 평가만으로 근감소증을 정의한다면 노화와 관련된 골격근의 의미 있는 변화가 있는 노인들을 선별해내지 못할 가능성이 높을 것이다. 이것은 근감소증의 다양한 진단기준을 consensus criteria로 발전시키는데 중요한 개념이 되었다.

2) 근감소증 진단기준의 변화

근감소증의 진단기준은 다양한 작업 그룹(working group)들에 의해 발전해 왔으며, 여러 근감소증 연구에서 도출된 결과와 측정 방법을 기반으로 조작적 정의(operational definition)가 개발되었다(표 10-2). 하지만 아직까지 근감소증에 대한 진정한 합의된 정의는 확립되지 않았다.

표 10-2 주요 국제 근감소증 진단 그룹의 근감소증의 진단 기준: 근육량, 근력, 신체 기능 저하의 기준점

Main consensus	Low muscle mass	Low muscle strength	Low physical performance
EWGSOP	DXA[a]; ASM/height^2 ≤ 7.26 kg/m^2 in men, ≤ 5.5 kg/m^2 in women BIA[a]; SM/height^2 ≤ 8.87 kg/m^2 in men, ≤ 6.42 kg/m^2 in women	Grip strength: <30 kg in men <20 kg in women	SPPB ≤8 Gait speed, <0.8 m/s
IWGS	DXA[b]; ASM/height^2 ≤ 7.23 kg/m^2 in men, ≤ 5.67 kg/m^2 in women		Gait speed, <1.0 m/s
AWGS	DXA[a]; ASM/height^2 ≤ 7.0 kg/m^2 in men, ≤ 5.4 kg/m^2 in women BIA[a]; SM/height^2 ≤ 7.0 kg/m^2 in men, ≤ 5.7 kg/m^2 in women	Grip strength: <26 kg in men <18 kg in women	Gait speed, <0.8 m/s
FNIH sarcopenia project	DXA; ASM/BMI < 0.789 in men, ≤ 0.512 in women	Grip strength: <26 kg in men <16 kg in women	
EWGSOP2	DXA[a], ASM < 20 kg in men <15 kg in women ASM/height^2 < 7.0 kg/m^2 in men, < 6.0 kg/m^2 in women	Grip strength: <27 kg in men <16 kg in women Chair stand >15 s for five rises	Gait speed, <0.8 m/s SPPB ≤8 point score TUG ≥20 s 400 m walk test Non-completion or ≥6 min for completion
AWGS 2019	DXA[a]; ASM/height^2 ≤ 7.0 kg/m^2 in men, ≤ 5.4 kg/m^2 in women BIA[a]; SM/height^2 ≤ 7.0 kg/m^2 in men, ≤ 5.7 kg/m^2 in women	Grip strength: <28 kg in men <18 kg in women	Gait speed, <1.0 m/s SPPB ≤9 point score Chair stand >12 s for five rises
SDOC		Grip strength: <35.5 kg in men <20 kg in women	Gait speed, <0.8 m/s

ASM: appendicular skeletal mass, AWGS: Asian Working Group for Sarcopenia, BIA: bioimpedance analysis, BMI: body mass index, DXA: dual-energy X-ray absorptiometry, EWGSOP: European Working Group on Sarcopenia in Older People, FNIH: Foundation of the National Institute of Health, IWGS: International Working Group on Sarcopenia, SDOC: Sarcopenia Definitions and Outcomes Consortium, SM: Skeletal Muscle mass, SPPB: short physical performance battery

[a]Defined as ≥2 standard deviations less than the mean of that of young adults of the same sex and ethnic background.

[b]Defined as less than 20 percentile of values for heathy young adults.

(1) 유럽 노인 근감소증 작업 그룹 (European Working Group on Sarcopenia in Older People, EWGSOP)

European Union Geriatric Medicine Society (EUGMS)는 근감소증 연구 영역뿐만 아니라 임상 진료에서도 적용할 수 있는 근감소증의 진단기준을 만들기 위해 2009년에 European Working Group on Sarcopenia in Older People (EWGOP)을 조직하였다. EWGSOP에서는 근감소증을 지속적이고, 전신적인 골격 근육량과 근력의 감소로 정의하였다. 이는 근력이 근육량으로만 설명되지 않으며, 근력과 근육량이 선형적인 관계가 아니기 때문에 근육량과 근육 기능에 관한 각각의 진단기준을 적용하여 근감소증의 진단에는 근육량의 감소와 근육 기능(근력 또는 신체활동능력) 감소가 함께 있어야 한다고 하였다.

근감소증의 전단계는 근육량의 감소만 있는 경우이고, 근감소증은 근육량 감소와 더불어 근력의 저하 또는 신체수행 기능이 저하되었을 때 정의하였다. 중증 근감소증은 근육량 감소와 근력 및 신체수행 기능이 모두 저하된 경우로 정의했다(표 10-3).

근육량의 측정은 임상연구 영역에서는 DXA, BIA뿐만 아니라 CT, MRI, 및 상지 또는 하지의 둘레 길이처럼 신체계측치를 이용해서 추정한 결과를 이용해 볼 수 있으나, 임상 진료에서 근육량 측정은 BIA 또는 DXA를 이용할 것을 권유하였다. 진단기준은 기존의 연구 결과를 바탕으로 각기 달리 적용할 수 있으나, 가능한 건강한 젊은 남녀의 평균값보다 2 표준편차 이하인 수치를 기준점으로 할 것을 권고하고 있다.

근육 기능(근력 또는 신체 수행능력)의 평가는 근육의 양적 평가와 함께 근감소증의 진단의 중요한 요소이다. 악력, 간편 신체 수행평가(short physical performance battery, SPPB), 통상 보행속도 측정(usual gait speed), 그리고 일어서서 걷기(get up and go) 검사 등을 활용하여 평가할 것을 권고하고 있다. EWGSOP는 근력을 평가하는 방법들 중에 악력을 매우 유용한 지표로 보았고, 근감소증 진단기준은 남자 30 kg, 여자 20 kg 미만을 근감소증 위험군으로 하여 근육량을 측정하여 진단하도록 제시하였다.

신체수행기능 평가 방법으로는 SPPB와 보행속도 측정이 권장되고 있다. SPPB는 균형, 보행속도, 의자에서 일어나기 등의 세 가지 항목을 묶어서 만든 평가 항목이다. 각 부분에 4점 만점 총

표 10-3 EWGSOP (2010) 근감소증 개념적 단계

Stage	Muscle mass	Muscle strength		Performance
Presarcopenia	↓			
Sarcopenia	↓	↓	Or	↓
Severe sarcopenia	↓	↓		↓

12점을 만점으로 측정하게 되는데, EWGSOP에서는 8점 미만을 근감소증 기준으로 제시하고 있다. 보행속도 측정은 평상시 걷는 속도를 측정하는 것인데, EWGSOP에서는 4 m의 경우 <0.8 m/s, 6 m의 경우 <1 m/s, 근감소증 위험을 판단하는 기준으로 제시하고 있다. EWGSOP는 보행 속도를 기반으로 하는 알고리즘을 만들어, 근감소증 환자를 발견하는 것뿐만 아니라 임상 진료에서 근감소증 발생 고위험군을 선별하는데 가장 쉬우면서 신뢰할만한 방법을 제시하였다.

(2) 국제 근감소증 작업 그룹(International Working Group on Sarcopenia, IWGS)

근감소증의 일치된 정의를 제시하기 위해 IWGS는 2009년 11월 18일에 이탈리아 로마에서 모임을 갖게 된다. IWGS가 제시한 근감소증은 연령의 증가와 관련된 골격근량과 기능의 소실이며, 근육량 자체의 소실 또는 지방량 증가와 연관되어 나타나는 복합 증후군으로 정의하였다. EWGSOP는 근감소증의 선별 대상을 65세 이상의 노인으로 했다면, IWGS는 근감소증 검사가 필요한 환자가 갖는 구체적 임상표현에 대해 언급했으나(표 10-4), 구체적인 연령에 대해서는 제시하지 않았다.

표 10-4 근감소증 평가가 필요한 임상적 조건

Noted decline in function, strength, "health" status
Self-reported mobility-related difficulty
History of recurrent falls
Recent unintentional weight loss (>5%)
Post-hospitalization
Other chronic conditions (eg, type 2 diabetes, chronic heart failure, chronic obstructive pulmonary disease, chronic kidney disease, rheumatoid arthritis, and cancer)

근감소증의 진단은 근육량 저하와 신체기능 저하가 동반되어 있는 경우로 정의하였다. 근육량에 대한 평가는 사지 제지방량을 키의 제곱으로 보정한 지표 또는 전체 제지방량을 키의 제곱으로 보정한 방법으로 사용할 수 있고 기준은 남녀 젊은 연령층의 하위 20%로 정하는 것을 추천하였다. 신체 기능의 평가는 EWGSOP 알고리즘과 마찬가지로 근육량 평가에 앞서 보행이 가능한 환자에서 4 m 거리의 보행 속도를 측정할 것을 권고하고 있다. IWGS은 근감소증 진단을 위한 보행 속도 기준을 초당 1 미터(1 m/s) 미만으로 제시하였다.

(3) 아시아 근감소증 작업 그룹(Asian Working Group for Sarcopenia, AWGS)

아시아는 가장 인구 밀집도가 높고 가장 빠른 속도로 고령화가 진행되는 지역이므로 근감소증은 아시아에서 가장 중요한 질환이 될 가능성이 높다. 2010년 EWGSOP에서 근감소증의 정의와 진단 방법을 제시한 이후, 아시아의 근감소증 연구자들과 전문가들도 아시아인들에게 적합한 진단 방법과 알고리즘을 제시하기 위해 조직되었다. 원칙적으로 AWGS는 EWGSOP의 진단적 접근

방법을 따르고 있어 아시아인들의 관점에서 몇 가지 부분에 대해서만 수정과 추가를 하였다.

선별 대상자에 대해서는 지역사회와 의료 기관으로 나누어 지역사회인 경우에는 EWGSOP처럼 연령을 기준으로 선별 검사를 시행할 것을 권유하고 있다. 기준 연령은 각 나라에서 인정하는 노인을 정의하는 나이로 하였다. 의료시설에 치료를 받는 환자에서는 영양부족, 우울감 또는 인지장애 등을 포함하여 IWGS에서 제시한 조건에 해당하는 환자들에게 선별 검사를 권유하고 있다.

AWGS에서 논의된 근육양의 지표는 DXA 또는 BIA를 사용하여 ASM을 체중으로 보정하는 방법보다는 키의 제곱으로 보정 것을 사용하기를 권고하고 있다. 근육량의 기준은 젊은 연령층에서의 2 표준편차 이하 또는 전체 연구 대상군의 20%를 기준으로 사용할 수 있음을 제시하였고 구체적으로 DXA로 측정 시 남자는 7.0 kg/m², 여자는 5.4 kg/m²을 사용할 것을 추천하고 있다. BIA 사용할 경우에는 남자는 7.0 kg/m², 여자는 5.7 kg/m²을 분별점으로 제시하고 있다.

근력에 대해서는 악력으로 평가하는 것을 추천하고 있다. 악력은 쉽고 편리하게 측정할 수 있고 하지 근력과 연관성이 높은 것으로 알려져 있으나, 아시아인을 대상으로 성과바탕 연구가 이루어져 있지 않아 AWGS에서 제시한 분별점은 성과바탕 분별점이 나오기 전까지 연구 집단의 하위 20%를 할 것을 추천하고 있다. 따라서, 남자에서는 26 kg 미만, 여자에서 18 kg 미만으로 제시하고 있다.

신체수행 평가 방법들 중에 AWGS는 신체장애 발생, 심한 운동능력제한, 그리고 사망을 예측하는데 뛰어난 지표인 보행 속도를 추천하고 있다. 특히, 6 m 보행 속도를 추천하고 있으며, 신체수행 저하의 분별점을 0.8 m/s로 제시하였다. AWGS에서 제시한 진단 알고리즘은 선별검사로 근력 측정(악력 검사)과 신체 수행평가(평상 보행속도)를 같이 할 것을 추천하고 있다. 아시아 연구들을 토대로 제시된 분별점을 이용하여 악력 또는 평상 보행 속도 둘 중 하나라도 저하가 있는 경우 근육량을 평가하여 저근육량에 해당되는 경우 근감소증을 진단할 수 있다.

(4) 미국 국립보건연구원재단 근감소증 프로젝트 (Foundation for the National Institutes of Health (FNIH) sarcopenia project)

FNIH sarcopenia project는 새로이 제시한 근감소증의 진단에 대한 근거, 방법 및 권고안을 2014년에 5개의 논문을 연속해서 게제 후 발표하였다. FNIH sarcopenia project의 목표는 노인을 대상으로 근육량과 기능을 평가한 전향적 관찰연구들과 무작위 시험연구들의 다양한 코호트를 수집하고 임상적, 경험적, 및 근거중심의 근력저하와 저근육량을 정의하기 위해 분석하는 것이었다. 이를 해결하기 위한 방법으로 첫 번째, 보행 장애(mobility disability)와 관련있는 근력 수준을 결정하는 것이고, 그 다음으로 임상적으로 적절한 근력저하를 확인하게 되는 근육량의 수준을 결정하는 것이었다. 이를 해결하기 위해 먼저, 보행 장애의 정의는 보행 속도를 0.8 m/s로 정하였고,

보행 장애를 가진 사람들을 구별하기 위한 악력의 분별점을 회귀 및 분석 나무분석(classification and regression trees analysis, CART)으로 남녀 각각 제시하였다. 두 번째로 CART를 통한 악력의 분별점으로 정의한 근력 저하와 연관된 저근육량의 지표와 지표의 분별점을 결정하였다. 따라서, FNIH sarcopenia project에서 제시한 근육량의 지표로는 Appendicular lean mass (ALM)을 비만 지표인 BMI로 나눈 ALM/BMI ratio를 권고하고 있고, ALM/BMI의 근감소증 분별점으로 남자에서는 0.789 미만, 여성에서는 0.512 미만으로 제시하였다. 근력에 관해서도 보행 속도 0.8 m/s 미만의 보행장애를 예측하는 악력의 기준점은 남자에서는 26 kg 미만, 여성에서는 16 kg 미만으로 나타났다. 신체 활동 수준이 낮은 경우 그 원인이 근력저하 때문에 발생한 것인지, 원인이 근력저하라면 저근육량으로 인해 야기되었을 가능성이 있는지를 판단하는 알고리즘을 제시하였다.

(5) 유럽 근감소증 작업 그룹의 근감소증 진단 기준 개정(EWGSOP2)

2018년, EWGSOP는 최신 증거를 반영하여 근감소증 정의를 업데이트한 EWGSOP2를 발표했다. 가장 핵심적 변화는 근력을 근감소증의 일차적 지표로 정하고 근력 저하가 확인되면 probable sarcopenia로 판단할 수 있다. 그리고 근육량 저하를 확인하면 근감소증이 확진 되고, 보행 속도 등 신체 기능을 근감소증의 중증도를 반영하는 지표로 제시하였다. 그리고 SARC-F 평가를 포함하는 근감소증을 의심하기 위한 사례 발견(case finding) 단계가 진단 알고리즘의 첫 단계로 제시한 것이다. SARC-F라는 자가보고 설문을 통해 근감소증 위험을 평가하는 방식을 처음 도입했으며, 이는 지역사회 의료 환경에서 간편하게 활용될 수 있다. 그러나 민감도가 떨어지고, 오히려 특이도가 높아 과연 사례 발견과 선별 도구로 적절한가에 대한 논란이 있다.

(6) 아시아 근감소증 작업 그룹 개정(AWGS 2019)

아시아 근감소증 작업 그룹(AWGS)은 2013년 근감소증 진단 기준을 처음 제시한 이후, 2018년부터 이를 재검토하고 개정하기 위한 논의를 시작하였다. 그 결과, 2019년에 아시아인의 특성을 반영한 새로운 진단 기준과 알고리즘이 포함된 개정안(AWGS 2019)을 마련하였다. 개정안은 근감소증의 정의와 진단 방법을 기존보다 체계적이고 구체적으로 수정하여, 근감소증의 조기 발견과 적절한 관리를 위한 표준화된 지침을 제공하고 있다.

개정안에서 근감소증의 정의는 기존과 같이 노화와 관련된 근육량의 감소에 더하여 근력의 저하 그리고/또는 신체 기능의 저하로 정의했다. EWGSOP2에서 제시한 근력 저하만으로 probable sarcopenia로 판단할 수 있는가에 대한 논란에 대해서는 중립적이고 보수적인 possible sarcopenia라는 용어를 사용하였다. 이를 통해 근감소증이 발생할 가능성이 있는 환자를 조기에 발견하고 적절한 중재를 권고할 수 있도록 하였다. 진단 알고리즘은 지역사회와 병원 환경에 따라 구분되어 적용된다. 지역사회 환경에서는 사례 발견 단계에서 SARC-F 도구 또는 종아리 둘레 측정을 사용한다. 이후 악력 측정이나 의자 일어서기 테스트를 통해 근력을 평가하며, 기준을 충족하면 possible sarcopenia로 판단한다. 병원 환경에서는 근력 측정, 신체 기능검사, 근육량 측정을 순차적으로 시행하여 근감소증을 확진한다. 이 과정에서 근육량 감소와 함께 근력 또는 신체 기능 저하가 확인되면 근감소증으로 판단하며, 세 가지 요소가 모두 저하된 경우에는 중증 근감소증으로 진단한다.

개정안에서는 절단값을 결정하기 위해 많은 연구 결과를 종합하였다. 악력의 경우 남성은 28 kg, 여성은 18 kg으로 설정되었으며, 보행 속도는 기존 0.8 m/s에서 아시아인의 특성을 반영하여 1.0 m/s로 상향 조정되었다. 의자 일어서기 테스트에서는 12초를 초과할 경우 신체 기능 저하로 간주하였다. 종아리 둘레는 남성 34 cm, 여성 33 cm로, SARC-F 점수는 4점 이상, SARC-Calf 점수는 11점 이상으로 제시되었다.

진단에 사용되는 측정 방법도 구체화되었다. 악력 측정은 Smedly형 악력계와 Jamar 악력계를 사용하는 경우 각각의 표준화된 방법에 따라 진행하며, 최대한 정확한 결과를 도출할 수 있도록 두 번 이상 측정하여 최댓값을 취하도록 권장하였다. 보행 속도는 동적 출발 방식으로 6 m 거리를 측정하고, 2회 시행 후 평균값을 사용한다. 신체 기능검사에서는 간단 신체 기능 검사(short physical performance battery)와 의자 일어서기 테스트를 포함하여 기능 저하 여부를 확인한다.

AWGS2 개정안은 체계적인 문헌고찰과 전문가들의 논의를 통해 마련되었다. 각 분야의 연구 결과를 분석하고, 온라인 회의와 홍콩에서의 최종 합의를 거쳐 완성된 개정안은 2019년 10월 대만에서 열린 제5회 아시아 노쇠 및 근감소증 학회에서 발표되었다.

(7) 근감소증 정의 및 결과 컨소시엄 (Sarcopenia Definitions and Outcomes Consortium, SDOC)

2020년, 미국 근감소증 정의 및 결과 컨소시엄(SDOC)은 근감소증의 최신 정의를 제안하였다. SDOC는 근육량과 근력을 기반으로 한 기준점을 개발하여, 이동 장애 및 낙상, 자가 보고된 이동성 제한과 같은 부정적인 건강 결과의 위험에 처한 개인을 식별하기 위한 근거 기반의 진단 기준을 설정하는 것을 목표로 하였다. 이 정의에서 SDOC는 근감소증을 근력과 기능만으로 진단하도록 구성하였다. 이는 근육량 측정이 근감소증 진단에 반드시 필요하지 않다는 점을 강조한 최초의 접근법으로, 골격근량을 평가 기준에서 제외하였다. 기존의 많은 연구에서 근육량 자체가 부정적인 건강 결과를 예측하는 데 있어 제한적임을 지적한 것을 반영한 결과였다.

근력을 평가하는 데 사용된 측정 도구는 악력이었으며, 기능 평가 도구로는 보행 속도가 활용되었다. SDOC는 악력의 기준점을 여성은 20 kg 미만, 남성은 35.5 kg 미만으로 설정하였다. 또한,

보행 속도의 기준점은 다른 합의 그룹(EWGSOP, AWGS 등)과 동일하게 0.8 m/s 미만으로 정의하였다. 이러한 기준점들은 환자에게 중요한 건강 결과, 예를 들어 이동성 제한, 사망률, 낙상, 고관절 골절 등을 예측하는 데 효과적임이 입증되었다. 이러한 정의는 근감소증 진단을 단순화하였으며, 임상 및 연구 환경 모두에서 실용적으로 적용 가능하다는 장점을 지닌다. 특히 악력과 보행 속도만으로 근감소증을 진단할 수 있어, 복잡한 근육량 평가 도구 없이도 진단이 가능하다.

그러나 SDOC의 정의와 관련하여 여전히 남아있는 중요한 질문은 근감소증 치료가 기능적 한계점, 즉 악력 또는 보행 속도 기준점을 초과한 후에 시작해야 하는지, 아니면 예방적 치료가 더 효과적일 수 있는지에 관한 것이다. 예방적 치료는 근감소증의 발병을 지연시키거나 기능적 손상을 최소화하는 데 기여할 가능성이 있지만, 이와 관련된 명확한 전략과 데이터는 아직 부족한 상황이다.

(8) 국내 근감소증 작업 그룹(The Korean Working Group on Sarcopenia, KWGS)

국내에서도 근감소증 진단 코드가 도입되고 진단 과정이 신의료 기술로서 승인되었음에도 불구하고, 많은 의료진이 근감소증 평가에 익숙하지 않은 실정이다. 이러한 상황을 개선하기 위해 국내 근감소증 작업 그룹(KWGS)은 40명의 전문가 패널을 대상으로 19개의 질문으로 구성된 2단계 델파이 인터뷰를 진행하여 근감소증 진단을 위한 임상 실무 지침을 개발하였다. AWGS 2019와 달리 사례 발견과 평가 단계를 하나로 결합하여 분류 과정을 단순화하였는데, 도구에는 SARC-F와 같은 설문지와 함께 종아리 둘레 측정, 손가락 링 테스트, 악력 측정, 의자 일어나기 검사, 보행 속도 검사, 그리고 Timed Up-and-Go (TUG) 테스트와 같은 검사가 포함된다. EWGSOP2와 AWGS 2019와 유사하게 "probable or possible sarcopenia" 개념을 유지했고, 근감소증 여부를 확진하기 위해 세 가지 요소, 즉 부위별 골격근량(appendicular skeletal muscle mass, ASM), 근력, 그리고 신체기능을 포함한 평가를 권장하였다.

KWGS는 근감소증을 근육량 감소와 함께 근력 약화 또는 신체 기능 저하가 나타나는 상태로 정의하였으며, 중증 근감소증(severe sarcopenia)은 근육량 감소가 근력 약화와 신체 기능 저하를 모두 동반한 상태로 분류했다(그림 10-1). 또한 '기능적 근감소증(functional sarcopenia)'은 근육량 감소 없이 근력이 약하고 신체 기능이 낮은 상태로 정의되며, 이는 근감소증과 유사한 개입 노력이 필요하다고 간주하였다. 노인에서 이러한 상태는 임상적으로 중요한 결과와 연관이 있다는 연구 결과로 뒷받침되고 있다.

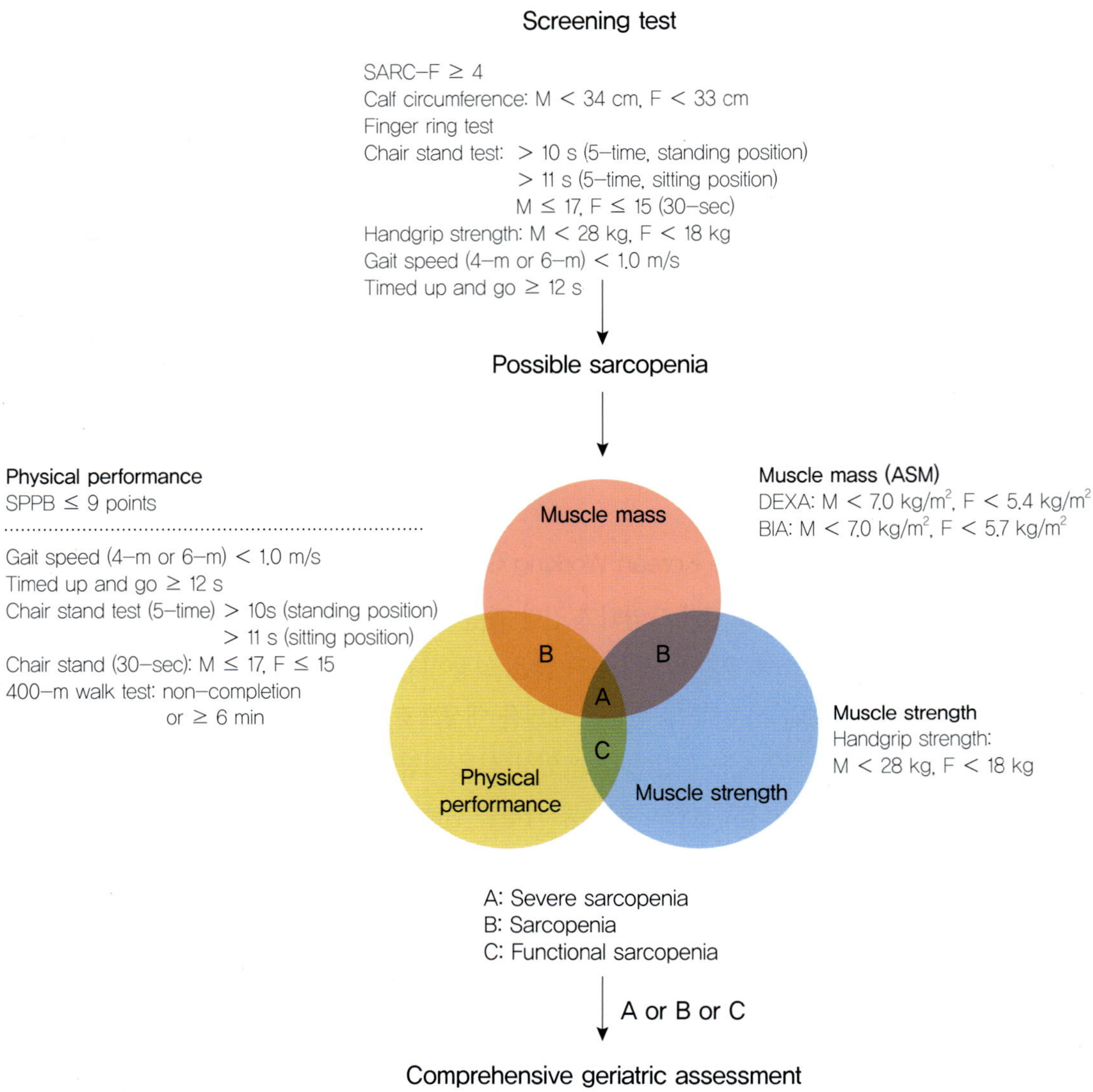

그림 10-1 KWGS의 근감소증 평가 알고리즘

SARC-F: strength, assistance with walking, rising from a chair, climbing stairs, and falls, SPPB: short physical performance battery, ASM: appendicular skeletal muscle mass, BIA: bioimpedance analysis, DEXA: dual-energy X-ray absorptiometry.

2 근감소증 선별검사와 진단방법

1) 근감소증의 선별검사

(1) 근감소증 평가 대상(표 10-5)

한국 인구에서 근감소증을 분류하기 위해 다양한 검사 도구들이 효과적임이 입증되었으며, 검증된 도구를 사용하는 것이 권장된다. 근감소증 평가 대상에는 다음과 같은 그룹이 포함된다.

- 65세 이상인 개인
- 65세 미만의 폐경 후 여성
- 근육 항상성에 영향을 미치는 임상적 증상이나 병력을 가진 젊은 성인

임상적으로 근감소증이 의심되는 경우, 검사를 생략하고 바로 진단 절차를 진행할 수 있다.

(2) 근감소증 선별 도구

근감소증 진단을 위해 7가지 선별 도구가 권장된다.

- SARC-F 설문지
- 손가락 링 테스트
- 악력 측정
- TUG
- 종아리 둘레 측정
- 의자 일어나기 테스트
- 보행 속도 테스트

표 10-5 근감소증 평가가 필요한 경우(KWGS guideline)

구분	해당 임상 요소 및 상황
주요 임상 양상	비의도적 체중 감소 전신 쇠약 및 피로감 근육 감소에 대한 자각 증상
동화작용 저하 요인	성호르몬 억제 치료 이력 만성적인 글루코코르티코이드 사용 지속적인 염증 상태 종양성 질환 또는 악액질
영양섭취 장애 요인	우울증, 치매 등의 정신·인지 장애 다약제 복용으로 인한 식욕 저하 만성 위장관 증상(예: 변비) 연하장애(Dysphagia)
신체 활동 저해 요인	최근 급성 질환이나 입원 이력 반복적인 낙상 정신적 또는 인지적 저하
고위험 연관 질환군	기타 고령자에서 흔히 동반되는 노쇠 관련 질환

① SARC-F 설문지

SARC-F는 근감소증을 간단히 평가할 수 있는 다섯 가지 항목으로 구성된다.

- 근력
- 보행 보조 필요 여부
- 의자에서 일어나기
- 계단 오르기
- 낙상 여부

SARC-F 점수가 4점 이상인 경우, 민감도는 낮거나 중간 수준이지만 특이도가 높다. 특히 인지 저하가 있는 허약한 노인에서는 회상 편향 가능성이 있으나, 간단하고 실행 가능하며 고급 장비가 필요하지 않다는 점에서 여전히 유용하다. 한국을 포함한 여러 연구에서 SARC-F는 검증된 도구이며, 대규모 인구에서 기준 점수를 4점에서 2점으로 낮출 경우 민감도가 향상된다.

② 종아리 둘레 측정

종아리 둘레 측정은 중간에서 높은 수준의 민감도와 특이도를 보인다. 적절한 기준치는 다음과 같다.

- 남성 < 34 cm
- 여성 < 33 cm

측정은 비탄성 테이프를 사용하여 서 있는 자세에서 수행하는 것이 권장된다. 비만 환자에서는 키, 체중, 체질량지수(BMI)를 추가적으로 고려해야 한다.

③ 손가락 링 테스트

손가락 링 테스트는 종아리 둘레 측정의 대안으로, 엄지와 검지로 종아리 가장 두꺼운 부분을 감싸는 방식이다. 종아리가 손가락 링보다 얇을 경우 근감소증이 의심된다.

④ 악력

- 남성 < 28 kg
- 여성 < 18 kg

⑤ 의자 일어나기 테스트

* 5회 수행 시간 기준:

- 서 있는 자세로 끝날 경우 > 10초
- 앉은 자세로 끝날 경우 > 11초

* 30초 동안 수행 횟수 기준:
- 남성 ≤ 17회
- 여성 ≤ 15회

⑥ 보행 속도
- 보행 속도 < 1.0 m/s

⑦ TUG
- TUG ≥ 12 초

근감소증의 유병률이 높은 임상 환경에서는 악력, 의자 일어나기 테스트, 보행 속도, 또는 TUG 테스트를 채택하여 진단 과정을 간소화할 수 있다.

2) 근감소증의 지표

(1) 근육량

① 이중 에너지 X선 흡수계측법(DXA)

이중 에너지 X선 흡수계측법(DXA)은 뼈를 제외한 제지방량을 이용하여 골격근량을 간접적으로 추정하는 방식으로, 근육량 평가를 위한 표준 도구로 많은 연구에서 검증되어 왔다. 그러나 DXA는 피부나 혈관과 같은 결합조직이나 체내 수분량이 제지방량으로 포함될 수 있다는 한계를 가지고 있으며, 측정값이 제조사의 브랜드, 보정 기술, 후처리 방식 등에 따라 달라질 수 있다.

② 생체전기저항분석법(BIA)

생체전기저항분석법(BIA)은 지방과 물의 전기 전도율 차이를 이용하여 체지방과 제지방량을 간접적으로 추정한다. 이 방법은 비용 효율성이 높고 휴대가 용이하며, 작동이 간단하고 방사선 노출이 없다는 장점이 있다. 그러나 피검자의 인종, 체수분 상태, 체질량지수(BMI)에 따라 정확성이 영향을 받을 수 있다는 한계가 존재한다. BIA는 단일 주파수에서 다중 주파수로, 전신 저항 측정에서 분절별 저항 측정으로 발전해 왔으며, 이를 통해 체성분 및 제지방량을 더욱 정확하게 추정할 수 있게 되었다.

③ 직접 분절 다주파수 생체전기저항분석
(Direct-segmental multi-frequency bioelectrical impedance analysis, DSM-BIA)

직접 분절 다주파수 생체전기저항분석(DSM-BIA)은 체성분과 제지방량 추정에 있어 DEXA와 높은 상관성을 보였다. 또한 세포외 수분과 총 체수분의 비율(ECW/TBW)을 활용한 과도한 체액

평가와 위상각(phase angle)을 이용한 근육량 추정이 보조적으로 사용될 수 있다.

④ 근육량 평가를 위한 보정 기준(ASM/height^2, ASM/BMI)

- ASM/height^2: 한국 근감소증 작업 그룹(KWGS)은 ASM을 보정하기 위해 키의 제곱 값(m^2)을 사용하는 아시아 근감소증 진단 그룹(AWGS) 2019의 권고를 따른다. 키 보정 ASM의 권장 기준치는 DEXA 기준으로 남성은 7.0 kg/m^2 미만, 여성은 5.4 kg/m^2 미만이며, BIA 기준으로는 남성 7.0 kg/m^2 미만, 여성 5.7 kg/m^2 미만이다.
- ASM/BMI: 비만 환자에서 근감소증을 포착하기 위해 체질량지수(BMI)로 보정된 ASM도 사용할 수 있다. BMI 보정 ASM의 권장 기준치는 FNIH를 따라 DEXA 기준으로 남성은 0.789 미만, 여성은 0.512 미만이다.

⑤ 기타 근육량 평가 방법

- CT 및 MRI: 컴퓨터 단층촬영(CT)과 자기공명영상(MRI)은 근육량 평가에 사용할 수 있지만, 높은 비용과 방사선 노출로 인해 근감소증을 주된 목적으로 한 임상적 사용에는 제한적이다. 또한, 기회적으로 획득된 단면 영상에서의 근육량 매개변수와 DXA 또는 BIA로 측정된 제지방량 간의 호환성에 대한 연구는 아직 부족하다.
- D3-크레아틴 희석법: D3-크레아틴 희석법은 안정 동위원소를 활용한 근육량 직접 측정 방법으로, 식품의약품안전처에서 실험용 의약품으로 간주되어 규제 프로토콜이 진행 중이다. 이러한 직접적인 근육량 측정 방법은 미래에 연구 목적으로 점차 보편화될 것으로 기대되며, 특히 중재 전후의 객관적인 효과 측정에 유용하게 활용될 수 있을 것이다.

연구에 따르면 DXA와 BIA가 근육량 자체가 아닌 제지방량을 간접적으로 측정하기 때문에, 근육량과 운동 능력 저하, 장애, 낙상, 사망률 등 부정적인 건강 결과 간의 일관되지 않은 연관성이 나타날 수 있다. 직접 측정법은 근육량을 직접적으로 획득함으로써 이러한 한계를 보완할 수 있으며, 중재 전후의 효과 측정에 더욱 유용하게 활용될 수 있다.

(2) 근력

① 근력 평가 방법: 악력과 하지 근력

근력은 상지 근력을 평가하는 악력(handgrip strength)과 하지 근력을 평가하는 무릎 관절 토크(knee joint torque)로 측정할 수 있다. 그러나 근력의 대체 지표로는 접근성이 높고 간단한 악력 측정이 권장된다. 이는 지역사회 거주자를 대상으로 활용 가능하며, 주요 근감소증 진단 지침과 일치하기 때문이다.

② 하지 근력 평가: 의자 일어나기 테스트

의자 일어나기 테스트(chair stand test)는 근력(힘)보다 근력 파워(힘 × 속도)의 지표로 간주된다. 이는 속도와 힘이 모두 포함되며, 균형, 지구력, 협응력 등 복합적인 신체 수행 능력을 반영하기 때문이다.

의자 일어나기 테스트는 신체 수행 능력(예: 보행 속도)과 높은 상관관계를 보이지만, 악력과의 상관관계는 낮습니다. 이에 따라, AWGS 지침에서는 의자 일어나기 테스트를 신체 수행 능력(physical performance) 항목으로 분류하였다.

③ 악력 측정 도구 및 절차

악력 측정을 위해 스프링형(smedley)과 유압형(jamar) 다이너모미터를 사용할 수 있다.

- 스프링형 다이너모미터: 팔꿈치를 펴고 선 자세에서 측정하지만, 환자가 서 있을 수 없는 경우, 팔꿈치를 펴고 앉은 자세에서 측정을 진행한다.
- 유압형 다이너모미터: 팔꿈치를 90°로 굽힌 상태에서 앉은 자세로 측정한다.

스프링형과 유압형 다이너모미터의 측정값은 차이가 있을 수 있으므로, 동일한 유형의 기기를 사용해야 하며, 상호 교환은 불가능하다. 현재까지 두 방법을 비교한 연구가 부족하여, AWGS 2019에서는 별도의 기준값을 제시하지 않았다.

④ 악력 측정 기준 및 방법

악력 측정은 양손 모두 또는 지배적인 손을 최소 두 번 이상 시행하며, 이 중 가장 높은 값을 최종 악력으로 정한다.

- 측정 시 시간 제한은 없으며, 피검자가 최대한의 힘을 발휘할 수 있도록 격려하는 것이 중요하다.
- AWGS 2019 기준에 따르면, 저악력 기준값은 남성: 28 kg 미만, 여성: 18 kg 미만이다.

(3) 신체 수행 능력

① 신체 능력 평가 도구: SPPB, 보행 속도, TUG

신체 능력 평가를 위해 '단축 신체 능력 검사(short physical performance battery, SPPB)'가 가장 우선적으로 권장됩니다. SPPB는 신체 능력의 세 가지 주요 요소인 보행 속도, 균형 능력, 의자 일어나기 테스트를 포함하여 종합적인 평가가 가능하기 때문이다. SPPB를 시행할 수 없는 경우에는 보행 속도(gait speed) 또는 시간 측정 보행 검사(timed up and go, TUG)를 대안으로 사용할 수 있다.

② SPPB 구성 요소 및 평가 기준

SPPB는 보행 속도, 균형, 의자 일어나기 검사의 세 가지 항목으로 구성되며, 각 항목은 0점에서 4점까지 점수가 부여된다. 총점은 최대 12점으로, AWGS 2019 가이드라인에 따르면 총점이 9점 이하인 경우 신체 능력 저하로 분류된다.

- 보행 속도 측정(gait speed measurement): 피검자는 3 m 또는 4 m 구간을 자신의 일상적인 보행 속도로 걷도록 요청받는다.
- 균형 검사(balance test): 나란히 서기(side-by-side standing), 부분 직렬 자세(semi-tandem standing), 직렬 자세(tandem standing) 세 가지 동작을 최소 10초 동안 유지한다.
- 의자 일어나기 검사(chair stand test): 피검자는 의자를 사용하지 않고 손을 쓰지 않은 상태로 다섯 번 연속으로 일어나도록 지시받는다.

SPPB는 신체 기능 상태를 정밀하게 평가하여 근감소증 및 기능적 저하를 진단하고, 적절한 중재 시점을 결정하는 데 유용하다.

③ 보행 속도 측정

보행 속도는 이동 능력 제한, 장애, 낙상, 시설 입소, 사망과 같은 근감소증 관련 결과와 높은 상관관계를 보이는 신뢰할 수 있는 검사 방법이다. 이를 평가하기 위해 4 m와 6 m의 검사 거리가 권장되며, 1 m 또는 1.5 m의 가속 및 감속 구간을 설정하는 것이 필요하다. KWGS 전문가들은 주의력 저하나 이동 장애를 가진 참가자들에게서 가속 및 감속 구간이 유용할 수 있음을 강조하며, 이 구간의 최적 길이에 대해 추가적인 연구가 필요하다고 언급하였다. AWGS 2019 가이드라인에 따르면 보행 속도의 기준값은 1.0 m/s 미만으로 설정하였다.

④ TUG 테스트

TUG 테스트는 의자에서 일어나기, 3 m 구간 보행, 방향 전환, 다시 의자에 앉는 동작을 포함하는 종합적인 평가 도구이다. TUG는 일상생활에 필수적인 기능을 평가하며, 신체 수행 능력을 반영할 수 있다. AWGS 2019에서는 공식적으로 신체 능력 지표로 권장하지 않았지만, KWGS 전문가들은 건강 상태를 다각도로 평가하는 데 TUG의 유용성을 강조하였다. 한국 지역사회 노인을 대상으로 한 연구에 따르면, TUG의 기준값은 남성 11.8초 이상, 여성 12.5초 이상으로 나타났으며, 이를 기반으로 남녀 모두 12초 이상을 기준값으로 권장한다.

⑤ 의자 일어나기 검사

의자 일어나기 검사는 의자에서 다섯 번 연속으로 가능한 한 빠르게 일어나는 시간을 측정하며, 팔의 도움 없이 수행해야 한다. 상대적으로 건강한 참가자가 많은 지역사회 환경에서는 다섯 번 의자 일어나기 검사의 변별력이 제한적일 수 있으므로, 30초 동안 의자에서 일어나는 횟수를 측정하는 검사가 대안으로 권장된다.

의자 일어나기 검사는 두 가지 방식으로 측정할 수 있다. 첫 번째는 앉은 자세에서 시작해 서 있는 자세에서 종료하는 방식이며, 두 번째는 다시 앉는 자세에서 종료하는 방식이다. 다섯 번 의자 일어나기 검사의 기준값은 측정 방식에 따라 다르다.

- 서 있는 자세에서 종료: 10초 초과
- 앉는 자세에서 종료: 11초 초과

30초 의자 일어나기 검사의 기준값은 남성 17회 이하, 여성 15회 이하로 권장된다.

⑥ 기타 신체 능력 평가 도구

400 m 보행 검사는 개인의 지구력과 보행 능력을 평가할 수 있는 유용한 도구로, 자율성과 삶의 질과 직접적인 연관이 있다. 이 검사를 시행할 때 6분 이상 소요될 경우, EWGSOP2 기준에 따라 신체 능력 저하로 간주된다.

⑦ 센서를 활용한 신체 능력 평가

전통적으로 신체 능력 검사는 스톱워치와 바닥 표시를 사용하여 수동으로 수행되었다. 그러나 최근 센서 기술의 발전으로, 보행 속도 및 기타 관련 매개변수, TUG 테스트, 의자 일어나기 검사, SPPB 등을 자동으로 측정할 수 있는 장치들이 개발되었다. 이러한 장치는 신체 능력 평가의 효율성과 정확성을 높이는 데 기여하며, 생체역학적 파라미터를 정밀하게 분석하는 데 유용하다.

3) 근감소증의 진단방법

(1) 근감소증 진단 절차

근감소증의 진단은 일반적으로 근력, 근육량, 신체 수행 능력의 세 가지 핵심 요소를 평가하는 방식으로 이루어진다. 현재는 EWGSOP2와 AWGS 2019 진단 기준이 널리 활용되고 있으며, 단계적 접근을 통해 선별부터 확진까지 이루어지는 것이 권장된다. 절차는 다음과 같이 요약할 수 있다.

① 선별검사 단계에서는 근감소증의 위험군을 가려내기 위해 SARC-F 설문지, 종아리 둘레 측정, 손가락 링 테스트, 악력 측정, 의자 일어나기 테스트, 보행 속도, TUG 테스트 등이 활용된다.

② 근력 저하 확인은 진단의 첫 단계로, 주로 악력 측정과 하지 근력 평가(예: 의자 일어나기 테스트)를 통해 이루어진다. 이 단계에서 근력 저하가 확인되면 근감소증이 의심되며, 다음 단계인 근육량 평가로 이어진다.

③ 근육량 감소 확인은 DXA 또는 BIA를 통해 제지방량 또는 골격근량을 추정하여 이루어진다. 측정된 ASM/height^2 또는 ASM/BMI 값이 성별과 측정 도구에 따른 기준 임계값보다 낮은 경우, 근육량 감소로 판단한다.

④ 신체 수행 능력 평가는 근감소증의 중증도를 판단하는 단계로, SPPB, 보행 속도, TUG, 400 m 보행 검사 등을 통해 이루어진다.

결국, 근력 저하가 확인되고 근육량 감소가 동반된 경우 근감소증으로 진단되며, 여기에 신체 수행 능력 저하가 추가되면 중증 근감소증(severe sarcopenia)으로 진단된다.

(2) 향후 진단 전략과 발전 방향

근감소증의 진단은 현재까지 근육량, 근력, 신체 기능을 중심으로 발전해 왔으며, 진단 기준 또한 다양한 학회 및 지역별 가이드라인에 따라 정립되어 왔다. 그러나 고령 인구의 증가와 질환의 임상적 중요성에 대한 인식이 높아짐에 따라, 향후에는 보다 정밀하고 통합적인 진단 체계로의 전환이 필요하다.

① 기존의 근육량 중심 평가에서 벗어나 근육의 질(quality), 지방 침착, 근육 내 염증 상태 등 조직학적 특성을 반영할 수 있는 영상 기반 진단기법(MRI, CT, 고해상도 초음파 등)의 활용이 확대될 전망이다.

② 혈액, 소변 등의 생체시료를 활용한 근감소증 관련 바이오마커의 개발은 조기 진단 및 예후 예측의 새로운 지표로 주목받고 있다.

③ 웨어러블 센서와 인공지능 기반 분석 기술을 활용한 객관적이고 자동화된 기능 평가도구는 임상현장뿐만 아니라 지역사회 및 원격의료 환경에서도 실용적인 진단 수단이 될 수 있다.

④ 인종, 성별, 문화적 배경에 따라 근감소증의 발현 양상과 기준이 상이할 수 있는 점을 고려할 때, 국가별·지역별 표준화된 진단 기준의 수립과 다양한 인구 집단을 포괄하는 대규모 연구의 확대가 필요하다.

이러한 다차원적 접근은 향후 근감소증의 진단 정확도를 향상시킬 뿐만 아니라, 개별 환자에 최적화된 맞춤형 치료 전략 수립에도 기여할 것이다.

▶ 참고 문헌

1. 김태년, 최경묵. 근감소성 비만. 대한당뇨병학회지. 2013;14:166-73.
2. 박석원. 노인의 근감소증. 대한내분비학회지. 2007;22(1):1-7.
3. 장학철. 근감소증과 근감소성 비만. 대한노인병학회지. 2011;15(1):1-7.
4. 홍상모. Sarcopenia의 최신지견: 근감소증. 대한내과학회지. 2012:83(4):444-54.
5. 임재영. 근감소증의 정의와 진단 기준에 대한 전문가 합의의 최신 동향. Geriatric Rehabilitation. 2020;10(2):39-45.
6. Baek JY, Jung HW, Kim KM, et al. Korean Working Group on Sarcopenia guideline: expert consensus on sarcopenia screening and diagnosis by the Korean Society of Sarcopenia, the Korean Society for Bone and Mineral Research, and the Korean Geriatrics Society. Ann Geriatr Med Res. 2023;27(1):9-21.
7. Baumgartner RN, Koehler KM, Gallagher D, et al. Epidemiology of sarcopenia among the elderly in New Mexico. Am J Epidemiol. 1998;147:755-63.
8. Bhasin S, Travison TG, Manini TM, et al. Sarcopenia definition: the position statements of the sarcopenia definition and outcomes consortium. J Am Geriatr Soc. 2020;68:1410-1418.
9. Chen LK, Liu LK, Woo J, et al. Sarcopenia in Asia: Consensus report of the Asian Working Group for Sarcopenia. J Am Med Dir Assoc. 2014;15:95-101.
10. Chen LK, Woo J, Assantachai P, et al. Asian Working Group for Sarcopenia: 2019 consensus update on sarcopenia diagnosis and treatment. J Am Med Dir Assoc. 2020;21:300-7.
11. Clark BC, Manini TM. Sarcopenia =/= dynapenia. J Gerontol A Biol Sci Med Sci. 2008;63(8):829-34.
12. Coletta G, Phillips SM. An elusive consensus definition of sarcopenia impedes research and clinical treatment: A narrative review. Ageing Res Rev. 2023;86:101883.
13. Cruz-Jentoft AJ, Baeyens JP, Bauer JM, et al. Sarcopenia: European consensus on definition and diagnosis: report of the European Working Group on Sarcopenia in Older People. Age Ageing. 2010;39(4):412-23.
14. Cruz-Jentoft AJ, Bahat G, Bauer J, et al. Sarcopenia: revised European consensus on definition and diagnosis. Age Ageing. 2019;48:16-31.
15. Edwards MH, Buehring B. Novel approaches to the diagnosis of sarcopenia. J Clin Densitom. 2015;4:472-7.
16. Fielding RA, Vellas B, Evans WJ, et al. Sarcopenia: an undiagnosed condition in older adults. Current consensus definition: prevalence, etiology, and consequences. J Am Med Dir Assoc. 2011;12(4):249-256.
17. Goodpaster BH, Park SW, Harris TB, et al. The loss of skeletal muscle strength, mass, and quality in older adults: the health, aging and body composition study. J Gerontol A Biol Sci Med Sci. 2006;61:1059-64.
18. Janssen I, Baumgartner RN, Ross R, et al. Skeletal muscle cutpoints associated with elevated physical disability risk in older men and women. Am J Epidemiol. 2004;159:413-21.

19. Janssen I, Heymsfield SB, Ross R. Low relative skeletal muscle mass (sarcopenia) in older persons is associated with functional impairment and physical disability. J Am Geriatr Soc. 2002;50:889–96.
20. Kim TN, Choi KM. Sarcopenia: definition, epidemiology, and pathophysiology. J Bone Metab. 2013;20:1–10.
21. Newman AB, Kupelian V, Visser M, et al. Sarcopenia: alternative definitions and associations with lower extremity function. J Am Geriatr Soc. 2003;51(11):1602–1609.
22. Rosenberg I. Summary comments: epidemiological and methodological problems in determining nutritional status of older persons. Am J Clin Nutr. 1989;50:1231–3.
23. Studenski SA, Peters KW, Alley DE, et al. The FNIH sarcopenia project: rationale, study description, conference recommendations, and final estimates. J Gerontol A Biol Sci Med Sci. 2014;69(5):547–58.

CHAPTER 11

골격근의 정량적 평가

Whole Body DXA

김근영(부산의대)

■ 이중에너지방사선흡수측정법(Dual-energy X-ray absorptiometry, DXA)

이중에너지방사선흡수측정법(dual-energy X-ray absorptiometry, DXA)은 골다공증 진단을 위하여 개발된 검사법으로써 주로 척추뼈와 대퇴골의 골밀도를 평가하여 골다공증 진단 및 골절 위험도를 예측하거나 약제 반응을 평가하는 데에 오랜 기간 활용되어 왔다. 근감소증에 있어서는 1988년 Baumgartner에 의해 처음 제안된 근감소증의 정의에서부터 최근 여러 working group에서 제안하는 근감소증 진단 기준에 이르기까지 근육의 정량방법으로써 DXA에서 측정한 사지의 제지방량이 사용되고 있다. 이는 DXA의 원리상 골밀도만을 측정할 수 있는 것이 아니라 신체 성분을 지방량(fat mass), 제지방량(lean mass), 뼈미네랄 함량(bone mineral content, BMC)으로 구분하고, 각 신체 성분을 정량적으로 분석할 수 있기 때문이다. 비록 방사선을 이용하는 검사이지만 방사선 노출량은 유효선량이 1~6 μSv로 자연방사선량이 연간 2.4 mSv 정도임을 고려할 때 매우 낮아 반복측정에 부담이 없다. 반복 측정 시 뼈미네랄 함량의 변동계수(coefficient of variation)는 약 1%, 총 지방량의 변동 계수는 2~3% 정도로 재현성과 정확도가 높은 검사이다. 이는 추적검사에도 유용하여, 현재 근감소증 진단의 표준화된 기술로 받아들여지고 있다.

1 DXA 검사의 이해

1) 3-구획모델에 따른 조직의 정량

신체를 구성하는 요소는 다양한 수준에서 여러 가지 방법으로 그 구성성분을 표현할 수 있다. 신체구성성분을 분자수준에서 구분한다고 할 때, DXA에서 체성분을 평가하는 방법은 신체가 지방, 제지방, 미네랄로 이루어져 있다고 가정하는 3-구획 모델(3-compartment model)에 기반하고 있다. DXA에서 측정한 제지방량에는 단백질, 글리코겐, 기타 무기질, 그리고 수분(뼈의 수분과 유기 물질 포함)등이 포함되어 있다(그림 11-1).

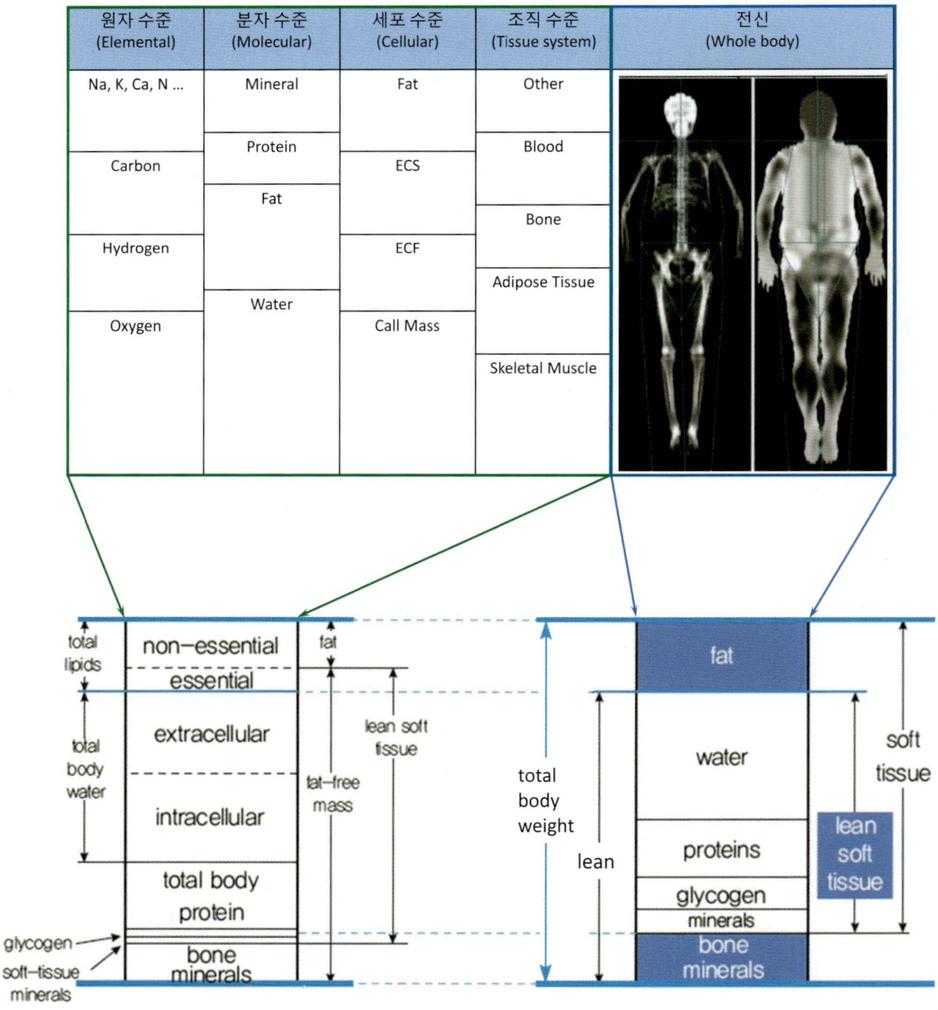

그림 11-1 5개 수준 다구성 체성분 모델(five-level multicompartment model of body composition)에 따른 신체구성성분과 DXA의 신체구성성분의 관계(extracellular solids, ECS; extracellular fluid, ECF)

2) DXA의 원리

DXA의 원리를 이해하는 데 가장 중요한 물리학적 개념은 방사선의 감쇠 원리와 이를 기반으로 한 질량감쇠계수 및 K-edge이다.

(1) 방사선의 감쇠와 질량감쇠계수의 이해

방사선 에너지는 어떤 물질을 통과할 때, 통과한 물질에 특이적으로 흡수되거나 산란되어 에너지가 감소하게 되는 데, 이를 감쇠(attenuation)라고 한다. 감쇠는 방사선이 통과한 물질마다의 고유한 선형감쇠계수(μ)에 의존하여 변화하고, 선형감쇠계수는 방사선이 통과한 물질의 종류, 밀도, 두께 및 조사한 방사선의 종류와 에너지에 따라 달라진다. 신체를 통과한 X-선의 감쇠를 설명할 때에는 신체 조직의 밀도를 함께 고려하여 선형감쇠계수를 조직밀도로 나눈 값인 질량감쇠계수(mass attenuation coefficient)를 주로 사용한다. 3-구획 모델에 기반하여 신체가 뼈, 지방, 제지방으로 구성되어 있다고 가정할 때, 지방과 제지방을 포함하는 연부조직은 밀도가 낮아 방사선이 잘

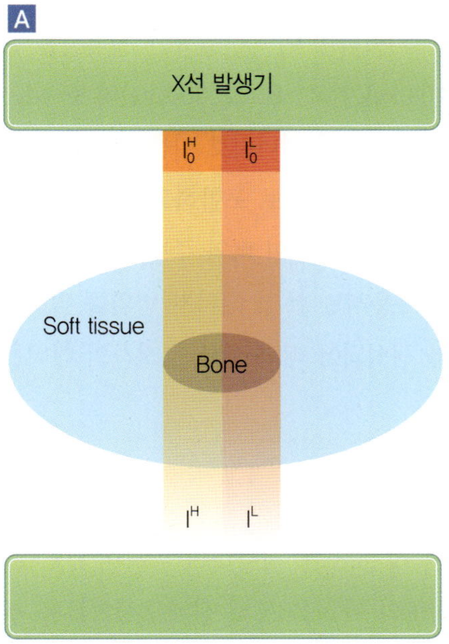

$$I^L = I^L_0 \exp(-\mu_B{}^L M_B - \mu_S{}^L M_S)$$

$$I^H = I^H_0 \exp(-\mu_B{}^H M_B - \mu_S{}^H M_S)$$

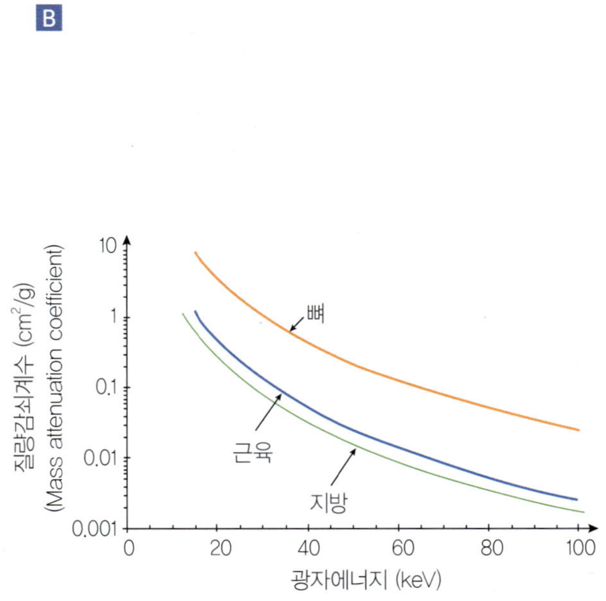

그림 11-2 (A) DXA의 기본 구조와 감쇠방정식, I^H = 투과된 고에너지방사선량, I^L = 투과된 저에너지방사선량, I_0^H = 조사된 고에너지방사선량, I^L_0 = 조사된 저에너지방사선량, μ_B = 뼈의 질량감쇠계수(cm^2/g), μ_s = 연부조직의 질량감쇠계수(cm^2/g), M_B = 뼈의 밀도(g/cm^2), M_s = 연부조직의 밀도(g/cm^2) (B) 신체구성성분별로 서로 다른 방사선 세기에 따른 질량감쇠계수 그래프

통과할 수 있어 방사선의 감쇠가 적은 반면, 뼈와 같은 고밀도 물질은 방사선의 통과 정도가 낮으므로 방사선의 감쇠가 많아진다.

이중에너지흡수율검사라는 이름에서도 알 수 있듯이 DXA는 저에너지(40~70 kVp)와 고에너지(70~140 kVp)로 이루어진 서로 다른 두 가지 에너지 수준의 X-선이 신체 조직을 통과하여 감쇠하는 정도를 측정한다. 앞서 설명했듯이 각각의 서로 다른 에너지의 X-선은 각 조직이 특이적으로 가지는 질량감쇠계수의 영향을 받게 된다. 저에너지 X-선은 주로 지방 조직과 같은 낮은 밀도의 조직에 의해 더 많이 흡수되어, 연부조직을 뼈와 구별하는 데 필요한 정보를 제공하고 고에너지 X-선은 뼈와 같은 고밀도 조직에서 상대적으로 더 많이 흡수되어, 뼈와 연부 조직을 더욱 정확하게 구분할 수 있게 한다(그림 11-2A). 즉, DXA는 서로 다른 질량감쇠계수를 가지는 2가지 이상의 물질로 구성되어 있는 신체 조직을 서로 다른 두 가지 에너지가 통과하면서 감쇠한 정도를 측정하여, 신체 조직을 구성하고 있는 물질의 밀도를 구분해내는 것이다(그림 11-2B).

(2) K-edge의 이해

K-edge는 X-선 에너지가 특정 원소의 K-껍질(K-shell) 전자를 제거할 수 있는 결합 에너지에 도달하거나 이를 초과할 때 감쇠량이 급격히 증가하는 것을 의미하며 이 때, 필요한 에너지는 원소마다 다르다. 예를 들어, 칼슘(calcium)의 K-edge는 약 4.03 keV이고, 요오드(iodine)의 K-edge는 약 33.2 keV이다. K-edge는 X-선 흡수 특성이 급격히 변하는 임계 에너지로 이를 활용하면 특정 원소의 존재와 밀도를 정밀하게 측정할 수 있다. 즉, DXA는 뼈가 주로 포함하고 있는 칼슘의 K-edge근처의 에너지에서 X-선 감쇠가 급격히 변화하는 특성을 이용하여 뼈와 주변 연부 조직을 정밀하게 구분해낼 수 있다. 나아가 K-edge 필터링 기술을 사용하면 특정 에너지 범위를 필터링하여, 서로 다른 원소 사이에서 좀 더 뚜렷한 에너지 피크가 생성되어 뼈와 연부 조직간의 대비를 향상시켜 더욱 정밀한 측정이 가능하다.

(3) 신체구성성분 정량의 실제

신체를 구성하는 뼈, 지방, 제지방을 포함하는 세 가지 구성 요소를 정량하기 위하여 DXA는 각 구성요소를 직접 측정하지 않고, 기존에 알려진 여러 정보와 가정을 통해 신체구성성분을 추정하여 정량한다. 전신 스캔의 각 픽셀 내에는 서로 다른 에너지의 X-선이 서로 다르게 감쇠한 정보가 포함되어 있으므로 뼈와 연부조직으로 구성된 요소의 비율을 쉽게 확인할 수 있고, 뼈가 포함된 픽셀과 뼈가 포함되지 않은 픽셀 역시 쉽게 구분할 수 있다. 전신 스캔의 모든 픽셀의 약 1/3은 뼈를 포함하며, 뼈의 픽셀은 뼈와 연부 조직의 합이라는 가정하에, 제지방량과 지방량을 포함하는 연부조직을 제외한 뼈의 정량을 먼저 시도한다. 다시 뼈 위에 있는 지방량이 인접한 배경 연부 조직의 지방량과 동일하다는 가정하에 뼈를 제외한 후 연부 조직 픽셀에서 지방량을 구하고, 제지방량을 차례로 추정하여 계산한다. 뼈가 없는 부위에서는 적절한 보정을 통해 연조직에서 지방과 제지방을 분리해낼 수 있다. 이때, DXA는 제지방 조직이 포함하는 수분의 양이 73%로 일정하다고 가정하는데, 체내 수분 비율은 67%에서 85%까지도 변동할 수 있어 체내 수분의 양이 지방량과 제지방량 정량에 영향을 줄 수 있다. 비록 아직 상용화한 수준은 아니나, 현대의 DXA 기술은 인공지능과 수학적 접근법을 통해 근육량과 체수분량까지도 계산 가능한 수준까지 개발되어 있다.

3) DXA의 기계적 특징

(1) 영상 스캔 방식

DXA의 영상 스캔 방법에는 펜슬빔(pencil beam) 방식과 팬빔(fan beam) 방식 두 가지가 사용되어 왔다(그림 11-3). 핀홀 콜리메이터(pinhole collimator)와 단일 검출기(single detector)를 사용하여 전신을 순차적이고 선형적으로 스캔하는 펜슬빔 방식과는 달리 팬빔 방식은 슬릿 콜리메이터(slit collimator)와 다중 검출기(multiple detector)를 이용하여 전신을 스캔한다. 두 스캔 방식은 서로 다른 장점과 단점이 있으며, 현대 DXA 시스템은 빠르고 효율적인 팬빔 방식을 사용하고 있다(표 11-1).

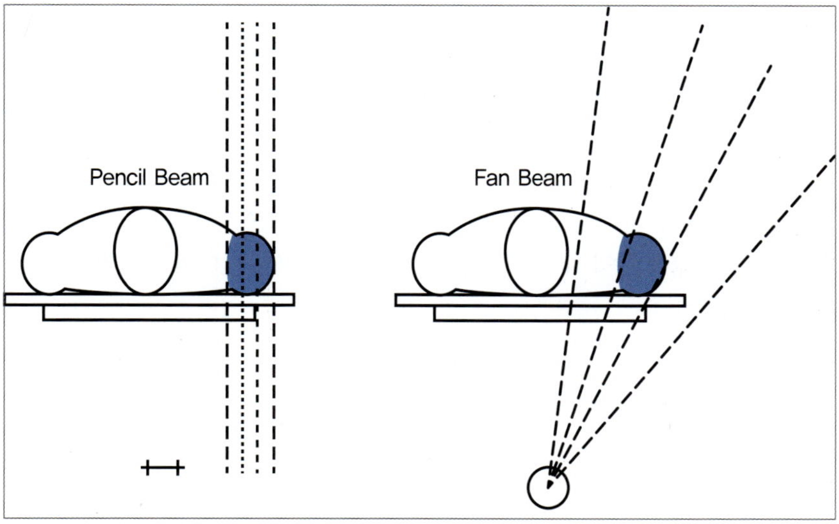

그림 11-3 펜슬빔 방식과 팬빔 방식의 모식도

표 11-1 펜슬빔 방식과 팬빔 방식의 비교

특징	펜슬빔 방식	팬빔 방식
스캔 방식	• 단일(pencil-shaped) X-선 빔을 사용 • 점 단위로 순차 스캔(point-by-point) • 격자 패턴(raster pattern)으로 진행되어 한 픽셀씩 데이터를 측정	• 넓은 부채꼴 모양(fan-shaped) X-선 빔을 사용 • 여러 픽셀을 동시에 스캔(넓고 얇은 선형 빔)
검출기	단일 검출기	다중 검출기 배열
스캔 시간	느림(15~20분)	빠름(3~4분)
이미지 품질	높은 해상도로 정밀한 데이터 측정이 가능하며 왜곡 적음	넓은 빔으로 인해 산란(scatter)이 발생할 가능성이 있어, 픽셀 데이터의 해상도가 약간 낮을 수 있음
커버리지	좁은 범위, 점진적 스캔	넓은 범위, 효율적 스캔
방사선량	좁은 빔 사용으로 인한 최소 방사선 노출이 낮음	높음

(2) 근감소증 평가를 위한 국내 DXA 장비와 장비별 특징

근감소증 평가를 위해서는 DXA를 이용한 전신 스캔(total body scan)을 시행해야 하며, 현재 국내에서 널리 사용되고 있는 전신 스캔을 지원하는 제조사별 대표 DXA 장비의 목록 및 각 장비별 특징은 표 11-2에 기술하였다.

2 DXA의 전신 스캔 검사 방법

1) 전신 스캔 검사 전 준비사항 및 고려 사항

공식적으로 권고되는 특별한 준비사항은 없지만 정확하고 안전한 DXA 검사를 위하여 검사 대상자의 신체적 상태, 체중, 신장을 확인하는 것이 필요하다. 또한 DXA 결과의 신뢰성에 영향을 줄 수 있는 여러 기술적 상황들에 대한 보고들이 있으므로 검사 전 미리 숙지하여 잠재적 혼란 요소를 줄여 나갈 필요가 있다.

(1) 검사대상자의 신체 상태에 따라 고려해야 할 사항

① 방사선을 사용하는 검사이므로 임산부에서 DXA 촬영은 금기 사항이다.

② 근육 조직은 약 70~75%가 수분으로 구성되어 있기 때문에, 수분 변화는 제지방량 수치에 직접적인 영향을 미칠 수 있다. 탈수와 같은 수분 부족 상태에서는 제지방량이 실제보다 낮게 측정되는 반면, 부종과 같은 수분 과잉 상태에서는 제지방량이 실제보다 높게 측정될 수

표 11-2 제조사별 전신 스캔 장비의 특징

	Lunar (Prodigy)	Hologic (Horizon)	Osteosys (Primus)
스캔방법(scan methods)	K-edge Filter Method Narrow Fan Beam	Switching Method Fan Beam	K-edge Filter Method Narrow Fan Beam
스캔면적(scan area)	197.5 cm × 60 cm	195.6 cm × 67 cm	199.5 cm × 60 cm
체중한도(weight limit)	159 kg	204 kg	230 kg
검사시간(scan time)	180~402초 (측정 길이 77인치, 198cm)	295~532초 (측정 길이 151 cm)	600초 (측정 길이 170 cm)
조사선량(exposure dose)	9~83 uGy (0.009~0.083 mGy) for spine 0.4~0.8 uGy for total body	50~200 uGy (0.05~0.2 mGy) for spine 10~150 uGy for total body	$<$83 uGy for spine $<$5.08 uGy for total body
질관리(quality control, QC)	Daily QC	Weekly QC	Daily QC
변동계수(coefficiency of variation, CV) $<$ 1.0%	O	O	O
지방조직(adipose tissue)	VAT, SAT, Area (cm^2), Mass (g), Volume (cm^3)	VAT, SAT, Area (cm^2), Mass (g), Volume (cm^3)	VAT, SAT, Area (cm^2), Mass (g), Volume (cm^3)
사지근육량(appendicular lean mass, ALM)과 상대사지근육지표(relative skeletal muscle index, RSMI)	사지근육량과 상대사지근육지표 자동 계산, 악력, 보행속도 입력 시 Sarcopenia 진단명 제공	사지근육량과 상대사지근육지표 자동 계산	사지근육량과 상대사지근육지표 자동 계산
참조 데이터(Reference data, gender, nation, ethnic)	Korea, China, European, USA, Asia, Middle East etc. (option 변경)	White, Black, Asian, Hispanic, Pediatric, K-pediatric (환자 정보 입력창)	Korea, China, European, USA, Asia, Middle East etc. (option 변경)
몸이 큰 환자(Large body)	Mirror scan	Reflection method	Mirror scan

있다. 임상 현장에서 사용되고 있는 DXA는 수분 상태의 변화를 직접적으로 평가하지 않으므로 급격한 체수분 변화(운동, 탈수, 수액 주입 등)가 있는 경우 DXA 촬영 및 결과 해석 시 주의가 필요하다.

③ 신장을 정확하게 측정하여 입력하는 것이 중요하다. 근육량 보정에 신장이 중요한 역할을 하기 때문이다.

④ 환자의 팔과 발을 포함한 모든 신체 부위가 스캔 범위에 포함되지 못한 경우, 검사의 정확도가 떨어질 수 있다.

⑤ 검사 전 식사는 남성과 여성 모두의 총 체중과 상체 지방량을 증가시킬 수 있다는 보고가 있다.

⑥ 고도 비만 환자의 경우 신체의 X-선 투과도 감소로 인하여 결과에 오차가 생길 수 있다. 일부 장비는 비만 환자를 위해 용량을 늘리거나 스캔 시간을 연장하는 특별 모드를 사용하기

도 한다.

⑦ 검사 직전 운동이나 격렬한 신체 활동은 탈수 또는 신체 부위별로 달리 증가된 혈류와 모세혈관 확장으로 인한 체액 분포의 변화를 야기할 수 있어 DXA의 정량 결과에 영향을 미칠 수 있다.

(2) 그 외, 고려해야 할 점

① 금속 임플란트, 보철물 등의 기타 물리적 인공물(artifact)은 DXA 측정 결과에 중대한 영향을 줄 수 있다.

② 조영제 또는 방사성 동위원소를 사용한 병력이 DXA 촬영의 금기사항은 아니며, 조영제 및 방사성 의약품의 사용 여부를 사전에 확인하여 사용 전 미리 촬영하거나, 조영제나 동위원소가 체내에서 배출되는 적절한 시간이 경과한 후에 촬영할 수 있다.

- 조영제의 영향: CT를 포함한 X-선을 사용하는 검사에서 사용하는 조영제에 포함되어 있는 바륨이나 요오드는 체내 X-선의 감쇠량을 증가시킬 수 있는 인공물을 형성한다. 따라서 DXA 검사 직전 조영제를 사용할 경우, DXA의 정량 결과가 전반적으로 증가할 수 있다. 예를 들어, 요오드 조영제의 경우 투여 3시간 뒤 전신 골무기질 함량이 125%, 제지방량이 110%, 지방량이 80% 증가한다는 보고가 있다. 따라서 조영제 사용 검사 전 DXA를 먼저 시행하거나 조영제 체내 배출 시간을 고려하여 충분한 시간이 흐른 후에 DXA 검사를 시행하는 것이 적절하다. 반면, 가돌리늄을 포함하는 MRI 조영제의 경우에는 DXA 결과에 임상적으로 의미 있는 영향을 미치지 않는 것으로 알려져 있어 검사 전후, DXA 검사 시행에 제한이 없다.
- 방사성동위원소의 영향: 체내에 잔류하는 동위원소가 있을 경우, 동위원소(예. ^{99m}Tc, ^{67}Ga)에서 방출되는 방사선으로 인해 산란된 X-선이 추가로 발생하여 DXA에서 사용하는 X-선의 감쇠량이 마치 감소한 것처럼 보일 수 있으며 이로 인해 전반적인 신체 구성 성분의 밀도가 낮게 측정될 수 있다. 이는 체내 근육량이나 골밀도는 과소평가하는 반면, 체내 지방량은 과대평가할 수 있는 가능성이 있다. 따라서 조영제와 마찬가지로 동위원소를 사용하기 전에 DXA검사를 시행하거나 동위원소가 체외로 배출될 수 있는 적절한 시간이 흐른 후 시행하는 것이 적절하다.

2) 전신 스캔 영상 획득의 기본원칙

DXA의 전신 스캔 영상 획득 시에는 검사대상자의 자세를 표준화하여 재현 가능한 검사 결과를 얻는 것이 중요하다.

(1) 검사 대상자의 자세

일반적인 전신 스캔 영상 획득의 기본 원칙은 다음과 같다.

검사대상자의 몸은 테이블의 중심에 배치하며 전체 몸이 스캔 범위 내에 위치하여 팔이나 다리가 스캔 범위에서 벗어나지 않게 주의한다. 이때, 적절한 정렬을 위해 테이블의 중심선을 기준으로 사용하는 것이 도움된다. 머리는 과도한 굴곡 또는 신전이 되지 않게 하여 중립 위치에 두어야 한다. 몸은 스캔 영역의 상단 수평선 아래 약 3 cm 위치에 있어야 하고 환자의 팔은 몸통 옆에 배치하되 팔과 몸통 사이의 거리는 최소 1 cm 간격을 두어야 한다. 검사대상자의 적절한 위치와 자세가 잡혔다면, 대상자의 움직임이 검사 정확도에 영향을 미치지 않도록 하기 위해 벨크로 스트랩을 사용하여 발목을 묶는다(그림 11-4). 검사대상자의 자세는 미국 국가 건강 및 영양 조사(National Health and Nutrition Examination Survey, NHANES)의 제안을 포함하는 체크리스트(표 11-3)에 따라 평가하면 편리하다. 손과 발의 위치는 과거에는 제조업체에 따라 달랐으나, 현재는 NHANES의 기준에 따른다.

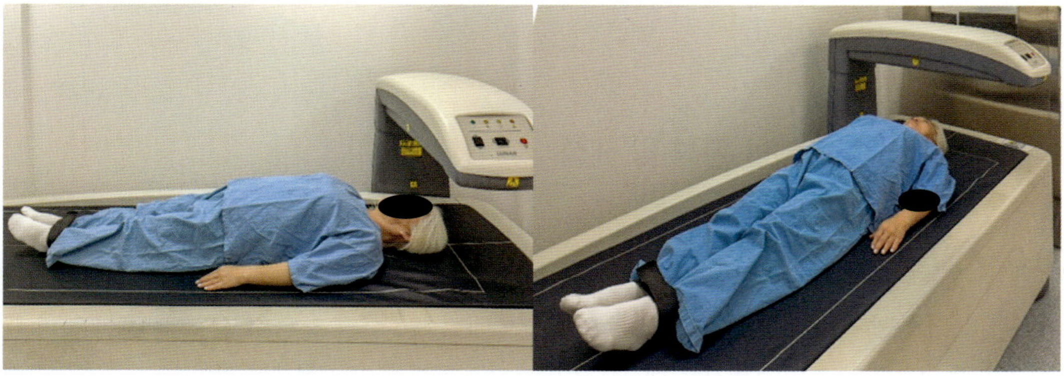

그림 11-4 **전신 스캔을 위해 최적화한 검사대상자의 자세**

표 11-3 검사대상자의 적절한 검사 위치와 자세평가를 위한 체크리스트

- 환자는 스캐너 축과 평행하게 정렬되어 있는가?
- 전체 몸이 스캔 한계 내에 포함되었는가?
- 얼굴은 위를 향하며 턱은 중립 위치에 있는가?
- 손바닥은 아래로 향하는가?
- 팔은 몸의 옆에 위치하며, 몸통에서 1 cm 이상 약간 떨어져 있는가?
  (이때, 팔의 형태는 곧게 펴거나 약간 각도 있음)
- 발은 중립에 위치하며 발목은 고정되어 있는가?

(2) 검사자의 체격과 관련하여 고려할 사항

① DXA 제조사의 지침에 따라, 테이블 하중을 초과하는 환자는 장비의 구조적 안정성을 고려하여 검사 진행 여부를 결정한다.

② 검사대상자의 신장이 스캔 영역을 초과하는 경우

- 발이 스캔에 포함되도록 배치한다.
- 머리는 제외 가능하다. 머리를 구성하는 구성성분은 몸통과 하체에 비해 개인별 차이가 크지 않고 비교적 일정하다고 가정하기 때문이다.
- 머리는 제외하더라도 턱은 포함되어야 하는데, 이는 몸통의 관심 영역을 결정할 때 턱이 관심 영역의 상부경계가 되기 때문이다.

③ 그 외, 검사대상자의 체격이 스캔 범위에서 벗어나는 경우

- 손 위치를 변경하여 손을 스캐너와 수직으로 배치할 수 있다.
- 무릎을 구부린 자세로 검사를 진행할 수 있다.
- 두 번의 검사를 합칠 수 있다.
- 스캔된 신체의 절반을 기준으로 스캔되지 않은 몸의 반을 추정하는 반신스캔을 시행할 수 있다.

3 전신 스캔 영상의 분석 및 해석

1) DXA 영상 분석의 원칙

전신 스캔 영상을 촬영한 후 그 결과를 평가할 때에도 표준화된 접근 방식을 채택해야 하며 관심 영역 역시 적절히 촬영된 영상을 대상으로 약속된 정의에 따라 설정해야 한다.

(1) 관심 영역(region of interest, ROI)의 정의

관심 영역은 다음의 정의에 따라 설정한다(그림 11-5).

① 전신: 머리를 포함한 신체 전체를 포함한다.

② 머리: 아래턱의 아래 경계의 위쪽으로 설정하며, 촬영 시 잘못된 자세로 인해 어깨가 포함되지 않도록 주의한다.

③ 몸통: 가슴, 복부, 골반 삼각형을 포함한다. 상단 경계는 아래턱의 아래 경계선이고 하단 경계는 골반삼각형의 위쪽 경계선이다.

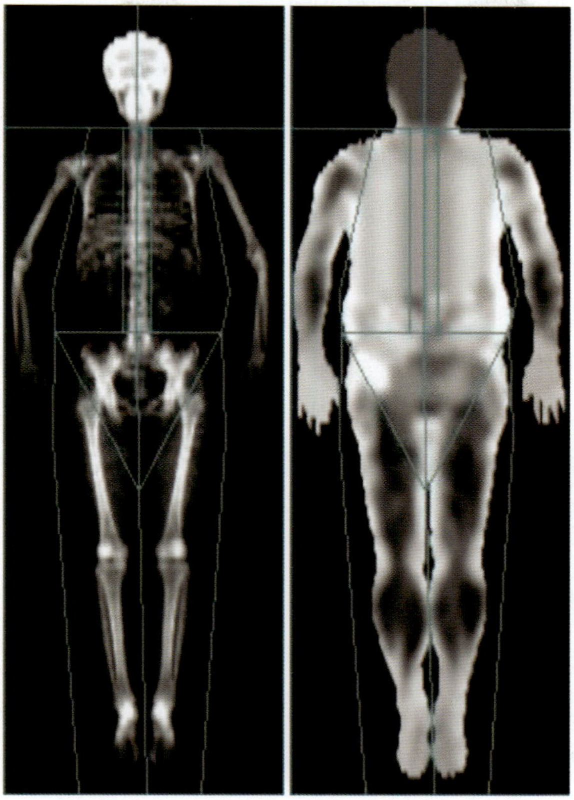

그림 11-5 **전신 스캔의 관심 영역의 예시**

④ 팔: 각 팔의 어깨 관절을 이등분하는 선을 경계로 한다.

⑤ 다리: 엉덩이 관절을 이등분하는 선을 경계로 한다.

⑥ 골반 삼각형(pelvic triangle): 몸통과 하체를 구분하며 장골능(iliac crest), 치골결합(pubic symphysis), 천골 끝 또는 하부 요추(apex of the sacrum or lower lumbar spine)를 기준으로 정의한다.

관심 영역의 설정은 스캔 후 장비에서 자동으로 제공하지만 수동 조정이 필요할 수 있다는 사실을 항상 기억해야 한다. 특히, 고도 비만이거나 지나치게 마른 체형의 경우에는 부적절한 관심 영역을 설정하는 경우가 빈번히 발생할 수 있으므로 주의가 필요하다. 수동 조정을 통해 부위별 신체 구성을 변경한다 하더라도 전체 신체 측정치는 거의 영향을 받지 않는다.

(2) 전신 스캔 검사 결과보고서상의 용어의 이해

국제임상골밀도학회(International Society of Clinical Densitometry, ISCD)에서는 전신 스캔 검사 결과보고서에 성인의 경우 체질량지수(BMI), 골밀도(BMD), 골질량(BMC), 총 체중(total mass), 총 제지방량(total lean mass), 총 지방량(total fat mass), 그리고 체지방률(percent fat mass)이 반드시 포함되어 있어야 한다고 공식화하고 있다. 이러한 값들은 신체 조성과 관련된 다양한 정보를 제공하며, 정확하고 표준화된 보고를 위해 필수적인 항목으로 간주된다.

전신 스캔 검사 결과보고서에는 이러한 필수항목 이외에도 다양한 항목들이 도출되며 전신 스캔 결과지 해석을 위해 결과지에 사용되는 여러 용어들의 이해가 먼저 필요하다. 따라서 각 항목들의 정의를 표 11-4에 정리하였다. 이러한 측정치들은 모두 Z-점수 및 백분위수로 환산이 가능하다. 전신 스캔 검사 결과에서 BMD의 경우, T-점수가 도출되더라도 골다공증 진단을 위한 WHO의 T-점수 분류를 적용하지 않는다는 사실에 유의해야한다.

(3) 영상 분석 결과의 보고 및 해석

분석 결과 보고서는 항상 스캔 사진을 포함하고 있어야 한다. 보고서를 해석할 때에는 보고서에 포함되어 있는 스캔 사진을 통해 검사대상자의 위치와 자세(positioning), 인공물(artifact) 유무, 관심 영역(region of interest)들이 아래에 기술된 각각의 원칙을 지켰는지 확인 후에 결과지를 해석해야 한다(그림 11-6).

① 검사대상자의 위치와 자세(positioning)

- 검사대상자는 올바르게 위치했는가?
- 검사대상자의 자세는 영상 획득 원칙에 잘 따르고 있는가?
- 전체 몸이 스캔 영역에 포함되었는가?
- 일부 제외된 부위가 있지는 않은가?

② 인공물(artifact)

- 체내 임플란트를 포함한 인공물이 있는가?
- 신체구성성분 결과 분석에 영향을 줄 가능성이 있는 인공물을 배제하고 분석하였는가?

③ 관심 영역(region of interest)

- 관심 영역은 각 부위의 정의에 따라 적절하게 그려졌는가?

표 11-4 전신 스캔 검사 결과보고서에 포함되어 있는 다양한 용어와 정의

항목	단위	정의
체질량지수(body mass index, BMI)	kg/m²	체중(kg)을 신장의 제곱(m²)으로 나눈 값
골밀도(bone mineral density, BMD)	g/cm²	신체의 단위 면적당 골량
골무기질량 (bone mineral contents, BMC)	g	골조직에 포함된 총 미네랄 질량으로, 뼈의 총 무게를 반영함
총 체중(total mass)	g	전체 신체의 무게를 의미하며, 체지방, 제지방, 뼈 등 모든 조직을 포함한 체중
Subtotal	g	전신에서 머리를 제외한 총량 소아환자 보고서에서 활용함
제지방량(lean mass)	g	일반적으로는 전신에서 체지방을 제외한 근육, 골격, 장기 등의 조직의 총합을 의미하지만, DXA의 전신 스캔 결과에서는 체지방량과 골무기질량까지 제외한 값을 의미함
총제지방량(fat free mass, FFM)	g	근육, 뼈, 물 등을 포함한 지방이 아닌 모든 신체 구성 요소 뼈를 포함하므로 제지방량(lean mass)과도 구별됨
체지방량(fat mass)	g	전체 체중에서 체지방이 차지하는 무게
Z-점수(Z-score)		주어진 연령대에서 검사대상자에게서 측정된 값이 평균과 얼마나 차이가 있는지 나타내는 값
백분위수(percentile)		검사대상자에서 측정된 값이 특정 인구 그룹 내에서 어느 정도의 위치에 있는지를 나타내는 백분율
YN% (young normal%)	%	젊은 정상 그룹 대비 검사대상자의 상대적 위치 수치가 100에 가까울수록 상대적으로 높은 위치를 의미함
AM% (age matched%)	%	동일 연령그룹 내 검사대상자의 상대적 위치 수치가 100에 가까울수록 상대적으로 높은 위치를 의미함
체지방 비율(% fat mass)	%	체중에서 차지하는 체지방의 비율을 나타내는 백분율
남성형(android, A)	%	남성형 지방의 비율
여성형(gynoid, G)	%	여성형 지방의 비율
A/G ratio		남성형/여성형 지방의 비, A/G>1인 경우 대사증후군 위험성 추정
VAT (visceral adipose tissue)	g, cm², cm³	내장지방량의 경우 총량(g), 면적(cm²), 용적(cm³)을 각각 제공 가능함. 이는 실제 측정값이 아니라 계산 알고리즘을 통해 추정한 값이므로 VAT 앞에 estimate (est.)를 붙임
휴식대사율 (resting metabolic rate, RMR)		신체가 기본적인 생리적 기능을 유지하기 위해 휴식 상태에서 소비하는 에너지를 의미함 여러 가지 공식들이 존재하며, 이때 가장 중요한 요소는 총제지방량(fat free mass, FFM)임
사지제지방량 (appendicular lean mass, ALM)	g	팔과 다리에서 지방과 뼈를 제외한 제지방량(lean mass)을 합한 값 근육량을 직접적으로 반영함
사지골격근량 (appendicular skeletal muscle, ASM)	g	팔과 다리의 순수 골격근량
상대골격근량지표(relative skeletal muscle index, RSMI, kg/m²) 또는 ALM/Height²	kg/m²	$\frac{\text{ALM (kg)}}{\text{Height}^2\ (\text{m}^2)}$ 사지제지방량을 신장 제곱으로 나눈 값으로, 근감소증 여부를 평가하는 지표임

Patient:					
Birth Date:	1970-05-17	Age:	54.5 years	Patient ID:	
Height:	156.0 cm	Weight:	65.0 kg	Measured:	
Sex:	Female	Ethnic:	Asian	Analyzed:	

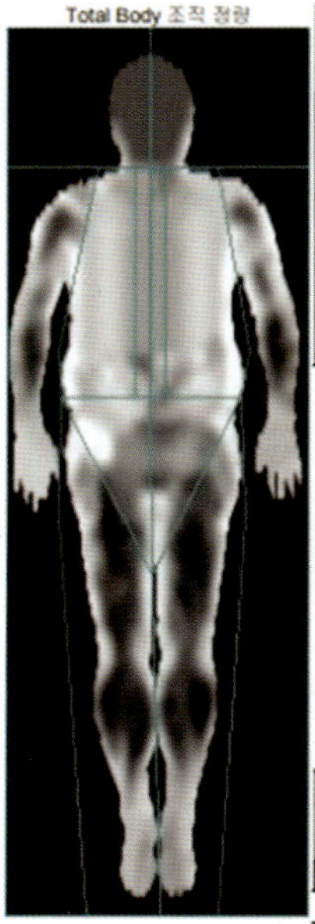

Body Composition (Enhanced Analysis)

Region	Tissue (%Fat)	Centile	Total (kg)	Fat (g)	Lean (g)	BMC (g)
Arms	38.0	-	6.5	2,359	3,855	247
Arm Right	38.2	-	3.5	1,280	2,067	128
Arm Left	37.6	-	3.0	1,079	1,788	119
Legs	26.9	-	16.4	4,248	11,534	612
Leg Right	27.4	-	8.1	2,130	5,635	314
Leg Left	26.4	-	8.3	2,118	5,899	298
Trunk	46.7	-	36.9	16,886	19,281	691
Android	51.9	-	6.3	3,225	2,994	43
Gynoid	28.6	-	8.4	2,353	5,867	180
Total	39.3	89	64.0	24,367	37,627	1,987

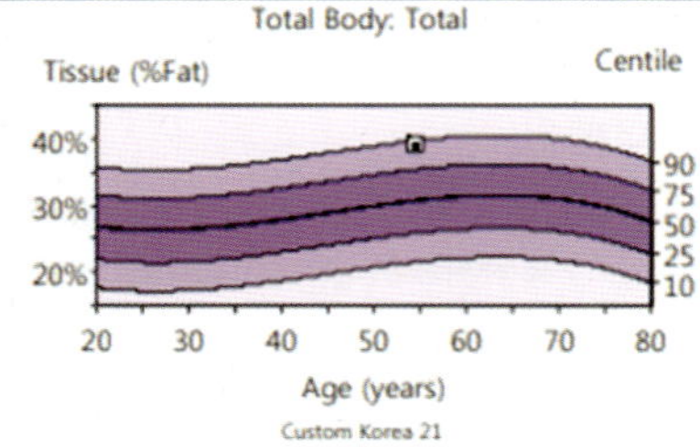

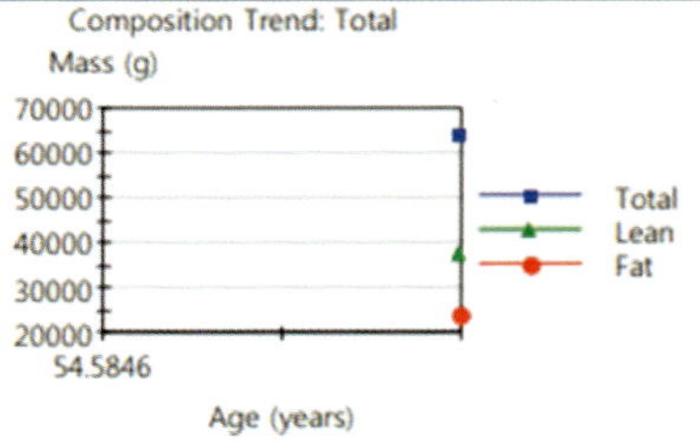

Custom Korea 21 Trend: Total (Enhanced Analysis)

Measured	Age (Year)	Tissue (% Fat)	Centile	Total (kg)	Tissue (g)	Fat (g)	Lean (g)	BMC (g)	Fat-Free (g)
2024-12-17	54.5	39.3	89	64.0	61,994	24,367	37,627	1,987	39,615

Custom Korea 21 추세: 지방 분포 (Enhanced Analysis)

측정일	연령 (세)	남성형 (%Fat)	여성형 (%Fat)	A/G 비율	Total (%Fat)
2024-12-17	54.5	51.9	28.6	1.81	39.3

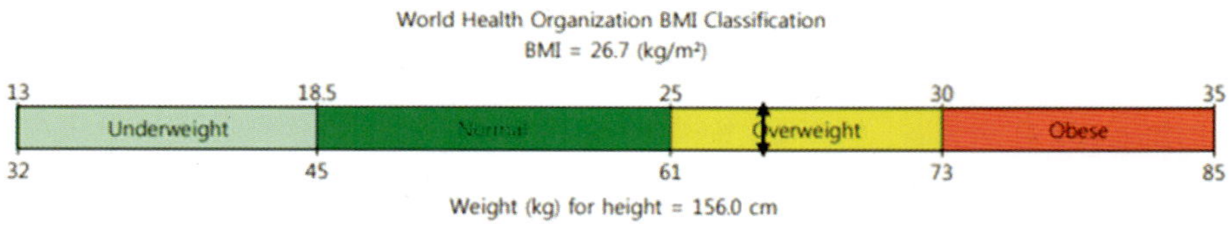

그림 11-6 **전신 스캔 결과지의 예시**

2) 근감소증의 진단 지표

근감소증의 평가와 진단에는 팔과 다리에서 측정한 사지골격근량(appendicular skeletal muscle mass)과 관련한 지표를 사용한다. 몸통의 경우에는 지방과 근육, 골조직을 포함하는 다양한 조직들이 여러 겹으로 겹쳐 있으면서, 몸통의 두께가 DXA의 정량 결과에 영향을 미치기 때문에 상대적 오차 및 측정의 변동성이 크다. 머리와 골반의 경우에는 대부분이 골조직으로 이루어져 있어 근육량 평가에 적절하지 않다. 이에 반해 팔과 다리는 근육과 지방, 골조직으로 비교적 단순한 조직 구성으로 되어 있어 측정의 재현성과 정확도가 높기 때문에 근감소증 평가와 진단에 적합하다.

사지골격근량을 표현하는 방법은 여러 가지가 있으나 그중 대표적인 정량방법은 사지제지방량

(appendicular lean mass, ALM)과 사지골격근량(appendicular skeletal muscle, ASM)이 있다. 사지골격근량은 골격근량만 포함하므로, 근육 기능 평가와 근감소증 진단에 더 직접적이고 정밀한 지표로 활용 가능하지만 고해상도 영상 기술이 사용되어야 한다는 점이 제한적이다. 대부분의 임상 상황에서는 사지제지방량과 사지골격근량을 거의 동일하게 취급하며, DXA에서 쉽게 측정할 수 있는 사지제지방량이 좀 더 널리 사용된다.

근감소증의 진단에는 단순히 사지제지방량 또는 사지골격근량과 같은 사지골격근량을 사용하지 않고 사지제지방량을 신장의 제곱으로 나눈 값인 상대골격근지수(RSMI)를 사용한다. 상대골격근지수는 그 정의대로 ALM/Height^{2}라고 표현하기도 한다. 이는 신체 크기 차이, 특히 신장의 영향을 보정한 상태에서 좀 더 표준화된 방식으로 근육량을 비교하기 위함이다. 신장이 큰 사람은 일반적으로 더 많은 근육량을 가지는 경향이 있기 때문에 단순히 사지제지방량만을 비교하면, 신장이 큰 사람의 근육량이 과대평가될 수 있고, 이에 반해 신장이 작은 사람의 근육량은 과소평가될 가능성이 있다. 따라서 이러한 차이를 보정하기 위하여 사지제지방량을 신장의 제곱으로 나누어, 신장으로 인한 근육량 차이를 상쇄하여 사람 간의 상대적인 근육량 비교가 가능하게 하는 것이다. 이는 체질량지수(BMI)를 계산할 때 신장이 클수록 체중도 증가할 수 있음을 고려하여 체중을 신장의 제곱으로 나누어 체중에 대한 신장의 영향을 보정하기 위함과 같은 목적이다. 2023년 한국근감소증진단그룹(Korea working group of sarcopenia, KWGS)에서 발표한 근감소증 진단을 위한 근육량 감소의 임계치는 남성에서 상대골격근지수 7.0 kg/m^2 미만, 여성에서 상대골격근지수 5.4 kg/m^2 미만으로 정의되어 있다.

3) 기타 지표

근감소증과 직접적인 관련성을 가지는 지표는 아니지만 전신 스캔 결과지에 함께 보고하거나 또는 추가적으로 제시 가능한 지표들에 대해 간략히 설명하면 아래와 같다.

① 내장지방(visceral adipose tissue, VAT)

DXA를 이용한 내장지방의 정량화는 내장지방을 직접 측정하지 않고 알고리즘 기반으로 추정하므로, CT나 MRI에 비해 정확도가 낮을 수 있지만 적은 방사선량과 짧은 스캔 시간으로 쉽게 평가할 수 있다는 장점이 있다.

② 남성형/여성형 비율(android/gynoid ratio, A/G ratio)

남성형/여성형 비율은 허리–엉덩이 비율(waist–to–hip ratio)과 유사한 개념으로, 남녀 모두에서 이상지질혈증(dyslipidemia)과 관련이 있으며, 이 비율이 높은 경우 심근경색(myocardial infarction)과 사망률이 증가하는 경향이 있다는 보고가 있다. 하지만 임상 현장에 사용하기에는 아직까지 여러 논란이 있는 지표이다. 또한 인종별 차이가 있는 지표로, 이에 대한 조정이 필요하다.

③ 제지방량지수(lean mass index, LMI; 총 제지방량/신장 제곱(g/ht²))

전신의 총 제지방량을 신장 제곱으로 나눈 값으로 영양 상태와 근육량을 평가하는 지표로 사용 가능하다. 특히 영양 결핍 또는 노인 및 만성신장질환과 같은 특정 환자군에서 근육 소모나 근육량 감소, 영양 부족을 확인하는데 유용하다는 보고들이 있다. 젊은 성인에서 Z-점수가 2 이하일 때, 근육량 감소로 진단하고자 하는 시도가 있지만 아직까지 예측값은 낮다.

④ 체지방량지수(fat mass index, FMI; 체지방량/신장 제곱(g/ht²))

체질량지수(BMI)는 신장에 비해 과도한 체중 여부를 평가하지만, 신체 활동이 활발한 사람들의 경우 과도한 체중은 근육량이 많거나 근육과 지방이 함께 많은 경우일 수 있다. 따라서 체지방량만을 기준으로 한 지방량지수는 근육량이 높은 사람들의 비만도를 평가할 때 체질량지수보다 유용할 수 있다.

⑤ 휴식대사율(resting metabolic rate, RMR)

휴식대사율은 신체가 휴식 상태에서 생명 유지 활동(호흡, 심박수 유지, 체온 유지 등)을 위해 소비하는 에너지로, 체중 관리, 영양 섭취, 건강 상태 평가 등 다양한 분야의 지표로 활용되고 있다. 휴식대사율은 간접 열량 측정법(간접적으로 산소 소비와 이산화탄소 배출을 측정)을 통해 직접 측정할 수 있고, 체중, 신장, 나이, 성별 등을 고려하여 다양한 공식을 통해 개인의 대사율을 추정할 수 있는데, 일반적으로는 총제지방량(fat free mass, FFM)과 휴식대사율의 관계를 나타내는 공식을 사용하여 추정한다. 총제지방량이란 지방이 아닌 신체 구성 요소로 근육, 뼈, 물 등을 포함하며 이들은 휴식대사율을 결정하는 중요한 요소이다. 총제지방량에는 근육을 포함하므로, 기초대사율이 높은 근육이 많을 수록 휴식대사율이 올라간다. DXA는 총제지방량과 체지방량을 정확하게 측정할 수 있어, 휴식대사율을 예측하는 데 유용한 도구로 활용되고 있고 다양한 장비에서 자동으로 제공하고 있다.

▶ 참고 문헌

1. Andreoli A, Scalzo G, Masala S, Tarantino U, Guglielmi G. Body composition assessment by dual–energy X–ray absorptiometry (DXA). Radiol Med. 2009;114(2):286–300.
2. Baek JY, Jung HW, Kim KM, Kim M, Park CY, Lee KP, et al. Korean Working Group on Sarcopenia Guideline: Expert Consensus on Sarcopenia Screening and Diagnosis by the Korean Society of Sarcopenia, the Korean Society for Bone and Mineral Research, and the Korean Geriatrics Society. Ann Geriatr Med Res. 2023 Mar;27(1):9–21.
3. Baumgartner RN, Koehler KM, Gallagher D, Romero L, Heymsfield SB, Ross RR, et al. Epidemiology of sarcopenia among the elderly in New Mexico. Am J Epidemiol. 1998;147(8):755–63.
4. Bazzocchi A, Diano D, Ponti F, Andreone A, Sassi C, Albisinni U, et al. Health and ageing: a cross–sectional study of body composition. Clin Nutr. 2013;32:569–78.
5. Ellis KJ. Human body composition: in vivo methods. Physiol Rev. 2000;80(2):649–80.
6. Bazzocchi A, Diano D. Dual–energy X–ray absorptiometry in obesity. CMAJ. 2014;186:48.
7. Campbell A, McCarthy M, Blake M, Roff G. Effect of 99mTc–MDP administration on dual–energy X–ray absorptiometry bone mineral density measurements. J Clin Densitom. 2005;8(1):14–7.
8. Cruz–Jentoft AJ, Baeyens JP, Bauer JM, Boirie Y, Cederholm T, Landi F, et al. Sarcopenia: European consensus on definition and diagnosis: report of the European Working Group on Sarcopenia in Older People. Age Ageing. 2010;39(4):412–23.
9. Fielding RA, Vellas B, Evans WJ, Bhasin S, Morley JE, Newman AB, et al. Sarcopenia: an undiagnosed condition in older adults. Current consensus definition: prevalence, etiology, and consequences. J Am Med Dir Assoc. 2011;12(4):249–56.
10. GEHealthcare. GEHealthcare–iDXA–Advance–Package–ProductSpec. Accessed February 20, 2013, http://www3.gehealthcare.com/en/Products/Categories/Metabolic_Health/DXA_for_Metabolic_Health/w/media/Downloads/us/Product/Product–Categories/Metabolic–Health/Lunar–iDXA–for–Metabolic–Health/GEHealthcareiDXA–Advance–Package–ProductSpec.pdf.
11. Hologic. Discovery Series FAQs. Accessed February 20, 2013, http://www.hologic.com/data/ProductSupport/Densitometry/Discovery/FAQs/Discovery–FAQ.pdf.
12. Jacobson JA, Jamadar DA, Hayes CW. Dual X–ray absorptiometry: recognizing image artifacts and pathology. AJR Am J Roentgenol. 2000;174(6):1699–705.
13. Libber J, Binkley N, Krueger D. Clinical observations in total body DXA: technical aspects of positioning and analysis. J Clin Densitom. 2012;15:282–9.
14. Mazess RB, Barden HS, Bisek JP, Hanson J. Dual–energy X–ray absorptiometry for total–body and regional bone–mineral and soft–tissue composition. Am J Clin Nutr. 1990;51:1106–11.
15. McKiernan FE, Hocking J, Cournoyer S. Antecedent 99mTc–MDP and 99mTc–sestamibi administration corrupts bone mineral density measured by DXA. J Clin Densitom. 2006;9(2):164–6.
16. Mueller B, O'Connor MK. Effects of radioisotopes on the accuracy of dual–energy X–ray absorptiometry for bone densitometry. J Clin Densitom. 2002;5(3):283–7.
17. Newman AB, Kupelian V, Visser M, Simonsick E, Goodpaster B, Nevitt M, et al. Sarcopenia:

alternative definitions and associations with lower extremity function. J Am Geriatr Soc. 2003;51(11):1602–9.

18. Pietrobelli A, Wang Z, Formica C, et al. Dual–energy X–ray absorptiometry: fat estimation errors due to variation in soft tissue hydration. Am J Physiol. 1998;274:E808–13.
19. Sala A, Webber C, Halton J, Morrison J, Beaumont L, Zietak A, et al. Effect of diagnostic radioisotopes and radiographic contrast media on measurements of lumbar spine bone mineral density and body composition by dual–energy X–ray absorptiometry. J Clin Densitom. 2006;9(1):91–6.
20. Studenski SA, Peters KW, Alley DE, Cawthon PM, McLean RR, Harris TB, et al. The FNIH sarcopenia project: rationale, study description, conference recommendations, and final estimates. J Gerontol A Biol Sci Med Sci. 2014;69(5):547–58.

CHAPTER 12

골격근의 정량적 평가: 생체 전기 임피던스 분석법

Quantitative Assessment of Skeletal Muscle: Bioelectrical Impedance Analysis

백지연(울산의대)

1 생체 전기 임피던스 분석법을 활용한 골격근 정량화 원리

생체 전기 임피던스 분석(bioelectrical impedance analysis, BIA)은 체수분과 제지방량(fat-free mass, FFM)을 추정하는 데 있어 간단하고 신속하며 비침습적인 방법으로 알려져 있다. 지난 20년간 체성분 연구에서 생체 전기 임피던스 분석의 활용이 급격히 증가하였는데, 이를 통해 예측된 제지방량은 전통적으로 더 정밀한 측정 도구가 부재한 경우 골격근을 간접적으로 평가하는 지표로 사용되어 왔다. 그러나 제지방량은 단순히 사지근육량(appendicular skeletal muscle mass, ASM)만을 포함하는 것이 아니라, 변동성이 큰 기타 장기, 골조직, 체수분 등을 포함하고 있다.

BIA는 조직의 생물학적 특성에 따른 전기 전도성의 차이를 이용하여 신체 구성을 산출하는 방법이다. 전기 전도성은 수분과 전해질량에 비례하므로 체수분이 증가할수록 전기 전도성은 더 강해진다. 그러므로 인체에 전류를 흘려주어 임피던스를 측정하면 체수분의 부피를 구할 수 있다. 임피던스값으로부터 체수분의 부피를 구하는 원리는 다음과 같다(그림 12-1).

전해질이 담긴 원통형의 수용액에서 수용액의 부피는 원통의 단면적과 높이의 곱으로 구할 수 있다. 또한, 임피던스는 전도체의 길이에 비례하고 단면적에 반비례하는 성질을 가진다. 두 식을 정리하면 임피던스와 길이로부터 수용액의 부피를 구할 수 있다. 인체에서 길이에 해당하는 값은 연구대상자의 신장이고 임피던스 값은 측정으로부터 얻을 수 있으므로, 생체 전기 임피던스 분석

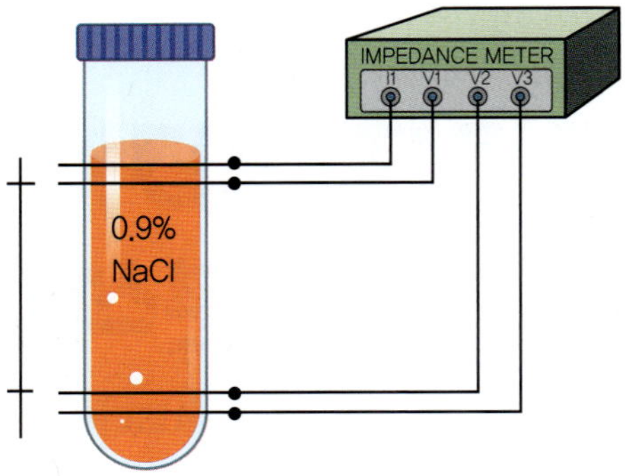

$V = L \times A$ --- ①

$Z = \rho L/A$ --- ②

$A = \rho L/Z$ --- ③

$V = \rho L^2/Z$ --- ④

그림 12-1 **전도체와 임피던스 지수 전개 공식. 원통의 부피 공식(①)과 임피던스의 물리적 성질(②)을 이용한다.**
Z=ρL/A; Z=impedance(임피던스), ρ=specific resistivity(고유저항), L=Length(길이), A=cross-sectional area(단면적).

법은 인체를 균질한 전도체(isotropic cylindrical conductor)로 가정하고 입력 또는 측정한 신장과 전류를 흘려 측정한 인체 임피던스 값으로 체수분량을 산출하는 방법이다. 체수분은 제지방의 일정 부분을 차지하며 제지방은 체중에서 지방을 제외한 부분이므로 체중에서 제지방을 뺀 값으로 체지방량을 구할 수 있다.

2 생체 전기 임피던스 분석법의 발전

1) 부위별 분석

부위별 임피던스 측정 기술은 인체를 다섯 개의 원통, 즉 사지와 몸통으로 나누어 다섯 부위의 임피던스를 따로 측정하는 기술로 몸통의 근육이 전신의 50%를 차지하는 데 비해 임피던스는 다른 부위의 1/10 수준이라 근육량이 많이 변해도 임피던스는 1~2Ω밖에 변하지 않아서 이 부위의 변화 또는 차이에 대해 잘 반영하지 못하는 기존의 임피던스 측정법을 크게 보완한 방법이다. 이렇게 측정한 부위별 임피던스는 부위별 근육량 산출도 가능하게 하고, 특히 몸통 임피던스는 몸통 내의 근육이나 지방에 대한 정보가 반영될 수 있다(그림 12-2).

2) 다주파수 분석

초기 BIA는 단일 주파수에서 측정을 수행하지만, 최근에는 대부분의 BIA 장비들이 세포내외 수분을 따로 산출하는 다주파수 방법을 사용하고 있다. 과거 80년대의 단주파수 임피던스 측정법

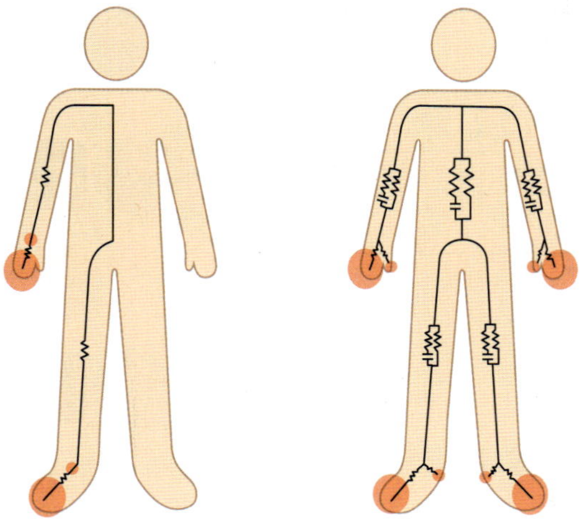

그림 12-2 **전신 임피던스 측정법(좌)과 부위별 임피던스 측정법(우).**
전신 임피던스 측정법은 팔, 몸통, 다리의 단면적 차이에 상관없이 하나의 원통으로 보고 이에 대한 임피던스를 측정하는 방법으로는 부위별 임피던스의 정보를 얻을 수 없다. 부위별 임피던스 측정법은 인체를 5개의 원통으로 구분하여 전류와 전압 전극을 따로 배치하는 방식으로 부위별로 임피던스를 측정한다

에서는 보통 50 kHz의 전류를 이용하며 총체수분만을 산출한다. 질환 등에 의해 세포외수분이 증가하게 되는 경우, 세포내수분은 그대로인데도 세포외수분을 반영하는 임피던스로 총 체수분을 산출하기 때문에 체수분이 실제보다 높게 산출되는 결과를 가져온다. 또한 건강한 사람은 세포내외수분의 비율이 일정하지만 노인, 질환자 등의 경우에는 세포내외수분의 불균형으로 수화도(hydration)가 건강한 사람과 달라 정확한 제지방량 측정이 어렵다. 다주파수 기술은 저주파의 전류는 세포외수분만 통해 흐를 수 있지만 고주파의 전류는 높은 투과성으로 인해 세포막을 통과하여 세포내수분에서도 흐르는 성질을 이용하여 고주파와 저주파를 적절히 사용하여 세포내수분, 세포외수분을 따로 측정하는 방법이다. 이러한 다주파수 기술의 특징으로 주파수의 개수를 늘리고 높은 주파수를 사용할수록 주파수가 적고 낮은 주파수만을 사용할 때보다 체수분을 더 정밀하게 분석하여 좀 더 정확한 체성분 측정이 가능하다.

3 생체 전기 임피던스 분석법의 임상적 활용

아시아 가이드라인 AWGS (2020)에서는 근육량 측정을 위해 MRI, CT, DXA, BIA를 사용할 수 있다고 명시하고 있으며, 이 중 아시아 지역에서는 DXA와 BIA가 가장 널리 사용되며, 특히 다주파수 BIA 장비를 이용한 사지골격근량 측정이 DXA와 가장 높은 상관성을 보이는 것으로 제시

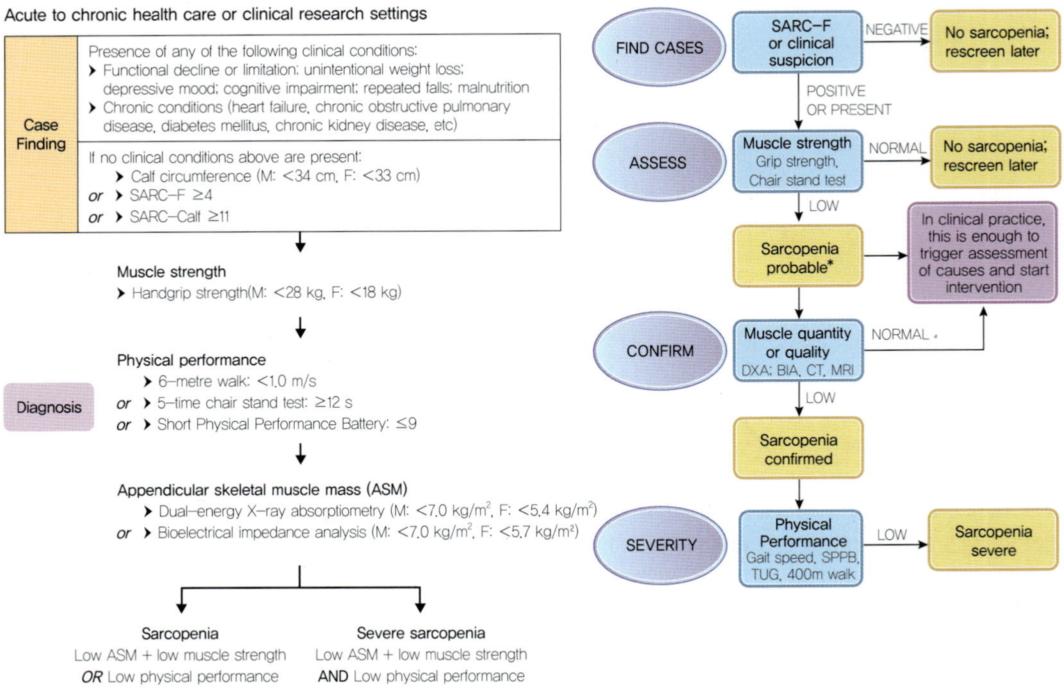

그림 12-3 근감소증 아시아 가이드라인(좌)과 유럽 가이드라인(우) 에서의 근육량 측정

하고 있다. BIA를 활용할 경우, 사지골격근량의 임계값은 남성 7.0 kg/m², 여성 5.7 kg/m² 미만으로 설정된다. 유럽 가이드라인 EWGSOP (2019)에서도 근감소증이 의심되는 환자의 근육량 감소를 확인하기 위해 DXA, BIA, CT, MRI를 사용할 수 있다고 권고하고 있으며, 사지골격근량의 임계값을 남성 7.0 kg/m², 여성 6.0 kg/m² 미만으로 정의하고 있다(그림 12-3).

이외 ASPEN (2019)은 급성 및 만성 환자 집단에서 BIA의 사용을 권장하지 않는다고 명시하였고, ICFSR (2018)은 BIA가 제지방량 측정에 있어 사용이 간편하며 AWGS와 EWGSOP에서도 권장되는 방법이지만, DXA에 비해 정확도가 낮다고 평가하였다. ESPEN (2017)은 근감소증 진단을 위해 임상에서 DXA, BIA, CT를 활용하여 근육량을 측정할 것을 권고하며, 영양요법의 치료 효과를 확인할 때는 체성분 측정을 위해 BIA나 DXA를 사용할 것을 제안하고 있다. 또한, 다주파수 BIA는 추가적으로 세포외수분 값을 계산할 수 있는 도구로 소개하고 있다.

4 생체 전기 임피던스 분석법의 유효성

부위별 다주파수 생체전기저항 분석법(direct segmental multifrequency bioelectrical impedance analysis, DSM-BIA)과 DXA의 상관성을 조사한 연구에서는 전신의 근육량 또는 제지방량 측정 시 상관계수와 결정계수는 각각 r = 0.92–0.969, R^2 = 0.85–0.947, 팔이나 다리등 사지의 경우 r = 0.73–0.940, R^2 = 0.88–0.917, 몸통의 경우 r = 0.927, R^2 = 0.890으로 보고된다. DSM-BIA와 DXA의 일치도를 보고한 문헌에서는 전신의 근육량 또는 제지방량을 측정한 경우 급내상관계수(intraclass correlation coefficients, ICC) 0.7–0.96, 일치상관계수(concordance correlation coefficient, CCC) 0.4, 카파 값(kappa value, κ) 0.2–0.48, 사지의 경우 ICC = 0.83–0.93, κ = 0.397, 몸통의 경우 ICC = 0.69–0.883으로 보고하고 있다.

검사의 정확도 측면에서는 DXA에 비해 DSM-BIA 측정값이 전체적으로 과대 또는 과소 추정되는 경향을 보였으나, 대부분의 문헌에서 DXA와 상관성 및 일치도가 높아 수용가능한 정확도를 보이는 유용한 검사로 보고 있다. 즉, BIA는 측정의 정확도 측면에서는 DXA를 완전하게 대체할 수 있는 기술은 아니지만, DXA와 비교 시 간단하고 빠르며, 방사선 노출이 없고, 이동이 용이하며, 의료비용 측면에서 장점이 있어 근육량 측정을 위한 하나의 대안으로 고려 시 안전하고 유효성이 높은 기술로 생각할 수 있다.

▶ 참고 문헌

1. Beaudart C, Reginster JY, Slomian J, Buckinx F, Dardenne N, Quabron A, et al. Estimation of sarcopenia prevalence using various assessment tools. Exp Gerontol. 2015;61:31–7.
2. Cederholm T, Barazzoni R, Austin P, Ballmer P, Biolo G, Bischoff SC, et al. ESPEN guidelines on definitions and terminology of clinical nutrition. Clin Nutr. 2017;36(1):49–64.
3. Chen LK, Woo J, Assantachai P, Auyeung TW, Chou MY, Iijima K, et al. Asian Working Group for Sarcopenia: 2019 Consensus Update on Sarcopenia Diagnosis and Treatment. J Am Med Dir Assoc. 2020;21(3):300–307.
4. Cruz-Jentoft AJ, Bahat G, Bauer J, Boirie Y, Bruyère O, Cederholm T, et al. Sarcopenia: revised European consensus on definition and diagnosis. Age Ageing. 2019;48(1):16–31.
5. Dent E, Morley JE, Cruz-Jentoft AJ, Arai H, Kritchevsky SB, Guralnik J, et al. International Clinical Practice Guidelines for Sarcopenia (ICFSR): Screening, Diagnosis and Management. J Nutr Health Aging. 2018;22(10):1148–1161.
6. Deurenberg P. Limitation of the bioelectrical impedance method for the assessment of body fat in severe obesity. Am J Clin Nutr. 1996;64:449–52.

7. Fang WH, Yang JR, Lin CY, Hsiao PJ, Tu MY, Chen CF, et al. Accuracy augmentation of body composition measurement by bioelectrical impedance analyzer in elderly population. Medicine (Baltimore). 2020;99(7):e19103.
8. Fujimoto K, Inage K, Eguchi Y, Orita S, Suzuki M, Kubota G, et al. Use of Bioelectrical Impedance Analysis for the Measurement of Appendicular Skeletal Muscle Mass/Whole Fat Mass and Its Relevance in Assessing Osteoporosis among Patients with Low Back Pain: A Comparative Analysis Using Dual X-ray Absorptiometry. Asian Spine J. 2018;12(5):839-845.
9. González Correa CH, Marulanda Mejía F, Castaño González PA, Vidarte Claros JA, Castiblanco Arroyabe HD. Bioelectrical impedance analysis and dual x-ray absorptiometry agreement for skeletal muscle mass index evaluation in sarcopenia diagnosis. Physiol Meas. 2020;41(6):064005.
10. Heymsfield SB, Wang Z, Visser M, Gallagher D, Pierson RN. Techniques used in the measurement of body composition: an overview with emphasis on bioelectrical impedance analysis. Am J Clin Nutr. 1996;64(suppl):478S-84S.
11. Kim M, Shinkai S, Murayama H, Mori S. Comparison of segmental multifrequency bioelectrical impedance analysis with dual-energy X-ray absorptiometry for the assessment of body composition in a community-dwelling older population. Geriatr Gerontol Int. 2015;15(8):1013-22.
12. Ling CH, de Craen AJ, Slagboom PE, Gunn DA, Stokkel MP, Westendorp RG, et al. Accuracy of direct segmental multi-frequency bioimpedance analysis in the assessment of total body and segmental body composition in middle-aged adult population. Clin Nutr. 2011;30(5):610-5.
13. Lukaski HC. Methods for the assessment of human body composition: traditional and new. Am J Clin Nutr. 1987;46:537-56.
14. Meier NF, Bai Y, Wang C, Lee DC. Validation of a Multielectrode Bioelectrical Impedance Analyzer With a Dual-Energy X-Ray Absorptiometer for the Assessment of Body Composition in Older Adults. J Aging Phys Act. 2020;28(4):598-604.
15. Segal KR, Burastero S, Chun A, Coronel P, Pierson RN, Wang J. Estimation of extracellular and total body water by multiple-frequency bioelectrical-impedance measurement. Am J Clin Nutr. 1991;54:26-29.
16. Sheean P, Gonzalez MC, Prado CM, McKeever L, Hall AM, Braunschweig CA. American Society for Parenteral and Enteral Nutrition Clinical Guidelines: The Validity of Body Composition Assessment in Clinical Populations. J Parenter Enteral Nutr. 2020;44:12-43.

CHAPTER 13

골격근의 기능 평가

Functional Evaluation of Skeletal Muscles

임재영(서울의대)

근감소증의 초기 개념은 근육량의 감소에 국한하여 논의되었다. 하지만 근육량이 뚜렷이 감소한 상태에도 근력과 기능수준이 정상 또는 그 이상인 경우가 상당히 많고, 근육량이 정상 범위임에도 근력과 기능수준이 현저히 저하된 경우가 적지 않기 때문에 단순하게 근육량의 감소만으로 근감소증의 진단적 가치를 부여하기 어려웠다. 따라서 근감소증 진단 과정에 근육량 감소뿐 아니라 근력과 신체 기능 저하가 포함되었다. 노화 과정에서 근육량의 감소뿐 아니라 근육의 질(근질; muscle quality) 저하도 근력 및 기능 저하와 연관된다. 근질이란, 세포 혹은 그보다 작은 단위의 골격근 수축과 이완 과정에서 수축 속도나 수축력, 강도 등 근육 기능의 질적 요소를 의미한다. 근육의 질을 유지하는 것 또한 노화과정에서 기능을 유지하는 중요 요소가 된다. 근질은 근육량 대비 근력 수준으로 간접적인 평가가 가능하여, 임상적으로는 근력이 주표현형(major phenotype) 역할을 하고 있지만 실제 근질에는 근력 외에도 근파워(power), 최대단축속도(maximal shortening velocity), 강직도 및 탄성도, 칼슘 민감도(calcium sensitivity) 등의 다양한 요소들이 관련되어 있다.

본 장에서는 근감소증 진단과 모니터링에 중요한 골격근의 기능을 평가하고 측정하는 다양한 방법을 소개하고, 근감소증의 진단과 중증도, 결과 등의 판정에 적합한 기능평가 및 측정지표들을 정리하고자 한다.

1 신체기능(Physical function) 및 신체수행능력(Physical performance)

근감소증 진단을 위한 첫 번째 단계는 신체기능저하(poor physical function)를 판단하는 것이다. 일반적으로 신체수행능력 검사를 통해 신체기능 수준을 파악할 수 있다. 근감소증 진단을 위해 제안된 대표적인 신체수행능력검사로는 간단신체수행능력 검사(short physical performance battery, SPPB), 평상시 보행 속도, 일어서서 걷기 검사(timed up and go test, TUG), 앉고 일어서기 5회 반복 검사(five times sit–to–stand, 5xSTS), 6분 걷기(six–minute walk test, 6MWT), 400 m 걷기(400–meter walk test, 400MWT) 계단오르기 파워검사(stair climb power test, SCPT) 등이 있다.

1) 간단신체수행능력 검사(SPPB)

미국의 국립노화연구소(National Institute of Aging, NIA)에서 주관한 다기관 연구인 Established Populations for Epidemiologic Studies of the Elderly (EPESE) 연구에서 기존의 알려진 노인 신체 기능 평가 방법들 중 유용하면서 쉽게 측정할 수 있다고 생각되는 객관적인 기능 평가 세 가지(보행 속도, 의자에서 일어나기, 균형)를 묶어 만든 평가 도구이다. 항목당 4점씩 총 12점 만점으로 평가한다(표 13–1).

(1) 균형 검사(Balance)

일반자세(side–by–side stance; 두 발을 모으고 선 자세), 반 일렬자세(semi–tandem stance; 두 발을 모은 상태에서 한쪽 발을 반쯤 앞으로 내밀어 두 발이 서로 겹쳐 선 자세), 일렬자세(tandem stance; 앞 발의 뒤꿈치와 뒷발의 앞꿈치가 일직선상에 서 있는 자세)의 세 가지 동작에서 균형을 유지하는 시간을 측정한다. 발이 떨어지거나 손을 의지한다면 검사를 종료하고, 10초 이상 지속하면 해당 동작 검사를 종료한다.

(2) 보행속도(Gait speed)

이후 보행속도 항에서 자세하게 설명하겠다.

(3) 의자 일어서기 검사(Chair stand test)

하지 근력을 간단하게 평가할 수 있는 수행능력 검사이다. 가슴에 팔짱을 낀 상태로 일어서고 앉기를 5회 반복하는 동안 소요되는 시간을 측정한다. 등받이에 기대지 않고 양 발을 어깨 너비로 벌린 뒤 손을 가슴에 팔짱 낀 상태로 가능한 빨리 일어났다 앉기를 반복한다. 앉은 자세에서 시작

표 13-1 간단신체수행능력검사(SPPB) 평가기준

검사항목		대상자 점수	평가 기준
균형검사 (4점)	일반 자세		10초 이상 - 1점
	반 일렬자세		10초 이상 - 1점
	일렬 자세		3 ~ 10초 - 1점
			10초 이상 - 2점
보행속도 (4점)	총 시간: 초		4.82초 이하 - 4점
			4.82 ~ 6.20초 - 3점
			6.21 ~ 8.70초 - 2점
			8.70초 이상 - 1점
의자 일어서기 (4점)	총 시간: 초		11.19초 이하 - 4점
			11.20 ~ 13.69초 - 3점
			13.7 ~ 16.69초 - 2점
			16.7초 이상 - 1점
			60초 이상 또는 실패 - 0점

하여 앉고 서기를 5회 반복하여 최종적으로는 선 자세에서 검사를 종료한다. 앉고 일어서기 5회 반복 검사와 기본적으로 같은 검사이나, 검사 종료 시점이 달라 구별되어 적용할 필요가 있다. 이후 앉고 일어서기 5회 반복 항목에서 자세하게 설명하겠다.

2) 보행속도(Gait speed)

보행 속도(gait speed or walking velocity)는 노인의 신체기능 저하를 판단하는 주요 지표로 관심 받고 있다. 외래에 방문하는 노인 중 주관적으로 호소하는 통증은 없으나, 이전과 달리 자녀들과 보행 시 쫓아갈 수 없고, 빨간 불로 바뀌기 전에 횡단보도 건너기를 완료하기 어렵다고 호소하는 경우가 있다. 연령이 증가함에 따라 보행 속도가 현저하게 감소하지만 보통 당사자는 잘 인지하지 못한다. 여러 코호트 연구의 결과를 종합하여 보면, 남녀 모든 연령에서 보행속도가 빠르면 더 오래 생존한다. 따라서 노인의 신체기능 평가에서 보행속도의 측정은 'the mouse that roared', 즉 작고 간단하면서도 큰 영향을 줄 수 있는 존재로 연구자와 임상의들의 집중적 조명을 받고 있다. 근감소증의 유럽 근감소증 작업 그룹 진단기준(EWGSOP2)에서 근감소증 중증도를 판단할 때 사용되는 신체수행평가에 보행속도 측정이 포함되어 있다. 이때 평상시 보행속도가 <0.8 m/sec 일 때 신체기능저하로 판단할 수 있다.

(1) 보행속도 측정 방법

보행속도를 측정하는 방법에는 초시계를 이용한 간단한 수동측정부터 보행분석 장비를 이용하는 방법까지 다양하다. 미국국립보건원(NIH)에서는 4-Meter 보행속도 측정 시, 정지하고 있다가 시작과 동시에 출발하며(static start) 평상시 속도의 보행(usual speed)으로 목표 지점을 그대로 지나가게 한 다음, 해당 구간의 보행 시 소요된 시간을 측정하는 것을 표준 방법으로 제시하고 있다. 한편 신체수행능력의 최대치를 측정하기 위해서는 가능한 최대의 빠르기로 걷도록 하는 최대 보행속도(maximal gait speed)를 따로 측정할 필요가 있다. 두 방법을 각각 측정하는 것이 가장 정확하겠지만 이 중 하나를 측정한다면, 평상시 속도의 보행을 측정하도록 하고 있다. 보통 보행속도는 1.0 m/sec 이상을 정상 보행속도로 판단하고, 0.8~1.0 m/sec은 보행속도 저하 소견, 0.8 m/sec 이하일 때는 비정상 소견으로 신체기능 저하(poor physical function)를 판단한다.

(2) 보행속도 측정 도구와 방법에 따른 논란

보행속도의 측정은 측정 방법과 측정 도구에 따라 여러 논란이 있다. NIH에서 제시한 바와 같이 정지한 채로 출발하며 목표 지점을 감속 없이 지나가는 정적 출발 방법이 많이 사용되어왔다. 하지만 이와 같은 측정 방법에는 출발하는데 소요되는 반응시간이 포함될 뿐 아니라 출발 후의 가속 구간이 존재하기 때문에 평상시의 보행 속도를 제대로 반영하는가에 대한 논란이 있다. 다른 방법으로는, 출발선 전과 도착선 후에 1 m 또는 2 m 정도의 가속구간과 감속구간을 설정하고, 6~10 m 거리 구간에서 보행속도를 측정하는 방법이다(그림 13-1). 이것이 평상시 보행속도를 반영하는 데 좀 더 적합하지만, 시작과 종료 지점을 검사자가 정확하게 측정하기 쉽지 않다는 단점이 있다.

최근에는 보행분석과 같은 고가의 전문적 검사장비를 사용하지 않고도 외래에서 간단하게 보

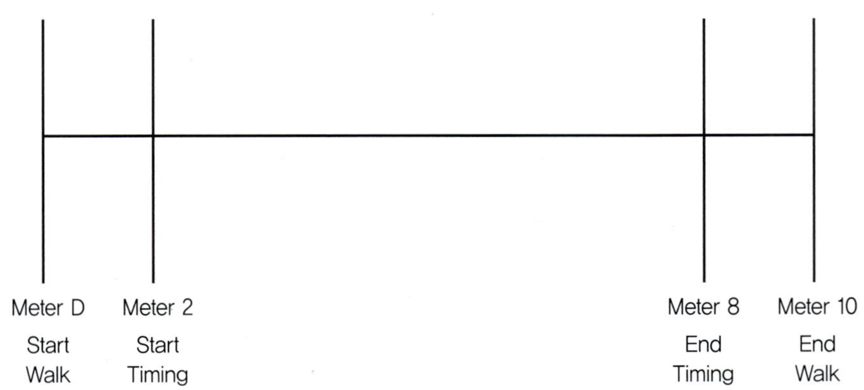

그림 13-1 **보행속도 측정**

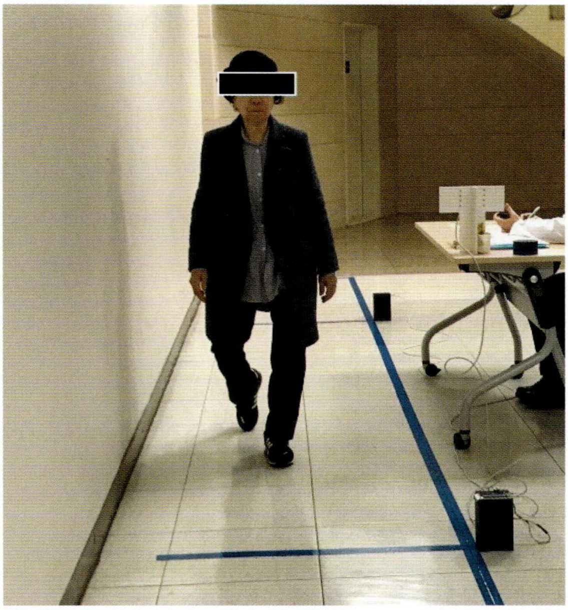

그림 13-2 **보행속도 간단 측정 장비**

행 변수를 측정할 수 있는 다양한 기술들이 개발되고 있다(그림 13-2). 적외선, 라이더 센서 등을 이용하여 동작을 추적하면서 자동으로 보행속도가 측정되기 때문에 비교적 정확한 결과를 얻을 수 있겠다. 하지만 아직까지 임상에 널리 보급되지 않아 비정상을 판단하는 임계치가 확보되어 있지 않다. 실제 자동측정과 수동측정을 비교해 보면, 수동측정 시 검사자의 반응 시간이 존재하기 때문에 자동측정 결과보다 좀 더 느리게 측정된다.

보행속도 측정과 관련한 또 다른 논란은 '평상시 또는 보통 보행 속도'에 대한 정의와 모호성이다. 보통 보행속도(usual gait speed)란 편안하고, 스스로 선택하는 빠르기(comfortable, self-selected pace)의 보행으로 정의된다. 보행속도 측정에 특히 보통 보행속도를 강조하는 이유는 일상생활 중의 보행속도를 가장 잘 반영하는 방법이라고 알려져 있기 때문이다. 실험적 환경, 제한적 공간에서 측정된 보행속도는 평상시 보행속도 수준과 다른 경우가 많기 때문에 검사 시, 대상자에게 평소 이동할 때 사용하는 가장 편안한 빠르기로 걷도록 설명하는 것이 중요하다.

3) 5회 반복 앉고 일어서기 검사(Five-times sit-to-stand test, 5xSTS)

대상자가 의자에 앉은 상태에서 평가를 시작한다. 손을 가슴 앞에 모은 상태로 대상자가 할 수 있는 한 최대한 빠른 속도로 앉았다 일어났다를 5회 반복하도록 한다. 대상자가 의자에서 처음 일어나려고 하는 순간 측정을 시작하고 다섯번째 일어서기 동작을 수행한 뒤 의자에 앉았을 때 측정이 끝나게 된다. 간단신체수행능력검사(SPPB), 의자 일어서기(chair stand test, CST)에서 5회째 선 자세에서 끝나는 것과 달리 앉을 때까지 시간이 더 소요된다. 전 세계적으로 두 가지 측정 방법이 각각 사용되고 있어, 특히 임계값 결정에 혼돈을 초래하고 있다. 근감소증 진단과 평가에서 한 가지 방법으로 통일할 필요가 있어, 전문가들이 논의를 지속하고 있다.

4) 일어서서 걷기 검사(Timed up and go test, TUG)

의자에 앉은 상태에서 일어나 걷기 시작하여 전방 3 m 지점을 돌아 제자리로 돌아와 앉기까지 소요되는 시간을 측정하는 검사이다. 10초 이내에 수행하면 정상적인 신체기능 상태로 볼 수 있다. 국내 임상자료를 기반으로 12초 이상이면 비정상으로 볼 수 있다.

5) 400m 걷기(400 m walk test)

400 m를 편안한 속도로 걷는 검사이다. 건강한 사람이 보통 보행속도로 6분 정도 걷는 거리가 400 m이기 때문에 신체수행능력 검사의 기준으로 사용되고 있다. 6분 보행 검사는 이동 거리에 상관없이 6분 동안 보행을 지속하여 시간에 따른 심폐 반응에 초점을 두는 검사인 반면, 400 m 걷기 검사는 400 m를 끝까지 완수하는 것을 목표로 하여 근지구력의 측정뿐 아니라 전반적인 신체수행능력을 반영한다. 따라서 노인의 신체수행능력 평가로는 6분 보행보다 400 m 걷기 검사가 적합하다.

400 m의 구간을 지정하는데 공간의 제약이 있다면, 20 m 구간을 설정하고 20번 왕복하는 방법을 사용할 수 있다(그림 13-3). 검사 시작 전 혈압 및 심박동수를 측정하고, 검사 중 심박동수를 모니터하는 장비를 손목에 착용한다. 휴식은 1회 가능하지만 60초를 넘길 수 없으며, 대상자가 60초를 쉬고도 더 걷지 못하거나 앉아야 한다면 검사는 종료된다. 또한 대상자가 원하는 경우 언제든 검사를 종료할 수 있다. 400 m 걷기의 완수 여부와 소요 시간을 측정하게 되며 검사 중단 기준

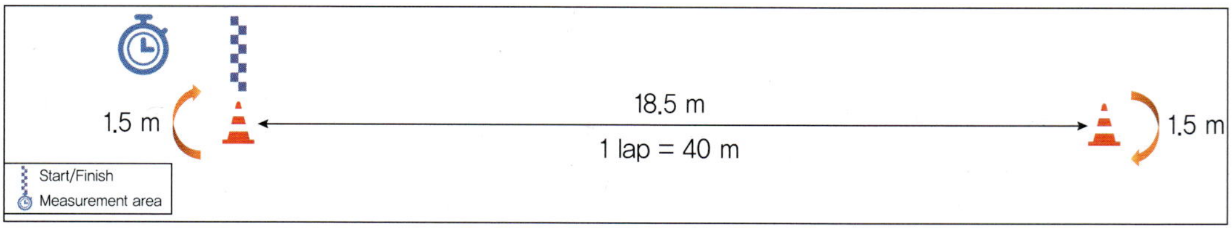

그림 13-3 400 Meter Walk Test

에 부합하거나 환자가 검사종료를 원하면 그때까지의 거리를 검사결과로 본다. 검사 종료 즉시 혈압 및 심박동수를 측정한다.

6) 계단오르기 파워검사(Stair climb power test)

근파워란 단위시간당 힘을 낼 수 있는 능력을 의미한다. 스포츠 활동이나 적극적인 신체활동에 꼭 필요한 능력이지만, 일반적으로 환자와 노인의 기능 회복에서 필요한 요소라고 생각하지 않아 근파워는 의학영역에서 관심을 받지 못했던 요소였다. 하지만, 최근 여러 노화 연구에서 노인의 기능과 장애의 연관성이 근력보다 더 밀접하고 잘 반영한다는 결과들이 보고되었다. 또한 연령에 따라 더 일찍 감퇴하기 때문에 신체기능 변화를 조기에 감지할 수 있는 지표로서 중요성이 대두되었다. 여러 각속도에서 최대 근우력을 측정해서 힘-속도 그래프를 그린 다음 최대 근파워를 측정할 수 있다. 실제 진료 현장에서 사용하기에 적합하지 않기 때문에, 간단하게 근파워를 대변할 수 있는 수행능력평가들이 제시되었는데, 그중 계단오르기 파워검사가 대표적인 근파워를 반영하는 검사이다. 이 검사는 계단 6~10개 정도를 가능하면 빨리 올라가도록 하여 소요되는 시간을 측정한다. 체중과 계단 높이, 시간들을 변수로 하여 파워를 측정할 수 있다(그림 13-4).

$$\text{Power (W)} = \text{mass (Kg)} \times \text{vertical displacement (m)} \times 9.8 \,/\, \text{time (sec)}$$

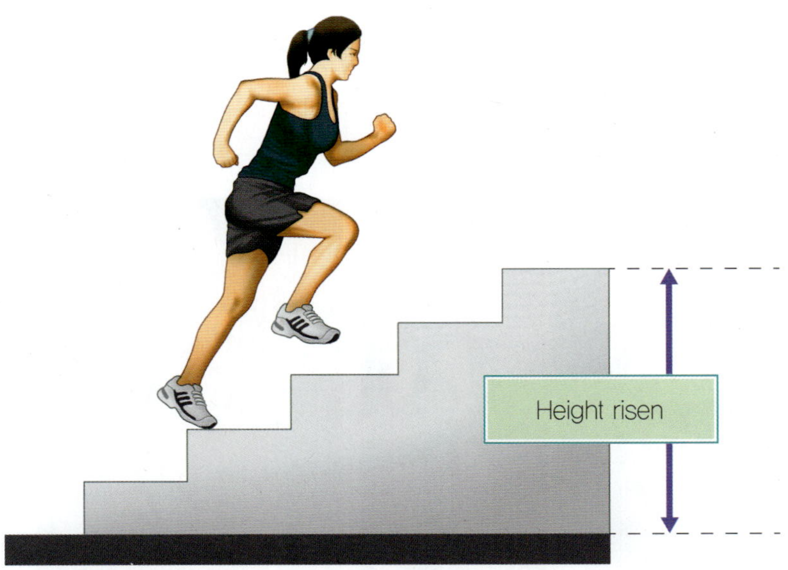

그림 13-4 계단오르기파워검사

2 근력(Muscle strength)

근력은 하지근력을 측정하는 것이 신체기능 지표로 가장 정확하지만 이를 객관적으로 측정하려면 등속성 근력 측정의 장비를 갖추어야 한다. 따라서 장비가 구비되지 않은 외래나 지역사회에서 보다 간단한 근력 측정의 방법으로 악력 측정이 보편화되어 있으며, 근감소증 진단을 위한 근력 측정에서도 악력 검사가 표준 검사로 제시되고 있다.

1) 악력 측정

악력을 측정할 때, 악력계 종류에 따라 검사 자세가 다르다. 유압식 유형의 대표적인 Jamar 악력계를 사용할 때 대상자는 의자에 앉고, 발바닥은 편안하게 바닥을 딛는다. 위팔은 몸통에 붙인 채 팔꿈치는 90도 굴곡하고, 손목은 중립 위치에서 악력계를 쥐도록 한다. 스프링 유형의 대표적인 Takei 악력계를 사용하여 측정할 때는 대상자는 선 자세에서 악력계를 잡고 아래로 향하게 한 다음, 팔꿈치를 펴고 손목을 중립으로 하여 악력을 측정한다. 만약의 선 자세 유지가 어려운 경우는 의자에 앉은 채 같은 방법으로 시행한다. 악력을 측정할 때 먼저 최대 수축 이하로 연습을 해본 다음, 본 검사를 시행한다. 쥐기를 시작한 다음 최대한 힘을 내어 2~3초 유지하도록 한다. 양손을 번갈아 측정하여 각각 2회 내지는 3회 측정하고, 최대값을 취하도록 한다(그림 13-5). 이때 우성수와 비우성수를 표시해 놓는다. 악력계는 눈금 방식과 디지털 방식이 있으며 최근에는 디지털 방식의 악력계가 많이 사용되고 있다. 악력값의 임계치(cut value)에 대해서는 여러 기준이 통용되고 있다(표 13-2). 현재 우리나라는 아시아 근감소증 기준을 대체적으로 따르고 있어 남성은 28 kg, 여성은 18 kg이 근감소증을 진단하는 임계치가 된다. 하지만 최근에 보고되고 있는 국내 연구 결

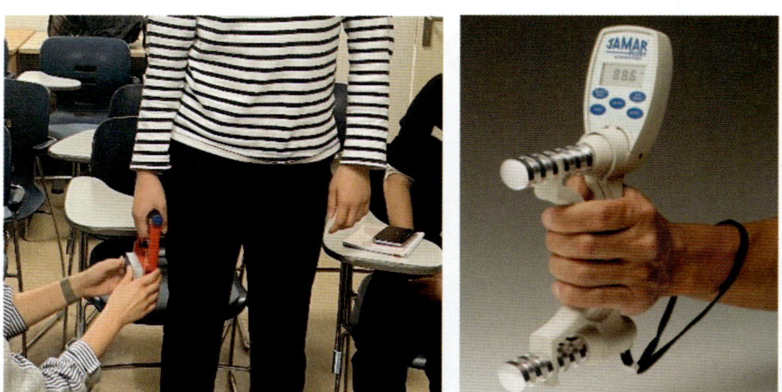

그림 13-5 **악력측정 자세**

표 13-2 여러 근감소증 진단 기준에서 제시된 악력 임계값

Report of the European Working Group on Sarcopenia in older people (EWGSOP2)	Men: <27 kg Women: <16 kg
Report of the Asian Working Group on Sarcopenia in older people (AWGS2)	Men: <28 kg Women: <18 kg
Sarcopenia Definition & Outcomes Consortium (SDOC) Patel SM et al. J Am Geriatr Soc. 2020 Jul;68(7):1438-1444.	Men: absolute grip strength (<35.5 kg); grip strength standardized to body mass index (<1.05 kg/kg/m^2); grip strength standardized to weight (<0.45 kg/kg) Women: absolute grip strength (<20 kg); grip strength standardized to body mass index (<0.79 kg/kg/m^2); grip strength standardized to weight (<0.337 kg/kg)

과에서는 여성 노인의 경우 16 kg 이하가 근감소증 진단의 임계치로 제시되고 있어 향후 이에 대한 합의가 필요하겠다.

2) 하지 근력 측정

등속성 근력 측정 장비를 사용하여 각 관절별 근력을 측정할 수 있다. 하지 근력은 슬관절 신전과 굴곡 최대 근력(maximal muscle strength)을 측정한다. 대상자를 근력 측정기의 의자에 앉힌 후, 대퇴 외과를 해부학적인 기준점으로 하여 근력 측정기의 회전축과 일치시키고 벨크로 끈을 이용하여 대상자의 체간과 대퇴를 고정한다. 대상자의 양손은 검사가 진행되는 동안 고정된 손잡이를 단단히 잡도록 한다(그림 13-6). 양측 슬관절 신전근, 굴곡근에 대하여 최대 우력(peak torque/BW)을 측정한다.

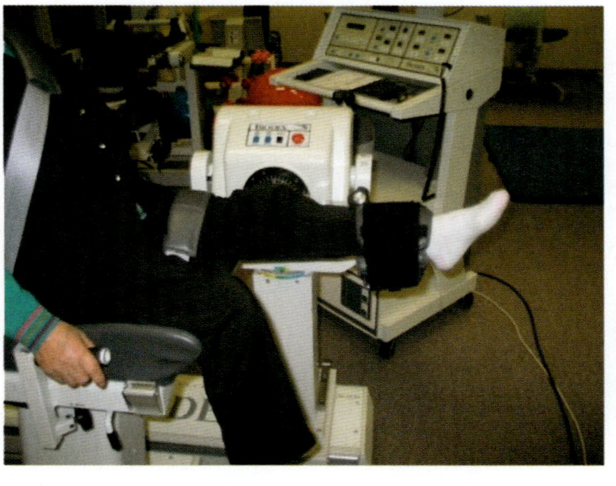

그림 13-6 **등속성 근력 측정 슬관절 신전, 굴곡 근력**

3 근질(Muscle quality)

1) 근질의 개념

근질이란 골격근 단면적 당 근력수준으로 평가할 수 있는 근육 수축단위의 수행능력을 가리키는 개념으로 알려져 있다. 엄밀하게 말하면 골격근 세포 혹은 그보다 작은 단위의 수축과 이완되는 과정에서 수축력, 속도, 강도 등이 근질의 요소이며, 가장 정확한 근육의 기능을 의미한다. 근질에는 근력 외에도 근파워(power), 최대단축속도(maximal shortening velocity), 강직도 및 탄성도, 칼슘 민감도(calcium sensitivity) 등의 다양한 요소들이 관련된다(그림 13-7).

근육 크기가 작아도 근력이 충분하면 비교적 양질의 근육상태, 즉 근질이 좋은 것이고, 이는 신체기능과 직결된다. 사실 근육량 정도로 근감소증 유무를 판단하는 것은 근육의 크기 또는 양이 일반적으로 신체기능과 비례하다고 보기 때문이다. 근육량의 감소가 근감소증을 판단하는데 중요한 지표가 되지만, 근육량과 신체 기능장애와의 관계는 여러 연구에서 연관성이 적거나 별로 없다는 결과가 많다. 근육량과 근력의 선형관계에도 불구하고 신체기능과 직접적인 관계에서 연관성이 떨어지는 이유는 근력의 감소가 근육량의 감소보다 더 빠르게 진행하는 현상과 근육 내 그리고 근육 사이 지방의 증가로 인하여 상대적 또는 절대적으로 수축 기관(contractile apparatus)의 감소, 그리고 노화 또는 만성질환에 의한 수축기관의 기능저하 등으로 설명되고 있다. 따라서 근육량과 신체기능의 연관성을 알기 위해서는 근육의 크기나 단면적 이외의 요소들을 반영할 수 있

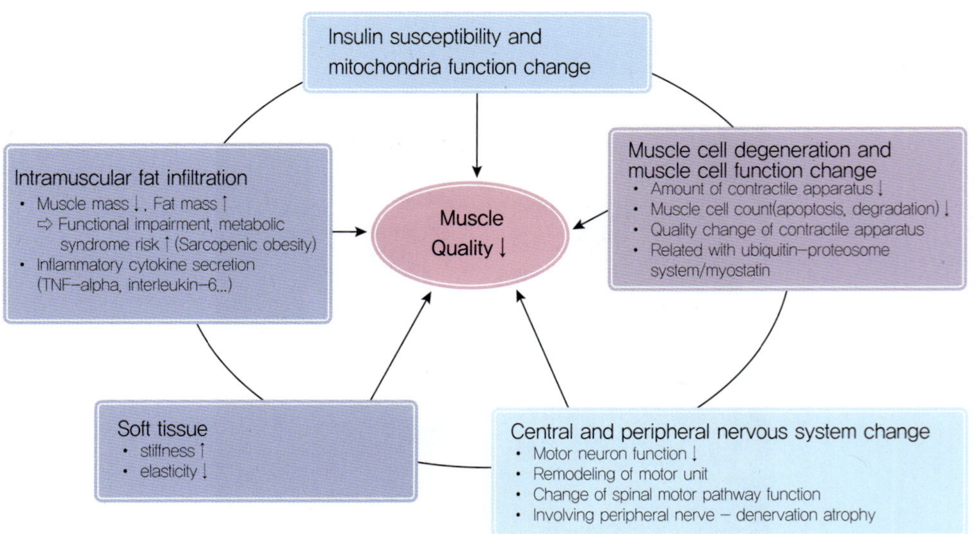

그림 13-7 근질의 주요 구성 요소

는 평가 방법이 필요하다. 특히 근력이 약하거나 노쇠(frail)한 노인의 경우는 근육량과 신체기능의 상관관계가 거의 없는 것으로 보고되고 있다. 이러한 현상은, 노쇠와 만성질환으로 근력이 저하되어 있는 노인의 근육량이 수축 단백질과 관계없는 조직들에 의해 유지되고 있을 가능성이 높다는 것을 보여준다. 따라서 근육량과는 구분되는 근질(muscle quality)을 따로 정의하고 이를 평가할 필요가 있다.

2) 근질의 평가 방법

(1) 근력/근단면적

근질은 CT 단면에서 근육내 X선 감약(attenuation) 정도에 따라 근육간 지방조직을 구분하여 근단면적을 측정하거나, 근단면적 또는 DXA (dual–energy X–ray absorptiometry)를 이용한 근육량을 근력으로 나눈 값으로 정의하고 있다. 최근에는 근육 사이 지방조직을 측정하여 근육량에서 이를 제하고, 뺀 나머지 값에 근력을 나누는 방법을 근질로 사용하기도 한다. 이 방법을 사용하면 근세포의 기능 변화를 좀 더 잘 반영할 수 있으나 여전히 근육 내에 침착된 지방을 완전히 배제한 값이 아니기 때문에, 근섬유를 추출하여 단일 근섬유의 생리적 기능을 측정하는 실험적 방법으로 근질을 평가하기도 한다.

(2) 근섬유기능 생역학적 평가

골격근의 기능적 변화는 근력 및 근지구력과 근육의 크기, 탄성도, 긴장도 등의 물리적 요소들을 통해 측정된다. 이는 근섬유 유형, 근막 및 연부조직 특성, 신경 조절, 근섬유 방향, 관절 위상 등 다양한 변수들에 의해 복합적으로 산출되는 결과이다. 이 중 근섬유를 추출하여 근섬유초(Sarcolemma)와 근세포질 세망(sarcoplasmic retinaculum)을 제거하는 과정을 통해 신경 지배를 배제한 단일 근섬유(chemically skinned single muscle fiber) 분석이 널리 사용되고 있다. 이러한 방법으로 근섬유의 단면적, 긴장도, 수축력, 탄성도 등 근질 요소를 분석할 수 있다(그림 13–8). 단

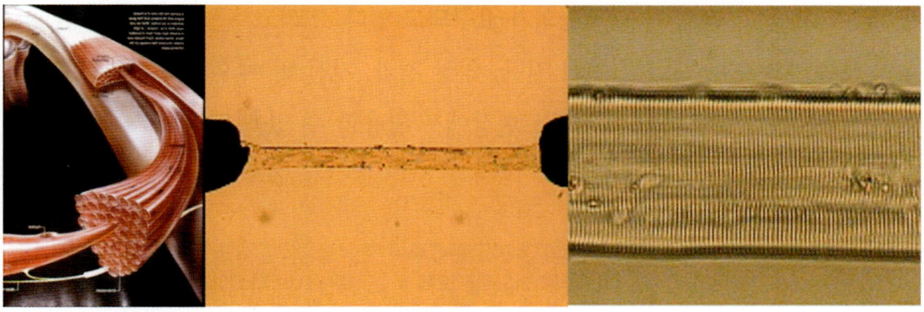

그림 13–8. **단일근섬유 기능 평가**

섬유 특성에 대한 연구는 손상과 질병 후의 근육 내 변화, 노화에 의한 근섬유 기능변화 등을 구체적으로 밝혀내고 있으며, 특히 이러한 기능적 데이터들을 분자생물학적, 생화학적 변화와 접목할 수 있다.

(3) 노화 근육에서 근질의 변화

교차결합 기전(cross–bridge mechanics)과 연관된 근 수축 특성은 나이에 따라 변화한다. 근수축을 이끄는 요소들의 감소와, 한 번의 교차결합(cross–bridge)에 발생하는 힘의 감소가 노화 근육 수축성의 주된 변화로 알려져 있다. Type II (fast twitch) 근섬유의 선택적 감소가 노화 관련 근기능 감소와 밀접한데, 노화가 진행되어도 Type I 근섬유의 단면적은 비교적 유지할 수 있지만 type II 근섬유의 단면적은 감소한다. 또한 노인에게서 근섬유 단위 힘 감소와 근섬유의 속도(unloaded shortening velocity)가 감소하는데, 특히 Type II 근섬유에서 두드러진다. 즉 단면적의 변화뿐 아니라 근질(muscle quality) 관련 세포 내 변화가 노화, 질병에 따른 근육 기능 변화에서 중요한 요소이다. 아직까지 변화 양상과 그 기전에 대해 명확하게 밝혀진 것은 아니고, 전세계적으로 관련 연구결과들이 계속 축적되고 있다.

4 맺음말

골격근의 기능 평가는 신체기능을 객관적으로 표현하기 위한 신체수행평가, 근력, 근육량 측정으로 요약할 수 있다. 이 세 가지 평가는 근감소증을 진단하는데 필수 요소이다. 간단신체수행능력검사(SPPB)가 신체기능 주요 요소를 함께 반영하는 대표적 신체수행평가로서 널리 사용되고 있다. 근력 또한 악력계를 사용한 악력 측정으로 간단하게 평가할 수 있으나, 악력계 유형에 따른 자세와 측정 시 주의사항 등 검사 방법에 대한 표준 지침이 아직 마련되지 않고 있다. 신체수행평가를 위한 측정 방법들이 다양하고 방법에 따라 결과가 달라, 비정상을 판단할 수 있는 임계값에 대한 논의가 계속되고 있고, 전문가들의 합의가 요구되고 있다. 그리고, 근질 요소에 대한 다양한 연구 결과들이 축적되고 있어, 근감소증의 진단, 임상 경과, 기전 및 예후까지 판단할 수 있는 생물학적 표식자(biomarker)들을 머지 않아 진료현장에서 활용할 수 있을 것으로 기대한다.

▶ 참고 문헌

1. Baek JY, Jung HW, Kim KM, Kim M, Park CY, Lee KP, Lee SY, Jang IY, Jeon OH, Lim JY. Korean Working Group on Sarcopenia Guideline: Expert Consensus on Sarcopenia Screening and Diagnosis by the Korean Society of Sarcopenia, the Korean Society for Bone and Mineral Research, and the Korean Geriatrics Society. Ann Geriatr Med Res. 2023 Mar;27(1):9–21.
2. Bean JF, Herman S, Kiely DK, et al. Increased Velocity Exercise Specific to Task (InVEST) training: a pilot study exploring effects on leg power, balance, and mobility in community-dwelling older women. J Am Geriatr Soc 2004; 52(5): 799–804.
3. Chen LK, Lee WJ, Peng LN, et al. Recent Advances in Sarcopenia Research in Asia: 2016 Update From the Asian Working Group for Sarcopenia. J Am Med Dir Assoc 2016; 17(8): 767 e1–7.
4. Chen LK, Woo J, Assantachai P, Auyeung TW, Chou MY, Iijima K, Jang HC, Kang L, Kim M, Kim S, Kojima T, Kuzuya M, Lee JSW, Lee SY, Lee WJ, Lee Y, Liang CK, Lim JY, Lim WS, Peng LN, Sugimoto K, Tanaka T, Won CW, Yamada M, Zhang T, Akishita M, Arai H. Asian Working Group for Sarcopenia: 2019 Consensus Update on Sarcopenia Diagnosis and Treatment. J Am Med Dir Assoc. 2020 Mar;21(3):300–307.e2.
5. Cruz-Jentoft AJ, Bahat G, Bauer J, Boirie Y, Bruyère O, Cederholm T, Cooper C, Landi F, Rolland Y, Sayer AA, Schneider SM, Sieber CC, Topinkova E, Vandewoude M, Visser M, Zamboni M; Writing Group for the European Working Group on Sarcopenia in Older People 2 (EWGSOP2), and the Extended Group for EWGSOP2. Sarcopenia: revised European consensus on definition and diagnosis. Age Ageing. 2019 Jan 1;48(1):16–31.
6. Frontera WR, Suh D, Krivickas LS, Hughes VA, Goldstein R, Roubenoff R. Skeletal muscle fiber quality in older men and women. Am J Physiol 2000;279:C611–C8.
7. Frontera WR, Reid KF, Phillips EM, Krivickas LS, Hughes VA, Roubenoff R et al. Muscle fiber size and function in elderly humans: a longitudinal study. J Appl Physiol 2008;105(2):637–42.
8. Jung HW, Kim S, Jang IY, Shin DW, Lee JE, Won CW. Screening Value of Timed Up and Go Test for Frailty and Low Physical Performance in Korean Older Population: The Korean Frailty and Aging Cohort Study (KFACS). Ann Geriatr Med Res. 2020 Dec;24(4):259–266.
9. Kim KE, Jang SN, Lim S, Park YJ, Paik NJ, Kim KW, Jang HC, Lim JY. Relationship between muscle mass and physical performance: Is it the same in older adults with weak muscle strength? Age Ageing 2012 Oct;38(10):38–48.
10. Lim JY. Sarcopenia: An Emerging Giant Greater Than Osteoporosis. Ann Geriatr Med Res. 2016 Dec;20(4):167–167.
11. Lim JY, Frontera WR. Skeletal muscle aging and sarcopenia: Perspectives from mechanical studies of single permeabilized muscle fibers. J Biomech. 2023 May;152:111559.
12. Newman AB, Kupelian V, Visser M, et al. Strength, but not muscle mass, is associated with mortality in the health, aging and body composition study cohort. J Gerontol A Biol Sci Med Sci 2006; 61(1): 72–7.
13. Ochala J, Frontera WR, Dorer DJ, Van Hoecke J, Krivickas LS. Single skeletal muscle fiber elastic

and contractile characteristics in young and older men. J Gerontol A Biol Sci Med Sci 2007;62(4):375–81.

14. Oh SL, Kim DY, Bae JH, Jung H, Lim JY. Comparison of the use of a manual stopwatch and an automatic instrument for measuring 4–m gait speed at the usual walking pace with different starting protocols in older adults. Eur Geriatr Med. 2019 Oct;10(5):747–752.
15. Patel SM, Duchowny KA, Kiel DP, Correa–de–Araujo R, Fielding RA, Travison T, Magaziner J, Manini T, Xue QL, Newman AB, Pencina KM, Santanasto AJ, Bhasin S, Cawthon PM. Sarcopenia Definition & Outcomes Consortium Defined Low Grip Strength in Two Cross–Sectional, Population–Based Cohorts. J Am Geriatr Soc. 2020 Jul;68(7):1438–1444.
16. Yamada M, Lim JY, Assantachai P, Tanaka T, Kim M, Lee SY, Lim WS, Arai H. Five–repetition sit–to–stand test: End with the fifth stand or sit? Geriatr Gerontol Int. 2022 Apr;22(4):362–364.

CHAPTER 14

생화학적 바이오마커

Blood-based Biomarker for Sarcopenia

김범준(울산의대)

1 생화학적 근감소증 바이오마커의 필요성

바이오마커는 '정상적인 생물학적 과정, 병리학적 과정 또는 치료 중재에 대한 약리학적 반응의 지표로서 객관적으로 측정되고 평가되는 특성'으로 정의된다. 바이오마커는 혈액이나 소변과 같은 생체 시료에서 측정되는 생화학적 바이오마커와 근육량 또는 근력 측정과 같은 해부학적 바이오마커를 포함한다. 본 단원에서는 임상에서 가장 쉽게 얻을 수 있는 검체인 혈액 및 소변 기반 생화학적 바이오마커에 초점을 맞추었다. 근감소증은 내분비계, 성장인자, 신경근 접합부(neuro-muscular junction), 근육 단백질의 변화, 행동 및 기저 질환 등 다양한 원인이 관여하고, 복잡한 분자 기전을 통해서 일어난다. 이렇게 근감소증 환자에서 특이적으로 발생하는 생화학적 인자를 확보할 수 있다면 근감소증 진단뿐만 아니라 진행경과, 약물 반응 및 부작용 모니터링에 유용한 정보를 제공할 수 있을 것이다. 실제로 많은 연구자들이 근감소증 진단 및 치료반응 예측 바이오마커를 발굴하기 위해 노력하였으나, 연구에 따라 서로 상반된 결과들이 보고되고 있어 아직 임상에서 확실히 사용할 수 있는 근감소증 특이적 생화학적 바이오마커는 전무한 상황이다. 이러한 근감소증 미충족의료수요를 해결하고, 현재 전무한 근감소증 치료제 개발을 가속화하고자 하는 노력의 일환으로 European Society for Clinical and Economic Aspects of Osteoporosis and Osteoarthritis (ESCEO)에서는 워킹 그룹을 조직하여서 현재까지의 연구 결과를 바탕으로 2023년 근감소증 약물 개발 임상시험에서 평가할 것으로 권장되는 근골격 상태 및 근감소증 병태생리 기전에 관여하는 생화학적 바이오마커 리스트를 제안한 바가 있다. 이 챕터에서는 이 제안된 바이오마커의 역할을 알아보고, 향후 생화학적 근감소증 바이오마커 연구의 방향성을 제시하고자 한다.

2 생화학적 근감소증 바이오마커의 분류

근감소증 마커는 크게 두 가지 범주로 분류를 하며, 첫 번째 범주는 근골격 상태를 평가하는 마커(musculoskeletal biochemical markers)로, 근육량, 마이오카인(myokines), 신경근 접합부, 및 근육 회전율(muscle turnover)의 생화학적 바이오마커로 구성된다. 두 번째 범주는 근감소증의 발생에 관여하는 병태생리학적 원인 인자(causal factor evaluation)들로 아디포카인(adipokines), 호르몬, 그리고 염증성 마커(inflammatory markers)가 포함된다.

1) 범주1: 근골격 상태평가 바이오마커

이 범주의 생화학적 바이오마커는 근감소증 환자의 근골격 상태를 평가하는 것을 목표로 한다. 이상적으로는 근육에 매우 특이적이고, 근육량 또는 근력과 관련이 있으며, 중재 시험에 민감해야 한다.

(1) 근육량 특이적 생화학적 마커

이미징 기법 외에도 중수소-표지 크레아틴(deuterium-labelled creatine, D3-Cr) 희석 검사가 정확한 정량적 근육량 평가를 위해 개발되었다. D3-Cr 희석검사는 공복 상태의 환자가 중수소-표지 크레아틴 용액을 경구로 섭취한 후, 섭취 전과 섭취 후 4일 후에 소변에서 표지 크레아틴과 총 크레아틴 및 크레아티닌을 액체 크로마토그래피와 이중 질량 분석기(LC-MS/MS)로 측정하는 방법에 기초한다. 크레아틴은 근육으로 직접 들어가고, 일정량이 비효소적으로 크레아티닌으로 변환되어 소변으로 배설되기 때문에, D3-Cr 와 비표지 크레아틴의 비율에 기초한 알고리즘이 근육량의 정확한 측정을 제공할 수 있는 것으로 알려져 있다. 임상적으로 D3-Cr 근육량은 보행 속도를 포함한 다양한 근육 표현형 및 고관절 골절 위험의 독립적인 예측 인자로 알려져 있다. 단지, 이러한 임상연구의 대부분이 동일한 남성 코호트에서 주로 수행되었기 때문에 더 많은 임상적 자료가 축적되어야 하고, 아직까지는 기술적으로 고도화된 실험실에서만 사용이 가능하며, D3-Cr 섭취와 소변 수집에 대한 표준화 매뉴얼이 정립되어야 한다는 점에서 바로 임상에 적용하기는 어려운 실정이다.

(2) 마이오카인

마이오카인은 근육에서 분비되는 작은 단백질(5-20 kDa)로, 자가분비(autocrine), 측분비(paracrine), 내분비(endocrine) 효과를 통해 대사, 혈관신생, 염증 등의 작용에 관여하여 근육 유지에 기여한다. 노화 과정에서는 마이오카인 분비와 근육의 마이오카인 감작(sensitization)이 변하여, 동화 작용과 이화 작용 사이의 균형이 깨지고 근육 위축이 발생한다. 다양한 마이오카인 중 Myostatin, Follistatin, Activin A, GDF-15, Irisin이 근육대사에 역할이 보고되고 있으며, 바이오마커로서의 가능성에 대해서 주목받고 있다.

① Myostatin

Myostatin, 또는 growth and differentiation factor 8 (GDF-8)라고도 불리는 이 물질은 transforming growth-β (TGF-β) 계열에 속하며, 가장 연구가 많이 된 마이오카인으로 주로 근육 성장 억제 인자로 알려져 있다. 실제로, Myostatin은 Activin type IIA와 IIB 수용체 또는 TGF-β 수용체에 결합할 때, mammalian target of rapamycin (mTOR)-매개 단백질 합성을 억제한다. 그러나, 바이오마커 측면에서 혈중 Myostatin 농도와 근육의 표현형에 대한 결과는 상반된 데이터를 제공하고 있다. 혈액 Myostatin 농도는 혈액 투석을 받는 환자에서 확실한 임상 결과로서 1년 사망률의 좋은 예측 지표로 여겨지는 반면, 연구 결과에 따라서 혈중 Myostatin 농도는 근육량 및 기능과 연관이 없다는 보고도 많이 있고 이러한 결과는 남녀 성별에 따른 차이도 나타난다. 이러한 이질적인 결과의 가장 큰 요인 중에 하나는 분석적인 측면에서 오래된 키트들은 GDF-11 같은 여러 TGF-β 패밀리에 속하는 다른 단백질들과 상당한 교차 반응성을 보여서 Myostatin을 특이적으로 측정하는데 한계를 보이는 것으로 알려져 있다. 따라서, 표준방법인 LC-MS/MS를 통해 대규모 임상 연구 결과가 축적되어야 할 것으로 보인다.

② Follistatin

Follistatin은 Myostatin과 Activin A의 길항제(antagonist)로 작용하여 근육 형성 전사 인자에 영향을 준다. 소규모 임상연구에서 혈중 Follistatin 농도가 근육량 및 기능과 상관관계를 보였고, 저항성 운동을 한 이후에 Follistatin과 Follistatin/Myostatin 비율이 증가한 것으로 나타났다. 분석적인 측면에서, 여러 ELISA 및 RIA assay를 통해서 혈중 Follistatin 농도를 쉽게 측정할 수 있으나, 검사 전 표준 처치 과정이나 생물학적 변동성 측면에서는 알려지지가 않아서 추가적인 연구가 필요하다.

③ GDF-15

GDF-15도 TGF-β 패밀리의 일원으로, 스트레스나 심근경색에 의해 그 발현이 유도된다. 여러 코호트 연구에서 근감소증 참가자들의 GDF-15 발현이 증가한 것으로 나타났고, 근력, 골격근 지수, 신체 기능과 유의한 연관성이 보고되었으나, 일부 연구에서는 유의한 변화가 관찰되지 않아서 확실한 바이오마커로 인정받지는 못하고 있다. 또한, 혈중 GDF-15 농도가 나이 및 신장 기능에 의해 영향을 받고, 많은 일중 변동이 있는 것으로 알려져 있어 임상에 활용하기가 쉽지가 않다. 그러나 근육대사에 중요한 역할을 하는 물질로 근감소증의 병태생리학적 메커니즘을 이해한다는 측면에서 추가 연구의 가치가 충분한 단백질이다.

④ Irisin

Irisin은 신체 운동 중에 골격근에 의해 분비되는 마이오카인으로, 백색 지방을 갈색 지방으로 변환하는 역할을 하며, 쥐에게 아이리신을 주사하면 단백질 합성이 증가하여 근육 비대가 유도된다. 여러 코호트에서 혈중 Irisin 농도가 근감소증 환자에서 감소하는 것으로 나타났고, 근육량 및 근력과 유의한 연관성이 보고되었다. 하지만, 상용화된 ELISA의 분석 정밀도가 충분히 높지 않고, 생물학적 변동성의 특징도 확립이 되어 있지 않아서 아직까지 공인된 바이오마커로 인정되지는 않는다.

⑤ Activin A

Activin A는 TGF-β 계열의 또 다른 구성원으로, 주로 Activin IIA 수용체에 결합한다. 기전적으로는 Myostatin과 동일한 경로를 통해 작용하여 근육 성장의 부정적 조절자로 간주된다. 그러나 이러한 실험적 측면에서의 근육대사에 대한 Activin A의 역할에도 불구하고, 바이오마커로써 코호트 기반의 명확한 증거는 부족한 상황이다.

(3) 신경근 접합부

근감소증이 단순한 근육량의 넘어서 근력 및 신체기능을 포함하는 정의로 발전하면서 EWGSOP (European Working Group on Sarcopenia in Older People) 그룹은 근감소증이 '근육뿐만 아니라 균형을 포함한 중추 및 말초 신경 기능을 포함하는 다차원적 개념'이라고 명시하고 있다. 신경근 접합부에 손상이 있으면 운동 수행 능력이 감소하기 때문에, 근육 특이적 생화학적 마커뿐만 아니라 신경근 접합부의 생화학적 마커도 근육 상태 평가에 필요하다.

① CAF

C-terminal agrin fragment (CAF)는 신경근 접합부의 재구성(remodeling) 동안 방출되는 아그린의 부산물이다. 여러 코호트에서 혈중 CAF 농도는 근감소증 환자에서 증가하였고, 골격근 지수와 연관이 있는 것으로 나타났고, 활동량이 많은 사람들의 혈중 CAF 수치는 낮은 것으로 보고가 되어, 임상적으로 유망한 생체 표지자로 기대가 된다. 하지만, 현재 상업적으로 이용 가능한 CAF 측정 방법이 없다는 것이 제한점이다.

② BDNF

Brain–derived neurotrophic factor (BDNF)는 신경근 접합부 및 신경 염증(neuroinflammation)의 생화학적 마커이다. BDNF는 운동 뉴런에 의해 발현되는 신경 영양 인자(neutrophic factor)로, 측분비 효과를 통해 운동 신경 재생에 기여한다. 바이오마커 측면에서는 혈액 투석을 받거나 신장 이식을 받은 환자의 근감소증에서 낮은 혈중 BDNF 농도가 보고되었고, 만성 폐쇄성 폐질환 환자와 파킨슨병 환자에서 근감소증 진단에 효과적인 것으로 나타났다. BDNF의 발현은 성호르몬, 다양한 정신질환 및 운동에 의해서 영향을 받기 때문에, 이러한 요인은 바이오마커 연구에서 통계 분석에 고려가 되어야 한다. BDNF 다양한 ELISA 키트를 통해서 측정할 수 있으므로 향후 임상에서 활용가능성이 기대가 되는 인자이다.

(4) 근육 회전율을 반영하는 생화학적 마커

① PIIINP

N–terminal type III procollagen (PIIINP)는 III형 콜라겐 합성의 부산물로써, 평활근과 골격근의 내막(endomysium)에서 발현되어 조직의 신장 특성(stretching properties)을 강화한다. PIIINP는 근육 재형성(remodeling)을 평가하는데 적합한 바이오마커로, 테스토스테론 같은 성호르몬에 의한 근육 합성 반응을 평가하는데도 유용하다. 또한, 코호트 연구에서 주로 신체 기능과의 연관성에 대해서도 보고되고 있다. 분석적으로, PIIINP는 ELISA, RIA, ECLIA 등 여러 기법을 통해 혈액에서 측정 가능하기 때문에 유용한 바이오마커로 기대가 된다.

② Sarcopenia index

근감소증 지수(sarcopenia index, SI)는 혈청 크레아티닌과 혈청 시스타틴 C 비율로 근육량을 평가하기 위해 비교적 최근에 만들어진 지표이다. 혈청 크레아티닌은 근육 단백질 회전율의 바이오마커로 간주될 수 있으나, 혈중 농도는 신장 기능에 크게 변화된다. 이 한계를 극복하기 위하여 혈청 크레아티닌을 또 다른 신장 기능 마커인 시스타틴 C로 정규화하여 개발되었다. SI는 근육 단면적, 종아리 둘레 및 근력과 상관관계를 보이며, 중증 및 고령환자에서의 입원 및 사망을 예측하는데에도 도움이 된다고 알려져 있다. 하지만, 근육량 및 회전율을 반영하는 바이오마커로 사용하기에는 아직 민감도와 특이도가 충분하지 않아 좀 더 많은 연구가 필요한 상황이다.

2) 범주2: 병태생리학적 원인 인자

근감소증의 발병에는 근육 대사 기능 장애뿐만 아니라, 만성 염증을 포함한 대사 및 내분비 이상 등 다양한 요인이 관여한다. 따라서 근육 특이적 생화학적 마커뿐만 아니라 환자의 대사, 내분비 및 염증 상태를 반영하는 생화학적 마커를 추적하는 것이 근감소증 평가에 중요하다. 이상적으로는 이 범주에 포함된 생화학적 마커는 근감소증 환자와 건강한 대조군을 비교했을 때 유의한 변화가 있어야 하며, 이 인자들의 정상화가 근육 표현형 개선에 도움이 된다는 것이 증명되어야 한다. 아래에는 근감소증의 발병 영향을 주는 다양한 근육 외적 인자 중에서 비교적 자료가 많이 축적된 마커를 중심으로, 아디포카인, 호르몬, 및 염증성 마커로 구분하여 정리했다.

(1) 아디포카인

아디포카인은 인슐린 저항성, 근육의 포도당 소비, 지방 분해 및 염증 과정에 관여하는 지방세포 분비 단백질이다. 근육과 지방 간의 상호관계는 잘 확립되어 있으며, 아디포카인의 측정은 근감소증에서 발생하는 대사 이상을 평가하는데 유용한 것으로 알려져 있다. 많은 아디포카인 중에서도 Adiponectin과 Leptin이 비교적 많은 임상데이터를 축적하고 있다.

① Adiponectin

Adiponectin은 인슐린 저항성과 염증 과정에 관여하는 단백질로 아디포카인 중 가장 많이 연구된 인자다. 근육대사에서의 연구도 활발한데, 마우스 실험에서 Adiponectin이 T-cadherin에 결합하여 근육 재생을 유도하는 것으로 나타났다. 하지만, 실험적 연구에서 Adiponectin이 근육대사에 좋은 효과를 보이는 것과는 반대로, 임상 연구를 분석한 최근 메타분석에서는 체지방 수준과 상관없이 근감소증 환자에서 혈중 Adiponectin 농도가 증가한다고 결론지었다. 이것은 Adiponectin의 역설이라고 불리는데, 근감소증에서 Adiponectin의 증가는 만성 염증과 산화 스트레스에 의해 유도된 보상 효과(compensatory effect)로 설명되고 있다. 분석적인 측면에서도 Adiponectin은 일부 자동화된 방법이 가능하고, 나이, 체질량 지수, 성별을 포함한 생물학적 변동성도 잘 알려져 있어, 바이오마커로써의 장점이 있다.

② Leptin

Leptin은 실험적 연구에서 염증 반응을 유발함으로써 근세포에서 단백질 합성을 감소시켜 근위축을 일으킨다. 바이오마커 측면에서는 혈중 Leptin 농도는 근감소증 환자에서 유의하게 높고, 낮은 근육량과 연관성을 보인다. 또한, 꾸준한 운동과 식이 요법이 혈중 Leptin 농도를 유의하게 감소시키는 것으로 보고되었다. 물론, Adiponectin과 마찬가지로 체성분 등이 근감소증 연관인자와의 연관성에 영향을 줄 수 있으므로, 이러한 혼란 변수들이 통계 분석에서 고려되어야만 한다. Leptin과 Adiponectin의 비율이 지방과 근육 상화작용의 이해에 임상적으로 중요하다는 자료도 있어서 후속 연구를 통해서 확인할 필요가 있다.

(2) 호르몬

① IGF-1

Insulin-like growth factor-1 (IGF-1)은 성장 호르몬(growth hormone) 매개 작용을 통해 근육 세포의 성장을 촉진하고, 단백질 합성을 증가시키며, 근육의 재생을 도와 동화 작용(anabolic property) 특성을 보인다. 근육에만 특이성을 가진다고는 할 수 없으나 연령의 증가에 따른 IGF-1의 감소는 근감소증 발생에 일정 부분 기여를 하고, 혈중 IGF-1 농도는 근육량, 악력, 보행속도의 음의 상관관계를 보이는 것으로 보고된다. 또한, 장기적인 저항 운동(resistance training)은 혈중 IGF-1 농도를 증가시킨다. 혈중 IGF-1 단독으로는 근감소증 진단에 대한 특이성이 낮지만, 다른 생화학적 패널과 결합할 때 근감소증 진단에 기여를 할 것으로 기대가 되고 있다.

② 스테로이드 호르몬

Dehydroepiandrosterone sulphate (DHEA-S), 테스토스테론 및 코르티솔을 포함하는 스테로이드 호르몬의 근감소증에 대한 영향 연구는 오랜 기간 수행되어 왔다. DHEA-S와 테스토스테론은 근육의 단백질 합성을 촉진하고, 나이가 증가하면서 감소하는 DHEA-S와 테스토스테론은 근육 손실의 원인으로 인정되고 있으며 이는 젊은 남성의 저성선증(hypogonadism)과 유사한 근육표현형을 보인다. 이와는 반대로 코르티솔의 근육대사에 대한 이화 작용(catabolic property)는 잘 알려져 있고, 높은 혈중 코르티솔 농도는 특히 만성 스트레스와 연관된 노쇠(frailty)나 근감소증과 연관되어 있다. 이 세 가지 인자 모두 자동화된 방법으로 널리 측정할 수 있다는 점에서는 장점이 있지만, 근육에만 특이적인 바이오마커는 아니라는 점에서 근본적인 한계가 있다.

(3) 염증성 마커

만성 염증은 근감소증의 주요 발병 메커니즘으로 오랫동안 설명되어 왔다. 체내 존재하는 수많은 사이토카인(cytokine) 중에서, 근육량 또는 근력과의 연관성을 연구한 168개의 논문을 메타분석 결과에 의하면 가장 연구가 많이 되고 유망한 염증 분자로 CRP, IL-6, TNF-α가 제시되었다. 연구대상이나 디자인에 따라 결과의 차이는 있으나, 전반적으로 이들 3가지 인자의 체내 농도 상승은 나쁜 근육 표현형과 높은 근감소증의 발병 위험과 연관성을 보였고, 운동 및 영양 요법을 통해서 노인에서의 이러한 생화학적 마커의 현저한 감소가 보고되었다. 특히나 '고감도(ultrasensitive)' 방법으로 임상에서 쉽게 측정가능한 CRP를 최우선적으로 추천한다.

3 생화학적 근감소증 바이오마커 측정 시 고려사항

여러 가지 생화학적 바이오마커가 제시되고 있으나, 이러한 인자들이 실제로 임상에 적용되기 위해서는 정확성을 보장하기 위한 분석적 측면에서 여러가지 사항이 고려되어야 한다. 우선, 각 바이오마커에 대해 표준화된 검체 채취 프로토콜이 확립되어야 한다. 채취 튜브의 종류, 채취 시간, 응고 시간, 금식 또는 운동 없는 기간의 필요성, 원심 분리 과정 등이 사전에 명확히 정의되어야 한다. 특히, 금식 및 24시간 격렬한 운동을 하지 않고 검체를 채취하는 것이 중요하다. 검체 저장 절차 또한 표준화되어야 하며, 동결–해동(freeze–thaw) 사이클을 피해야 한다. 또한, 인증 받은 숙련된 실험실에서 생화학적 마커의 중앙 집중식 측정 절차를 보장하는 것이 중요하며, 실제 임상에서 활용되기 위해서는 모든 방법이 국제표준 규정에 따라서 적절하게 검증되어야 한다. 이 검증에는 최소한의 반복성 및 재현성 연구를 통한 변동 계수(coefficient of variation)의 설정과 정량의 하한 정의가 포함되어야 하며, 참고 범위도 설정되어야 한다. 마지막으로, 생화학적 마커와 근육 매개변수, 신체 기능 또는 중요한 임상 결과 간의 연관성을 분석할 때는 신체 활동 수준 및 체지방 등을 포함한 잠재적 교란인자에 대해 고려가 통계 분석에 포함되어야 한다.

4 기존 생화학적 근감소증 바이오마커의 한계 및 연구 방향

많은 연구자들의 노력으로 생화학적 근감소증 바이오마커 연구가 활발하게 이루어지고 있으나, 아직 임상에서 공인된 인자는 없는 실정이다. 여러 가지 이유를 생각할 수 있는데, 가장 중요하게는 근감소증에 대한 정의가 전 세계적으로 통일되어 있지 않아, 연구마다 서로 다른 표현형을 포함시켜 근감소증과의 연관성을 보기 때문에 연구의 표준화가 되어 있지가 않다. 둘째, 대부분의 바이오마커가 근감소증의 병태생리에 기반해서 이와 관련된 인자를 인체 시료에서 측정하는 연구로 검증을 하는데, 아직까지 근감소증의 기전을 완전히 이해하지 못하고 있기 때문에 근본적인 한계가 있다. 따라서, 전통적인 전략에 추가하여서 오믹스 기법 등을 활용한 비표적(untargeted) 발굴 방법이 보완될 필요가 있다. 셋째, 근감소증이 다양한 원인에 의해서 복합적으로 발생함에도 불구하고 한두 개의 마커로 이를 설명하고자 하는 문제점도 있다. 각각 생화학적 마커의 임상적 의미를 확인하는 연구도 중요하지만 결국에는 이러한 바이오마커를 조합하여 스코어링 시스템을 통해서 근감소증 진단, 예측, 치료 반응에 활용되어야 할 것이다. 넷째, 대부분의 바이오마커 임상연구가 단면적(cross–sectional) 디자인으로 수행되어 변수 간의 연관성을 보는 수준에 머무르고 있다. 후보 바이오마커가 근감소증 발생의 예측력이 있는지 인과성을 확인하기 위해서는 종적(longitudinal) 연구로 확장되어야만 한다. 마지막으로 기존의 바이오마커 타겟이 세포 및 동물 실험에서 발굴되어 사람에서 검증하는 순서로 수행되었다. 하지만, 세포-동물-사람은 분명한 차이가 있기 때문에 이러한 전략은 실패 가능성이 높고, 연구의 시작부터 사람의 스크리닝 코호트를 활용해야 임상적 적용 가능성을 높일 수가 있다. 생화학적 근감소증 바이오마커 확보는 임상적으로도 중요하면서도 연구의 초기단계이기 때문에 전 세계 연구자들의 관심과 노력이 집중되고 빠르게 변화할 것으로 기대된다.

▶ 참고 문헌

1. Bano G, Trevisan C, Carraro S, Solmi M, Luchini C, Stubbs B, et al. Inflammation and sarcopenia: A systematic review and meta-analysis. Maturitas 2017;96:10-5.
2. Calvani R, Marini F, Cesari M, Tosato M, Picca A, Anker SD, et al. Biomarkers for physical frailty and sarcopenia. Aging Clinical and Experimental Research 2017;29:29-34.
3. Cruz-Jentoft AJ, Bahat G, Bauer J, Boirie Y, Bruyère O, Cederholm T, et al. Sarcopenia: revised European consensus on definition and diagnosis. Age and Ageing 2018;48:16-31.
4. Curcio F, Ferro G, Basile C, Liguori I, Parrella P, Pirozzi F, et al. Biomarkers in sarcopenia: A multifactorial approach. Exp Gerontol 2016;85:1-8.
5. Evans WJ, Hellerstein M, Orwoll E, Cummings S, Cawthon PM. D3-Creatine dilution and the importance of accuracy in the assessment of skeletal muscle mass. Journal of Cachexia, Sarcopenia and Muscle 2019;10:14-21.
6. Kwak JY, Hwang H, Kim S-K, Choi JY, Lee S-M, Bang H, et al. Prediction of sarcopenia using a combination of multiple serum biomarkers. Scientific Reports 2018;8:8574.
7. Ladang A, Beaudart C, Reginster JY, Al-Daghri N, Bruyère O, Burlet N, et al. Biochemical Markers of Musculoskeletal Health and Aging to be Assessed in Clinical Trials of Drugs Aiming at the Treatment of Sarcopenia: Consensus Paper from an Expert Group Meeting Organized by the European Society for Clinical and Economic Aspects of Osteoporosis, Osteoarthritis and Musculoskeletal Diseases (ESCEO) and the Centre Académique de Recherche et d'Expérimentation en Santé (CARES SPRL), Under the Auspices of the World Health Organization Collaborating Center for the Epidemiology of Musculoskeletal Conditions and Aging. Calcif Tissue Int 2023;112:197-217.
8. Lian R, Liu Q, Jiang G, Zhang X, Tang H, Lu J, et al. Blood biomarkers for sarcopenia: A systematic review and meta-analysis of diagnostic test accuracy studies. Ageing Res Rev 2024;93:102148.
9. Mancinelli R, Checcaglini F, Coscia F, Gigliotti P, Fulle S, Fanò-Illic G. Biological Aspects of Selected Myokines in Skeletal Muscle: Focus on Aging. Int J Mol Sci 2021;22.
10. Qaisar R, Karim A, Muhammad T, Shah I, Khan J. Prediction of sarcopenia using a battery of circulating biomarkers. Scientific Reports 2021;11:8632.
11. Reginster J-Y, Beaudart C, Al-Daghri N, Avouac B, Bauer J, Bere N, et al. Update on the ESCEO

recommendation for the conduct of clinical trials for drugs aiming at the treatment of sarcopenia in older adults. Aging Clinical and Experimental Research 2021;33:3–17.

12. Rodriguez–Mañas L, Araujo de Carvalho I, Bhasin S, Bischoff–Ferrari HA, Cesari M, Evans W, et al. ICFSR Task Force Perspective on Biomarkers for Sarcopenia and Frailty. The Journal of Frailty & Aging 2020;9:4–8.
13. Selleck MJ, Senthil M, Wall NR. Making Meaningful Clinical Use of Biomarkers. Biomarker Insights 2017;12:1177271917715236.

CHAPTER 15

디지털 바이오마커

Digital Biomarker

유준일(인하의대)

1 서론

근감소증(sarcopenia)은 노화 과정 또는 다양한 만성질환에 수반되어 골격근 질량 및 근력이 점진적으로 감소하는 증후군으로, 노년층의 신체적 기능 저하와 삶의 질 저하에 현저한 영향을 미치는 병태생리학적 현상이다. 유럽근감소증워킹그룹(European Working Group on Sarcopenia in Older People, EWGSOP)의 역학 연구에 따르면, 유럽 내 65세 이상 노인 인구의 약 10%가 근감소증을 겪고 있으며, 이는 낙상 위험 증가, 병적 골절, 일상생활수행능력 장애, 삶의 질 저하, 심혈관계 이환율 및 전체 사망률 증가와 유의한 상관관계를 나타낸다. 근감소증의 조기 감별진단 및 다학제적 관리는 급속한 고령화가 진행되는 현대 사회에서 중대한 공중보건학적 과제로 대두되고 있다.

최근 영상의학적 진단기술 및 디지털 헬스케어 기술의 급속한 발전은 근감소증의 객관적 평가와 종단적 모니터링에 있어 새로운 패러다임을 제시하고 있다. 전산화단층촬영(computed tomography, CT), 자기공명영상(magnetic resonance imaging, MRI), 초음파검사(ultrasonography)와 같은 고해상도 의료영상기법은 골격근의 정량적, 용적 및 질적 특성을 평가할 수 있는 유용한 진단적 도구로 확립되었으며, 웨어러블 바이오센서와 동작분석 시스템은 실생활 환경에서 신체활동 패턴과 기능적 수행능력을 실시간으로 모니터링하는 것을 가능케 하였다. 이러한 디지털 바이오마커(digital biomarker)는 근감소증의 기저 병태생리학적 기전을 규명하고, 조기 선별검사 및 개인 맞춤형 중재 전략 개발에 중요한 임상적 통찰력을 제공할 수 있다.

2 디지털 바이오마커의 정의와 중요성

1) 디지털 바이오마커의 정의

디지털 바이오마커(digital biomarker)는 디지털 헬스 기술(digital health technology, DHT)을 매개로 획득된 생체정보 데이터를 기반으로 생리적 항상성, 병태생리학적 변화, 또는 치료적 중재에 대한 생체반응을 객관적으로 정량화하는 지표로 정의된다. 이는 전통적 바이오마커의 개념적 확장으로, 현대 임상의학 및 중개연구 분야에서 그 응용 가치가 지속적으로 증대되고 있다(그림 15-1).

미국 식품의약국(Food and Drug Administration, FDA)은 디지털 바이오마커를 다음과 같이 공식적으로 '디지털 헬스 기술 플랫폼으로부터 수집된, 생리적 항상성, 병태생리학적 과정, 또는 치료적 중재에 대한 생체반응을 객관적으로 측정 가능한 특성 또는 특성들의 집합체'로 정의한다. 이러한 정의는 디지털 바이오마커가 기존 생체표지자와 동일한 과학적 원리를 기반으로 하면서도, 디지털 기술의 고유한 특성을 활용하여 연속적이고 종단적인 생체정보 수집이 가능함을 강조한다.

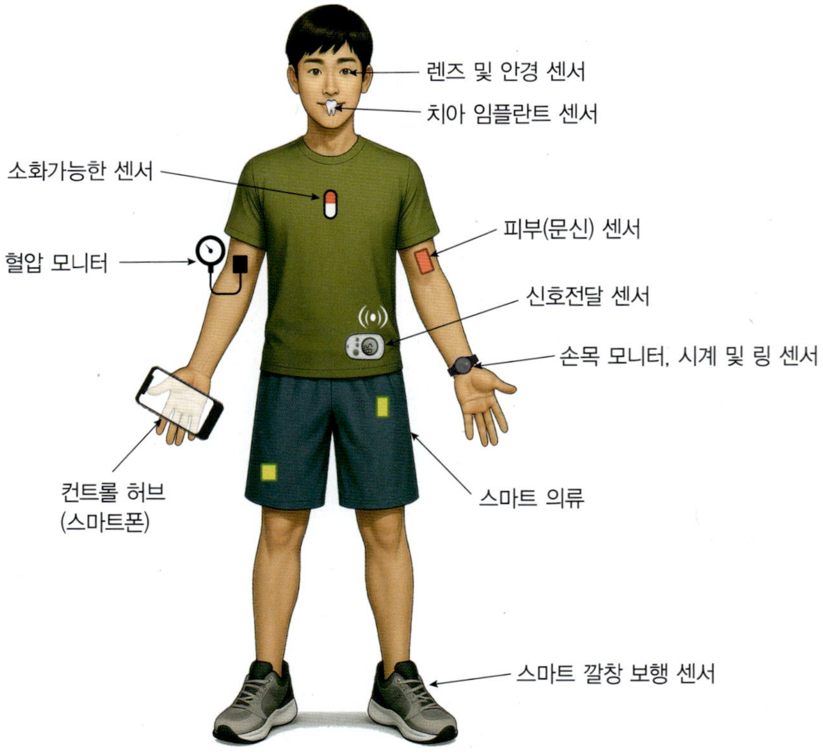

그림 15-1 인체 기반의 디지털 바이오마커 분포 예시

디지털 바이오마커는 다음과 같은 특징적 속성을 보유한다.

- **다양한 디지털 헬스 기술 플랫폼을 통한 생체정보 획득**: 웨어러블 디바이스, 스마트폰 내장 센서, 임플란트형 센서 등 다양한 디지털 플랫폼에서 생체정보 데이터를 획득할 수 있다.
- **질병 경과 및 건강 상태 변화의 객관적 평가**: 개인별 기저치(baseline value)와 정상 참고범위(reference range)를 설정하여 질병의 진행양상 또는 치료 반응성을 객관적으로 모니터링할 수 있다.
- **실시간 생체정보 제공**: 기존의 정적 생체표지자와 달리, 디지털 바이오마커는 실시간으로 생체정보를 수집하고 분석함으로써 동적인 건강 상태 평가가 가능하다.

2) 디지털 바이오마커의 임상적 중요성

디지털 바이오마커는 임상의학 및 생의학 연구 영역에서 다음과 같은 이유로 그 중요성이 급속히 증대되고 있다.

(1) 질병의 조기 진단 및 예방의학적 접근

디지털 바이오마커는 질병의 초기 병태생리학적 변화를 감지하는 데 유용한 진단적 가치를 제공한다. 예를 들어, 웨어러블 디바이스의 광전용적맥파(photoplethysmography, PPG) 센서를 통해 심방세동(atrial fibrillation)과 같은 부정맥 질환을 무증상 단계에서 조기에 검출할 수 있다. 또한, 가속도계(accelerometer)를 통해 수집된 신체활동 데이터를 기반으로 근감소증(sarcopenia)과 같은 노인성 증후군의 발생 위험도를 전향적으로 평가할 수 있다.

(2) 개인 맞춤형 정밀의료

디지털 바이오마커는 환자 개개인의 생리적 상태를 실시간 모니터링을 통해 개인 맞춤형 치료 프로토콜 수립에 기여한다. 예를 들어, 파킨슨병 환자의 레보도파(levodopa) 투여에 대한 운동 반응성을 평가하는 약력학적 바이오마커(pharmacodynamic biomarker)는 최적의 약물 용량 적정(dose titration)에 임상적 근거를 제공한다.

(3) 의료 접근성 향상 및 의료 불균형 해소

웨어러블 디바이스와 스마트폰을 활용한 원격의료 기반 디지털 바이오마커는 물리적 의료기관 방문 없이도 환자의 건강 상태를 지속적으로 모니터링할 수 있어 의료 접근성을 현저히 향상시킨다. 이러한 특성은 의료 인프라가 취약한 지역사회 또는 거동이 제한된 고령 인구집단에서 특히 중요한 임상적 가치를 지닌다.

(4) 데이터 기반 임상의사결정 지원 체계

디지털 바이오마커는 방대한 양의 종단적 생체정보 데이터를 수집하고 분석하여 임상의의 의사결정 과정을 객관적으로 지원한다. 예를 들어, 압력 센서가 내장된 스마트 인솔(smart insole)에서 수집된 정량적 보행 분석 데이터는 근감소증 환자의 낙상 위험도를 예측하고 최적의 예방적 중재 전략을 수립하는 데 활용될 수 있다.

3) 디지털 바이오마커의 임상적 응용 사례

디지털 바이오마커는 다양한 질환과 건강 상태 평가에 응용되고 있으며, 주요 임상적 활용 사례는 다음과 같다(그림 15-2).

- **진단 바이오마커**(diagnostic biomarker): 웨어러블 디바이스의 광전용적맥파 센서를 이용한 심방세동의 자동 검출 알고리즘
- **약력학적 바이오마커**(pharmacodynamic biomarker): 손목 착용형 디바이스의 3축 가속도계 데이터를 통한 파킨슨병 환자의 레보도파 약물반응성 평가
- **모니터링 바이오마커**(monitoring biomarker): 스마트 인솔을 통해 보행 속도(gait velocity)와 보폭(stride length)을 정량적으로 측정하여 근감소증 환자의 신체기능 상태 모니터링

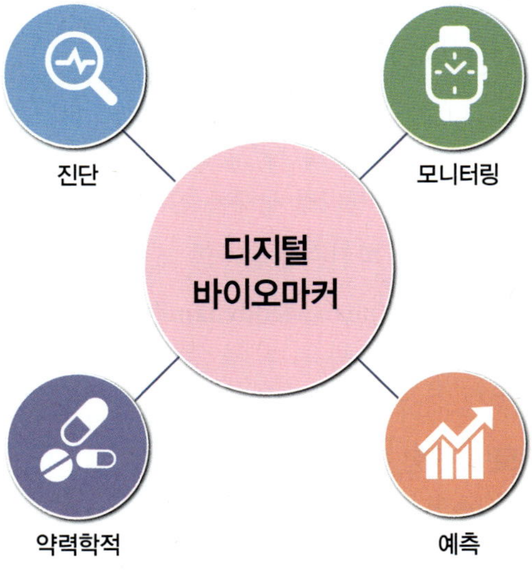

그림 15-2 **디지털 바이오마커 분류 체계**

4) 디지털 바이오마커의 제한점 및 과제

디지털 바이오마커는 다양한 임상적 잠재력에도 불구하고, 다음과 같은 제한점과 해결 과제가 존재한다.

- **데이터 표준화 결여**: 다양한 디지털 디바이스와 플랫폼에서 수집된 이종 데이터(heterogeneous data)의 표준화 부재로 인해 상호호환성(interoperability) 및 통합 분석의 어려움이 존재한다.
- **개인정보보호 및 데이터 보안**: 디지털 바이오마커는 민감한 개인 생체정보를 포함하므로, 데이터 보안 프로토콜과 프라이버시 보호가 중요한 윤리적·법적 과제로 대두되고 있다.
- **임상적 타당성 검증 부족**: 디지털 바이오마커의 임상적 유효성(clinical validity), 신뢰성(reliability) 및 재현성(reproducibility)을 입증하기 위한 대규모 전향적 임상연구가 요구된다.

5) 디지털 바이오마커의 미래 전망

디지털 바이오마커는 의료의 디지털 전환(digital transformation)을 가속화하며, 정밀의학(precision medicine) 패러다임을 구현할 핵심 기술로 주목받고 있다. 특히 인공지능(artificial intelligence, AI) 알고리즘과 빅데이터 분석 기술과의 융합을 통해 보다 정교하고 예측력 높은 의료 시스템이 구축될 것으로 전망된다(그림 15-3). 예컨대, 웨어러블 디바이스에서 수집된 다차원 생체정보를 심층학습(deep learning) 알고리즘으로 분석하여 질병의 증상 발현 이전 조기 진단과 예방적 중재를 실현할 수 있을 것이다.

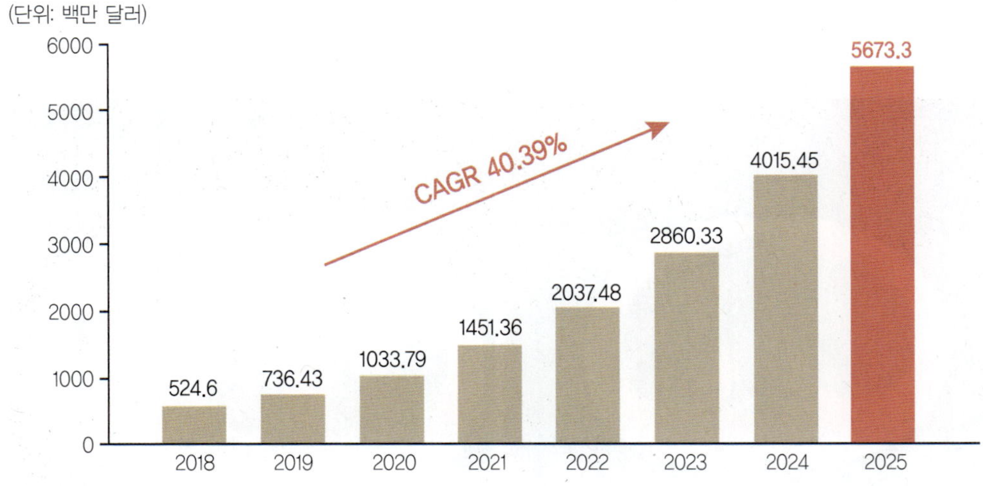

그림 15-3 디지털바이오마커 시장 규모

자료: 생명공학정책연구센터

3 영상학적 근감소증 바이오마커

1) 전산화단층촬영을 이용한 근감소증 평가

전산화단층촬영(computed tomography, CT)은 근육의 정량적 용적 및 질적 특성을 객관적으로 평가할 수 있는 고해상도 영상 진단 기법으로, 근감소증의 기초 연구 및 임상 실무에서 활발하게 활용되고 있다. CT는 특히 골격근 용적 감소와 근육 내 지방 침윤(myosteatosis)을 정밀하게 정량화할 수 있어 근감소증의 복합적 병태생리학적 기전을 규명하는 데 중요한 기여를 한다.

(1) CT를 활용한 주요 정량적 지표

① 전체 복부근육 단면적(total abdominal muscle area, TAMA)

통상적으로 요추 제3번(third lumbar vertebra, L3) 수준에서 횡단면 영상을 획득하여 복부 근육군의 단면적을 정량화한다. TAMA는 전신 골격근량을 대표하는 핵심 대체지표(surrogate marker)로, 근감소증의 진단적 평가 및 임상적 예후 예측에 광범위하게 활용된다(그림 15-4).

TAMA는 다양한 임상적 상황에서 유용한 예후 지표로 확립되었으며, 특히 종양 환자의 생존율 예측, 노인 인구의 기능적 역량 저하 평가, 수술 후 합병증 발생 위험도 층화 등에 활용된다.

② 근육 감쇠계수(muscle attenuation)

CT 영상에서 근육 조직의 방사선 감쇠계수(hounsfield unit, HU)는 근육 내 지방 침윤 정도를 반영하는 정량적 지표이다. 일반적으로 감쇠계수가 낮을수록 지방 침윤이 상당함을 시사하며, 이는 골격근의 질적 퇴행을 반영한다.

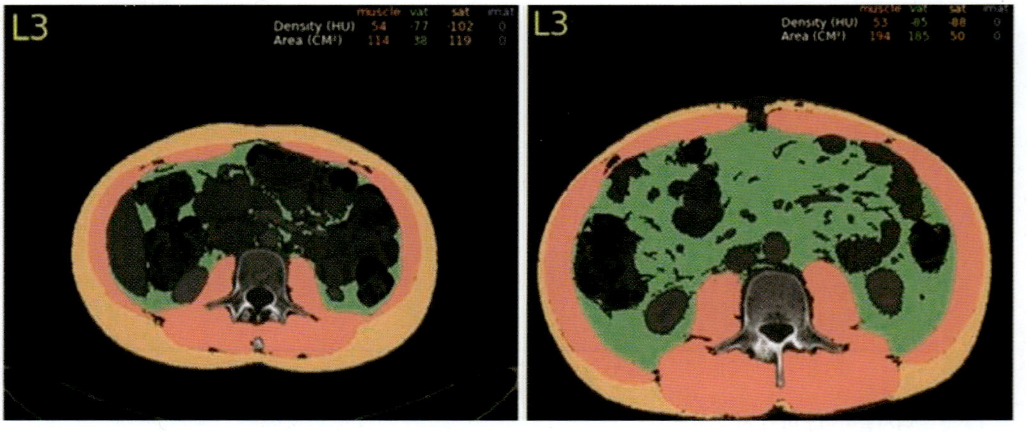

그림 15-4 CT 단면에서 TAMA 분석 예시

정상 골격근의 감쇠계수는 약 30~100 HU 범위로 정의되며, 30 HU 미만의 감쇠계수를 나타내는 근육 조직은 저밀도 근육(low-attenuation muscle)으로 분류된다.

③ 근육 내 지방 침윤(myosteatosis)

근육 내 지방 침윤은 CT 감쇠계수의 감소로 객관적으로 정량화되며, 이는 골격근의 대사적, 기계적 기능 저하와 밀접한 상관관계를 나타낸다. 지방 침윤은 주로 노화 과정, 만성 염증성 질환, 대사 증후군 등과 연관되어 있으며, 근감소증의 독립적 위험인자로 인정되고 있다.

(2) CT의 임상적 장점과 제한점

◆ 장점

- 근육량과 근육 내 지방 침윤을 고해상도로 정량화할 수 있는 정밀도가 높은 평가법이다.
- 특정 해부학적 부위별 근육 상태를 세분화하여 평가할 수 있어 국소적 근감소의 평가에 유용하다.
- 기존에 다른 임상적 목적으로 획득된 영상 데이터를 이차적으로 활용하여 추가적 방사선 노출 없이 근감소증을 평가할 수 있다.

◆ 제한점

- 전리방사선 노출로 인해 종단적 모니터링을 위한 반복적 검사에 제한이 있다.
- 검사 비용이 상대적으로 고가이며, 영상의 판독과 정량적 분석에 전문적 지식이 요구된다.
- 표준화된 측정 프로토콜 및 참고치(reference value)의 부재로 인해 다기관 연구 간 직접적 비교에 제한이 있다.

(3) 최신 기술 발전과 연구 동향

최근 저선량 CT (low-dose CT) 프로토콜이 개발되어 방사선 피폭량을 최소화하면서도 근육 평가의 진단적 정확도를 유지할 수 있게 되었다. 또한, 심층학습(deep learning) 기반 영상 분할(image segmentation) 알고리즘, 특히 Semantic Segmentation 기술이 도입되면서, 단순히 전체 근육량을 넘어 개별 근육(예: 복근, 척추기립근, 허벅지 개별 근육 등)을 해부학적으로 정밀하게 분할하고 정량화하는 것이 가능해졌다(그림 15-5). 이를 통해 각 근육의 미세한 지방 침윤(fat infiltration) 정도까지 개별적으로 분석할 수 있게 되어, 근감소증과 관련된 국소적 염증 기전을 규명하는 데 중요한 단서를 제공한다. 이러한 기술적 진보는 CT의 임상적 활용도와 접근성을 더욱 향상시킬 것으로 전망된다.

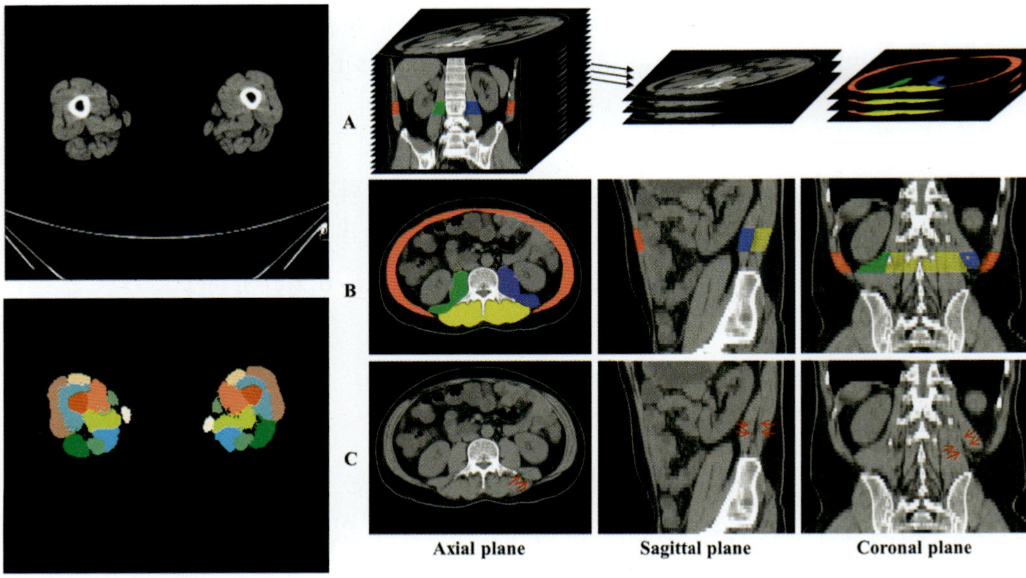

A CT 내 허벅지 개별 근육 분할 B L3 level 개별 근육 분할

그림 15-5 CT 영상 내 해부학적 개별 근육 분할(Semantic Segmentation)

2) 자기공명영상을 이용한 근감소증 평가

자기공명영상(magnetic resonance imaging, MRI)은 전리방사선 노출 없이 골격근의 양적, 질적 변화를 고해상도로 평가할 수 있는 진단 영상기법으로, 특히 근육 내 지방 침윤을 정밀하게 정량화하는 데 있어 CT보다 우수한 조직 대조도(tissue contrast)를 제공한다.

(1) MRI를 활용한 주요 정량적 지표

① 근육 지방 분율(muscle fat fraction)

Dixon 기법을 포함한 다양한 MRI 펄스 시퀀스(pulse sequence)를 활용하여 근육 내 지방과 수분 신호를 분리하고, 이를 통해 정량적 지방 분율을 산출한다. 지방 분율은 근육 내 지방 침윤의 정도를 객관적으로 평가하는 핵심 지표로 활용된다.

MRI로 측정한 지방 분율은 CT 감쇠계수와 높은 역상관관계(inverse correlation)를 보이며, 근력, 신체 수행능력 및 대사적 기능과도 유의한 상관관계를 나타낸다.

② 근육 단면적(cross-sectional area, CSA)

MRI는 근육의 해부학적 경계를 명확히 구분하여 단면적을 정밀하게 측정할 수 있어 근육량 감소를 평가하는 데 유용하다. 특히 대퇴사두근(quadriceps femoris)이나 하퇴 근육군의 단면적은 노인의 기능적 수행능력 저하 및 사망률과 밀접한 관련성을 보인다.

(2) 신체구성 분석을 위한 고속 Dixon MRI 기법

Dixon 기법은 물과 지방 분자의 공명 주파수 차이를 이용, 다중 신호(multi−echo)를 획득하고 수학적 계산을 통해 물과 지방을 분리하는 영상 기술이다(그림 15−6). 최근 이 기술이 발전하며 고속 Dixon (fast Dixon) 기법이 개발되었다. 이 기법을 활용하면 전신(whole−body) 촬영도 7~8분 안에 완료할 수 있어, MRI의 긴 촬영 시간을 단축하면서도 근육량과 근육 내 지방 침윤(myosteatosis)을 종합적으로 평가할 수 있게 하므로, 근감소증의 임상 평가 및 대규모 연구에 활발히 활용된다.

고속 Dixon MRI 기법은 다음과 같은 장점을 가진다.

- 정량적 데이터 제공: CT의 감쇠계수가 근육 밀도를 간접적으로 반영하는 데 반해, Dixon 기법은 근육의 질적 상태를 직접적으로 보여주는 근육 내 지방량(Proton Density Fat Fraction, PDFF)을 정량적 수치로 제공한다.
- 재현성과 안전성: 전리방사선 노출이 없어 반복 검사에 안전하며, 표준화된 프로토콜 하에 시행될 경우 근육량 및 지방량 측정에서 높은 재현성을 보여 질병 경과 추적에 효과적이다.
- 신속성 및 넓은 평가 범위: 고속화된 시퀀스는 검사 시간을 단축시켜 환자의 부담을 줄인다. 또한 한 번의 촬영으로 여러 부위의 근육 그룹을 평가할 수 있어, 근감소증의 전신적 양상을 종합적으로 파악하는 데 유용하다.

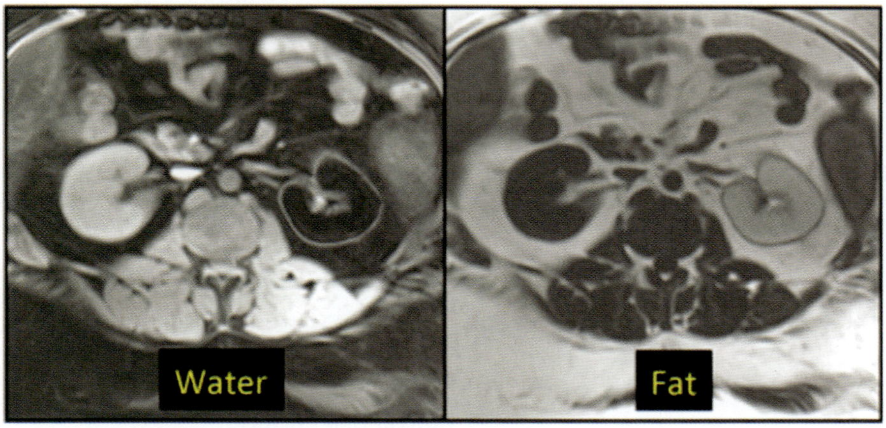

그림 15−6 MRI Dixon 기법에 의한 지방 및 수분 영상 분리

(3) 최신 기술 발전과 연구 동향

최근 MRI의 정량적 분석을 자동화하기 위한 합성곱 신경망(convolutional neural network, CNN) 기반 영상 분할 알고리즘(그림 15-7)이 개발되고 있다. 이러한 기술적 진보는 분석의 객관성과 재현성을 향상시킬 것으로 기대된다. 또한, MRI를 활용한 다중 모달리티(multi-modality) 영상 데이터의 통합 분석이 근감소증의 복합적 병태생리를 규명하는 데 중요한 연구 방향으로 주목받고 있다.

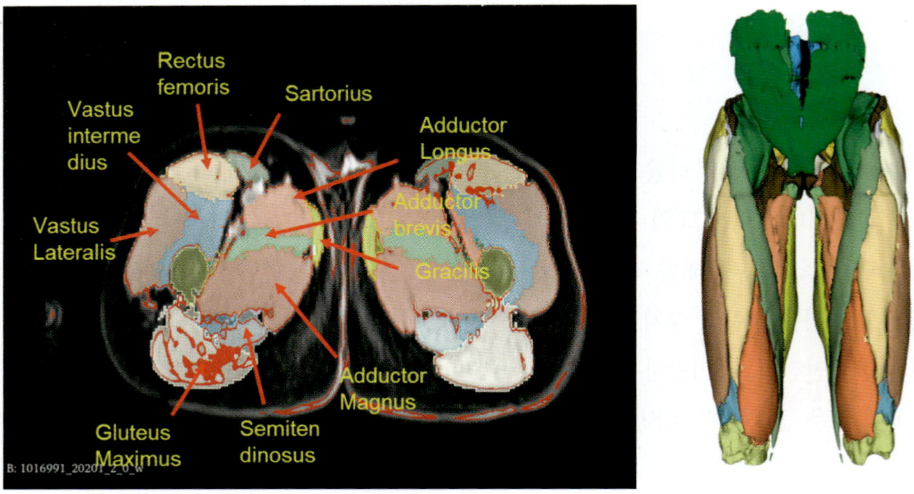

그림 15-7 **MRI를 활용한 대퇴부 세부 근육 분할 알고리즘**

3) 초음파를 이용한 근감소증 평가

초음파(ultrasonography)는 전리방사선 노출 없이 실시간으로 근육의 형태학적, 기능적 특성을 평가할 수 있는 비침습적이고 경제적인 영상 진단기법이다. 특히 휴대성이 우수하고 비용 효율성이 높아 일차 의료 환경에서의 근감소증 선별검사에 유용하게 활용될 수 있다.

(1) 초음파를 활용한 주요 정량적 지표

① 근육 두께(muscle thickness)

초음파로 측정한 근육 두께는 골격근량을 반영하는 대리지표로, 대퇴직근(rectus femoris), 내측광근(vastus medialis) 또는 전경골근(tibialis anterior)에서 주로 측정된다. 근육 두께는 이중에너지 X선 흡수계측법(dual-energy X-ray absorptiometry, DXA)으로 측정한 골격근량지수(skeletal muscle index, SMI)와 유의미한 상관관계를 나타낸다(그림 15-8).

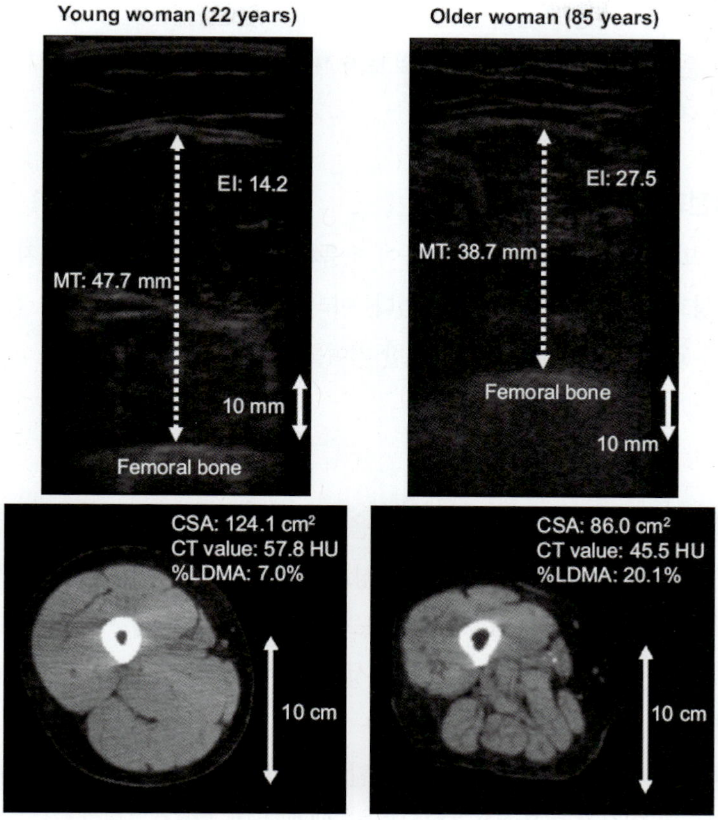

그림 15-8 **초음파를 이용한 근육 두께 및 에코발생도 평가**

② 에코발생도(echo intensity)

초음파 영상에서 관찰되는 에코 신호의 강도를 정량화한 에코발생도는 근육 내 지방 침윤과 결합조직(fibrous tissue)의 양을 반영한다. 에코발생도가 증가할수록 근육의 질적 퇴행을 시사하며, 이는 근력 저하 및 기능적 수행능력 감소와 밀접한 상관관계를 보인다.

(2) 초음파의 임상적 장점과 제한점

◆ 장점

– 휴대성과 경제성이 우수하여 다양한 임상 환경에서의 근감소증 평가에 적용할 수 있다.
– 실시간으로 근육의 형태학적, 기능적 특성을 평가할 수 있어 동적 평가가 가능하다.
– 전리방사선 노출이 없어 종단적 모니터링을 위한 반복적 검사가 가능하다.

◆ 제한점

– 검사자의 기술적 숙련도에 따라 측정 결과의 변동성이 크게 나타날 수 있다(inter / intra).

– 심부 근육층의 평가에는 초음파 투과 깊이의 한계로 인한 제약이 있다.
– 에코발생도 분석 시 표준화된 측정 프로토콜 및 영상 획득 매개변수의 부재로 인해 다기관 연구 결과의 직접적 비교가 제한적이다.

(3) 최신 기술 발전과 연구 동향

합성곱 신경망 및 심층학습 기술을 접목하여 초음파 영상에서 근육 경계를 자동으로 분할하고 에코발생도를 정량화하는 연구가 진행되고 있다. 이러한 기술적 진보는 초음파 검사의 객관성, 재현성 및 임상적 유용성을 향상시키는 데 중요한 기여를 할 것으로 전망된다.

4) 결론

전산화단층촬영(CT), 자기공명영상(MRI), 초음파는 각각의 고유한 기술적 특성과 장점을 바탕으로 근감소증을 다면적으로 평가하는데 있어 상호보완적으로 활용된다. CT는 골격근량과 지방 침윤을 고해상도로 정량화하고, MRI는 방사선 노출 없이 근육의 미세구조적·생화학적 변화를 정밀하게 분석할 수 있다. 초음파는 경제성과 접근성이 우수하여 일차 의료 환경에서의 근감소증 선별검사에 적합하다.

향후 이러한 다양한 영상 진단기법의 통합적 활용과 인공지능 기술의 접목을 통해 근감소증 평가의 진단적 정확도와 임상적 효용성을 향상시키는 체계적 연구가 요구된다.

4 웨어러블 디바이스를 이용한 근감소증 바이오마커

1) 웨어러블 디바이스의 개요

웨어러블 디바이스는 생체역학적 신호 및 신체활동 관련 데이터를 연속적으로 측정할 수 있는 착용형 센서 시스템으로, 근감소증의 조기 감별진단과 기능적 변화의 종단적 추적에 효과적인 비침습적 모니터링 도구로 주목받고 있다. 최근 기술적 발전에 따라 관절 부위, 손목, 족부 등에 부착 가능한 관성측정장치(inertial measurement unit, IMU) 기반 센서, 스마트워치, 압력 감지형 스마트 인솔 등이 다양한 임상 및 생활 환경에서 적용되고 있으며, 일상생활 조건하에서 신체 기능의 미세변화를 객관적으로 모니터링할 수 있다는 점에서 임상적 활용도가 급속히 증가하고 있다.

스마트워치 및 피트니스 트래커와 같은 상용 웨어러블 디바이스는 보행 수, 중강도 신체활동 시간, 좌식 행동 패턴 등의 활동량 지표뿐만 아니라, 에너지 소비량, 심박수 변이도(heart rate variability), 수면 구조(sleep architecture) 등 다양한 생리적 매개변수를 동시에 수집할 수 있다. 이러한 장치는 고령 인구집단과 만성질환자의 일상생활 신체활동 수준을 장기적으로 추적함으로써 근감소증의 병태생리학적 위험인자를 조기에 감지하고, 생활습관 중재 및 운동 처방과 연계할 수 있는 과학적 근거 기반을 제공하고 있다.

2) 스마트 인솔을 이용한 보행 및 균형 기능 평가

(1) 스마트 인솔의 작동 원리와 기능적 특성

스마트 인솔은 신발 내부에 삽입되는 압력 감지 센서, 3축 가속도계, 자이로스코프 등을 내장한 웨어러블 측정 장치로, 보행과 관련된 다양한 시공간적(spatiotemporal) 변수를 실시간으로 수집할 수 있다. 이를 통해 다음과 같은 보행 관련 변수들을 객관적으로 정량화할 수 있다.

- **족저압 분포**(plantar pressure distribution): 보행 주기 동안 족저면에 가해지는 압력의 시공간적 분포를 측정하여 균형 기능과 자세 안정성을 평가
- **보행 속도**(gait velocity) **및 보폭**(step length): 보행 속도, 보폭, 분당 보행 수(cadence) 등을 측정하여 이동성 및 운동 기능을 분석
- **보행 대칭성**(gait symmetry) **및 변동성**(variability): 양측 하지 간 보행 패턴의 대칭성과 주기 간 변동성을 평가하여 낙상 위험도를 예측

Das 등(2023)의 연구에 따르면, 스마트 인솔을 이용한 보행 분석에서 족저압 분포 측정의 검사-재검사 신뢰도(reliability)가 높으며, 좌우 하지 간 하중 분포의 시간적 상관성도 통계적으로 유의미한 것으로 보고되었다. 이러한 기술은 자세 안정성과 보행 효율성을 객관적으로 평가하는 데 효과적이며, 특히 고령 인구의 낙상 위험 예측에 높은 임상적 활용 가능성을 시사한다(그림 15-9).

(2) 근감소증과 보행 분석의 임상적 연관성

근감소증 환자는 정상 노인 인구와 비교하여 보행 속도의 현저한 감소, 보폭의 단축, 양측 지지기(double support phase) 시간의 연장 등 특징적인 보행 패턴의 변화를 나타낸다. 또한, 압력 중심점(center of pressure, CoP)의 궤적이 불안정해지고 진동(oscillation)이 증가하는 경향이 관찰된다. 스마트 인솔은 이러한 미세한 보행 역학적 변화를 정량적으로 감지하여 근감소증의 조기 진단 및 중증도 평가에 객관적 지표를 제공할 수 있다.

Schwenk 등(2015)은 장기요양시설 거주 노인을 대상으로 스마트 인솔을 이용해 다양한 보행 변수를 측정하고, 이를 종합적으로 분석한 허약 지수(frailty index)를 도출하였으며, 이 지표가 노인

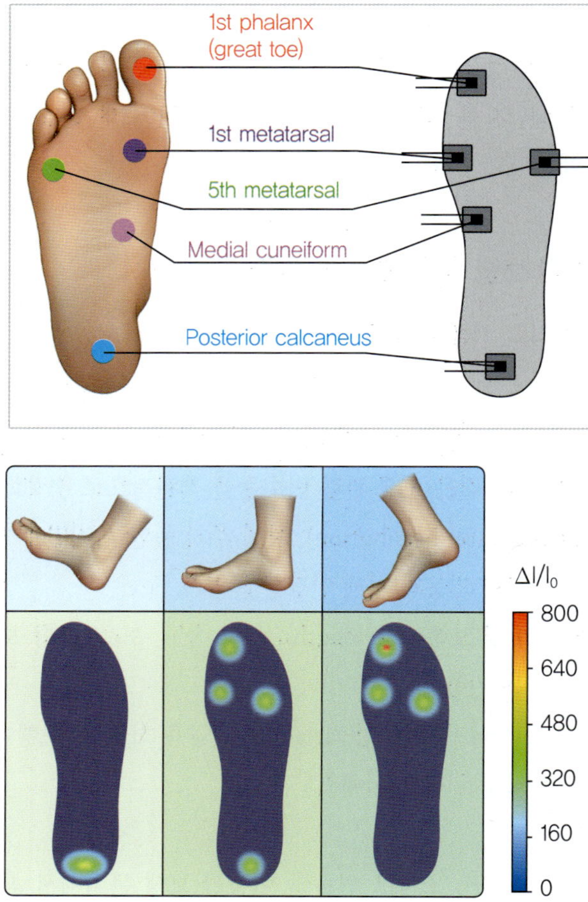

그림 15-9 스마트 인솔 센서 위치 및 pressure flow 예시

허약 증후군(frailty syndrome)과 낙상 위험도를 예측하는 데 유용함을 입증하였다. 또한, 스마트 인솔로 측정된 보행 변수들은 노인의 인지 기능 저하 및 우울 증상과도 유의미한 상관관계를 나타내었다.

Kim 등(2023)의 연구에 따르면, 스마트 인솔 기반 보행 분석을 통해 근감소증 환자에서 입각기 비대칭성(stance phase asymmetry) 증가, 단일 지지기(single support phase) 시간 감소, 양측 지지기(double support phase) 시간 연장 등의 특징적 변화가 관찰되었으며, 이러한 보행 변수들만으로도 기계학습(machine learning) 알고리즘을 통해 높은 진단적 정확도로 근감소증을 분류할 수 있음이 입증되었다. 또한, 낙상 위험도 예측에 있어서도 기존의 Performance Oriented Mobility Assessment (POMA)나 Timed Up and Go (TUG) 검사와 비교하여 동등하거나 우수한 예측력을 나타내었다.

(3) 스마트 인솔의 임상적 장점과 제한점

◆ 장점

- 휴대성과 경제성이 우수하여 가정이나 지역사회 기반 의료환경에서도 용이하게 적용 가능하다.
- 장시간 연속적 모니터링이 가능하여 일상생활 조건하에서의 신체기능 변화를 종단적으로 추적할 수 있다.
- 기존의 3차원 동작분석 시스템에 비해 비용 효율성이 높고 측정 절차가 간소화되어 있다.

◆ 제한점

- 연구마다 사용되는 인솔 센서의 종류, 데이터 획득 방식, 신호처리 알고리즘이 상이하여 결과 해석 시 방법론적 이질성에 주의가 필요하다.
- 데이터의 표준화 및 측정-재측정 신뢰도(reliability) 확보를 위한 추가적 검증 연구가 요구된다.

3) 스마트워치와 피트니스 트래커를 이용한 신체활동 모니터링

(1) 스마트워치의 기능적 특성과 임상적 활용

스마트워치와 피트니스 트래커는 3축 가속도계, 자이로스코프, 광전용적맥파(photoplethysmography, PPG) 센서 등을 내장하고 있어 다음과 같은 다양한 생체정보를 연속적으로 수집할 수 있다. 일일 보행 수, 중강도 신체활동 시간, 좌식 행동 지속시간, 추정 에너지 소비량, 심박수 및 심박 변이도(heart rate variability), 수면 시간 및 수면 구조(sleep architecture) 등이다. 이러한 웨어러블 기기를 통해 근감소증 환자의 신체활동 패턴과 생리적 변화를 객관적으로 파악하고, 행동 수정 중재나 맞춤형 운동 처방에 활용할 수 있는 과학적 근거 기반을 구축할 수 있다(그림 15-10).

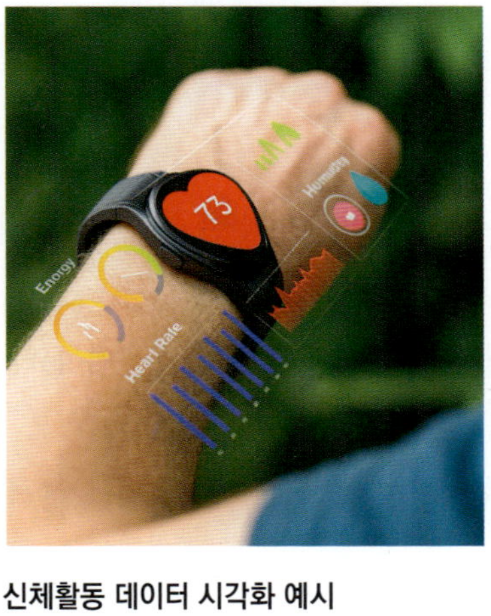

그림 15-10 스마트워치로 획득되는 신체활동 데이터 시각화 예시

(2) 근감소증과 신체활동 패턴의 상관관계

근감소증 환자는 정상 노화 인구와 비교하여 일일 보행 수와 중강도 신체활동(moderate-to-vigorous physical activity, MVPA) 시간이 통계적으로 유의하게 감소하고, 좌식 행동(sedentary behavior) 지속시간이 증가하는 특징적인 활동 패턴을 나타낸다. 이러한 신체활동 패턴의 변화는 근감소증의 병태생리학적 발생 기전 및 진행과 밀접한 상관관계가 있다. 스마트워치와 피트니스 트래커는 이러한 활동 패턴의 변화를 객관적으로 감지하고, 신체활동 증진을 위한 행동적 중재 도구로 활용될 수 있다.

Schrack 등(2020)은 422명의 지역사회 거주 노인을 대상으로 7일간 가속도계를 착용하게 하여 신체활동을 모니터링한 결과, 총 활동량(total activity count)과 일일 보행 수가 근감소증 및 허약 지표와 통계적으로 유의한 역상관관계(inverse correlation)를 보인다고 보고하였다. 이는 웨어러블 기기로 측정된 객관적 신체활동 지표가 근감소증의 위험도 평가에 유용한 디지털 바이오마커로 활용될 수 있음을 시사한다.

Mahadevan 등(2020)은 파킨슨병 환자를 대상으로 손목 착용형 웨어러블 디바이스를 이용해 안정 시 진전(resting tremor)과 운동완서(bradykinesia) 관련 정량적 지표를 추출하였으며, 이를 객관적 디지털 바이오마커로 활용할 수 있는 가능성을 제시하였다. 이러한 방법론은 근감소증 환자에서도 미세한 운동 기능 저하를 조기에 감지하는 데 응용될 수 있다.

또한, 근감소증 환자는 정상 노인 인구에 비해 일일 보행 수와 중강도 활동 시간이 현저히 감소하고, 좌식 행동 지속시간이 연장되는 특징적인 활동 패턴을 나타낸다. 이러한 활동 패턴의 변화는 근감소증의 병태생리학적 발생 및 진행과 밀접한 인과적 연관성을 가진다. 일일 총 활동량과 보행 수는 근감소증 및 허약 지표와 유의미한 역상관관계를 보이며, 이를 통해 웨어러블 기기로 측정된 객관적 활동 지표가 근감소증의 조기 진단과 위험도 계층화에 유용한 디지털 바이오마커로 활용될 수 있는 가능성이 시사된다.

(3) 스마트워치의 임상적 장점과 제한점

◆ 장점

- 신체활동 지표뿐만 아니라 심박수 변이도, 수면 구조, 자율신경계 활성도 등 다양한 생리적 매개변수를 통합적으로 모니터링할 수 있다.
- 개인별 맞춤형 운동 목표 설정 및 실시간 피드백 제공을 통해 행동 수정과 자기 효능감 향상을 유도할 수 있다.
- 장기간 생체정보 데이터를 축적하여 종단적 변화 추세를 분석할 수 있는 기반을 제공한다.

◆ 제한점

– 상용 웨어러블 기기는 주로 건강한 젊은 성인을 대상으로 설계되어 고령 인구나 만성질환자에게 적용 시 측정 정확도와 사용자 인터페이스 측면에서 제한점이 존재한다.

– 수집된 데이터의 신뢰도(reliability)와 타당도(validity) 검증을 위한 추가적 임상 연구가 필요하다.

4) 웨어러블 디바이스의 미래 전망

웨어러블 디바이스는 근감소증의 조기 선별검사, 예방적 중재, 치료 효과의 객관적 모니터링에 있어 핵심적 역할을 담당할 것으로 전망된다. 특히, 스마트 인솔과 스마트워치에서 수집된 대규모 종단적 데이터를 인공지능(artificial intelligence, AI) 알고리즘으로 분석함으로써 근감소증의 새로운 디지털 표현형(digital phenotype)과 바이오마커를 도출할 수 있을 것으로 기대된다.

예를 들어, Medrano 등(2022)은 스마트 인솔에서 수집된 보행 데이터에 심층 신경망(deep neural network) 알고리즘을 적용하여 파킨슨병 환자의 보행 이상(gait abnormality)과 낙상 위험도를 예측하는 모델을 개발하였다. 근감소증 영역에서도 이와 유사한 방법론적 접근을 통해 조기 진단 및 예후 예측 모델 개발이 가능할 것으로 전망된다.

향후 웨어러블 디바이스의 발전 방향은 다음과 같은 핵심 영역에 중점을 두고 있다.

- **노인 친화적 사용자 인터페이스**: 고령 사용자의 접근성과 사용 편의성 제고를 위한 직관적 인터페이스 및 간소화된 조작 방식 개발
- **데이터 표준화 및 상호운용성**: 다양한 웨어러블 플랫폼에서 수집된 이질적 데이터를 통합적으로 분석할 수 있는 표준화된 데이터 처리 프로토콜 수립
- **인공지능 기반 예측 모델링**: 기계학습(machine learning) 및 심층학습(deep learning) 기술을 활용한 근감소증의 조기 진단 및 중증도 분류 알고리즘 개발
- **원격의료 연계 플랫폼**: 웨어러블 디바이스와 클라우드 기반 헬스케어 플랫폼의 통합을 통한 원격 모니터링 및 개인 맞춤형 중재 프로그램 제공

웨어러블 디바이스는 근감소증의 조기 진단과 종합적 관리에 있어 혁신적인 디지털 의료기술로 자리매김하고 있다. 스마트 인솔과 스마트워치와 같은 웨어러블 센서 시스템은 보행 역학 분석, 신체활동 패턴 모니터링, 생리적 신호 측정을 통해 근감소증의 주요 병태생리학적 위험인자를 객관적으로 평가하고 효과적으로 관리할 수 있는 기반을 제공한다. 향후 이러한 디바이스에서 수집된 대규모 종단적 데이터를 인공지능 기술로 통합 분석함으로써 근감소증의 디지털 바이오마커 개발과 정밀의학(precision medicine) 패러다임에 부합하는 개인 맞춤형 치료 전략 수립이 가능해질 것으로 전망된다.

5 동작분석을 이용한 근감소증 바이오마커

1) 자세 추정(Pose estimation) 기반 분석

(1) 자세 추정 기술의 개요

자세 추정(pose estimation)은 RGB 카메라를 이용하여 영상 내 인체 주요 관절점의 위치를 실시간으로 추정하는 컴퓨터 비전 기술이다. 특히 OpenPose는 합성곱 신경망(convolutional neural network, CNN) 기반의 대표적 오픈소스 자세 추정 프레임워크로, 고관절(hip joint), 슬관절(knee joint), 족관절(ankle joint), 체간 분절(trunk segment) 등 주요 관절 및 분절의 위치와 움직임을 2차원 또는 3차원 공간에서 추적할 수 있으며, 마커 기반 시스템과 달리 특수 장비 없이도 객관적인 동작 분석이 가능하다.

근감소증의 진단적 평가 및 종단적 모니터링에 있어 자세 추정 기술은 보행 속도(gait velocity), 관절 운동학적 변수(joint kinematics), 보행 대칭성(gait symmetry), 체간 안정성(trunk stability) 등 다양한 기능적 지표를 저비용, 비침습적 방식으로 정량화할 수 있다는 측면에서 임상적 유용성이 높다.

(2) 자세 추정 기술의 임상적 응용

OpenPose를 비롯한 자세 추정 기술은 현재까지 근감소증을 직접적으로 진단하는 대규모 검증 연구는 제한적이나, 다음과 같은 측면에서 근감소증 관련 기능적 저하를 객관적으로 정량화하는 데 적용 가능성이 입증되고 있다.

① 보행 분석을 통한 기능적 저하 평가

OpenPose는 보행 속도(gait velocity), 보폭(stride length), 보장(step length), 유각기/입각기 비율(swing/stance ratio) 등 다양한 시공간적(spatiotemporal) 보행 지표를 비침습적으로 추출할 수 있다. Mehdizadeh 등(2022)의 연구에 따르면, 자세 추정 기술로 분석한 보행 안정성(gait stability) 관련 지표가 기능적 이동성(functional mobility)과 통계적으로 유의한 상관관계를 나타내었다. Kim 등(2024)은 뇌졸중 환자의 보행 비대칭성(gait asymmetry)과 임상적 중증도를 분류하는 데 있어 OpenPose 기반 보행 분석이 높은 진단적 정확도를 보임을 검증하였다. 이러한 연구 결과는 근기능 저하를 동반한 근감소증 환자 분류에도 확장 적용 가능성이 있음을 시사한다.

② 자세 안정성 평가 및 균형 기능 분석

OpenPose는 정적 균형 유지 과제(예: 한발 서기 검사, Semi-Tandem 자세 유지)에서 체간과 골

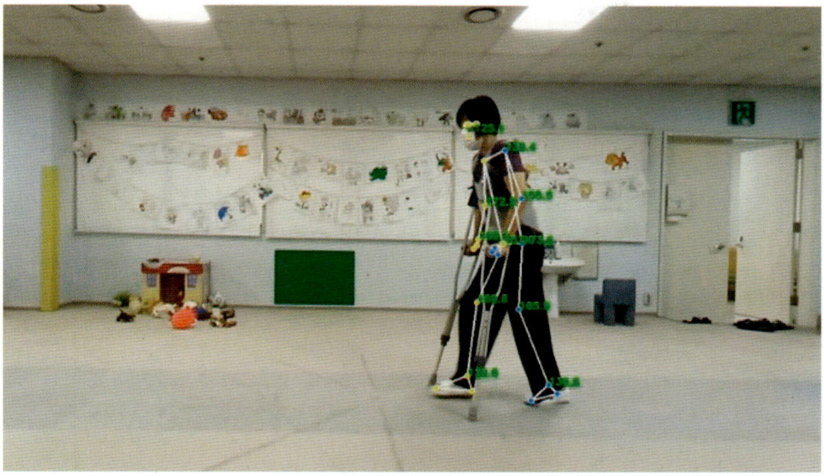

그림 15-11 OpenPose 골격모델 오버레이 예시

반의 동요(sway)를 정량적으로 측정하여 신체 질량 중심(center of mass, CoM)의 이동 패턴과 자세 안정성을 평가할 수 있다(그림 15-11). Ota 등(2021)은 고령 인구집단을 대상으로 한 연구에서 OpenPose 기반 체간 동요 분석이 정적 균형 기능과 유의미한 상관관계를 나타내며, 낙상 고위험군 식별에도 임상적 유용성이 있음을 입증하였다.

③ 근기능 관련 동작 패턴 분석

의자에서 일어서기(sit-to-stand)와 같은 일상생활동작을 분석하여 고관절과 슬관절의 굴곡각도(flexion angle), 신전 속도(extension velocity), 동작 수행 시간(movement time) 등을 객관적으로 측정할 수 있다. Ota 등(2020)은 스쿼트 동작 중 하지 관절의 운동학적 변수를 OpenPose로 분석하였고, 고가의 3차원 동작분석 시스템과 비교하여 통계적으로 유의한 수준의 일치도(agreement)와 신뢰도(reliability)를 보였다고 보고하였다. 이러한 분석 방법론은 Short Physical Performance Battery (SPPB), Timed Up and Go (TUG) 검사, 5회 의자 일어서기 검사(five-times-sit-to-stand test)와 같은 기능적 평가 도구와 병행하여 보완적으로 활용할 수 있다.

(3) 웨어러블 센서 기반 보행 분석

최근에는 관성측정장치(inertial measurement unit, IMU), 3축 가속도계(accelerometer), 자이로스코프(gyroscope) 등의 센서를 활용한 웨어러블 동작분석 시스템이 개발되어, 기존 광학식 시스템의 공간적 제약과 환경 의존성을 보완하고 있다. 관성 센서를 요추부, 슬관절부, 족관절부 등에 부착하거나 스마트 인솔(smart insole) 형태로 신발 내부에 삽입하여, 보행 시의 다양한 시공간적 변수와 운동학적 지표를 연속적으로 분석할 수 있다(그림 15-12).

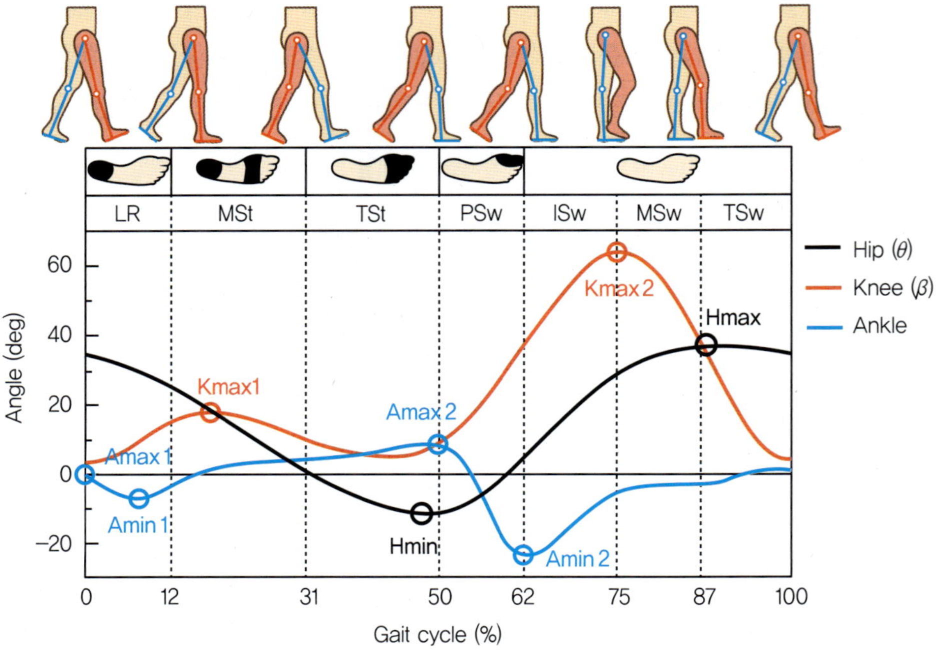

그림 15-12 **관절각도 시계열 변화 그래프 예시**

특히 스마트 인솔은 족저압 분포(plantar pressure distribution), 지면 반발력(ground reaction force), 압력 중심점(center of pressure, CoP)의 궤적, 입각기/유각기(stance/swing phase) 비율 등을 정량적으로 측정할 수 있으며, 일상생활 환경에서도 장시간 종단적 측정이 가능하다는 점에서 임상적 활용도가 높다. Kim 등(2023)은 스마트 인솔을 활용한 보행 분석을 통해 근감소증 환자에게서 보행 비대칭성(gait asymmetry)과 지지 시간(support time)과 같은 보행 지표가 병태생리학적으로 유의한 차이를 보인다는 점을 밝혀냈다. 더불어, 이러한 변수들을 기계학습(machine learning) 기반 알고리즘으로 분석한 결과, 근감소증을 높은 정확도로 분류할 수 있는 진단 가능성을 제시하였다. 아울러 낙상 위험도 예측에 있어서도 기존의 평가 도구인 Performance Oriented Mobility Assessment (POMA)나 Timed Up and Go (TUG) 검사와 비교해 동등하거나 더 뛰어난 예측 성능을 보였다고 보고하였다.

2) 비대면 동작 분석 플랫폼

최근에는 스마트폰 애플리케이션을 통해 표준화된 동작 과제를 수행하는 모습을 촬영한 후, 클라우드 서버에서 자세 추정 알고리즘 및 동작 분석을 수행하는 원격 모니터링 기술이 개발되고 있다. 이러한 비대면 동작 분석 플랫폼은 지역사회 거주 노인의 신체 기능 상태를 접근성 높은 방식으로 연속적으로 모니터링하고, 근감소증의 조기 발견 및 중재 효과 평가에 기여할 수 있을 것으로 전망된다.

3) 동작 분석의 임상적 장점과 제한점

(1) 장점

- **비침습적·비대면 활용 가능성**: 근감소증 고위험군의 지역사회 기반 모니터링, 재택 기반 평가에 적합하다.
- **신체 주요 관절의 다차원적 정량적 분석**: 관절 운동학적 변수, 보행 시간적 변수, 자세 동요 패턴 등 다양한 기능적 지표를 객관적으로 제공한다.
- **저비용, 고접근성 체계**: 특수 표지자 시스템 없이도 표준 카메라만으로 분석이 가능하여 대규모 고령 인구 대상 선별검사에 적용 가능성이 높다.

(2) 제한점

- **방법론적 표준화 결여**: 센서 종류, 데이터 수집 주파수(sampling frequency), 신호처리 알고리즘의 이질성으로 인해 다기관 연구 결과의 직접적 비교가 제한적이며, 임상 진료지침 적용을 위해서는 표준화된 측정 프로토콜 마련이 필요하다.
- **기술적 제약 요인**: 자세 추정 기술은 주변 조명 조건, 배경 환경, 대상자의 의복, 관절 가림 현상(occlusion) 등에 따라 측정 정확도가 영향을 받을 수 있다.
- **사용자 의존성**: 웨어러블 센서의 부착 위치 및 방향, 자세 추정 기술의 구현 환경에 따라 측정 결과의 변동성이 발생할 수 있다.

4) 미래 전망

동작 분석 기술은 근감소증의 조기 진단과 중증도 계층화에 있어 객관적이고 정량적인 평가 도구로서 중요성이 증대되고 있다. 특히, 웨어러블 센서와 자세 추정 기술에서 수집된 대규모 종단적 데이터를 인공지능(artificial intelligence, AI) 알고리즘으로 통합 분석함으로써 근감소증의 새로운 디지털 표현형(digital phenotype)과 바이오마커를 도출할 수 있을 것으로 기대된다. 향후 연구 방향은 다음과 같은 핵심 영역에 중점을 두고 있다.

- **다중 모달리티 데이터 통합**(multi–modal data integration): 다양한 동작 분석 장치에서 수집된 이질적 데이터를 통합하여 근감소증의 다차원적 평가 모델을 개발한다.
- **인공지능 기반 예측 분석**(AI–based predictive analytics): 기계학습(machine learning) 및 심

층학습(deep learning) 기술을 활용하여 근감소증의 조기 예측 및 중재 효과의 객관적 평가 알고리즘을 개발한다.

- **원격의료 모니터링 플랫폼**(telehealth monitoring platform): 스마트폰과 클라우드 기반 기술을 활용한 비대면 원격 모니터링 시스템을 구축한다.
- **질환 특이적 알고리즘 개발**(disease-specific algorithm development): 근감소증, 파킨슨병, 당뇨병성 족부질환(diabetic foot) 등 노인성 질환에 특화된 디지털 바이오마커 및 분석 모델을 개발한다.

이와 같은 기술적 진보는 근감소증의 예방, 조기 진단, 중재 효과의 객관적 평가, 그리고 장기적 관리에 이르는 통합적 건강관리 체계를 구축하는 데 중요한 기여를 할 것으로 전망된다.

6 표면 근전도(sEMG)를 활용한 근감소증 디지털 바이오마커

1) 표면 근전도의 개요

표면 근전도(surface electromyography, sEMG)는 골격근 수축 시 발생하는 근섬유 활동전위(muscle action potential)를 피부 표면에서 비침습적으로 측정하는 전기생리학적 기법으로, 근육의 활성도(muscle activation), 근피로도(muscle fatigue), 협응성(coordination) 등을 실시간으로 정량적으로 평가할 수 있다. 특히 sEMG는 정적 영상의학적 평가 방법(DXA, CT, MRI)과는 달리, 골격근의 동적 기능적 변화와 신경근 제어 능력(neuromuscular control)을 객관적으로 평가할 수 있는 고유한 장점을 보유한다. 이러한 특성으로 인해 sEMG는 근감소증의 조기 감별진단, 중재 효과의 종단적 모니터링, 그리고 개인 맞춤형 운동 처방 수립에 활용 가능한 유망한 디지털 바이오마커로 주목받고 있다.

최근에는 이러한 sEMG 기반 신호를 수집하고 정량적으로 분석할 수 있는 임상적 도구들이 개발되고 있으며, 이들은 근육의 유발 근활성도 등의 정보를 함께 고려함으로써 근감소증의 조기 진단 가능성을 한층 높이고 있다. 기존에 사람의 눈으로는 직관적으로 분석하기 까다로웠던 복잡한 생체신호 내에서의 특징점들을 인공지능(AI) 기술을 적용하여 분석이 가능해짐으로써 기술의 활용도가 높아질 것으로 예상된다. 그중 대표적인 사례로, 근전도 기반의 생체신호를 AI로 분석하여 근감소증의 위험도 및 진행 정도를 정량화하는 MFI (muscle function index) 기술이 상용화 단계에 진입하고 있다. MFI 기술은 피부 부착형 센서에서 취득한 근전도 신호를 인공지능을 통해 분석하여 신경근육의 활성도를 정량화하고, 기존의 근기능 평가(근력, 근육량 대비 근력 등)들과 높

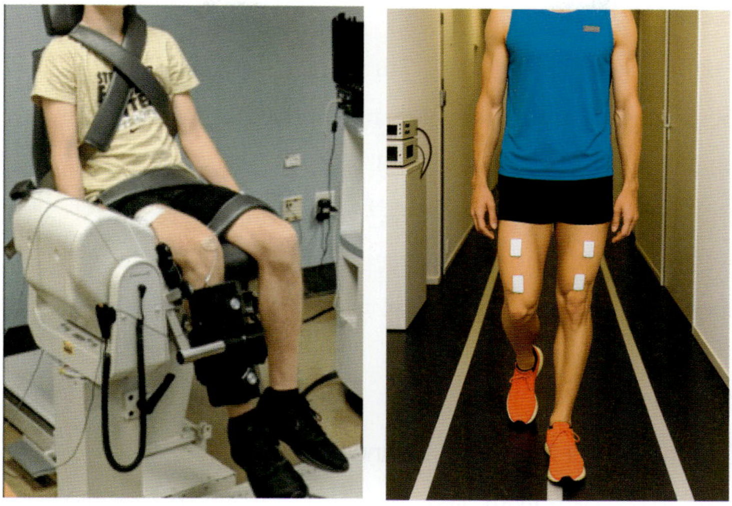

그림 15-13 **표면 근전도 측정 및 분석 예시**

은 상관관계를 보이며 그 임상적 유효성이 SCI급 저널에 게재되어 검증되고 있다. 특히 이 과정을 약 3분 이내에 진행할 수 있도록 개발되어 향후 임상현장에서의 사용성을 기대해 볼 수 있다(그림 15-13).

2) 주요 sEMG 지표와 근감소증 임상 지표와의 상관관계

최근 체계적 문헌고찰 연구에 따르면 다양한 표면근전도(sEMG) 지표들이 근육량, 근력, 신체기능 및 균형 능력과 같은 근감소증의 핵심 임상 매개변수와 통계적으로 유의미한 상관관계를 나타내는 것으로 보고되고 있다. 각 임상 영역별 sEMG 지표와의 상관관계는 다음과 같다.

(1) 근육량(Muscle mass)

Stout 등(2015)과 Kim 등(2021)의 연구에 따르면, 복합근활동전위(compound muscle action potential, CMAP)와 같은 전기생리학적 신호는 사지 골격근량과 통계적으로 유의한 상관관계를 보이는 것으로 확인되었다. 또한, 피로 역치에서의 작업 수행능력을 평가하는 Physical Working Capacity at Fatigue Threshold (PWCFT) 지표 역시 총 골격근량 및 사지 골격근량지수(appendicular skeletal muscle mass index, ASMI)와 유의미한 연관성이 입증되고 있다. 이러한 지표들은 sEMG가 근감소증의 주요 진단 기준인 골격근량 감소를 객관적으로 감지하는 데 활용될 수 있음을 시사한다.

(2) 근력(Muscle strength)

Watanabe 등(2018), Swiecicka 등(2020), Hirata 등(2022)의 연구에 의하면, 최대 수의적 수축 대비 근활성도(percentage of maximum voluntary contraction, %MVC)는 근력을 반영하는 대표적인 sEMG 지표로, 다수의 연구에서 등척성 및 등속성 근력 수준과 높은 상관관계를 나타내는 것으로 확인되었다. 신호 진폭의 제곱평균제곱근(root mean square, RMS) 값 역시 특정 근육의 수축 강도를 정량적으로 나타내며, 객관적 근력 측정값과 일관된 상관관계를 보인다. 이외에도 CMAP은 운동단위(motor unit) 활성화 정도를 통해 근력 수준을 유추할 수 있는 객관적 지표로 활용되고 있다.

(3) 신체기능 및 균형(Physical function & balance)

Wayne 등(2021), Nojima 등(2020), Donath 등(2015)의 연구 결과에 따르면, 전경골근(tibialis anterior)의 %MVC는 단일 하지 지지(single–leg stance)와 같은 정적 균형 과제 수행 능력과 유의미한 상관관계를 나타내며, 자세 안정성과 관련된 객관적 정보를 제공한다. 또한, 길항근 간 협응성을 정량화하는 동시수축지수(co–contraction index, CCI)는 복합적인 기능적 과제 수행 능력, 특히 이중과제 보행(dual–task walking)과 같은 고차 신체기능과의 연관성이 강조되고 있다.

이와 같은 연구 결과들은 sEMG가 단순한 근전도 신호 측정을 넘어, 근육량과 근력뿐만 아니라 균형 능력 및 기능적 수행능력을 포괄적으로 반영할 수 있는 신뢰도 높은 디지털 바이오마커로 활용될 수 있는 가능성을 입증하고 있다.

3) 표면 근전도의 임상적 장점과 제한점

웨어러블 센서를 통한 디지털 바이오마커 기반의 정량적 평가는 최근 대두되는 분산형 임상연구(decentralized clinical trial, DCT) 환경에서도 효과적으로 활용될 수 있다.

특히 최근에는 다중 주파수 전기 자극에 따른 반응성을 분석하여, 기존 진단 방식으로는 포착이 어려운 신경근 기능 저하를 감별하는 시도들이 진행되고 있으며, 이러한 분석은 인공지능 알고리즘 기반의 자동화 분석과 임상적 검증을 통해 그 실효성을 점차 확보해 가고 있다.

(1) 장점

표면 근전도는 기존의 영상의학적 진단 도구나 단순 악력 측정과는 차별화된 임상적 강점을 제공한다. sEMG는 실시간으로 특정 골격근의 활성 상태를 객관적으로 정량화할 수 있으며, 다음과 같은 고유한 장점을 가진다.

- **실시간 신경근 기능 분석**: 근수축 패턴, 근육 간 협응성, 근피로도 발생 양상 등을 객관적으로 정량화할 수 있다.
- **개별 근육 단위 평가**: 활성도가 저하되거나 보상적으로 과활성화된 특정 근육을 선택적으로 식별할 수 있다.
- **기능 기반 맞춤형 운동 처방**: 표준화된 신체기능 평가 중 sEMG 분석을 통해 개인별 중재 목표 근육을 효과적으로 설정할 수 있다.
- **정적 검사와의 상보적 활용**: 골격근량 평가(Bioelectrical Impedance Analysis, Dual-energy X-ray Absorptiometry)나 등척성 악력 측정과 병행 시 근감소증의 다차원적 평가가 가능하다.

(2) 제한점

sEMG는 다양한 임상적 가능성을 제시하지만, 표준화된 임상 적용을 위해 해결해야 할 기술적, 방법론적 제한점도 존재한다.

- **측정 프로토콜의 이질성**: 전극 부착 위치, 신호처리용 필터 주파수 대역, 근활성도 정규화 방식(MVC 기준값 설정 등)의 표준화 부족으로 인한 연구 간 직접적 비교의 어려움이 있다.
- **기술적 접근성 제한**: 고가의 측정 장비, 측정자의 기술적 숙련도 요구, 신호 해석의 복잡성으로 인해 일상적 임상 진료 환경에서의 적용에 제한이 있다.
- **근육 간 직접 비교의 어려움**: 근육의 해부학적 구조, 피하지방층 두께, 표면 면적 등의 차이로 인해 동일한 신호값의 해석이 근육 간에 상이할 수 있으며 적절한 보정이 필요하다.

이러한 제한점을 극복하기 위해, Surface ElectroMyoGraphy for the Non-Invasive Assessment of Muscles (SENIAM)이나 International Society of Electrophysiology and Kinesiology (ISEK)와 같은 국제 학술단체에서 제시하는 표준화된 sEMG 측정 프로토콜의 임상적 보급과 적용이 요구된다.

4) 향후 연구 방향

표면 근전도는 향후 다양한 첨단 기술과의 융합을 통해 근감소증 진단의 정확도와 임상적 효용성을 더욱 향상시킬 수 있는 잠재력을 지니고 있다.

- **웨어러블 sEMG 장치 개발**: 일상생활 환경에서 착용 가능하고 신호 해석이 자동화된 소형 웨어러블 기기의 개발 및 보급을 통한 접근성 향상이 기대된다.
- **인공지능 기반 분석 시스템: 기계학습**(machine learning) 및 심층학습(deep learning) 알고리즘을 활용한 자동화된 신호 해석, 근감소증 진단 및 중재 효과 예측 모델 구축이 가능할 것

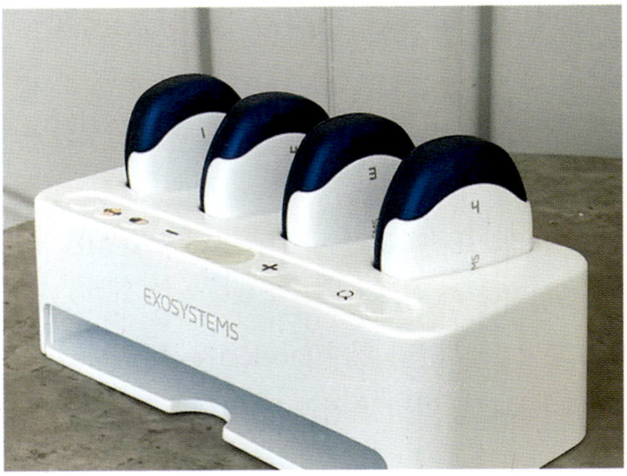

그림 15-14 유발근전도 신호를 분석하는 AI 기술 적용된 웨어러블 표면근전도센서

이다. 기계학습 및 심층학습을 활용하여 유발 근전도 신호로부터 근기능을 정량화하고 이를 시각화하는 소프트웨어 도구들은 실제 임상에서 점차 활용되고 있으며, 신경근 기반의 근육 관련 질병의 조기 예측에도 기여할 수 있을 것으로 기대된다(그림 15-14).

- **다중 센서 융합 진단 체계**: sEMG와 관성측정장치(IMU), 자세추정기술(OpenPose), 영상의학적 데이터를 통합한 다중모달리티(multi-modality) 정밀 진단 시스템의 개발이 추진될 것이다.
- **디지털 표현형 정립**: sEMG 데이터를 기반으로 한 근감소증의 디지털 표현형(digital phenotype) 정량화 모델을 구축함으로써 객관적 진단 기준 확립에 기여할 것이다.

이러한 기술적 진보와 연구 발전은 향후 sEMG를 정밀의학(precision medicine) 패러다임에 부합하는 근감소증의 객관적 진단과 맞춤형 운동 중재 계획 수립에 필수적인 임상 도구로 확립시킬 것으로 전망된다.

7 근감소증 평가를 위한 복합 스코어링 시스템

1) 복합 스코어링 시스템의 임상적 필요성

근감소증은 골격근량 감소, 근력 저하, 신체기능 감퇴를 특징으로 하는 다차원적 노인성 증후군으로, 단일 평가 지표만으로는 근감소증의 병태생리학적 중증도와 임상적 이질성을 충분히 반영하기 어렵다. 기존의 진단적 접근법은 골격근량(DXA, BIA), 근력(악력), 신체수행능력(보행속도, SPPB) 등 개별 매개변수를 중심으로 하지만, 이러한 단편적 접근은 근감소증의 복합적 병태생리학적 특성과 개인 간 변이를 포괄적으로 평가하는 데 제한적이다.

복합 스코어링 시스템은 다양한 디지털 바이오마커를 통합하여 근감소증의 중증도를 객관적으로 정량화하고, 환자 맞춤형 치료 전략을 수립하는 데 과학적 근거를 제공할 수 있다. 특히, 웨어러블 디바이스, 3차원 동작분석 시스템, 영상의학적 바이오마커 등에서 획득된 다중 모달리티(multi-modality) 데이터를 통합적으로 분석함으로써 근감소증의 조기 선별검사와 정밀한 예후 예측이 가능해질 것으로 기대된다.

2) 복합 스코어링 시스템의 구성 요소

(1) 근육량 평가 지표

- **전산화단층촬영 및 자기공명영상**: CT는 요추 제3번(L3) 수준에서 측정한 전체 복부근육 단면적(total abdominal muscle area, TAMA)과 근육 감쇠계수(muscle attenuation)를 통해 골격근량과 지방 침윤을 정량적으로 평가한다. MRI는 Dixon 기법을 활용하여 근육 내 지방 분율(fat fraction)을 정밀하게 정량화하며, 골격근의 질적 변화를 평가하는 데 높은 진단적 가치를 제공한다.
- **초음파 영상기법**: 대퇴사두근(quadriceps femoris) 두께와 에코발생도(echo intensity)를 측정하여 골격근량과 근육 내 지방 침윤을 평가한다. 초음파는 휴대성과 경제성이 우수하나, 검사자 간 변동성(inter-examiner variability)이 높아 표준화된 측정 프로토콜의 적용이 필수적이다.

(2) 근력 평가 지표

- **등척성 악력 측정**: 디지털 악력계(digital handgrip dynamometer)를 통해 상지 근력을 객관적으로 정량화한다. 최근에는 스마트 그립(smart grip) 기술을 활용하여 악력의 절대값뿐만 아니라 힘 발생 속도(rate of force development), 지속시간(endurance time) 등 다차원적 근력 변수를 실시간으로 모니터링할 수 있다.
- **하지 근력 및 표면근전도 활용**: 앉았다 일어서기(sit-to-stand) 검사를 통해 하지 근력을 평가하며, 표면근전도(sEMG)를 병행하여 대퇴사두근, 슬굴곡근, 비복근 등 목표 근육의 활성도(muscle activation)와 수축 패턴(contraction pattern)을 객관적으로 분석함으로써 근력 저하의 신경근 기전(neuromuscular mechanism)을 보다 정밀하게 규명할 수 있다.

(3) 신체기능 평가 지표

- **보행 분석**: 스마트 인솔, 관성측정장치(IMU), 그리고 표면근전도(sEMG)를 통합적으로 활용하여 보행 속도, 보폭, 보행 대칭성, 압력 중심점(center of pressure) 궤적, 근육 협응성(muscle coordination) 등 다차원적 보행 변수를 분석한다. 보행 속도는 근감소증의 대표적인 기능적 지표로, 4미터 보행 검사에서 0.8 m/s 미만인 경우 근감소증을 시사하는 중요한 임상적 지표로 활용된다.
- **균형 능력**: 한발 서기(one–leg standing) 검사를 통해 정적 균형 능력을 평가하며, 자세 추정 기술과 표면근전도를 병행하여 골반 및 체간의 동요(sway) 패턴과 자세 안정성 유지를 위한 근활성 조절 능력을 정량적으로 분석할 수 있다.

(4) 신체활동 및 에너지 대사 평가

- **웨어러블 디바이스**: 스마트워치와 피트니스 트래커를 통해 일일 보행 수, 중강도 신체활동(moderate–to–vigorous physical activity, MVPA) 시간, 좌식 행동(sedentary behavior) 시간, 추정 에너지 소비량 등을 객관적으로 모니터링한다. 신체활동 수준의 감소는 근감소증의 주요 병태생리학적 위험인자로, 웨어러블 기기를 통해 획득된 종단적 데이터는 근감소증의 조기 발견과 예방적 중재에 중요한 임상적 정보를 제공한다.

3) 복합 스코어링 시스템의 임상적 적용 사례

(1) EWGSOP 진단 알고리즘

European Working Group on Sarcopenia in Older People (EWGSOP)에서는 근력, 골격근량, 신체수행능력을 통합적으로 평가하는 단계적 진단 알고리즘을 제시하였다. 근력 저하(악력 또는 앉았다 일어서기 검사), 골격근량 감소(DXA 또는 BIA), 신체수행능력 저하(보행 속도 또는 SPPB) 중 두 가지 이상의 기준을 충족할 경우 근감소증으로 진단하며, 세 가지 기준을 모두 충족할 경우 중증 근감소증(severe sarcopenia)으로 분류한다(그림 15–15).

(2) 인공지능 기반 스코어링 시스템

- Kim 등(2023): 스마트 인솔과 자세 추정 기술로 측정한 다차원적 보행 변수를 기반으로 기계학습 모델(random forest, support vector machine, artificial neural network)을 구축하여 근감소증 환자와 정상 대조군을 높은 진단적 정확도로 구별하는 분류 알고리즘을 개발하였다. 특히 고관절과 족관절의 관절 운동학적 변수(joint kinematics)와 운동역학적 변수(kinetics)가 근감소증 예측에 높은 기여도를 나타내는 것으로 확인되었다.

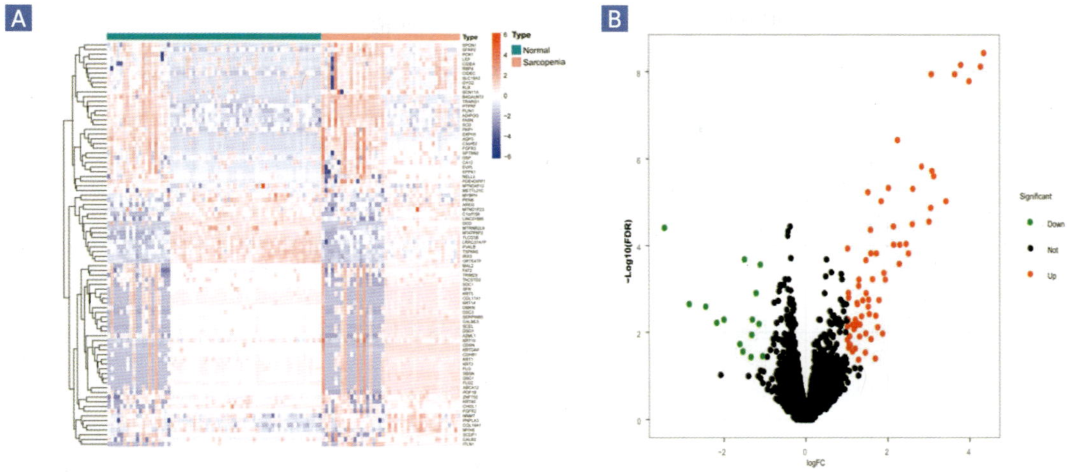

그림 15-15 **근감소증 대상자의 유전자 발현 기반 디지털 표현형 분류 예시**

- Ang 등(2021): 인공지능 기반 골격 추적(skeletal tracking) 기술을 활용하여 앉았다 일어서기, 한발 서기 등 다섯 가지 신체수행능력 검사를 자동으로 정량화하고, 이를 통합적으로 분석하여 노쇠–근감소증 증후군(frailty–sarcopenia syndrome)을 평가하는 복합 지표를 개발하였다.

(3) My–AHA 통합 플랫폼

Farinacci 등(2021)은 웨어러블 센서, 모바일 애플리케이션, 클라우드 기반 웹 플랫폼으로 구성된 'My Active and Healthy Aging(My–AHA)' 시스템을 개발하였다. 이 통합 플랫폼은 신체활동

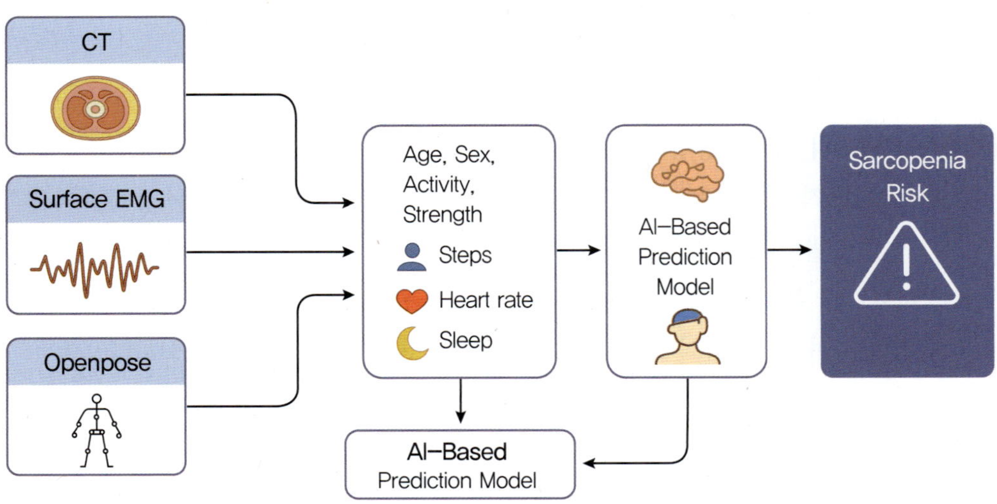

그림 15-16 **디지털 바이오마커 기반 근감소증 위험 예측 통합 분석 모델**

패턴, 근력, 보행 및 균형 능력, 영양 상태 등 다차원적 건강 지표를 종합적으로 평가하여 My-AHA 종합 점수를 산출하며, 지역사회 기반의 대규모 근감소증 선별검사와 맞춤형 중재 프로그램 설계에 활용될 수 있다(그림 15-16).

4) 복합 스코어링 시스템의 임상적 장점과 제한점

(1) 장점

- **다차원적 평가**: 골격근량, 근력, 신체수행능력을 통합적으로 평가함으로써 근감소증의 복합적 병태생리학적 특성을 포괄적으로 반영한다.
- **조기 진단 가능성**: 다양한 디지털 바이오마커를 활용하여 근감소증의 초기 병태생리학적 변화를 민감하게 감지할 수 있다.
- **맞춤형 중재 전략**: 환자별 복합 스코어와 세부 요소별 점수를 기반으로 개인화된 치료 계획 수립이 가능하다.

(2) 제한점

- **방법론적 표준화 결여**: 다양한 디지털 바이오마커 간 데이터 통합 방법론과 가중치 설정의 표준화가 미비하다.
- **기술적 신뢰성 검증 필요**: 웨어러블 기기와 동작분석 시스템의 측정-재측정 신뢰도(test-retest reliability)와 타당도(validity) 검증이 필요하다.
- **임상적 접근성 제한**: 고가의 측정 장비와 전문적 기술 인프라가 요구되는 경우 일상적 임상 진료 환경에서의 접근성이 제한될 수 있다.

5) 향후 연구 방향

- **다중 모달리티 데이터 통합**: 전산화단층촬영, 자기공명영상, 초음파, 표면근전도, 웨어러블 디바이스, 동작분석 시스템에서 획득된 이질적 데이터를 통합하여 근감소증의 다차원적 평가 모델을 개발한다.
- **인공지능 기반 분석 고도화**: 기계학습(machine learning) 및 심층학습(deep learning) 알고리즘을 활용하여 근감소증의 조기 예측 모델과 중증도 평가 시스템을 정교화한다.
- **원격의료 플랫폼 구축**: 스마트폰 및 클라우드 기반 헬스케어 플랫폼을 활용하여 근감소증 환자의 원격 모니터링 및 맞춤형 중재 시스템을 개발한다.
- **표준화된 측정 프로토콜 개발**: 다양한 디지털 바이오마커의 측정 및 분석 기준을 확립하고,

국내외 임상 진료지침과의 정합성을 향상시킨다.

6) 결론

근감소증(sarcopenia)은 급속한 고령화 사회에서 노인 인구의 건강 상태와 삶의 질을 위협하는 주요 노인성 증후군으로, 골격근량 감소, 근력 저하, 신체수행능력 감퇴를 특징으로 한다. 이는 낙상, 병적 골절, 일상생활 수행능력 장애, 심혈관계 이환율 증가, 전체 사망률 상승과 같은 심각한 공중보건학적 결과를 초래할 수 있어 조기 감별진단과 효과적인 다학제적 관리가 필수적이다. 그러나 근감소증은 병태생리학적으로 복합적이고 임상적 이질성이 높은 특성을 가지므로, 이를 정확히 평가하고 효과적으로 관리하기 위한 혁신적 접근법이 요구되고 있다.

최근 디지털 헬스케어 기술의 급속한 발전은 근감소증의 진단적 평가와 종단적 모니터링에 패러다임적 변화를 가져오고 있다. 전산화단층촬영, 자기공명영상, 초음파와 같은 영상의학적 바이오마커는 골격근의 용적과 질적 특성을 고해상도로 정량화할 수 있는 정밀 진단 도구로 확립되고 있으며, 웨어러블 센서 시스템과 3차원 동작분석 기술은 실생활 환경에서의 신체활동 패턴과 기능적 변화를 연속적으로 모니터링할 수 있는 혁신적 가능성을 제시하고 있다. 특히 스마트 인솔, 스마트워치, 자세 추정 기술, 그리고 표면근전도(sEMG)는 근감소증의 조기 선별검사와 중재 효과의 객관적 평가에 있어 중요한 임상적 역할을 담당하고 있다.

그러나 현재까지 개발된 개별 디지털 바이오마커들은 근감소증의 특정 병태생리학적 측면만을 반영하는 경향이 있어, 질환의 다차원적 복잡성을 포괄적으로 평가하기에는 본질적 한계가 존재한다. 이에 따라 다양한 디지털 바이오마커를 통합적으로 분석하여 근감소증의 중증도를 객관적으로 정량화하고, 환자 맞춤형 치료 전략을 수립할 수 있는 복합 스코어링 시스템 개발이 중요한 연구 과제로 대두되고 있다. 예컨대, 전산화단층촬영과 자기공명영상에서 획득된 골격근량 및 지방 침윤 데이터, 웨어러블 센서를 통해 측정된 신체활동 패턴 및 보행 역학 데이터, 동작분석 시스템에서 도출된 관절 운동학적 변수 및 균형 능력 데이터, 그리고 표면근전도로 정량화된 근활성도 및 신경근 협응성 데이터를 통합함으로써 근감소증의 다면적 평가가 가능해질 것이다.

향후 연구는 이러한 다중 모달리티 데이터를 기반으로 인공지능(artificial intelligence) 기술을 활용하여 근감소증의 조기 예측 및 중증도 계층화를 위한 정교한 알고리즘을 개발하는 방향으로 진행되어야 한다. 특히 기계학습(machine learning) 및 심층학습(deep learning) 알고리즘을 통해 다차원 데이터를 통합 분석함으로써 근감소증의 디지털 표현형(digital phenotype)을 규명하고, 이를 통해 고위험군을 전임상 단계에서 선별하며, 개인화된 예방 및 중재 전략을 수립할 수 있을 것이다. 이러한 정밀의학(precision medicine) 접근법은 근감소증의 예방-진단-치료-관리를 아우르는 통합적 헬스케어 체계를 구축하는 데 중요한 기여를 할 것이다.

또한, 디지털 바이오마커의 임상적 활용도를 제고하기 위해서는 데이터의 표준화와 상호운용성(interoperability)을 확보하는 것이 필수적이다. 다양한 디지털 플랫폼과 측정 시스템에서 수집된 이질적 데이터를 통합하고, 이를 신뢰도 높은 방식으로 분석하기 위해서는 국제적 표준화 지침과 윤리적 데이터 거버넌스 체계가 마련되어야 한다. 더불어, 이러한 최신 기술을 실제 임상 진료 현장과 지역사회 기반 건강 관리 체계에 효과적으로 접목하기 위해서는 의료 전문가, 생명의학 연구자, 환자와 보호자, 의료기기 산업계, 보건의료 정책입안자 간의 긴밀한 협력과 소통이 필수적이다.

결론적으로, 디지털 헬스케어 기술은 근감소증의 조기 선별검사, 예방적 중재, 치료 효과의 객관적 평가에 있어 혁신적 가능성을 제시하고 있다. 전산화단층촬영, 자기공명영상, 초음파와 같은 전통적 영상의학적 바이오마커의 한계를 보완하고, 웨어러블 센서 시스템, 3차원 동작분석 기술, 표면근전도 등에서 수집된 다중 모달리티 데이터를 인공지능 알고리즘으로 통합 분석함으로써 근감소증의 복합적 병태생리학적 기전에 대한 이해를 심화하고, 개인 맞춤형 예방 및 치료 전략을 수립할 수 있을 것이다. 이러한 디지털 혁신은 근감소증 극복을 위한 중요한 패러다임 전환점이 될 것이며, 급속한 고령화 사회에서 노인 인구의 건강 수명 연장과 삶의 질 향상에 지대한 공헌을 할 것으로 전망된다.

▶ 참고 문헌

1. Ahn, H., et al. (2021). Updated systematic review and meta–analysis on diagnostic issues and the prognostic impact of myosteatosis. Ageing Research Reviews, 70, 101398.
2. Alcazar, J., et al. (2020). Relation between leg extension power and 30–s sit–to–stand muscle power in older adults: validation and translation to functional performance. Scientific Reports, 10(1), 16337.
3. Amini, B., et al. (2019). Approaches to Assessment of Muscle Mass and Myosteatosis on Computed Tomography. The Journals of Gerontology. Series A, Biological Sciences and Medical Sciences, 74(10), 1671–1678.
4. Barrett, M., et al. (2018). AIR Louisville: Addressing asthma with technology, crowdsourcing, cross–sector collaboration, and policy. Health Affairs, 37(3), 525–534.
5. Baum, T., et al. (2016). Association of Quadriceps Muscle Fat With Isometric Strength Measurements in Healthy Males Using Chemical Shift Encoding–Based Water–Fat Magnetic Resonance Imaging. Journal of Computer Assisted Tomography, 40(3), 447–451.
6. Brickwood, K. J., et al. (2019). Consumer–Based Wearable Activity Trackers Increase Physical Activity Participation: Systematic Review and Meta–Analysis. JMIR mHealth and uHealth, 7(4), e11819.

7. Burakiewicz, J., et al. (2017). Quantifying fat replacement of muscle by quantitative MRI in muscular dystrophy. Journal of Neurology, 264(10), 2053–2067.
8. Caldas, R., et al. (2017). A systematic review of gait analysis methods based on inertial sensors and adaptive algorithms. Gait & Posture, 57, 204–210.
9. Coravos, A., Khozin, S., & Mandl, K. D. (2019). Developing and adopting safe and effective digital biomarkers to improve patient outcomes. NPJ Digital Medicine, 2, 14.
10. Correa–de–Araujo, R., et al. (2020). Myosteatosis in the Context of Skeletal Muscle Function Deficit. Frontiers in Physiology, 11, 963.
11. Cruz–Jentoft, A. J., et al. (2019). Sarcopenia: revised European consensus on definition and diagnosis. Age and Ageing, 48(1), 16–31.
12. Curcio, F., et al. (2020). Physical activity and sarcopenia in older people: Position paper of the Italian Society of Orthopedics and Medicine (OrtoMed). Clinical Interventions in Aging, 15, 1683–1689.
13. Denton, N., et al. (2021). How do clinical measures of gait compare to 3D motion capture in people with knee osteoarthritis? Osteoarthritis and Cartilage Open, 3(1), 100152.
14. Farinacci, M., et al. (2021). My Active and Healthy Aging (My–AHA): An ICT platform preventing frailty, managing frailty and promoting active and healthy aging. Frontiers in Nutrition, 8, 733081.
15. FDA–NIH Biomarker Working Group. BEST (Biomarkers, EndpointS, and Other Tools) Resource. FDA–NIH Biomarker Working Group, 2016.
16. Grimm, A., et al. (2018). Repeatability of Dixon magnetic resonance imaging and magnetic resonance spectroscopy for quantitative muscle fat assessments in the thigh. Journal of Cachexia, Sarcopenia and Muscle, 9(6), 1093–1100.
17. Gueugneau, M., et al. (2020). Locomotion Characteristics of Older Adults and Their Contribution to Functional Performance: A Systematic Review. Journal of Aging and Physical Activity, 29(2), 244–261.
18. Jeong, J. H., et al. (2021). Association between Walking Characteristics Obtained from Smart Insoles and Depressive Symptoms in Community–Dwelling Older Adults: Pilot Study. JMIR Aging, 4(2), e25879.
19. Kim, S., et al. (2023). Sarcopenia classification model for musculoskeletal patients using smart insole and artificial intelligence gait analysis. Journal of Cachexia, Sarcopenia and Muscle.
20. Lang, T., et al. (2010). Computed tomographic measurements of thigh muscle cross–sectional area and attenuation coefficient predict hip fracture. Journal of Bone and Mineral Research, 25(3), 513–519.
21. Lenchik, L., et al. (2018). Opportunistic Measurement of Skeletal Muscle Size and Muscle Attenuation on Computed Tomography Predicts 1–Year Mortality. The Journals of Gerontology. Series A, Biological Sciences and Medical Sciences, 74(7), 1063–1069.
22. Mahadevan, N., et al. (2020). Development of digital biomarkers for resting tremor and bradykinesia using a wrist–worn wearable device. NPJ Digital Medicine, 3, 5.
23. Medrano, J. M., et al. (2022). Improving Fall Risk Classification in Parkinson's Disease Using Smart

Insoles and Recurrent Neural Networks. Sensors, 22(6), 2235.

24. Mourtzakis, M., et al. (2008). A practical and precise approach to quantification of body composition in cancer patients using computed tomography images acquired during routine care. Applied Physiology, Nutrition, and Metabolism, 33(5), 997–1006.
25. Nijholt, W., et al. (2017). The reliability and validity of ultrasound to quantify muscles in older adults: a systematic review. Journal of Cachexia, Sarcopenia and Muscle, 8(5), 702–712.
26. Orgiu, S., et al. (2016). Automatic muscle and fat segmentation in the thigh from T1–Weighted MRI. Journal of Magnetic Resonance Imaging, 43(3), 601–610.
27. Perez, M. V., et al. (2019). Large–scale assessment of a smartwatch to identify atrial fibrillation. New England Journal of Medicine, 381(20), 1909–1917.
28. Rainey–Smith, S. R., et al. (2022). The SWIFt study: A remote, non–contact assessment of physical and cognitive function. Contemporary Clinical Trials, 117, 106769.
29. Schrack, J. A., et al. (2020). Active–to–Sedentary Behavior Transitions, Fatigability, and Physical Functioning in Older Adults. The Journals of Gerontology. Series A, Biological Sciences and Medical Sciences, 75(3), 560–567.
30. Schwenk, M., et al. (2015). Wearable sensor–based in–home assessment of gait, balance, and physical activity for discrimination of frailty status. Gerontology, 61(3), 258–267.
31. Shachar, S. S., et al. (2016). Prognostic value of sarcopenia in adults with solid tumours: A meta–analysis and systematic review. European Journal of Cancer, 57, 58–67.
32. Su, Y., et al. (2021). Automatic Evaluation of Skeletal Muscle Atrophy Based on Deep Learning. Frontiers in Physiology, 12, 610253.
33. Tang, Q., et al. (2020). Prevalence of Sarcopenia and Its Association with Gait Speed Among Elderly Inpatients in Rehabilitation Wards. Frontiers in Medicine, 7, 594248.
34. Ticinesi, A., et al. (2017). Muscle Ultrasound and Sarcopenia in Older Individuals: A Clinical Perspective. Journal of the American Medical Directors Association, 18(4), 290–300.
35. U.S. Food and Drug Administration. Patient–Focused Drug Development: Collecting Comprehensive and Representative Input. Final guidance document. 2020.
36. van den Brink, W., et al. (2020). Digital resilience biomarkers for personalized health maintenance and disease prevention. Frontiers in Digital Health, 2, 614670.
37. Watanabe, Y., et al. (2018). Association between echo intensity and attenuation of skeletal muscle in young and older adults. Clinical Interventions in Aging, 13, 1871–1878.
38. Wei, S. E., et al. (2018). Convolutional Pose Machines. IEEE Conference on Computer Vision and Pattern Recognition (CVPR), 4724–4732.

PART **03**

노쇠

Frailty

CHAPTER 16

노쇠의 정의 및 진단

Definition and Diagnosis of Frailty

원장원(경희의대)

현대 의학의 발달과 건강한 건강습관의 실천 증대로 평균수명이 크게 증가하였다. 한국은 2025년에 초고령사회에 진입할 것으로 보이는데, 특히 80세 이상 노인 인구가 크게 증가하고 있다. 이러한 초고령 노인의 증가는 만성질환뿐 아니라 장애를 갖고 있는 노인도 증가함을 의미한다. 최근 평균 수명이 연장되었음에도 장애가 없이 활동이 가능한 생존기간인 건강수명은 크게 증가하고 있지 않다. 2010년부터 10년간 한국의 평균수명은 3.1세 증가한 반면, 건강수명은 2.2세 증가하는데 그쳤다. 이는 노인기에 장애를 갖고 지내는 시간은 점차 늘고 있다는 의미이다. 최근 한국 노인의 만성질환 유병률은 유지 또는 감소하고 있으며, 이는 건강습관 실천, 질병치료를 잘하고 있기 때문이다. 그렇다면 장애 상태로 지내는 기간을 줄이고 건강수명을 증가하기 위해서는 어떠한 노력이 필요할까? 그 답은 신체기능 장애를 유발하는 노쇠(frailty)의 예방, 관리라고 말할 수 있다.

기능 측면에서 건강한 상태와 장애가 발생한 상태의 중간 단계를 노쇠(허약) 단계라고 할 수 있으며 이 시기에 관리를 잘하면 노인의 장애 발현을 늦출 수 있다.

1 노쇠의 의학적 정의

노쇠의 의학적 정의는 '여러 장기들의 전반적인 기능이 극도로 저하되고 회복할 수 있는 예비기능이 부족하여 외부 스트레스(수술, 감염 등)에 의해 쉽게 기능이 급격히 나빠지고 잘 회복이 되지 않아 의존 상태로 진행하는 등 나쁜 결과로 이어지기 쉬운 상태'이다. 노쇠로 인한 나쁜 건강결과란 일상생활기능장애, 낙상 및 골절, 요양시설 입소, 병원 입원, 그리고 사망률 증가 등이다.

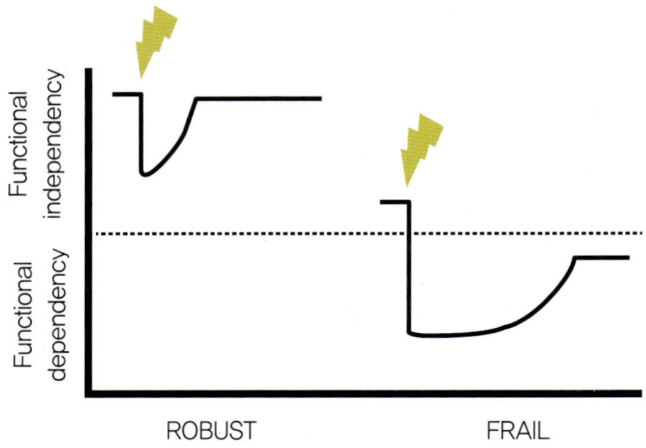

그림 16-1 **노쇠한 사람은 잔존기능이 적고 스트레스를 받았을 때 기능 저하가 급격하게 나타나며 잘 회복되지 않아 수발 도움이 필요한 상태로 남을 위험이 크다.**

저자 등이 한국노인노쇠코호트 자료를 분석한 연구결과, 노쇠한 노인은 건강한 노인에 비해 2년 뒤 일상생활에 도움이 필요한 장애가 발생할 확률이 (보정 후에도) 3~10배 증가하는 것을 알 수 있었다.

- **노쇠란?**
  1) 여러 장기의 심각한 (잔존)기능 감소
  2) 스트레스 요인(stressor)에 대한 기능감퇴에 대한 저항력도 감소되어 있음
  3) 가벼운 stressor에도 기능이 많이 감소하고 잘 회복되지 못함
  4) 장애가 발생하거나 요양이 필요한 상태로 되기 쉬운 상태

노화에 따른 신체 기능 감소는 특히, 근육과 뇌기능의 감소가 두드러지기 때문에, 노쇠한 사람은 흔히 보행이 느리고 잘 넘어지는 현상을 보이며 그 외에도 인지기능 저하로 쉽게 섬망이 발생하게 된다. 전자를 신체적 노쇠(physical frailty), 후자를 인지적 노쇠(cognitive frailty)라고 부른다. 한편, 사회적인 자원이 부족한 상태(즉, 독거, 경제적 어려움, 사회활동 감소)도 노쇠를 유발하는 중요한 요인이기 때문에 이를 사회적 노쇠라고 부르기도 한다(그림 16-1).

2008년 보건복지부에서 실시한 노인실태조사에 따르면 전체 14,478명의 노인 중 건강(robust) 42.4%, 노쇠 전단계(pre-frailty) 49.3%, 그리고 노쇠(frailty) 상태가 8.3%이었다. 노쇠는 각종 질환(예: 당뇨병)의 영향으로 발생하는 이차적 노쇠도 있지만 노쇠 환자의 약 1/3은 질환과 무관하게 발생하는 일차적 노쇠이며 노화현상도 그 원인 중 하나가 될 수 있다. 즉, 노인에서 흔히 호르몬

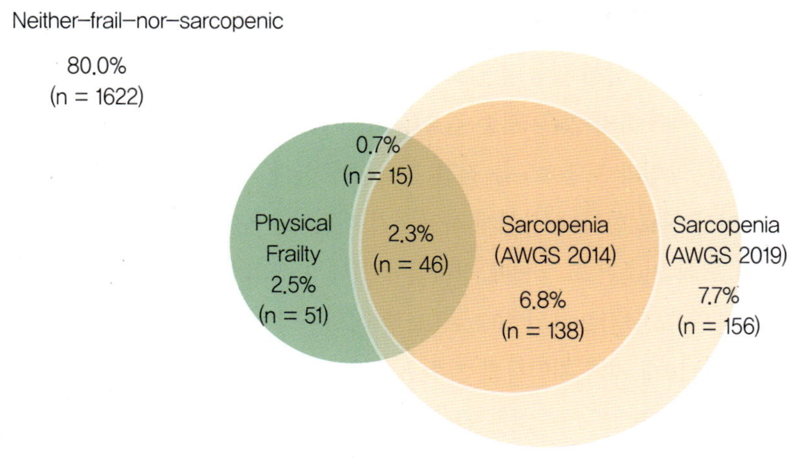

그림 16-2 한국노인노쇠코호트 자료.
노쇠한 노인 중 52.6%이 근감소증(2019년 아시아 근감소증 진단지침 기준)에 해당되었음.

변화, 위장운동 기능 저하, 구강건강 문제, 복용 중인 약물 부작용 등의 영향으로 노인성 식욕부진은 흔한 증상이다.

그 결과 영양부족 → 근육량(체중) 감소 → 근력 감소 → 보행속도 감소 → 활동량 감소로 이어지게 되며, 이 일련의 과정으로 인해 노쇠 상태가 발생하게 된다. 그런데 활동량 감소는 다시금 노인성 식욕부진을 악화시킴으로써 악순환을 유발하게 된다. 노쇠의 발생기전 중에 '근육량(체중) 감소, 근력 감소, 보행속도 감소' 부분을 보면 이는 결국 근감소증을 의미하는 것이고, 따라서 근감소증이 노쇠의 중요한 위험요인이란 것을 알 수 있다.

한국노인노쇠코호트 자료를 분석한 결과 노쇠한 사람 총 116 중 61명(52.6%)이 근감소증(2029년 아시아 근감소증 진단지침 기준)을 갖고 있었다(그림 16-2).

2 노쇠의 진단

노쇠를 진단하는 방법은 크게 기준(criteria)에 입각해 노쇠(frailty), 노쇠전단계(prefrailty), 건강(robust)로 구별하는 방법과 조사한 항목들 중 이상이 있는 항목들의 숫자가 차지하는 비율로 노쇠 정도를 나타내는 지수(index) 방법으로 나눌 수 있다. 전자는 Fried가 제안한 신체적 노쇠(Fried physical frailty) 기준이 가장 유명하며, 후자는 Rockwood가 제안한 노쇠지수(frailty index)가 가장 유명하다.

이 중 Fried의 신체적 노쇠 기준은 5가지 요소, 즉 악력 감소(weak grip strength), 보행 속도의 감소(slow walking speed), 신체 활동량 감소(low-energy expenditure), 탈진 혹은 극도의 피로감(exhaustion), 그리고 의도하지 않은 체중 감소(weight loss) 중 3가지 이상에 해당될 때로 정의한다. 그런데 이 기준은 악력과 보행속도를 직접 측정해야 하며, 신체 활동량 조사도 다소 시간이 걸린다는 단점이 있어서 진료 현장에서 쉽게 사용하기 어렵다는 단점이 있다.

Fried의 신체적 노쇠 기준은 표 16-1에 정리되어 있다. Fried의 신체적 노쇠 기준은 악력은 성별과 체질량지수 사분위 그룹별로 하위 20%로, 보행속도는 성별과 신장 상하별 하위 20%로 정의하고 있다. 한국의 전국 10개 지역 지역사회 거주 노인을 대상으로 조사한 한국노인노쇠코호트 자료를 토대로 제시한 기준은 표 16-1과 같다. 합산한 점수가 3점 이상이면 노쇠(frail), 1~2점이면 전노쇠(prefrail), 0점이면 건강(robust)하다고 평가한다. 간단한 기준을 원하는 경우 악력과 보행속도의 기준을 2019년 아시아근감소증 진단지침에 있는 대로 적용하기도 한다(악력은 남자 28 kg 미만,

표 16-1 Fried의 신체적 노쇠 기준방식을 한국 코호트 자료에 적용한 기준

<table>
<tr><th></th><th colspan="2">한국 신체적 노쇠 기준</th></tr>
<tr><td>1.체중감소</td><td colspan="2">과거 1년 동안 체중이 5% 이상 혹은 4.5 kg 이상 감소하였나요?
□ 아니오 □ 예
*예라고 답하면 1점</td></tr>
<tr><td>2.근력감소(*악력)</td><td>(남자)
BMI ≤22 … ≤25.0 kg
BMI 22.1-24 … ≤27.0 kg
BMI 24.1-26 … ≤27.8 kg
BMI >26 … ≤28.5 kg
*기준에 해당되면 1점</td><td>(여자)
BMI ≤23 … ≤16.8 kg
BMI 23.1-25 … ≤17.7 kg
BMI 25.1-27 … ≤17.8 kg
BMI >27 … ≤17.7 kg
*기준에 해당되면 1점</td></tr>
<tr><td>3.탈진</td><td colspan="2">1) 지난 1주일 동안 어르신께서는 모든 일들이 힘들게 느껴지셨습니까?
2) 지난 1주일 동안 어르신께서는 무슨 일이든지 도무지 해낼 수 없는 느낌이 들었습니까?
□ ① 잠깐 그런 생각이 들었거나 그런 생각이 들지 않았다. (하루 미만)
□ ② 가끔 그런 생각이 들었다. (1~2일 정도)
□ ③ 자주 그런 생각이 들었다. (3~4일 정도)
□ ④ 항상 그런 생각이 들었다. (5~7일 정도)
*위의 두 질문 중 하나라도 3번이나 4번으로 답할 경우 1점</td></tr>
<tr><td>4. 보행속도 저하
(4m 보통속도로 걷기)</td><td>(남자)
신장 ≤165 cm … ≤ 0.93 m/s
신장 >165 cm … ≤ 0.98 m/s
*기준에 해당되면 1점</td><td>(여자)
신장 ≤ 152 cm … ≤ 0.85 m/s
신장 > 152 cm … ≤ 0.93 m/s
*기준에 해당되면 1점</td></tr>
<tr><td>5.신체활동량 감소
(IPAQ 설문 기반)</td><td colspan="2">1주간 신체활동량(kcal)이 하위 20%에 해당
남자 < 495.65 kcal
여자 < 283.50 kcal
*기준에 해당되면 1점</td></tr>
</table>

여자는 18 kg 미만, 보행속도는 남녀 모두 1.0 m/s 미만).

Rockwood가 처음 제안한 노쇠지수(frailty index)는 70개 항목으로 구성되어 있으며 이에는 신체적인 장애나 질병뿐 아니라 인지정신적 문제, 일상생활기능 장애, 신체 진찰소견 이상, 혈액검사 결과 이상 등이 모두 포함된 포괄적인 평가도구이다. Rockwood의 frailty index는 얼마나 노쇠 상태가 심한 정도인가를 점수로 표시한다. 예를 들어, 70개 항목 중에 7개에 이상이 있다면 0.1점으로 표시하며 점수가 높을수록 노쇠의 정도가 심하다고 할 수 있다. 대개 노쇠지수가 0.25보다 크면 Fried의 신체적 노쇠에 해당할 가능성이 높다고 할 수 있다.

저자 등은 한국의 일차의료에서 사용할 수 있는 노쇠지수(the Korean frailty index for primary care)를 개발하고 타당도 조사를 보고한 바 있다. 건강보험자료를 이용한 노쇠 평가도구 개발에 대한 연구도 활발하다. 김연표 등이 우리나라 66세 생애전환기검진 자료를 이용해 개발한 노쇠 지수는 병원 입원, 자가건강상태 평가, 다약제복용, 체중감소, 우울, 요실금, 시각 혹은 청각 장애, 그리고 의자에서 일어나 3 m 걸어 돌아오기(timed up and go test)로 구성되어 있다. 4.4년 평균 추적에서 사망률, 요양시설 입소율, 고관절 골절 위험과 관련이 있는 것으로 보고하였다. 외국에서 개발된 Hospital Frailty Risk Score는 국제질병분류통계(ICD-10) 자료를 이용해 개발된 것으로 많은 연구들이 진행되고 있다.

한편, 임상에서 쉽게 적용될 수 있고 측정시간도 최소화된 노쇠 평가도구들이 개발되어 있다.

우선, FRAIL scale은 Fatigue, Resistance, Ambulation, Illness, Loss of weight의 문항으로 구성되어 있는 것으로 John Morley가 처음 제안하고 타당도 조사가 발표된 이후 많은 연구자들이 이용하고 있다. 이는 5가지 영역으로 구분되어 있고, 국내에서도 타당도 조사가 발표된 바 있다. 한국형 FRAIL 설문지는 다음과 같다.

(1) Fatigue(피로): 지난 한 달 동안 피곤하다고 느낀 적이 있습니까?
(2) Resistance(저항): 도움이 없이 혼자서 쉬지 않고 10개의 계단을 오르는데 힘이 듭니까?
(3) Ambulation(이동): 도움이 없이 300 m를 혼자서 이동하는데 힘이 듭니까?
(4) Illness(지병): 의사에게 다음 질병이 있다고 들은 적이 있습니까? (고혈압, 당뇨, 암, 만성 폐질환, 심근경색, 심부전, 협심증, 천식, 관절염, 뇌경색, 신장 질환 중 5개 이상)
(5) Loss of weight(체중 감소): 지난 1년 간 5% 이상 체중이 감소했습니까?

FRAIL 설문지는 Fried의 신체적 노쇠 진단 기준 중 신체활동량 감소 대신에 질병 여부를 넣은 것이 특징이다. 이는 노쇠 지수의 개념을 혼합한 형태로 이해할 수 있다. 한국형 FRAIL 설문지는 총점이 3점 이상이면 노쇠, 1~2점이면 노쇠 전단계, 0점이면 정상으로 판정한다.

표 16-2 Frailty Phenotype Questionnaire

항목	질문사항	점수 기준
탈진	지난 일주일간 모든 일들이 힘들게 느껴졌나요?	0=극히 드물게 혹은 가끔 1=종종 혹은 대부분
근력감소	보조기구나 타인의 도움 없이 혼자서 쉬지 않고 10개의 계단을 오르는데 힘이 듭니까?	0=아니오, 1=예
보행속도 저하	운동장 한 바퀴(400 m) 정도 걷기를 할 수 있습니까?	0=전혀 어렵지 않다 1=약간이라도 어렵다
신체활동량 감소	지난 7일간 중간 강도의 신체활동이나 격렬한 활동을 1회 이상 하였습니까? (단순 걷기는 포함하지 않음)	0=1회 이상 1=안함
체중 감소	작년 체중에 비해 1년 동안 4.5 kg 이상 감소하였습니까? (의도한 체중감량은 제외)	0=아니오 1=예

* 중간 강도 신체활동이란 빠르게 걷기, 가벼운 물건 나르기, 청소, 육아 등. 단순 걷기는 불포함
* 격렬한 신체활동이란 무거운 것을 들어 올리거나 나르는 일(20 kg 이상), 땅파기, 노동, 계단으로 물건나르기 등을 말함

저자 등이 개발한 Frailty Phenotype Questionnaire(표 16-2)는 Fried의 신체적 노쇠 진단기준을 사용하고자 하지만, 악력이나 보행속도의 측정, 신체활동량 조사 등이 어려운 상황에서 설문지로만으로도 이들 5개 항목을 대변할 수 있도록 만든 설문지이다. 설문 내용은 표 16-3과 같으며, 5가지 항목의 질문을 통해 항목당 1점씩 부여하여, 5점 만점에 3점 이상이면 노쇠를 의심할 수 있으며 1, 2점이면 노쇠 전단계(prefrailty), 그리고 0점이면 건강한 상태로 볼 수 있다. 본 설문지의 신체적 노쇠에 대한 진단의 민감도는 81.7%, 특이도는 82.5%이었다.

한국노인노쇠코호트 연구를 통해 개발한 Korean Frailty Scale은 체중감소, 건강상태, 에너지 감소, 피로, 친구와 교류, 연락할 수 있는 지인 여부의 6개 항목으로 되어있으며 2년 후 일상생활기능 저하, 낙상, 입원, 사망의 지표에서 다른 노쇠 지표들보다 예측력이 좋은 것으로 보고되었다.

표 16-3 Korean Frailty Scale

	항목	측정
Physical	Weight loss	① 4.5 kg 혹은 5% 이상의 비의도적인 체중 감소
	Health status	② 현재 본인의 건강이 어떻다고 생각하십니까?
Mental	Loss of energy	③ 요즈음 들어 활동량이나 의욕이 많이 떨어졌습니까?
	Fatigue	④ 지난 한 달 동안 피곤하다고 느낀 적이 있습니까?
Social	Social network	⑤ 자주 보고 이야기를 나누는 친구와 얼마나 자주 보거나 이야기를 나누십니까?
	Social support	⑥ 귀하가 신뢰하는 사람으로 필요할 때마다 연락할 수 있는 가까운 사람이 있습니까?

Clinical frailty scale은 Rockwood 교수가 제안한 것으로 임상의사가 특별한 추가 검사 없이 노쇠 정도를 평가할 수 있도록 픽토그램과 간단한 설명을 붙여 놓은 것으로, 쉽고 간단하게 노쇠를 선별검사 할 수 있는 방법이다. 한국형 번역과 타당도 조사가 논문으로 발표된 바 있다.

한편, 대한노인병학회가 개발한 한국형 노쇠측정도구는 전반적인 건강 상태(입원 횟수 및 주관적 건강상태), 약물사용, 영양상태(체중 감소), 감정상태(우울), 실금 여부, 보행능력, 의사소통(시청력) 장애 등의 8개 항목으로 구성되어 있으며 우리나라 국민에게 적용하기 위한 노쇠평가도구로 국내에서는 처음 개발한 노쇠 측정도구로 의의가 있으며 좋은 타당도를 보였다.

▶ 참고 문헌

1. 황환식, 권인순, 박병주, 조비룡, 윤종률, 원장원. 한국형 노쇠측정도구 개발 및 타당도 조사. J Korean Geriatr Soc 2010;14(4):191–202.
2. Apostolo J, Cooke R, Bobrowicz–Campos E, et al. Effectiveness of interventions to prevent pre-frailty and frailty progression in older adults: A systematic review.JBI Database System Rev Implement Rep 2018;16:140–232.
3. Chang Won Won, Yunhwan Lee, Seoyoon Lee, Miji Kim Development of Korean Frailty Index for Primary Care (KFI–PC) and Its Criterion Validity. Ann Geriatr Med Res. 2020;24(2):125–138
4. Dent E, Morley JE, Cruz–Jentoft AJ, Woodhouse L, Rodríguez–Mañas L, Fried LP, et al. Physical Frailty: ICFSR International Clinical Practice Guidelines for Identification and Management. J Nutr Health Aging 2019;23:771–787.
5. Fried LP, Tangen CM, Walston J, et al; Cardiovascular Health Study Collaborative Research Group. Frailty in older adults: Evidence for a phenotype. J Geritol A Biol Sci Med Sci 2001;56:M146–M156
6. Gené Huguet L, Navarro González M, Kostov B, Ortega Carmona M, Colungo Francia C, Carpallo Nieto M, et al. Pre Frail 80: Multifactorial Intervention to Prevent Progression of Pre–Frailty to Frailty in the Elderly. J Nutr Health Aging. 2018;22(10):1266–1274.
7. Gilbert T, Neuburger J, Kraindler J, Keeble E, Smith P, Ariti C, et al. Development and validation of a Hospital Frailty Risk Score focusing on older people in acute care settings using electronic hospital records: an observational study. Lancet 2018;391(10132):1775–1782.
8. Jang IY, Jung HW, Park H, Lee CK, Yu SS, Lee YS, et al. A multicomponent frailty intervention for socioeconomically vulnerable older adults: a designed–delay study.Clin Interv Aging. 2018;13:1799–1814.
9. Kim CO, Jeong Y, Park Y, Bae JS, Kwon Y, Cho M, et al. Reinforcement Effects of Social Network Intervention during Nutritional Supplementation in Frail Older Adults.Gerontology. 2021;11:1–13.
10. Kim S, Kim M, Jung HW, Won CW. Development of a Frailty Phenotype Questionnaire for Use in Screening Community–Dwelling Older Adults. J Am Med Dir Assoc 2019;28:pii: S1525–8610(19)30645–0.

11. Kim YP, Choe YR, Park JH, et al. Frailty index associated with all-cause mortality, long-term institutionalization, and hip fracture. European Geriatric Medicine 2019;10(3):403-11.
12. Ko RE, Moon SM, Kang D, Cho J, Chung CR, Lee Y, Hong YS, Lee SH, Lee JH, Suh GY. Translation and validation of the Korean version of the clinical frailty scale in older patients. BMC Geriatr. 2021;21(1):47.
13. Negm AM, Kennedy CC, Thabane L, Veroniki AA, Adachi JD, Richardson J, et al. Management of Frailty: A Systematic Review and Network Meta-analysis of Randomized Controlled Trials. J Am Med Dir Assoc. 2019 Oct;20(10):1190-1198.
14. Park Y, Choi J, Hwang H. Protein supplementation improves muscle mass and physical performance in undernourished prefrail and frail elderly subjects: a randomized, double-blind, placebo-controlled trial. Am J Clin Nutr 2018;108:1026-1033.
15. Shin HE, Kim M, Won CW. Differences in Characteristics between Older Adults Meeting Criteria for Sarcopenia and Possible Sarcopenia: From Research to Primary Care. Int J Environ Res Public Health. 2022;19(7):4312.
16. Shin J, Kim M, Choi J. Development and Validation of a multidimensional Frailty Scale for Clinical Geriatric Assessment. J Nutr Health Aging. 2021;25(7):938-943.
17. Won CW. Evaluation and management of frailty. J Korean Med Assoc 2017;60(4):314-320.

CHAPTER 17

노쇠의 예방과 치료

Prevention and Management of Frailty

이윤환(아주의대)

노쇠는 다양한 원인에 의한 근력, 지구력, 생리적 기능의 저하에 따른 취약한 상태로 정의되며, 외부의 스트레스 요인에 노출될 경우 장애 발생과 사망의 위험이 높아지는 임상 증후군이다. 노년기에는 노화와 각종 만성질환으로 인해 신체기관의 예비능이 저하되어 항상성 불균형이 일어나면서 노쇠의 발생 위험이 높아진다. 전 세계적으로 노쇠(frail)의 유병률은 65세 이상 연령층의 9.9%이며, 전노쇠(prefrail)가 44.2%를 차지한다. 우리나라 65세 이상 인구의 8.3%가 노쇠, 49.3%가 전노쇠 상태이며, 연령이 높아질수록 유병률도 증가하는 경향을 보여 85세 이상 연령군에서 노쇠가 19.9%, 전노쇠가 62.4%를 차지한다. 전 세계 62개국 50세 이상 인구를 대상으로 한 연구에서는 노쇠 유병률을 12%, 전노쇠는 46%로 보고했다. 28개국 자료를 분석한 연구에서는 노쇠 발생률(천인년당)을 43.4명, 전노쇠는 150.6명으로 보고했다. 노쇠는 낙상, 골절, 장애의 발생과 입원 및 사망의 위험을 높이며, 의료이용과 의료비 지출을 증가시킨다. 한편 노쇠를 예방할 경우 노년기 사망을 3~5%를 늦출 수 있을 것으로 추정된다. 따라서 노쇠의 예방과 관리는 노년기 건강과 삶의 질을 위해 매우 중요하다.

1 노쇠 관리를 위한 접근

노쇠상태는 크게 정상, 전노쇠, 노쇠의 단계로 나눌 수 있으며, 노쇠가 진행되면 결과적으로 노인증후군의 발생과 장애, 입원, 사망을 유발한다(그림 17-1). 예방적 접근의 관점에서 보면 노쇠의 관리는 진행 단계에 따라 정상인 기능상태를 최대한 유지하기 위한 건강증진과 유지에 해당하는

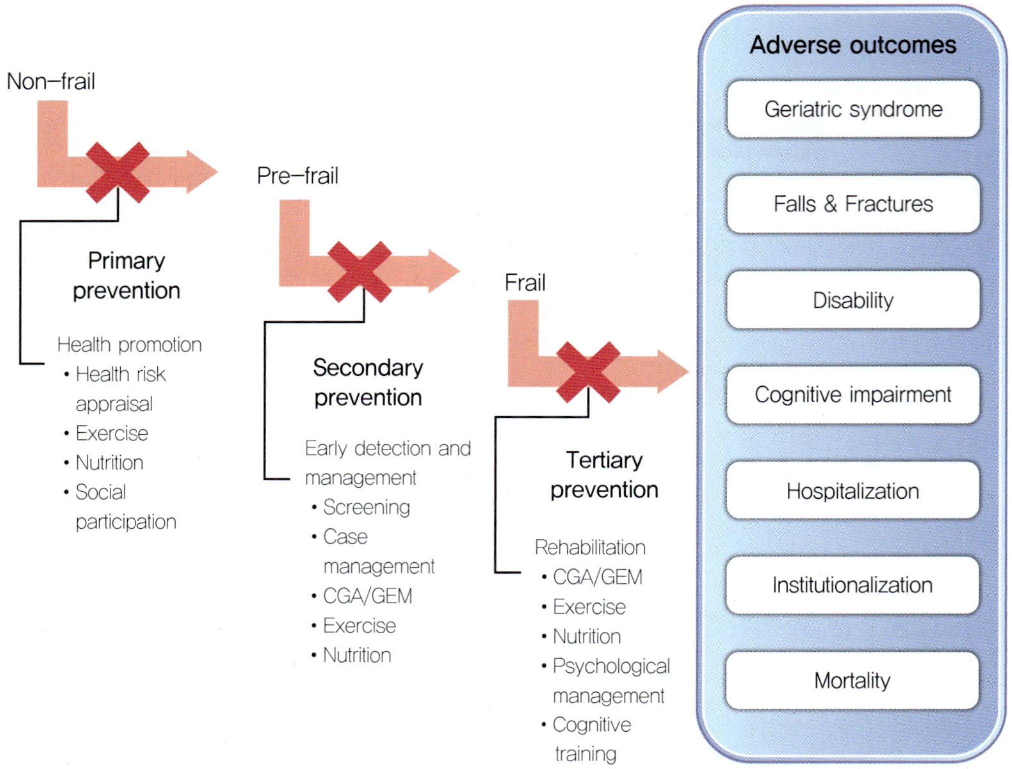

그림 17-1 노쇠의 단계와 중재

CGA: comprehensive geriatric assessment, GEM: geriatric evaluation and management

일차예방(primary prevention), 전노쇠 및 노쇠의 조기 발견과 적절한 대처에 해당하는 이차예방(secondary prevention), 그리고 노쇠 상태에 있는 노인의 기능회복과 장애와 입원, 사망으로의 진행을 최대한 지연하기 위한 삼차예방(tertiary prevention)으로 구분된다. 이 장에서는 노쇠의 단계별 예방적 접근과 함께 노쇠 관리를 위한 임상진료지침과 통합적 관리체계에 대해 살펴본다.

2 일차예방

일차예방의 목적은 건강한 노인을 대상으로 노쇠의 위험요인을 파악하고 관리하여 노쇠의 발생을 억제하거나 최대한 지연시키는 데 있다. 최근 역학 연구를 통해 노쇠의 위험요인이 점차 규명되고 있다. 노쇠의 위험요인은 인구사회학적 특성, 건강상태, 건강행태, 환경적 요인 등 매우 다양한 것으로 알려져 있는데(표 17-1), 노쇠의 예방을 위해서는 정확한 원인 파악에 따른 다각적인 접

표 17-1 노쇠의 주요 위험요인

영역	세부 영역 및 관련 요인
개인적 특성	**인구사회학적 특성** • 고령 • 여성 • 낮은 교육수준 • 낮은 소득수준 • 인종(흑인, 히스패닉)
	건강/임상 관련 특성 • 부정적 주관적 건강인식 • 일상생활수행능력/수단적 일상생활수행능력 제한 • 신체기능(보행속도, 악력, 하지 근력) 저하 • 인지장애 • 시력 장애 • 청력 장애 • 수면장애(불면증, 수면 진입/지속 어려움, 수면시간 (<6시간, >8시간), 주간 졸음, 수면호흡장애, 수면잠복기 지연) • 통증 • 다약제복용 • 낙상 경험 • 입원 경험 • 요실금 • 구강건강(무치, 저작기능/교합력 저하, 치과 보철물, 낮은 치과 이용률, 치아수[-], 교합력[-]) • 영양실조/위험 • 체질량지수(저체중, 과체중, 비만) • 복부비만 • 다중이환 • 만성질환(당뇨병, 대사증후군, 고혈압, 관절염, 뇌졸중, 심혈관질환, 만성폐쇄성폐질환, 폐질환) • 동맥경화지수 • 외로움 • 우울증/우울증상
	생활습관 및 건강행위 • 지중해식 식이[-] • 과일 및 채소 섭취[-] • 식이염증지수(Dietary Inflammatory Index) • 단백질 섭취[-] • 식사의 질[-] • 낮은 영양소 섭취(비타민 D, E, C, 엽산, 카로티노이드, α-토코페롤) • 높은 영양소 섭취(α-/β-카로틴, 비타민 D, α-토코페롤, 비타민 B6, 엽산, 비타민 C)[-] • 흡연 • 음주 • 신체활동[-] • 낮은 수준의 운동 • 좌식생활
	생물학적 지표 • 염증지표(CRP, IL-6, TNF-α, Fibrinogen) • 대사지표(Uric acid, Glucose, Total cholesterol, Triglycerides, LDL, HDL[-], Albumin[-], HbA1c) • 호르몬 지표(IGF-1, Vit D 수치[-]) • 혈액지표 (Hemoglobin[-]) • 유전 지표(Telomere length[-])
대인관계	• 결혼상태(미혼, 사별, 기혼[-]) • 독거 • 배우자의 우울증 • 학대 • 낮은 가구소득 • 유년기 좋은 생활환경[-]
지역사회	• 사회적 접촉[-] • 주거지역/동네(높은 밀집도, 낮은 사회경제적 수준) • 농촌 거주 • 낮은 사회적 지지
환경요인	• 간접흡연 • 실외공기오염(PM2.5) • 납

[-]: 노쇠와 음의 관계
출처: García-Esquinas E et al. (2017), Boucham et al. (2024)

근이 필요한 것을 알 수 있다. 그러나 아직 노쇠의 자연사(natural history)와 결정요인에 대한 이해가 부족하고, 위험요인 개선에 따른 노쇠 예방효과가 충분히 검증되지 않았다.

노쇠 일차예방의 대상은 고위험군인 고령자, 여성, 저소득층, 독거노인 등 사회적 취약계층이 된다. 대상자에게는 운동과 영양 등 생활습관의 개선과 복합 만성질환, 인지 및 정서적 문제 등에 대한 포괄적인 평가와 관리가 효과적일 것으로 보인다. 실제로 건강위험평가(Health Risk Appraisal) 도구를 이용한 노인의 종합적인 건강평가를 바탕으로 일차의료 의사의 건강증진 상담과 그룹 세션, 간호사의 가정방문이 노인의 건강행위와 예방서비스 이용 행태를 개선하는데 효과가 있었다. 노쇠의 발생을 예방하는 데는 운동이 가장 중요한 영향을 미치는 것으로 보인다. 정상 또는 전노쇠 상태 노인을 대상으로 한 임상시험에 대한 최근 메타분석 결과에 의하면 운동중재는 노쇠 발생에 예방효과를 보였으나(relative risk (RR) = 0.26, 95% confidence interval (CI): 0.08, 0.83), 단일 영양중재는 효과가 없었다(RR = 1.16, 95% CI: 0.23, 4.10). 운동과 영양 복합중재는 유의한 노쇠 예방효과를 보였다(RR = 0.30, 95% CI: 0.10, 0.87).

지역사회 단위의 노인건강증진사업의 노쇠 예방효과 보고도 있다. 일본의 군마현 쿠사츠에서는 지역사회에 거주하는 65세 이상의 노인을 대상으로 노쇠 발생 예방과 지연을 목적으로 보건사업을 실시하였다. 사업내용으로는 운동, 영양, 사회활동을 강조한 건강증진 프로그램, 포괄적 노인평가(comprehensive geriatric assessment, CGA), 노쇠 고위험군에 대한 개호예방 프로그램 제공이 포함되었다. 10년간의 사업수행 결과 대상자의 신체기능 향상, 건강수명 증가, 장기요양보험 인정률 및 보험료 감소의 효과를 보였다. 70세 연령층의 건강수명이 여성은 1.2년, 남성은 0.5년 연장된 것으로 드러났다. 이러한 연구결과는 노쇠 예방을 위해 노인 인구집단에 대한 체계적이고 종합적인 건강평가 및 관리가 중요하다는 것을 시사한다.

3 조기발견 및 대처

이차예방은 노쇠의 징후를 조기에 발견하여 대처함으로써 노쇠로의 이행을 최대한 지연 또는 억제하거나 역전시키는 것을 목적으로 하고 있다. 종단적 연구와 임상시험 결과 노쇠의 진행이 가역적이고, 특히 전노쇠인 상태가 노쇠보다 개선되는 비율이 높은 것으로 보고됨에 따라 전노쇠 단계에 있는 노인에 대한 집중적인 관리의 필요성이 대두되고 있다.

1) 노쇠 검진

이차예방을 위해서는 무엇보다 노쇠 증상과 징후의 조기발견이 중요하다. 최근 제시되고 있는 노쇠진료지침에서는 노인을 대상으로 한 노쇠 선별검사를 권고하고 있다. 영국노인의학회는 지역사회나 진료환경에서 의료인과 사회복지사가 노인에게 노쇠 선별검사를 실시할 것을 적극 권장한다. 그러나 노쇠 선별도구의 특이도가 낮고 선별검사의 비용-효과가 검증되지 않아 일반 노인 인구를 대상으로 한 집단 검진은 권장하지 않고 있다. 이탈리아의 한 지침서에서는 75세 이상 연령층을 잠재적 노쇠군으로 간주하고, 일차의료 진료 시, 전문의에게 진료를 의뢰할 때, 그리고 사회복지 및 의료서비스를 의뢰할 경우 노쇠 상태를 평가할 것을 권고하고 있다. 일본에서는 전국 단위로 개호(장기요양) 등급을 받지 않은 노인을 대상으로 생활기능에 관한 기본 체크리스트(신체기능, 생활동작, 영양, 구강건강, 기동성, 사회활동, 기억력, 우울증 등 7개 영역의 25개 항목)가 포함된 자기응답 설문지를 통해 노쇠 위험도를 파악하고 있다. 노쇠 위험군으로 판정된 대상자에게는 보건소, 지역포괄지원센터, 주민자치센터 등을 통한 운동, 영양, 사회활동 중심의 건강관리(개호예방) 프로그램을 제공해오고 있다.

노쇠의 조기발견을 위해서는 정확하면서도 간편한 선별조사도구가 있어야 한다. 현재 여러 노쇠 선별도구가 개발되어 활용되고 있다〈chapter 16. 노쇠의 진단 참조〉. 그러나 노쇠의 다양한 조작적 정의, 선별도구의 낮은 정확도, 많은 문항 수, 일부 검사항목 측정 및 수행의 어려움 등은 효과적인 노쇠 검진사업을 위해 개선되어야 할 부분이다. 나아가 지역사회와 다양한 진료환경에서의 적용 가능성, 검진을 통해 발견된 환자를 위한 효과적인 이차예방 중재 및 관리방안, 노쇠검진의 비용–효과성에 대한 근거가 마련되어야 한다.

최근에는 노쇠 선별검사를 일반 검진에 포함하자는 주장도 있다. Guo 외(2024)의 체계적 문헌고찰 연구에서는 65세 이상이거나 지난 1년에 비해 5% 이상의 의도하지 않은 체중감소를 보이는 대상자에게 노쇠 선별검사를 권장한다. 특히 수술환자 대상 평가에 노쇠 선별검사를 포함할 것과 선별검사 결과가 노쇠나 전노쇠로 판정될 경우 노인포괄평가를 통해 개인맞춤형 치료를 강조한다.

2) 전노쇠 단계의 관리

전노쇠 노인을 대상으로 중재 효과를 검증한 연구는 드물지만 일부 연구에서는 노쇠상태의 개선을 보고하였다. 노쇠의 가역성을 평가한 중재연구에 대한 체계적 문헌고찰 결과 14개의 연구 중 9개에서 운동, 운동과 영양 병행요법, 운동과 영양과 인지훈련의 복합중재, 방문재활, 포괄적 노인평가 등이 노쇠 개선에 효과가 있었다. 특히 신체활동증진과 재가방문 맞춤식 물리치료(운동과 주거환경 개선 포함) 프로그램의 효과가 매우 유의하였다. 일본 동경도의 전노쇠 노인을 대상으로 한 운동과 영양 복합 프로그램에서는 12주 동안 주 1회 균형 및 근력강화 운동과 영양교실을 통한 영양교육 및 조리실습을 실시한 결과 6개월 후 중재군의 악력과 건강관련 삶의 질 향상이 관찰되었다. 영국의 70세 이상 지역사회 전노쇠 노인을 대상으로 한 영양(선별검사 후 고위험군 관리)과 운동 훈련(유산소, 근력, 균형) 프로그램에서는 1년 후 노쇠로의 이행률이 실험군이 4.9%로 대조군의 15.3%에 비해 낮았다.

전노쇠와 노쇠 노인을 포함한 일부 임상연구에서도 노쇠상태의 호전을 보고하였다. Singapore Frailty Intervention Trial (S–FIT)에서는 전노쇠와 노쇠 노인을 대상으로 6개월간 신체운동(12주간, 90분/회, 2일/주, 8~10명의 집단운동), 영양보충제(Fortisip Multi Fibre, 철, 엽산, vitamin B6, vitamin B12, 칼슘, vitamin D로 구성된 제품 매일 섭취), 인지훈련(단기기억, 집중, 정보 처리, 사고, 문제해결 영역의 인지기능 강화 활동)을 포함한 복합중재를 실시한 결과 노쇠상태의 개선을 보였다. 전노쇠와 노쇠 노인을 대상으로 훈련된 자원봉사자가 12주간 매주 2회 가구방문을 통한 운동(대근육 근력강화 운동 6종, 2세트)과 영양(충분한 수분, 단백질, 에너지 섭취를 위한 영양상담 및 교육)의 병행요법과 사회적 지지(외출, 대화, 공통관심사 나누기 등의 지지와 인지훈련)를 실시한 오스트리아의 연구에서는 운동 및 영양 병행요법군과 사회적지지 군에서 노쇠 유병률이 각각 17%와 16% 감소하는 효과를 보였다. 대만의 한 연구에서는 전노쇠 및 노쇠 노인에 대한 6개월간의 포괄적 노인평가와 관리를 통해 노쇠상태가 개선되는 효과를 보였으나 통계적으로 유의하지는 않았다. 한편 호주의 Pre-Frailty Intervention Trial (Pre-FIT) 연구에서는 70세 이상 전노쇠군을 대상으로 노쇠로의 이행 예방을 위해 사례 관리, 운동, 영양관리 등을 포함한 다학제적, 다요인적, 개인맞춤식 중재를 실시하고 있어 그 결과가 주목된다.

4 노쇠환자의 관리

노쇠 단계에 접어든 노인을 대상으로 기능의 회복 및 유지와 노쇠의 경과에 따른 장애, 입원, 사망 등의 부정적 건강결과 방지를 목적으로 하는 치료와 재활은 삼차 예방에 해당한다. 노쇠환자에게 현재 많이 시행되고 있는 치료법으로는 운동, 영양보충제, 운동과 영양의 병행요법, 운동 및 영양과 인지훈련, 포괄적 노인평가를 포함한 복합중재가 있다.

1) 운동(신체활동)

노쇠는 총체적 에너지 대사조절 이상으로 발생하는 것으로 알려져 있다. 이로 인해 에너지 섭취 불량, 비의도적인 체중감소, 신체 탈진, 근감소증, 근력 약화, 당대사와 근육의 효율성 저하, 미토콘드리아 기능 이상 등을 보인다. 따라서 노쇠의 관리를 위해서는 에너지 생산 및 사용을 높이는 일이 시급한데, 단일 중재로서는 운동(신체활동)이 가장 효과적인 치료법이 된다. 실제 운동은 노쇠의 표현형인 근력 저하, 신체활동 저하, 이동성 저하, 운동에 대한 내성 저하를 개선하는데 도움이 된다. 특히 유산소 운동은 최대 산소 소비량을 10~15% 증가시키고, 저항성 운동은 근력을 110% 향상시키기에 유산소와 저항성 운동을 복합적으로 하는 것이 효과적이다.

현재로서는 노쇠에 대한 가장 효과적이고 실현 가능한 치료법으로 신체활동을 포함한 운동이 권장되고 있다. 지역사회 거주, 장기요양시설 입소, 병원 퇴원 노쇠 노인을 대상으로 한 임상시험에 대한 체계적 문헌고찰(1995~2007)에서 23종의 운동 프로그램(저항성 운동 9종, 타이치 2종, 복합운동 12종)이 보행, 계단 오르기, 균형 등의 신체기능 개선에 효과를 보였다. 운동시설에서 집단운동 형태로 주 3회, 1회에 45~60분을 실시한 경우 효과가 큰 것으로 드러났다. 이후 13개의 추가된 중재연구(2007~2010)를 바탕으로 한 체계적 문헌고찰에서도 운동으로 인한 근력과 보행, 균형의 향상이 관찰되었는데, 특히 중강도 이상의 복합(multicomponent) 운동이 효과가 컸다. 이 중 7개의 연구에서는 저항성, 유연성, 유산소, 기능훈련 등을 포함한 복합운동을 실시하였다. 이러한 복합운동이 점진적 근력강화 운동에 비해 기능향상의 효과가 컸다. 노쇠한 노인을 대상으로 비교적 강도가 높은 운동을 실시했음에도 손상이나 심각한 부작용은 발생하지 않았다. 이러한 결과는 운동이 노쇠 노인에게 안전하고 효과적인 치료법인 것을 시사해 주고 있지만, 연구마다 운동의 종류, 빈도, 기간, 강도, 장소, 지도의 정도 등이 다양하여 노쇠를 위한 적절한 운동에 관한 공통 지침을 제시하는 데는 한계가 있다. 또한 이러한 신체기능의 개선효과가 일상생활 기능의 향상으로 이어지는지, 개선된 기능상태가 장기적으로 지속되는지는 불확실하다. 최근 체계적 문헌고찰(2024)을 기반으로 한 연구에서는 노쇠 예방을 위해 1회에 45~60분, 1주에 2~3회, 3개월 이상의 지속적 운동을 권장했다.

운동요법은 노쇠로 인한 장애와 노쇠 자체의 유병률도 낮추는 효과가 있는 것으로 보인다. 미국에서 실시한 대규모 임상시험연구인 Lifestyle Interventions and Independence for Elders (LIFE)에서는 지역사회의 비활동적 생활습관과 장애의 위험이 높은 노쇠 노인 1,635명을 대상으로 주 2회 센터 방문을 통한 운동과 주 3~4회의 재가 운동을 실시한 실험군에서 평균 2.6년 추적기간 동안의 장애 발생률이 대조군에 비해 낮았다(30.1% 대 35.5%). 424명을 12개월간 추적 조사한 LIFE pilot (LIFE-P) 연구에서는 노쇠 유병률 또한 실험군(10.0%)이 대조군(19.1%)에 비해 현저히 낮은 결과를 보였다.

2) 영양보충제

노쇠 노인을 대상으로 한 영양보충요법의 단일 중재는 아직까지 그 효과가 불분명하다. 특히 지역사회 노쇠 노인을 대상으로 한 영양중재가 신체장애를 예방할 수 있는지에 대한 근거가 미약하다. 하지만 지역사회 노인의 절반 이상이 영양결핍을 보이고, 영양결핍이 있는 노인의 90%가 전노쇠 또는 노쇠의 고위험군인 것을 감안하여 노쇠 노인에게 영양보충요법을 권고하고 있다. 특히 영양불량상태에 있는 노인에게 단백질과 에너지 보충이 체중 증가와 사망률 감소와 같은 긍정적인 영향을 미치는 것으로 알려져 있으나, 기능상태 개선에는 큰 효과가 없는 것으로 보인다.

노쇠의 기저질환으로 알려진 근감소증 예방 차원에서 그동안 가장 많이 연구된 영양보충제는 단백질이다. 노년기에는 단백질 섭취로 인한 근육 단백질 합성 능력이 감소하는 점을 고려해 일반인 보다 많은 양의 단백질 섭취(1.0~1.2 g/kg/day)를 권장한다. 단백질 보충제(유청, 카제인, 필수아미노산), 고단백 식품(육류, 유제품) 등을 이용한 임상시험이 이루어지고 있으나, 일관된 결과를 보이고 있지는 않다. 일부 연구에서는 노쇠 노인에게 단백질 보충요법을 통한 제근육량의 증가와 신체기능의 향상을 보고했다. 서울 강북구 보건소에서는 사회경제적으로 취약한 노쇠 노인에게 12주간의 단백질 보충제(에너지 400 kcal, 단백질 25 g, 필수아미노산 9.4 g, 수분 400 ml)를 섭취하게 한 결과 신체기능, 보행속도 등에서 유의한 향상을 보였다. 한편 복합적인 영양보충요법이 효과가 있다는 보고도 있다. 노쇠 노인에게 고단백(1.5 g/kg/day) 식이를 통해 매끼 25~30 g의 단백질이 포함된 균형식, 칼슘 1000~1200 mg/day, vitamin D 800 UI/day을 섭취하도록 한 경우 근육 및 뼈 건강과 낙상 및 골절 예방에 기여하였다.

이외에도 특히 근감소증 치료와 관련해서 vitamin D, creatine, beta-hydroxy-beta-methylbutyrate (β-HMB), arginine, beta-alanine, citrulline, omega 3 fatty acids, 항산화제(carotenoids, selenium, vitamin E, vitamin C, isoflavone) 등에 대한 연구가 진행되고 있으나 노쇠의 치료효과에 대한 근거가 아직 미약하다. 한편 노인은 일반적으로 단일 영양소만을 섭취하는 것은 아니며, 식품과 식사에는 상호작용하는 다수의 영양소가 포함되어 있어 단일 영양소 보충만으로는 노쇠의 치료효과를 보기에 제한적일 수밖에 없다. 최근 들어 지중해식(과일, 채소, 생선, 저지방)과 같은 건강식이 노쇠의 위험을 낮추는 것으로 보고되면서 식이패턴 개선이 대안으로 주목받고 있다.

3) 운동과 영양보충 병행요법

단일중재로서 영양보충요법의 제한점 중 하나는 장기적인 순응도가 낮다는 점이다. 따라서 영양요법과 운동을 병행하는 것이 노쇠 예방에 더 효과적일 수 있다. 노쇠의 기저질환으로 알려진 근감소증에 운동과 영양보충을 병행한 치료법이 근육량 및 근력의 증가와 신체기능의 개선을 가져오는 것으로 연구에서 보고된 바 있다. 근감소증이 있는 75세 이상의 지역사회 여성을 대상으로 3개월간 운동(중강도의 근력강화, 균형 및 보행훈련 1시간/회, 주 2회)과 필수아미노산 보충(leucine 42%가 함유된 필수아미노산 제제 3 g을 2회/일 복용)을 병행한 경우 하지 근육량과 근력, 보행속도의 향상을 보였다. 특히 운동과 영양을 병행한 군에서 각 단일요법군에 비해 근육량과 신체기능이 둘 다 유의하게 향상되었다. 나아가 노쇠 여성을 대상으로 우유의 단백질과 지질성분으로 구성된 milk fat globule membrane (MFGM)을 매일 1 g씩 섭취하면서 운동도 병행한 복합요법군이 단일요법 군에 비해 노쇠상태의 개선효과가 더 큰 것으로 드러났다.

근육의 단백질 합성을 높이기 위해서는 운동과 영양보충의 병행요법이 효과적인데, 저항성 운동을 하고 난 뒤 혈청 단백질 40 g을 유지하는 것이 근단백질 합성을 가장 높이는 것으로 알려져 있다. 운동 후 언제쯤 필수아미노산 섭취를 하는 것이 최적인지를 보면 젊은 연령층은 운동 후 1~3시간 내 바로 근단백질 합성이 증가하여 6시간까지 지속되는데 비해 노인에서는 운동 후 3~6시간이 되어야 유의하게 증가했다.

4) 복합중재

최근 들어 노쇠 노인을 대상으로 운동과 영양보충제 병행요법에다 인지훈련, 정서상담과 같은 치료법을 더한 복합(multicomponent) 중재의 효과가 보고되고 있다. 대표적으로 호주의 Frailty Intervention Trial (FIT)에서는 70세 이상의 노쇠 노인을 대상으로 노쇠의 표현형(phenotype)에 따른 개인맞춤식 복합중재를 실시하였다. 체중감소를 보이는 대상자에게는 식사배달과 고열량 및 고단백 영양보조제를 제공하고, 탈진상태를 호소하는 경우 정신의학전문의나 임상심리사에게 의뢰하며, 근력 약화, 보행속도 저하 또는 에너지 소비량이 낮은 노인에게는 방문재활 및 운동을 실시하였다. 12개월의 추적조사 결과 중재군의 노쇠 유병률이 62%로 대조군의 76%에 비해 현저히 낮았고 SPPB (short physical performance battery)로 측정한 기동성에서도 향상을 보였다. 그러나 장애, 우울, 건강관련 삶의 질 등의 이차결과에서는 유의한 차이를 보이지 않았다. 앞서 언급한 S-FIT에서도 운동, 영양, 인지훈련으로 구성된 복합중재 결과 노쇠상태의 개선이 관찰되었으나, 낙상, 장애, 입원 등의 이차결과에는 유의한 영향이 없었다. 복합중재의 구성요소 중 특히 복합운동(저항성, 파워, 유산소)이 노쇠 개선에 가장 크게 기여하며, 복합중재가 단일중재보다 효과가 장기간 지속되는 것으로 알려져 있다.

FIT 연구에서 실시한 프로그램은 포괄적 노인평가의 사례로 간주할 수 있는데, 영국 노인의학회에서는 노쇠관리의 표준지침으로 포괄적 노인평가의 실시를 권고하고 있다. 한편 포괄적 노인평가의 효과에 대한 체계적 문헌고찰에 의하면 일반노인에 있어서는 요양시설 입소와 낙상 예방, 재가 거주, 신체기능 향상에 긍정적인 영향을 보였으나, 노쇠 노인의 경우 병원 입원의 위험만을 낮췄다. 입원 시 포괄적 노인평가 시행은 재입원의 위험과 퇴원 후 사망률을 낮춘다는 보고도 있다.

5) 약물요법

아직 노쇠 치료를 위해 개발된 효과적인 약물요법은 없다. 국제노쇠·근감소증학회(ICFSR) 가이드라인은 노쇠환자에 대한 약물중재를 권고하지 않는다. 단, 노쇠가 특정 기저질환에 의해 또는 특정 질환 치료에 따라 발생한 경우에는 약물치료가 필요하다. 노쇠환자에 있어 부적절한 약물의 중단 시 STOPP나 Beer's 기준을 적용하도록 권장하고 있다. 최근 국제질병분류(ICD) 제11판에 노화 관련 내재적 역량(intrinsic capacity)의 저하 코드인 'MG2A'가 새로 추가됨에 따라 노쇠 치료제 개발에도 진전이 있을 것으로 기대되고 있다.

5 노쇠의 임상진료지침 및 통합관리체계

1) 임상진료지침

현재까지 표준화된 노쇠 진료를 위한 영국, 캐나다, 아시아–태평양 지역 등의 여러 임상진료지침(clinical practice guideline)이 존재한다. 노쇠의 발생을 예방하기 위한 일차예방지침은 정서적(우울증상) 건강, 구강건강, 다양한/충분한 식사섭취, 금연, 만성질환관리/복용약물 평가, 사회활동, 복합운동의 7가지 수칙을 제시한다. 대한가정의학회 임상진료지침에 의하면 근거가 명백하거나 신뢰할 만한 수준인 중재로서 복용약물 평가 및 조정, 저항·유산소 및 균형 운동, 영양상태 평가 및 중재, 구강건강 평가 및 교육, 비타민 D 결핍 보충, 인지기능장애 예방 중재, 낙상 위험도 평가 및 예방 중재를 권고하고 있다. 이외에도 사회적 노쇠에 대한 평가 및 중재는 낮은 수준의 근거로 권고하는 반면, 치료 목적의 호르몬 보충 치료는 권고하지 않고 있다. 노쇠 환자에도 적용 가능한 세계보건기구의 Integrated Care for Older People (ICOPE)는 내재적 역량에 대한 선별검사를 통해 감지된 기능 문제에 따른 추가검사와 관리법을 포함한 일차의료에서의 치료 경로(care pathway)를 제시하고 있다.

특정 의료행위별 임상진료지침도 개발되고 있는데, 영국의 노쇠환자의 수술환자관리(perioperative care) 진료지침이 대표적이다. 이 지침에서는 선택 및 응급수술 의뢰, 수술 전, 입원 시 Clinical Frailty Scale (CFS)을 사용한 노쇠 상태 평가, CFS 5점 이상인 경우 수술 전 포괄적 노인평가 실시, 병원 내 수술환자를 위한 노쇠 전문 관리자와 팀 구성 등을 권고하고 있다.

2) 통합관리체계

지금까지 살펴본 개인 단위의 접근과는 달리 인구집단을 대상으로 한 지역 사회 접근이나 통합적 의료체계 구축을 통한 노쇠관리사업은 상대적으로 많지 않다. 앞서 살펴본 일본의 군마현 쿠사츠 사례가 대표적인 지역사회 노쇠관리사업으로 노쇠의 일차, 이차, 삼차예방을 포함한 공중보건학적 접근을 지향한다.

노쇠의 통합적 관리체계 구축을 위해서는 노쇠 선별검사, 외래–입원–장기요양을 포함한 전 의료 영역에서 포괄적 노인평가와 적절한 치료, 다차원적 개인맞춤식 중재, 퇴원 후 관리 및 재활 등 전환기 의료, 사전의료 및 말기치료 계획, 보조 장비 및 기술 등 갖추어야 할 요소가 많다. 대표적인 노쇠 통합관리체계인 미국의 Program of All–Inclusive Care for the Elderly (PACE)는 장기요양을 필요로 하는 노인에게 주간건강보호센터를 중심으로 필요한 일차의료·전문의료·주간보호·재택의료·입원치료·요양시설 서비스·복약지도·이동차량 지원 등 각종 서비스를 제공하여 재가 거주를 최대한 지속 가능케 한다. 캐나다의 Program of Research to Integrate Services for the Maintenance of Autonomy (PRISMA)는 공동 운영위원회에 의한 정책 결정과 자원 분배, 지역사회 서비스 간 조정(coordination)과 다학제 팀에 의한 서비스 제공을 기반으로 단일창구를 통해 노쇠로 평가 판정된 노인에게 필요한 서비스를 제공한다. 최첨단 기술을 접목한 노쇠 관리서비스도 개발되고 있는데, 유럽연합(EU)의 FrailSafe 사업에서는 신체, 인지, 행동, 심리, 사회 등 영역에 걸쳐 개인의 건강자료를 웨어러블 센서가 장착된 스마트 의류, 실내외 위치 및 동작 감지 장치, 가상 또는 증강현실을 포함한 일련의 게임(신체 동작의 조정력, 반사 신경, 의사결정능력 평가)을 통해 지속적으로 수집함으로써 구현된 가상환자모형을 토대로 노쇠 상태별 맞춤식 건강관리를 제공하고 있다.

노쇠에 특화된 일차의료도 점차 활성화되고 있다. 영국에서는 일반의 대상 전산화된 의무기록을 기반으로 전자노쇠지수(electronic Frailty Index, eFI)를 산출하여 노쇠상태 분류에 따라 정보제공, 자가관리, 포괄적 노인평가, 사례관리, 완화의료 등의 서비스를 제공하고 있다. 프랑스 남부 툴루즈의 노인노쇠클리닉(Gérontopôle)은 노쇠환자를 대상으로 장애 예방을 목표로 맞춤형 치료계획을 수립하여 이에 따른 서비스를 제공하고 있다. 한편, 노쇠의 발생 예방을 목적으로 내재적 역량을 관리하는 일차의료사업도 있다. 프랑스 남부 오시타니아 지역의 INSPIRE ICOPE-CARE 사업에서는 일차의료 현장에서 최신 디지털기기(앱과 대화형 로봇)를 이용하여 세계보건기구의 ICOPE를 통한 기능상태 선별검사에 따른 정밀검사, 개인맞춤형 치료계획 수립, 치료 및 모니터링을 실시하고 있다.

우리나라는 지역거주자를 대상으로 각종 보건복지 자원을 통합적으로 제공하기 위해 범정부 차원의 지원 하에 지역사회 통합돌봄 시범사업이 2019~2022년에 16개 지자체에서 진행되었는데, 이 중 8개 지역은 노인을 대상으로 하였다. 이 사업에서는 주거지원, 방문 건강 및 방문의료, 재가장기요양 및 돌봄, 민간-공공 협력 서비스에 대한 인프라 확충과 지역사회 기반의 서비스 연계를 위한 모델을 개발하였으며, 2023년부터는 12개 지자체의 75세 이상 노인을 대상으로 주거, 보건의료, 요양, 돌봄 서비스를 연계하여 통합적으로 제공하는 노인 의료·돌봄 통합지원 시범사업이 실시 중이다. 또한 2023년부터 기존의 장기요양 등급판정체계를 확대 개편한 의료-요양-돌봄 통합판정체계 시범사업을 실시하여 요양병원, 장기요양서비스, 노인돌봄서비스의 신청, 조사, 선정, 서비스 제공 등의 절차를 통합하여 공통의 기준으로 필요도를 판정함으로써 적절한 서비스로 연계하기 위한 노력을 기울이고 있다.

6 결론

노쇠는 노년기의 일상활동과 삶의 질을 저해하는 증후군으로 체계적이고도 종합적인 관리가 필요하다. 노쇠의 발생을 예방하기 위한 일차예방에서부터 노쇠의 조기발견과 관리를 통한 이차예방, 노쇠로 인한 장애와 입원 등의 부정적 건강결과를 막기 위한 삼차예방에 이르기까지 포괄적인 접근이 필요하다. 아직 노쇠의 예방과 치료를 위한 효과적인 중재법에 대한 근거가 미흡하나, 운동과 영양을 병행한 치료가 효과적인 것으로 보인다. 여기에 최근 들어 포괄적 노인평가와 관리, 인지훈련 등이 포함된 복합중재의 효과가 보고되고 있어 노쇠의 예방과 관리를 위해 개인맞춤식 접근이 중요함을 시사하고 있다. 최근 노쇠의 통합적 의료제공체계 구축을 위한 시범사업이 국내외에서 다양하게 시도되고 있어 귀추가 주목된다.

▶ 참고 문헌

1. 박명화, 하정철, 신임희, et al. 2008년도 노인실태조사(전국 노인생활실태 및 복지욕구조사) 기초분석 보고서. 서울: 보건복지가족부, 계명대학교 산학협력단; 2008.
2. 유효선, 권유진, 김선영, et al. 일차의료에서 활용 가능한 노쇠 임상진료지침. Korean J Fam Pract 2021;11:223–35.
3. 윤종률, 이윤환, 김미영, et al. 건강수명 연장을 위한 지역사회노인 대상 건강증진 프로그램 제공체계 개발과 모색: 한림대학교, 보건복지부; 2012.
4. 이영숙. 초고령사회 대응을 위한 노인 의료•요양•돌봄의 통합적 체계 구축의 과제. 보건복지포럼 2024;7월호:66–82.
5. 정형진. 지역사회 통합돌봄 운영현황과 모니터링 주요 결과. In: 보건복지부, ed. 보건복지부–지방자치단체–국민건강보험공단이 함께 하는 지역사회 통합돌봄 선도사업 운영성과 공유 심포지엄. 원주: 보건복지부, 국민건강보험공단; 2020:23–47.
6. Aguirre LE, Villareal DT. Physical exercise as therapy for frailty. In: Fielding RA, Sieber C, Vellas B, eds. Frailty: pathophysiology, phenotype and patient care. Basel, Switzerland: Karger; 2015:83–92.
7. Artaza–Artabe I, Sáez–López P, Sánchez–Hernández N, et al. The relationship between nutrition and frailty: effects of protein intake, nutritional supplementation, vitamin D and exercise on muscle metabolism in the elderly. A systematic review. Maturitas 2016;93:89–99.
8. Beswick AD, Rees K, Dieppe P, et al. Complex interventions to improve physical function and maintain independent living in elderly people: a systematic review and meta–analysis. Lancet 2008;371:725–35.
9. Bock JO, Konig HH, Brenner H, et al. Associations of frailty with health care costs––results of the ESTHER cohort study. BMC Health Serv Res 2016;16:128.

10. Boucham M, Salhi A, El Hajji N, et al. Factors associated with frailty in older people: an umbrella review. BMC Geriatr 2024;24:737.
11. British Geriatrics Society. Fit for Frailty – consensus best practice guidance for the care of older people living in community and outpatient settings. London, UK: British Geriatrics Society; 2014.
12. British Geriatrics Society. Joining the Dots: A blueprint for preventing and managing frailty in older people. London, UK2023.
13. Cameron I, Fairhall N, Langron C, et al. A multifactorial interdisciplinary intervention reduces frailty in older people: randomized trial. BMC Med 2013;11:65.
14. Centre for Perioperative Care. Guideline for Perioperative Care for People Living with Frailty Undergoing Elective and Emergency Surgery. London, UK2021.
15. Cesari M, Vellas B, Hsu F–C, et al. A physical activity intervention to treat the frailty syndrome in older persons – results from the LIFE–P study. J Gerontol A Biol Sci Med Sci 2015;70:216–22.
16. Chin A Paw MJ, van Uffelen JG, Riphagen I, et al. The functional effects of physical exercise training in frail older people : a systematic review. Sports Med 2008;38:781–93.
17. Clegg A, Bates C, Young J, et al. Development and validation of an electronic frailty index using routine primary care electronic health record data. Age Ageing 2016;45:353–60.
18. Collard RM, Boter H, Schoevers RA, et al. Prevalence of frailty in community–dwelling older persons: a systematic review. J Am Geriatr Soc 2012;60:1487–92.
19. Daniels R, van Rossum E, de Witte L, et al. Interventions to prevent disability in frail community-dwelling elderly: a systematic review. BMC Health Serv Res 2008;8:278.
20. Dapp U, Anders JAM, von Renteln–Kruse W, et al. A randomized trial of effects of health risk appraisal combined with group sessions or home visits on preventive behaviors in older adults. J Gerontol A Biol Sci Med Sci 2011;66A:591–8.
21. Dedeyne L, Deschodt M, Verschueren S, et al. Effects of multi–domain interventions in (pre)frail elderly on frailty, functional, and cognitive status: a systematic review. Clin Interv Aging 2017;12:873–96.
22. Denison HJ, Cooper C, Sayer AA, et al. Prevention and optimal management of sarcopenia: a review of combined exercise and nutrition interventions to improve muscle outcomes in older people. Clin Interv Aging 2015;10:859–69.
23. Dent E, Martin FC, Bergman H, et al. Management of frailty: opportunities, challenges, and future directions. Lancet 2019;394:1376–86.
24. Dent E, Morley JE, Cruz–Jentoft AJ, et al. Physical frailty: ICFSR international clinical practice guidelines for identification and management. J Nutr Health Aging 2019;23:771–87.
25. Eidam A, Durga J, Bauer JM, et al. Interventions to prevent the onset of frailty in adults aged 60 and older (PRAE–Frail): a systematic review and network meta–analysis. Eur Geriatr Med 2024.
26. Ensrud KE, Ewing SK, Taylor BC, et al. Frailty and risk of falls, fracture, and mortality in older women: the Study of Osteoporotic Fractures. J Gerontol A Biol Sci Med Sci 2007;62:744–51.
27. Espinoza SE, Jung I, Hazuda H. Frailty transitions in the San Antonio Longitudinal Study of

Aging. J Am Geriatr Soc 2012;60:652–60.

28. EU. FrailSafe. Available from: https://frailsafe-project.eu/ [Accessed on October 8, 2024].
29. Fairhall N, Kurrle SE, Sherrington C, et al. Effectiveness of a multifactorial intervention on preventing development of frailty in pre-frail older people: study protocol for a randomised controlled trial. BMJ Open 2015;5.
30. Fried LP, Tangen CM, Walston J, et al. Frailty in older adults: evidence for a phenotype. J Gerontol A Biol Sci Med Sci 2001;56:M146–56.
31. Fried LP. Interventions for human frailty: physical activity as a model. In: Olshansky SJ, Martin GM, Kirkland JL, eds. Aging: the longevity dividend. Cold Spring Harbor, New York: Cold Spring Harbor Laboratory Press; 2016:135–48.
32. García-Esquinas E, Rodríguez-Artalejo F. Environmental pollutants, limitations in physical functioning, and frailty in older adults. Curr Environ Health Rep 2017;4:12–20.
33. Gill TM, Gahbauer EA, Allore HG, et al. Transitions between frailty states among community-living older persons. Arch Intern Med 2006;166:418–23.
34. Goisser S, Guyonnet S, Volkert D. The role of nutrition in frailty: an overview. J Frailty Aging 2016;5:74–7.
35. Guo Y, Miao X, Hu J, et al. Summary of best evidence for prevention and management of frailty. Age Ageing 2024;53:1–12.
36. Ki S, Yun J-h, Lee Y, et al. Development of guidelines on the primary prevention of frailty in community-dwelling older adults. Ann Geriatr Med Res 2021;25:237–44.
37. Kim C-O, Lee K-R. Preventive effect of protein-energy supplementation on the functional decline of frail older adults with low socioeconomic status: a community-based randomized controlled study. J Gerontol A Biol Sci Med Sci 2013;68:309–16.
38. Kim H, Suzuki T, Kim M, et al. Effects of exercise and milk fat globule membrane (MFGM) supplementation on body composition, physical function, and hematological parameters in community-dwelling frail Japanese women: a randomized double blind, placebo-controlled, follow-up trial. PLoS One 2015;10:e0116256.
39. Kim HK, Suzuki T, Saito K, et al. Effects of exercise and amino acid supplementation on body composition and physical function in community-dwelling elderly Japanese women: A randomized controlled trial. J Am Geriatr Soc 2012;60:16–23.
40. Kjelsnes AA, Feiring E. Models of integrated care for older people with frailty: a horizon scanning review. BMJ Open 2022;12:e060142.
41. Kwon J, Yoshida Y, Yoshida H, et al. Effects of a combined physical training and nutrition intervention on physical performance and health-related quality of life in prefrail older women living in the community: a randomized controlled trial. J Am Med Dir Assoc 2015;16:263.e1-.e8.
42. Lee Y, Arai H, Dapp U, et al. Chapter 1. The International Perspective on Community-Based Integrated Care. In: McNabney MK, ed. Community-based integrated care for older adults. Cham, Switzerland: Springer; 2022:3–21.

43. Lee Y. Evidence–based prevention of frailty. J Korean Geriatr Soc 2015;19:121–9.
44. Li C–M, Chen C–Y, Li C–Y, et al. The effectiveness of a comprehensive geriatric assessment intervention program for frailty in community–dwelling older people: a randomized, controlled trial. Arch Gerontol Geriatr 2010;50, Supplement 1:S39–S42.
45. Luger E, Dorner TE, Haider S, et al. Effects of a home–based and volunteer–administered physical training, nutritional, and social support program on malnutrition and frailty in older persons: a randomized controlled trial. J Am Med Dir Assoc 2016;17:671.e9–.e16.
46. Mehta P, Lemon G, Hight L, et al. A Systematic Review of Clinical Practice Guidelines for Identification and Management of Frailty. J Nutr Health Aging 2021;25:382–91.
47. Mello Ade C, Engstrom EM, Alves LC. Health–related and socio–demographic factors associated with frailty in the elderly: a systematic literature review. Cadernos de saúde pública 2014;30:1143–68.
48. Milne AC, Potter J, Vivanti A, et al. Protein and energy supplementation in elderly people at risk from malnutrition. Cochrane Database Syst Rev 2009:CD003288.
49. Morley JE, Vellas B, van Kan GA, et al. Frailty consensus: a call to action. J Am Med Dir Assoc 2013;14:392–7.
50. Nash KC. The effects of exercise on strength and physical performance in frail older people: a systematic review. Rev Clin Gerontol 2012;22:274–85.
51. Ng TP, Feng L, Zin Nyunt MS, et al. Nutritional, physical, cognitive and combination interventions and frailty reversal among older adults: a randomized controlled trial. Am J Med 2015;128:1225–36.
52. O'Caoimh R, Sezgin D, O'Donovan MR, et al. Prevalence of frailty in 62 countries across the world: a systematic review and meta–analysis of population–level studies. Age Ageing 2021;50:96–104.
53. Pahor M, Guralnik J, Ambrosius W, et al. Effect of structured physical activity on prevention of major mobility disability in older adults: the LIFE study randomized clinical trial. JAMA 2014;311:2387–96.
54. Puts MTE, Toubasi S, Andrew MK, et al. Interventions to prevent or reduce the level of frailty in community–dwelling older adults: a scoping review of the literature and international policies. Age Ageing 2017;46:383–92.
55. Regional Health Council. Frailty in elderly people. Florence, Italy: Regione Toscana, Consiglio Sanitario Regionale; 2013.
56. Serra–Prat M, Sist X, Domenich R, et al. Effectiveness of an intervention to prevent frailty in pre-frail community–dwelling older people consulting in primary care: a randomised controlled trial. Age Ageing 2017;46:401–7.
57. Sewo Sampaio PY, Sampaio RA, Yamada M, et al. Systematic review of the Kihon Checklist: Is it a reliable assessment of frailty? Geriatr Gerontol Int 2016;16:893–902.
58. Shamliyan T, Talley KMC, Ramakrishnan R, et al. Association of frailty with survival: a systematic

literature review. Ageing Res Rev 2013;12:719–36.

59. Shinkai S, Yoshida H, Taniguchi Y, et al. Public health approach to preventing frailty in the community and its effect on healthy aging in Japan. Geriatr Gerontol Int 2016;16:87–97.
60. Si H, Yu J, Liu Q, et al. Clinical practice guidelines for frailty vary in quality but guide primary health care: a systematic review. J Clin Epidemiol 2023;161:28–38.
61. Strawbridge WJ, Shema SJ, Balfour JL, et al. Antecedents of frailty over three decades in an older cohort. J Gerontol B Psychol Sci Soc Sci 1998;53B:S9–16.
62. Tavassoli N, de Souto Barreto P, Berbon C, et al. Implementation of the WHO integrated care for older people (ICOPE) programme in clinical practice: a prospective study. Lancet Healthy Longev 2022;3:e394–e404.
63. Tavassoli N, Guyonnet S, Abellan Van Kan G, et al. Description of 1,108 older patients referred by their physician to the "Geriatric Frailty Clinic (G.F.C) for Assessment of Frailty and Prevention of Disability" at the gerontopole. J Nutr Health Aging 2014;18:457–64.
64. Turner G, Clegg A. Best practice guidelines for the management of frailty: a British Geriatrics Society, Age UK and Royal College of General Practitioners report. Age Ageing 2014;43:744–7.
65. World Health Organization. Integrated care for older people (ICOPE): Guidance for person–centred assessment and pathways in primary care. Geneva, Switzerland: World Health Organization; 2019.
66. Zheng L, Li G, Qiu Y, et al. Clinical practice guidelines for the prevention and management of frailty: A systematic review. J Adv Nurs 2022;78:709–21.

PART **04**

Cachexia

CHAPTER 18

Cachexia의 정의 및 진단

Definition and Diagnosis of Cachexia

황인규(중앙의대)

1 서론

악액질(cachexia)라는 용어는 그리스어의 'kakos(나쁜)'와 'hexis(조건)'에서 유래하였으며, 이는 '나쁜 신체 상태'를 의미합니다. 악액질은 다양한 원인에 의해 발생할 수 있는 다인성(paraneoplastic) 질환으로, 주로 골격근량의 지속적인 감소가 특징이며, 지방 감소가 동반될 수도, 그렇지 않을 수도 있습니다. 이 질환은 체중 감소, 근육량 감소, 그리고 기능적 저하를 초래하며, 암 환자에게는 항암제의 효과를 약화시키고 사망률을 증가시키는 주요 요인으로 작용합니다.

암과 관련된 악액질은 전통적인 영양 지원으로는 완전히 회복되지 않는 특징이 있습니다. 이러한 이유로, 암 환자에서 발생하는 악액질은 단순한 영양 부족이나 식욕 부진과 구별되기 어려울 수 있습니다. 이 질환은 체중 감소와 근육량 감소를 중심으로 한 이질적인 증상을 보이며, 그 중증도는 환자마다 다를 수 있습니다.

2 악액질의 정의와 진단 기준

악액질은 식욕부진, 심리적 변화와 결합되어 영양 결핍을 악화시키며, 암, 만성 심부전, COPD, 결합 조직 질환, 만성 신장병 등의 만성 질환 환자에게 주로 나타납니다.

서구에서는 심부전 환자의 약 15%, COPD 환자의 5%, 류마티스 관절염 환자의 30%, 암 환자의 30%에서 악액질이 보고되었습니다. 미국에서는 악액질이 입원 비용과 기간을 증가시키는 것으로 나타났습니다.

● 악액질을 유발하는 주요 기저 질환

1. 암(Cancer)
2. 만성 심부전(Chronic heart failure)
3. 만성 폐쇄성 폐질환(COPD)
4. 만성 신장병(Chronic kidney disease)
5. 류마티스 관절염(Rheumatoid arthritis)
6. 기타 결합 조직 질환(Other collagen diseases)
7. 만성 호흡부전(Chronic respiratory failure
8. 만성 간부전(Chronic liver failure)
9. 진행성 악화 또는 통제되지 않는 만성 감염

2008년, Evans는 악액질을 기저 질환과 연관된 복잡한 대사 증후군으로 정의하며, 근육량 감소(지방량 감소와 관계없이)를 주요 특징으로 하였습니다. 그는 성인의 체중 감소나 어린이의 성장 부진을 주요 임상 특징으로 제시하였으며, 체액 저류를 수정한 후의 체중 감소가 진단의 중요한 기준이 됩니다.

2012년, Fearon은 암 관련 악액질을 근육량 감소가 중심인 다인성 증후군으로 정의하였습니다. 그는 이 질환이 전통적인 영양 지원으로 부분적으로만 회복될 수 있으며, 주요 임상 특징으로 체중 감소와 근육량 감소를 강조했습니다. 피어슨의 진단 기준은 체중 감소뿐만 아니라 근육량 감소, 식욕 부진, 피로, 조기 포만감 등의 증상이 동반될 때 악액질로 진단될 수 있음을 강조합니다.

● 악액질(cachexia)의 진단 기준

(1) 최근 6개월 동안 체중이 5% 이상 감소한 경우.
(2) BMI가 20 미만이면서 체중이 2% 이상 감소한 경우.
(3) 성별에 따른 골격근량 지수가 근감소증(sarcopenia) 기준에 부합하는 경우:
  남성: 부속 골격근 지수(Appendicular Skeletal Muscle Index)가 7.26 kg/m² 미만.
  여성: 부속 골격근 지수가 5.45 kg/m² 미만.

▶ **평가 방법**

(1) 중간 상완근 면적(anthropometry) 측정:

남성: <32 cm^2

여성: <18 cm^2

(2) 이중에너지 X선 흡수계측(DEXA)으로 측정한 부속 골격근 지수:

남성: <7.26 kg/m^2

여성: <5.45 kg/m^2

(3) CT를 통한 요추(L3) 골격근(SMI, skeletal muscle index) Global 기준

남성: <55 cm^2/m^2

여성: <39 cm^2/m^2

〈한국에서 CT를 이용한 요추 골격근의 근감소증 정의〉

A. 남성: <49 cm^2/m^2

B. 여성: <31 cm^2/m^2

(4) 생체전기 저항 분석법(BIA)을 통해 측정한 뼈를 제외한 전신 제지방량 지수:

남성: <14.6 kg/m^2

여성: <11.4 kg/m^2

SCRINIO 워킹 그룹에서는 악액질을 체중 감소(<10%는 전악액질, ≥10%는 악액질)와 식욕 부진, 피로, 조기 포만감 중 최소 하나의 증상이 동반되는 경우로 분류하는 세 번째 정의를 제안했습니다. 이 정의는 전신 염증이나 근육량 감소를 중요한 진단 요소로 분류하지 않으며, 임상적 실용성이 더 강한 것으로 평가받고 있습니다. 이러한 정의는 암 관련 악액질의 진단 범위를 확장하고, 질환의 보편성을 강조합니다.

암 관련 악액질은 대사 불균형으로 인해 발생합니다. 이 질환의 주요 병리 생리학적 특징은 질소 균형이 음성으로 기울고, 에너지 균형이 음성으로 기울며, 이는 식이 섭취의 감소와 비정상적으로 높은 대사율로 인해 발생합니다. 이로 인해 항암 효과가 감소하고, 항암제 독성이 증가하며, 암 수술 후 합병증이 증가하고, 환자의 사망률이 높아집니다.

최근 암 환자들이 비만이나 과체중인 경우가 많아지면서, 유럽 임상 영양학회(ESPEN)는 노인 환자의 경우 체질량지수(BMI) 22 kg/m^2 이상의 기준치를 권장하고 있습니다[9]. 또한, 마틴(Martin)이 수행한 연구에서는 체중 감소 비율이 BMI와 무관하게 제한적임을 보여주었으며, 체중 감소에 따른 BMI 보정 기반의 위험 평가 모델을 제안했습니다.

기존의 국제 악액질 진단 기준은 서양인을 기준으로 만들어졌기 때문에 아시아인에게는 적합하지 않을 수 있습니다. AWGC(아시아 악액질 워킹 그룹) 는 여러 아시아 국가의 악액질 연구 및 임상 전문가들로 구성되었으며, 아시아인을 위한 악액질 진단 기준과 중요한 임상 결과에 대한 합의를 도출하기 위해 세 차례의 델파이 설문조사와 다섯 차례의 회의를 진행했습니다.

- **악액질 진단 기준 (아시아 환자 기준)**
  1. 기저 질환의 존재
  2. 3~6개월 동안 체중 감소 >2% 또는 저체중 (BMI < 21 kg/m^2)
  3. 다음 중 하나 이상 해당:
     가) 주관적 증상: 식욕 부진
     나) 객관적 측정: 악력 감소 (남성 < 28 kg, 여성 <18 kg)
     다) 바이오마커: CRP 상승 (>5 mg/L 또는 0.5 mg/dL)

3 악액질의 단계

1) 암 악액질의 단계(그림 18-1)

암 관련 악액질은 세 가지 임상적으로 중요한 단계로 구분됩니다: 전악액질(precachexia), 악액질(cachexia), 그리고 난치성 악액질(refractory cachexia). 모든 환자가 이 전체 과정을 겪는 것은 아닙니다.

(1) 전악액질(Precachexia)

전악액질은 초기 임상적 및 대사적 징후(예: 식욕 부진, 포도당 불내성)가 나타나며, 이 시기에는 5% 이하의 경미한 체중 감소가 발생할 수 있습니다. 이 단계에서 악액질로 진행할 위험은 암의 종류와 단계, 전신 염증의 존재, 식이 섭취 부족, 항암 치료에 대한 반응 부족 등 다양한 요인에 따라 달라집니다.

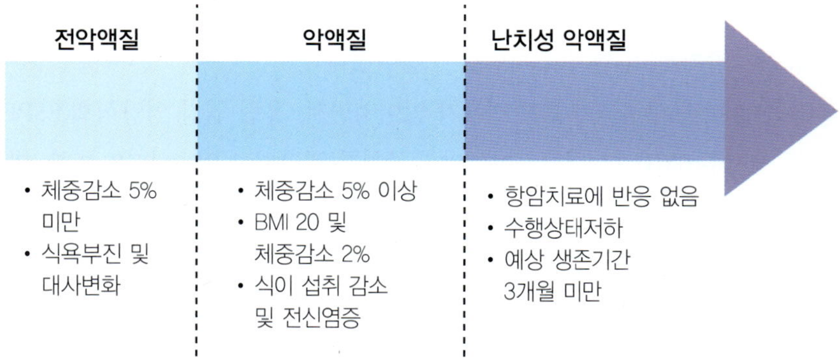

그림 18-1 악액질의 단계

(2) 악액질(Cachexia)

악액질로 분류되는 환자는 지난 6개월 동안 안정적인 체중의 5% 이상이 감소했거나, BMI가 20 kg/m² 미만이면서 체중이 2% 이상 지속적으로 감소한 경우, 또는 근감소증(sarcopenia)과 함께 체중이 2% 이상 감소한 경우에 해당합니다.

(3) 난치성 악액질(Refractory cachexia)

난치성 악액질은 매우 진행된 암(말기)이나 항암 치료에 반응하지 않는 급속히 진행되는 암으로 인해 임상적으로 난치성인 상태를 말합니다. 이 단계에서는 활발한 체중 감소 관리가 더 이상 가능하거나 적절하지 않은 경우가 많습니다. 난치성 악액질은 낮은 수행 능력(WHO ECOG PS 3 또는 4)과 3개월 미만의 기대 수명으로 특징지어집니다. 이 경우 인공적인 영양 지원의 부담과 위험이 잠재적인 이익을 초과할 가능성이 큽니다. 치료 개입은 주로 악액질의 결과와 합병증을 완화하는 데 중점을 둡니다(예: 식욕 자극, 메스꺼움 관리, 환자 및 가족의 식사 관련 고통 관리).

2) 악액질의 중증도

악액질의 중증도는 체중 감소의 속도와 에너지 저장소 및 체내 단백질 질량의 동시 소모 정도에 따라 분류할 수 있습니다. 초기 BMI 값이 22에서 5 kg/m² 감소하는 것은 초기 값이 35에서 동일한 감소가 일어나는 것보다 더 심각한 영향을 미칩니다. 또한, BMI가 30인 환자가 체중 감소 이력이 있을 경우, 근육 소모로 인해 근감소증이 발생한 경우 위험이 더 크고, 근육 단백질 질량이 유지된 경우에는 위험이 더 적습니다.

4 악액질과 체중감소

1) 체중 감소와 사망률

체중 감소는 암 환자에서 사망률을 예측하는 강력한 독립 변수입니다. 여러 연구에 따르면, 심장 악액질(cardac cachexia)는 기능적 중증도, 연령, 운동 능력, 심장 기능과 관계없이 예후가 좋지 않다는 것이 입증되었습니다. 노인 환자의 경우, 병원에서 퇴원한 후 체중 감소가 증가된 사망률과 연관이 있으며, 특히 요양원에 있는 노인의 경우 한 달에 5% 이상의 체중 감소가 발생하면 사망 위험이 10배 증가합니다.

2) 다른 질환에서의 체중 감소 영향

HIV 감염 환자의 경우, 3% 정도의 체중 감소만으로도 이환율과 사망률이 증가하며, 체중 감소의 정도가 커질수록 BMI가 감소할수록 사망 위험이 증가합니다. 질병 진행을 늦추거나 체중 감소를 예방하는 치료법은 사망률에 긍정적인 영향을 미칠 것으로 추정되지만, 이는 아직 개입 연구에서 확립되지 않았습니다. 예를 들어, 심부전에서 ACE 억제제 사용 또는 HIV 감염에서 효과적인 항레트로바이러스 요법은 체중 감소와 그로 인한 부정적인 반응을 예방할 수 있습니다.

3) 악액질의 임상적 징후로서의 체중 감소

임상 환경에서 정확하게 신체 구성을 측정하는 것이 어렵기 때문에, 체중 감소는 악액질의 주요 임상적 징후로 사용되어 왔습니다. Fouladiun 등은 암 관련 악액질 환자의 체성분, 식이, 염증 표지자 변화를 조사했으며, 식욕 부진과 체지방 손실이 사망률의 강력한 예측 변수임을 발견했습니다. 그러나 Fearon 등은 “체중 감소만으로는 악액질이 신체 기능에 미치는 전체적인 영향을 파악할 수 없으며, 예후 변수로서의 가치가 없다”고 주장했습니다. 이 같은 의견 불일치는 많은 악액질 환자에서 신체 구성 변화를 정확하게 측정하는 어려움을 반영할 수 있습니다.

5 결론

악액질은 단순한 체중 감소를 넘어, 근육량 감소와 다양한 대사적 변화가 동반되는 복잡한 증후군입니다. 이는 암 환자뿐만 아니라 다양한 만성 질환과 관련이 있으며, 체중 감소와 함께 식욕 부진, 피로 등의 증상이 동반될 때 진단될 수 있습니다. 현재까지 제안된 여러 정의와 진단 기준을 통해 악액질의 특성을 이해하고, 이에 따른 효과적인 치료 방안을 모색하는 것이 중요합니다.

▶ 참고 문헌

1. Anker MS, et al. Orphan disease status of cancer cachexia in the USA and in the European Union: a systematic review. J Cachexia Sarcopenia Muscle. 2019;10:22–34.
2. Anker SD, et al. Prognostic importance of weight loss in chronic heart failure and the effect of treatment with angiotensin-converting-enzyme inhibitors: an observational study. Lancet. 2003;361:1077–83.
3. Arai H, et al. Diagnosis and outcomes of cachexia in Asia: Working Consensus Report from the

Asian Working Group for Cachexia. J Cachexia Sarcopenia Muscle. 2023;14:1949–58.

4. Arthur ST, Noone JM, Van Doren BA, Roy D, Blanchette CM. One–year prevalence, comorbidities and cost of cachexia–related inpatient admissions in the USA. Drugs Context. 2014;3:212265.
5. Bozzetti F, Mariani L. Defining and classifying cancer cachexia: a proposal by the SCRINIO Working Group. JPEN J Parenter Enteral Nutr. 2009;33:361–7.
6. Carson MA, et al. Exploring the prevalence, impact and experience of cardiac cachexia in patients with advanced heart failure and their caregivers: A sequential phased study. Palliat Med. 2022;36:1118–28.
7. Cederholm T, et al. Diagnostic criteria for malnutrition – An ESPEN Consensus Statement. Clin Nutr. 2015;34:335–40.
8. Dworkin MS, Williamson JM, Adult/Adolescent Spectrum of HIV Disease Project. AIDS wasting syndrome: trends, influence on opportunistic infections, and survival. J Acquir Immune Defic Syndr. 2003;33:267–73.
9. Evans WJ, et al. Cachexia: a new definition. Clin Nutr. 2008;27:793–9.
10. Fearon K, et al. Definition and classification of cancer cachexia: an international consensus. Lancet Oncol. 2011;12:489–95.
11. Fearon KC, Voss AC, Hustead DS, Cancer Cachexia Study Group. Definition of cancer cachexia: effect of weight loss, reduced food intake, and systemic inflammation on functional status and prognosis. Am J Clin Nutr. 2006;83:1345–50.
12. Fouladiun M, et al. Body composition and time course changes in regional distribution of fat and lean tissue in unselected cancer patients on palliative care–correlations with food intake, metabolism, exercise capacity, and hormones. Cancer. 2005;103:2189–98.
13. Martin L, et al. Diagnostic criteria for the classification of cancer–associated weight loss. J Clin Oncol. 2015;33:90–9.
14. McDonald MN, et al. It's more than low BMI: prevalence of cachexia and associated mortality in COPD. Respir Res. 2019;20:100.
15. Prado CM, et al. Prevalence and clinical implications of sarcopenic obesity in patients with solid tumours of the respiratory and gastrointestinal tracts: a population–based study. Lancet Oncol. 2008;9:629–35.
16. Sullivan DH, Johnson LE, Bopp MM, Roberson PK. Prognostic significance of monthly weight fluctuations among older nursing home residents. J Gerontol A Biol Sci Med Sci. 2004;59:M633–9.
17. Toufik H, et al. Cachexia prevalence in a population of Moroccan women with rheumatoid arthritis. Mediterr J Rheumatol. 2023;34:506–12.

CHAPTER 19

Cachexia의 예방과 치료

Prevention and Treatment of Cachexia

박송이(가톨릭의대)

1 악액질의 예방과 치료

악액질의 예방과 치료는 매우 제한적이다. 안타깝게도 악액질 환자에게 단순히 영양 공급을 증가시키는 것만으로는 근본적인 문제를 해결할 수 없다. 완전 비경구 영양(total parenteral nutrition)을 제공하더라도 체중 안정화는 계속되는 골격근 손실을 막지 못하며, 대사 상태의 근본적인 이상을 바로잡지 못한다. 따라서 악액질 치료의 잠재적 전략은 충분한 영양 상태를 유지하면서 골격근 손실을 방지하는 것에 초점을 맞추고 있다.

2 악액질의 잠재적 약물 치료

1) 올란자핀(Olanzapine)

올란자핀은 도파민과 세로토닌 수용체를 차단하여 식욕을 자극하는 항정신병 약물로, 화학요법을 받는 진행성 암 환자들에게 체중 증가와 식욕 개선을 돕기 위해 연구되었다. 무작위 배정 3상 임상 시험에서 124명의 환자를 대상으로, 올란자핀을 복용한 환자들이 플라세보를 복용한 환자들보다 체중이 5% 이상 증가한 비율이 높았으며(60% vs. 9%), 식욕도 유의미하게 개선되었다. 올란자핀을 복용한 환자들은 VAS와 FAACT ACS 설문지로 평가된 식욕에서 더 큰 개선을 보였으며, 삶의 질과 영양 상태도 더 좋아졌다. 또한, 화학요법의 독성 부작용이 줄어드는 경향을 보였다. 올란자핀에 의한 부작용은 미미하여, 환자들이 잘 견뎌낼 수 있었다. 따라서, 올란자핀은 새로 진단된 암 환자들의 체중 증가와 식욕 개선을 위한 간편하고 저렴하며 효과적인 치료법 중에 하나로 제안된다.

2) 메게스트롤 아세테이트(MEGACE)

MEGACE(메게스트롤 아세테이트)는 원래 경구 피임약으로 개발되었으나, 이후 유방암과 자궁내막암 치료제로 테스트되었고, 현재는 암 관련 식욕 부진과 체중 감소를 개선하기 위해 사용된다. 1993년에는 AIDS 환자의 식욕 부진 및 악액질 치료를 위해 미국 FDA의 승인을 받았다. 여러 임상 시험에서 MEGACE는 식욕, 칼로리 섭취, 영양 상태를 개선하는 것으로 나타났으며, 특히 고용량에서 체중 증가 효과가 더 두드러졌다.

MEGACE와 메드록시프로게스테론(MPA)은 모두 식욕을 자극하고 체중을 안정화시키는 효과가 있으며, 이들의 작용 메커니즘은 신경 펩타이드 Y의 합성, 운반, 방출을 자극하거나, 세로토닌과 사이토카인(IL−1, IL−6, TNF−α)의 생산을 감소시키는 것과 관련이 있을 수 있다. 이 때문에 식욕 부진과 악액질이 있는 암 환자에게 임상적으로 유용하게 사용되고 있다.

여러 임상 시험에서 MEGACE가 식욕, 칼로리 섭취, 영양 상태를 개선하는 것으로 밝혀졌다. 최근 35건의 임상 시험(3963명의 환자 포함)에 대한 메타 분석에서 MEGACE가 위약에 비해 특히 식욕 개선과 체중 증가에 효과적이라는 결과가 나왔다. 특히 고용량이 저용량보다 체중 증가에 더 큰 관련이 있었다. 환자의 삶의 질 향상은 MEGACE와 위약을 비교했을 때만 관찰되었다. MPA도 마찬가지로 식욕과 음식 섭취를 증가시키고, 체중을 안정화시키는 효과를 보였다.

고용량 합성 프로게스틴이 식욕과 체중에 영향을 미친다는 증거가 있으며, 이는 암 환자의 식욕 부진과 악액질에서 가장 널리 확인된 임상적 특징이다. MPA는 암 환자의 말초 혈액 단핵구 세포에서 세로토닌과 사이토카인(IL−1, IL−6, TNF−α)의 생산을 감소시키는 것으로 나타났다.

이와 같은 결과는 임상 환경에서도 재현되었으며, MEGACE 또는 MPA 치료 후 암 환자의 혈청 내 IL−1, IL−6, TNF−α 수준이 감소하는 것으로 보고되었다. MEGACE와 MPA는 암 환자의 식욕 부진과 체중 감소에 대한 잠재적 치료제로 연구되고 있으며, 특히 고용량에서 효과가 더 두드러진 것으로 나타났다.

3) 그렐린(Ghrelin)과 아나모렐린(Anamorelin)

그렐린(Ghrelin)은 1999년 쥐의 위에서 처음 발견된 28개의 아미노산으로 이루어진 위장 펩타이드 호르몬으로, 성장 호르몬 분비 촉진 수용체의 내인성 리간드로 알려져 있다. 그렐린의 주요 기능은 음식 섭취 조절, 위장관 운동성 조절, 위장관 내 산 분비이다. 감염, 염증, 악성 종양과 관련된 여러 위장관 질환이 그렐린 생산 및 분비의 변화와 연관되어 있다.

암악액질 환자, 특히 위암, 폐암 환자에서 순환하는 그렐린의 수치가 증가하는 것으로 관찰되었다. 이는 암 성장에 따른 식욕 부진에 대항하는 내분비적 반응으로, 암 환자에서 발견되는 '그렐린 저항성'에 대한 보상 메커니즘을 나타낼 수 있다. 이와 같은 이유로, 암환자의 식욕 부진을 억제하기 위한 고용량 그렐린의 임상 연구가 진행되고 있다.

한 실험 연구에서는 반복적인 그렐린 투여가 만성 심부전 환자의 심장 구조와 기능을 개선하고, 심장 악액질의 발병을 완화하는 것으로 나타났다. 또한, 그렐린은 성장 호르몬 의존적 및 비의존적 메커니즘을 통해 에너지 대사를 조절하는 것으로 여겨진다. 암악액질 치료를 위해 진행된 2상 무작위, 위약 대조, 이중 맹검 연구에서는 경구 그렐린 유사체를 사용해 근육량, 총 체중, 악력의 개선이 확인되었다.

아나모렐린은 경구로 복용 가능한 새로운 그렐린 수용체 작용제로, 비소세포폐암 환자들의 악액질 치료에서 긍정적인 결과를 보였다. ROMANA 1과 ROMANA 2 임상시험에서 아나모렐린을 복용한 환자들은 각각 2.20 ± 0.33 kg과 0.95 ± 0.39 kg의 체중 증가를 보였으며, 이는 플라세보 그룹과 비교해 유의미한 차이를 나타냈다($p<0.0001$). 그러나 체중 증가는 악력 개선으로 이어지지 않았다. ROMANA 3 시험에서는 아나모렐린이 24주 동안 평균 3.1 ± 0.6 kg의 체중 증가를 보여 플라세보 그룹(0.9 ± 0.7 kg)과 비교해 유의미한 차이를 보였고($p<0.0001$), 실생활에서도 아나모렐린은 식욕을 자극하고 근육량과 제지방 체중 감소를 되돌리는 효과를 보였다.

4) 칸나비노이드(Cannabinoids)

칸나비노이드(Cannabinoids)는 마리화나에 존재하는 화합물로, 뇌의 신경전달물질 방출을 억제하는 칸나비노이드 수용체를 활성화한다. 칸나비노이드는 체중 증가에 확실한 효과가 있으며, 이를 바탕으로 암 환자들의 식욕을 증가시키기 위해 사용되었다. 칸나비노이드의 주요 성분은 델타-9-테트라하이드로칸나비놀(THC)이지만, 그 작용 메커니즘은 아직 명확히 밝혀지지 않았다. 칸나비노이드는 엔도르핀 수용체를 통해, 프로스타글란딘 합성 억제, 또는 IL-1 분비 억제를 통해 작용할 것으로 추정된다.

그러나, 암 관련 식욕부진 및 악액질 증후군에 대한 칸나비노이드의 효과에 대한 기대와는 달리, Jatoi와 Strasser가 각각 수행한 두 개의 무작위 임상 시험에서는 MEGACE나 위약과 비교해 유의미한 이점을 보여주지 못했다.

5) 멜라노코르틴-4 (MC4) 수용체(Melanocortin antagonists)

멜라노코르틴-4 (MC4) 수용체는 체중 조절에 중요한 역할을 한다. MC4 수용체가 급성 또는 만성적으로 자극되면 식욕 부진, 체중 감소, 대사율 증가가 발생하며, 이는 질병과 관련된 악액질의 주요 특징이다. 동물 모델에서 MC4 수용체를 제거하거나 억제하면 식욕 부진을 막고, 체지방과 근육 손실을 방지할 수 있으며, 이는 현재 치료법으로 잘 다루어지지 않는 악액질과 같은 질환에서 MC4 수용체 길항제가 유익할 수 있음을 시사한다.

MC4 수용체는 식욕 억제 경로에 관여하여 신경펩타이드 g의 감소와 식사량 감소를 초래한다. 동물 모델에서는 MC4 길항제가 악액질과 관련된 식욕 부진, 근육 손실, 기초 대사율 감소를 예방하는 데 효과적인 것으로 입증되었으나, 현재까지 임상 데이터는 없다. 앞으로의 임상 시험을 통해 이 길항제가 인간의 악액질 치료에 효과적인지 확인할 필요가 있다.

6) 탈리도마이드(Thalidomide)와 에타너셉트(Etanercept)

악액질의 병리학에는 TNF-α, IL-6, IFN-γ가 관련되어 있으며, 악액질을 가진 종양 동물 모델에서 이들 사이토카인에 대한 항체 치료가 질병 진행을 완화시키는 효과가 있지만, 암 악액질을 완전히 중단하거나 역전시키는 것은 불가능하다. 사이토카인이 악액질의 병리학에서 역할을 할 수 있으며, 이는 렙틴의 과도한 부정 피드백 신호에 의한 시상하부 자극 또는 신경펩타이드 Y 경로 억제를 통해 식욕 부진을 유도할 수 있다고 제안한다. 따라서 암 환자의 사이토카인 발현 조절이 암 관련 식욕 부진에 영향을 미칠 수 있다.

탈리도마이드(α-N-프탈리미도글루타라미드)는 복잡한 면역 조절 및 항염증 특성을 지닌 약물이다. 이 약물은 TNF-α와 기타 염증성 사이토카인의 생산을 감소시키고, 전사 인자 NFκB를 억제하며, 사이클로옥시제네이스 2를 낮추고, 혈관 신생을 억제하는 것으로 알려져 있다. 한 무작위 대조 임상 시험에서 탈리도마이드는 말기 췌장암 환자에게 체중과 근육량 손실을 완화하는 데 효과적이며 잘 견딜 수 있는 것으로 나타났다.

에타너셉트는 용해성 p75 종양 괴사 인자 수용체: FC(TNFR: FC) 융합 단백질로, 최근 10년 동안 면역 매개 류마티스 질환 치료에 사용되었다. 임상 조기 연구에서 에타너셉트와 도세탁셀 병용 치료를 받은 여러 가지 말기 악성 종양 환자들은 피로감이 줄어들고 항암 치료에 대한 내약성이 개선되었으나, 에타너셉트 단독으로는 효과가 없었다.

7) 오메가-3 지방산과 에이코사펜타엔산(EPA)

에이코사펜타엔산(EPA)은 생선 기름에 풍부하게 포함된 오메가-3 다불포화지방산 중 하나이다. 오메가-3 지방산은 악액질과 관련된 조직 손실 및 종양 성장 억제에 효과가 있을 것으로 제안되었다. EPA는 건강한 사람과 암 환자 모두에서 염증성 사이토카인 생산을 감소시키며, 암에서 생성되는 악액질 유도 인자의 효과도 억제한다.

오메가-3 지방산에 관한 3개의 체계적 검토가 발표되었다. 이 중 하나는 말기 암 환자와 체중 감소가 있는 경우 오메가-3 지방산 사용을 약하게 추천하였으며(Grade B), 사용에 대한 적절한 증거가 있다. Colomer 등의 메타 분석에서는 17개의 시험을 통해 EPA가 암 악액질 증상 완화에 효과적이며, 8주 치료 후 다양한 임상, 생화학적 및 삶의 질 매개변수가 개선되었다고 보고했다. 그러나 Dewey는 5개의 시험을 분석하여 구강 EPA가 위약보다 나은지를 판단하기에 데이터가 불충분하다고 밝혔다. EPA와 MEGACE의 식욕 자극제 비교에서는 EPA가 악액질 관련 증상을 개선한다는 증거가 없었다. Mazzotta는 EPA와 또 다른 오메가-3 지방산인 DHA의 임상 효과를 조사한 10개의 연구와 7개의 무작위 대조 시험에서 두 가지 지방산이 체중, 근육량, 증상, 삶의 질 또는 생존에 미치는 명확한 이점이 없다고 결론지었다. 통계적으로 유의한 차이를 보고한 연구들조차 임상적으로 작은 차이만을 보여 주었으며, EPA나 DHA 단독 치료로는 충분하지 않다고 판단했다. 전반적으로, 진행된 암에서 오메가-3 지방산의 순수한 치료 효과를 지지할 만한 증거는 부족하며, 부작용은 드물고 심각하지 않았다. 향후에는 EPA나 다른 오메가-3 지방산에 대한 연구와 약물 및 비약물 개입을 결합한 다차원적 치료 접근법에 대한 연구가 필요하다.

8) 코르티코스테로이드(Corticosteroids)

코르티코스테로이드는 가장 널리 사용되는 식욕 자극제 중 하나이다. 무작위 대조 연구에서는 코르티코스테로이드가 위약과 비교하여 식욕과 삶의 질을 개선하는 것으로 나타났다. MEGACE와 코르티코스테로이드는 비슷한 효과를 보이는 것으로 보이지만, 코르티코스테로이드는 장기 사용 시 단백질 분해, 인슐린 저항성, 수분 저류, 부신 억제 등 더 심각한 부작용을 초래할 수 있다. 따라서 코르티코스테로이드는 장기 사용에 적합하지 않으며, 악액질의 말기 단계와 같은 제한된 상황에서만 사용해야 한다.

9) 비스테로이드 항염증제(NSAIDs)

NSAIDs와 암 관련 악액질 간의 관계를 조사한 연구들이 있다. 이 연구들은 NSAIDs 사용이 삶의 질, 수행 상태, 염증 지표, 체중 증가, 생존율 개선에 긍정적인 영향을 미친다고 보고했다. 특히, 연구들에서 NSAIDs 사용의 부작용은 두드러지지 않았다. 그러나 다른 연구 보고서는 NSAIDs의 광범위한 사용을 권장하기에는 데이터가 부족하다고 결론지었다. 이러한 반성은 연구 설계, 환자 수, 암 유형, 임상 지표, 효과 기준 정의 등에서의 큰 이질성과 개별 연구의 취약성에서 비롯된 것이다.

10) β2-아드레날린 작용제(β2-adrenergic agonists)

β2-아드레날린 작용제는 여러 동물에서 강력한 근육 성장 촉진제로 작용하여 골격근 비대와 체지방 감소를 유도한다. β-아드레날린 수용체가 다양한 생리적 기능을 조절하기 때문에, 이러한 작용의 기전은 매우 복잡할 수 있다.

포르모테롤은 천식 및 만성 폐쇄성 폐질환 치료에 사용되는 장시간 작용 β2 작용제이다. 포르모테롤은 암 관련 악액질에서 특징적인 단백질 분해를 억제하여 심장과 골격근에 선택적이고 강력한 보호 작용을 한다. 또한, β2-아드레날린 작용제는 골격근의 세포자살을 방지하는 보호 작용을 할 것으로 제안되고 있다. 포르모테롤은 병적 상태에서 잠재적인 치료 도구가 될 수 있다.

11) 항암화학요법(Chemotherapy)

현재 암 관련 악액질은 완치할 수 없다. 그러나 최근의 여러 무작위 임상 시험에서 새로운 화학요법 약물 조합이 유망한 결과를 보였다. 초기에는 증상 완화를 목표로 한 저효능 요법이 사용되었으나, 효과적인 요법이 발견되어 보조 치료에서 생존율을 향상시켰다. 여러 약물을 조합한 요법이 성공적일 것으로 기대하고 있다.

한 연구에서 항산화제, 약물-영양 지원, 프로제스테론, 그리고 항-사이클로옥시제네이즈-2 약물을 조합한 요법이 암 관련 악액질에 대해 안전하고 효과적임을 보였다. 이 연구를 바탕으로 2005년에 300명 이상의 악액질 암 환자를 포함하는 무작위 Ⅲ상 연구 결과는 암의 악액질-식욕부진 증후군 치료에서 다각적 치료의 중요성을 강화하고 있다. 현재까지 치료에 대한 일반적인 반응은 조기에 개입할 때 더 좋으며, 환자가 치료에 반응하지 않는 상태로 진행된 후에는 효과가 제한적일 수 있다. 악액질에 대한 무작위 임상 시험의 어려운 점 중 하나는 암 치료를 위한 화학요법 자체가 체중 감소를 악화시킬 수 있으며, 악액질 치료가 효과를 보이기 위해서는 화학요법과 경쟁해야 한다.

12) 비타민 D (Vitamin D)

비타민 D가 골격근 대사에 미치는 영향이 최근 주목받고 있으며, 이는 비타민 D가 근육 조직에 미치는 다양한 효과에 대한 연구 결과에서 비롯된다. 비타민 D의 영향은 유전체적 효과(직접적 영향)와 비유전체적 효과(간접적 영향)로 나뉜다. 비타민 D 수용체(VDR)의 발현이 나이, 성별, 병리 상태에 따라 근육 조직에서 다르게 나타난다.

특히 노인의 경우 비타민 D 결핍이 근감소증에 기여하는 중요한 요인 중 하나로, 이는 VDR 수가 감소하고 일조량이 줄어들며 비타민 D가 포함된 음식을 섭취하기 어려워지기 때문이다. 따라서 비타민 D 보충은 근감소증 예방과 치료에서 중요한 고려사항이다.

2상 무작위 임상시험의 탐색적 분석에서, 고용량 비타민 D3는 표준 용량 비타민 D3와 비교했을 때 체중, 체질량지수, 근육 면적, 근육 감쇠, 내장 지방 면적, 피하 지방 면적에 변화를 가져오지 않았다. 고용량 비타민 D3는 진행성 또는 전이성 결장암으로 화학요법을 받는 환자들의 체성분에 영향을 미치지 않았다.

3 악액질의 비약물적 치료

1) 식이 요법

암 악액질은 단순한 기아와는 다르기 때문에, 전통적인 영양 요법만으로는 체중 증가나 근육량 증가에 효과를 보이지 않는 것으로 알려져 있다. 체중 감소 환자의 평균 칼로리 부족은 진행된 암 상태에서 약 200 kcal/일, 암 악액질 환자에서는 250~400 kcal/일로 보고된다. 평균적으로 1 kcal/mL의 보충제는 화학요법을 받는 환자의 영양 상태를 개선하는 데 효과적이지 않았다.

암 악액질 환자의 평균 단백질 섭취량은 약 0.7~1.0 g/kg/일이다. 식이 에너지 섭취량을 하루 300~400 kcal, 단백질 섭취량을 50%까지 증가시켜야만 대사 저항에 효과를 볼 수 있다(권장 섭취량 1.0~1.5 g/kg/일). 무작위 시험 분석 결과, 경구 영양 지원 외에도 비경구 영양이 목표 영양을 달성했을 때 생존 기간을 짧지만(6~8주), 유의미하게($P < 0.001$) 연장시켰다.

암 환자에 대한 경구 영양 개입의 메타 분석에 따르면, 경구 영양 개입이 생존에는 영향을 미치지 않으며, 체중과 에너지 섭취에 대한 효과는 일관되지 않지만, 일부 삶의 질(QOL) 측면에서 통계적으로 유의미한 개선이 있을 수 있다. 이 연구에서는 영양 개입이 에너지 섭취량을 하루 430 kcal 증가시키고 체중을 1.9 kg 증가시켰으며, 식욕과 전반적인 삶의 질에 유익한 효과를 보였다.

2) 운동 요법

신체 운동은 악액질 예방을 위한 유망한 대응책이다. 그러나 신체 운동의 효과를 정의하기 위해 수행된 임상 및 실험 연구는 매우 적다.

운동의 주된 논리는 악액질 동안 근육 힘과 지구력이 급격히 감소한다는 점에서 기인한다. 운동은 인슐린 민감도를 증가시키고, 단백질 합성률과 항산화 효소 활성을 높이며, 염증 반응을 억제하고 면역 기능을 강화할 수 있다. 지구력 운동(예: 상대적으로 낮은 저항에서 오랜 시간 동안 반복적으로 수행하는 운동)은 암 관련 피로를 완화하는 데 효과적이라는 유의미한 증거가 있다. 무작위 연구에 따르면, 말기 암 환자에서도 운동은 실행 가능하며, 피로는 줄어들지 않지만 신체 성능이 유의미하게 개선된다고 보고되었다. 악액질 치료 프로그램에는 저항 운동과 유산소 운동을 병행하는 것이 권장됩니다. 운동 훈련은 건강한 상태에서 힘과 지구력을 증가시킬 수 있다.

한국에서 시행한 진행성 위장관암 환자들을 대상으로 한 운동 중재 프로그램에서 63.3%의 환자가 6주간 진행한 프로그램에 성공적으로 참여했고, 높은 순응도를 보인 환자들은 근육량과 신체 기능을 유지했으며, 생존 기간도 더 길었다. 순응도가 높은 그룹은 순응도가 낮은 그룹에 비해 근감소증이 적었고, 전반적인 생존율이 더 높았다.

4 악액질의 복잡성과 치료의 중요성

악액질의 원인은 매우 복잡하며, 현재로서는 완전히 이해하기 어려운 실정이다. 결과적으로 악액질을 식별하거나 치료하는 특정 기준이 존재하지 않는다. 암, 심부전, COPD, HIV 감염, 신장 질환과 같은 질병의 치료가 점점 더 효과적으로 발전함에 따라, 이러한 질병과 연관된 악액질의 진단과 치료는 이환율, 사망률, 특히 삶의 질을 개선하기 위한 중요한 목표가 될 것이다. 이는 에이즈 환자에서 효과적인 치료가 악액질의 발생률을 줄였지만, 완전히 예방하지는 못한 사례에서 확인할 수 있다. 체중 감소는 여전히 이러한 질환에서 사망률을 강력하게 예측하는 지표로 남아 있다.

▶ 참고 문헌

1. Anti, M. et al. Effect of omega–3 fatty acids on rectal mucosal cell proliferation in subjects at risk for colon cancer. Gastroenterology 103, 883–891, doi:10.1016/0016–5085(92)90021–p (1992).
2. Baldwin C, Spiro A, Ahern R, Emery PW. Oral nutritional interventions in malnourished patients with cancer: a systematic review and meta–analysis. J Natl Cancer Inst. 2012;104:371–85.
3. Brown JC, Valyi–Nagy K, Vitolins MZ, et al. Effect of high–dose vs standard–dose vitamin D(3) supplementation on body composition among patients with advanced or metastatic colorectal cancer: a randomized trial. Cancers (Basel). 2020;12:3451.
4. Bruera, E., Macmillan, K., Kuehn, N., Hanson, J. & MacDonald, R. N. A controlled trial of megestrol acetate on appetite, caloric intake, nutritional status, and other symptoms in patients with advanced cancer. Cancer 66, 1279–1282, doi:10.1002/1097–0142(19900915)66:6〈1279::aid–cncr2820660630〉3.0.co;2–r (1990).
5. Busquets S, Figueras M, Fuster G, et al. Anticachectic effects of formoterol: a drug for potential treatment of muscle wasting. Cancer Res. 2004;64:6725–31.
6. Cannabis In Cachexia Study, G. et al. Comparison of orally administered cannabis extract and delta–9–tetrahydrocannabinol in treating patients with cancer–related anorexia–cachexia syndrome: a multicenter, phase III, randomized, double–blind, placebo–controlled clinical trial from the Cannabis–In–Cachexia–Study–Group. J Clin Oncol 24, 3394–3400, doi:10.1200/JCO.2005.05.1847 (2006).
7. Colomer, R. et al. N–3 fatty acids, cancer and cachexia: a systematic review of the literature. Br J Nutr 97, 823–831, doi:10.1017/S000711450765795X (2007).
8. Currow, D. et al. ROMANA 3: a phase 3 safety extension study of anamorelin in advanced nonsmall–cell lung cancer (NSCLC) patients with cachexia. Ann Oncol 28, 1949–1956, doi:10.1093/annonc/mdx192 (2017).
9. de Gramont A, Van Cutsem E, Schmoll HJ, et al. The evolution of adjuvant therapy in the treatment of early–stage colon cancer. Clin Colorectal Cancer. 2011;10:218–26.
10. DeBoer, M. D. & Marks, D. L. Therapy insight: Use of melanocortin antagonists in the treatment of cachexia in chronic disease. Nat Clin Pract Endocrinol Metab 2, 459–466, doi:10.1038/ncpendmet0221 (2006).
11. Dewey, A., Baughan, C., Dean, T., Higgins, B. & Johnson, I. Eicosapentaenoic acid (EPA, an omega–3 fatty acid from fish oils) for the treatment of cancer cachexia. Cochrane Database Syst Rev 2007, CD004597, doi:10.1002/14651858.CD004597.pub2 (2007).
12. Fearon KC, et al. Effect of a protein and energy dense N–3 fatty acid enriched oral supplement on loss of weight and lean tissue in cancer cachexia: a randomised double blind trial. Gut 2003;52:1479–86.
13. Fearon KC, Von Meyenfeldt MF, Moses AG, et al. Effect of a protein and energy dense N–3 fatty acid enriched oral supplement on loss of weight and lean tissue in cancer cachexia: a randomised double blind trial. Gut. 2003;52:1479–86.

14. Garcia M, Seelaender M, Sotiropoulos A, Coletti D, Lancha AH Jr. Vitamin D, muscle recovery, sarcopenia, cachexia, and muscle atrophy. Nutrition. 2019;60:66–9.
15. Garcia, J. M. et al. Active ghrelin levels and active to total ghrelin ratio in cancer–induced cachexia. J Clin Endocrinol Metab 90, 2920–2926, doi:10.1210/jc.2004–1788 (2005).
16. Gordon, J. N. et al. Thalidomide in the treatment of cancer cachexia: a randomised placebo controlled trial. Gut 54, 540–545, doi:10.1136/gut.2004.047563 (2005).
17. Hanada, T. et al. Upregulation of ghrelin expression in cachectic nude mice bearing human melanoma cells. Metabolism 53, 84–88, doi:10.1016/j.metabol.2003.06.004 (2004).
18. Inui, A. Cancer anorexia–cachexia syndrome: are neuropeptides the key? Cancer Res 59, 4493–4501 (1999).
19. Inui, A. Cancer anorexia–cachexia syndrome: current issues in research and management. CA Cancer J Clin 52, 72–91, doi:10.3322/canjclin.52.2.72 (2002).
20. Jatoi, A. et al. Dronabinol versus megestrol acetate versus combination therapy for cancer–associated anorexia: a North Central Cancer Treatment Group study. J Clin Oncol 20, 567–573, doi:10.1200/JCO.2002.20.2.567 (2002).
21. Kim YS, Sainz RD. Beta–adrenergic agonists and hypertrophy of skeletal muscles. Life Sci. 1992;50:397–407.
22. Kojima, M. et al. Ghrelin is a growth–hormone–releasing acylated peptide from stomach. Nature 402, 656–660, doi:10.1038/45230 (1999).
23. Kumar NB, et al. Cancer cachexia: traditional therapies and novel molecular mechanism–based approaches to treatment. Curr Treat Options Oncol 2010;11:107–17.
24. Lai V, George J, Richea N, et al. Results of a pilot study of the effects of celecoxib on cancer cachexia in patients with cancer of the head, neck, and gastrointestinal tract. Head Neck. 2008;30:67–74.
25. Loprinzi CL, Ellison NM, Schaid DJ, et al. Randomized comparison of megestrol acetate versus dexamethasone versus fluoxymesterone for the treatment of cancer anorexia/cachexia. J Clin Oncol. 1999;17:3299–306.
26. Loprinzi, C. L. et al. Phase III evaluation of four doses of megestrol acetate as therapy for patients with cancer anorexia and/or cachexia. J Clin Oncol 11, 762–767, doi:10.1200/JCO.1993.11.4.762 (1993).
27. Maltoni, M. et al. High–dose progestins for the treatment of cancer anorexia–cachexia syndrome: a systematic review of randomised clinical trials. Ann Oncol 12, 289–300, doi:10.1023/a:1011156811739 (2001).
28. Mantovani G, Macciò A, Madeddu C, et al. A phase II study with antioxidants, both in the diet and supplemented, pharmaconutritional support, progestagen, and anti–cyclooxygenase–2 showing efficacy and safety in patients with cancer–related anorexia/cachexia and oxidative stress. Cancer Epidemiol Biomarkers Prev. 2006;15:1030–4.
29. Mantovani G, Madeddu C, Macciò A, et al. Randomized phase III clinical trial of five different

arms of treatment for patients with cancer cachexia: interim results. Nutrition. 2008;24:305–13.

30. Mantovani, G., Maccio, A., Massa, E. & Madeddu, C. Managing cancer–related anorexia/cachexia. Drugs 61, 499–514, doi:10.2165/00003495–200161040–00004 (2001).

31. Marks, D. L., Butler, A. A., Turner, R., Brookhart, G. & Cone, R. D. Differential role of melanocortin receptor subtypes in cachexia. Endocrinology 144, 1513–1523, doi:10.1210/en.2002–221099 (2003).

32. Mazzotta P, Jeney CM. Anorexia–cachexia syndrome: a systematic review of the role of dietary polyunsaturated fatty acids in the management of symptoms, survival, and quality of life. J Pain Symptom Manage. 2009;37:1069–77.

33. McGlashan, T. H. et al. Randomized, double–blind trial of olanzapine versus placebo in patients prodromally symptomatic for psychosis. Am J Psychiatry 163, 790–799, doi:10.1176/ajp.2006.163.5.790 (2006).

34. McMillan DC, Wigmore SJ, Fearon KC, et al. A prospective randomized study of megestrol acetate and ibuprofen in gastrointestinal cancer patients with weight loss. Br J Cancer. 1999;79:495–500.

35. Moertel CG, Schutt AJ, Reitemeier RJ, Hahn RG. Corticosteroid therapy of preterminal gastrointestinal cancer. Cancer. 1974;33:1607–9.

36. Monk, J. P. et al. Assessment of tumor necrosis factor alpha blockade as an intervention to improve tolerability of dose–intensive chemotherapy in cancer patients. J Clin Oncol 24, 1852–1859, doi:10.1200/JCO.2005.04.2838 (2006).

37. Moses AW, Slater C, Preston T, Barber MD, Fearon KC. Reduced total energy expenditure and physical activity in cachectic patients with pancreatic cancer can be modulated by an energy and protein dense oral supplement enriched with n–3 fatty acids. Br J Cancer. 2004;90:996–1002.

38. Nagaya, N., Kojima, M. & Kangawa, K. Ghrelin, a novel growth hormone–releasing peptide, in the treatment of cardiopulmonary–associated cachexia. Intern Med 45, 127–134, doi:10.2169/internalmedicine.45.1402 (2006).

39. Oldervoll LM, et al. Physical exercise for cancer patients with advanced disease: a randomized controlled trial. Oncologist 2011;16:1649–57.

40. Park SE, et al. Feasibility and safety of exercise during chemotherapy in people with gastrointestinal cancers: a pilot study. Support Care Cancer 2023;31:561.

41. Reid J, Hughes CM, Murray LJ, Parsons C, Cantwell MM. Non–steroidal anti–inflammatory drugs for the treatment of cancer cachexia: a systematic review. Palliat Med. 2013;27:295–303.

42. Ruiz Garcia, V., Lopez–Briz, E., Carbonell Sanchis, R., Gonzalvez Perales, J. L. & Bort–Marti, S. Megestrol acetate for treatment of anorexia–cachexia syndrome. Cochrane Database Syst Rev 2013, CD004310, doi:10.1002/14651858.CD004310.pub3 (2013).

43. Sampaio, E. P., Sarno, E. N., Galilly, R., Cohn, Z. A. & Kaplan, G. Thalidomide selectively inhibits tumor necrosis factor alpha production by stimulated human monocytes. J Exp Med 173, 699–703, doi:10.1084/jem.173.3.699 (1991).

44. Sandhya, L. et al. Randomized Double–Blind Placebo–Controlled Study of Olanzapine for Chemo-

therapy–Related Anorexia in Patients With Locally Advanced or Metastatic Gastric, Hepatopancreaticobiliary, and Lung Cancer. J Clin Oncol 41, 2617–2627, doi:10.1200/JCO.22.01997 (2023).

45. Scarlett, J. M. & Marks, D. L. The use of melanocortin antagonists in cachexia of chronic disease. Expert Opin Investig Drugs 14, 1233–1239, doi:10.1517/13543784.14.10.1233 (2005).

46. Solheim TS, Fearon KC, Blum D, Kaasa S. Non–steroidal anti–inflammatory treatment in cancer cachexia: a systematic literature review. Acta Oncol. 2013;52:6–17.

47. Temel, J. S. et al. Anamorelin in patients with non–small–cell lung cancer and cachexia (ROMANA 1 and ROMANA 2): results from two randomised, double–blind, phase 3 trials. Lancet Oncol 17, 519–531, doi:10.1016/S1470–2045(15)00558–6 (2016).

48. Tisdale, M. J. Biology of cachexia. J Natl Cancer Inst 89, 1763–1773, doi:10.1093/jnci/89.23.1763 (1997).

PART 05

근육과 뼈

Muscle and Bone

CHAPTER 20

근육과 뼈의 상호 작용

Interaction Between Muscle and Bone

이영균(서울의대)

1 서론

근육과 뼈는 신체의 골격을 구성하고 움직임을 가능하게 만드는 기관이다. 즉, 근육과 뼈의 변화는 결국 인체의 운동성을 좌우하게 된다. 이러한 근육과 뼈는 노화에 따라 양적으로 점차 감소하게 되는데, 질적인 변화도 동반하게 되어 결국 근육의 강도와 뼈의 강도가 감소한다.

근육은 인간의 자세 유지 및 관절의 운동을 통한 움직임 등에 필수적인 기관으로 근육의 양적 및 질적 소실은 움직임 저하, 낙상 및 골절의 위험 증가와 관련이 있다. 한편 근육은 에너지 대사 등에도 깊이 관여하므로, 다양한 에너지 대사의 문제점, 나아가 심뇌혈관 발생 및 사망률 증가에도 기여하는 것으로 알려져 있다. 골강도(bone strength)는 골밀도 및 골질에 의해 결정되며 노화로 인한 골밀도의 감소 및 골질의 저하는 결국 골절의 위험이 증가하는 골다공증으로 나타나게 된다.

이와 같이 근육과 뼈는 노화에 따라서 유사하게 변화하는 기관이며 해부학적으로도 밀접하게 붙어 있어서 최근에 근육과 뼈의 연관성에 대한 많은 연구들이 진행되고 있다.

2 임상 연구들에서의 근육과 뼈의 관련성

많은 임상 연구들에서 뼈와 근육의 단면적 상관성에 대한 임상연구 결과를 발표한 바 있다. 313명의 고관절 골절을 경험한 폐경 후 여성을 대상으로 한 연구에서 사지 근육량(appendicular lean mass)을 키의 제곱으로 나눈 근육량 지수가 대퇴골 골밀도와 유의한 상관성을 보였으며, 동시에 근육량 지수로 구분한 근감소증 유무는 골다공증과 유의한 상관성을 보여주었다.

일본에서 2,400여 명의 40~88세의 폐경전후 여성을 대상으로 한 연구에서도, 골감소증이나 골다공증 환자에서 근감소증의 비율이 전 연령대에 걸쳐서 높게 나타나는 것이 보고된 바 있다. 679명의 40세에서 79세의 남성을 대상으로 한 연구에서도 근육량은 대퇴부 골밀도 및 척추 골밀도와 유의한 양의 상관성을 보였다. 또한, 같은 연구에서 근육 강도와 골밀도의 상관성에 대해서도 보고한 바 있는데, 대퇴사두근의 근력과 대퇴부 골밀도 및 척추 골밀도는 유의한 양의 상관성을 보인 바 있다. 악력은 대퇴부 골밀도에서만 상관성을 보였다. 다른 600명의 남성, 여성을 대상으로 한 연구에서도 근감소증의 유무가 골다공증의 유무와 유의한 상관성을 보인 바 있으며 근감소증이 있는 사람에서 골밀도가 유의하게 낮은 것으로 나타났다.

국내 자료인 국민건강영양자료의 분석에서도 근육량은 골밀도와 유의한 양의 상관성을 보였으며, 근감소증은 골다공증의 위험과 상관성을 보였다. 또한, 골질의 결정 인자 중 하나인 골의 기하학적인 구조(bone geometry)와도 근육량은 유의한 상관성을 보이는 점이 보고되었다. 이와 같이 많은 단면 연구들에서 근육량과 골밀도는 유의한 양의 상관성을 보인 바 있으며, 또한 근력과 뼈의 강도를 이야기하는 지표들과도 관련성을 확인할 수 있었으며, 근감소증과 골다공증 발생의 유의한 연관성도 확인된 바 있다. 그러나 아직까지 종적 연구에서의 근육과 뼈의 상관성에 대한 연구는 많이 부족하다.

3 근육과 뼈의 상호작용 기전

1) Mechanostat theory

뼈와 근육의 상호작용 기전은 매우 복잡하고 완벽하게 밝혀지지는 않았으나 몇 가지 이론이 소개되었다. 첫번째는 'Mechanostat theory'이다. 노화나 다른 이유로 신체활동이 감소하는 상황, 즉 근육 사용이 감소할 경우, 이는 골밀도의 감소를 유발하며 골절의 중요한 위험 요인으로 알려져 있다. 반대로, 근육 사용으로 인한 뼈에 대한 부하는 골밀도를 증가시키는 것으로 알려져 있다. 즉, 골격근의 수축으로 인한 운동이 뼈에 하중을 가하게 되고 이러한 기계적 자극이 뼈를 강화시키는 신호가 되는 것이다. 비록, 근육활동으로 인한 뼈에 대한 기계적 부하가 골밀도를 증가시키고 뼈의 강도를 향상시키는 기전이 아직 완전히 밝혀지지는 않았으나 Mechanostat theory가 근육과 뼈의 상호 작용의 주된 기전 중 하나일 것으로 여기고 있다.

2) 노화의 공통적인 변화(Common aging process)

근육과 뼈의 관련성에 대한 다른 기전은 근력/근육량의 감소 및 골량/골질의 감소 모두 노화의 과정으로 동시에 발생하는 과정이고 노화의 주 기전이 뼈와 근육에 동시에 작용하기 때문이라는 것이다. 성장 호르몬과 성호르몬은 뼈와 근육에 동시에 작용하는 동화호르몬이다. 이 두 가지 호르몬은 노화에 따라서 감소한다고 알려져 있다. 따라서, 뼈와 근육 모두에 긍정적으로 작용하는 두 가지 동화호르몬(성장호르몬, 성호르몬)의 노화에 따른 감소가 근육량의 감소와 골밀도의 감소를 동시에 유발하여 근육과 뼈의 변화가 서로 관련성이 있는 것으로 나타난다는 것이다. 즉, 이러한 호르몬이 급격하게 감소할 경우 근감소증 및 골다공증이 더욱 심하게 나타나게 될 것이며 이로 인하여 두 변화가 상관성을 보이게 될 것이라는 이론이다.

한편, TNF-α, IL-6와 같은 염증 유발 사이토카인(pro-inflammatory cytokines)이나 산화 스트레스(oxidative stress)의 증가 또한 노화의 기전으로 이해되고 있는데, 이러한 인자의 증가가 근육과 뼈에 부정적인 변화를 유발하여 두 기관의 변화가 동시에 나타난다는 것이다. Vitamin D의 부족이나 결핍도 근육과 뼈에 동시에 작용하는 기전의 하나로 이해되고 있다.

3) 마이오카인(Myokines)을 통한 뼈에 작용(Muscle to bone)

근육은 중요한 내분비 기관으로 다양한 인자를 합성하고 분비하는데, 이처럼 근육에서 분비되어 타기관에 영향을 미치는 인자들을 마이오카인(myokine)이라고 한다. 근육과 뼈의 관련 기전에 있어서도 근육으로부터 분비되는 마이오카인이 뼈에 직접적으로 작용을 할 것으로 기대된다.

근육세포인 C2C12 세포를 배양한 세포배양액을 뼈세포인 MLO-Y4 세포에 처리한 경우, MLO-Y4 세포의 세포사멸에 대한 보호효과를 보여주었는데 이를 통해 마이오카인이 직접적으로 뼈 세포에 작용한다는 것을 알 수 있다.

운동시 증가하는 것으로 알려진 마이오카인 중의 하나인 Irisin은 근육-뼈 관련 연구에서 가장 많이 연구된 마이오카인이다. 동물 실험에서 Irisin 이 골량의 증가와 상관성이 있음이 보고되었으며, 실제 골절 환자를 대상으로 한 임상연구에서 혈액 내 Irisin 수치가 감소되었음이 보고되었다. 이외에도 IGF-1, FGF-2, IL-15 등이 근육의 운동 및 자극 등에 의해 분비되어 인접기관인 뼈에 긍정적 혹은 부정적인 영향을 미치는 것으로 보고되고 있다.

4) 오스테오카인(Osteokines)을 통한 근육에 작용(Bone to muscle)

대부분의 근육과 뼈의 관련성에 대한 기전 연구는 노화로 인한 동시 변화나 마이오카인의 영향에 대해 집중되었으나 최근 연구에서는 반대로 뼈도 근육에 영향을 줄 수 있는 것으로 보고되고 있다. 이처럼 뼈에서 분비되어 인접 기관에 영향을 미치는 물질을 오스테오카인(osteokines)이라고 한다. 한 실험 논문에서 골세포의 배양액을 근육세포에 처리한 결과 근육세포의 증식과 분화가 촉진되는 것을 확인할 수 있었다. 또한, 오스테오칼신이나 그 수용체 결핍동물모델에서 근육량의 감소나 운동에 따른 반응저하가 보고된 바 있고 이러한 현상이 오스테오칼신 주입으로 호전되는 것이 동물 실험연구를 통하여 보고된 바 있다. 오스테오카인의 근육에 대한 작용에 대해서는 더 많은 연구가 필요하나 뼈도 근육에 영향을 미칠 수 있는 가능성이 언급되고 있다.

4 결론

한 유전자 연구에서 근육 특이 유전자의 변이가 골량의 변화 및 골절 위험성과 관련성이 있음이 보고되었다. 이는 근육과 뼈 사이에 중요한 관련성이 있음을 의미한다. 이외에도 다양한 임상연구에서 근육과 뼈의 유의한 상관성을 보여주고 있다. 그 기전으로는 근육의 수축 및 운동에 의한 뼈에 대한 기계적 자극, 동시적으로 발생하는 노화 변화, 근육에서 분비되어 뼈에 작용하는 마이오카인 영향, 뼈에서 분비되어 근육에 작용하는 오스테오카인의 역할 등이 제시되고 있다. 향후 더 많은 연구를 통한 근육과 뼈의 상호작용에 대한 기전이 밝혀지고 이를 통해 근육과 뼈에 영향을 미칠 수 있는 치료제 개발 등이 기대된다.

▶ 참고 문헌

1. Battaglino RA, Lazzari AA, Garshick E, et al. Spinal cord injury–induced osteoporosis: pathogenesis and emerging therapies. Curr Osteoporos Rep. 2012;10(4):278–85.
2. Baumgartner RN, Waters DL, Gallagher D, et al. Predictors of skeletal muscle mass in elderly men and women. Mech Ageing Dev. 1999;107(2):123–36.
3. Bouxsein ML. Determinants of skeletal fragility. Best Pract Res Clin Rheumatol. 2005;19(6):897–911.
4. Bruunsgaard H, Weis N, Hendel HW, et al. Circulating levels of TNF–alpha and IL–6–relation to truncal fat mass and muscle mass in healthy elderly individuals and in patients with type–2 diabetes. Mech Ageing Dev. 2003;124(4):495–502.
5. Cederholm T, Cruz–Jentoft AJ, Maggi S. Sarcopenia and fragility fractures. Eur J Phys Rehabil Med. 2013;49(1):111–7.
6. Colaianni G, Cuscito C, Mongelli T, et al. The myokine irisin increases cortical bone mass. Proc Natl Acad Sci U S A. 2015;112(39):12157–62.

7. Colaianni G, Mongelli T, Cuscito C, et al. Irisin prevents and restores bone loss and muscle atrophy in hind–limb suspended mice. Sci Rep. 2017;7(1):2811.
8. Di Monaco M, Vallero F, Di Monaco R, et al. Prevalence of sarcopenia and its association with osteoporosis in 313 older women following a hip fracture. Arch Gerontol Geriatr. 2011;52(1):71–4.
9. Doherty TJ. Invited review: Aging and sarcopenia. J Appl Physiol (1985). 2003;95(4):1717–27.
10. Ellman R, Spatz J, Cloutier A, et al. Partial reductions in mechanical loading yield proportional changes in bone density, bone architecture, and muscle mass. J Bone Miner Res. 2013;28(4):875–85.
11. Frost HM. Bone "mass" and the "mechanostat": a proposal. Anat Rec. 1987;219(1):1–9.
12. Fulle S, Protasi F, Di Tano G, et al. The contribution of reactive oxygen species to sarcopenia and muscle ageing. Exp Gerontol. 2004;39(1):17–24.
13. Hamrick MW, McNeil PL, Patterson SL. Role of muscle–derived growth factors in bone formation. J Musculoskelet Neuronal Interact. 2010;10(1):64–70.
14. Harslof T, Frost M, Nielsen TL, et al. Polymorphisms of muscle genes are associated with bone mass and incident osteoporotic fractures in Caucasians. Calcif Tissue Int. 2013;92(5):467–76.
15. Isidori AM, Giannetta E, Greco EA, et al. Effects of testosterone on body composition, bone metabolism and serum lipid profile in middle–aged men: a meta–analysis. Clin Endocrinol (Oxf). 2005;63(3):280–93.
16. Jahn K, Lara–Castillo N, Brotto L, et al. Skeletal muscle secreted factors prevent glucocorticoid–induced osteocyte apoptosis through activation of beta–catenin. Eur Cell Mater. 2012;24:197–209; discussion –10.
17. Jiang Y, Zhang Y, Jin M, et al. Aged–Related Changes in Body Composition and Association between Body Composition with Bone Mass Density by Body Mass Index in Chinese Han Men over 50–year–old. PLoS One. 2015;10(6):e0130400.
18. Kaji H. Interaction between Muscle and Bone. J Bone Metab. 2014;21(1):29–40.
19. Kim BJ, Ahn SH, Kim HM, et al. Low skeletal muscle mass associates with low femoral neck strength, especially in older Korean women: the Fourth Korea National Health and Nutrition Examination Survey (KNHANES IV). Osteoporos Int. 2015;26(2):737–47.
20. Kim KM, Lee EY, Lim S, et al. Favorable effects of skeletal muscle on bone are distinguished according to gender and skeletal sites. Osteoporosis and Sarcopenia. 2017;3(1):32–6.
21. Lee J, Lee S, Jang S, et al. Age–Related Changes in the Prevalence of Osteoporosis according to Gender and Skeletal Site: The Korea National Health and Nutrition Examination Survey 2008–2010. Endocrinol Metab (Seoul). 2013;28(3):180–91.
22. Mera P, Laue K, Ferron M, et al. Osteocalcin Signaling in Myofibers Is Necessary and Sufficient for Optimum Adaptation to Exercise. Cell Metab. 2016;23(6):1078–92.
23. Mera P, Laue K, Wei J, et al. Osteocalcin is necessary and sufficient to maintain muscle mass in older mice. Mol Metab. 2016;5(10):1042–7.
24. Miljkovic I, Kuipers AL, Cauley JA, et al. Greater Skeletal Muscle Fat Infiltration Is Associated

With Higher All–Cause and Cardiovascular Mortality in Older Men. J Gerontol A Biol Sci Med Sci. 2015.

25. Miyakoshi N, Hongo M, Mizutani Y, et al. Prevalence of sarcopenia in Japanese women with osteopenia and osteoporosis. J Bone Miner Metab. 2013;31(5):556–61.
26. Mo C, Romero–Suarez S, Bonewald L, et al. Prostaglandin E2: from clinical applications to its potential role in bone–muscle crosstalk and myogenic differentiation. Recent Pat Biotechnol. 2012;6(3):223–9.
27. Ng AC, Melton LJ, 3rd, Atkinson EJ, et al. Relationship of adiposity to bone volumetric density and microstructure in men and women across the adult lifespan. Bone. 2013;55(1):119–25.
28. Palermo A, Strollo R, Maddaloni E, et al. Irisin is associated with osteoporotic fractures independently of bone mineral density, body composition or daily physical activity. Clin Endocrinol (Oxf). 2015;82(4):615–9.
29. Seeman E. Invited Review: Pathogenesis of osteoporosis. J Appl Physiol (1985). 2003;95(5):2142–51.
30. Verschueren S, Gielen E, O'Neill TW, et al. Sarcopenia and its relationship with bone mineral density in middle–aged and elderly European men. Osteoporos Int. 2013;24(1):87–98.
31. Wu CH, Yang KC, Chang HH, et al. Sarcopenia is related to increased risk for low bone mineral density. J Clin Densitom. 2013;16(1):98–103.
32. Yan J, Liu HJ, Guo WC, et al. Low serum concentrations of Irisin are associated with increased risk of hip fracture in Chinese older women. Joint Bone Spine. 2017.

CHAPTER 21

근감소증과 골다공증

Osteosarcopenia

김기범(영남의대)

1 서론

우리나라는 통계청 자료에 따르면 65세 이상 인구 비율이 2017년에는 약 14%로 '고령사회'에 진입하였고, 2026년에는 20.8%로 '초고령사회'에 진입할 것으로 전망된다. 이러한 사회 구조의 급격한 노령화는 경제, 복지, 보건 및 의료 등 다양한 분야에서 대책이 필요하며, 노인 인구 증가는 의료비용 증가에 큰 영향을 미칠 것으로 예측된다.

특히, 노인성 근골격계 질환 중 근감소증과 골다공증은 노인의 활동성 및 삶의 질 저하에 주요한 영향을 미치며, 이환율 및 사망률 증가에도 주된 영향을 미친다.

지금까지 보고된 많은 연구에서 골다공증과 근감소증에 대한 개별적인 연구는 활발히 진행되어 왔다. 그러나 노인에서 골다공증과 근감소증이 동시에 존재하는 경우도 적지 않다. 근육과 뼈가 동시에 손실되는 역치에 도달하면 근력과 기능뿐만 아니라 골량 감소까지 동반되는 osteosarcopenia가 발생할 수 있다.

2009년 Binkley와 Buehring에 의해 골다공증에 근감소증의 개념을 추가한 sarco–osteopenia라는 용어가 처음 사용되었고, 이후 근육과 뼈가 동시에 손실된 경우를 osteosarcopenia로 명명하였으며, 노인과학의 한 분야로 자리잡았다.

골다공증과 근감소증의 사회경제적 부담은 상당하며, 이 두 질환이 함께 존재할 경우 그 부담은 더욱 커진다. osteosarcopenia가 의료 시스템, 노인의 건강 및 삶의 질에 미치는 영향은 매우 크므로 골다공증과 근감소증에 대한 이중적인 예방적 접근이 필요하다.

본 장에서는 지금까지 보고된 osteosarcopenia의 병태생리학, 역학, 유병률 및 노인 환자에게 미치는 영향에 대하여 기술하고자 한다.

2 Osteosarcopenia의 병태생리학

근감소증과 골다공증은 병태생리학적으로 중복되며, 많은 위험인자가 역학적 및 생화학적으로 두 질환에서 공통된 요소로 작용하고 있다. 사지근육량(appendicular skeletal muscle)과 관련된 상대적 근육지수(relative skeletal muscle index)는 골밀도와 양의 상관관계를 보이며, 이 관계는 신체 활동 수준에 따라 큰 영향을 받는 것으로 알려져 있다.

Osteosarcopenia에서 근감소증과 골다공증 간의 시너지 효과를 설명하기 위해서는 근감소증의 세 가지 요소(근육량, 근력, 근기능)와 골다공증의 두 가지 요소(골밀도와 골절)의 관점에서 접근할 필요가 있다. 뼈와 근육의 밀접한 상호작용을 고려할 때, 근감소증과 골다공증의 공통된 위험인자는 유전적 요인과 환경적 요인 모두에 영향을 받는다.

1) 유전적 유사성

많은 질병의 병태생리에는 유전적 요인이 관여하고 있으며, 골다공증과 근감소증도 예외는 아니다. 근육과 골조직은 공통된 중간엽 전구체(mesenchymal precursor)에서 분화하며, 성장하는 동안 뼈와 근육은 상대적인 성장을 하고, 이후에는 근골격계로서 기능적으로 밀접한 관계를 갖는다. 경험적으로 골 손실과 근력 감소는 밀접한 연관성이 있다는 것이 알려져 있다. 일생 동안 골조직과 근육은 평행하게 손실되며, 이는 유전적 통제 하에 있다고 볼 수 있다.

이러한 근골격 상호작용을 조절할 것으로 보이는 유전자 후보들은 여러 개가 존재하지만, 성장, 성숙, 근골격계의 노화 등 모든 과정에서 유전적 영향보다 환경적 요인의 영향이 더 큰 것으로 알려져 있다.

제지방량(lean body mass)의 유전 가능도는 DXA로 측정한 결과 약 56%에서 84%로 보고되었으며, 폐경 후 여성의 근력에 대한 유전적 영향은 약 30~50%였다. 유사하게, 대퇴골 경부에서 측정한 골강도의 유전 가능도는 약 40~50%였다. 제지방량과 해당 부위의 골밀도는 유사한 유전적 영향을 공유하며, 이는 여러 특성 사이의 상호작용을 나타낸다.

10,414명의 어린이를 대상으로 한 메타 분석에서는 제지방량과 골밀도 간의 공유 유전 성분이 43%로 추정되었으며, 단일염기다형성(single nucleotide polymorphism, SNP) 기반 유전 가능도는

39%로 추정되었다. 이러한 연관성은 여러 유전자(multigenic)에 의해 설명될 수 있으며, 다른 연구에서는 근육 횡단면적과 골강도가 동일한 유전적 영향을 공유한다는 사실도 확인되었다.

골조직과 근육 기능에 관련된 유전자들은 MC4R, FTO, MGMT, TCF4, TMEM18, LINC01104, PEX14, SLC8A1, TGFA 등이 포함된다.

2) 물리적 요인

뼈와 근육은 구조적으로 연결되어 있으며, 근골격계 시스템의 많은 부분을 형성한다. 이러한 조직의 크기, 형태, 구조 및 구성은 생활 습관과 관련된 요소들의 영향을 받는다. 골조직과 근육조직은 물리적 하중(예: 기계적 힘 및 중력) 상태와 비하중 상태(예: 침상 안정)에 반응하고 적응하면서 일생에 걸쳐 변화한다. 고령화에 따른 신체 활동 감소는 골다공증 및 근감소증의 주요 위험 요소이며, 제지방량은 골량과 유기적으로 연관되어 있다. 노년층 남성과 여성에서 낮은 근감소 지표들(근육량, 근력 및 근기능)은 낮은 골밀도와 관련이 있다. 고령의 한국인을 대상으로 한 4년간의 연구에서는 근감소증이 골다공증 발생을 예측할 수 있었으며, 반대로 골다공증 또한 근감소증의 위험을 증가시키는 것으로 나타났다. 골조직과 근육의 손실에 기여하는 생역학적 기전을 입증하기 위해서는 추가적인 연구가 필요하다.

3) 대사성 요인 및 호르몬 변화

일반적으로 근력은 40대 초반에 가장 강하며, 이후 점차 감소한다. 50세 이후에는 근육량이 매년 1~2%씩 감소하고, 근력은 1.53%씩 감소한다. 폐경이나 성선기능저하증과 같은 비정상적인 호르몬 분비 상태, 갑상선기능항진증, 영양실조, 당뇨병, 당질코르티코이드(glucocorticoid) 치료, 저칼슘혈증 및 비타민 D 결핍 등은 근육과 뼈의 소모에 기여하는 다양한 병리학적 상태에 포함된다.

노인 여성의 경우 근육 기능이 빠르게 감소하며, 폐경으로 인해 10~15%의 추가적인 근력 감소가 발생한다. 여성에서의 급격한 근력 손실은 에스트로겐 고갈과 관련이 있으며, 폐경기 즈음의 난소 기능 저하로 인해 나타난다. 혈장 에스트로겐(plasma estrogen)과 에스트라디올(estradiol) 수치는 근육량과 연관이 있는 것으로 보고되었다. 또한 모든 연구에서 일관된 결과가 나타난 것은 아니지만, 호르몬 치료는 근력과 기능을 유지하는 데 도움이 되는 것으로 알려져 있다. 그러나 자연적인 폐경은 근력 감소 속도에 비해 근육 기능의 쇠퇴를 가속화하지는 않는 것으로 보인다. 폐경과 관련된 여성 호르몬의 변화, 다른 기전과 관련된 호르몬의 변화, 활성산소의 증가와 영양의 축적 등은 노인의 근감소증에 영향을 주며, 이러한 요인들은 폐경과 동시적으로 발생하는 경우가 많다. 다만, 폐경이 근육 조직에 미치는 정확한 영향과 기전에 대해서는 추가적인 연구가 필요하다.

폐경에 따른 호르몬 변화는 골다공증으로 진행하는 가장 중요하고 피할 수 없는 원인 중 하나이다. 폐경이 시작되면서 에스트로겐의 급격한 감소가 발생하고, 이로 인해 조골세포(osteoblast)와 파골세포(osteoclast) 간의 항상성이 붕괴되어 골흡수가 촉진된다. 에스트로겐 분비 감소는 골흡수 관련 사이토카인(bone resorptive cytokines; RANKL)의 과도한 생성과 칼슘 흡수 및 배설 간의 불균형을 유발하여 골 소실을 증가시킨다. 이러한 변화는 골밀도의 감소와 골절 위험 증가와 밀접한 연관이 있다.

골 소실은 폐경 초기부터 가장 극심하게 나타나며, 그 양상은 뼈의 위치 및 피질골과 소주골의 구성 비율에 따라 차이를 보인다. 폐경 후 첫 수년간의 골 손실 속도는 일반적으로 척추에서 연 −2%, 대퇴골에서 연 −1% 정도로 보고된다. 또한, 60세 이상 여성에서는 연령 증가에 따라 골절 위험이 매년 약 6%씩 상승한다. 폐경 후 여성에서의 호르몬 치료는 골소실을 예방하고, 척추 골절 위험을 34%, 비척추 골절 위험을 13% 감소시키는 것으로 보고되어, 에스트로겐이 골 건강 유지에 중요한 역할을 함을 시사한다. 따라서 여성 호르몬은 폐경 이후 근육 및 골 건강에 영향을 미치며, 근감소증과 골다공증 발생에 핵심적인 기전을 형성한다.

4) 체중과 체성분의 구성

폐경 후 여성에서는 체중, 지방질량, 제지방 간에 양의 상관관계가 나타난다. 건강한 젊은 성인에서는 뼈와 근육이 조화를 이루며 성장하며, 중력 자극에 반응하여 체중이 증가하게 된다. 그러나 과체중은 신체 활동을 저해하고, 삶의 질 저하를 초래할 수 있다. 폐경 후 여성에서는 체질량의 증가는 주로 지방 증가에 의해 발생하며, 상대적으로 제지방은 감소하게 된다. 일부 근육량이 증가할 수 있으나, 전반적인 체질량의 증가는 비만을 유발하고 기능적 제한을 지속적으로 초래하게 된다.

이러한 비만은 신체 활동의 감소를 유도하여 결국 근감소증의 위험을 높이게 된다. 또한, 지방조직과 근육 조직은 서로 상반되게 조절되며, 염증성 사이토카인의 증가, 인슐린 저항성의 상승, 성장호르몬의 변화 등 다양한 대사 경로를 통해 영향을 받는다. 이로 인해 근감소성 비만이 발생하게 되며, 그 이환율은 약 4~12%로 보고되고 있다.

체중 증가는 일반적으로 골밀도와 양의 상관관계를 보인다. 이는 체중 증가로 인한 기계적 하중이 뼈를 자극하여 골강화를 유도하기 때문이다. 또한, 지방 조직에서 분비되는 호르몬, 특히 렙틴(leptin)은 지방 조직의 대사뿐 아니라 뼈의 대사에도 관여하는 것으로 알려져 있다. 체중이 높은 사람은 상대적으로 더 많은 영양소를 섭취할 가능성이 있으며, 이로 인해 칼슘을 비롯한 뼈 건강에 도움이 되는 영양소의 섭취도 증가하는 경향이 있다.

그러나 체중 증가와 관련된 골질량 변화에서 근육과 지방의 개별적 역할을 명확히 구분하는 것은 어려운 실정이다. 폐경 후 여성의 경우, 지방은 높은 제지방량 및 골질량과 연관되어 있으며, 체중 감소는 일반적으로 뼈와 근육의 손실을 초래할 수 있다.

5) 근육과 뼈의 생화학적 상호작용

근육과 뼈는 과거에는 서로 독립된 기계적 기관으로 간주되었으나, 최근에는 이들 조직 간의 생화학적 상호작용 기전이 점차 밝혀지고 있다. 마이오카인(myokine)은 근육세포에 의해 생성, 발현 및 순환되는 사이토카인으로, 내분비(endocrine) 및 자가분비(paracrine) 신호 전달을 통해 골조직에 영향을 미치는 것으로 알려져 있다(표 21-1).

대표적인 마이오카인으로는 myostatin, insulin-like growth factor (IGF)-1, fibroblast growth factor (FGF)-2, interleukin (IL)-6, IL-15, irisin 등이 있다. Myostatin은 근육과 뼈 모두에 이화작용을 유도하며, myostatin이 존재할 경우 조골세포(osteoblast)의 기능이 억제되는 반면, 이를 억제하면 제지방량과 골강도가 증가하는 것으로 보고되었다.

또한, 마이오카인에 의해 분비되는 IGF-1 및 FGF-2와 같은 성장인자는 조골세포의 증식 및 분화를 촉진하여 골조직의 리모델링을 향상시킨다. 근육 수축에 반응하여 분비되는 IL 역시 근육과 뼈 사이의 생화학적 교차 기전을 설명하는 중요한 근거가 된다. IL-6은 조골세포의 분화를 억제하고 파골세포(osteoclast)의 활성을 증가시키는 반면, irisin은 RANKL을 억제함으로써 파골세

표 21-1 근육과 뼈의 생화학적 상호작용

근육-뼈 효과	
미오스타틴(Myostatin)	이화
IGF-1	동화
FGF-2	동화
IL-6	이화
IL-15	동화
아이리신(Irisin)	동화
오스테오넥틴(Osteonectin)	동화
오스테오글라이신(Osteoglysin)	동화
뼈-근육 효과	
오스테오칼신(Osteocalcin)	동화
스클레로스틴(Scleostin)	이화

IGF-1: insulin-like growth factor 1, FGF-2: Fibroblast growth factor 2, IL-6: Interleukin-6, IL-15: Interleukin-15.

포 형성을 저해하며, 동시에 백색 지방조직을 갈색 지방조직으로 전환시켜 에너지 소비를 증가시키는 역할을 한다.

한 동물실험에서는 irisin이 피질골과 소주골의 밀도를 증가시키고 근위축을 예방하는 것으로 나타나, osteosarcopenia의 치료제로서 가능성을 보여주었다. 이외에도 골조직에 대해 동화작용을 나타내는 osteonectin, 에너지 항상성에 반응하여 골형성을 조절하는 것으로 알려진 osteoglycin 등이 있다.

한편, 조골세포에 의해 생성되는 osteocalcin은 근육을 포함한 여러 조직에 내분비적 영향을 미치며, 특히 췌장의 베타세포 증식을 증가시키는 것으로 알려져 있다. 폐경 후 여성들을 대상으로 한 연구에서는 정상 수준의 osteocalcin이 하지 근력과 밀접한 연관성을 보인다고 보고되었다. 반면, 골세포에서 분비되는 당단백질인 sclerostin은 myoblast의 분화와 증식을 억제하는 이화작용을 하는 것으로 밝혀졌다.

3 Osteosarcopenia의 유병률, 특징 및 삶의 질에 미치는 영향

Osteosarcopenia의 유병률은 조사에 포함된 인구집단과 적용된 진단 기준에 따라 다르게 나타날 수 있다. 골다공증의 경우, 1994년 세계보건기구(WHO) 기준에 따라 골밀도 검사에서 T점수가 −2.5 이하일 경우 진단하는 것으로 기준이 확정되었으며, 이 기준은 전 세계적으로 일반화되어 있다.

반면, 근감소증의 경우에는 진단 기준에 대한 합의가 진행 중인 상태로, 유럽 근감소증 작업 그룹(European Working Group on Sarcopenia in Older People, EWGSOP)과 아시아 근감소증 작업 그룹(Asian Working Group for Sarcopenia, AWGS)에서 서로 다른 기준을 제시하고 있다. 특히, 단순한 근육량 감소뿐만 아니라 근력 및 기능의 평가가 함께 이루어져야 한다는 점에서 근감소증의 진단 기준은 아직 확립되지 않았다.

따라서, 근감소증의 유병률에 대한 기존 연구 결과를 곧이곧대로 받아들이기에는 제한점이 있으며, 이러한 점을 고려하여 osteosarcopenia의 유병률을 해석해야 한다.

지역사회에 거주하는 65세 이상 여성 126명을 대상으로 한 연구에서, EWGSOP 기준에 따른 근감소증은 26명(20.6%), 골다공증은 34명(27%), osteosarcopenia는 12명(9.5%)로 조사되었다. 근감소증이 있는 여성은 골다공증의 유병률이 더 높았으며, 골다공증을 가진 여성은 더 낮은 사지근육량을 보이는 것으로 보고되었다.

지역사회에 거주하는 60세 이상 인구 1,099명(남자 377명, 여자 722명)을 대상으로 한 또 다른 연구에서는, AWGS 기준에 따라 근감소증의 유병률은 8.2%(남자 8.5%, 여자 8.0%), osteosarcopenia의 유병률은 4.7%로 나타났다.

병원에 내원한 평균 연령 79세의 환자 680명을 대상으로 한 연구에서는, 258명(38%)이 osteosarcopenia를 가지고 있었고, 골감소증은 183명(27%), 근감소증은 87명(12.8%)의 유병률을 보였다. Osteosarcopenia를 가진 환자는 다른 군에 비해 연령이 유의하게 높았으며, 대부분 여성이었고, 우울증, 영양불량, 체질량지수 25 미만 등의 특징을 보였다. 이들은 다른 환자에 비해 다양한 질환을 더 많이 가지고 있으며, 활동성도 낮은 경향을 보였다.

또한 병원 중환자실에 입원한 65세 이상 환자 450명 중 74명(16.4%)은 osteosarcopenia로 진단되었고, 근감소증은 167명(37.1%), 골감소증은 48명(10.7%)으로 조사되었다. 이들 환자 중 osteosarcopenia를 가진 환자의 1년 사망률은 근감소증 및 골다공증이 없는 환자에 비해 보정 전에는 26.7배, 보정 후에는 9.4배 높은 것으로 나타났다.

4 결론

Osteosarcopenia는 종합적인 노인의학적 평가가 필요한 근골격계 증후군이다. 노령 인구가 급격히 증가하는 우리나라와 같은 인구 구조에서는 향후 상당한 사회경제적 부담이 가중될 것으로 예상된다. 그러나 아직까지 osteosarcopenia에 대한 연구는 부족한 실정이다. 골다공증과 근감소증은 공통된 여러 위험인자를 공유하며, 다양한 myokine과 성장인자가 근육과 뼈 사이의 상호작용에 관여하는 것으로 밝혀졌다. 점차 근감소증에 대한 진단 기준이 확립됨에 따라, osteosarcopenia의 원인과 이 질환이 노인 환자의 삶의 질에 미치는 영향에 대한 추가적인 연구가 필요하다.

▶ 참고 문헌

1. Balogun S, Winzenberg T, Wills K, Scott D, Callisaya M, Cicuttini F, Jones G, Aitken D. Prospective associations of osteosarcopenia and osteodynapenia with incident fracture and mortality over 10 years in community-dwelling older adults. Archives of Gerontology and Geriatrics 82: 67, 2019
2. Bettis T, Kim B-J, Hamrick MW. Impact of muscle atrophy on bone metabolism and bone strength: implications for muscle-bone crosstalk with aging and disuse. Osteoporosis International 29: 1713, 2018
3. Binkley N, Buehring B. Beyond FRAX®: It's time to consider "sarco-osteopenia". Journal of Clinical Densitometry 12(4): 413, 2009
4. Brotto M, Bonewald L. Bone and muscle: Interactions beyond mechanical. Bone 80: 109, 2015

5. Chen L-K, Woo J, Assantachai P, Auyeung T-W, Chou M-Y, Iijima K, Jang HC, Kang L, Kim M, Kim S. Asian Working Group for Sarcopenia: 2019 consensus update on sarcopenia diagnosis and treatment. Journal of the American Medical Directors Association 21(3): 300, 2020
6. Cruz-Jentoft AJ, Bahat G, Bauer J, Boirie Y, Bruyère O, Cederholm T, Cooper C, Landi F, Rolland Y, Sayer AA. Writing Group for the European Working Group on Sarcopenia in Older People 2 (EWG-SOP2), and the Extended Group for EWGSOP2. Sarcopenia: revised European consensus on definition and diagnosis. Age Ageing 48(1): 16, 2019
7. Drey M, Sieber CC, Bertsch T, Bauer JM, Schmidmaier R, Group FI. Osteosarcopenia is more than sarcopenia and osteopenia alone. Aging clinical and experimental research 28: 895, 2016
8. Hirschfeld H, Kinsella R, Duque G. Osteosarcopenia: where bone, muscle, and fat collide. Osteoporosis International 28: 2781, 2017
9. Hong AR, Kim SW. Effects of resistance exercise on bone health. Endocrinology and Metabolism 33(4): 435, 2018
10. Howe TE, Shea B, Dawson LJ, Downie F, Murray A, Ross C, Harbour RT, Caldwell LM, Creed G. Exercise for preventing and treating osteoporosis in postmenopausal women. Cochrane database of systematic reviews (7), 2011
11. Huo YR, Suriyaarachchi P, Gomez F, Curcio CL, Boersma D, Muir SW, Montero-Odasso M, Gunawardene P, Demontiero O, Duque G. Phenotype of osteosarcopenia in older individuals with a history of falling. Journal of the American Medical Directors Association 16(4): 290, 2015
12. Kim H, Wrann CD, Jedrychowski M, Vidoni S, Kitase Y, Nagano K, Zhou C, Chou J, Parkman V-JA, Novick SJ. Irisin mediates effects on bone and fat via αV integrin receptors. Cell 175(7): 1756, 2018
13. Kirk B, Al Saedi A, Duque G. Osteosarcopenia: a case of geroscience. Aging Medicine 2(3): 147, 2019
14. Mera P, Laue K, Wei J, Berger JM, Karsenty G. Osteocalcin is necessary and sufficient to maintain muscle mass in older mice. Molecular metabolism 5(10): 1042, 2016
15. Morris JA, Kemp JP, Youlten SE, Laurent L, Logan JG, Chai RC, Vulpescu NA, Forgetta V, Kleinman A, Mohanty ST. An atlas of genetic influences on osteoporosis in humans and mice. Nature genetics 51(2): 258, 2019
16. Nielsen BR, Abdulla J, Andersen HE, Schwarz P, Suetta C. Sarcopenia and osteoporosis in older people: a systematic review and meta-analysis. European geriatric medicine 9: 419, 2018
17. Poggiogalle E, Cherry KE, Su LJ, Kim S, Myers L, Welsh DA, Jazwinski SM, Ravussin E. Body composition, IGF1 status, and physical functionality in nonagenarians: implications for osteosarcopenia. Journal of the American Medical Directors Association 20(1): 70, 2019
18. Quinn LS, Anderson BG, Strait-Bodey L, Stroud AM, Argilés JM. Oversecretion of interleukin-15 from skeletal muscle reduces adiposity. American Journal of Physiology-Endocrinology and Metabolism 296(1): E191, 2009
19. Trajanoska K, Rivadeneira F. Genetics of Osteosarcopenia, Osteosarcopenia Bone, Muscle Fat Interact. In.: Springer Nature Switzerland AG, Cham. 2019
20. Yoshimura N, Muraki S, Oka H, Iidaka T, Kodama R, Kawaguchi H, Nakamura K, Tanaka S, Akune T.

Is osteoporosis a predictor for future sarcopenia or vice versa? Four-year observations between the second and third ROAD study surveys. Osteoporosis International 28: 189, 2017

21. Zanker J, Duque G. Osteosarcopenia: the path beyond controversy. Current Osteoporosis Reports 18: 81, 2020
22. Zhao R, Zhao M, Xu Z. The effects of differing resistance training modes on the preservation of bone mineral density in postmenopausal women: a meta-analysis. Osteoporosis international 26: 1605, 2015

CHAPTER 22

근감소증과 낙상

Sarcopenia and Fall

김동환(경희의대)

1 낙상의 정의와 빈도

세계보건기구(WHO)에서 낙상은 '가구, 벽, 또는 다른 대상에 기대기 위해서 의도적으로 자세를 바꾸는 것을 제외하고 바닥 혹은 있는 위치보다 낮은 위치로 본인의 의사와 관계없이 넘어지는 것'이라고 정의하고 있다. 신체손상의 직접적인 원인이 될 뿐 아니라 일생생활동작 수행할 때 의존성을 높이고, 삶의 질을 낮추며, 활동 능력의 감소로 인해 높은 사망률과 연관이 있다고 보고되고 있다.

낙상은 연령의 증가와 함께 발생률이 증가하는데, 미국의 경우 지역사회 거주 노인의 낙상의 빈도는 대략 30%에 달한다고 보고되었으며, 연령이 높아지면 40%까지 빈도가 높아진다고 보고되었다. 우리나라의 경우 2004년 연구에서 65세 이상의 노인에서 지난 1년간 낙상을 경험한 경우가 42%였고, 이로 인해 병원을 방문하거나 입원한 경우는 38%였다. 2010년, 인구비례 할당 표본 조사로 진행된 연구에서는 전화 설문을 통해 지난 1년간 낙상 경험은 13%, 지난 3년간 낙상 경험은 24.1%로 보고하였다. 낙상의 조작적 정의에 대한 연구자 간 동의가 아직 이루어지지 않아서, 연구들마다 빈도의 차이는 있지만, 고령화가 진행될수록 심각한 사회 및 보건 문제가 될 것으로 예상되고 있다.

2 낙상의 위험인자

낙상은 위험인자들의 복잡한 상호작용의 결과로 발생하며, 위험인자의 수가 많을수록 낙상과 그로 인한 손상의 위험을 증가한다. 과거에는 위험인자를 내인성 요소와 외인성 요소로 나누었지만 최근에는 4가지 범주로 분류한 모델이 많이 사용되고 있으며, 생물학적/의학적 위험인자, 행동학적 위험인자, 환경적 위험인자, 사회경제적 위험인자로 구분할 수 있다.

1) 생물학적/의학적 위험인자

남성보다 여성이 더 자주 낙상하며, 80세 이상의 고령에서 높은 발생률이 나타나며, 하지의 근력약화, 균형감각 및 유연성, 협동기능의 소실이 동반되는 경우, 파킨슨병이나 뇌졸중으로 인한 편마비 등 신경계 질환, 시력과 대비감의 감소, 명순응 및 암순응의 저하, 눈 조절 능력의 감소, 골관절염 같은 만성질환, 골다공증, 인지장애 등

2) 행동학적 위험인자

낙상의 경험이 있는 경우, 낙상에 대한 두려움, 낙상을 유발하는 행동의 반복, 항우울제 등의 약물 사용, 과도한 음주, 부적절한 신발, 옷 등

3) 환경적 위험인자

작은 깔개, 헐렁한 카펫, 정리되지 않은 마루, 미끄러운 바닥, 계단, 외부 빙판, 문턱, 난간이 없는 경우 등

4) 사회경제적 위험인자

80세 이상의 결혼은 낙상 방어적 효과, 낮은 사회경제적 상태 등

3 낙상의 선별검사 및 주기적 평가

낙상과 낙상 위험 인자에 대한 선별검사는 낙상을 예방하고 낙상 위험인자를 감소하는데 목적을 두고 있으며, 특히 기존 낙상의 경험이 있거나 선별검사에서 양성 소견이 나온 경우에는 낙상의 고위험군으로 평가하여 최소 6개월 간격으로 낙상에 대한 주기적인 재평가를 시행하여야 한다.

4 근감소증과 낙상의 연관성

근감소증은 근육의 양과 근력의 감소 및 신체 수행능력의 저하가 대표적인 특징인 질환이다. 낙상의 생물학적/의학적 위험인자 중 중요한 부분을 차지하고 있는 근력 저하와 보행능력 저하의 경우, 근감소증과 공통되는 요소를 가지고 있으므로 근감소증은 낙상의 주요한 요인이 될 수 있다. 따라서 이전의 연구들을 통해 근감소증과 낙상의 연관성에 대해 살펴보고자 한다.

1) 멕시코에서 진행했던 후향적 연구

체중과, 키, 엉덩이 둘레와 악력, 성별을 이용한 식으로 사지 근육량을 예측하였고, 이것을 키의 제곱으로 보정하여 남성 7.26, 여성 5.45 이하인 경우 근감소증으로 정의하였다. 이 중 남성의 22%, 여성의 31%가 지난 1년 내 낙상을 경험하였다고 보고하였고, 나이, 인종, 비만, 동반 질환, 알코올 등을 보정후에도 남성에서는 근감소증 유무가 낙상의 위험을 약 2.5배 높이는 원인으로 보고되었다.

2) MINOS 연구

0세 이상의 지역사회 남성을 대상으로 1년간 25.4%에서 낙상을 보고했으며, 나이, 비타민 D, 만성 질환을 보정 후에도 사지 골격근량을 키의 제곱으로 나눈 값인 relative appendicular muscle mass (RASM)가 1 표준편차(standard deviation, SD) 감소함에 따라 낙상의 위험도가 1.3배 증가하는 것으로 보고하였다. 다른 전향적 연구에서 75세 이상의 여성을 8년간 경과 관찰했을 때, 균형 감각의 저하와 활동능력이 사망률과 연관성이 있다고 보고하였다.

3) ilSIRENTE study

80세 이상의 노인을 대상으로, 2년간 근감소증이 낙상의 위험성에 미치는 영향을 살펴보았을 때, 여러 가지 인자를 보정하고 난 이후에도 약 3배 정도 낙상의 위험성이 증가하는 것으로 보고하였다.

4) 일부 관찰연구

하체 근력의 감소와 보행속도 저하가 낙상의 주요한 요소임을 보고하였고, 이는 사망률과도 연관성이 있음을 보여주었다. 메타 분석에서도 하체 근력의 저하가 임상적으로, 통계적으로 모두 낙상의 주요한 인자임을 확인하였고, 지역사회 주민과 시설에 거주하는 사람 모두에서 의미가 있지만 특히 시설에 거주하는 사람에서 더 연관성이 높은 것으로 보고하였다.

이렇게 보고된 연구들이 비슷하지만 조금씩 다른 빈도와 연관성을 보이는 이유는 과거 낙상과 근감소증에 대한 명확한 기준이 없었기 때문으로 생각된다. 실제, 낙상의 정의에 대해서는 연구들마다 차이가 있으며, 초기 연구들은 환자의 기억에 의존하여 진행된 경우가 많았다.

5 결론

질병관리본부(CDC)에서는 낙상을 예방할 수 있는, 중재 가능한 인자들로 시력, 균형 감각저하, 하체 위약감, 기립성 저혈압 등을 들고 있으며, 신체 활동 및 운동과 적절한 영양 보충 및 생활습관의 변경을 통해 근력을 강화하고 이것이 낙상을 예방할 수 있을 것으로 생각한다고 보고하였다. 최근 근감소증에 대한 많은 연구에도 불구하고, 노인에서 근감소증이 낙상에 미치는 영향에 대한 연구는 아직 부족하다. 하지만 노인의 경우 낙상과 관련한 부상에 높은 민감성을 보인다고 보고되고 있으며, 이러한 경우 높은 사망률과 연관되는 것으로 보고되고 있어 그 중요도는 더욱 크다고 할 수 있다. 향후 우리나라에서도 노인 인구가 급속도로 증가하고 있으므로, 낙상과 근감소증에 이환되는 대상이 더 증가할 것임이 명확하며, 한국인 근감소증 정의의 표준화를 통해 낙상과의 연관성에 대한 보다 정밀한 연구가 이루어질 것으로 기대된다.

▶ 참고 문헌

1. 김광일, 정혜경, 김창오 외. 낙상예방 진료지침 대한내과학회지: 제 89 권 제 6 호 2015.
2. 김동휘, 김미정. 노인의 낙상과 골절. In 박시복 외. 노인재활의학. 2판. 군자출판사. 2022. p313–327
3. 임재영, 박원범, 오민균 외. 한국 노인의 낙상 실태와 위험요인: 일부 지역의 인구비례 할당 표본 조사 J Korean Geriatr Soc 14(1) Mar 2010.
4. Baumgartner R.N, et al. Epidemiology of sarcopenia among the elderly in New Mexico. Am J Epidemiol, 1998. 147(8): p. 755–63.
5. Blain H, et al. Balance and walking speed predict subsequent 8–year mortality independently of current and intermediate events in well–functioning women aged 75 years and older. J Nutr Health Aging, 2010. 14(7): p. 595–600.
6. Centers for Disease Control and Prevention National Center for Injury Prevention and Control, https://www.cdc.gov/steadi/pdf/risk_factors_for_falls.

7. Chen L.K, et al. Sarcopenia in Asia: consensus report of the Asian Working Group for Sarcopenia. J Am Med Dir Assoc, 2014. 15(2): p. 95–101.
8. Fielding R.A, et al. Sarcopenia: an undiagnosed condition in older adults. Current consensus definition: prevalence, etiology, and consequences. International working group on sarcopenia. J Am Med Dir Assoc, 2011. 12(4): p. 249–56.
9. Guideline for the prevention of falls in older persons. American Geriatrics Society, British Geriatrics Society, and American Academy of Orthopaedic Surgeons Panel on Falls Prevention. J Am Geriatr Soc, 2001. 49(5): p. 664–72.
10. Landi F, et al. Sarcopenia as a risk factor for falls in elderly individuals: results from the ilSIRENTE study. Clin Nutr, 2012. 31(5): p. 652–8.
11. McLean R.R, D.P. Kiel, Developing consensus criteria for sarcopenia: an update. J Bone Miner Res, 2015. 30(4): p. 588–92.
12. Moreland J.D, et al. Muscle weakness and falls in older adults: a systematic review and meta–analysis. J Am Geriatr Soc, 2004. 52(7): p. 1121–9.
13. Morley J.E, et al. Nutritional recommendations for the management of sarcopenia. J Am Med Dir Assoc, 2010. 11(6): p. 391–6.
14. Onder G, et al. Vitamin D receptor polymorphisms and falls among older adults living in the community: results from the ilSIRENTE study. J Bone Miner Res, 2008. 23(7): p. 1031–6.
15. Rossat A, et al. Risk factors for falling in community–dwelling older adults: which of them are associated with the recurrence of falls? J Nutr Health Aging, 2010. 14(9): p. 787–91.
16. Sohng K.Y, et al. Risk factors for falls among the community–dwelling elderly in Korea. Taehan Kanho Hakhoe Chi, 2004. 34(8): p. 1483–90.
17. Szulc P, et al. Low skeletal muscle mass is associated with poor structural parameters of bone and impaired balance in elderly men––the MINOS study. J Bone Miner Res, 2005. 20(5): p. 721–9.
18. Tinetti M.E, C.S. Williams. The effect of falls and fall injuries on functioning in communitydwelling older persons. J Gerontol A Biol Sci Med Sci, 1998. 53(2): p. M112–9.
19. Tinetti M.E, M. Speechley, S.F. Ginter. Risk factors for falls among elderly persons living in the community. N Engl J Med, 1988. 319(26): p. 1701–7.
20. Visser M, L.A. Schaap. Consequences of sarcopenia. Clin Geriatr Med, 2011. 27(3): p. 387–99.

CHAPTER 23

운동장애 증후군

Dysmobility Syndrome

김태영(건국의대)

운동장애(dysmobility)는 근감소증(sarcopenia), 비만(obesity), 이동장애(mobility impairment)가 복합적으로 발생된 것으로 궁극적으로 낙상 및 골절 등의 근골격계에 부정적인 결과가 초래될 위험을 증가시킨다. 이는 대사증후군(metabolic syndrome)이 비만, 고혈압, 당뇨, 혈중 지질농도 및 혈압의 각 요소들을 조합하여 부정적인 심혈관질환을 유발하는 요인으로 인식되는 것과 유사하다.

1 Dysmobility syndrome의 개념이 발생된 배경

골밀도 측정으로 진단되는 골다공증 자체만으로는 골절의 위험도를 예측하는데 매우 한계가 있다고 제시되어 왔다. 근감소증(sarcopenia)은 연령의 증가와 관련된 근육량 및 근육 기능의 감소로 정의되며 이동장애, 낙상, 및 낮은 골밀도의 위험을 증가시키는 요인이다. 대퇴골절이 있는 노인에서 근감소증과 골다공증이 동시에 존재하는 경우가 많으며 근감소증과 골다공증 모두 연령 증가로 인해 근육 혹은 골의 양과 질이 감소하면서 초래하는 질병이다. 두 질환 모두 염증, 호르몬, 영양 결핍, 독소(toxin) 및 앉아서 생활하는 생활습관 등의 복합적인 원인에 의해 유발되어 표현되는 기관은 다르지만 동일한 질환으로 보는 시각도 있다.

골다공증에 대해서는 상당히 많이 인식되어 WHO에서 골밀도(BMD)에 근거한 진단기준을 제시했을 뿐 아니라 이를 치료하기 위한 많은 약제들이 개발되어온 반면, 근감소증에 관해서는 아직까지 널리 알려져 있지 않고, 국제적으로 단일화된 정의도 아직 설립되지 않고 있는 실정이다. 그러나 연령이 증가하면서 급격히 증가하는 골절 위험도는 낮은 골밀도만으로 설명할 수 없다. 즉 연령 증가에 따라 골절위험도는 급격히 증가하지만 골밀도는 그만큼 급격히 감소하지 않기 때문이다. 따라서 골밀도 하나만으로 골절의 위험도를 입증하기에는 매우 충분하지 않기에 FRAX와 같은 골절위험도 측정도구가 개발되었다. FRAX의 개발은 골절 위험도 예측을 위한 매우 큰 발전이지만 여전히 골절 위험도를 예측하기에 불완전한데 이는 FRAX를 통해 저위험 골절군으로 분류된 사람들 중에서도 골절이 발생하기 때문이다. 이에 연령 증가로 인해 증가되는 골절위험도가 단순히 골밀도 감소에서 기인하는 것이 아니라 이동 장애(impaired mobility dysmobility)로 인해 낙상 및 골절을 유발할 것이라는 가설 하에 dysmobility syndrome의 개념이 대두되었다. 따라서 노령에서 발생하는 골절의 상당 부분이 연령의 증가로 인해 이동장애(dysmobility)가 발생하고 그 결과 낙상 및 골절을 초래할 것으로 추정되며 이러한 가정이 옳다면 dysmobility syndrome에 대한 인식과 치료를 통해 노인 관리에 주요 발전을 이룰 것으로 여겨진다.

2 Binkley에 의한 dysmobility syndrome의 정의

근감소증의 진단적 기준이 단일화되어 있지 않음에도 불구하고, 현재까지 제시된 진단 기준들은 근육량의 감소를 필수요소로 제시하고 있어 근육량이 정상인 경우 근감소증으로 진단될 수 없다. 현재 근감소증의 진단은 지방량을 고려하지 않지만, 근육량은 부족한데 반해 상대적으로 지방량이 과한 경우를 'sarcopenic obesity'라 하며 근육 내 지방조직의 침작은 개인의 이동성을 감소시키는 원인이 된다. 따라서 sarcopenic obesity는 부정적인 결과들을 초래하게 되는데 일부 연구에서도 sarcopenic obesity가 개인의 기능 감소를 초래하고 장애를 증가시킨다고 보고된 바 있다. 과체중인 사람들의 경우 골절률이 낮다고 가정할 수 있지만 최근 보고들에 따르면 과체중 및 비만한 노인들의 경우 골절이 상당히 증가하고 있는 추세이며 이는 지방량 증가로 인한 기능의 감소와 낙상의 위험 증가로 인한 것으로 보인다. 비만한 사람들의 경우에서 낙상의 위험이 증가한다는 보고가 이를 뒷받침해준다. 건강의 부정적인 결과를 초래하는 질환에서 명백히 지방 상태의 고려가 필요하며 단순히 근육량 증감을 기준으로 근감소증을 정의하는 것은 불충분하다. 이에 지방 함량을 고려하여 dysmobility syndrome은 골량의 감소, 근육량 및 근육 기능의 감소와 더불어 상대적으로 지방 함량이 높은 상태를 지칭하며, 낙상 및 골절의 위험이 있는 노인을 입증하는 데 있어 향상된 개념이라 할 수 있다. 이러한 개념은 여러 가지 요소들을 조합하여 metabolic syndrome이라 정의하고 metabolic syndrome이 부정적인 결과를 초래한다고 정의하는 것과 같은 개념이라 할 수 있다. 이러한 개념을 도입하여 환자의 골 및 근육에만 집중하는 것이 아닌 전반적인 환자의 상

표 23-1. Binkley 등에 의해 제시된 dysmobility syndrome의 요소(factor) 및 cut point 점수

요소(factor)	Recommended cut point
Osteoporosis	T-score of ≤ −2.5 at lumbar spine, femoral neck, or total proximal femur
Falls in the preceding year	Self-report of one or more falls
Low lean mass	Appendicular lean mass ≤ 5.45 kg/m^2 (females) or ≤ 7.26 kg/m^2 (males)
Slow gait speed	< 1.0 m/s (comfortable speed)
Low grip strength	Hand-held dynamometer: < 30 kg (male); < 20 kg (female)
Obesity/high fat mass	Total body % fat: > 30 for males: > 40 for females

태를 평가할 수 있는 기회를 마련할 수 있다. 이렇게 포괄적으로 환자의 골, 근육 및 낙상의 위험도를 치료함으로서 골절로 인한 요양시설 재입원 및 사망률을 낮출 수 있다. 이를 위해 Binkley 등은 Dysmobility syndrome을 정의하기 위해 FRAX와 유사하게 score를 도입할 것을 제시하였다.

Binkley 등은 dysmobility syndrome을 정의하기 위해 부정적인 건강 결과를 초래하는 몇 가지 요소 즉 골다공증, 근육량 감소, 지난 1년 동안의 낙상의 과거력, 느린 보행 속도, low grip strength, 및 지방량 증가에 동일하게 1점씩 부여하여 3점 혹은 그 이상의 경우에 dysmobility syndrome이 있다고 간주하고 근감소증 소견을 보이고, dysmobility syndrome에 해당된다고 간주되는 환자군에서의 낙상 및 골절의 유병률을 조사했다(표 23-1).

Lean mass는 팔과 다리의 lean mass를 신장으로 보정한 기준치(appendicular lean mass/height^2)를 사용하였으며 DXA를 이용하여 근육량 측정 후 각각 남성 및 여성에서 5.45 kg/m^2, 7.26 kg/m^{2}을 기준으로 하였다. 골다공증 여부는 WHO 기준에 의한 T값이 −2.5 혹은 그 미만일 경우로 정의하였다.

Sarcopenic obesity에 관한 단일 진단 기준이 마련되지 않은 상태이므로 DXA에서 측정한 총 지방함량을 기준으로 정의하였고 느린 보행 속도는 현재 일치된 진단 기준은 마련되지 않았지만 1.0 m/s 미만으로 하였다. Low grip strength는 hand held dynamometer를 이용하여 남성은 30 kg, 여성은 20 kg을 기준으로 그 미만인 경우로 정의하였다. 이러한 기준에 따라 dysmobility syndrome으로 진단된 사람들은 30%에서 취약골절의 과거력을 보였고 36%에서 지난 1년 동안 낙상의 과거력을 보여 이는 일반적인 노인에서 관찰되는 취약골절 및 낙상의 유병률과 매우 유사하다.

Binkley 등은 dysmobility syndrome이나 sarcopenia 등의 질환 유병률은 어떤 기준으로 진단하는가에 따라 달라지므로 앞으로 이 분야가 발전하기 위해서는 많은 사람들이 동의할 만한 정의의 도입이 필요하다고 하였다. 또한 뇌졸중이나 말초신경병증 등과 같은 신경학적 질환, 관절질환 및 혈관질환 등의 dysmobility에 영향을 줄 만한 다양한 요소들에 대한 고려가 필요하다고 하였

다. 이러한 요소들이 dysmobility syndrome의 진단 요소 중 하나인 gait speed에 영향을 끼쳐 어느 정도 고려되었을 수 있으나 이러한 요소들의 유무에 따른 임상 결과의 상관관계를 분석해 볼 필요가 있다고 하였다. 최근 낮은 peak jump power가 dysmobility syndrome 발병 확률을 높인다는 사실이 밝혀져, peak jump power가 노인의 신체 기능을 평가하는 데 중요한 변수가 될 수 있음을 시사하였다.

3 미국 국민건강 및 영양조사(National Health and Nutrition Examination Survey, NHANES)의 자료를 통한 dysmobility syndrome 연구

Binkley 등의 dysmobility syndrome에 대한 도입에 이어 미국의 국민건강 및 영양조사(National Health and Nutrition Examination Survey, NHANES)에서 얻은 자료를 바탕으로 하여 50세 이상의 인구에서 dysmobility와 사망률 간의 상관관계를 조사한 결과가 발표되었다.

Dysmobility syndrome은 앞선 Binkley 등의 보고와 마찬가지로 높은 지방 함량, 골다공증, 근육량 감소, 근력의 감소, 느린 보행 속도 및 낙상의 위험 등 총 6가지 요소 중 적어도 3가지 이상을 보유한 경우로 정의했다. 높은 지방 함량, 낮은 근육량, 느린 보행 속도에 있어서는 동일한 기준을 사용하였고 근력 감소, 골다공증 및 낙상위험도에 있어서는 Binkley의 기준과는 다른, 1999년부터 2002년 사이에 NHANES 조사에서 이용된 기준이 적용되었다. 낙상의 위험은 어지럼증(dizziness)이나 균형을 잡는 데 있어 어려움, 혹은 지난 12개월 동안 발생했던 낙상으로 인한 어려움이 있는 경우 낙상의 위험이 있다고 간주되었다. 그 결과 22%에서 dysmobility가 진단되었으며 50~69세의 인구에 비해 70세 이상에서 유의하게 많았고(14% vs. 44%) 남자보다는 여자에서 많았고(18% vs. 25%) 흑인(21%)이나 백인(21%)보다 멕시칸 아메리칸(27%)이나 다른 인종(34%)에서 유의하게 많았다. 2011년까지 평균 9.9년 동안 관찰되었으며 dysmobility가 있는 경우 45%의 사망률을 보인데 비해 dysmobility가 없는 경우 15%의 사망률을 보였다.

관찰 초기에 dysmobility가 있다고 진단되거나 2011년까지 사망한 사람들의 경우 dysmobility가 동반되지 않거나 2011년에 생존해 있는 사람들에 비해서 신체 활동량이 더 적고 건강상태는 양호 또는 불량하였으며 만성질환을 동반하는 경우가 많았다. Dysmobility가 동반되어 있는 경우 모든 연령에서 사망률이 증가하여 70세 이상에서는 dysmobility가 없는 인구에 비해 사망률이 1.4배 증가하였고 특히 50~69세 사이의 인구 사망률은 dysmobility가 없는 인구에 비해 2.5배 증가했다. 이러한 결과는 비록 이 연령의 인구에서 dysmobility syndrome의 유병률은 상대적으로 낮지만 반드시 평가가 필요하다는 것을 말해준다. Dysmobility를 구성하는 요소의 수가 증가할수록 사망위험도가 증가하였는데 50~69세 사이의 인구에서는 구성 요소가 3개 혹은 그 이상일 때 유의한 증가를 보였고 70세 이상에서는 4개 이상인 경우에서 사망률의 유의한 증가를 보였다. 이러한 결과는 3개 이상의 구성 요소를 가졌을 때 dysmobility syndrome이라고 정의하는 것이 타당함을 뒷받침해준다고 말할 수 있다.

4 국내 지역사회 기반의 전향적 코호트 연구 자료를 통한 dysmobility syndrome 연구

국내에서는 Hong 등이 Korean Urban Rural Elderly (KURE) 자료를 이용하여 65세 이상 1369명을 대상으로 dysmobility syndrome에 대한 연구를 발표하였다. 본 연구는 지역 사회 기반의 전향적 코호트 연구 자료를 통해 dysmobility syndrome을 전년도 낙상, 낮은 악력, 골다공증, 낮은 제지방량(lean mass), 높은 지방량, 낮은 신체 능력의 6가지 요인 중 3가지 이상이 있는 것으로 정의하였다. 다만, lean mass는 DXA로 측정되지 않고 BIA를 사용하였고, 낮은 lean mass는 Asian Working Group for Sarcopenia (AWGS) 가이드라인에 따라 남성 7.0 kg/m^2 미만, 여성 5.7 kg/m^2 미만의 appendicular skeletal muscle mass (ASM)/height^2 로 정의했다. 또한, gait speed를 측정하는 대신 timed get–up–and go (TUG) 테스트를 수행했기 때문에 low gait speed(원래 정의에서 1.0 m/s 미만)는 TUG >12초로 대체하였다. 결과적으로 dysmobility syndrome의 유병률은 20%이었으며, dysmobility syndrome이 있는 군에서 영양실조, 전년도 입원율, 빈혈 유병률이 더 높았다. 또한 dysmobility syndrome은 인지 장애, 우울 증상, 만성 통증, 자가 보고된 신체 활동 부족의 유병률과도 관련이 있었다. 대상자의 연령을 Binkley 등의 연구 참여자와 같이 75세 이상으로 일치시켰을 때, dysmobility syndrome 유병률은 32%까지 증가하여 방법론, 컷오프 및 인종에 차이가 있음에도 불구하고 Binkley 등이 보고한 유병률(34%)과 유사하게 나타났다. 특히, jump power와 dysmobility syndrome과의 연관성을 분석하였는데, 낮은 jump power (estimated cut–off: 남성 <23.8 W/kg, 여성 <19.0 W/kg)는 dysmobility syndrome 과 매우 높은 연관성을 보여 dysmobility syndrome을 식별하는데 유용할 것으로 보고하였으며, 향후 dysmobility syndrome의 정의에 대한 요소로도 고려될 수 있다고 하였다.

한편, BIA로부터 추출되는 변수 중 phase angle과 dysmobility syndrome과 연관성을 살펴본 결과, 낮은 phase angle이 dysmobility syndrome과 관련성이 높은 것으로 나와, 낮은 phase angle (estimated cut–off: 남성 <4.8°, 여성 <4.5°)을 통해 지역사회에 거주하는 노인들의 dysmobility syndrome을 스크리닝하는 간단한 선별 도구로 사용할 수 있다고 보고하였다.

▶ 참고 문헌

1. Binkley N, Krueger D, Buehring B. What's in a name revised: should osteoporosis and sarcopenia be considered components of 'dysmobility syndrome?' Osteoporos Int. 2013;24:2955–9.
2. Hong N, Kim CO, Youm Y, Kim HC, Rhee Y. Low peak jump power is associated with elevated odds of dysmobility syndrome in community–dwelling elderly individuals: the Korean Urban Rural Elderly (KURE) study. Osteoporos Int. 2018;29:1427–36.
3. Hong N, Siglinsky E, Krueger D, White R, Kim CO, Kim HC, Yeom Y, Binkley N, Rhee Y, Buehring B. Defining an international cut–off of two–legged countermovement jump power for sarcopenia and dysmobility syndrome. Osteoporos Int. 2021;32(3):483–93.
4. Jung YW, Hong N, Kim CO, Kim HC, Youm Y, Choi JY, Rhee Y. The diagnostic value of phase angle, an integrative bioelectrical marker, for identifying individuals with dysmobility syndrome: the Korean Urban–Rural Elderly study. Osteoporos Int. 2021;32:939–49.
5. Locker AC. Dysmobility syndrome and mortality risk in US men and women age 50 years and older. Osteoporos Int. 2015;26:93–102.

PART **06**

근육과 다른 신체기관

Muscle and Other Metabolic Organs

CHAPTER 24

근육과 내분비기관

Muscle and Endocrine Organ

전윤경(부산의대)

근육은 자세를 유지하고 수축을 통해 움직임을 조절하는 기본적인 역할 외에도, 체열 발생을 통한 체온 조절 및 중성지방과 글리코겐과 같은 에너지 자원의 저장고로서의 기능도 수행한다. Myokine으로 불리는 인자들은 근섬유에서 생성·발현·분비되는 사이토카인과 펩타이드로, 자가분비(autocrine), 국소분비(paracrine), 또는 내분비(endocrine) 방식으로 생리적 효과를 나타낸다. 특히 인슐린에 의해 유도되는 근육의 포도당 섭취는 혈당 조절에 중요한 역할을 하며, 이 과정은 운동을 통해 더욱 활성화된다. 이러한 운동의 효과는 근육, 지방세포, 간세포, 췌장 등 여러 기관 간의 상호작용을 통해 나타나는 전신적인 반응이며, 이 과정에 myokine이 매개자 역할을 할 것으로 여겨진다. 결과적으로, 근육은 단순한 운동기관을 넘어 다양한 생리 조절 기능을 수행하는 내분비 기관으로 인식되기에 충분하며, 이는 운동이 인체 건강에 긍정적인 영향을 미치는 생물학적 근거 중 하나로 작용한다. 아직 많은 연구와 근거의 축적이 필요하지만, 근육의 내분비적 기능 중 특히 운동 중에 증가하거나 근육에서 유래한 다양한 인자들이 대사, 특히 포도당 대사에 미치는 영향과 그 상호작용에 대해 살펴보고자 한다.

1 근육의 포도당 대사

근육에서의 포도당 섭취는 전반적인 포도당 대사에서 중요한 기전이며, 당뇨병 발병과 관련된 주요 병태생리이기도 하다. 공복 상태에서는 간에서의 글리코겐 분해(glycogenolysis)와 포도당신생(gluconeogenesis)을 통해 혈당이 유지된다. 반면, 식사 후에는 췌장에서 분비된 인슐린의 작용으로 간에서의 포도당 생산이 억제되고, 근육과 지방세포로의 포도당 섭취가 촉진된다. 근육으로의 포도당 흡수는 크게 인슐린 의존적인 경로와 인슐린 비의존적인 경로, 두 가지로 나뉜다.

인슐린은 근육에서의 포도당 섭취를 용이하게 하기 위해 포도당 수용체인 GLUT4를 세포막으로 이동시킨다. 인슐린이 수용체와 결합하면 인슐린 수용체는 자가인산화되며, 이는 세포 내 연쇄적인 인산화 반응과 다양한 효소의 활성을 유도한다. 이 과정에서 IRS (insulin receptor substrate)와 AKT (protein kinase B)의 인산화는 글리코겐 합성효소(glycogen synthase)를 활성화시키고, 이 효소는 세포 내로 유입된 포도당을 글리코겐으로 전환하는 데 관여한다.

한편, 인슐린과는 독립적인 경로를 통한 근육 내 포도당 흡수는 AMPK (AMP−activated protein kinase)를 통해 조절된다. 근육 수축은 에너지를 소비하는 과정으로 ATP를 소모하고, 그 결과 AMP와 같은 대사 부산물이 증가한다. 증가한 AMP는 AMPK를 활성화시키며, 이는 GLUT4를 포함한 수송체(GSV, GLUT4−containing storage vehicle)의 세포막 이동을 촉진시켜, 포도당의 근육세포 내 유입을 증가시킨다.

이러한 기전은 당뇨병에서 인슐린 저항성이 존재함에도 불구하고, 운동을 통해 포도당의 근육 내 흡수가 유지될 수 있는 생리적 근거로 제시된다. 운동은 교감신경을 자극하여 카테콜아민과 코티솔의 분비를 증가시키며, 이는 근육에서 인슐린의 작용을 억제할 수 있는 환경을 만들기도 한다. 그러나 동시에 운동은 인슐린 작용을 직·간접적으로 보조하는 역할도 하며, 이러한 효과에는 myokine의 작용도 일부 기여하는 것으로 추정된다.

2 대사에 영향을 주는 주요 myokine

1) IL−6 (Interleukin−6)

근육에서 생성되는 인터루킨 계열로는 IL−4, IL−6, IL−7, IL−8, IL−15, LIF (leukemia inhibitory factor), CNTF (ciliary neurotrophic factor), CT−1 (cardiotrophin−1), oncostatin−M 등이 있다. 이 중 IL−6는 염증 반응을 조장하는 역할로 인해 근육 분해 대사를 촉진하고 근육 위축을 유발하는 인자로 알려져 왔다. 그러나 동시에 IL−6는 내독소(endotoxin)에 의해 유도되는 TNF−α의 생성을 억제하고, 대식세포의 염증 반응을 감소시키는 항염증 작용도 보고되었다. 특히 대식세포에서 생성된 IL−6는 주로 염증을 유도하는 반면, 근육에서 생성된 IL−6는 항염증 작용을 나타내는 것으로 알려져 있다. 이러한 상반된 작용은 IL−6이 세포막에 결합된 IL−6 수용체와 결합할 경우 항염증 반응을, 반면 수용성 IL−6 수용체와 결합해 gp130과 상호작용할 경우 염증 반응을 촉진하는 것으로 보고된 바 있다.

IL-6는 운동 중 근육 수축 시 혈중으로 분비되는 것으로 보고된 최초의 myokine으로 알려져 있으며, 증가된 IL-6는 염증을 유도하고 근육 분해 대사를 촉진하는 것으로 보고되었다. 또한 IL-6의 만성적 증가는 인슐린 저항성을 높이고, 제2형 당뇨병의 발생과 연관성이 있는 것으로 알려져 있다. 실제로 IL-6를 과발현시킨 생쥐에서는 인슐린에 의한 근육의 포도당 섭취가 감소하는 현상이 관찰되었고, 고강도 운동 중 증가된 IL-6를 생체에 주입한 경우에는 간에서 글리코겐 분해 및 포도당 신생성이 증가하는 반응이 나타났다. 반대로, IL-6가 증가하거나 생쥐의 장 L세포에 IL-6를 주입했을 때 GLP-1 분비가 증가하고 인슐린 분비도 촉진되어 혈당이 감소하는 효과가 관찰되었다. IL-6는 근육세포에서 GLUT4의 세포막 이동을 촉진하고, AMPK 활성화를 유도함으로써 포도당의 세포 내 유입을 증가시키는 것으로 나타났다. 이는 IL-6가 인슐린 비의존적인 포도당 섭취 경로에도 관여하고 있음을 시사한다. 이러한 AMPK 활성화는 지방세포에서도 확인된 바 있다.

이상의 결과를 종합하면, 운동으로 인해 증가된 IL-6는 근육과 지방조직에서의 포도당 섭취, 간에서의 포도당 신생, 췌장에서의 인슐린 분비 등 포도당 대사 전반에 다양한 방식으로 관여하는 중요한 역할을 수행함을 알 수 있다.

2) Irisin

Irisin은 운동 중 근육에서 생성되는 호르몬으로, PGC-1α (peroxisome proliferator-activated receptor gamma coactivator-1α) 단백질의 증가에 의해 FNDC5 (fibronectin domain-containing protein 5) 전구 단백질로부터 만들어진다. FNDC5는 생합성 후 변형(post translational processing) 과정을 거쳐 약 12kDa 크기의 호르몬인 irisin으로 전환된다. 실험 연구에 따르면, irisin은 AMPK와 p38 MAPK라는 신호 전달 경로를 활성화하여 GLUT4 수송체를 세포막으로 이동시키고, 이로 인해 포도당 흡수를 촉진하는 역할을 한다.

또 다른 실험에서는 rcombinant irisin이 췌장 베타세포에서 PKA (protein kinase A)-의존적 경로를 통해 인슐린 생합성을 촉진하고, AKT/Bcl2 신호 경로를 통해 팔미테이트로 유도된 베타세포의 세포사멸을 억제하는 것으로 나타났다. 일부 연구는 irisin이 베타세포의 증식과 인슐린 분비를 촉진시켜, 인슐린 저항성과 포도당 내성 증가에 대한 보상 반응으로 작용한다고 보고하고 있으나 다른 연구에서는 운동이나 당뇨와 irisin의 혈중 농도 간의 뚜렷한 연관성이 없다고 보고하기도 했다. 반대로 비만, 인슐린 저항성, 당뇨병 환자에서 irisin 농도가 감소되어 있다는 연구도 있고, 체중 감소나 인슐린 감수성의 개선이 irisin 농도 변화와 관련이 있다는 보고도 있어, 이에 대한 추가적인 연구가 필요한 상황이다.

3) FGF 21 (Fibroblast growth factor 21)

FGF21은 fibroblast growth factor 계열의 성장인자로, 세포 증식과 대사 조절에 관여하는 것으로 알려져 있다. 주로 간에서 생성되지만, 근육, 지방세포, 췌장 등에서도 생산된다. 일반적인 조건에서는 근육 내 FGF21의 발현이 낮지만, 추위에 노출된 건강한 성인의 근육이나 미토콘드리아 근육병이 있는 생쥐 모델에서는 발현이 증가하는 것으로 나타나, 운동보다는 스트레스와 같은 자극에 반응하여 발현이 증가하는 것으로 추정되고 있다.

당뇨병 모델 설치류에 FGF21을 투여한 실험에서는 혈당과 중성지방 수치가 감소하는 효과가 관찰되었다. 특히 FGF21을 지속적으로 주입한 생쥐 모델에서는 간과 근육에서 인슐린 감수성이 증가하는 현상을 보였는데, 이러한 감수성 개선은 FGF21이 간과 근육에서 디아실글리세롤(diacylglycerol)을 줄이고, 인슐린 작용을 억제하는 단백질 키나아제 C (protein kinase C)를 감소시킨 결과로 해석되고 있다. 또한, FGF21은 간에서 PGC-1α (peroxisome proliferator-activated receptor gamma coactivator-1α)의 발현을 촉진하여 지방산 산화를 증가시키고, 지방세포의 포도당 흡수를 촉진하는 역할도 하는 것으로 보고되었다.

이처럼 FGF21의 주입은 지질 및 포도당 대사에 긍정적인 영향을 미치는 것으로 나타났지만, 제2형 당뇨병이나 비만 환자에서는 FGF21에 대한 저항성이 생기면서 오히려 혈중 FGF21 수치가 역설적으로 증가하는 현상도 보고되고 있어, 이에 대한 심층적인 연구가 필요하다.

4) Myostatin(성장분화인자-8, GDF-8)

Myostatin은 GDF-8 (growth differentiation factor-8)로도 알려져 있으며, TGF-β 계열의 단백질이다. Activin 수용체와 결합하여 Smad 경로를 통해 작용하며, 근육세포의 증식과 분화를 억제하는 기능으로 잘 알려져 있다. 일반적인 myokine들이 운동에 의해 증가하는 것과 달리, myostatin은 운동에 의해 감소하는 특징을 보인다.

Myostatin이 결핍된 생쥐에서는 포도당 사용 증가, 인슐린 감수성 향상, 식이로 유도된 비만의 억제가 관찰되었다. 또한, 근육에서 activin 수용체의 발현을 억제한 실험에서도 체지방 감소와 인슐린 감수성 증가가 나타나, myostatin이 포도당 대사에도 영향을 미칠 것으로 예상되었다. 작용기전에 관한 연구에서는, myostatin 결핍 시 근육세포에서 AMPK의 발현 및 인산화가 증가하고, PGC-1α와 irisin의 발현도 함께 증가함이 보고되었다. 한 임상시험에서는 activin 수용체 억제제를 투여했을 때, 아디포넥틴(adiponectin)이 증가하고 렙틴(leptin)은 감소하였으며, 이는 인슐린 감수성 개선이 지방세포를 통한 간접적인 효과일 가능성을 제시한다. 또한 제2형 당뇨병 환자 및 그 직계 가족에서 근육 내 myostatin 발현이 대조군보다 높게 나타났다는 보고가 있으며, 갑상선 기능저하증 생쥐 모델에서도 myostatin mRNA가 증가한 바 있으나, 이에 대한 작용 기전이나 관련성은 아직 명확하지 않다.

그 외에도 myokine으로 BDNF (brain-derived neurotrophic factor)가 있다. BDNF는 주로 뇌에서 발현되는 인자로, 운동 시 근육에서도 mRNA 및 단백질 발현이 증가하는 것이 확인되었다. 원래는 신경 발달에 관여하는 것으로 알려져 있었지만, 시상하부에서의 BDNF는 체구성과 에너지 항상성에도 기여하는 것으로 보고되었다. 비만이나 제2형 당뇨병 환자에서는 혈중 BDNF 농도가 감소되어 있는 것으로 보고되었으며, 운동을 통해 증가하는 것이 보고되었다. 다만 근육에서 생성된 BDNF는 혈액으로 충분히 분비되지 않기 때문에, 내분비 방식(endocrine)보다는 자가분비(autocrine) 또는 주변분비(paracrine) 효과를 주로 나타내는 것으로 추정된다. 실험적으로 생쥐에 BDNF를 주입한 결과, 사료 섭취가 감소하고 체중 증가가 억제되었으며, 근육에서 AMPK를 활성화시켜 포도당 섭취를 촉진하는 효과도 관찰되었다.

골격근은 신체에서 가장 큰 기관으로, 자세 유지, 움직임, 호흡 등 기계적인 활동 외에도 분비기관으로서의 기능을 갖고 있다. 근육 섬유에서 생성, 발현, 방출되는 단백질인 myokine은 자가분비(autocrine), 주변분비(paracrine), 또는 내분비(endocrine) 방식으로 작용하며, 다양한 생리적 기능에 영향을 준다. 운동은 이러한 myokine의 발현에 영향을 주며, 이는 건강에 긍정적인 대사적 효과, 특히 포도당과 지방 대사 개선에 기여한다. Proteomics 기술의 발전으로 근육에서 분비되는 수백 가지 단백질에 대한 연구가 가능해졌고, 이는 근감소증, 비만, 인슐린 저항성, 당뇨병 등과의 연관성을 이해하는 데 중요한 기반이 된다.

더불어 일부 myokine은 항암 효과를 보이는 등, 근육이 지방조직, 간, 췌장, 뼈, 뇌 등 다른 기관들과의 상호작용을 통해 전신 대사 조절에 깊이 관여함을 시사한다. 향후 다양한 조건에서의 myokine 조절 기전, 그리고 기관 간 상호작용을 규명하기 위한 심층적인 연구가 필요할 것으로 생각되며, 이는 질병의 진단, 치료법 개발, 예후 예측에 있어 중요한 단서를 제공할 수 있을 것으로 기대된다.

▶ 참고 문헌

1. Balakrishnan R, Thurmond DC. Mechanisms by which skeletal muscle myokines ameliorate insulin resistance. International journal of molecular sciences. 2022;23(9):4636.
2. Barlow JP, Solomon TP. Do skeletal muscle–secreted factors influence the function of pancreatic β–cells? American Journal of Physiology–Endocrinology and Metabolism. 2018;314(4):E297–E307.
3. Dixon W, Lunt M, Pye S, Reeve J, Felsenberg D, Silman A, et al. Low grip strength is associated with bone mineral density and vertebral fracture in women. Rheumatology. 2005;44(5):642–6.
4. Kistner TM, Pedersen BK, Lieberman DE. Interleukin 6 as an energy allocator in muscle tissue. Nature metabolism. 2022;4(2):170–9.
5. Schnyder S, Handschin C. Skeletal muscle as an endocrine organ: PGC–1α, myokines and exercise. Bone. 2015;80:115–25.
6. Shen S, Liao Q, Chen X, Peng C, Lin L. The role of irisin in metabolic flexibility: beyond adipose tissue browning. Drug Discovery Today. 2022;27(8):2261–7.
7. Szczepańska E, Gietka–Czernel M. FGF21: a novel regulator of glucose and lipid metabolism and whole–body energy balance. Hormone and Metabolic Research. 2022;54(04):203–11.
8. Xu J, Stanislaus S, Chinookoswong N, Lau YY, Hager T, Patel J, et al. Acute glucose–lowering and insulin–sensitizing action of FGF21 in insulin–resistant mouse models—association with liver and adipose tissue effects. American Journal of Physiology–Endocrinology and Metabolism. 2009;297(5):E1105–E14.
9. Yang M, Liu C, Jiang N, Liu Y, Luo S, Li C, et al. Myostatin: a potential therapeutic target for metabolic syndrome. Frontiers in Endocrinology. 2023;14:1181913.

CHAPTER 25

근육과 지방 조직

Interplay between Muscle and Fat

김경민(연세의대)

1 서론

근육과 지방 조직 사이에는 복잡하고 밀접한 상호 관련성이 존재한다. 근육세포와 지방세포는 분화 단계부터 공통의 기원에서 분화하게 되어 한쪽 방향으로의 분화만 과하게 활성화되게 되는 경우 반대쪽 분화는 억제된다. 또한, 분화 이후에도 활발한 근육과 지방 조직은 활발한 상호작용을 보이게 되는데, 근육은 다양한 생리적 자극에 반응하여 근육에서 분비되는 마이오카인(myokine)이라는 생리활성 물질을 통해 지방 조직의 기능을 조절한다.

반대로 지방 조직에서는 아디포카인(adipokine)을 통하여 근육 대사와 기능에 영향을 미친다. 이러한 상호작용은 전신의 체성분의 항상성 및 이를 통한 대사 조절에 영향을 미친다. 따라서, 근육과 지방의 균형이 깨질 경우 근감소증(sarcopenia), 비만(obesity), 근감소성 비만(sarcopenia obesity), 당뇨병(diabetes), 대사증후군(metabolic syndrome)과 같은 다양한 대사성 질환의 발병 위험이 증가하게 된다.

2 근육과 지방조직의 분화 단계

근육세포와 지방세포는 공통의 기원인 중배엽(mesoderm)에서 비롯되며, 각각 골격근 섬유(skeletal muscle fiber)와 지방세포(adipocyte)로 분화하는 과정을 거친다. 근육과 지방조직의 분화 과정은 매우 정교하게 조절되며, 상호 간에 억제적이거나 촉진적인 영향을 미친다. 이 과정에서 다

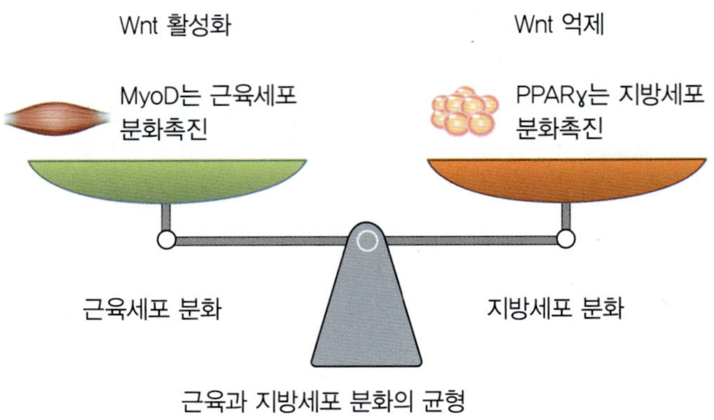

그림 25-1 **근육세포와 지방세포 분화의 균형**

양한 신호 전달 경로, 전사인자, 그리고 주변 환경 요인이 근육과 지방세포 각각의 분화와 상호작용을 조절한다(그림 25-1).

MyoD와 PPARγ (peroxisome proliferator−activated receptor gamma)와 같은 전사인자(transcription factor)들은 근육과 지방세포의 분화를 조절하는 주요 역할을 하는 전사인자다. 이때 근육세포는 MyoD에 의해 근섬유로 분화되는 과정에서 지방세포의 분화가 억제되며, 반대로 PPARγ는 지방세포로의 분화를 촉진한다.

이 과정에서 Wnt 신호전달 경로(Wnt signaling pathway)는 중요한 역할을 하게 되는데, Wnt 신호가 활성화되면 근육세포의 분화가 촉진되고 지방세포의 분화가 억제된다. 반대로 Wnt 신호가 억제될 경우, 지방세포의 분화가 촉진된다.

1) 근육세포의 분화 조절

근육세포의 분화는 주로 MyoD 패밀리 전사인자에 의해 조절된다. MyoD는 근육세포의 분화를 유도하는 중요한 전사인자로, 근원세포에서 근육섬유로의 전환을 촉진한다. MyoD와 함께 Myf5, myogenin, MRF4 같은 전사인자들도 중요한 역할을 하며, 근원세포가 성숙한 근섬유로 발전하는 데 기여한다. 이 과정에서 Wnt 신호 경로는 근육세포 분화의 중요한 조절자로, Wnt 신호가 활성화되면 MyoD 발현 및 근육세포의 분화가 촉진된다.

2) 지방세포의 분화 조절

지방세포는 주로 PPARγ와 C/EBP 패밀리 전사인자에 의해 조절된다. PPARγ는 지방세포 분화에서 가장 중요한 전사인자로, 지방전구세포가 성숙한 지방세포로 분화하는 과정을 유도한다. PPARγ의 활성화는 세포 내에 지방을 축적하게 하며, 이는 지방세포의 기능적 성숙을 의미한다. BMP4 (bone morphogenetic protein 4) 역시 지방세포 분화 초기 단계에서 중요한 역할을 한다. BMP4 신호가 활성화되면 지방세포로의 분화가 촉진되고, 이는 주로 PPARγ와 C/EBP의 발현을 통해 이루어진다. 반대로, TGF−β (transforming growth factor β) 경로는 지방세포 분화의 억제자로 작용하며, 지방세포로의 과도한 분화를 억제한다.

3) 근육과 지방세포 간 상호작용

이처럼 분화 단계에서 근육세포와 지방세포가 공통의 전구세포에서 Wnt의 작용에 의해서 그 분화정도가 조절되므로, 근육과 지방조직은 분화 과정에서 상호 억제적인 작용을 한다. 이 조절작용이 실패하는 경우 대사 질환, 특히 근감소증(sarcopenia)이나 비만(obesity)과 같은 질환이 발생할 수 있는 것이다.

3 근육과 지방조직의 분화 이후 상호작용

분화 이후에도, 근육과 지방조직은 서로 밀접한 상호작용을 통해 대사와 에너지 항상성을 유지한다. 근육은 다양한 마이오카인(myokine)을 분비하며 지방조직의 대사에 영향을 미친다. 예를 들어, 근육에서 분비되는 아이리스인(irisin)은 백색 지방세포를 갈색화하여 에너지 소모를 촉진하는 역할을 한다. 또한 지방조직에서 분비되는 아디포카인(adipokine)들은 근육세포의 인슐린 민감성 및 에너지 대사에 영향을 미친다. 특히, 렙틴(leptin)과 아디포넥틴(adiponectin)은 근육 대사에 긍정적인 영향을 미치는 반면, TNF−α 와 같은 염증성 아디포카인(adipokine)들은 근육세포의 인슐린 저항성을 증가시키고 근감소증을 촉진하는 것으로 알려져 있다.

1) 근육에서 지방으로 작용하는 중요한 마이오카인(myokine)의 역할

근육과 지방 사이의 상호작용에서 중요한 마이오카인(myokine)은 근육에서 분비되는 생리 활성 물질로, 근육과 지방 조직 간의 대사적 상호작용을 조절하는 역할을 한다. 마이오카인은 염증 반응을 억제하거나 촉진할 수 있으며, 근육의 대사와 재생뿐 아니라 지방 대사에 영향을 미친다. 특히, 운동 시 분비되는 마이오카인은 지방세포와의 상호작용을 통해 지방 분해를 촉진하고, 전신적인 에너지 대사를 조절한다.

(1) 아이리신(Irisin)

- 기능: 운동 중 근육에서 분비되는 아이리신(irisin)은 백색 지방세포를 갈색 지방세포로 전환시켜 지방 연소를 촉진하고, 체내 에너지 소비를 증가시킨다.
- 작용 기전: 아이리스인은 AMPK 경로를 활성화하여 지방 분해를 촉진하고, 갈색 지방세포 형성을 유도한다.
- 임상적 의미: 아이리스인은 비만 예방 및 치료에 중요한 역할을 하며, 특히 운동 중 근육에서 분비되어 대사 개선에 기여한다.

(2) 인터루킨-6 (IL-6)

- 기능: IL-6은 운동 중 근육에서 분비되며, 지방 조직에서 지방산 산화를 촉진하고 염증 반응을 조절한다. 근육 내에서 지방 대사를 촉진하는 한편, 비만 상태에서는 염증을 촉진할 수 있다.
- 작용 기전: JAK-STAT 경로를 통해 염증 반응을 조절하고, 지방산 산화를 촉진한다.
- 임상적 의미: IL-6은 운동 중에는 지방 대사 촉진 작용을 하지만, 만성적으로 증가할 경우 염증을 유발할 수 있어 조절이 중요하다.

(3) 인터루킨-15 (IL-15)

- 기능: IL-15는 근육 단백질 합성을 촉진하고 지방 조직에서 지방 축적을 억제한다. 특히 근육에서 분비되어 근육량 유지와 지방 대사에 중요한 역할을 한다.
- 작용 기전: PI3K-Akt 경로를 활성화하여 단백질 합성과 근육세포의 증식을 촉진하고, 지방 조직에서는 지방세포 크기를 줄이는 역할을 한다.
- 임상적 의미: IL-15는 비만에서 지방 축적을 억제하고, 근감소증을 예방하는 중요한 마이오카인이다.

(4) FGF21 (Fibroblast Growth Factor 21)

- 기능: FGF21은 근육에서 분비되어 지방산 산화를 촉진하고, 갈색 지방 조직에서 열 생산을 촉진한다. 이는 대사 기능을 향상시키고 지방 대사를 활성화하는 데 기여한다.
- 작용 기전: AMPK 경로와 PPARγ 경로를 통해 지방산 산화를 촉진하고, 열 생산을 증가시킨다.
- 임상적 의미: FGF21은 체중 감량과 대사 개선에 중요한 역할을 하며, 특히 비만 및 당뇨병 치료의 가능성을 가지고 있다.

(5) 마이오스타틴(Myostatin)

- 기능: 마이오스타틴은 근육 성장 억제자로 작용하며, 근육에서 분비되어 근육량 감소와 지방 축적을 촉진한다(표 25-1).
- 작용 기전: SMAD2/3 경로를 통해 근육 성장을 억제하고, 지방 조직에서 지방 축적을 촉진한다.
- 임상적 의미: 마이오스타틴은 비만 및 근감소증에서 발현이 증가하여, 근육 감소와 지방 증가에 기여할 수 있다.

표 25-1 근육에서 분비되는 다양한 마이오카인(myokine)의 근육 및 지방에 대한 작용

마이오카인	주요 분비 조직	근육 및 지방 조직에 미치는 효과	작용 기전	임상적 의미
아이리신(Irisin)	근육	지방 연소 촉진, 갈색 지방세포 형성	AMPK 경로 활성화	비만 예방 및 대사 개선
인터루킨-6 (IL-6)	근육	지방산 산화 촉진, 염증 조절	JAK-STAT 경로	운동 중 지방 대사 촉진, 만성 염증 유발 가능
인터루킨-15 (IL-15)	근육	근육 합성 촉진, 지방 축적 억제	PI3K-Akt 경로	지방 축적 억제, 근감소증 예방
FGF21	근육	지방산 산화 및 열 생산 촉진	AMPK, PPARγ 경로	대사 개선 및 체중 감량 촉진
마이오스타틴 (Myostatin)	근육	근육 성장 억제, 지방 축적 촉진	SMAD2/3 경로	근감소증 및 비만에서 발현 증가

2) 지방에서 분비되는 다양한 Adipokine 및 근육에 대한 역할(표 25-2)

(1) 렙틴(Leptin)

- 기능: 지방 조직에서 분비되는 렙틴은 체중과 에너지 항상성 조절에 중요한 역할을 하며, 근육 내에서 단백질 합성을 촉진하고 근육 위축을 방지한다.
- 작용 기전: 렙틴은 근육 세포에서 JAK2-STAT3 경로를 활성화하여 PI3K-Akt 경로를 촉진하고, 이를 통해 근육량 유지에 기여한다.
- 임상적 의미: 비만과 나이가 들면서 렙틴 저항성이 발생할 수 있으며, 이로 인해 렙틴의 근육 보호 효과가 감소할 수 있다. 렙틴 저항성은 근감소성 비만(sarcopenic obesity)에서 중요한 요소로 작용한다.

(2) 아디포넥틴(Adiponectin)

- 기능: 아디포넥틴은 근육 위축을 억제하고, 근육 재생을 촉진하는 기능이 있다.

- 작용기전: 아디포넥틴은 세포 내 AMPK를 활성화하고, 이를 통해 미토콘드리아 생성을 촉진하며, 단백질 합성 및 에너지 대사를 조절한다.
- 임상적 의미: 아디포넥틴 수치는 비만과 노화에 의해 감소하며, 낮은 아디포넥틴 수치는 근감소증과 관련이 있다. 그러나 높은 아디포넥틴 수치는 특정 조건에서 근육 약화와 관련될 수 있다.

(3) 레지스틴(Resistin)

- 기능: 레지스틴은 염증성 작용을 통해 근육 내 인슐린 저항성을 유발하고, 근육 세포의 분화를 억제한다.
- 작용기전: 레지스틴은 NF-κβ 경로를 활성화하여 염증 반응을 증폭시킨다.
- 임상적 의미: 비만 상태에서 레지스틴 수치가 높아지며, 이는 근육 세포 분화를 억제하고 근육 손실을 촉진할 수 있다.

(4) 마이오스타틴(Myostatin)

- 기능: 마이오스타틴은 주로 근육에서 분비되지만 지방조직에서도 소량 분비되는 것으로 알려져 있다. 지방조직에서 분비되는 마이오스타틴도 근육 분비되는 것과 마찬가지로 근육의 단백질 합성을 억제하고, 근육량 감소를 유도하는 역할을 하는 것으로 알려져 있다.
- 작용기전: 마이오스타틴은 SMAD2/3 경로를 통해 근육 성장 억제 신호를 전달한다.
- 임상적 의미: 비만과 노화에서 마이오스타틴의 발현이 증가할 수 있으며, 이는 근감소증을 악화시키는 요소로 작용한다.

(5) 리포칼린-2 (Lipocalin-2)

- 기능: 리포칼린-2는 염증 반응에 의해 유도되는 단백질로 주로 지방조직과 면역세포에서 분비되는 것으로 알려져 있다. 리포칼린-2는 근육 내 염증 반응을 촉진하여 근육 재생이 방해되고, 근육 손실이 가속화하는 것으로 알려져 있다.
- 작용기전: 리포칼린-2는 주로 염증성 신호전달체계를 활성화시키는데 NF-κB 나 JNK 신호전달 경호를 활성화한다.
- 임상적 의미: 리포칼린-2의 발현은 근육 단백질 분해를 촉진합니다. 이로 인해 근육량이 감소하고, 근육 기능이 저하될 수 있다.

표 25-2 지방에서 분비되는 주요 아디포카인(adipokine)의 근육 및 지방에 대한 작용

아디포카인	주요 분비 조직	근육에 미치는 효과	작용 기전	임상적 의미
렙틴(Leptin)	지방 조직	근육 성장 촉진, 근육 위축 억제	JAK2-STAT3, PI3K-Akt 경로 활성화	비만과 노화에서 렙틴 저항성 발생
아디포넥틴 (Adiponectin)	지방 조직	미토콘드리아 생성 촉진, 단백질 합성 촉진, 근육 위축 억제	AMPK 활성화, P38 MAPK 경로	비만과 근감소증에서 수치 감소
레지스틴 (Resistin)	지방 조직	근육 분화 억제, 인슐린 저항성 유발	NF-$\kappa\beta$ 경로 활성화	비만에서 근감소증 악화
마이오스타틴 (Myostatin)	근육 및 지방 조직	근육 성장 억제, 근육 위축 촉진	SMAD2/3 경로 활성화	비만과 노화에서 발현 증가
리포칼린-2 (Lipocalin-2)	지방 조직 및 근육 조직	근육 단백질 분해를 촉진	NF-$\kappa\beta$ 경로 활성화	비만에서 근감소증 악화

4 전임상적 연구에서의 근육과 지방의 상호작용

동물 및 세포 실험을 통해 근육과 지방조직 간의 상호작용에 대한 다양한 전임상적 근거들이 제시되었다. 세포 실험에서는 근육세포와 지방세포를 공동 배양했을 때, 근육세포에서 분비된 마이오카인(myokine)이 지방세포의 지질 분해(lipolysis)를 촉진하는 것으로 밝혀졌다. 이러한 마이오카인에는 대표적으로 IL-6과 FGF21이 포함되어있다. 또한, 동물 모델에서는 지방조직에서 염증성 사이토카인의 분비가 증가할 경우, 이들이 근육세포에 작용하여 근육 재생을 억제하고, 근육 손실(Muscle Loss)을 초래하는 것으로 나타났다(그림 25-2).

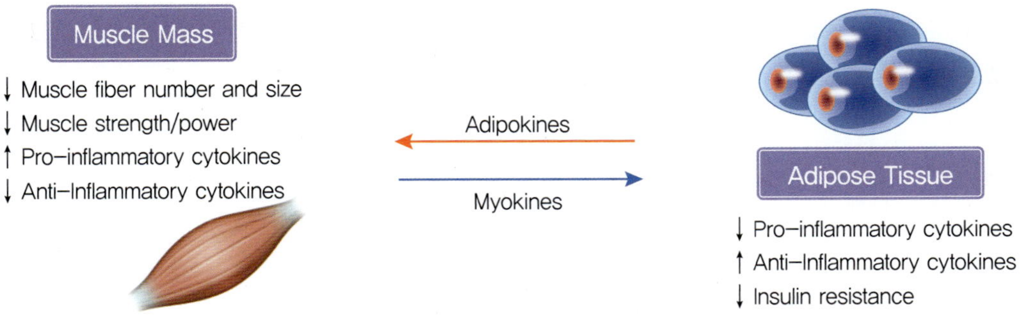

그림 25-2 근육과 지방 사이의 활발한 상호작용

특히, TNF-α와 IL-1β와 같은 염증성 사이토카인들이 근육 내 단백질 합성을 방해하고, 단백질 분해 경로를 활성화하는 데 기여하는 것으로 알려졌다. 반대로, 운동을 통해 근육이 활성화되면 근육에서 항염증성 마이오카인(anti-inflammatory myokine)이 분비되며, 이러한 물질들이 지방 조직의 염증 반응을 억제하는 것으로 밝혀졌다. 이처럼 근육과 지방의 활발한 상호작용은 체성분의 항상성 유지 및 나아가 대사질환 예방과 치료에서 근육량 유지의 중요성을 더욱 강조하고 있다.

5 근육과 지방의 상호작용의 임상적 의미

이러한 근육과 지방의 활발한 상호작용은 근감소증(sarcopenia)의 병태생리의 이해와 치료에 있어서 단순히 근육량의 감소뿐 아니라, 지방 조직의 대사 변화와 염증 상태가 중요한 역할을 할 수 있다는 것을 시사한다. 즉, 근육량이 감소할 때, 근육에서 분비되는 항염증성 마이오카인(anti-inflammatory myokine)의 분비가 줄어들면서 지방 조직의 염증이 증가할 수 있다. 이때 증가된 지방에서의 염증성 사이토카인(inflammatory cytokine)들은 다시 근육 단백질 분해를 촉진하고, 근육 재생을 방해하여 근감소증을 악화시킬 수 있다. 이로 인해 근감소증 환자에서 지방조직의 염증은 단순한 대사 불균형이 아니라, 근육 손실을 가속화하는 주요 병리적 요인으로 작용한다.

또한, 염증성 사이토카인(inflammatory cytokine)의 증가는 근육 내 지방 침착(intramuscular fat infiltration) 현상을 초래하여 더욱 근육의 기능을 저하시킬 수 있으며, 이는 양적인 감소뿐 아니라 근력 감소와 신체 기능 약화로 이어질 수 있다. 따라서, 근감소증의 치료 전략에서는 단순히 근육뿐 아니라 근육과 지방의 상호작용을 표적으로 하는 접근이 중요하다. 예를 들어, 항염증성 마이오카인(anti-inflammatory myokine)의 활성화를 촉진하는 운동 중재는 근육 건강을 개선할 뿐만 아니라, 지방조직의 염증을 감소시켜 대사 건강을 회복시킬 수 있을 것으로 기대된다. 또한, 지방 조직의 염증을 조절하는 중재 역시 근감소증의 진행을 막는 데 중요한 역할을 할 수 있을 것으로 기대된다.

▶ 참고 문헌

1. Buch A, Carmeli E, Boker LK, et al. Muscle function and fat content in relation to sarcopenia, obesity and frailty of old age—An overview. Exp Gerontol. 2016;76:25-32.
2. Franceschi C, Garagnani P, Parini P, et al. Inflammaging: a new immune–metabolic viewpoint for age-related diseases. Nat Rev Endocrinol. 2018;14(10):576-90.
3. Fulop T, Larbi A, Witkowski JM, et al. Aging, frailty and age-related diseases. Biogerontology. 2010;11(5):547-63.
4. Li CW, Yu K, Shyh-Chang N, et al. Pathogenesis of sarcopenia and the relationship with fat mass: descriptive review. J Cachexia Sarcopenia Muscle. 2022;13(2):781-94.
5. Marzetti E, Calvani R, Tosato M, et al. Sarcopenia: an overview. Aging Clin Exp Res. 2017;29(1):11-7.
6. Pedersen BK, Febbraio MA. Muscles, exercise and obesity: skeletal muscle as a secretory organ. Nat Rev Endocrinol. 2012;8(8):457-65.
7. Rong S, Wang L, Peng Z, et al. The mechanisms and treatments for sarcopenia: could exosomes be a perspective research strategy in the future? J Cachexia Sarcopenia Muscle. 2020;11(2):348-65.
8. Wilhelmsen A, Jones SW, Tsintzas K. Recent advances and future avenues in understanding the role of adipose tissue cross talk in mediating skeletal muscle mass and function with ageing. Geroscience. 2021;43(1):85-110.
9. Zamboni M, Mazzali G, Brunelli A, et al. The role of crosstalk between adipose cells and myocytes in the pathogenesis of sarcopenic obesity in the elderly. Cells. 2022;11(21):3361.

CHAPTER 26

비만 환자에서의 근육

Sarcopenic Obesity

- 근감소성 비만

김기범(영남의대)

1 서론

일반적으로 체내 근육량과 지방량은 몸무게와 비례하는데, 지방량이 높을수록 제지방량이 높다. 그러나 이러한 조화가 체중의 증가로 인한 내장지방 증가와 함께 발생하는 근육 감소 및 근육 내 지방 축적 등이 진행되면 근감소성 비만(sarcopenic obesity)이 초래될 수 있다. 우리나라는 평균수명의 연장으로 초고령화 사회 진입을 눈앞에 두고 있는데, 이와 더불어 비만 유병률 또한 급격히 증가하고 있다. 비만은 신체 활동의 감소, 염증 반응의 증가, 인슐린 저항성 때문에 그 자체로 근감소성 비만에 취약할 수 있다. 이 밖에도 근감소성 비만은 암, 당뇨병, 류마티스 관절염과도 관련이 있는 것으로 보고되었다. 비만 환자의 증가에 따라 최근 근감소성 비만에 대한 관심이 폭발적으로 증가하였으며, 이러한 추세에 부응하여 근감소성 비만에 대한 여러 연구들이 보고되고 있다.

2 근감소성 비만의 정의 및 역학

Baumgartner가 2000년 보고한 연구에서 근감소성 비만이라는 용어에 대하여 처음 도입하였는데, 노년층에서 낮은 근육량과 높은 지방량을 동시에 가진 것으로 정의하였다. 즉, 근감소성 비만이란 근육량보다 체지방이 상대적으로 많고 체격에 비해 근육량이 적은 경우를 뜻한다. 이 연구에서는 사지 근육량(appendicular skeletal muscle mass, ASM)/height^{2}을 근감소증의 측정 지표로 하였는데, 20~40세 젊은 남녀의 평균값보다 −2 표준편차 이하인 경우에 근감소증으로 정의하였고, 비만은 체지방률을 성별 특이 중앙값(남자는 27% 이상, 여자는 38% 이상) 보다 높은 경우로 정의하였다. 이 정의를 적용할 때, 뉴멕시코 노인 건강 조사(NEW Mexico Elder Health Survey)에서 근감소성 비만의 유병률은 3~4%에 불과했으나, 연령에 따라 증가하여 80세 이상에서는 유병률이 10%에 이른다고 보고하였다.

근감소성 비만에 대한 어떤 정의를 적용하느냐에 따라 동일 집단에서도 유병률이 다르게 나타날 수 있다. 이는 연구마다 제시한 근감소증과 비만에 대한 다양한 진단기준에 기인한다. 연구마다 근육량을 ASM/height^2 혹은 ASM/weight, 비만을 총지방량, 체지방률, 체질량 지수(BMI), 내장지방면적, 허리 둘레 등으로 다양하게 설정하고 있다. 근감소증 정의에 대한 챕터에서 기술된 바와 같이 최근 European Working Group on Sarcopenia in Older People (EWGSOP), Asian Workling Group for Sarcopenia (AWGS), International Working Group on Sarcopenia (IWGS), The Foundation for the National Institutes of Health (FNIH) Sarcopenia Project 등에서 근육량, 근력이나 신체 기능을 종합적으로 고려한 근감소증 최신 진단 기준을 제시하여 이러한 혼란을 줄이려는 노력을 하고 있다. 비만은 전통적으로 서양은 30 kg/m^2, 한국인은 25 kg/m^2 이상으로 정의되며, 중심성 비만은 허리둘레가 서양의 경우 남자는 102 cm, 여자는 88 cm, 한국인은 남자는 90 cm, 여자는 85 cm 이상으로 정의된다. 그런데 노년층에서는, 키가 줄어들기 때문에 BMI가 과대평가된다. 이러한 과대평가는 85세 이상 여성에서 가장 두드러져 평균 0.9 kg/m^2 정도 BMI가 높아질 수 있다. 이에 BMI보다는 체지방률 혹은 허리둘레로 정의하고자 하는 시도가 이루어져 왔다.

Davison 등은 전체 미국 국민건강영양조사(National Health and Nutrition Examination Survey, NHANES) (1988~1994) 자료를 이용하여 체지방률의 상위 40%, 근육량의 하위 40% 미만에 속하는 사람을 근감소성 비만으로 정의하였다. 체지방률은 허리둘레, 엉덩이둘레, 삼두근 피부주름과 성별로부터 유도한 예측식을 근거로 계산하였고 근육량은 BIA를 이용하여 예측하였다. 70세 이상의 1,391명의 남성과 1,526명의 여성에서 근감소성 비만 유병률을 각각 9.6%, 7.4%로 정의하였다.

Newman 등은 과체중 및 비만인 노인 피험자들 사이에서 근감소성 비만의 유병률이 근감소증을 정의하는 방법에 따라 다르다는 것을 보고하였다. 그들은 신장을 보정한 ASM (ASM/height^2)과 신장과 체지방을 보정한 ASM 두 가지 근감소증 기준을 이용하여 후자의 기준이 신체기능과 더 관련성이 깊다는 것을 보여주었다. 잔차의 분포가 하위 20%에 해당하는 경우를 근감소증으로 정의하였다. 70~79세 2,984명을 대상으로 한 이 코호트 연구에서 신장과 체지방을 보정한 ASM으로 근감소성 비만을 정의하여 유병률을 남자의 11.5%, 여자의 14.4%로 보고하였다. Newman 등의 결과는 비만이 근감소증의 존재를 가릴 수 있으며, Baumgartner의 정의는 과체중 및 비만인 피험자의 근감소증을 과소평가할 수 있으며, 따라서 근감소성 비만의 과소평가로 이어질 수 있음을 분명히 보여주었다.

이탈리아 지역의 대표적인 전향적 코호트 연구인 Invecchaire in Chianti on Aging in the Chianti Area Study (InCHIANTI study)에서는, 근감소증을 성별로 악력의 1/3 이하에 속하는 것으로 정의하였다. 비만은 성별로 허리 둘레가 상위 1/3에 속하거나, BMI≥30 kg/m^2 인 경우로 정의하였다. 평균 연령 74세인 이 코호트에서는 비만의 정의에 따라 유병률이 달라서 허리둘레로 정의하면 남성은 11%, 여성은 12%이고 BMI 로 정의하면 남성은 5%, 여성은 41%까지 높게 보고하였다.

Stenholm 등은 Baltimore Longitudinal Study on Aging (1,826명, 평균 연령: 75.8세) 과 Longitudinal Aging Study Amsterdam (1,189명, 평균 연령: 75.8세)에서 근감소성 비만의 유병률을 보고하였다. 근감소증은 성별 하위 1/3 ASM 미만(남자<33kg, 여자<20kg), 비만은 BMI≥30 kg/m^2 이상인 경우로 정의하였다. 근감소성 비만의 유병률은 Baltimore Longitudinal Study on Aging 연구에서는 남성 3.5%, 여성 6.6%로 보고하였고 Longitudinal Aging Study Amsterdam 연구에서는 남성 5.1%, 여성 5.9%로 보고했다.

캐나다에서 이루어진 Nutrition as a Determinant of Successful Aging 연구(1,793명, 68~82세)에서는 Bouchard 등이 Baumgartner와 동일한 근감소성 비만 기준을 이용하여 유병률을 남성에서는 19%, 여성에서는 11%로 보고하였다. Rolland 등이 프랑스 전향적 연구 코호트인 EPIDemiologie de l'OSteoporose Study (1308명, 평균 연령: 75세 이상 여성)에서도 Baumgartner와 동일한 근감소증 기준과 체지방률이 40% 이상인 경우를 비만 기준으로 하여 비교적 낮은 2.7%로 보고한 바 있다. 이는 프랑스 여성의 낮은 BMI(범위, 20~24kg/m^2)로 인한 것으로 사료된다.

국내에서도 근감소성 비만의 유병률에 대한 여러 연구가 보고되었다. 2008~2009년 전국민건강영양조사(Korean NHANES Study) 를 바탕으로 20~39세 남녀를 참조 집단으로 하여 ASM/height^{2}과 ASM/weight 두 가지 기준으로 근감소증을 정의하고 허리 둘레를 비만으로 정의하였다. ASM/height^{2}을 기준으로 하면 남성은 0.2%, 여성은 0%, ASM/weight 기준으로 하면 유병률이 남성은 7.6%, 여성은 9.1% 로 보고되었다. 이는 신장을 보정하는 정의가 근감소성 비만을 과소평가할 수 있음을 보여주었던 Newman 연구와 일맥상통하는 결과이다. 또한, 한국인의 평균 BMI (22~24kg/m^2)가 서양인구에 비해 낮다는 점도 고려할 필요가 있다.

국내 전향적 노인 코호트인 Korean Longitudinal Study on Health and Aging (KLoSHA)에서도 근감소증 기준에 따라 현저히 다른 근감소성 비만의 유병률을 보고하였다. 여기서는 내장지방으로 비만을 정의하였다. ASM/height^{2}으로는 11%로 보고된 근감소성 비만 유병률이 ASM/

weight로는 41%까지 높게 보고되었다.

결론적으로 아직까지 근감소성 비만 정의에 대해서는 일치된 합의는 부족한 실정으로 근감소성 비만의 유병률은 정의의 기준에 따라 0~41%까지 다양하게 보고되며 신장으로만 보정한 근감소증 기준은 실제 유병률을 과소평가할 수 있어서 근감소증의 합병증도 저평가 될 수 있다는 제한점이 있다. 이에 근감소증과 근감소성 비만에 대해 합의된 정의가 연구와 더불어 실질적인 적용을 위해서도 필요하다.

3 근감소성 비만의 병태생리

근감소증과 비만은 병태생리적 관점에서 서로 밀접하게 연관되어 있다(그림 26-1). 노화에 따라 근육량의 점진적인 감소, 신체 활동의 감소와 기초 대사량의 감소, 이에 따른 체중 증가가 유발되며, 특히 내장 지방의 증가로 이어질 수 있다. 근육과 지방은 자가분비(autocrine)과 주변분비(paracrine) 경로에서 세포와 소통하는 분자를 분비할 수 있고 공통적인 손상의 일반적인 경로를 공유할 수 있는 연관된 내분비 기관이라고 할 수 있다. 또한 비만은 만성 염증 상태와 연관되는데, 이는 지방 조직에서 분비되는 많은 아디포카인(adipokine)에 의해 초래되고 이 아디포카인들은 국소 혹은 전신 수준에서 근감소증의 진행을 촉발한다. TNF-α, IL-6, leptin과 같은 아디포카인은 인슐린 저항성, 에너지 대사, 성장호르몬 분비에 영향을 주어 근육량을 줄이고 체지방을 늘린다.

실제 InCHIANTI 연구에서 근감소성 비만군은 IL-6, C-반응 단백질, IL-1 수용체 길항제, 수용성 IL-6 수용체 수치가 높게 측정되어 지방량의 정도와 분포가 염증 상태를 통해 근감소증의 진행과 관련된다는 내용을 증명한 바 있다.

또한, 골격근은 마이오카인(myokine) 분비를 통해 신체 활동에 영향을 미칠 수 있다. 근육세포가 생산하는 펩타이드인 아이리신(irisin)은 백색 지방세포가 베이지 지방세포(brite adipocyte)로 전이되는 것을 자극하고, UCP-1의 증가를 촉진하여 에너지 소비를 증가시킴으로써 지방 증가를 조절할 수 있다. 이리신은 또한 근세포(myocyte)의 분화와 성장을 결정하여 IGF-1의 발현 촉진과 미오스타틴(myostatin)의 감소를 촉진할 수 있다. 노화에 따른 운동량 감소가 근세포에 의한 이리신 생성에 부정적인 영향을 미쳐 지방량의 증가와 근감소성 비만의 발생으로 이어질 수 있다.

노년층과 비만인에게서 관찰되는 혈중 렙틴(leptin)의 증가는 렙틴 저항성을 유발하여 근육의 지방산 산화가 감소하고, 췌장·간·심장·근육과 같은 이소성 조직에 지방 축적 및 인슐린 저항성을 초래하여 비만한 노인에서의 근감소성 비만을 초래할 수 있다. 지방산 산화의 감소는 지질 대사물의 축적으로 연결되고 이는 인슐린 신호 전달을 억제한다. Health ABC Study에서는 대퇴근

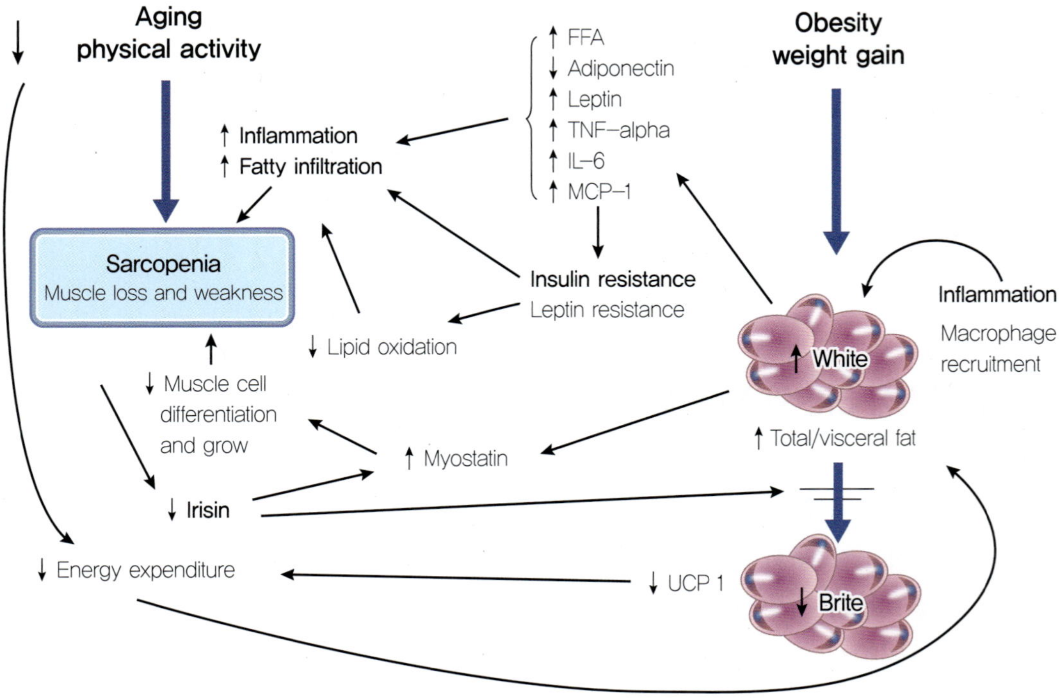

그림 26-1 근감소성 비만의 병태생리

근육간 지방 침착 정도가 높은 염증 수치와 관련되었다고 보고하였다.

또한, 위성근육세포의 분화와 증식의 억제제인 미오스타틴(myostatin) 단백질의 유전자 발현 증가가 비만 환자의 근육세포의 성장과 분화를 저해하여 골격근 손상에 기여할 수 있다.

4 근감소성 비만의 임상적 의의

1) 신체기능제한 및 장애

비만과 근감소증이 함께 있는 경우는 신체기능장애를 비롯한 건강과 관련된 좋지 않은 결과를 초래할 위험이 배가 될 수 있다. 여러 연구들이 근감소성 비만군이 시너지처럼 작용하여 건강 관련 위험도를 높이는 것으로 보고하였다. New Mexico Aging Process Study cohort에서 기능 장애에 대한 교차비(odd ratio)가 근감소증, 비만, 근감소성 비만군으로 갈수록 정상군에 비해 2.07, 2.33, 4.12배로 보고하였다.

Rolland 등은 건강한 체성분을 가진 여성에 비해 근감소성 비만을 가진 여성의 계단을 오르기가 힘들 위험이 2.6배, 아래층으로 내려가기 힘들 위험은 2.35배, 거동이 불편할 위험도는 1.54배 더 높다는 것을 보고함으로써 근감소성 비만의 신체기능장애에 대한 영향을 확인하였다 미국 국민건강영양조사(NHANES) 연구는 근감소성 비만군의 기능장애 위험도가 1.91배로 보고하였다. 인슐린 저항성과 염증 수치를 보정하면 그 위험도가 감쇠하는 것으로 미루어 이 두 가지 요인이 근감소성 비만의 중요한 원인이 될 것으로 짐작할 수 있다. 또한 근감소증 단독으로는 위험도가 1.58배 정도로 근감소성 비만군보다는 낮았다. EPIDemiologie de I'OSteoporose Study 연구도 근감소성 비만군이 기능 장애에 대한 위험도가 정상군에 비해 2.54배 높다고 보고하였으나 근감소증 군은 정상군과 유의한 차이를 보이지 않았다.

Framingham Study에서 기능 장애와 좀 더 연관성이 높은 근감소증 지표인 ASM/height²를 사용하여 근감소성 비만 남성의 기능 장애에 대해 2.5~3.0배의 높은 위험도를 보고하였으나, 여성에서는 유의한 위험도 증가를 보이지 않았다. 성별 차이에 대해서는 좀 더 연구가 필요하다.

이전의 단면적 연구의 한계를 극복하기 위한 New Mexico에서 8년간 추적 관찰한 코호트 연구에서는 근감소성 비만군이 정상군에 비해 2~3배 기능 장애 발생 위험이 높다고 보고하였다. 이는 근감소성 비만이 독립적으로 기능 장애를 초래한다는 첫번째 전향적 연구로 의의가 크다. 65세 이상 노인 4,000명을 대상으로 한 홍콩 연구에서는 지방–근육 비가 독립적으로 남녀 모두에서 4년 후 기능장애의 발생 혹은 악화와 관련된다고 보고하였다. Invecchaire in Chianti on Aging in the Chianti Area Study에서도 근력이 약한 비만군에서 도보 속도가 급격히 떨어지고 6년 후 새로운 기능 장애 발생 위험이 높다고 보고하였다. 이러한 차이는 80세 이상에서 더 두드러졌다. 따라서, 현재까지의 연구는 근감소증의 다양한 정의와 비만이라는 조합이 단독으로 있는 경우보다 신체기능 저하와 기능 장애를 더욱더 초래한다는 것을 보여주고 있다.

2) 근감소성 비만과 대사 질환 및 심혈관계 질환

지금까지 보고된 비만 자체의 대사 질환 및 심혈관계 질환과의 깊은 연관성 때문에 근감소성 비만도 악영향을 줄 것으로 예상하였으나, 근감소증 지표에 따라 다른 결과를 보여주었다. ASM/height²을 이용한 New Mexico Aging Process Study에서 근감소성 비만군은 울혈성 심부전이나 대퇴부 골절 위험이 더 증가하지는 않았고, 당뇨병과도 무관하였다. 3,000명 이상의 노인이 포함된 종적 추적연구에서도 낮은 근육량과 복부 비만을 가진 노인에서 8년 후 추적관찰에 따른 심혈관계 질환의 발생 위험 증가가 없다고 보고하였다.

하지만 국내 KLoSHA 연구에서는 ASM/height²지표를 이용하였을 때, 허리둘레, 복강 내 지방

면적은 근감소증군이 정상군보다 적었지만, ASM/weight 지표를 이용하였을 때에는 근감소증군이 정상군보다 컸다. 또 ASM/height^2 지표 이용 시에는 정상군에서 공복 혈장 포도당 농도가 높고, 인슐린 저항성도 높았지만, ASM/weight 지표로는 근감소증군에서 인슐린 저항성 지표가 높았다.

심혈관질환의 주요 위험인자인 대사증후군의 유병률을 살펴보았을 때, ASM/weight를 이용한 경우 근감소증군에서 64.4%였고, 정상군에서 40.6%이었지만, ASM/height^{2}지표로는 근감소증군에서 37.7%, 정상군에서 57.6%로 정상군에서 더 높았다. 따라서, 이 연구의 결과는 상대적 근육량을 나타내는 ASM/weight지표가 대사 장애 및 심혈관질환의 연관성을 나타내는데 적합하다고 판단할 수 있다. 근감소증 지표로 ASM/weight을 이용하여 대사증후군 발생 위험을 회귀분석으로 교차비를 계산하였을 때, 정상군에 비하여 근감소성 비만군은 교차비가 8.2배, 비만군은 5.5배로 높았다.

국내 대표적인 전향적 관찰 코호트 연구인 the Korean Sarcopenic Obesity Study (KSOS)에서는 ASM대비 내장복부지방비율(visceral abdominal fat ratio)을 이용하여 근감소성 비만을 정의하고, 근감소성 비만군에서 대사증후군 위험이 높고 동맥경화도가 증가하는 것을 보여준 바 있다. 이 경우 근감소성 비만군에서 대사증후군 위험도는 5.43배로 증가했다. 이 연구는 체지방의 분포가 근감소성 비만군 정의에 포함되면 대사증후군과 혈관손상의 위험도를 더 잘 반영할 수 있다는 것으로 보여주었다.

근감소성 비만과 사망률에 대한 연구도 이루어졌는데, 젊은 건강한 남성을 30년간 추적 관찰한 연구에서는 악력이 가장 낮은 군에 속하는 과체중군이 정상군에 비해 1.39배 사망률이 높게 보고되었다. 미국 국민건강영양조사(NHANES) 1999~2004에서, 근감소성 비만이 50~70세 사이의 인구에서 사망 위험을 증가시킨다고 보고하였다. 근육량 대신 근력을 고려한 연구는 근감소성 비만과 사망률 사이의 훨씬 더 강한 연관성을 보여준다. Sanada 등은 2,309명의 일본계 미국인 남성을 24년 동안 추적 관찰하였는데, 근력으로 진단된 근감소성 비만을 가진 남성에서 모든 원인의 사망률이 증가했음을 입증하였다.

또한, 근력감소형 복부 비만(dynapenia abdominal obesity)도 사망 위험 증가와 관련이 있는 것으로 보고되었다. 최근의 연구들은 근력감소형 복부 비만 환자에서 비근력감소형 복부 비만(non-dynapenic abdominal obese) 환자보다 사망 위험(각각 2.46과 1.57배)이 높게 관찰된다고 보고했다.

3) 근감소성 비만과 폐질환

일반적으로 비만은 폐 기능 악화와 관련된 것으로 알려져 있는데, 몇몇 연구들은 근감소증과 근감소성 비만이 폐 기능에 미치는 공동 영향을 평가하였다. BMI가 19.8에서 37에 이르는 77명의 노인을 대상으로 7년의 추적 기간을 가진 종적 연구에서, 근육량 감소와 체지방 증가가 폐 기능 악화에 부가적인 부정적 효과가 있음을 관찰하였다. 또한, 최근 종적 연구에서는 지방량 증가뿐만 아니라 근육 간 지방침착으로 평가되는 근육질 저하가 폐 기능 악화 원인이 되는 것으로 보고되고 있다.

5 치료적 중재

근감소성 비만의 치료 전략을 수립하는데 있어서는 신중한 접근이 요구된다. 근감소성 비만 치료를 통해 근육의 질과 기능을 보존하면서 지방량, 특히 복부 지방량의 감소를 유도해야 하는데 실제 진료 환경이나 현실적으로 쉬운 일은 아니다. 특히, 노인들의 체중관리는 제지방량 감소의 가능성과 부적절한 영양섭취의 위험성 때문에 그동안 우려가 제기되어 왔다. 그러나 적절한 체중 감량이 운동요법과 결합될 경우 비만한 노인에서 근감소증 및 노쇠(frailty)가 개선될 수 있다는 것이 보고되었다. 일반적으로 치료는 기대수명이 최소 1년 이상이며, 체중이 안정적으로 유지되는 대상자에게만 시행해야 하며, 의사, 영양사, 물리치료사를 포함한 다학제적인 팀 접근이 필요하다.

근감소성 비만 환자의 체중 감소를 위한 에너지 제한은 하루 500 kcal를 넘지 않도록 해야 한다. 근감소성 비만을 가진 노인은 동화 저항성 때문에 단백질 요구량이 높아지므로 체중 kg 당 1.0~1.1 g의 식이 단백질 섭취를 권장해야 한다. 최근, 근감소성 비만을 가진 여성에 대한 연구에서 단백질이 풍부한 식단을 통해 대상자의 체성분과 근력이 모두 향상되었다고 보고하였다.

류신(leucine)과 같은 BCAA와 비타민 D 및 오메가-3 지방산을 함께 복용하는 것이 단백질 합성과 근육량 향상에 더욱 도움을 줄 수 있다. 운동요법은 제지방 손실을 보존하고 신체수행능력을 개선하여 지방량 감소에 더 효과적일 수 있다. 운동요법을 통한 신체활동을 통해 근육 내 IGF-1과 혈류 포도당에 대한 근육의 민감도를 높여 인슐린 저항성을 개선시키고, 아이리신 분비를 증가시켜 골격근 세포의 분화와 증식을 활성화할 수 있다.

궁극적으로는 근육량 손실을 막고, 지방량을 감소시키기 위해 조절된 칼로리 식단과 운동요법을 병행하는 것이 최상의 치료 전략으로 판단된다. 유산소 훈련과 저항성 운동을 통해 근력뿐만 아니라 근육량의 증가를 통한 신체능력 향상을 도모할 수 있다.

6 결론

근육량 감소와 지방의 증가는 서로 연관되어 있고, 노화, 만성질환, 암, 비만 등과 같은 여러 조건에 따라 더욱 촉진될 수 있다. 근감소성 비만에 대한 정의가 연구자마다 다양하게 보고되고 있어, 보다 더 큰 규모의 양질의 연구를 통해 근감소성 비만에 대한 합의된 정의를 이끌어내는 것이 필요하다. 근감소성 비만은 근감소증 혹은 비만 단독보다 심한 신체기능장애와 관련되어 낙상, 골절, 삶의 질 저하를 가져오고 심혈관질환, 대사장애, 폐질환의 위험을 증가시켜 이환율과 사망률을 증가시킬 수 있다. 근감소성 비만 치료는 근육의 질과 기능을 보존하면서 지방량의 감소를 유도해야 하는 것인데, 노인 환자에게 신중한 접근을 통한 제한된 식이 조절, 아미노산 공급 및 운동요법을 병행하여 근감소성 비만을 개선시키기 위한 노력이 필요하다.

▶ 참고 문헌

1. Baumgartner RN, Koehler KM, Gallagher D, et al. Epidemiology of sarcopenia among the elderly in New Mexico. Am J Epidemiol 1998;147:755–63.
2. Baumgartner RN, Wayne SJ, Waters DL,et al. 2Sarcopenic obesity predicts instrumental activities of daily living disability in theelderly. Obes Res 2004;12(12):1995–2004.
3. Baumgartner RN. Body composition in healthy aging. Ann N Y Acad Sci 2000, 904:437–48.
4. Chen HT, Chung YC, Chen YJ et al. (2017) Effects of different types of exercise on body composition, muscle strength, and IGF–1 in the elderly with sarcopenic obesity. J Am Geriatr Soc 65, 827–32.
5. Cruz–Jentoft AJ, Baeyens JP, Bauer JM, et al. Sarcopenia: European consensus on defini– tion and diagnosis. Age and Ageing 2010;39:412–23.
6. Davison KK, Ford ES, Cogswell ME et al. Percentage of body fat and body mass index are associated with mobility limitations in people aged 70 and older from NHANES III. J Am Geriatr Soc 2002;50(11):1802–9.
7. Devries MC, McGlory C, Bolster DR et al. (2018) Protein leucine content is a determinant of shorter– and longer–term muscle protein synthetic responses at rest and following resistance exercise in healthy older women: a randomized, controlled trial. Am J Clin Nutr 107, 217–26.
8. Kim TN, Yang SJ, Yoo HJ, et al. Prevalence of sarcopenia and sarcopenic obesity in Korean adults: the Korean sarcopenic obesity study. Int J Obes (Lond) 2009;33:885–92.
9. Kim YS, Lee Y, Chung YS,et al. Prevalence of sarcopenia and sarcopenic obesity in the Korean population based on the Fourth Korean National Health and Nutritional Examination Surveys. J Gerontol A Biol Sci Med Sci 2012;67(10): 1107–13.
10. Lee SE, Park JH, Kim KA et al. (2019) Association between sarcopenic obesity and pulmo– nary

function in Korean elderly: results from Korean National Health and Nutrition Examination Survey. Calcif Tissue Int 23, 1–7.

11. Lim KI, Yang SJ, Kim TN, et al. The association between the ratio of visceral fat of thigh muscle area and metabolic syndrome: the Korean sarcopenic obesity study (KSOS). Clinical Endocrinology 2010;73:588–94.
12. Lim S, Kim JH, Yoon JW, et al. Sarcopenic obesity: prevalence and association with metabolic syndrome in the Korean Longitudinal Study on Health and Aging (KLoSHA). Diabetes Care 2010;33:1652–4.
13. Morais JA, Jacob KW, Chevalier S. (2018) Effects of aging and insulin resistant states on protein anabolic responses in older adults. Exp Gerontol 108, 262–8.
14. Newman AB, Kupelian V, Visser M, et al. Sarcopenia: alternative definitions and associations with lower extremity function. J Am Geriatr Soc 2003;51:1602–9.
15. Newman AB, Lee JS, Visser M, et al. Weight change and the conservation of lean mass in old age: the Health, Aging and Body Composition Study. Am J Clin Nutr 2005;82:872–8.
16. Rolland Y, Lauwers–Cances V, Cristini C, et al. Difficulties with physical function associated with obesity, sarcopenia, and sarcopenic–obesity in community–dwelling elderly women: the EPIDOS (EPIDemiologie del'OSteoporose) Study. Am J Clin Nutr 2009;89(6):1895–900.
17. Sanada K, Chen R, Masaki K. (2018) Association of sarcopenic obesity predicted by anthropometric measurements and 24 y–all–cause–mortality in elderly men: the Kuakini Honolulu Heart Program. Nutrition 46, 97–102.
18. Schrager MA, Metter EJ, Simonsick E, et al. Sarcopenic obesity and inflammation in the InCHIANTI study. J Appl Physiol 2007;102:919–25.
19. Stenholm S, HarrisTB, RantanenT et al. Sarcopenic obesity–definition, etiology and consequences. Curr Opin Clin Nutr Metab Care 2010;11:693–700.
20. Stephen WC, Janssen I. Sarcopenic–obesity and cardiovascular disease risk in the elderly. J Nutr Health Aging 2009;13:460–6.
21. Van Aller C, Lara J, Stephan BCM. (2018) Sarcopenic obesity and overall mortality: results from the application of novel models of body composition phenotypes to the National Health and Nutrition Examination Survey 1999–2004. Clin Nutr 18, 30042–6.

CHAPTER 27

만성콩팥병 환자의 근육 감소

Muscle Loss In Patients with Chronic Kidney Disease : Pathophysiology and Therapeutic Approaches

- 병태생리와 치료 접근

이현승(충남의대)

1 서론

만성콩팥병(chronic kidney disease, CKD)은 사구체여과율(GFR)이 60 mL/min/1.73m² 미만이거나, 혈뇨나 단백뇨 등 콩팥 손상을 시사하는 소견이 3개월 이상 지속될 때 진단된다. CKD는 전 세계적으로 8억 명 이상에게 영향을 미치는 질환으로, 심혈관계, 내분비계, 대사계 이상과 함께 조기 사망의 주요 원인으로 작용한다. CKD는 원인, GFR, 알부민뇨의 정도에 따라 1단계부터 5단계로 분류되며, 5단계에서는 신장 기능만으로 체내 항상성 유지가 어려워지기 때문에 신대체요법(renal replacement therapy, RRT)이 필요하다.

신대체요법에는 혈액투석, 복막투석, 신장이식이 포함되며, 국내에서는 약 84%의 환자가 혈액투석을 받고 있다. 말기신부전(end-stage renal disease, ESRD) 환자의 수는 지속적으로 증가하고 있으며, 이들의 평균 연령이 높아짐에 따라 근감소증과 허약의 문제는 더욱 심각해지고 있다. ESRD 환자에서 근감소증의 유병률은 약 28.5%로 보고되며, 이는 사망률을 약 80% 증가시키는 요인으로 알려져 있다.

콩팥은 체내 노폐물 배출뿐 아니라 탄수화물, 단백질, 지방의 대사 조절, 나트륨·칼륨·칼슘·인·마그네슘 등의 전해질 균형 유지, 조혈호르몬·비타민 D·인슐린 등의 생성과 대사에 필수적인 역할을 한다. 이러한 콩팥 기능의 이상은 체내 항상성의 붕괴와 함께 영양 결핍을 유발하고, 그 결과 근감소증, 허약, 낙상, 장애, 입원 및 사망 위험 증가로 이어질 수 있다.

특히 ESRD 환자에서는 정상적인 노화에서 나타나는 근육 감소를 넘어서는 빠르고 심각한 근육 손실이 나타난다. 이는 대사성 산증, 인슐린 및 IGF-1 신호 전달 이상, 만성 염증, 식욕 조절

장애, 마이크로RNA 변화, 그리고 투석 중 발생하는 아미노산 손실 등 다양한 병태생리적 요인이 복합적으로 작용하기 때문이다. 실제로 혈액투석을 받는 환자에서는 매년 약 9.5%의 대퇴근육 감소가 보고되며, 근육 기능 저하 또한 생존율과 삶의 질 저하와 밀접하게 연관된다.

이러한 문제를 해결하기 위한 전략으로는 아미노산과 단백질 보충, 비타민 D 및 프로바이오틱스 섭취 등의 영양중재, 마이오스타틴 억제제, 인터루킨-1 억제제, 그렐린(ghrelin) 및 렙틴(leptin) 조절, 마이크로RNA 기반 치료 등의 약물요법이 연구되고 있다. 또한 유산소 및 저항운동을 포함한 신체활동, 그리고 신경근 전기 자극, 체외 충격파 치료, 광생물조절치료 등의 물리치료 접근이 함께 시도되고 있다.

본 장에서는 말기신부전 환자에서 나타나는 근육 소실의 병태생리, 평가 방법, 그리고 이를 개선하기 위한 다양한 치료 전략을 고찰함으로써, 근감소증과 관련된 임상적 문제를 이해하고 대응할 수 있는 근거를 제공하고자 한다.

2 유병률과 임상적 영향

국내 27개 투석센터에서 적어도 6개월 이상 안정적으로 혈액 및 복막투석치료를 받고 있는 1,658명(평균연령 55.9세)에 대한 연구결과를 보면 34.8%가 허약(frailty) 상태를 보인 것으로 조사되었다. 이는 정상 신기능을 가진 일반 인구집단(general population)에서의 65세 이상의 노령인구를 대상으로 조사한 대규모 국외연구에서 보고한 6.9%(5,317명, Cardiovascular Health Study, CHS), 16.3% (40,657명, Women's Health Initiative Observational Study, WHI)와 비교해 볼 때 현격히 낮은 평균연령에도 불구하고 투석환자에서 허약상태가 더 흔히 관찰되는 것을 보여주는 결과이다. 이는 연령적인 고령화보다 투석환자들이 가지고 있는 여러 병적인 노화로 인한 원인들이 허약 상태 및 근감소증 정도 및 발생에 더 심각한 영향을 주고 있음을 시사한다. 또 같은 투석환자를 대상으로 한 연구에서도 유지투석을 처음 시작하는 단계의 환자들(incident maintenance dialysis patients)을 대상으로 허약상태를 조사한 국외연구 결과들을 살펴보면 지속적 그리고 안정적으로 투석요법을 받아왔던 환자들(prevalent maintenance dialysis patients)을 대상으로 시행한 국내연구 결과와 비교해 볼 때 현저히 더 높은 유병률을 보고하였는데(표 27-1), 이는 상당 기간의 투석치료를 안정적으로 받은 결과 이들 환자들에서의 말기신부전에서 나타나는 여러 병태생리학적(pathophysiologic) 변화들 중 요독과 관련한 원인들이 완화 및 해결되어 허약 상태와 근감소증과 관련하여 긍정적인 영향을 주었다고 추정해 볼 수 있다.

만성콩팥병 환자에서 근감소증을 주제로 한 연구가 현재까지 시작단계에 있는 실정이어서 근감

표 27-1 일반인구와 말기신부전 환자에서의 허약 유병률 비교

연구	대상군(명수)	평균나이(years old±SD)	유병률(%)
[1]CHS	5,317	≥65	6.9
[2]WHI	40,657	≥65	16.3
[3]DMMS Wave 2	2,275	58.2±15.5	67.7
[4]CDS	1,576	59.6±14.2	73.3
[5]Lee et al.	1,658	55.9±12.9	34.8
[6]McAdams et al.	146	60.6±13.6	41.8
[7]Johansen et al.	778	57.1±14.3	31.4
[8]Kutner et al.	745	57.1±14.1	13.8

약자: CHS, Cardiovascular Health Study; WHI, Women's Health Initiative Observational Study; DMMS, Dialysis Morbidity and Mortality Study; CDS, Comprehensive Dialysis Study
연구 대상군: 일반 노인인구 연구 1,2; 투석 신환 3,4; 유지투석환자 5,6,7,8

소증 진단, 현황, 임상적 의의 그리고 치료와 관련한 자료들이 일반 인구집단에서의 노령인구에 대한 것에 비해 매우 적은 실정이다. 다른 연구에서와 마찬가지로 진단에 이용한 근감소증의 정의, 근육량 및 신체수행능력(physical performance function)을 측정하는 방법, 분류 기준 그 리고 대상 연령 등에 따라서 유병률과 그에 따른 관련 결과가 다르게 보고되고 있다. 몇몇 관련 연구 결과들을 살펴보면 혈액투석 환자 645명(평균나이 56.7세) 중 근감소증은 근육량을 신체 수치로 조정한 기준에 따라 8~32%에 이르는 빈도를 보였는데, 키로 보정한 경우(height/m^2)에 유병률이 가장 낮고 체표면적(body surface area in m^2)으로 조정했을 때 가장 높은 수치를 보였다. 이러한 혈액투석 환자에서의 근감소증은 감소된 장력(grip strength)과 느린 보행속도와 같은 신체수행능력 감소와의 연관성을 보이는 데 체질량지수(body mass index, BMI)로 조정한 경우에 있어서 그 임상적인 의미들과의 연관성이 가장 높은 결과를 보여주었다. 60세 이상 고령의 혈액투석 환자 102명을 조사한 결과에서는 근육량과 약력 두 가지 관점으로 정의된 근감 소증 빈도가 4~63%로 다양하게 나타났고, 111명의(나이 중앙값 77.5세) 혈액투석 환자에서는 31.5%의 유병률을 보고하면서 나이가 많아질수록, 투석기간이 길수록 그리고 체질량지수가 낮아질수록 근감소증과의 의미있는 연관성을 보고하였다. 우리나라 투석환자 95명(평균나이 63.9세)을 분석한 자료에서는 남자에서 37% 여자에서는 29.3%의 유병률을 보고하면서 이는 염증 상태, 우울증, 인지장애 그리고 영양불량 상태와의 연관성을 보여주었다. 490명의 복막투석 환자(평균나이 55.3%)를 대상으로 진행한 연구에서는 중등도 및 중증의 근감소증이 각각 28.8%, 6.3%로 보고하였고, 이것은 동반질환이 많을수록 그리고 연령 증가, 단백질 섭취 및 잔여신기능 감소와 관련성을 보여주었다. 근감소증 및 허약에 의한 임상적인 결과들은 그림 27-1에 도식화하여 나타내었다.

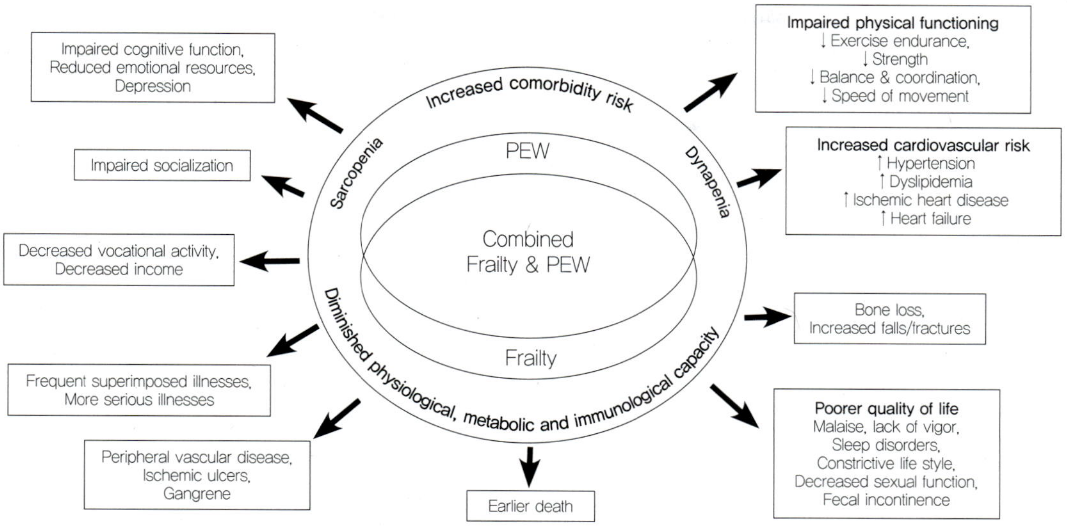

그림 27-1 만성콩팥병 환자에서 단백-에너지 소모, 근감소증 및 허약의 임상적 결과
약자: PEW, protein-energy wasting.

또 다른 연구에서는, 75세에서 95세 사이의 고령 투석환자 60명을 평균 3년간 추적 관찰한 연구에서, 근감소증의 유병률은 37~40%였으며, 심각한 근감소증은 EWGSOP2 진단 기준에 따라 18~37%로 보고되었다. 2년간의 추적 기간 동안 환자의 절반이 사망하였으며, 기저 상태의 팔다리 근육량(ASM), 보행 속도, 일어나서 걷기 검사(TUG), 단순신체기능검사(SPPB) 점수는 생존자와 사망자 간에 유의하게 차이가 있었다. 또 다른 후향적 연구에서는 투석 경과 기간(1년, 10년, 20년)에 따른 신체 조성의 변화를 비교하였는데, 생체전기저항분석(BIA)으로 측정한 근육량은 투석 경과 1년 및 10년군에서는 변화가 없었지만, 20년군에서는 10년 동안 근육량이 유의하게 감소하였다. 각 군의 연간 근육량 변화율은 각각 −0.054, −0.079, −0.160 kg/년으로, 투석 경과 기간이 길수록 근감소가 심해지는 경향을 보였다.

12개월 동안 PD(복막투석) 또는 HD(혈액투석)를 받는 말기신부전 환자 46명을 대상으로 한 또 다른 종적 연구에서는, 정상 체중군에서 제지방량(LBM)의 감소가 두드러졌으며, 과체중 및 비만군과 비교했을 때 각각 −0.57, −0.11, 0.95 kg/년으로 나타났다. 투석을 시작한 지 얼마되지 않은 15명을 대상으로 한 관찰 연구에서는 첫 1년간 누구도 근육 단면적(MCSA)이 증가하지 않았으며, 평균 변화율은 −4.4%였다.

횡단면 연구에서는 신체기능과 특정 변수들 간의 상관관계를 보여주었는데, 환자의 연령과 투석 경과 기간은 신체기능과 음의 상관관계를 보였으며, 혈청 크레아티닌 수치는 신체기능과 양의 상관관계를 보였다. 또한 당뇨병의 존재와 복막투석(PD)보다 혈액투석(HD)을 시행하는 경우가 신체기능 저하와 관련되어 있었다. 한 다기관 무작위 대조 연구(RCT)에서는 설문지를 이용해 신체기능을 평가하고 2년간 추적하였는데, 2년 후에도 양호한 신체기능을 유지한 환자는 전체의 15.3%에 불과하였다. 이 연구에서는 연령 증가 및 낮은 알부민 수치가 신체기능 저하와 연관된 위험인자였다. 또한, 투석의 시작 자체가 기능 상태의 급격하고 지속적인 저하와 연관됨이 보고되었다.

종적 연구들에 따르면, 근육량 감소보다 근력 감소가 더 빠르게 나타나는 경향이 있으며, 이는 근력 저하에 근육량 외의 다른 요인이 관여할 수 있음을 시사한다. 나아가, 말기신부전 환자에서는 근육량보다는 신체기능과 근력이 전체 사망률(all-cause mortality)의 더 강력한 예측 인자임이 보고되었다. 하지만 아직까지 장기 추적 종적 연구는 부족한 실정이며, 향후에는 투석 과정 중 시간에 따른 신체기능 변화, 그리고 혈액투석 시작 시점이 이후 신체기능에 미치는 영향을 평가하는 추가 연구가 필요하다.

만성콩팥병 환자에서의 근감소증에 대한 연구는 아직 초보 단계에 있지만 그 관심도가 점차로 증가하고 있는 추세지만, 근감소증을 정의하고 진단할 통일된 기준과 방법의 부재로 인하여 연구 결과들을 일관성 있게 해석하고 임상에서 이용할 수 있기까지는 더 많은 체계적인 연구 시도가 필요한 상황이다.

3 만성콩팥병에서 근육소모의 임상적 원인

근감소증(sarcopenia)과 허약(frailty)의 개념은 주로 노인의학 영역에서 다뤄져 왔다. 그러나 만성콩팥병, 특히 말기신부전 환자에서 이러한 노인병증후군(geriatric syndrome)에 해당되는 양상들의 중요성이 증가하고 있는데, 그 첫 번째 이유로는 만성콩팥병과 연관된 병태생리학적(pathophysiologic) 변화에 따른 병적노화(pathologic aging)에 의한 결과를 들 수 있다. 병태생리 학적 변화를 큰 틀에서 설명할 수 있는 대표적인 모델로는 먼저 Kooman 등이 정리한 것으로 만성콩팥병으로 인하여 나타나는 요독증이 세포 내에 산화스트레스, 면역기능장애, 텔로미어 마모(telomere attrition), 저등급 염증상태(low-grade inflammation) 등의 증가를 유발하고 이러한 변화들은 혈관내피세포를 비롯한 근육조직의 손상을 초래하며 이어서 신체장기의 손상과 기능 저하를 초래한다는 가속 노화(accelerated aging) 모델이 있고, 여기에 더하여 Stenvinkel 등은 콩팥기능의 감소로 인한 인산배출 지연으로 고인산혈증과 이와 동반하여 Klotho 유전자 표현 감소가 만성콩팥병 환자에서의 심화된 노화 과정을 설명하는 인자로 설명하는 조기 노화(premature aging) 모델을 제시하였다. 병태생리학적인 관점에서 만성콩팥병 환자에서의 근감소증은 단백-에너지 소모(protein-energy wasting, PEW)의 결과라고 할 수 있고 실제로 만성콩팥병 환자에게 관찰 및 증명된 단백-에너지 소모의 원인과 거의 일치하고 있으므로 이 상태와 연관하여 살펴보는 것이 타

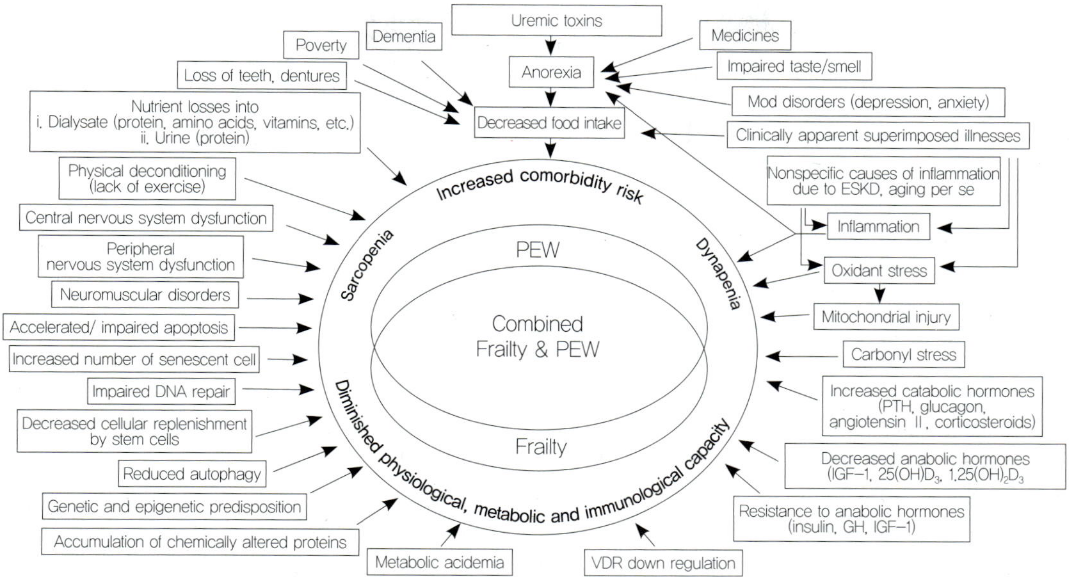

그림 27-2 만성콩팥병 환자에서 단백-에너지 소모, 근감소증 및 허약의 임상적 원인

약자: PEW, protein-energy wasting; PTH, parathyroid hormone; GH, growth hormone; IGF-1, insulin-like growth factor-1; 25(OH)D3, 25-hydroxycholecalciferol, 1,25(OH)2D3, 1,25-dihydroxycholecalciferol; VDR, vitamin D receptor.

당하다고 생각된다. 이러한 관점에서 만성콩팥병에서의 근감소증 및 허약의 다양한 원인들을 그림 27-2에 도식화하였다.

또 다른 근감소증의 중요한 이유로는 말기신부전환자들의 연령대가 고령화되고 있는 점을 들 수 있다. 2016년 우리나라 신대체요법의 현황 자료를 살펴보면 투석환자의 평균 연령이 2005년 55.2세에서 2015년 60.8세로 증가하였고, 65세 이상의 노인 투석환자의 비율은 같은 기간 동안 28%에서 41.9%로 증가하였다. 2016년도 미국 만성콩팥병 환자의 자료(2016 Annual Data Report in United State Renal Data System, USRDS)에서도 말기신부전 환자 중 노인 인구의 분포가 전체의 39.4%(65~74세 23.2%, 75세 이상 16.2%)를 차지하고 있으며 특히 노인 연령층에서 환자 증가 추세는 다른 연령대에 비해 급격히 빠른 양상을 보이고 있다. 연령적인 노화에 따른 변화는 만성콩팥병과 관련한 병적 노화 원인과는 별개로 특별한 질환이 없는 일반 인구에서의 노인 연령층에서 관찰되는 노화 과정과 동일한 변화이며 이에 대한 기술은 다른 장에서 상세히 기술되어 있는 바와 같다.

상기한 두 가지 주요 원인적인 분류에 따라 만성콩팥병에서의 근감소증 및 허약의 원인을 세 가지 큰 분류 즉, 연령적인 노화(chronological aging)에 따른 변화, 만성콩팥병과 관련된 병적인 노화(pathological aging) 그리고 이 두 가지 모두와 동시에 관련된 원인으로 크게 나눠볼 수 있다(표 27-2).

표 27-2 만성콩팥병 환자에서 단백-에너지 소모, 근감소증 및 허약의 임상적 원인

1. Reduced food intake
   - Anorexia due to uremic toxins (CKD), other anorexigens (TNF-α, cholecystokinin, leptin) (CKD), impaired sense of taste/smell (CKD, A), inflammation (CKD, A), emotional depression (CKD, A), medications (CKD, A)
   - Dementia (A)
   - Poverty (CKD, A)
   - Loss of teeth, loss of dentures (A)
2. Dialysate and urine nutrient losses (CKD)
   - Losses of protein into dialysate, ~1g/HD with MHD; ~9 g/d with CPD
   - Losses of amino acids into dialysate, ~10-12 g/HD with MHD; ~2.0-3.5 g/d with CPD
   - Losses of protein into urine, nephr0tic range proteinuria
3. Catabolic effects of
   - Non-specific inflammation (CKD, A)
   - Oxidant stress (increased oxidants including advanced glycation endproducts and advanced lipid endproducts, decreased levels or activities of antioxidants: vitamins E, C, selenium, glutathione) (CKD, A)
4. Inflammation associated with clinically apparent diseases
   - Medical illnesses (e.g., diabetes, infection, heart failure, cancer) and surgical illnesses (CKD, A)
5. Increased levels or activities of catabolic hormones
   - PTH (CKD), glucagon (CKD), corticosteroids (CKD), angiotensin II (CKD)
6. Deficiency or resistance to anabolic hormones
   - Insulin (CKD, A), growth hormone (CKD, A), insulin-like growth factor-I (CKD, A), testosterone (CKD, A), 25-dihydroxycholecalciferol (CKD, A), 1,25-dihydroxycholecalciferol (CKD)
7. Metabolic acidemia (CKD)
   - Activates, in skeletal muscle, the caspase 3 and the ubiquitin-proteasome system, promoting protein catabolism
   - Suppress protein synthesis
8. Primary neuromuscular disorders
   - Central nervous system dysfunction
     - Specific neuronal changes (CKD, A)
     - Dementia (A)
   - Peripheral nervous system dysfunction (CKD, A)
   - Muscular changes
     - Loss of myocytes (A)
     - Reduced numbers of satellite cells, myogenic factors (CKD, A)
   - Tendon stiffness (CKD, A)
9. Physical inactivity and deconditioning (CKD, A)
10. Accelerated/impaired apoptosis (A)
11. Increased number of senescent cells (A)
12. Decreased cellular replenishment by stem cells (A)
13. Reduced autophagy (A)
14. Accumulation of chemically altered proteins (CKD,A)
15. Impaired DNA repair (CKD,A)
16. Epigenetic alterations (CKD,A)
17. Genetic predisposition (A)

CKD, 만성콩팥병이 원인; A, 연령적인 노화가 원인; CKD, A 두가지 동시에 해당되는 원인

4 말기신부전 환자의 근육소모의 분자적 기전

1) 단백질 분해 경로의 조절 이상

유비퀴틴–프로테아좀 시스템(UPS)은 근육 단백질 분해에 핵심적인 역할을 합니다. ESRD 환자에서는 이 시스템이 활성화되어 근육 단백질 분해가 가속화된다. 특히 근육 특이적 E3 유비퀴틴 연결효소인 atrogin–1 (MAFbx)과 MuRF–1이 과발현되어 단백질의 유비퀴틴화 및 분해를 촉진한다. 또한 자가포식–라이소좀 경로(ALP)와 caspase–3를 포함한 caspase 경로 역시 단백질 분해에 기여하여 근육 위축을 악화시킨다.

2) 단백질 합성 장애

인슐린 유사 성장인자–1 (insulin–like Growth Factor 1, IGF–1)과 그 하위 신호전달경로인 Akt는 골격근 내 단백질 합성의 주요 조절자이다. 그러나 ESRD에서는 인슐린 저항성이 흔히 동반되어 IGF–1/Akt 신호전달이 저해되며, 이는 단백질 합성 저하로 이어진다. 나아가 인슐린 저항성은 단백질 합성을 억제할 뿐만 아니라 단백질 분해 경로도 활성화시켜 근육 소모를 더욱 심화시킨다.

3) 만성 염증, 산화스트레스, 미토콘드리아 기능 장애

만성 염증, 산화스트레스, 미토콘드리아 기능 장애는 서로 연관되어 근육 위축을 유발한다. ESRD에서는 종양괴사인자 알파(tumor necrosis factor alpha, TNF–α), 인터루킨 6 (interleukin 6, IL–6)과 같은 염증성 사이토카인이 증가되어 단백질 분해를 촉진하고 단백질 합성 신호를 억제한다. 산화스트레스는 활성산소종(ROS)의 과잉 생성과 항산화 방어체계의 약화로 인해 생체분자 산화를 유도하며, 미토콘드리아 기능 저하는 에너지 생산 감소, ROS (reactive oxygen species) 증가, 단백질 분해 신호 활성화로 이어져 근육 소모를 악화시킨다.

4) 대사성 산증 및 비타민 D 결핍

산증은 단백질 분해를 촉진하고 단백질 합성을 억제하여 근육 위축을 유도한다. 또한 ESRD에서 흔한 비타민 D 결핍은 근육세포의 분화, 증식 및 단백질 대사에 영향을 미쳐 근육 형성과 재생을 방해한다.

5) 호르몬 불균형

ESRD에서는 글루코코르티코이드, 성장호르몬, 테스토스테론, 에스트로겐 등의 호르몬 불균형이 자주 동반되며, 이는 단백질 합성을 저해하고 분해를 촉진함으로써 근육 위축에 기여한다.

6) 투석 과정

정상 상태에서 단백질 회전율은 체중 1 kg당 약 5.7 g/day인데, 혈액투석 한 번당 최대 12 g의 아미노산이 투석액으로 손실된다. 특히 고투과성 막(high–flux polysulfone)은 저투과성 막(low–flux polymethylmethacrylate)보다 아미노산 손실이 더 큽니다. 복막투석의 경우 하루 평균 약 5 g의 단백질 손실이 보고되었다. 투석 과정은 단백질 손실뿐 아니라, 단백질 분해 경로의 활성화, 신체활동 감소, 단백질 섭취 부족을 유발하여 근육 소모를 악화시킨다.

7) 요독성 물질

ESRD에서 축적되는 요독 물질은 산화스트레스, 염증, 미토콘드리아 기능 저하를 유발하여 근육 위축에 기여한다. 예를 들어, 인독실황산(indoxyl sulfate)과 메틸글라이옥살(methylglyoxal)은 산화스트레스를 유발하고 단백질 분해 경로를 활성화시켜 근육 위축을 초래한다.

8) 장내 미생물총(Gut microbiota)

장내 미생물은 영양 대사와 면역 조절에 중요한 역할을 담당한다. ESRD에서는 장내 세균총의 불균형(장내 세균 이소성, dysbiosis)이 장 점막 기능 장애와 전신 염증을 유발한다. 이러한 불균형은 인슐린 저항성을 증가시키고, 근육 위축을 촉진하며, 세균 발효산물 및 요독성 대사물의 생성 증가로 산화스트레스 및 염증을 심화시킨다.

9) 마이크로RNA (MicroRNAs)

MicroRNA는 비부호화 RNA로서 근육 항상성 유지에 중요한 조절자로 작용하며, ESRD에서 근육 위축의 분자적 기전에 관여한다. miR–26a, miR–29, miR–23a, miR–27a, miR–206, miR–486 등이 ESRD 관련 근육 위축에서 발현 변화가 보고되었으며, 단백질 대사, 근형성, 근육 재생 관련 신호 경로에 영향을 미친다. microRNA를 표적으로 하는 치료전략 개발 가능성도 제시되고 있다.

10) 종합

ESRD에서의 근육 소모는 다양한 분자 기전이 복합적으로 작용하는 다인성 질환 과정이다. 유비퀴틴-프로테아좀 경로, 자가포식-라이소좀 경로, caspase-의존 경로 등 단백질 분해 경로의 활성화와 인슐린 저항성으로 인한 단백질 합성 저해가 주요 원인이다. 여기에 염증, 산화스트레스, 미토콘드리아 기능 저하, 산증, 비타민 D 결핍, 호르몬 불균형, 요독, 장내 미생물 이상, microRNA 발현 이상 등이 더해져 근육 소모가 악화된다. 이러한 기전들의 상호작용과 상대적 기여도를 더 잘 이해하는 연구가 필요하며, 이를 기반으로 표적 치료 전략을 개발함으로써 ESRD 환자의 근육 소모를 완화하고 예후를 개선할 수 있을 것이다.

5 말기신부전에서 근육 소모를 완화하기 위한 중재 전략

근감소증의 진행을 억제하고 이와 관련된 사망률을 낮추기 위해, 말기신부전(ESRD) 환자에서 근육 소모를 효과적으로 관리하는 것이 중요하다. 이 절에서는 ESRD 환자에서 근육 소모의 예방 및 치료를 위한 중재와 그 효과에 대해 설명한다.

1) 영양 중재

단백질 섭취에 대한 권고는 투석 여부에 따라 구분된다. 이는 투석을 받지 않는 환자에게는 만성콩팥병(CKD)의 진행을 억제하고, 투석 중인 환자에게는 근육량을 유지하기 위함이다. CKD 3~5단계 환자에게는 체중 kg당 0.55~0.60 g/d의 저단백 식이나, 케토산 또는 아미노산 유사체를 보충한 0.28~0.43 g/kg/d의 초저단백 식이 권장된다.

단백질 및 아미노산 보충은 영양 중재의 핵심이다. 기존 연구에서는 혈액투석 중 정맥 또는 경구로 아미노산을 공급한 결과, 전신 및 골격근의 단백질 균형이 개선되었다. 장기 개입 연구에서는 혈액투석 전에 유청 또는 대두 단백질을 27 g씩 섭취한 경우, 염증 지표가 감소하고 보행 속도와 셔틀 워크 테스트가 향상되었다.

한 메타분석에서는 단백질 또는 아미노산 보충이 근육량과 근력에는 유의한 차이를 보이지 않았지만, 신체기능과 보행 속도는 개선되었다. 또 다른 연구에서는 투석 중 15 g의 단백질을 경구로 보충한 경우, 평균 14개월 추적 관찰 기간 동안 사망 위험이 29% 감소하였다.

근육 소모의 기전에 기반한 표적 영양 치료도 시도되었다. 예를 들어, L-카르니틴 1,000 mg을 혈액투석 후 투여한 경우 12개월 동안 근육량과 악력 감소가 예방되었다. 류신의 대사산물인

HMB 3,000 mg/day 보충은 신체 조성, 근력, 신체기능에 유의한 개선을 보이지 않았다. 반면, 류신 6 g/day 보충과 저항운동을 병행한 경우에는 신체기능이 향상되었고, 특히 기저 신체기능이 저하된 환자에서 효과가 더 뚜렷하였다.

고단백 식이는 대사성 산증 및 고인산혈증을 유발할 수 있으므로, 산 부하가 적은 순수 케토제닉 아미노산인 류신은 ESRD 환자에게 유용할 수 있다. 그러나 단백질 섭취량에 대한 권고는 환자의 영양 상태, 산증 여부, 투석 경과 기간, 투석 적정도(Kt/V) 등을 고려한 보다 정밀한 기준이 마련되어야 한다.

2) 운동 요법

투석 과정은 수 시간에 걸쳐 반복적으로 이루어지며, 환자의 활동량을 감소시켜 근육 동화 저항(anabolic resistance)을 유발한다. 이에 따라 영국 신장학회는 혈액투석 환자에게 주당 150분의 중등도 또는 격렬한 운동을 권장하며, 이는 투석 중(intradialytic) 또는 투석 간(interdialytic) 모두 가능하다.

메타분석에 따르면, 저항 운동과 유산소 운동 모두 6분 보행 거리 개선에 효과가 있으며, 특히 투석 중 운동의 효과가 더 크다. 또 다른 연구에서는 투석 중 운동이 악력과 sit-to-stand 검사 개선에 효과를 보였으며, 6개월 이상 지속한 경우 최대 산소 섭취량(VO_2peak) 또한 증가하였다.

저항 운동은 근육량과 근력을 유지하는 데 가장 효과적인 운동으로 간주된다. 메타분석 결과, 저항 운동군은 대조군에 비해 다리 근육량과 근력이 유의하게 증가하였다. 유산소 운동 중에서는 자전거 운동이 6분 보행 거리 향상에 효과적이었다. 저항 운동과 유산소 운동을 병행한 경우 신체 기능 개선 효과가 가장 컸다.

향후 연구에서는 운동의 유형별 효과, 영양과 운동의 상호작용, 운동의 장기적 효과와 순응도, 그리고 운동이 근육 건강에 미치는 분자 및 세포 수준의 기전을 규명해야 한다.

3) 약물 치료

말기신부전 환자의 근육량과 기능을 유지하기 위한 다양한 약물 중재가 시도되었다.

- 동화 스테로이드: 난드롤론 데카노에이트는 CKD 5단계 환자에게 6개월 투여 시 사지 제지방량이 증가하였다. 그러나 기능 개선은 통계적으로 유의하지 않았다. 옥시메톨론 경구 투여는 제지방량, 악력, IGF-1 관련 mRNA 발현을 증가시켰으나 간 손상이 동반되었다.
- 마이오스타틴 억제제: 고령 낙상 고위험군에서 항마이오스타틴 항체(LY2495655) 24주 투여 시 근육량이 소폭 증가하였고, 지방량은 감소하였다. 그러나 ESRD 환자 대상의 PINTA 745

연구는 근육량 증가라는 주요 지표를 달성하지 못하여 개발이 중단되었다.

- IL-1 수용체 길항제: 아나킨라를 투석 시 투여한 결과, hsCRP 수치가 53% 감소하였다. 하지만 근육량 변화는 없었다.
- 중탄산나트륨: CKD 3~4단계 환자에게 투여한 경우 근육량이 증가하였고, 마이오스타틴 수치는 감소하였다. 6주간의 보충은 sit-to-stand 시간 개선에도 효과가 있었다.
- 성장호르몬: rhGH는 근육 단백질 합성을 촉진하고 단백질 분해를 감소시켰으며, LBM 증가와 지방량 감소를 유도하였다. 성장호르몬 분비 촉진제(AKL-0707)는 제지방량 증가, 지방량 감소를 유도하였다.
- 피오글리타존: 피오글리타존은 근육 내 지방을 감소시키고, 포도당 이용률과 에너지 대사를 개선하였다. 이로 인해 단백질-에너지 고갈이 완화되고, ESRD 환자의 사망률이 감소하는 것으로 나타났다.
- 비타민 D: 혈중 25(OH)D 농도는 근육량과 악력과 관련이 있다. 활성형 비타민 D 투여 시 혈청 알부민 증가, 허벅지 근육 단면적 증가가 관찰되었다. 경구 콜레칼시페롤 보충은 신체기능 검사에서 개선 효과를 보였다.
- 식욕촉진제: 그렐린 또는 그렐린 수용체 작용제(MK-0677)는 식욕 및 에너지 섭취량 증가, IGF-1 상승 등의 효과를 보였다. 메게스트롤은 혈청 알부민 농도를 증가시켰다.

4) 물리적 중재

비침습적 물리적 중재는 약물 외 치료 수단으로서 주목받고 있다.

- 신경근 전기 자극(NMES): 8~20주의 중재에서 6분 보행 거리, 악력, 무릎 폄근력이 향상되었다.
- 체외 충격파 치료(ESWT): 주 1회, 12주간 시행 시 하퇴 근육량, 사지근육지수, TUG, sit-to-stand 검사 모두 향상되었다.
- 광생체조절(PBM): 저출력 레이저 치료는 ATP 생성 증가, 세포대사 개선, 조직 재생을 유도한다. 하지 또는 전완부 근육 적용 시 근력 및 기능 향상 효과가 있었다.

말기신부전 환자에서의 근육 소모는 다양한 기전이 복합적으로 작용하는 결과이며, 이를 완화하기 위해서는 영양, 운동, 약물, 물리 중재를 포함한 통합적이고 개인 맞춤형 접근이 필요하다. 향후에는 이러한 전략들의 시너지 효과 및 장기적 효용성을 규명하고, 이를 바탕으로 환자의 삶의 질 향상에 기여할 수 있는 체계적인 치료법이 확립되어야 한다.

6 제언

근감소증은 전통적으로 일반 노인 인구에서 중요한 노쇠 증후군으로 인식되어 오며 활발히 연구되어 왔지만, 최근에는 만성콩팥병 환자에서도 병태생리학적 변화로 인해 역연령과 무관하게 근감소증이 발생할 수 있다는 점에서 그 임상적 중요성이 새롭게 부각되고 있다. 특히 만성콩팥병 환자의 평균 연령 증가에 따라 근감소증의 유병률과 심각도가 더욱 증가하는 양상을 보이고 있으며, 이는 신체기능 저하, 낙상 위험 증가, 삶의 질 악화, 그리고 사망률 증가와 밀접하게 연관된다.

ESRD(말기신부전) 환자에서 근육 소모는 대사성 산증, 인슐린/IGF-1 신호 이상, 만성 염증, 투석에 따른 단백질 손실, 호르몬 불균형 등 다양한 병적 기전에 의해 발생한다. 분자적 수준에서는 단백질 분해 및 합성 경로의 조절 이상, 산화스트레스, 미토콘드리아 기능 저하, 요독성 물질 축적, 비타민 D 결핍, 장내 미생물총 불균형, microRNA 발현 이상 등이 복합적으로 작용하여 근육 위축을 유발한다.

그러나 긍정적인 점은 신장이식 후 상당수 환자에서 근육량과 근력이 회복되는 것으로 보고되며, 이는 적절한 중재를 통해 근감소증이 부분적으로 가역적일 수 있음을 시사한다. 실제로 영양 중재, 운동요법, 약물치료, 물리적 중재 등 다양한 전략이 연구되고 있으며, 특히 저항성 운동은 근육량과 기능을 효과적으로 향상시키는 것으로 나타났다. 약물치료(예: 마이오스타틴 억제제, IL-1 억제제, 성장호르몬, 비타민 D 보충 등)와 전기 자극치료, 충격파 치료, 광생체조절(photobiomodulation)과 같은 물리요법도 일부 유망한 결과를 보였다.

그럼에도 불구하고 여전히 해결해야 할 과제들이 많으며, 개별 환자 맞춤형 접근, 장기적 효과 평가, 중재 순응도 향상, 그리고 기저 분자 기전의 보다 명확한 이해가 필요한 상황이다. 향후에는 이러한 다양한 분자기전들의 상호작용을 규명하고, 정밀한 영양 및 운동 권고안을 마련하며, 새로운 치료 표적을 발굴하는 연구가 병행되어야 할 것이다. 이러한 노력이 결집된다면 ESRD 환자의 근감소증을 완화하고, 이들의 기능적 회복과 삶의 질 향상에 기여할 수 있을 것이다.

▶ 참고 문헌

1. Bao Y, Dalrymple L, Johansen KL, et al. Frailty, dialysis initiation, and mortality in end–stage renal disease. Arch Intern Med 2012;172:1071–7.
2. Bataille S, Serveaux M, Carreno E, et al. The diagnosis of sarcopenia is mainly driven by muscle mass in hemodialysis patients. Clin Nutr 2016 Oct 22.
3. Current Renal Replacement Therapy in Korea – Insan Memorial Dialysis Registry, 2015. ESRD Registry Committee, Korean Society of Nephrology.
4. Daiki Setoyama, Dohyun Han, Jingwen Tian, et al. J Cachexia Sarcopenia Muscle. 2025 Apr 10;16(2):e13749.
5. Fried LP, Tangen CM, Walston J, et al. Frailty in older adults: evidence for a phenotype. J Gerontol A Biol Sci Med Sci 2001;56:M146–56.
6. Greenhall GH, Davenport A. Screening for muscle loss in patients established on peritoneal dialysis using bioimpedance. Eur J Clin Nutr 2017;71:70–5.
7. Jetté M, Posen G, Cardarelli C. Effects of an exercise programme in a patient undergoing hemodialysis treatment. J Sports Med Phys Fitness 1977;17:181–6.
8. Johansen KL, Chertow GM, Kutner NG, et al. Significance of frailty among dialysis patients. J Am Soc Nephrol 2007;18:2960–7.
9. Johansen KL, Dalrymple LS, Delgado C, et al. Association between body composition and frailty among prevalent hemodialysis patients: a US Renal Data System special study. J Am Soc Nephrol 2014;25:381–9.
10. Kim JC, Kalantar–Zadeh K, Kopple JD. Frailty and protein–energy wasting in elderly patients with end stage kidney disease. J Am Soc Nephrol 2013;24:337–51.
11. Kim JK, Choi SR, Choi MJ, et al. Prevalence of and factors associated with sarcopenia in elderly patients with end–stage renal disease. Clin Nutr 2014;33:64–8.
12. Kittiskulnam P, Carrero JJ, Johansen KL, et al. Sarcopenia among patients receiving hemodialysis: weighing the evidence. J Cachexia Sarcopenia Muscle 2016 Aug 11.
13. Kooman JP, Broers NJ, Usvyat L, et al. Out of control: accelerated aging in uremia. Nephrol Dial Transplant 2013;28:48–54.
14. Kopple JD, Cheung AK, Christiansen JS, et al. OPPORTUNITY: a randomized clinical trial of growth hormone on outcome in hemodialysis patients. Clin J Am Soc Nephrol 2008;3:1741–51.
15. Kopple JD, Cheung AK, Christiansen JS, et al. OPPORTUNITY™: a large–scale randomized clinical trial of growth hormone in hemodialysis patients. Nephrol Dial Transplant 2011;26:4095–103.
16. Kopple JD, Massry SG, Kalantar–Zadeh K. Nutritional Management of Renal Disease. 3rd ed. London: Academic Press; 2013:739–73.
17. Kutner NG, Zhang R, Huang Y, et al. Risk factors for frailty in a large prevalent cohort of hemodialysis patients. Am J Med Sci 2014;348:277–82.
18. Lamarca F, Carrero JJ, Rodrigues JC, et al. Prevalence of sarcopenia in elderly maintenance

hemodialysis patients: the impact of different diagnostic criteria. J Nutr Health Aging 2014;18:710-7.

19. Lee SY, Yang DH, Kim JC, et al. The prevalence, association, and clinical outcomes of frailty in maintenance dialysis patients. J Ren Nutr 2017;27:106-12.
20. McAdams-DeMarco MA, Law A, Salter ML, et al. Frailty as a novel predictor of mortality and hospitalization in individuals of all ages undergoing hemodialysis. J Am Geriatr Soc 2013;61:896-901.
21. Painter PL, Nelson-Worel JN, Hill MM, et al. Effects of exercise training during hemodialysis. Nephron 1986;43:87-92.
22. Sang Hyeon Ju, Hyon-Seung Yi. Clinical features and molecular mechanism of muscle wasting in end stage renal disease. BMB Rep 2023;56(8):426-38.
23. Stenvinkel P, Larsson TE. Chronic kidney disease: a clinical model of premature aging. Am J Kidney Dis 2013;62:339-51.
24. Supasyndh O, Satirapoj B, Kopple JD, et al. Effect of oral anabolic steroid on muscle strength and muscle growth in hemodialysis patients. Clin J Am Soc Nephrol 2013;8:271-9.
25. United States Renal Data System 2016 Annual Data Report: Volume 1. Chronic Kidney Disease (CKD) in the United States. Available at: https://www.usrds.org/2016/view/v1_01.aspx. Accessed 18 March 2017.
26. United States Renal Data System 2016 Annual Data Report: Volume 2. End-stage Renal Disease (ESRD) in the United States. Available at: https://www.usrds.org/2016/view/v2_01.aspx. Accessed 18 March 2017.
27. Woods NF, LaCroix AZ, Gray SL, et al. Frailty: emergence and consequences in women aged 65 and older in the Women's Health Initiative Observational Study. J Am Geriatr Soc 2005;53:1321-30.

CHAPTER 28

근감소증과 지방간

Sarcopenia and Metabolic Dysfunction associated Steatotic Liver Disease

한유진(계명의대)

1 서론

근육과 간의 상호관계는 대사이상지방간질환 환자에서 근감소증 유병률이 높다는 보고에서 알려지기 시작하였다. 근육은 인슐린에 의해 당대사가 일어나는 조직 중의 하나로 근육량의 감소와 인슐린저항성의 증가는 여러 연구에서 확인되었다. 인슐린저항성은 지방간질환의 발생 인자 중 하나로 종합하여 볼 때, 근감소증은 인슐린저항성을 높이고, 이를 통해 대사이상지방간질환 위험도를 높인다고 생각할 수 있다. 이와 별개로 근감소증의 원인 중의 하나인 만성적인 염증은 대사이상지방간질환에서도 발견되는데, 이는 근감소증과 대사이상간질환의 악순환 고리에 중요한 역할을 할 것으로 생각된다.

근감소증과 지방간질환의 연관성은 현재까지는 선후관계가 명확하지 않으나 인슐린 저항성, 만성 염증, 호르몬 불균형, 영양장애, 신체활동부족 등을 포함한 공통적인 인자를 공유하는 것으로 알려져 있다.

2 역학

일반적으로 대사이상지방간질환의 전체 인구에서의 유병률은 25~30% 정도로 보고되고 있는데, 근감소증환자에서의 지방간질환의 유병률은 약 40%이었으며, 비만한 근감소증인 경우 65%까지 유병률이 증가하는 것으로 알려져 있다. 한국인을 대상으로 한 7년간의 추적관찰 연구에서 근육량이 감소할수록 대사이상지방간질환의 위험도는 증가하였으며, 근육량이 충분한 경우 대사이상지방간질환의 관해 가능성도 높아졌다.

한편 대사이상지방간질환자에서의 근감소증 유병률은 13~18% 정도이다. 지방간질환이 더 진행됨에 따라 근감소증의 유병률도 함께 증가하게 되는데, 지방간염이 있는 경우 근감소증의 유병률은 35% 정도로 보고되었고, 간경변까지 진행된 경우 약 60%의 환자에서 근감소증을 동반하는 것으로 알려졌다. 지방간질환자에서 근감소증은 중요한 예후 인자로 알려져 있으며, 근감소증이 있는 경우 사망률은 물론 문맥압항진증, 감염, 간세포암종, 간 이식 후 결과 악화 등의 간 질환 관련 예후 위험도가 상승하는 것으로 나타났다. 근감소증과 지방간질환이 있는 경우 간섬유화 위험도는 물론 심혈관질환 및 사망 위험률이 증가하였다.

근감소증과 지방간질환에 대한 연구는 현재 우리나라에서 활발히 이루어지고 있으며, 현재까지의 국내 역학연구 결과를 정리하면 다음과 같다(표 28-1).

3 근육-간 관련 인자

1) 인슐린 저항성

골격근은 신체에서 가장 큰 아미노산 저장기관으로 간에서 포도당 대사와 지방 축적에 중요한 역할을 맡고 있다. 따라서 근감소증과 지방간질환, 인슐린 저항성과 같은 비정상적인 포도당 대사는 서로 밀접하게 연관되어 있다고 볼 수 있다. 인슐린 저항성은 근감소증과 지방간질환을 모두 유발하는 중요 인자로 지방 조직의 분해를 증가시켜, 혈액 내 유리지방산의 증간과 간으로의 유리지방산 유입을 초래한다.

스테롤조절 요소 결합 단백질(sterol regulatory element binding protein-1c, SREBP-1c)는 인슐린 저항성이 보상적으로 고인슐린혈증을 유발할 때에 활성화되는데, 활성화된 스테롤조절 요소 결합 단백질은 지방간 합성을 증가시키고, 과잉 지방산은 중성지방의 형태로 간에 축적되어 지방간 형성에 기여하게 된다. 한편 지방간에서 소포체 스트레스로 인해 분비되는 Fetuin-A, FGF-21 등의 헤파토카인은 인슐린 저항성을 가속화시킨다. 인슐린 저항성으로 야기된 고인슐린혈증은 mTORC1을 활성화하지만, 연장된 mTORC1 활성은 인슐린 신호 전달에 음성 피드백으로 작용하여 mTORC1 신호 전달이 감소하게 된다. 자가 포식의 음성 조절자로 작용하는 mTORC1의 억제는 자가 포식을 가속화하고 단백질 분해를 증가시키게 되어 근육 손실을 악화시키게 된다. 또한

표 28-1 한국인에서 지방간질환과 근감소증 역학연구

대상 인구/연구방법	대상자 수	근감소증 정의	지방간 진단	결과
Korean Sarcopenic Obesity Study /단면연구	20세 이상 성인 452명	DXA scan 사용, 젊은 성인 기준 SMI 1 SD 이하	Computed tomography	SMI quartile에 다른 지방간위험도 상승 (OR=5.16)
Boramae NAFLD registry/단면연구	18세 이상 성인 309명	BIA 사용, 젊은 성인 기준 SMI 2 SD 이하	간조직검사	근감소증이 있는 경우 지방간염 위험도 (OR=2.30) 및 간섬유화 위험도(OR=2.05) 상승
건강검진데이터/종적연구	20세 이상 성인 20,069명	BIA 사용, SMI	HSI>36	SMI이 높을수록 지방간위험도 감소(HR=0.44), 지방간관해율 증가(HR=4.17)
국민건강영양조사/단면연구	20세 이상 성인 15,132명	DXA scan 사용, 젊은 성인 기준 SMI 1 SD 이하	HSI>36	지방간질환에서 근감소증 위험도 상승 (OR=1.15)
국민건강영양조사/단면연구	20세 이상 지방간질환이 있는 성인 2,761명	DXA scan 사용, ASM/BMI ≤ 0.789 (남), ≤0.512 (여)	NAFLD liver fat score >−0.64, Fibrosis-4 score ≥2.67 (간섬유화)	근감소증에서 간섬유화 유병률 45.0%, 간섬유화 위험도 상승(OR=1.37)
국민건강영양조사/단면연구	20세 이상 성인 8,361명	DXA scan 사용, ASM/BMI ≤ 0.789 (남), ≤0.512 (여)	FLI ≥30, Fibrosis-4 score ≥2.67 (간섬유화)	지방간질환에서 근감소증 유병률 9.9 %, 지방간질환과 근감소증이 함께 있는 경우 간섬유화 위험도(OR=4.51) 및 심혈관질환 위험도 상승 (OR=4.08)
건강검진데이터/단면연구	23,889명	BIA 사용, SMI <29.0 (남), <22.9 (여)	복부 초음파로 확인된 지방간질환, 간섬유화는 FIB-4 >2.67	근감소증비만이 있는 경우 간섬유화 유병률 9.9%, 간섬유화 위험도(OR=2.98) 및 심혈관질환 위험도 상승(OR=4.41)
국민건강영양조사/단면연구	20세 이상 성인 7,191명	DXA scan 사용, ASM/BMI ≤ 남, 녀 하위 20%	Comprehensive NAFLD score ≥40, FLI≥60	근감소증과 지방간질환이 있는 경우에서 간섬유화 유병률 37.1%, 심혈관질환 위험도 상승 (OR=2.04)
국민건강영양조사/종적연구	35~75세 성인 28,060명	DXA scan 사용, ASM/BMI ≤0.789 (남), ≤0.512 (여)	HSI>36	지방간질환에서 근감소증 유병률 15.7 % 근감소증과 지방간질환이 함께 있는 경우 사망 위험도 상승(HR=2.18)
Korean Frailty and Aging Cohort Study/종적연구	70~84세 성인 1,595명	DXA scan 사용, ASM/BMI과 HGS/BMI ≤ 남녀 하위 20%	HSI>36, FLI≥60	지방간질환이 있는 경우 ASM/BMI로 정의된 근감소증 위험도 1.65배 상승, HGS/BMI로 정의된 근감소증 위험도 2.29배 상승

DXA: dual energy X-ray absorptiometry, SMI: skeletal muscle mass index, SD: standard deviation, OR: odds ratio, HR: hazard ratio, BIA: bioelectrical impedance analysis, HSI: hepatic steatosis index, NAFLD: nonalcoholic fatty liver disease, HGS: handgrip strength.

인슐린 저항성은 근육 재생과 노화에 의한 근육손실에 관여하는 성장호르몬/인슐린 성장인자-1을 억제시켜 근감소증을 가속화시키는 것으로 알려져 있다.

2) 만성 염증/산화스트레스

근육 내 축적된 지질은 지방조직에서 전염증성 사이토카인의 분비를 유도하고 간에서 미토콘드리아에서 베타산화 기능을 억제시켜 활성 산소를 생성시켜 지질과산화를 유도한다. 이렇게 야기된 인터루킨-6, 종양괴사인자 및 형질전환성장인자-베타 같은 사이토카인은 만성 염증을 유발한다. 종양괴사인자-알파는 간에서 새로운 지방 생성(de novo lipogenesis)를 통해 지질 축적을 유발하고, 지방간의 발생과 근육 이화작용의 발달에 기여하는 염증성 사이토카인인 핵인자카파비(nuclear factor κB)를 자극하는 것으로 알려져 있다. 반대로 지방간이 있는 경우, 지방 조직에서 종양괴사인자-알파, 형질전환성장인자-베타, 인터루킨-1, 인터루킨-6 등의 염증성 사이토카인을 분비하며, 이러한 사이토카인은 근육에서의 단백질 분해를 야기시켜 근감소증을 악화시킨다.

3) 호르몬 불균형

지방간질환이 있는 경우 혈중 아디포넥틴은 감소하고 렙틴은 증가한다. 지방조직에서 대부분 분비되는 아디포넥틴은 지방 축적과 부적 상관(negative correlation)을 보이며, 근육에서 글루코즈 흡수를 증가시키고, 지방 조직에서 지방산산화를 증가시켜 인슐린 감수성을 증가시킨다. 결과적으로 아디포넥틴은 반염증 효과를 가지고 있으며, 간보호 작용 및 근육에서 인슐린 저항성을 상쇄시키는 기능을 가지는 것으로 알려져 있다. 렙틴은 근육에서 지방산화를 자극하나, 렙틴 저항성으로 야기된 고렙틴혈증은 인슐린 저항성을 야기시키며, 간내 염증이나 간섬유화와 관계가 있는 것으로 나타났다. 이외에도 마이오스타틴, 아이리신 등의 마이오카인이 간과 근육의 양방향 상호 관계에 관여하는 것으로 알려져 있다.

4) 비타민 D

여러 역학연구에서 낮은 혈중 비타민 D 수치는 지방간질환, 근감소증 및 인슐린 저항성과 연관되어 있음이 입증되었다. 비타민 D는 근육의 형성, 근아세포의 증식과 분화, 골격근 세포의 생산과 성장에 관여하는 것으로 알려져 있는데, 인체 내 비타민 D는 핵 비타민 D 수용체를 통해 작용한다. 핵 비타민 D 수용체는 간과 골격근에 분포하고 있으며, 비타민 D 부족이나 노화로 인한 핵 비타민 D의 downregulation은 근감소증 발생에 관여한다. 한편 비타민 D는 핵 비타민 D 수용체를 통하여 스테롤조절 요소 결합 단백질과 acetyl coenzyme A carboxylase 기전에 관여하며, 지방산합성, perosixome proliferactivated receptor–alpha, carnitine palmitoyltransferase–1 영향을 주어 지방간 발생에 영향을 준다. 하지만 인위적인 비타민 D의 공급이 근육의 양이나 질 향상에 영향을 줄 수 있는지에 대해서는 상반된 결과들이 도출되고 있어 좀 더 추가적인 연구가 필요한 상태이다. 또한 지방간 치료제로서의 비타민 D 보충도 위약 대비하여 충분한 효과가 확인되지 않은 상태로 현재 대부분의 지방간질환 진료지침에서 권유하지 않는다.

5) 신체활동부족

신체활동 부족으로 인해 근육량이 감소하고, 에너지 소비가 감소되어 비만과 지방간질환 및 근감소증이 야기된다. 적절한 운동을 하는 경우 전염증성 사이토카인은 감소하고, 항염증성 사이토카인의 분비를 증가되며 근육 합성 및 재생이 증가한다. 또한 운동은 당흡수와 인슐린 감수성을 증가시킬 수 있다. 대사이상지방간질환 권고안에서 지방간질환이 개선시키기 위해 비만한 환자에서 생활습관 교정을 통하여 7~10%의 체중을 감소하도록 권유하고 있으며, 근감소증이 있는 경우에도 많은 권고안들에서 운동의 중요성을 부각시키고 있다. 특히 근감소증의 경우 유산소 운동보다는 근력 운동에 초점을 두고 진행하는 것이 근손실을 줄이는데 효과가 있을 것으로 사료된다.

4 결론

근감소증과 지방간질환은 만성대사질환으로 여겨지며, 인슐린 저항성, 호르몬 불균형, 만성염증, 미오스타틴 및 아디포넥틴 조절장애, 영양장애, 신체활동부족 등을 포함한 많은 공통분모를 기반으로 하고 있다. 근감소증과 지방간질환이 함께 동반되는 경우 각각의 질환이 존재하는 것보다 더 나쁜 예후가 예상되며, 간섬유화나 간암 위험을 증가시키고, 사망률을 증가시킬 수 있다. 두 가지 질환 모두 연령이 증가할수록 유병률도 증가하는 것으로 알려져 있어, 우리나라에 곧 닥쳐올 초고령화 사회에서 두 질환으로 인한 사회/경제적 부담은 가중화 될 것으로 생각된다. 따라서 지방간–근감소증의 crosstalk에 대한 심도 깊은 연구와 함께 두 가지 질환의 악순환을 끊기 위한 치료제 개발, 환자 교육에 대한 노력들이 필요하다.

▶ 참고 문헌

1. 1,25(OH)2vitamin D3 stimulates myogenic differentiation by inhibiting cell proliferation and modulating the expression of promyogenic growth factors and myostatin in C2C12 skeletal muscle cells. Endocrinology. 2011;152:2976–2986.
2. 2021 대한간학회 비알코올 지방간질환 진료 가이드라인 (https://www.kasl.org/bbs/?number=4630&mode=view&code=guide&keyfield=&keyword=&category=E&gubun=&orderfield=).
3. 2023 대한당뇨병학회 당뇨병 진료지침, 제 8판.
4. Aerobic exercise training reduces hepatic and visceral lipids in obese individuals without weight loss. Hepatology. 2009;50:1105–12.
5. Age–related and disease–related muscle loss: the effect of diabetes, obesity, and other diseases. Lancet Diabetes Endocrinol. 2014;2:819–829.
6. Association of physical behaviours with sarcopenia in older adults: a systematic review and meta–analysis of observational studies. Lancet Healthy Longev. 2024;5:e108–e119.
7. Beyond insulin resistance in NASH: TNF–alpha or adiponectin? Hepatology. 2004;40:46–54.
8. Diabetes and risk of physical disability in adults: a systematic review and meta–analysis. Lancet Diabetes Endocrinol. 2013;1:106–114.
9. Epidemiology of sarcopenia: Prevalence, risk factors, and consequences. Metabolism. 2023 Jul;144:155533.
10. Exercise for sarcopenia in older people: A systematic review and network meta–analysis. J Cachexia Sarcopenia Muscle. 2023 Jun;14(3):1199–1211.
11. Impact of non–alcoholic fatty liver disease on the risk of sarcopenia: a nationwide multicenter prospective study. Hepatol Int. 2022 Jun;16(3):545–554.
12. Impact of Sarcopenia on Non–Alcoholic Fatty Liver Disease. Nutrients. 2023 Feb 10;15(4):891.
13. Interaction between sarcopenia and nonalcoholic fatty liver disease. Clin Mol Hepatol. 2023 Feb;29(Suppl):S68–S78.
14. Low vitamin D and high parathyroid hormone levels as determinants of loss of muscle strength and muscle mass (sarcopenia): the Longitudinal Aging Study Amsterdam. J Clin Endocrinol Metab. 2003;88:5766–5772.
15. Meta–analysis: vitamin D and non–alcoholic fatty liver disease. Aliment Pharmacol Ther. 2013;38:246–254.
16. Metabolic Dysfunction–Associated Steatotic Liver Disease (MASLD): A State–of–the–Art Review. J Obes Metab Syndr. 2023;32(3):197–213.
17. Non–alcoholic fatty liver disease and sarcopenia additively increase mortality: a Korean nationwide survey. J Cachexia Sarcopenia Muscle. 2021 Aug;12(4):964–972.
18. Non–Alcoholic Fatty Liver Disease: The Emerging Burden in Cardiometabolic and Renal Diseases. Diabetes Metab J. 2017 Dec;41(6):430–437.
19. Nonalcoholic Fatty Liver Disease and Sarcopenia Are Independently Associated With Cardiovascular Risk. Am J Gastroenterol. 2020 Apr;115(4):584–595.

20. Regulation of skeletal muscle mass in mice by a new TGF–beta superfamily member. Nature. 1997;387:83–90.
21. Relationship Between Relative Skeletal Muscle Mass and Nonalcoholic Fatty Liver Disease: A 7–Year Longitudinal Study. Hepatology. 2018 Nov;68(5):1755–1768.
22. Relationship between sarcopenia and nonalcoholic fatty liver disease: the Korean Sarcopenic Obesity Study. Hepatology. 2014 May;59(5):1772–8.
23. Relationship between sarcopenia and physical activity in older people: a systematic review and meta–analysis. Clin Interv Aging. 2017;12:835–45.
24. Risk Stratification for Sarcopenic Obesity in Subjects With Nonalcoholic Fatty Liver Disease. Clin Gastroenterol Hepatol. 2023 Aug;21(9):2298–2307.e18.
25. Risk stratification using sarcopenia status among subjects with metabolic dysfunction–associated fatty liver disease. J Cachexia Sarcopenia Muscle. 2021 Oct;12(5):1168–1178.
26. Sarcopaenia is associated with NAFLD independently of obesity and insulin resistance: Nationwide surveys (KNHANES 2008–2011). J Hepatol. 2015 Aug;63(2):486–93.
27. Sarcopenia and fatty liver disease. Hepatol Int. 2019 Nov;13(6):674–687.
28. Sarcopenia and nonalcoholic fatty liver disease: new evidence for low vitamin D status contributing to the link. Hepatology. 2016;63:675.
29. Sarcopenia in hiding: the risk and consequence of underestimating muscle dysfunction in nonalcoholic steatohepatitis. Hepatology. 2017;66:2055–2065.
30. Sarcopenia is an independent risk factor for non–alcoholic steatohepatitis and significant fibrosis. J Hepatol. 2017;66:123–31.
31. Sarcopenia is associated with significant liver fibrosis independently of obesity and insulin resistance in nonalcoholic fatty liver disease: Nationwide surveys (KNHANES 2008–2011). Hepatology. 2016 Mar;63(3):776–86.
32. Skeletal muscle insulin resistance is the primary defect in type 2 diabetes. Diabetes Care. 2009;32 Suppl 2:S157–S163.
33. Strong association between non alcoholic fatty liver disease (NAFLD) and low 25(OH) vitamin D levels in an adult population with normal serum liver enzymes. BMC Med. 2011;9:85.
34. Vitamin D is not associated with severity in NAFLD: results of a paired clinical and gene expression profile analysis. Am J Gastroenterol. 2016;111:1591–1598.

CHAPTER 29

신경계 질환 환자의 근감소증

Sarcopenia in Neurological Disease Patients

신명준(부산의대)

1 서론

근감소증(sarcopenia)은 주로 노화와 관련된 골격근량 및 근기능의 점진적 감소를 의미하며, 낙상, 이동 능력 저하, 일상생활 수행능력 감소, 입원율 및 사망률 증가와 밀접하게 연관되어 있다. 최근에는 근감소증이 단순한 노화 현상을 넘어서, 다양한 만성질환 및 신경계 질환과도 밀접한 관련이 있음이 밝혀지고 있다. 특히 신경계 질환에서는 중추 및 말초 신경의 손상이 근육에 급속한 영향을 미쳐 근육량 감소와 기능 저하를 유발하며, 이는 근감소증의 조기 발현 또는 악화로 이어질 수 있다.

신경계 질환 환자에서 관찰되는 근감소증은 단순한 활동 감소(disuse)에 의한 이차적 현상만으로 설명되지 않는다. 신경계 손상은 탈신경화(denervation), 운동 단위의 소실, 염증 반응, 대사 및 호르몬 변화 등 복합적인 기전을 통해 근육의 구조와 기능을 변화시킨다. 이로 인해 기능 저하, 낙상 위험 증가, 회복 지연, 재입원 및 장기 요양 의존성 증가 등 임상적으로 중요한 결과로 이어질 수 있다. 실제로 신경계 질환 환자군에서는 일반 고령자보다 근감소증의 유병률이 높고, 발병 후 급속한 근육 소실이 관찰되는 경우가 많다.

본 장에서는 신경계 질환 환자에서의 근육 변화를 생리학적, 병태생리학적, 기능적 측면에서 통합적으로 고찰하고자 하며, 이를 통해 임상 현장에서 조기 인식과 적절한 평가 및 치료 전략을 세우는데 도움을 주고자 한다.

2 신경계와 근육의 상호작용

신경계는 골격근의 수축을 유도할 뿐 아니라, 근육의 구조적 안정성과 기능 유지에도 필수적인 역할을 한다. 모든 골격근은 운동신경원(motor neuron)의 자극을 받아 수축하며, 이 자극 전달은 신경근접합부(neuromuscular junction, NMJ)를 통해 이루어진다. NMJ는 운동신경 말단, 시냅스 간극, 그리고 근섬유막(postsynaptic membrane)으로 구성되며, 아세틸콜린을 매개로 한 빠르고 정밀한 신경전달이 이루어진다.

운동 단위(motor unit)는 하나의 하위 운동신경원과 그에 의해 지배되는 근섬유들의 집합을 말하며, 신경계 손상은 이 단위에 영향을 주어 근육의 수축 기능뿐 아니라 생존성에도 영향을 미친다. 예를 들어, 손가락처럼 정밀한 조절이 필요한 부위에서는 하나의 운동신경원이 10개 이하의 근섬유만을 지배하는 반면, 대퇴부 등 큰 근육에서는 500개 이상의 근섬유를 하나의 운동신경원이 지배하기도 한다.

운동신경원 손상은 상위운동신경원(UMN) 손상과 하위운동신경원(LMN) 손상으로 나뉘며, 이들은 근육에 서로 다른 양상의 변화를 유도한다(표 29-1).

탈신경 위축은 비사용 위축보다 빠르게 진행되며 장기화될 경우 근육의 수축기전 자체에 퇴행이 발생하여 회복이 제한적일 수 있다. 당뇨병성 말초신경병증 환자에서 말초 신경의 손상으로 인해 하지 근육의 지배가 약해지고, 근육 내 지방 침착과 근질 저하가 동반될 수 있다. 그리고 이러한 변화는 생체전기저항분석에서 위상각(phase angle) 감소로 나타날 수 있으며, 근기능 저하와도 밀접한 연관이 있다. 반면, 비사용에 의한 위축(disuse atrophy)은 탈신경 없이도 발생하며, 근섬유 지름 감소, 단백질 합성 억제, 단백질 분해 경로(예: ubiquitin–proteasome pathway)의 활성화 등을 통해 진행된다. 단 4일 이상의 활동 제한만으로도 MuRF1, Atrogin–1 등 단백질 분해 유전자의 발현이 증가하며, 근육 단백질의 손실이 촉진된다고 보고된 바 있다.

결론적으로, 신경계와 근육은 단순한 자극 전달 이상의 생물학적 상호작용을 통해 근육의 생존과 항상성 유지에 관여한다. 신경학적 손상은 이러한 균형을 무너뜨려 근감소증의 병태생리적 기반이 되며, 신경계 질환 환자에서 근감소증의 조기 인식과 접근이 중요한 이유가 된다.

표 29-1 운동신경원 손상 부위에 따른 차이

상위운동신경원 손상	하위운동신경원 손상
예: 뇌졸중, 다발성경화증 등	예: 당뇨병성 말초신경병증, 신경근병증 등
반사 항진, 경직, 비정상적인 운동 패턴을 특징으로 하며, 비사용 위축(disuse atrophy)을 초래	직접적인 탈신경(denervation)을 유발하고, 그 결과 빠르고 광범위한 근위축과 근섬유형 전환(type I → type II)이 발생

3 주요 신경계 질환과 근감소증

뇌졸중은 대표적인 중추신경계 손상 질환으로, 편측성 근력 저하와 함께 마비 측(paretic side) 근육에서 비대칭적인 근감소증이 흔히 발생한다. 발병 후 3주 이내부터 마비측 근육량 감소가 관찰되며, 1년 이내 마비측 하지의 제지방량(lean mass)은 최대 24%까지 감소할 수 있다. 이러한 위축은 근육 내 지방 침착 및 근질 저하와도 동반되어 기능 회복을 어렵게 한다. 비마비측(non-paretic side) 근육에서도 단백질 분해 경로 활성화 및 염증 반응이 나타나며, 이로 인해 전신적 근감소증이 병발할 수 있다.

파킨슨병은 도파민 신경세포의 소실로 인한 서동증, 경직, 자세 불안정성 등의 증상이 특징이며, 전신 근육량과 근기능 저하가 동반된다. 파킨슨병 환자에서 근감소증의 유병률은 일반인 대비 약 4배 높은 것으로 보고되었으며, 70세 이상에서는 약 5배 이상 위험이 증가한다는 연구도 있다. 파킨슨 환자에서는 운동량 감소, 연하장애, 만성 염증 및 미토콘드리아 기능 이상이 복합적으로 작용하여 근감소증과 체성 구조 변화(body composition change)를 유발할 수 있다. 이로 인해 체중 감소와 낙상 위험이 증가하며, 일상생활 기능 장애로 이어질 수 있다.

척수손상은 상위 및 하위운동신경원 병변이 혼재할 수 있는 질환으로, 완전손상 시 빠른 시일 내 심한 하지 근육 위축이 발생한다. 손상 부위 이하의 근육은 신경자극의 차단과 함께 탈신경화(denervation), 산화 스트레스, 모세혈관 밀도 감소 등 복합적인 기전으로 빠르게 근질 저하를 경험한다. 불완전 척수손상 환자에서도 6주 이내 대퇴부 근육 단면적의 33% 감소, 근육 내 지방 증가율이 126%까지 보고된 바 있으며, 이는 전기자극 등의 중재가 병행될 경우 일정 부분 회복 가능하다.

당뇨병성 말초신경병증은 만성 고혈당으로 인해 말초신경이 손상되는 질환으로, 특히 하지 원위부의 감각신경과 운동신경에 영향을 미친다. 이로 인해 발가락, 발바닥, 종아리 등 작은 근육부터 점진적인 근위축이 발생한다. 또한, 통증 및 감각 이상으로 인한 운동 회피가 이차적인 비사용 위축(disuse atrophy)을 유발하며, 이에 따라 기능적 보행 능력과 균형 조절 능력이 저하된다. 근전도 검사에서는 병리적 운동 단위 전위가 자주 나타나며, 이는 하위운동신경원의 축삭성 손실을 반영한다. 당뇨병성 말초신경병증에서 체성분 분석 시 위상각이 4.5 미만인 경우 근감소증의 유병률이 유의하게 높은 것으로 나타났다.

중환자실에 입원한 환자에서는 급성 염증 반응, 대사 이상, 비사용 등이 복합적으로 작용하여 빠른 시일 내 전신적인 근육 소실이 발생한다. 이때 관찰되는 변화는 근감소증(sarcopenia)과 유사하지만, 상대적으로 다른 병태생리적 경로를 가지는 병적 근감소(muscle wasting)로 분류된다. 특히 패혈증이나 기계환기 상태가 길어질수록 병적 근감소 진행은 가속화되며, 대퇴사두근의 단면적은 입원 10일 이내에 10~26%까지 감소할 수 있다. 이러한 변화는 재원 기간의 연장, 재활 성과의 저하, 사망률 증가와 밀접한 관련이 있다.

4 병태생리와 근감소증의 연결고리

신경계 질환 환자에서 발생하는 근감소증은 단순한 비사용(disuse)에 따른 근육량 감소를 넘어, 다양한 생화학적, 세포분자학적 경로들이 복합적으로 작용하는 병태생리적 현상이다. 대표적인 기전은 다음과 같다.

1) 탈신경화와 근섬유 변형

신경손상으로 인한 탈신경화는 근육세포 내 수축 단백질의 소실과 함께, 근섬유 유형(type I → type II) 전환을 유발한다. 탈신경된 근육은 수 주 내에 근섬유 위축과 지방 침착(myosteatosis)을 보이며, 근질 저하와 전도속도 저하 등의 기능적 변화가 동반된다. 이러한 변화는 당뇨병성 말초신경병증이나 척수손상 등에서 관찰될 수 있다.

2) 염증 및 사이토카인 반응

중추신경계 손상 이후 TNF-α, IL-6, IL-1β 등의 염증성 사이토카인이 증가하며, 이들은 ubiquitin-proteasome pathway를 통해 MuRF1, Atrogin-1 같은 단백질 분해 효소의 발현을 유도한다. 특히 TWEAK (TNF-like weak inducer of apoptosis)는 muscle wasting을 유도하는 강력한 사이토카인으로 알려져 있다.

3) 산화스트레스와 미토콘드리아 기능 저하

비사용과 신경손상은 근육 내 활성산소(reactive oxygen species, ROS)의 생성을 증가시키며, 이는 NF-κB 및 FOXO 경로를 통해 근단백 분해를 촉진한다. 미토콘드리아 네트워크 변화, ATP 생성 저하, 항산화 시스템의 붕괴 등이 관찰되며, 특히 노화된 근육에서 더욱 두드러진다.

4) 단백질 합성 억제 및 Akt/mTOR 경로 저해

근육 내 단백질 합성은 IGF-1 → PI3K → Akt → mTOR 경로를 통해 조절되며, 신경 손상 및 염증 환경에서는 이 경로가 억제된다. Akt 신호 억제는 mTORC1을 비활성화시켜 S6K1, 4EBP1 등 단백질 합성 관련 인자들의 기능을 저해하고, 결과적으로 근육 성장 및 회복이 지연된다.

5) 부동(Immobilization) 및 이차성 근감소증

신경계 질환 이후 강제적인 침상 안정(bed rest) 또는 운동 회피는 비사용성 위축(disuse atrophy)을 유발하며, 이는 10일 내에도 대퇴사두근 단면적의 20~30% 감소를 초래할 수 있다. 이러한 변화를 예방하기 위한 조기 재활 중재의 중요성이 점점 강조되고 있다.

5 평가와 기준

신경계 질환 환자에서 근감소증을 진단하고 평가하는 과정은 질환 특성으로 인해 일반적인 고령자 대상의 기준과는 차별화된 접근이 필요하다. 그리고 신경계 질환으로 인한 이차적 근감소와 근력 감소를 근감소증으로 정의할지에 대한 다학제간의 합의도 고려되어야 한다.

1) 근력 및 근지구력 평가

- 악력 측정(handgrip strength): 간단하고 재현성이 높은 도구로 널리 사용되며, 근감소증 진단의 핵심 지표이다. 그러나 편마비가 있는 경우에는 건측 또는 마비측을 평가해야하는지에 대한 합의가 불충분하다. 또한 파킨슨병의 경직, 뇌졸중의 경직성 마비 등에서는 수의적 수축력이 정확히 반영되지 않을 수 있고, 인지 기능 저하나 협조 부족으로 검사 자체의 신뢰성도 떨어질 수 있어서 근감소증 진단에 근력 항목을 필수적으로 포함시켜야할지에 대한 논의가 필요하다.

2) 근육량 평가

- 이중에너지 X선 흡수계측법(DXA): 전신 및 부위별 제지방량 측정이 가능하며, 표준화된 골격근량 지표를 제공한다. 다만 척추변형이나 경직이 있는 환자에서는 정확한 체위를 취하는 것이 어렵고 측정의 신뢰도가 떨어질 수 있다.
- 생체전기저항분석(BIA): 간편하고 반복 측정이 가능하여 널리 사용되며, 위상각은 근질 저하의 간접 지표로 활용된다. 그러나 부종이 있는 경우 실제 근육량보다 과대 평가될 가능성이 있다.

또한, 신경계 질환 환자에서는 마비 부위 중심의 비대칭적 근위축이 흔하여 전신 제지방량으로 기능 저하를 설명하기 어렵다는 문제가 있다.

3) 기능적 평가

- 보행속도(usual gait speed): 근감소증 및 노쇠의 민감한 예측 인자로, 4 m 거리 기준 보행속도가 0.8 m/s 미만일 경우 임상적으로 의미 있는 기능 저하로 간주된다.
- 균형 검사(Berg Balance Scale, TUG): 낙상 위험과 보행 안정성 평가에 활용되며, 파킨슨병 및 뇌졸중 환자에서 예후 예측에 유용하다.
- SPPB (short physical performance battery): 하지 근력, 균형, 보행속도를 종합적으로 평가하지만, 중증 뇌졸중이나 보행 불가능 환자에서는 적용이 제한적이다.
- ADL 및 IADL 기능 평가: 일상생활 및 도구적 활동 수행능력을 확인하여, 전반적인 신체기능 저하 여부를 파악할 수 있다.

6 치료와 재활

신경계 질환 환자에서 근감소증의 치료는 단일 요소에 대한 접근이 아닌 다영역적, 다학제적 개입이 필수적이다. 운동치료, 영양관리, 약물요법, 전기자극 치료 등이 서로 유기적으로 작용해야 하며, 이는 환자의 기능적 예후뿐 아니라 삶의 질 향상에도 기여한다.

1) 운동치료

저항운동(resistance training)은 근감소증 치료에서 가장 핵심적인 개입이다. 특히 뇌졸중 환자에서도 중등도 강도의 근력 강화 운동은 안전하게 수행 가능하며, 근육량과 기능 회복에 유의미한 효과를 보인다. 단순한 반복 운동보다는 균형 훈련, 유산소 운동, 보행 훈련 등이 함께 포함된 복합(multicomponent) 운동 프로그램이 권장된다.

한편, 척수손상 환자나 중환자실 입원 환자처럼 능동적 운동이 어려운 경우 기능적 전기자극(functional electrical stimulation, FES)이 효과적인 대안이 될 수 있다. 장기간 탈신경화된 근육도 전기자극에 의해 회복 가능하다는 보고가 있으며, 중환자에서도 근위축 예방 효과가 확인되었다.

2) 영양관리

단백질 보충 및 비타민 D 섭취는 근단백 합성을 촉진하고 근질 개선에 기여한다. 특히 뇌졸중 후 근감소증이 발생한 고령 환자에서는 유청단백(whey protein) 및 비타민 D 보충이 근감소증의 진행을 억제할 수 있다. 또한 충분한 열량 섭취는 ADL 기능 회복과 밀접한 관련이 있으며, 회복 기간 동안 영양 상태 유지가 매우 중요하다.

3) 다학제적 접근

신경계 질환 환자에서의 근감소증은 단일 요인에 의한 결과가 아니므로, 운동, 영양, 약물, 재활 치료가 통합적으로 이루어져야 한다. 근육 상태를 단순히 평가하는 것을 넘어, 재활의학과, 내분비내과, 신경과, 영양학, 물리치료 및 간호 등의 협업이 필요하며, 이러한 다학제적 팀 기반 접근이 임상적 효과를 극대화하는 핵심 요소이다.

7 결론

신경계 질환 환자에서의 근감소증은 단순히 노화에 따른 생리적 근육 감소와는 구별되는 복합적 병태생리와 기능 저하를 동반한다. 중추 또는 말초 신경계 손상으로 인해 운동 단위의 해체, 탈신경화, 비사용 위축이 가속화되며, 이로 인해 전신 건강 및 재활 예후에 심각한 영향을 미친다.

신경계 질환의 유형과 병기, 환자의 전신 상태에 따라 근감소증의 표현 양상이 다르므로, 진단 및 치료 과정에서도 개별화된 접근이 필요하다. 근력 및 근육량 평가 시에는 비대칭성, 협조 부족, 감각 이상 등의 변수를 고려해야 하며, 치료에서는 능동적 운동이 제한된 상황에서도 전기자극, 영양 보충 등의 대안이 활용 가능하다.

무엇보다도, 신경계 질환 환자에서의 근감소증은 단일 요인이 아닌 다요인성 기전에 기인하므로, 재활, 영양, 약물 등의 요소가 통합된 다학제적 관리가 필수적이다. 조기 평가와 적극적인 개입을 통해 기능 손실을 최소화하고, 환자의 자립성과 삶의 질을 향상시키는 것이 근감소증 관리의 최종 목표가 되어야 한다.

▶ 참고 문헌

1. Baggerman MR, van Dijk DP, Winkens B, et al. Muscle wasting associated co–morbidities, rather than sarcopenia are risk factors for hospital mortality in critical illness. Journal of Critical Care. 2020;56:31–36.
2. Carda S, Cisari C, Invernizzi M. Sarcopenia or muscle modifications in neurologic diseases: a lexical or patophysiological difference. Eur J Phys Rehabil Med. 2013;49(1):119–130.
3. Huang C–Y, Liu Y–H. Sex difference, proteostasis and mitochondrial function impact stroke–related sarcopenia—a systematic review and meta–analysis. Ageing Research Reviews. 2024:102484.
4. Inoue T, Ueshima J, Kawase F, et al. Trajectories of the prevalence of sarcopenia in the pre–and post–stroke periods: a systematic review. Nutrients. 2022;15(1):113.
5. Lima DP, de Almeida SB, Bonfadini JdC, et al. Clinical correlates of sarcopenia and falls in Parkinson's disease. PLoS One. 2020;15(3):e0227238.
6. Lin C, Wang S, Wei X, et al. β–Hydroxybutyrate inhibits FOXO3a by histone H3K9 β–Hydroxybutyrylation to ameliorate stroke–related sarcopenia. Journal of Functional Foods. 2024;120:106365.
7. Ponsoni A, Sardeli AV, Costa FP, Mourão LF. Prevalence of sarcopenia in Parkinson's disease: a systematic review and meta–analysis. Geriatric Nursing. 2023;49:44–49.
8. Powers SK, Lynch GS, Murphy KT, Reid MB, Zijdewind I. Disease–induced skeletal muscle atrophy and fatigue. Medicine and science in sports and exercise. 2016;48(11):2307.
9. Scherbakov N, Sandek A, Doehner W. Stroke–related sarcopenia: specific characteristics. Journal of the American Medical Directors Association. 2015;16(4):272–276.
10. Schimpfle L, Tsilingiris D, Mooshage CM, et al. Phase angle of bioelectrical impedance analysis as an indicator for diabetic polyneuropathy in type 2 diabetes mellitus. The Journal of Clinical Endocrinology & Metabolism. 2024;109(11):e2110–e2119.
11. Stangl MK, Böcker W, Chubanov V, et al. Sarcopenia–endocrinological and neurological aspects. Experimental and Clinical Endocrinology & Diabetes. 2019;6(01):8–22.
12. Yasemin Ö, Seydahmet A, Özcan K. Relationship between diabetic neuropathy and sarcopenia. Primary Care Diabetes. 2019;13(6):521–528.

PART 07

근감소증의 비약물 치료

Non-pharmacological Treatment for Sarcopenia

CHAPTER 30

열량과 단백질

Intake of Energy and Protein

박용순(한양대)

1 열량

1) 열량 필요량과 섭취 실태

열량(에너지)은 생명유지를 위해서 반드시 필요하며, 인간은 식품섭취를 통해서만 열량을 얻을 수 있고 신체의 다양한 기능을 유지하는데 사용한다. 적절한 열량을 섭취하는지는 체중 변화와 밀접한 관련이 있다. 열량 평형은 섭취 열량과 소비 열량이 동일한 상태를 뜻하는데 소비하는 열량에 비해 섭취하는 열량이 적으면 체중이 감소하게 된다. 노화는 체지방 증가와 제지방 감소가 동시에 나타나기 쉽기 때문에 노인의 체중감소는 근육 감소를 의미한다. 따라서 이상 체중을 유지하기 위한 적절한 열량 섭취가 필요하다.

한국인의 영양소섭취기준에서는 2020년도에 제시된 한국인의 체위기준을 적용하여 에너지필요추정량(estimated energy requirements, EER)을 구하되, 비만 문제를 고려하여 다른 연령층과 마찬가지로 최종 제시값을 100 kcal 단위로 절삭하였다. 에너지필요추정량은 연령을 65~74세와 75세 이상으로 구분하여, 남자는 2000 kcal와 1900 kcal, 여자는 1600 kcal와 1500 kcal로 제시하였다(표 30-1). 2021년도 국민영양통계에 따르면 65세 이상 평균 열량섭취량은 남자 1808 ± 30 kcal, 여자 1354 ± 22 kcal로 필요량보다 낮았다.

노인기에는 노화와 함께 나타나는 생리기능의 저하, 사회심리적 고립, 유병상태 및 약물복용, 활동량 저하, 잘못된 식습관과 부족한 영양지식에 따른 식생활의 불균형으로 영양불량, 특히 열량섭취가 감소될 수 있다. 노인기의 생리기능 변화는 미뢰수 감소와 후각의 예민도가 떨어지면서

표 30-1 노인기 에너지필요추정량(EER) 산출식: 2020 한국인 영양소섭취기준

연령(세)		에너지필요추정량	
		산출식(산출값)	설정값(kcal/일)
남자	65~74	662-9.53×69.5(세)+1.11(신체활동계수*)× [15.91×62.4(체중, kg)+539.6×1.662(키, m)] = 2097 kcal/일	2000
	≥75	662-9.53×75(세)+1.11(신체활동계수*)× [15.91×60.1(체중, kg)+539.6×1.631(키, m)] = 1986 kcal/일	1990
여자	65~74	354-6.91×69.5(세)+1.12(신체활동계수*)× [9.36×50.0(체중, kg)+726×1.529(키, m)] = 1641 kcal/일	1600
	≥75	354-6.91×75(세)+1.12(신체활동계수*)× [9.36×46.1(체중, kg) +726×1.467(키, m)] = 1512 kcal/일	1500

*신체활동지수; 남자 1.0(비활동적), 1.11(저활동적), 1.25(활동적), 1.489(매우 활동적); 여자 1.0(비활동적), 1.12(저활동적), 1.27(활동적), 1.45(매우 활동적)

음식을 즐길 수 없게 되어 식욕과 식품 섭취량 감소와 함께 소화기능이 감소하고 영양소의 소화흡수가 지연된다. 영양 섭취 감소는 체중 감소와 질병의 위험도를 증가할 뿐 아니라 근육량, 근력, 근기능이 떨어지는 근감소증과 관련이 있다. 만성질환, 외상 및 활동 부족이 동반된 노인에서 근감소증은 더 빨리 진행되고 각종 장애와 사망의 주요한 원인이 될 수 있다.

2) 열량과 근감소증

2008~2011년도 국민건강영양조사에서 근감소증이 있는 65세 이상에서 열량섭취가 유의하게 낮았다. 열량섭취와 근감소증의 관련성이 연구한 19개 역학논문의 메타분석에서도 열량섭취가 낮을수록 근감소증의 위험이 높았다. 영양결핍 노인에게 경구영양보충제를 공급하여 열량과 영양소를 제공한 임상연구의 메타분석에서도 영양보충제가 입원환자의 합병증과 사망률을 감소시켰다. 또한, 임상연구의 메타분석 결과도 열량보충제가 악력(handgrip strength)을 개선하였다.

영양학적 측면에서 연령이 증가하면서 원하지 않는 체중감소와 함께 기능감소가 나타나게 되는 것을 영양적 노쇠(nutritional frailty)라 하며, 요양시설에 거주하는 노인의 30~50%가 영양적 노쇠 상태에 있다. 체중이 감소하면 근육감소가 동반되기 때문에 체중감소를 예방하기 위해 에너지 공급이 우선되어야 한다. 열량 섭취가 불충분한 상태에서 단백질만 공급하면 단백질이 에너지원으로 사용되기 때문에 근육합성에 도움이 되지 않는다. 노인을 대상으로 탄수화물, 지방과 단백질을 포함한 열량보충제를 제공한 임상연구에서 제지방 손실 억제, 근밀도 증가, 근기능 향상 등의 효과가 있었다(표 30-2). 따라서 식품섭취의 증가나 영양보충제 섭취를 통한 열량에너지와 단백질 공급이 영양적 노쇠나 근감소증의 예방 및 치료에 도움이 될 수 있다.

표 30-2 열량보충과 근감소증 관련 임상연구

저자(연도)	중재군(명)	포함기준	기간	결과
Englund et al (2018)	• 중재군(59): 영양 보충제(150 kcal, 유청 단백질 20g, 비타민D, Ca) + 운동 3일/주 • 대조군(60): 위약(30kcal) + 운동 3일/주	≥70세, 이동성이 제한된 노인 (SPPB < 9), 혈중 비타민D 농도 9~24 ng/mL, MMSE ≥ 24	24주	근밀도 증가
Karlsson et al (2021)	• 중재군(52): 영양 보충액(600 kcal, 36g 단백질) + 의자에서 일어서기 4회/일 • 대조군(49)	≥75세, 요양원에 거주하는 노인, 체질량지수 >30 kg/m^2 제외	12주	의자에서 일어서기 개선
Herrera-Martínez et al (2023)	• 중재군(19): 지중해식단 + 고열량, 고단백, 오메가3 지방산 + 비타민D • 대조군(19): 지중해식단 + 비타민D	18~85세, 혈중 NT-proBNP수치 < 50%, 6개월 이내에 심부전 입원 이력이 있는 자	24주	제지방량과 체중 증가

MMSE: Mini-mental state examination, NT-proBNP: N-terminal pro-brain natriuretic peptide, SPPB: Short physical performance battery

2 단백질

1) 단백질 권장량

단백질은 인체의 정상적인 성장 및 유지에 필요한 아미노산과 질소화합물을 공급하는 영양적 기능을 하는 동시에 1g당 4 kcal를 생성하는 열량원으로 사용된다. 단백질은 아미노산의 아미노기와 카르복실기가 펩타이드 결합으로 연결된 복합분자이다. 아미노산은 생체 내에서 합성이 불가능하여 식품 섭취로 제공되어야 하는 9종의 필수아미노산과 체내 합성이 가능한 5종의 비필수아미노산으로 구분되며, 정상적 상황에서 체내 합성이 되지만 특정 생리 상태에서 그 합성이 제한되는 7종의 조건적 필수아미노산으로 분류된다(표 30-3).

근육량은 단백질의 동화작용과 이화작용 사이의 균형 불균형, 즉 단백질 전환율에 의해 영향을 받는다. 근육 합성에는 아미노산으로 구성된 단백질이 주성분으로 사용된다. 필수 아미노산 중 곁가지 아미노산(branched chain amino acid)인 루이신, 이소루이신, 발린은 근육에서 활발히 대사되며, 단백질 합성에서 mTOR (mammalian target of rapamycin) 발현을 조절한다. 노인기에는 필수아미노산에 의한 단백질 동화작용을 촉진하는 신호전달과정에 장애가 발생하여 동화작용보다 이화작용이 증가한다고 알려져 있다. 따라서 노인의 근육량을 증가시키기 위해서는 단백질 동화작용을 촉진시킬 수 있는 정도의 역치(threshold)에 해당하는 혈중 아미노산 농도를 유지하는 것이 필요하다. 실제로 성인과 노인에게 체중 1 kg당 0.8g의 단백질을 섭취했을 때 노인에서만 소변

표 30-3 아미노산의 분류

필수아미노산	비필수아미노산	조건적 필수아미노산
메티오닌	알라닌	아르기닌
루이신	아스파르트산	시스테인
이소루이신	아스파라긴	티로신
발린	글루탐산	글루타민
라이신	세린	글리아신
페닐알라닌		프롤린
히스티딘		타우린
트레오닌		
트립토판		

으로 질소의 배출이 많아지고 근육이 감소하였다고 보고하였다. 또한 2007년 WHO의 보고에 의하면 단백질:에너지 비율이 어린이 3.5~5%에서 노인은 10%로 증가하여 동일 에너지 섭취 시 단백질 필요량이 증가한다고 하였다. 따라서 노인과 성인의 단백질 권장섭취량은 다르게 설정할 필요가 있다.

그러나 2020 한국인 영양섭취기준에 의하면, 건강한 65세 이상 노인은 체중 1 kg당 0.91g의 단백질로, 남녀 각각에게 1일 60g과 50g의 단백질을 섭취하도록 권장하고 있다(표 30-4). 단백질의 섭취기준은 질소균형 실험결과의 메타분석에서 얻어진 필요량인 체중 1 kg당 0.66g의 단백질에 소화율 90%를 적용하여 얻은 체중 1 kg당 0.73g을 질소평형 유지를 위한 단백질 필요량으로 결정하였다. 권장섭취량은 평균필요량에 표준편차의 0.96배(1.96 SD)를 더해 인구의 97.5% 백분위수를 추정한 값으로 산출하였는데 표준편차는 변이계수인 12.5%를 적용하였다. 노인의 단백질 섭취기준 산정에 있어 단백질 이용효율 감소를 고려하여 증가시켜야 한다는 주장도 있으나 체중당 근육의 비율도 감소하므로 체중당 단백질 필요량은 성인과 유사하다고 가정하였다. 또한 노인의 단백질 필요량을 높일 만한 실험적 근거가 부족하고 WHO/FAO/UNU 전문위원회도 성인과 동일하게 적용하였다. 2020년도 일본인의 식사섭취기준에서도 단백질이 평균필요량을 성인과 같게 설정하고 있다.

한국인의 영양소 섭취기준은 질소평형 유지를 위한 최소한의 단백질 섭취이며, 근감소증 예방을 위한 노인의 생리학적 및 생화학적 변화를 고려하지 않은 것이다. 노인은 젊은 사람에 비해 동일한 양의 아미노산 섭취에 대한 단백질 합성능력이 감소한다고 알려져 있다. 또한 임상적으로 노인에게 단백질 섭취를 증가시켰을 때 근육량과 근육의 기능이 개선되는 효과가 확인되었다. 따라

표 30-4 한국인의 1일 단백질 섭취기준: 2020 한국인 영양소 섭취기준

성별	연령	단백질(g/일)		
		평균필요량	권장섭취량	충분섭취량
영아	0~5(개월)			10
	6~11	12	15	
유아	1~2(세)	15	20	
	3~5	20	25	
남자	6~8(세)	30	35	
	9~11	40	50	
	12~14	50	60	
	15~18	55	65	
	19~29	50	65	
	30~49	50	65	
	50~64	50	60	
	65~74	50	60	
	75 이상	50	60	
여자	6~8(세)	30	35	
	9~11	40	45	
	12~14	45	55	
	15~18	45	55	
	19~29	45	55	
	30~49	40	50	
	50~64	40	50	
	65~74	40	50	
	75 이상	40	50	
임신부	2분기	+12	+15	
	3분기	+25	+30	
수유부		+20	+25	

서 대한노인병학회와 한국영양학회가 공동으로 노인의 근감소증 예방을 위한 단백질 섭취기준을 제안하였는데 한국인의 영양섭취기준보다 31.4% 높은 체중 1 kg당 1.2g 필수아미노산으로는 20g 이상을 제안하기도 했다.

2) 단백질 섭취실태

한국인의 단백질 섭취량은 지속적으로 증가하고 있으나, 노인의 단백질 섭취는 부족하다. 2022년 국민건강영양조사 결과, 단백질 섭취량이 권장량 미만인 75세 미만 노인은 43%, 75세 이상 노인은 62%였다(그림 30-1). 또한 단백질 섭취량이 권장량 미만인 노인을 남녀로 나누어 보면 75세 미

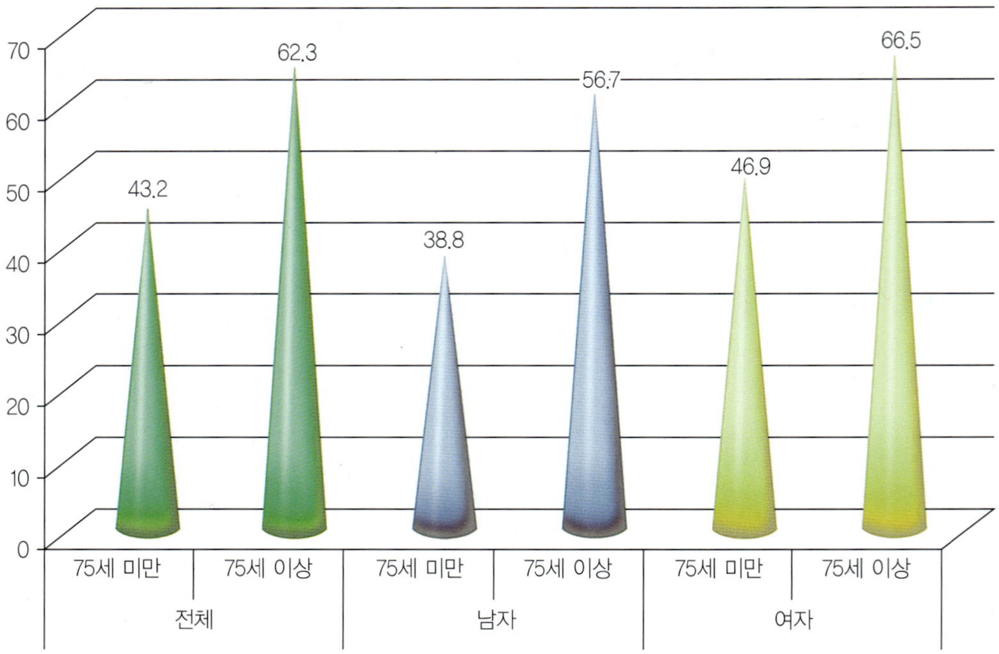

그림 30-1 노인의 단백질 권장량 미만 섭취자 분율: 2022 국민영양조사

만 남성에서는 38%, 여성에서는 56%, 75세 이상에서는 남성 46%, 여성 66%로 75세 이상 여성의 단백질 섭취가 가장 부족한 것으로 보고되었다. 대부분의 노인에서 단백질 섭취량이 권장량에 미치지 못하고 있으므로 신장질환을 가지고 있지 않는 한, 충분한 단백질 섭취로 근감소증을 적극적으로 예방할 필요가 있다.

식품군별 단백질 섭취분율은 육류가 30%로 가장 높았고 곡류가 27%, 어패류가 13% 순이었으나 단백질 섭취량에 대한 주요 급원식품의 순위를 살펴보면 백미가 가장 높아 단백질의 질이 좋지 않았다. 이러한 문제는 노인에서 특히 심각했다.

3) 근감소증과 적정 단백질 섭취량

(1) 역학연구

대부분의 역학연구에서 단백질 섭취량과 근육량은 양의 상관관계가 있었다. Health ABC 연구에서 2,066명의 노인을 단백질 섭취량에 따라 분류하였을 때 단백질 섭취가 높을수록 근육 손실이 적었으며, 특히 체중 1 kg당 0.8g의 단백질을 섭취하는 노인보다 1.2g 단백질을 섭취하는 노인의 근육 감소가 적었다. Tasmanian Older Adult Cohort 연구에서도 단백질 섭취량에 따라 4분위로 나누었을 때 단백질 섭취량이 가장 높은 4분위군이 1분위군보다 근육량이 1.3 kg 많았고 2년 반 후에도 사지근육량과 단백질 섭취는 양의 상관관계가 있었다. 국민건강영양조사, 질병관리본부 유전자코호트와 한국인노인노쇠코호트(KFACS)의 결과를 활용한 다양한 연구에서도 한국노인의 단백질 섭취는 근감소증의 위험이나 근력 등과 유의미한 상관관계가 있었다.

(2) 임상연구

단백질과 근육관련 임상연구는 대부분 운동과 복합효과를 검증하였다. 운동과 병행하여 단백질, 카제인단백질, 유청단백질 및 아미노산 형태의 단백질을 공급한 임상연구에서 제지방, 근육량, 근력 등이 개선되었다. 운동이나 단백질 단독보다 병행했을 때 효과가 확실하게 나타났다. 운동을 하지 않고 단백질만 보충하는 임상연구는 많지 않고 결론에 대한 논란도 있다. 그러나 운동 없이 단백질 보충제만 공급하는 연구에서 열량섭취가 오히려 감소하여 근육량이 증가하지 않았던 사례가 있고 대부분의 연구에서 열량섭취와 식사로부터 섭취하는 단백질량은 보고하지 않았다. 노인을 대상으로 단백질을 보충하는 영양 단독 연구가 많지 않으나 근육량, 근력, 근기능이 개선되기도 했다(표 30-5).

한국인을 대상으로 한 연구에서도 지역사회에 거주하는 65세 이상의 저소득 노쇠 대상자에게 12주간의 단백질강화 영양보충제(400 kcal, 25g 단백질)를 공급하였을 때 아무런 중재를 시행하지 않은 대조군에 비해 의자에서 일어나서 걷기, 악력 등의 근육 기능이 개선되고 노쇠점수가 낮아졌다.

노인의 단백질 적정 섭취량에 대한 연구에서도 영양불량상태인 노인에게 체중 1 kg당 1.1g 또는 1.3g 단백질을 12주간 섭취시킨 영양중재연구에서 1.3g 단백질 섭취군의 호흡관련 근력이 향상됨을 보여주었다(표 30-6). 또한 노인에게 체중 1 kg당 0.8g보다 1.2g 단백질을 섭취시켰을 때 간이신체기능검사 수치가 향상되었고, 제지방이 증가하고 체지방이 감소했다는 보고도 있다. 영양불량과 노쇠 위험이 있는 한국노인을 대상으로 한 연구에서도 열량이 동일하게 제공하면서 단백질 섭취량만 체중 1 kg 당 0.8g, 1.2g, 1.5g으로 조절하였을 때 1.5g 단백질 섭취군이 0.8g이나 1.2g 단백질 섭취군에 비해 사지근육량과 걸음 속도를 개선되었고, 1.2g 단백질 섭취군에서는 통계적으로 유의하지는 않으나 사지근육량과 걸음속도가 개선되는 경향성이 있었다. PROT-AGE Study Group에서도 건강한 노인에게 체중 1 kg당 1.0~1.2g의 단백질, 만성이나 급성질환이 있는 노인은 체중 1 kg당 1.2~1.5g의 단백질, 심한 질병이나 상해가 있는 영양불량 노인에게는 체중 1 kg당 2g의 단백질 섭취를 제안하였다. 캐나다 영양학회에서도 체중 1 kg당 1.2~1.6g 양질의 단백질이 최상의 건강 효과를 위해 필요하다고 하였다.

표 30-5 단백질 섭취가 근감소증에 미치는 영향에 대한 임상연구

	중재군(명)	포함기준	기간	결과
Tieland et al (2012)	• 중재군(34): 단백질 30g, 유당 7.1g, 지방 0.5g, 칼슘 0.4g • 대조군(31): 단백질 제외, 유당 7.1g, 칼슘 0.4g	≥65세, 노쇠 및 전단계, 암환자 및 만성폐쇄성 폐질환자 제외, 운동 불가능자 제외	24주	근육량, 사지근육량, 지방량 증가
Ng et al (2015)	• 영양중재군(49): 단백질 26.3g, 탄수화물 36.8g, 지방 11.6g, 300 kcal • 인지훈련군(50): 2시간/주 • 신체훈련군(48): 90분, 2회/주 • 복합중재군(49): 영양중재+신체훈련+인지훈련 • 대조군(50)	≥65세, 자택거주자, 노쇠 또는 노쇠 전 단계 노인, 인지기능 정상인 자, 우울증 없는 자	24주	복합중재군에서 근력(knee strength), 인지기능 향상, 영양중재군에서 신체활동 증가
Bauer et al (2015)	• 중재군(184): 150 kcal, 유청단백질 20g, 루이신 3g, 탄수화물 9g, 지방 3g, 비타민D 800 IU, 비타민 혼합제제 • 대조군(196): 150 kcal, 단백질과 미량 영양소 제외, 탄수화물 31g, 지방 3g	≥65세, 중등도 이하의 신체기능(SPPB 4~9), 낮은 골격근량, 체질량지수 20~30 kg/m^2, 인지기능 정상	13주	의자에서 일어서서 서 있기(chair-stand time), 사지근육량 개선
Verreijen et al (2015)	• 중재군(30): 150 kcal, 탄수화물 9.4g, 지방 3g, 단백질 20.7g(2.8g 루이신, 10.6g 필수아미노산), 비타민D 20 μg • 대조군(30): (단백질, 비타민D, 류신 제외) 150 kcal, 탄수화물 31.4g, 지방 3g	≥55세, 비만남녀, 지난 5년간 암이 없었던 자, 최근 체중감량 또는 운동프로그램에 참여한 적이 없는 자	13주	사지근육량과 다리근육 증가
Norton et al (2016)	• 중재군(31): 칼슘과 비타민 D 포함한 우유 단백질 0.165g/kg 체중 • 대조군(29): 말토덱스트린	50~70세, 독립적으로 생활하고 이동이 자유로운 자	24주	제지방량 증가
Verlaan et al (2018)	• 중재군(179): 유청단백질 20g, 류신 3g, 탄수화물 9g, 지방 3g, 비타민D 800 IU, 비타민 혼합제제 • 대조군(195): 동일 열량의 탄수화물, 지방, 미량영양소	≥65세, 근감소증, 지역사회거주자, 중등도 이하의 신체기능(SPPB 4~9), 낮은 골격근량	13주	사지근육량, 골격근지수 증가
Kang et al (2020)	• 중재군(54): 단백질 혼합제제 20g(카제인:유청단백질:콩단백질=5:4:1), 비타민D 800 IU, Ca 300 mg • 대조군(57): 같은 열량의 탄수화물	50~80세, BMI 18.5~27 kg/m^2, ASMI 남≥7.0 kg/m^2 여≥5.4 kg/m^2; 만성 폐질환자, 비타민D >1000 IU 섭취자 제외	12주	제지방량 증가
Li et al (2021)	• 유청단백질군(31): 단백질 7.98g • 콩단백질군(31): 단백질 8.80g • 유청 및 콩단백질 혼합군(31): 단백질 8.39g • 대조군(30)	≥65세, ASMI 남자<7.0 kg/m^2 여자<5.4 kg/m^2; 움직임에 어려움이 있는 골절, 협심증, 신부전 등 기타 질환자 제외	24주	모든 단백질군에서 제지방량, 보행속도, 간이신체 기능 검사 점수 유지

* ASMI: Appendicular skeletal muscle mass index, BMI: Body mass index, SPPB: Short physical performance battery

표 30-6 적정 단백질의 섭취량과 근감소증 관련 임상연구

저자(연도)	중재군(명)	포함기준	기간	결과
Smoliner et al (2008)	• 중재군(22): 1.3g/kg 단백질+기본식이 • 대조군(30): 1.1g/kg 단백질+기본식이=2000 kcal, 단백질 80g, 지방 60g, 탄수화물 260g)	영양불량 위험(MNA ≤ 23.5), 인지기능 정상, 경장영양을 하거나 연구기간 동안 6일 이상 입원한 자 제외	12주	호흡관련 근력 증가
Starr et al (2016)	• 단백질 0.8g/kg(41): 단백질:탄수화물:지방=15:30:55 • 단백질 1.2g/kg(26): 단백질:탄수화물:지방=30:40:30	≥60세, SPPB 4~10, 체질량지수≥30 kg/m^2, gFR≥60 mL/min/1.73 m^2, 인지기능 정상	24주	SPPB 증가
Kemmler et al (2017)	• 단백질보충 및 전기자극군(33): 1.7~1.8g/kg 단백질 + 전기자극 • 단백질보충군(33): 1.7~1.8g/kg 단백질 • 대조군(34): 중재 없음(평균 단백질 1.21g/kg)	≥70세, 근감소증이면서 비만인 남자, 독립적으로 생활가능한 자, 사지가 절단되었거나 BIA평가가 불가능한 자 등 제외	16주	단백질 보충군은 대조군에 비해 근육량지수(ALM/BMI) 증가
Park et al (2018)	• 단백질 0.8g/kg(40) • 단백질 1.2g/kg(40) • 단백질 1.5g/kg(40)	70~85세, 노쇠 전노쇠, 신장 또는 간부전 질환자 제외, 걸을 수 없거나 의사소통이 불가능한 자 제외	12주	단백질 1.5g/kg 군에서 사지근육량, 보행속도 증가
Formica et al (2020)	• 고단백질군(77): ≥1.3g/kg 단백질 + 운동3일/주 • 저단백질군(77): <1.1g/kg 단백질 + 운동3일/주	≥65세, 지역사회거주자, 한 주에 150분 이상의 중간강도 신체활동을 하거나 BMI>40 kg/m^2 인 자 제외, 치료되지 않는 질환을 가진 자 등 제외	24주	제지방량, 보행속도, 근육 밀도 증가

ALM: Appendicular lean mass, BIA: Bioelectrical Impedance Analysis, BMI: Body mass index, GFR: Glomerular filtration rate, MNA: Mini Nutritional Assessment, SPPB: Short physical performance battery

(3) 한끼 식사의 단백질량

건강한 성인이 식후 근육 단백질 합성을 촉진하려면 한끼 식사에 체중 1 kg 당 0.4g 이상의 단백질이 필요하다고 한다. 노인의 경우 ~35g의 유청단백질을 섭취할 때 근육단백질 합성이 촉진되며, 10~20g 단백질 섭취는 근육 단백질 합성에 도움이 되지 않는다고 한다. 따라서 식사에 포함된 단백질이 체내에서 단백질 합성에 영향을 주기 위해서는 필수아미노산이 10g 정도 포함되는 양질의 단백질을 30g 이상 섭취하는 것이 좋다. 따라서 하루 90g의 단백질을 10g, 20g, 60g으로 세 번에 나누어 섭취하는 것보다 30g씩 나누어 섭취하는 것이 좋다. 한 끼에 ~30g의 단백질을 섭취하기 위한 육류, 계란, 유제품, 두류 등 주요 단백질 급원식품의 섭취량은 식품별로 다르다(표 30-7).

표 30-7 단백질 30g 함유 식품의 종류 및 섭취량

식품명		식품별 섭취분량(g)	식품별 단백질 제공량(g)	단백질 30g 제공량
두류	검정콩 1컵	140	54	0.6컵
	두부 한 모	500	48.1	0.6모
견과류 및 종실류	마른 땅콩 1컵	146	37.7	0.8컵
육류	닭다리 1개	70	13.6	2.2개
	삼겹살 1인분	200	27.8	1.1인분
	한우 등심 1인분	180	28.1	1.1인분
난류	달걀 1개	60	7.8	3.8개
어패류	고등어 1토막	50	10.1	3.0토막
	새우(중하) 1마리	23	4.6	6.5마리
	오징어 1마리	350	65.9	0.5마리
유제품	우유 1컵	200	6.2	4.8컵
	모짜렐라 치즈 1컵	90	15.6	1.9컵
	체다 치즈 1컵	99	18.6	1.6컵

4) 근감소증과 단백질의 종류

(1) 동물성과 식물성 단백질

단백질 식품은 동물성과 식물성으로 분류될 수 있으며 일반적으로 동물성 단백질 식품이 식물성 단백질 식품에 비해 필수아미노산이 풍부하고 소화율이 높아 양질의 단백질 식품 급원으로 인식된다. 식물성 단백질 중 대두에 8% 루이신이 함유되어 양질의 단백질로 알려져 있으나 유청에는 11% 루이신이 함유되어 있어 식품 중 루이신 함유량이 가장 높다. 루이신 함량이 높은 단백질이 근육 합성 효과가 크기 때문에 카제인이나 카제인 가수분해물을 섭취할 때보다 유청단백질을 섭취했을 때 혈중 루이신 농도가 높아졌다.

카제인, 유청, 대두의 단백질을 탄수화물과 비교한 9개 연구를 메타분석한 결과 유청단백질을 8~16주 섭취한 군에서 제지방이 유의하게 증가하였다. 유청단백질이 카제인, 대두에 비해 루이신의 함량이 높을 뿐 아니라 소화흡수율이 가장 높기 때문에 근육 단백질의 합성을 높인다는 보고도 있다.

근감소증 노인에게 3개월 동안 단백질 15.7g을 함유한 210g의 치즈를 제공한 연구에서 사지근육, 근력과 제지방량이 증가했다. 또한 여성 노인에게 기름기가 적은 소고기를 4개월간 매일 60g 제공하여 체중 1 kg 당 1.3g의 단백질을 공급한 임상연구에서 근육량과 근력이 증가하고 염증수치가 감소하는 효과가 있었다. 계란도 루이신을 함유한 동물성 단백질 급원으로 노인에게 근력과 근

육의 기능 향상에 도움이 되므로 근감소증 위험을 낮출 수 있다고 한다. Health ABC 연구에서는 70~79세 노인의 단백질 섭취량을 동물성과 식물성 단백질의 섭취량으로 분리하여 조사하였고, 동물성 단백질 섭취량만 근육량 및 사지근육량과 양의 상관관계를 보여 식물성 단백질보다는 동물성 단백질이 근육 합성에 효과적임을 보여주었다.

(2) 아미노산

근감소증 노인에게 루이신이 첨가된 단백질을 13주 동안 공급했을 때 사지근육량이 증가하고 간이신체기능(SPPB)이 향상되었다. 아미노산 중 루이신은 mTOR 단백질의 발현에 관여하여 근육량 증가에 가장 효과적이라고 알려져 있다. 루이신보다 대사속도를 더 높여 단백질 합성을 촉진시키도록 만든 루이신의 유도체, β-hydroxy-beta-methylbutyrate (HMB)에 대한 관심이 높다. 노인을 대상으로 HMB만 제공한 연구는 없으나 2~3g HMB와 아미노산을 공급한 대부분의 임상연구에서 근육 손실 억제, 제지방량 증가, 근력 증가 등의 효과가 있었다(표 30-8).

표 30-8 Beta-hydroxy-beta-methybutyrate(HMB) 섭취가 근감소에 미치는 영향

저자(연도)	중재군(명)	포함기준	기간	결과
Vukovich et al (2001)	• 중재군(14): HMB 3g • 대조군(17): 쌀가루 3g	운동가능, 약물 복용을 하지 않으며 만성질환 없는 자	8주	제지방량, 하지근력 증가; 체지방률 감소
May et al (2002)	• 중재군(18): CaHMB 3g, 아르기닌 14g, 글루타민 14g • 대조군(14): 알라닌 11g, 글루탐산 1.75g, 글라이신 6.1g, 세린 4.22g	종양 환자, 5% 이상의 체중감소자	24주	제지방량 증가
Flakoll et al (2004)	• 중재군(27): CaHMB 2g, 아르기닌 5g, 라이신 1.5g, 비타민C 0.5g • 대조군(23): 연구1(말토덱스트린 + 비타민C 0.5g) 또는 연구2(1.8g 질소 + 알라닌 5.6g + 글루탐산 0.9g + 글라이신 3.1g + 세린 2.2g + 비타민C 0.5g)	65~90세 여성(연구1) 62~85세 여성(연구2), 간이나 신장 질환이 없는 자, 고혈압이나 당뇨가 없는 자	12주	앉았다가 일어서서 걷기, 무릎근력, 악력, 제지방량, 사지둘레, 총 단백질 합성률 향상; 소변 질소 배출량 감소; 근육 강도 증가
Baier et al (2009)	• 중재군(52): HMB 2~3g, 아르기닌 5~7.5g, 라이신 1.5~2.25g, 비타민C 0.1g • 대조군(52): 알라닌 5.6g, 글루탐산 0.9g, 글라이신 3.1g, 세린 2.2g, 비타민C 0.1g	≥65세, 앉았다가 일어서서 걷기(Get up&go tset) 10~20초	48주	제지방량, 근육량, 단백질 전환율 증가
Deutz et al (2013)	• 중재군(11): CaHMB 3g, 말토덱스트린 8g, 칼슘 400 mg • 대조군(8): 말토덱스트린 8g, 칼슘 400 mg	60~79세, 체질량지수 20~35 kg/m^2, 간이신체기능 검사(SPPB) ≥ 9	8주	근육손실 억제

(계속)

저자(연도)	중재군(명)	포함기준	기간	결과
Stout et al (2013)	• 중재군(27): CaHMB 3g, 탄수화물 8g • 대조군(27): 칼슘 400 mg, 탄수화물 8g	≥65세, 노인 영양불량지표 (Geriatric Nutrition Risk Index)≥92, 체질량지수 20~35 kg/m^2	24주	무릎근력 증가
Malafarina et al (2017)	• 중재군(49): 표준식단 + CaHMB 3.08g • 대조군(43): 표준식단	≥65세, 고관절 골절 환자	재활치료 기간 (평균6주)	제지방 손실 억제, 혈장 총 단백질 증가
Ellis et al (2018)	• 중재군(16): HMB 3g + 아르기닌 14g + 글루타민 14g • 대조군(15): 이소말툴로스	≥65세, 지역사회 거주 노인, 스테로이드 약물 복용자, 치료되지 않는 고혈압이나 당뇨병 제외	24주	사지근육량, 제지방량, 근력(계단 오르기) 증가
Nasimi et al (2020)	• 중재군(33): 영양강화 요거트(HMB 3g, 비타민D 1000 IU, 비타민C 500 mg) • 대조군(31): 일반 요거트	≥65세, 근감소증 환자, 조절되지 않는 대사질환 및 인지장애자 제외	12주	악력 및 보행속도 증가

▶ 참고 문헌

1. 농촌진흥청 제10차 국가표준식품성분표 2022. https://koreanfood.rda.go.kr
2. 보건복지부/한국영양학회. 2020 한국인 영양소 섭취기준. 서울. 세일포커스 2020;107-162.
3. 한국보건산업진흥원. 2023. 국민건강통계: 국민건강영양조사 2022년도 영양조사부분에 근거 https://knhanes.kdca.go.kr
4. Aleman-Matero H, Macias L, Esparza-Romero J, Astiazaran-García H, Blancas AL. Physiological effects beyond the significant gain in muscle mass in sarcopenic elderly men: evidence from a randomized clinical trial using a protein-rich food. Clin Invervent Aging 2012;7:225-234.
5. Bales CW, Ritchie CS. Sarcopenia, weight loss and nutritional frailty in the elderly. Annu Rev Nutr 2002;22:309-323.
6. Bauer J, Biolo G, Cederholm T, Cesari M, Cruz-Jentoft AJ, Morley JE, et al. Evidence-based recommendations for optimal dietary protein intake in older people: a position paper from the PROTAGE Study Group. J Am Med Dir Assoc 2013;14:542-559.
7. Denison HJ, Cooper C, Sayer AA, Robinson SM . Prevention and optimal management of sarcopenia: a review of combined exercise and nutrition interventions to improve muscle outcomes in older people. Clin Intervent Aging 2015;10:859-869.
8. He W, Connolly ED, Cross HR, Wu G. Dietary protein and amino acid intakes for mitigating sarcopenia in humans. Crit Rev Food Sci Nutr 2025;65:2538-2561.
9. Hettiarachchi J, Reijnierse EM, Kew N, Fetterplace K, Tan SY, Maier AB. The effect of dose, frequency, and timing of protein supplementation on muscle mass in older adults: A systematic review and meta-analysis. Age Res Rev 2024;99:102325.

10. Houston DK, Nicklas BJ, Ding J, Harris TB, Tylavsky FA, Newman AB, et al. Dietary protein intake is associated with lean mass change in older, community–dwelling adults: the Health, Aging, and Body Composition (Health ABC) Study. Am J Clin Nutr 2008;87:150–155.
11. Jung HW, Kim SW, Kim IY, Lim JY, Park HS, Song W, et al. Protein Intake Recommendation for Korean Older Adults to Prevent Sarcopenia: Expert Consensus by the Korean Geriatric Society and the Korean Nutrition Society. AGMR 2018;22:167–175.
12. Lin Z, Zhao A, He J. Effect of β–hydroxy–β–methylbutyrate (HMB) on the Muscle Strength in the Elderly Population: A Meta–Analysis. Front Nutr 2022;9:914866.
13. Paddon–Jones D, Rasmussen BB. Dietary protein recommendations and the prevention of sarcopenia. Curr Opin Clin Nutr Metab Care 2009;12(1):86–90.
14. Park Y, Choi J, Hwang W. Protein supplementation improves muscle mass and physical performance in undernourished prefrail and frail elderly subjects: a randomized, double–blind, placebo–controlled trial. Am J Clin Nutr 2018;108:1026–1033.
15. Phillips SM, Tang JE, Moore DR. The role of milk– and soy–based protein in support of muscle protein synthesis and muscle protein accretion in young and elderly persons. J Am Coll Nutr 2009;28:343–354.
16. Santiago ECS, Roriz AKC, Ramos LB, Ferreira AJF, Oliveira CC, Gomes–Neto M. Comparison of calorie and nutrient intake among elderly with and without sarcopenia: A systematic review and meta–analysis. Nutr Rev 2021;79:1338–1352.
17. Volpi E, Campbell WW, Dwyer JT, Johnson MA, Jensen GL, Morley JE, et al. Is the optimal level of protein intake for older adults greater than the recommended dietary allowance? J Gerontol A Biol Sci Med Sci 2013;68:677–681.
18. Welch AA. The 5th International Symposium of the Nutrition Society: Nutritional influencers on age related skeletal muscle loss. Proc Nutr Soc 2014;73:16–33.
19. Yoo JI, Choi H, Song SY, Park KS, Lee DH, Ha YC. Relationship between water intake and skeletal muscle mass in elderly Koreans: A nationwide population–based study. Nutrition 2018:53:38–42.

CHAPTER 31

비타민과 무기질

Vitamins and Minerals

진유리(한양대병원)

1 서론

노인에서 영양 불량은 흔하게 발견되며 근감소증을 동반하는 경우가 빈번하다. 식사 섭취량 부족은 체중 감소뿐만 아니라 근육량 손실도 초래하므로, 균형 잡힌 적정량의 식사 섭취를 유지하는 것이 근감소증을 예방하고 치료하는데 중요한 요인 중 하나이다. 근감소증과 관련된 식이 요인 중 특히 단백질 섭취가 중요하다고 알려져 있으나, 최근에는 비타민과 무기질에 대한 연구도 많이 보고되고 있다.

비타민과 무기질은 체내에서 소량 필요해 미량 영양소라고도 불리지만 결핍 시 여러 신체 기능 저하를 초래할 수 있다. 특히 비타민 D, 비타민 B군, 비타민 C, E, 카로티노이드와 같은 항산화 영양소, 셀레늄, 마그네슘은 근육 상태 개선과 신체 활동 능력과 관련이 있다고 보고되어 근감소증의 치료와 예방에 잠재적인 효과가 있을 것으로 기대되고 있다. 본 장에서는 근감소증과 관련 있는 것으로 알려진 비타민과 무기질에 대해 기술하고자 한다.

2 근감소증과 비타민

1) 비타민 D

(1) 비타민 D와 근육 건강

비타민 D는 지용성 비타민으로 체내 비타민 D의 90%는 햇빛 노출을 통해 피부에서 합성되고,

나머지 10%는 식이를 통해 공급된다. 체내에서 비타민 D는 주로 칼슘과 인의 장내 흡수를 촉진하여 뼈 건강을 유지하는데 관여한다. 또한 근육 세포 성장 촉진, 근육 단백질 합성 조절, 근력 및 운동 능력 향상, 근육 이상 및 위축 예방에 관여하여 근육 건강 유지에도 중요한 영양소이다. 비타민 D의 경구 섭취 및 피부 합성 수준을 반영하는 지표는 혈중 25-hydroxyvitamin D [25(OH)D]이다. 많은 역학 연구에서 낮은 혈중 25(OH)D 수치는 근육량 감소, 근력 및 근육 기능 저하, 낙상 및 골절과 같은 문제들과 관련이 있으며, 근감소증의 발병 위험 증가와도 연관성이 있는 것으로 보고되었다.

(2) 노인기의 비타민 D 섭취기준 및 국내 노인의 섭취 실태

우리나라는 비타민 D의 햇빛을 통한 공급량과 식품, 강화식품, 건강기능식품으로부터의 섭취량이 뚜렷하지 않으며, 이에 관한 관련 자료도 충분하지 않아 권장섭취량 대신 충분섭취량이 제정되었다. 2020 한국인 영양소 섭취기준에서 설정한 65세 이상 노인의 비타민 D 충분섭취량은 남녀 모두 15 μg/일(600 IU/일)이다. 해외 기준을 살펴보면, 일본은 65세 이상 고령자에게 8.5 μg/일(340 IU/일)의 비타민 D 섭취를 권장하고 있으며, 미국과 캐나다는 71세 이상 노인에게 20 μg/일(800 IU/일)을 권장하고 있다. 또한, 국제 골다공증재단(International Osteoporosis Foundation)의 공식 입장문(position statement)에서는 60세 이상 노인에서 골건강 개선과 낙상 위험 감소를 위해 비타민 D 보충제 800~1000 IU의 복용을 권장하고 있다(표 31-1).

비타민 D의 주요 식품 공급원은 등푸른 생선, 어류의 간유, 계란 노른자, 버섯류 등이 있으며, 이 외에도 우유, 치즈, 요구르트 등 비타민 D가 첨가된 강화식품도 포함된다. 우리나라 사람들이 주로 섭취하는 식품 중 비타민 D 함량이 높은 식품의 종류는 제한적이며, 주로 어패류와 난류가 해당된다. 2020년 국민건강영양조사 식품섭취조사 결과에 따르면, 65세 이상 노인의 비타민 D 섭

표 31-1 국내외 비타민 D 섭취기준

국가/기관	년도	섭취 기준
한국[1]	2020	65세 이상: 15 μg/일 (600 IU)
일본[1]	2024	65세 이상: 9.0 μg/일 (360 IU)
미국, 캐나다[2]	2011	70세 이하: 15 μg/일 (600 IU) 71세 이상: 20 μg/일 (800 IU)
국제 골다공증재단	2024	60세 이상: 비타민 D 보충제 형태로 800~1,000 IU/일

[1] 충분섭취량(adequate intake): 영양소의 필요량을 추정하기 위한 과학적 근거의 부족으로, 대상 인구 집단의 건강을 유지하는 데 충분한 섭취 수준

[2] 권장섭취량(recommended dietary allowance): 인구집단의 약 97.5%에 해당하는 사람들의 영양소 필요량을 충족시키는 섭취 수준

취는 충분섭취량 대비 남성은 19%, 여성은 14%로 나타나 비타민 D 섭취가 부족하다는 점을 알 수 있다. 비타민 D는 식품뿐만 아니라 햇빛을 통한 합성이 중요한 역할을 하며, 생활습관이 큰 영향을 미친다. 그러나 노인들은 피부에서 비타민 D 합성이 감소하고 체내 흡수율이 떨어지며, 특히 근감소증이 있는 노인에서 비타민 D 결핍이 더 흔하게 발생한다.

(3) 비타민 D 보충과 근감소증

앞서 언급한 바와 같이, 노인은 식이를 통한 비타민 D 섭취량이 한정적이고 체내 비타민 D 합성량도 줄어들기 때문에 비타민 D 보충제의 사용이 근감소증 치료에 긍정적인 효과가 있을 것이라는 가설이 꾸준하게 제시되고 있다. 지금까지 비타민 D 보충이 근감소증에 미치는 영향을 알아보기 위해 많은 무작위 배정 임상연구가 수행되었다. 이 연구들은 중재 내용에 따라 비타민 D를 단독으로 보충한 연구, 단백질과 함께 보충한 연구, 그리고 운동을 병행한 연구로 구분할 수 있다.

① 비타민 D 단독 보충의 효과

지역사회에 거주하는 50세 이상의 건강한 중년 및 노인을 대상으로 한 체계적 고찰과 메타분석에서는 비타민 D 단독 보충이 근력, 근육량, 신체 기능 개선에 효과를 보이지 않았다고 보고하였다. 또한, 평균 혈중 25(OH)D 수치가 정상 범위인 노인들을 대상으로 한 무작위 배정 임상연구에서는 간헐적인 고용량의 비타민 D 보충(연 1회 500,000 IU)이 오히려 낙상 및 골절의 발생을 증가시켰다고 보고된 바도 있다.

한편, 또 다른 체계적 고찰과 메타분석에서 하위 그룹 분석을 실시한 결과, 연구 시작 시점에서 혈중 25(OH)D 수치가 30 nmol/L 미만인 참가자가 30 nmol/L 이상인 참가자보다, 요양원 또는 병원에 입원한 노인이 지역사회 거주 노인보다 비타민 D 보충의 근력 개선 효과가 컸다. 이러한 상충되는 연구 결과를 고려할 때, 비타민 단독 D 보충의 효과는 동일한 노인 집단에서도 기저 비타민 D 상태와 비타민 D 흡수에 영향을 미칠 수 있는 동반 질환 유무 등에 따라 달라질 수 있다는 것을 알 수 있다. 근감소증 치료를 위한 비타민 D 보충의 적정 용량, 섭취 빈도 및 기간에 대한 근거는 아직 부족하다. 그로 인해 지금까지 발표된 여러 근감소증 임상 진료지침에서는 근감소증이 있는 노인에 대한 비타민 D 보충의 효과에 대해 증거가 불충분하다는 입장을 취하고 있다.

다만, 혈중 비타민 D 수치가 낮은 경우 비타민 D 보충을 고려할 수 있다고 권장하고 있으며, 2022년 싱가포르 노인의학회에서 발표한 근감소증의 임상 진료 지침에 따르면, 임상의들은 비타민 D 불충분(<30 micrograms/L) 상태인 근감소증 노인의 치료 시 반드시 비타민 D 보충을 고려해야 한다고 권장하고 있다.

② 비타민 D와 단백질의 복합보충 효과

비타민 D는 근육 조직에서 단백질 합성 경로를 활성화하고, 아미노산 중 특히 류신은 근육 단백질 합성의 주요 경로인 mTOR 신호 경로를 활성화하여 근육 합성을 직접적으로 촉진한다. 따라서 체내 근육 상태를 최적으로 유지하기 위해서는 이 두 가지 영양소가 모두 충분히 공급되어야 한다. 비타민 D와 단백질을 동시에 보충했을 때의 효과를 분석한 체계적 고찰과 메타분석에서는 근감소증 환자에게 비타민 D (100~1600 IU/일)와 단백질(10~44 g/일)을 보충했을 때 악력 개선과 의자에서 일어나기 시간(sit-to-stand time) 감소에 효과가 있었다. 또한, 60세 이상 노인들을 대상으로 한 또 다른 체계적 고찰과 메타분석에 따르면, 유청 단백질을 단독으로 보충했을 때는 보행속도를 포함한 신체 기능이 개선되었으나 근육량과 근력에는 효과가 없었는데, 비타민 D와 함께 보충했을 때는 신체 기능뿐만 아니라 근육량과 근력도 개선되었다. 이는 연구 참가자들의 비타민 D 결핍 상태가 교정됨으로써 단백질 보충이 근감소증 증상 개선에 더욱 효과적일 수 있음을 시사한다.

한편, 비타민 D와 단백질의 병행 효과는 대상자의 비타민 D와 단백질 상태에 따라 차이를 보이기도 했다. 근감소증 노인을 대상으로 한 무작위 배정 이중 맹검 임상연구인 PROVIDE study에 따르면, 연구 시작 시점에 혈중 25(OH)D 수치가 50 nmol/L 이상이거나 식이 단백질 섭취량이 1.0 g/kg/일 이상인 그룹에서, 이보다 낮았던 그룹에 비해 비타민 D와 유청 단백질이 포함된 보충제가 근육량 및 근육 기능 개선 효과가 더 뛰어났다. 특히 근감소증 노인에서는 혈중 비타민 D 결핍이 빈번하게 발견되는 것으로 알려져 있는데, 혈중 비타민 D 수치가 결핍되거나 불충분한 상태를 적정 수준으로 정상화하는 것은 단백질 보충의 효능을 결정하는 중요한 요인이 될 수 있다.

③ 비타민 D 보충과 운동의 병행 효과

비타민 D와 유청단백질의 보충 효과를 분석한 체계적 고찰과 메타분석 연구에서는, 대조군과 실험군 모두 저항운동을 실시한 경우 영양중재가 근육량과 근력 개선에 추가적인 이점을 나타내지 않았다. 이는 저항운동이 영양중재에 비해 근육량과 근력 개선에 훨씬 큰 영향을 미치기 때문으로 볼 수 있다. 또한 근감소증이 있는 노인을 대상으로 한 체계적 고찰과 메타분석에 따르면, 비타민 D, 유청단백질, 류신을 함께 보충했을 때의 효과를 운동 프로그램 병행 여부에 따라 추가 분석한 결과, 영양중재만 실시한 경우 근육량만 증가한 반면, 운동도 병행한 경우에는 악력과 간단신체수행능력 검사(short physical performance battery, SPPB)로 평가한 신체 기능이 개선되었으며, 근육량의 증가폭도 더욱 커졌다. 즉, 근감소증 환자에서 영양 중재만 실시하고 신체 운동을 병행하지 않는 경우, 근육상태 개선에 미치는 효과가 제한적일 수 있다는 점을 알 수 있다.

2) 항산화 비타민(비타민 C, 비타민 E, 카로티노이드)

(1) 항산화 비타민과 근감소증

노화와 더불어 근육량 손실 및 근감소증 발생에 영향을 미칠 수 있는 잠재적 요인 중 하나는 산화 스트레스이다. 활성산소(reactive oxygen species)의 증가는 근육을 위축시키고 직접적으로 근육의 기능을 저하시킬 뿐만 아니라 염증성 사이토카인의 분비를 촉진한다. 따라서 항산화 영양소의 섭취는 활성산소 생성을 억제하여 근감소증 예방에 효과가 있을 것으로 제시된 바 있다. 대표적인 항산화 비타민으로는 비타민 C, 비타민 E, 비타민 A, 비타민 A의 전구체인 카로티노이드 등이 있으며, 많은 역학 연구에서 항산화 비타민과 근감소증 간의 관련성이 보고되었다.

65세 이상 이탈리아 노인이 986명이 포함된 InCHIANTI study에서 혈중 알파-토코페롤(α-tocopherol)과 감마-토코페롤(γ-tocopherol) 수치와 무릎 폄 근력(knee extension strength) 간의 양의 상관관계가 보고되었고, 식이 비타민 C 섭취는 무릎 폄 근력뿐만 아니라 전반적인 신체기능(보행 속도, 의자에 앉았다 일어나기 검사, 균형 검사)의 개선과도 양의 상관관계를 보였다. 노인 227명이 포함된 Maastricht Sarcopenia Study에서는 근감소증이 있는 군이 근감소증이 없는 군에 비해 비타민 E 섭취량이 유의하게 적었으나 혈중 알파-토코페롤 수치는 두 군 간에 유의한 차이가 없었다. 또한 항산화 비타민은 노쇠와도 관련성이 있는 것으로 보고되었다. 스페인에 거주하는 65세 이상 노인 1,643명을 대상으로 한 3.5년간의 추적 관찰 연구에서는 연구 시작 시점에 식이 비타민 C, 비타민 E를 가장 적게 섭취한 1분위군이 4분위군에 비해 이후 노쇠 발생의 위험이 각각 1.7배, 1.9배 증가하였고, 70세에서 80세의 여성 노인 754명이 포함된 단면 연구에서는 노쇠한 군이 노쇠하지 않은 군에 비해 혈중 베타-카로틴(β-carotene)과 총 카로티노이드 수치가 유의하게 낮은 것으로 보고되었다.

(2) 섭취 형태

항산화 비타민은 이들 영양소가 풍부한 과일이나 채소와 같은 식품이나 보충제의 형태로 섭취할 수 있다. 28개의 관찰연구와 무작위 배정 임상연구를 포함한 체계적 고찰과 메타분석에서는 과일이나 채소 섭취가 근육량 보존, 근력 개선, 신체기능 향상과 연관이 있어 근감소증의 예후 개선에 도움이 될 수 있다고 보고하였다. 2020 한국인 영양소 섭취기준 활용에 따른 65세 이상 노인의 권장 식사패턴에서 채소는 1회 분량 기준으로 남성 8회, 여성 6회, 과일은 1회 분량 기준으로 남성 2회, 여성 1회를 제공하도록 하고 있다. 제 4기 및 제 5기 국민건강영양조사 데이터를 분석한 단면 연구에 따르면, 교란변수를 보정한 후 하루 5회 이상의 채소를 섭취한 노인 여성이 5회 미만으로 섭취한 노인 여성에 비해 근육량 감소의 위험이 48% 낮은 것으로 나타났다. 또 다른 제 4기 국민건강영양조사 분석 연구 결과에 따르면, 채소(5분위군 중앙값: 6.6회/일), 과일(5분위군 중앙값:

1.9회/일), 채소와 과일(5분위군 중앙값: 7.9회/일)을 가장 많이 섭취한 상위 5분위군이 가장 적게 섭취한 1분위군에 비해 근감소증 발생의 위험이 각각 52%, 70%, 68% 낮은 것으로 보고되었다.

반면, 항산화 보충제의 복용이 근감소증에 미치는 효과에 대한 대부분의 임상 연구 결과에서는 유의미한 관련성이 나타나지 않았다. 60세에서 81세의 고령 남성 참가자를 대상으로 12주 동안 근력운동과 함께 고용량의 비타민 C (500 mg/일)와 비타민 E (117.5 mg/일) 보충제를 제공한 무작위 배정 임상 연구 결과, 보충제를 섭취한 군에서 오히려 총 제지방량과 근육 두께가 대조군에 비해 더 적게 증가한 것으로 보고되었다.

3) 비타민 B군

비타민 B군 중 특히 비타민 B6와 비타민 B12는 근감소증과 관련성이 있는 것으로 보고되었다. 비타민 B6와 비타민 B12는 아미노산 대사의 조효소로서 근육 합성에 관여하며, 신경전달물질 합성과 에너지 생산 과정에도 관여하여 근육기능을 조절한다. 이들 비타민이 결핍될 경우 근육 약화, 감각 이상, 손발저림 등의 신경근육 증상들이 나타날 수 있다.

최근 들어 비타민 B6와 근감소증 간의 관련성에 대한 연구결과들이 많이 발표되고 있는데, 이를 검토한 서술적 문헌고찰에서는 여러 역학 연구와 기전 연구의 결과를 종합해 볼 때, 비타민 B6의 상태와 근감소증 간의 유의미한 관련성이 있음을 제시하였다. 70세에서 84세 노인 801명을 대상으로 한 국내 코호트 연구에 따르면, 비타민 B6 섭취량이 가장 높은 4분위군이 섭취량이 가장 낮은 1분위군에 비해 근감소증 발병 위험이 55% 낮았다. 이와 유사하게, 스페인에 거주하는 60세 이상 노인 1,630명을 대상으로 한 코호트 연구에서도 평균 3.5년간의 추적 관찰 결과, 비타민 B6 섭취량이 가장 높은 4분위군이 가장 낮은 1분위군에 비해 근감소증 발병 위험이 34% 낮았다. 또한, 유럽에서 수행된 단면 연구에서는 64세에서 79세 노인에서 비타민 B6의 섭취량과 의자에서 일어나기 시간 단축, 악력 간의 양의 상관관계가 보고되었다. 네덜란드에서 수행된 또 다른 단면 연구에서는 비타민 B6 섭취량이 SPPB 점수와도 양의 상관관계를 보였다.

심각한 비타민 B6 결핍은 흔하지 않지만, 경미한 수준의 비타민 B6 결핍은 흔한 것으로 보고되었다. 2008~2012 국민건강영양조사 결과에 따르면, 평균 필요량 미만을 섭취하는 노인의 비율은 65~74세 남성 43%, 여성 63%, 75세 이상 남성 65%, 여성 71%로 나타났다. 아직까지 비타민 B6 보충제가 근감소증에 미치는 영향에 대한 근거는 불충분한 상태로 비타민 B6가 풍부하게 들어있는 육류, 가금류, 생선류, 난류, 바나나, 현미, 시금치 등의 급원식품을 충분히 섭취하는 것이 필요하다.

비타민 B12와 근감소증의 관련성을 분석한 단면 연구에서는 비타민 B12 섭취량과 의자에서 일어나기 시간 단축 간의 양의 상관관계가 보고되었다. 또 다른 단면 연구에서는, 근감소증이 있는 노인의 비타민 B12 섭취량과 혈중 비타민 B12 수치가 근감소증이 없는 노인에 비해 유의하게 낮았다고 보고하였다. 혈중 비타민 B12 수치가 300 pg/mL 이상일 때 정상 수준으로 간주되는데, 한 연구에 따르면 비타민 B12 혈중 수치가 400 pg/mL 미만인 그룹이 400 pg/mL 이상인 그룹에 비해 근감소증 유병률이 높았으며, 제지방량, 총 근육량, 골격근량 지수, 근육 강도 또한 유의하게 낮았다. 비타민 B12는 필요량이 매우 소량이기 때문에 결핍증이 흔하지는 않지만, 노인의 경우 위산 분비 감소로 인해 체내 흡수율이 크게 떨어져 결핍이 발생할 수 있고, 주요 급원이 동물성 식품이므로 채식주의자들은 특별히 주의가 필요하다.

3 근감소증과 무기질

1) 마그네슘, 셀레늄

총 45개의 연구가 포함된 체계적 문헌고찰에 따르면, 마그네슘과 셀레늄은 근육량, 근력, 신체 기능의 개선과 근감소증 유병률 감소와 유의한 관련성이 있었다. 마그네슘은 체내에서 에너지 대사와 단백질 합성을 포함한 600여 개가 넘는 효소반응의 보조인자로 작용하며, 근육 기능에 중요한 역할을 한다.

영국의 BioBank 데이터베이스에 포함된 396,283명의 자료를 단면 조사한 결과 마그네슘 섭취와 근감소증 유병률 사이의 역의 상관관계가 있었고, 227명의 노인이 포함된 Maastricht Sarcopenia Study에서는 근감소증이 있는 노인이 근감소증이 없는 노인에 비해 마그네슘 일일 섭취량이 유의하게 적은 것으로 나타났다. 그러나 이 두 연구에서 혈중 마그네슘은 근감소증과 유의미한 관련성을 보이지 않았는데 이는 체내 혈중 마그네슘 수준이 엄격하게 조절되기 때문일 수 있다. 체내 마그네슘은 주로 뼈 조직과 일부 근육 조직에 저장되며, 식이 마그네슘 섭취가 부족할 때 장에서의 흡수율이 증가하고, 신장에서의 재흡수율이 높아져 혈중 마그네슘 항상성이 유지된다. 그러나 노인의 경우 골다공증, 흡수 장애, 만성 신부전 등의 문제를 동반하는 경우가 흔하며, 식욕부진, 치아 문제, 부실한 식사로 인해 마그네슘 섭취량이 낮아져 결핍이 일어나기 쉽다.

따라서 노인에서는 마그네슘 보충제를 복용하는 것이 결핍을 예방하는데 도움이 될 수 있다. 마그네슘 보충이 근육 건강에 미치는 효과를 알아본 14개의 무작위 배정 임상 연구를 포함한 체계적 고찰과 메타분석에 따르면, 마그네슘 보충은 마그네슘 결핍 상태에 있는 사람들, 특히 노인들에게 근육 건강에 유익한 효과를 가질 수 있다고 결론지었다.

또한 노인을 대상으로 한 무작위 배정 임상 연구 결과에서는 12주 동안 매일 마그네슘옥사이드

(magnesium oxide) 300 mg이 포함된 보충제를 섭취하며 간단한 운동을 병행한 실험군이 대조군에 비해 SPPB로 평가한 신체 기능이 유의미하게 개선되었으며, 이러한 효과는 연구 시작 시점에 식이 마그네슘 섭취량이 권장섭취량 미만이었던 대상자에게서 더욱 크게 나타났다. 따라서 이와 같은 결과들을 고려할 때, 아직까지 근감소증 환자에서 마그네슘 보충 효과에 대한 과학적인 근거는 부족하지만, 마그네슘 결핍이 있는 경우 마그네슘 보충은 근육 기능 개선에 도움이 될 수 있을 것으로 보인다.

셀레늄은 항산화 효소인 글루타티온 퍼옥시다아제(glutathione peroxidase)의 필수 구성 요소로, 체내에서 활성산소를 제거하여 세포손상을 방지하고 근육 세포를 보호한다. 이전 역학 연구 결과에 따르면 혈중 셀레늄 수치는 근육 감소 또는 근감소증과 관련된 지표들과 유의한 상관관계를 보였다. 676명의 여성이 포함된 Women's Health and Aging Study Ⅰ 연구에서는 혈중 셀레늄 수치와 악력 간의 양의 상관관계가 나타났고, 891명의 참가자가 포함된 InCHIANTI 연구에서는 혈중 셀레늄 수치가 가장 낮은 1분위군이 수치가 가장 높은 4분위군에 비해 고관절 및 무릎 근력, 악력이 모두 낮았다.

한편, 셀레늄 섭취는 근감소증과 관련성을 보이지 않았는데, 이는 섭취량을 분석한 연구들에 포함된 참가자들의 셀레늄 섭취량이 대부분 권장섭취량을 상회했기 때문으로 보인다. 국내 노인의 셀레늄 섭취량을 파악한 연구 결과에 따르면, 65~74세 노인의 일일 셀레늄 섭취량은 남성 118.3 μg, 여성 102.1 μg으로, 권장섭취량인 60 μg/일에 비해 높았다. 셀레늄은 육류의 내장과 살코기, 생선, 달걀에 풍부하며 곡류에도 포함되어 있어 일상적인 식품을 통해 충분히 섭취할 수 있다. 그러나 근감소증 환자 중에서 셀레늄이 결핍된 경우 근육통, 근위부 허약, 피로와 같은 골격근 장애를 자주 겪는 것으로 보고되었다. 노인의 경우 노화에 따라 체내 셀레늄 수준이 감소하고 산화스트레스가 증가하기 때문에, 근감소증이 있는 노인에서 셀레늄 결핍이 발생하지 않도록 주의할 필요가 있다.

2) 칼슘

칼슘은 근섬유 간 상호작용을 촉진하여 근육 수축 및 이완 과정에 관여하고 근육 기능에 중요한 역할을 하는 영양소이다. 식이 칼슘 섭취와 근감소증 간의 관련성을 분석한 연구들은 일관성 있는 결과를 보이지 않았는데, 이는 각 연구에 포함된 참가자들의 칼슘 섭취량의 차이에서 기인했을 가능성이 있다. 칼슘 섭취와 근감소증 사이의 관련성을 보였던 연구의 참가자들은 관련성이 나타나지 않았던 연구의 참가자들에 비해 칼슘 섭취량이 낮았다. 제 4기 국민건강영양조사 자료를 분석한 국내 연구에서는 60세 이상 노인에서 칼슘 섭취와 사지 근육량 간의 유의한 양의 상관관계를 보였는데, 이 연구의 참가자들의 평균 칼슘 섭취량은 415 mg/일 미만이었다.

한국인 영양소 섭취기준에서 제시하고 있는 65세 이상 남성의 칼슘 권장섭취량은 700 mg/일, 여성은 800 mg/일이다. 그러나 국민건강영양조사 2013~2017년 자료에 따르면 65~74세 남성의 71%, 여성의 72%가 평균필요량에 도달하지 못하고 있으며, 75세 이상 노인의 경우 남성의 79%, 여성의 97%가 평균필요량 미만을 섭취하는 것으로 보고되었다. 따라서 칼슘 섭취량이 적고 노화로 인해 체내 칼슘 흡수율이 저하된 노인 집단에서 특히 근감소증의 예방과 치료에 있어 칼슘의 역할이 중요할 수 있음을 시사한다.

칼슘의 주요 급원 식품으로는 뼈째 먹는 생선과 유제품 등이 있다(표 31-2). 한편, 국내 대부분의 노인들이 식품 섭취만으로 칼슘 권장섭취량을 충족하지 못하고 있으며, 칼슘 섭취량 상위 5%에 해당하는 노인들은 식품과 보충제를 함께 섭취하여 권장섭취량을 충족한 것으로 보고되었다. 하지만 아직까지 근감소증의 치료나 예방을 위한 칼슘 보충제 사용에 대한 근거는 부족하여 추가적인 연구가 필요해 보인다. 또한 체내에서 칼슘 항상성은 비타민 D, 부갑상선 호르몬(parathyroid hormone), 칼시토닌(calcitonin)에 의해 조절되며, 식이로 섭취한 칼슘의 흡수율은 체내 비타민 D 상태에 따라 달라질 수 있다. 칼슘과 근감소증 간의 관련성이 발견된 몇몇 연구에서는 참가자들의

표 31-2 칼슘 주요 급원식품(1회 분량 당 함량)

함량 순위	식품 (1회 분량)	칼슘 함량(mg/ 1회 분량)
1	미꾸라지 (60g)	720
2	멸치 (15g)	373
3	굴 (80g)	342
4	우유 (200g)	226
5	들깻잎 (70g)	207
6	홍어 (60g)	183
7	호상 요구르트 (100g)	141
8	치즈 (20g)	125
9	라면 (250g)	120
10	건미역 (10g)	111
11	채소음료 (100g)	95
12	어패류젓 (15g)	89
13	상추 (70g)	85
14	아이스크림 (100g)	80
15	명태 (60g)	65

혈중 25(OH)D 수치가 낮은 것으로 보고되었다. 따라서 근감소증의 예방과 치료에서 칼슘의 역할을 기대하기 위해서는 체내 비타민 D 상태도 함께 고려하는 것이 필요하다.

4 결론

근감소증의 예방과 치료를 위해서는 균형 잡힌 식생활과 규칙적인 운동이 필수적이다. 근감소증에 영향을 미칠 수 있는 주요 영양소로는 단백질 외에도 비타민 D, 항산화 비타민, 비타민 B군, 마그네슘, 셀레늄, 칼슘 등이 있다. 비타민 D는 근육 조직에서 단백질 합성 경로를 활성화하며, 특히 단백질과 함께 보충하고 운동을 병행했을 때 근감소증 환자의 근육량, 근력, 신체 기능 개선에 효과적이다.

항산화 비타민은 활성산소 생성을 억제하여 근감소증 예방에 도움을 주며, 보충제보다는 과일이나 채소 등 식품을 통해 섭취하는 것이 권장된다. 비타민 B군은 아미노산 대사와 신경근육 기능을 조절하여 근감소증과 관련이 있으며, 마그네슘과 셀레늄은 근육 기능과 근력 개선에 중요한 역할을 하고, 결핍 시 근감소증의 위험을 증가시킬 수 있다. 칼슘은 근육 수축과 이완 과정에 필수적이며, 비타민 D와 함께 보충하면 그 효과가 더욱 증대될 수 있다. 따라서, 근감소증의 예방과 치료를 위해서는 다양한 영양소의 균형 잡힌 섭취와 더불어 꾸준한 신체 활동을 병행하는 것이 효과적인 접근법이 될 수 있다.

▶ 참고 문헌

1. 보건복지부·한국영양학회. 2020 한국인 영양소 섭취기준. 보건복지부; 2020.
2. 일본 후생노동성. 일본인의 식사섭취 기준 2025년판. 일본 후생노동성; 2024.
3. Balboa–Castillo T, Struijk EA, Lopez–Garcia E, Banegas JR, Rodriguez–Artalejo F, Guallar–Castillon P. Low vitamin intake is associated with risk of frailty in older adults. Age Ageing 2018;47(6):872–9.
4. Beaudart C, Buckinx F, Rabenda V, Gillain S, Cavalier E, Slomian J, et al. The effects of vitamin D on skeletal muscle strength, muscle mass, and muscle power: a systematic review and meta–analysis of randomized controlled trials. J Clin Endocrinol Metab 2014;99(11):4336–45.
5. Besora–Moreno M, Llaurado E, Valls RM, Tarro L, Pedret A, Sola R. Antioxidant–rich foods, antioxidant supplements, and sarcopenia in old–young adults ≥55 years old: a systematic review and meta–analysis of observational studies and randomized controlled trials. Clin Nutr 2022;41(10):2308–24.

6. Bjornsen T, Salvesen S, Berntsen S, Hetlelid KJ, Stea TH, Lohne-Seiler H, et al. Vitamin C and E supplementation blunts increases in total lean body mass in elderly men after strength training. Scand J Med Sci Spor 2016;26(7):755-63.
7. Cesari M, Pahor M, Bartali B, Cherubini A, Penninx BW, Williams GR, et al. Antioxidants and physical performance in elderly persons: the Invecchiare in Chianti (InCHIANTI) study. Am J Clin Nutr 2004;79(2):289-94.
8. Chang MC, Choo YJ. Effects of whey protein, leucine, and vitamin D supplementation in patients with sarcopenia: a systematic review and meta-analysis. Nutrients 2023;15(3):521.
9. Ganapathy A, Nieves JW. Nutrition and sarcopenia-what do we know? Nutrients 2020;12(6):1755.
10. Gkekas NK, Anagnostis P, Paraschou V, Stamiris D, Dellis S, Kenanidis E, et al. The effect of vitamin D plus protein supplementation on sarcopenia: a systematic review and meta-analysis of randomized controlled trials. Maturitas 2021;145:56-63.
11. Harvey NC, Ward KA, Agnusdei D, Binkley N, Biver E, Campusano C, et al. Optimisation of vitamin D status in global populations. Osteoporos Int. 2024;35(8):1313-22.
12. Institute of Medicine. Dietary reference intakes for calcium and vitamin D. The National Academies press; 2011.
13. Institute of Medicine. Dietary reference intakes for calcium, phosphorus, magnesium, vitamin D, and fluoride. The National Academies press; 1997.
14. Kim J, Lee Y, Kye S, Chung YS, Kim KM. Association between healthy diet and exercise and greater muscle mass in older adults. J Am Geriatr Soc 2015;63(5):886-92.
15. Kim J, Lee Y, Kye S, Chung YS, Kim KM. Association of vegetables and fruits consumption with sarcopenia in older adults: the Fourth Korea National Health and Nutrition Examination Survey. Age and Ageing 2015;44(1):96-102.
16. Lim WS, Cheong CY, Lim JP, Tan MMY, Chia JQ, Malik NA, et al. Singapore clinical practice guidelines for sarcopenia: screening, diagnosis, management and prevention. J Frality Aging 2022;11(4):348-69.
17. Michelon E, Blaum C, Semba RD, Xue QL, Ricks MO, Fried LP. Vitamin and carotenoid status in older women: associations with the frailty syndrome. J Gerontol A Biol Sci Med Sci 2006;61(6):600-7.
18. Ministry of Health, Labour and Welfare of Japan. Dietary reference intakes for Japanese 2020. Daiichi Shuppan; 2020.
19. Nasimi N, Sohrabi Z, Nunes EA, Sadeghi E, Jamshidi S, Gholami Z, et al. Whey protein supplementation with or without Vitamin D on sarcopenia-related measures: a systematic review and meta-analysis. Adv Nutr 2023;14(4):762-73.
20. Petermann-Rocha F, Chen M, Gray SR, Ho FK, Pell JP, Celis-Morales C. Factors associated with sarcopenia: A cross-sectional analysis using UK Biobank. Maturitas 2020;133:60-7.
21. Prokopidis K, Giannos P, Katsikas Triantafyllidis K, Kechagias KS, Mesinovic J, Witard OC, et al. Effect of vitamin D monotherapy on indices of sarcopenia in community-dwelling older adults: a

systematic review and meta-analysis. J Cachexia Sarcopenia Muscle 2022;13(3):1642-52.

22. Ter Borg S, de Groot LC, Mijnarends DM, de Vries JH, Verlaan S, Meijboom S, et al. Differences in nutrient intake and biochemical nutrient status between sarcopenic and nonsarcopenic older adults-results from the Maastricht Sarcopenia Study. J Am Med Dir Assoc 2016;17(5):393-401.
23. Van Dronkelaar C, Fultinga M, Hummel M, Kruizenga H, Weijs PJM, Tieland M. Minerals and sarcopenia in older adults: an updated systematic review. J Am Med Dir Assoc 2023;24(8):1163-72.
24. Van Dronkelaar C, van Velzen A, Abdelrazek M, van der Steen A, Weijs PJM, Tieland M. Minerals and sarcopenia; the role of calcium, iron, magnesium, phosphorus, potassium, selenium, sodium, and zinc on muscle mass, muscle strength, and physical performance in older adults: a systematic review. J Am Med Dir Assoc 2018;19(1):6-11.e3.
25. Verlaan S, Maier AB, Bauer JM, Bautmans I, Brandt K, Donini LM, et al. Sufficient levels of 25-hydroxyvitamin D and protein intake required to increase muscle mass in sarcopenic older adults – The PROVIDE study. Clin Nutr 2018;37(2):551-7.
26. Wang R, Chen C, Liu W, Zhou T, Xun P, He K, et al. The effect of magnesium supplementation on muscle fitness: a meta-analysis and systematic review. Magnes Res 2017;30(4):120-32.

CHAPTER 32

오메가-3 지방산과 식이패턴

Omega-3 Fatty Acids and Dietary Pattern

이해정(가천대)

근육량과 근력은 건강과 삶의 질 유지에 필수적이다. 근육량과 근력은 20~30세에 최대가 되었다가 노화에 따라 점차 감소한다. 50세 이후 근육량과 근력의 연간 감소율은 각각 1%와 3%에 달하며, 70~80세가 되면 남녀 모두 하지 근육량이 매년 0.7~0.8%씩 감소한다고 보고하고 있다. 악액질, 근육 불용성 위축을 비롯한 여러 가지 상태로 인해 근육의 양, 질, 기능이 상실되면서 근감소증이 발생할 수 있다. 근육 손실이 진행되는 정확한 메커니즘은 아직 완전히 밝혀지지 않았지만 신경근 퇴화, 근육 단백질 회전율 변화, 호르몬 수준과 민감도 변화, 만성 염증과 산화 스트레스, 생활습관 요인 등 여러 가지 원인이 복합적으로 작용하는 과정으로 알려져 있다. 이러한 근육량 손실과 근육 기능의 저하는 만성질환의 위험을 높이며 삶의 질 저하를 초래할 수 있다.

이 장에서는, 오메가-3 지방산과 식이패턴을 중심으로 근감소증 예방과 관리에 도움이 될 수 있는지에 대해 현재까지의 연구 결과를 살펴보고자 한다.

1 오메가-3 지방산

오메가-3 지방산은 신체의 정상적인 성장과 유지를 돕고 다양한 생리적 과정에 중요한 역할을 하는 필수 지방산이다. 사람의 체내에는 지방산의 구조 중 오메가 말단으로부터 3번 탄소에 이중결합을 형성하는 불포화효소가 없어, 오메가-3 지방산을 자체적으로 합성할 수 없다(그림 32-1). 따라서, 반드시 식이 섭취를 통해 보충해야 한다.

Bird J.K.등(2021)은 체계적 문헌고찰 연구에서 오메가-3 지방산이 주로 항염증 효과와 근육 단

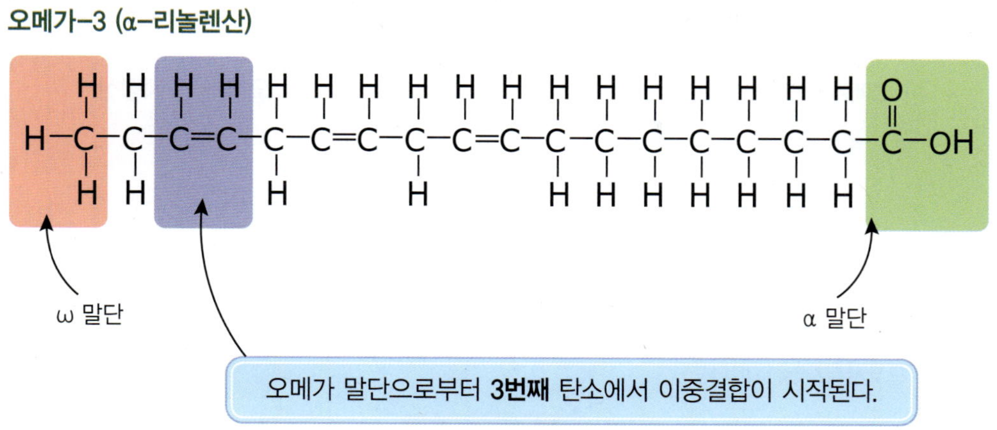

그림 32-1 **오메가-3 지방산 구조**

백질 합성 촉진을 통해 근감소증의 예방과 치료에 도움이 될 수 있는 것으로 보고하고 있다. 오메가-3 지방산[오메가-3 장쇄(long chain, LC) 다불포화지방산(polyunsaturated fatty acid, PUFA)]은 체내에서 에이코사펜타엔산(EPA)과 도코사헥사엔산(DHA)으로 전환된다(그림 32-2). EPA와 DHA는 해산물, 해산물에서 추출한 오일(어유), 크릴 오일, 일부 조류 오일에 존재하며, 식물성 식품에서 발견되는 알파-리놀렌산(ALA)으로부터 생합성될 수 있지만, 사람에서는 이 전환 과정의 효율이 낮고 사람마다 전환율의 차이가 있다고 한다. 식이를 통한 주요 공급원으로는 생선, 해산물, 강화 식품, 보충제가 있다.

EPA와 DHA는 아라키돈산으로부터 유래되는 염증성 에이코사노이드(프로스타글란딘, 트롬복산, 류코트리엔)의 생성을 억제하여 에이코사노이드에 의한 염증 관련 유전자 발현 및 단백질 생성 패턴을 조절하여 체내 염증 감소에 도움을 줄 수 있으며, 이러한 효과는 근육 손실을 억제하여 근감소증 예방에도 도움을 줄 수 있다. 또한, 최근 연구에 의하면 오메가-3 지방산은 장에서 프리바이오틱스로 작용하여 유익한 대사체 분비를 유도하고, 이를 통해 염증조절과 근육 건강에도 긍정적인 영향을 미치는 것으로 보고되었다.

1) 임상중재연구

주요한 임상중재연구들을 살펴본 결과는 다음과 같다. 오메가-3 지방산은 근육량과 근육기능 개선에 효과가 있는 것으로 보고되고 있다. Smith (2015), Krzymińska-Siemaszko(2015), Hutchins-Wiese(2013), Logan(2015) 등의 연구에 따르면, 오메가-3 지방산이 근육량과 근육기능 감소를 지연시키고, 근육 단백질 합성 속도를 촉진하며, 근육조직 손실을 줄이는 데 효과가 있는

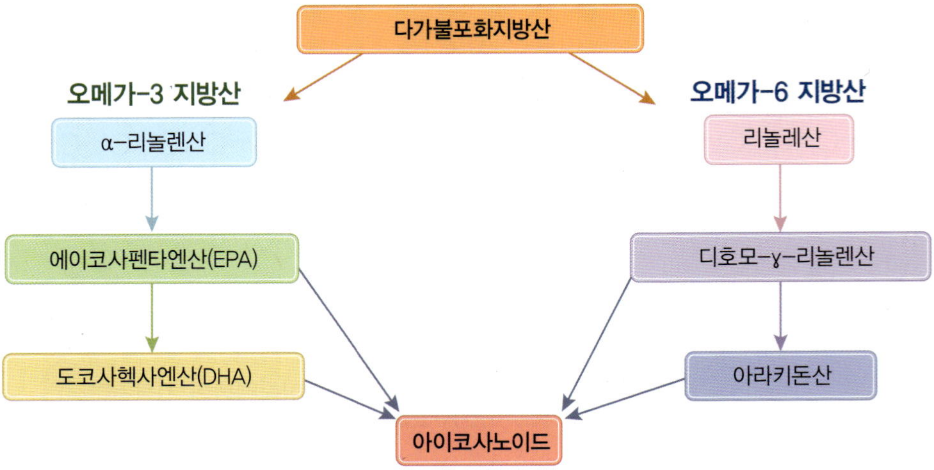

그림 32-2 **오메가-3 지방산의 주요 지방산 합성**

것으로 나타났다. 특히, 오메가-3 지방산 보충이 노인의 근육량, 근력, 단백질 합성에 유익한 영향을 미치는 것으로 보고되었다. 그러나 또 다른 연구에서는 근력이나 근기능 개선이 관찰되지 않아 그 효과에 대해 논란의 여지가 남아 있다.

Huang 등(2020)의 여러 임상연구에 따르면, 하루 2 g 이상, 6개월 이상의 장기간 오메가-3 지방산 보충은 보행 속도(walking speed), 일어나 걷기 검사(time up and go test), 악력(grip strength), 1회 반복 최대 근력(one-repetition maximum, 1-RM) 향상에 긍정적인 영향을 미치는 것으로 보고되었다.

Smith 등(2015)의 60~85세 노인을 대상으로 한 무작위대조시험 연구에 따르면, 오메가-3 지방산을 하루 4 g 캡슐(1 g 캡슐당 1.86 g EPA 및 1.5 g DHA), 6개월간 섭취한 결과, 허벅지 근육 부피(thigh muscle volume), 악력(handgrip strength), 1-RM 근력(1-repetition maximum muscle strength)이 증가한 것으로 나타났다. Lalia 등(2017)의 연구에서는 65~85세 노인에게 하루 3.9 g (2.25 EPA:DHA) 오메가-3 지방산 보충제를 16주 동안 중재한 결과, 미토콘드리아와 근형질 단백질 합성이 증가하였다.

그러나, 3년간 진행된 장기간 무작위 위약 대조시험인 Multidomain Alzheimer Preventive Trial (MAPT)의 2차 분석 연구(Rolland 등)에서, 저용량 오메가-3 지방산 보충제는 단독으로 투여되든, 신체 활동을 포함한 다중영역 생활습관 개입과 결합하든 3년 동안 노인의 근력에 유의한 영향을 미치지 않았다. 동 연구에서 치매가 없는 70세 이상의 노인들은 오메가-3 지방산 단독 섭취군(하루 두 캡슐로 총 800 mg DHA 및 225 mg EPA 제공), 오메가-3 지방산과 다중영역 개입 병행군(신체 활동, 영양 상담, 인지 훈련, 예방 상담 세 번을 포함한 43회의 그룹 세션), 다중영역 개입과 위약 병행군, 그리고 위약 단독 섭취군 중 하나에 무작위 배정되었다. 주요결과 변수는 반복적 의자 일어서기 테스트와 악력을 통해 기저선(baseline)에서 36개월까지의 근력 변화를 평가하는 것이었다. 3년 후 추적 조사 시, 개입군과 위약군 사이에 반복적인 의자 일어서기 테스트 점수에서 유의한 차이는 관찰되지 않았으며, 악력에서도 유의한 효과는 발견되지 않았다.

한편, 오메가-3 지방산 중재가 근육량과 근육기능에 미치는 영향에 있어 성별에 따른 차이를 보고한 연구가 있었다. 노인을 대상으로 18주 동안 하루 3 g의 오메가-3 지방산 보충과 저항성운동 중재를 병행한 Da Boit 등(2017)의 연구에서 중재 후 여성에서는 근육기능과 근육의 질이 대조군에 비해 증가했으나, 남성에서는 유의한 변화가 없었다고 보고하였다. 이때 남녀 간 차이는 통계적으로 유의미한 것으로 나타났다. 또한, 폐경 후 여성만을 대상으로 하루에 두 번 어유(1.2 g EPA와 DHA)를 보충한 Hutchins-Wiese 등(2013)의 연구에서도 보행속도로 측정된 신체기능이 중재 후 유의하게 향상되었다고 보고하고 있다. 또한, 저항성훈련을 받은 젊은 남성만을 대상으로 8주 동안 하루 3.5 g의 EPA, 0.9 g의 DHA, 0.1 g DPA(도코사펜타엔산)가 포함된 어유 5 g을 매일 섭취한 연구에서는 저항운동과 단백질 섭취를 병행할 경우 키네이스 신호 활성(kinase signaling activity)에 변화를 유발하는 것으로 나타났으나, 근육 단백질 합성에는 유의미한 영향을 미치지 않았다. 이러한 결과가 흥미롭기는 하지만 오메가-3 지방산 중재와 근육량 및 근육기능과의 관련성에서 여성이 남성보다 더 효과적이라는 결과에 대해서는 추후 더 연구가 필요할 것으로 사료된다.

2) 체계적 문헌고찰과 메타분석 연구

2024년 11월 현재까지 오메가-3 지방산과 근감소증 간의 관계에 대해 7편의 체계적 문헌고찰과 메타분석 연구가 이루어졌으나, 그 결과는 일관되지 않았다. 주요 연구 결과를 요약하면 다음과 같다.

Abdelhamid 등(2019)의 체계적 문헌고찰 및 메타분석 연구에서는 운동을 포함한 다요인 중재 연구를 제외하고 오메가-3 지방산의 효과를 분석하였다. 이 메타분석은 2006년부터 2016년까지 수행된 23편의 오메가-3 지방산을 중재한 무작위대조시험(randomized controlled trial, RCT)을 포함하고 있다. 분석 결과, 오메가-3 지방산 섭취량이 증가할 때 골격근량이 통계적으로 유의미하게 소폭 개선되는 경향이 관찰되었으나, 근거수준이 낮아 결과의 확실성이 부족하다고 결론지었다.

Huang 등(2020)의 메타분석 연구에서는 2009년부터 2017년까지 진행된 10편의 무작위대조시험(RCT)을 대상으로 오메가-3 지방산 중재 및 저항성운동을 포함한 통합 중재(5편)의 효과를 분석하였다. 그 결과, 근육량 변화에 유익한 효과가 있었고, 근력의 경우에도 부분적인 개선이 보고되었다. 특히 하위그룹 분석에서, 하루 2 g 이상의 오메가-3 지방산 보충제를 6개월 이상 섭취하였을 때 근육량 증가와 보행능력 개선이 기대된다고 보고하였다.

Bird 등(2021)의 주제범위(scoping) 체계적 문헌고찰과 메타분석 연구에서는 총 66편의 임상중재연구를 포함했으며, 이 중 오메가-3 지방산과 제지방량(lean body mass)을 다룬 29편의 연구를 메타분석한 결과 제지방량의 유의한 증가가 관찰되었다. 골격근량(skeletal muscle mass)을 분석한 8편의 연구에서도 골격근량이 유의하게 증가했으며, 대퇴사두근 최대 자발적 수축능력(quadriceps maximal voluntary capacity)을 분석한 10편의 연구에서는 대퇴사두근의 최대 자발적 수축능력이 유의하게 증가했다고 보고하였다. 반면, 상완 중앙 근육 둘레(mid-arm muscle circumference), 악력(hand grip strength), 그리고 1회 반복 최대 체스트 프레스(1-repetition maximum chest press)에서는 오메가-3 지방산의 중재 후 유의한 변화가 관찰되지 않았다고 보고되었다.

Cornish 등(2022)이 보고한 2009년부터 2022년까지의 16편의 무작위대조시험(RCT)을 포함한 체계적 문헌고찰과 메타분석 연구에서는 8편의 연구가 오메가-3 지방산과 운동중재를 함께 시행하였으며, 6~144주의 중재 후 하체근력과 균형보행능력에서는 개선효과가 나타났으나, 제지방조직량, 상체근력, 보행능력에서는 중재 효과가 나타나지 않았다고 보고하였다.

Huang T. 등(2023)의 체계적 문헌고찰에서는 2009년부터 2017년까지 오메가-3 지방산과 근감소증의 관련성을 다룬 13편의 무작위대조시험을 분석하였다. 중재기간은 8~144주까지 다양했으며, 중재방법으로는 오메가-3 지방산과 저항성운동을 병행한 4편과 전기근육자극을 병행한 1편, 오메가-3 지방산 단독 중재 연구 1편이 포함되었다. 분석 결과, 6편의 연구에서는 근육량과 신체활동능력이 개선되었으나, 다른 6편의 연구에서는 근력과 근육량에 변화가 없어 오메가-3 지방산과 근감소증 개선 효과에 대해 상반된 결과가 보고되었다. 이에 따라 일관된 결론을 도출하기 위해서는 추가 연구가 필요하다고 하였다.

Uchida Y. 등(2024)의 체계적 문헌고찰과 메타분석 연구에서는 2018년부터 2022년까지 발표된 4편의 무작위대조시험을 분석하였다. 그 결과, 12~14주 동안 오메가-3 지방산 보충과 저항성운동(3편) 또는 전기근육자극(1편)을 병행한 중재에서는 근력(muscle strength)은 유의하게 개선되었으나, 근육량(muscle mass)에는 유의한 변화가 관찰되지 않았다고 보고하였다

Therdyothin 등(2024)는 근감소증이 근육의 합성과 분해의 불균형도 영향을 줄 수 있다는 관점을 주목하여, 오메가-3 지방산의 역할에 중점을 두어 체계적 문헌고찰과 메타분석 연구를 발표하였다. 2011년부터 2022년까지 발표된 8편의 무작위대조시험(RCT)을 포함하여 오메가-3 지방산 중재와 저항성운동을 병행했을 때 전신 단백질 합성에서는 유의한 증가가 관찰되었으나 근육 단백질 합성에서는 유의한 변화가 관찰되지 않았다고 보고하였다.

이상으로, 오메가-3 지방산이 근감소증 및 근육 건강에 미치는 효과에 관한 체계적 문헌고찰과 메타연구는 일부 긍정적인 결과를 제시하고 있으나, 상반된 결과를 보고한 연구도 있으며, 근거

수준의 제한으로 인해 오메가-3 지방산의 효과의 일관된 결론을 도출하기에는 부족하다. 또한, 오메가-3 지방산 섭취량 증가에 따른 용량 반응 효과가 있을 것으로 예상되지만, 이에 대한 명확한 증거는 부족하다. 이는 연구 간의 이질성, 결과 보고의 제한, 다양한 중재 기간, 그리고 특히 저용량에서 중용량 범위에서 사용되는 EPA와 DHA의 상대적 양의 차이가 있기 때문일 가능성이 크다고 볼 수 있다. 따라서 향후에는 충분한 표본크기와 적절하게 잘 설계된(well-designed) 연구를 통해 오메가-3 지방산 중재 효과에 대한 신뢰도 높은 근거를 축적하는 동시에, 오메가-3 지방산의 다양한 용량 효과를 체계적으로 평가할 필요가 있다.

2 식이패턴

건강을 예측하는 데 있어 특정 식품이나 성분과의 관련성을 분석하기보다는 식품과 영양소 간의 상관관계와 복잡한 상호작용 효과를 고려하는 식이패턴과 전체 식단의 역할에 대한 관심이 높아지고 있다. '식단의 질(diet quality)'이라는 용어는 개인의 식단이 식이 권장 사항을 얼마나 잘 따르는지, 즉 식단이 얼마나 '건강한지' 평가하는 지표로 널리 사용된다. 식단의 질은 주성분 분석이나 요인 분석과 같은 사후(a posteriori: data driven) 방법으로 도출되기도 하며, 지중해식 식단과 같이 사전에 정의된(a priori: hypothesis-driven) 식이패턴으로 제시되기도 한다. 여러 연구에서 건강한 식이패턴들이 보고되었으며, 그 공통점들을 살펴보면 유사한 식품이나 식품군들이 포함한다는 점이다.

사전 정의된 식이패턴은 특정 식단 점수 또는 지수(예: 지중해식 식단-MED), 건강 식이 지수(healthy eating indices)을 예로 들 수 있다. 이러한 지수는 심혈관 및 전반적으로 건강에 유익하다고 알려진 식품영양학적 지식을 바탕으로 설정된다. 일반적으로, 건강에 유익한 식품(예: 과일과 채소, 통곡물, 생선, 저지방 육류, 저지방 유제품, 견과류, 올리브유)의 섭취가 많고, 에너지 밀도가 높으나 영양소가 부족한 식품(예: 정제 곡물, 단 음식 및 포화지방이 높은 동물성 제품)의 섭취가 적은 경우를 식단의 질이 높다고 하며, 이는 건강한 식이패턴의 특징이다.

지중해식 식이패턴

지중해식 식이패턴(mediterranean dietary pattern)은 다량의 올리브 오일, 과일과 채소, 콩류, 견과류, 곡물, 생선, 소량의 유제품 및 육류 섭취를 포함한다. 이 식단에서 과일과 채소는 카로티노이드, 항산화 비타민, 파이토케미칼이 풍부하여 산화 스트레스와 염증을 줄이는 데 도움을 줄 수 있으며, 이는 근감소증의 주요 원인으로 작용하는 산화 스트레스와 염증 발생을 완화할 수 있다. 또한, 지중해 식단의 핵심 요소인 생선은 오메가-3 지방산, 단백질, 셀레늄, 비타민 D를 공급하여 근육 대사에 긍정적인 영향을 미칠 수 있다.

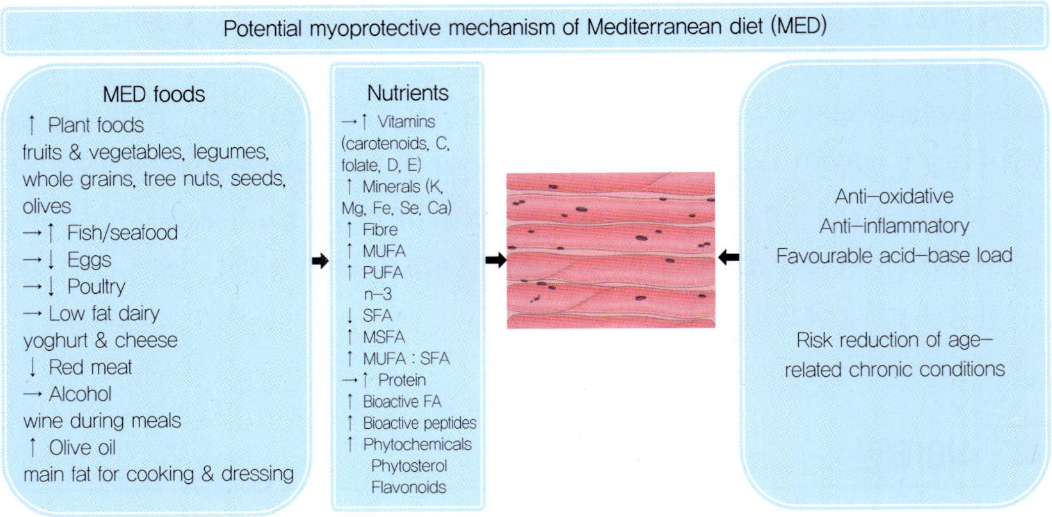

그림 32-3 지중해 식단으로 공급되는 식품과 영양소가 근육건강에 미치는 영향
Nutrients. 2019 Apr; 11(4): 745.

(1) 관찰연구

식이패턴과 노인의 근감소증 관련 연구는 무작위중재연구보다는 관찰연구가 주로 수행되었다. 상당수의 대규모 연구에서 '건강한' 식단과 신체 기능 저하 위험 감소 간에 일관된 연관성이 보고되었으며, 전반적으로 식단의 질이 높을수록 신체 능력이 개선되는 긍정적인 결과가 보고되었다.

일반적으로 '건강한' 식단은 과일과 채소의 섭취가 많고, 통곡물, 기름진 생선, 저지방 육류, 견과류, 저지방 유제품, 올리브유의 섭취가 풍부하며, 비타민 D·오메가-3 지방산·항산화 영양소와 단백질이 충분히 포함되는 것이다. 이러한 식이패턴은 근감소증 개선에 효과가 있는 것으로 보고되고 있다. 근감소증은 사이토카인과 산화 스트레스로 인한 염증 상태로 간주되며, 활성산소의 축적은 산화 손상을 일으켜 근육량과 근력 손실의 원인이 될 수 있다. 오메가-3 지방산은 강력한 항염 작용을 가지므로 적절한 섭취가 중요하며, 또한 건강한 식단에는 근육량과 근육기능에 항산화·항염증 효과를 줄 수 있는 폴리페놀과 같은 식물성 파이토케미컬이 풍부하게 포함되어 있다(그림 32-3).

Verlaan 등(2017)의 65세 이상의 노인 380명을 대상으로 한 PROVIDE 연구에 따르면, 근감소증이 없는 노인과 근감소증이 있는 노인을 연령 및 성별로 1:1 매칭하여 모집하여 연구를 수행한 결과, 근감소증의 정의된 요소인 근육량, 근력, 근육기능 외에도, 근감소증 그룹에서 보고된 신체 활동 수준과 건강 관련 삶의 질이 더 낮았다($p < 0.001$). 근감소증 그룹은 비감소증 그룹에 비해 체중당 단백질 섭취량(6%), 비타민 D (38%), 비타민 B-12 (22%), 마그네슘(6%), 인(5%), 셀레늄

(2%)이 적었다(모두 $p < 0.05$). 근감소증 그룹의 혈청 비타민 B-12 농도는 비감소증 그룹보다 15% 낮았으며($p = 0.015$), 그 외의 다른 영양소 농도는 두 그룹 간에 차이가 없었다.

Sovianne ter Borg 등(2016)의 Maastricht Sarcopenia Study에 따르면, 65세 이상의 노인 227명을 대상으로 한 연구에서 근감소증이 있는 노인은 근감소증이 없는 노인에 비해 오메가-3 지방산, 비타민 B6, 엽산, 비타민 E, 마그네슘의 섭취량이 10~18% 유의하게 낮았다. 식이 보충제 섭취를 고려했을 때도 오메가-3 지방산 섭취량은 19% 적었다. 또한, 생화학적 지표 분석에서 리놀레산은 7% 낮았고 호모시스테인은 27% 높았으며, 특히 호모시스테인 농도의 증가는 근감소증 그룹에서 관찰된 비타민 B6와 엽산 섭취 부족과 연관이 있을 것으로 판단된다.

Perälä 등(2016)은 Helsinki Birth Cohort Study 참가자 1,072명(평균 71세)을 대상으로 북유럽 식단 점수를 산정하여 식이패턴과 신체능력 간의 연관성을 분석하였다. 식단 점수는 과일과 베리류, 채소, 곡류, 다가불포화지방산:포화지방산:트랜스지방산 비율, 저지방 우유, 생선, 붉은색 및 가공육, 총 지방, 주류 섭취량 등을 반영하여 산출되었다. 분석 결과, 북유럽 식단 점수가 최상위 그룹에 속한 여성 노인은 최하위 그룹에 속한 여성 노인에 비해 걷기 테스트에서 17%, 팔굽혀 펴기 테스트에서 16%, 의자 앉았다 일어나기 테스트에서 20% 더 우수한 결과를 기록하여, 건강한 북유럽 식단이 여성 노인의 전반적인 신체능력 향상과 관련이 있음을 보고하였다.

Robinson 등(2008)은 The Hertfordshire Cohort Study의 59~73세 남녀 2,983명을 대상으로 식이요인과 악력 간의 관계를 조사분석한 결과, 불포화지방산이 높은 생선을 매주 추가로 섭취할 때마다 남성의 경우 0.43 kg, 여성의 경우 0.48 kg씩 악력이 증가하는 것으로 관찰되었다. 이러한 결과는 지방이 많은 생선 섭취가 노년기 남녀의 근기능에 중요한 영향을 미칠 수 있음을 시사하며, 이는 오메가-3 지방산의 항염증 효과가 근감소증 예방에 기여할 가능성을 제시한다.

Oh 등(2014)은 65세 이상의 노인 1,435명을 대상으로 클러스터(cluster) 분석을 수행하여 '전통 한식(traditional Korean)', '육류와 알코올(meat and alcohol)', '서구화된 한식(westernized Korean)'의 세 가지 주요 식이패턴을 도출하였다. '전통 한식' 패턴은 흰 쌀밥의 섭취가 높고 단백질, 지방, 유제품 섭취가 낮은 것이 특징이고, '육류와 알코올' 패턴은 육류와 알코올의 섭취가 높은 특징을 보였다. '서구화된 한식' 패턴은 한식을 기본으로 하면서 면, 빵, 달걀, 우유 등의 다양한 음식을 포함하는 식단이었다. 각 식이패턴에 따라 대상자의 사지 골격근량(appendicular skeletal muscle mass, ASM)을 측정한 결과, '전통 한식' 패턴과 비교했을 때 '서구화된 한식' 패턴은 ASM/Wt (kg) 비율의 이상(abnormality) 위험이 74% 이상 증가한 것으로 나타났다. '전통 한식' 패턴은 건강한 측면을 가지고 있지만, 단백질, 칼슘, 비타민 D 섭취량이 가장 낮았고 사지 골격근량[ASM(단위: kg)]도 낮은 것으로 나타나서 골격근량 유지를 위해 영양소의 보충이 필요함을 시사한다.

Shimizu 등(2023)은 50세 이상 일본인 1,699명을 대상으로 건강한 식단 패턴은 일본식단지수

(12-component revised Japanese Diet Index, rJDI12)의 준수 정도를 평가하였다. rJDI12의 삼분위수와 근육 약화 발생 간의 관계를 분석한 결과, rJDI12의 최상위 삼분위(T3)에서는 근육 약화와 음의 상관관계가 나타났다. 일본식 식단은 콩 제품, 생선, 채소, 쌀, 해조류, 미소(된장)국, 절임 음식, 녹차 등의 섭취가 높은 것이 특징이며, 이러한 식단을 충실히 따를수록 고령 인구에서 근육 약화 발생이 감소하는 것으로 나타났다고 보고하였다.

(2) 체계적 문헌고찰과 메타분석

식이패턴과 근감소증과의 관련성에 대한 체계적 문헌고찰과 메타분석 연구 현황을 살펴보면 2024년 11월 현재까지 12편의 논문이 발표되었다. 그 중 주요한 논문들에 대해 결과를 소개하면 다음과 같다.

Bloom 등(2018)은 2002년부터 2017년까지 발표된 노인의 식이 질과 근감소증과 관련된 총 23편의 연구(단면 연구 11편, 종단 연구 12편)를 체계적으로 문헌 고찰하였다. 그 결과, '건강한' 식단과 근육량 개선 사이에 관련성이 시사되었으나, 결과가 명확하지 않았다. 또한, 근력 감소 위험과의 연관성은 제한적이고 일관성이 부족하였으며, 근감소증 위험 감소와의 연관성도 소규모 횡단 연구에 한정된 것으로 나타났다. 반면, '건강한' 식단과 신체 수행 능력 감소 위험 사이에는 일관된 관찰 증거가 확보되어 위험 감소와의 관련성이 뒷받침되었다.

Jang 등(2021)의 체계적 문헌고찰에는 2011년부터 2020년까지 보고된 총 14편의 전향적 코호트 연구가 포함되었다. 이 중 7편은 지중해식 식이패턴과 근감소증의 관련성을 조사하였고, 3편은 북유럽 식이패턴(Nordic dietary pattern)과 근감소증의 관련성을 살펴보았다. 나머지 연구들은 비유럽 국가에서 수행되었으며, 대부분 일본에서 이루어진 연구가 많았다. 비유럽 국가의 결과는 일관성이 부족했으며, 일본식 식품 가이드 스피닝 톱(JFG-ST), 식이 다양성 점수(DVS), 국제 식이 품질 지수(DQI-I)에 대한 연구 수가 부족하여 효과를 입증하기 어렵다고 보고하였다. 최종적으로는 지중해식 및 북유럽 식이패턴이 근감소증 위험 감소와 관련이 있는 것으로 보고되었다.

Chan 등(2021)이 수행한 체계적 문헌고찰에는 1990년부터 2018년까지 보고된 총 17편의 연구가 포함되었으며, 이 중 9편은 단면 연구, 6편은 무작위대조시험(RCT), 나머지는 코호트 연구였다. 분석결과, 식물 기반 식이패턴은 근력과 긍정적인 연관성을 보였으나, 신체 구성과는 부정적인 연관성을 나타냈다. 반면, 근기능과의 관련성에 대해서는 결론을 내리기 어렵다고 보고되었다.

Van Elswyk 등(2022)의 체계적 문헌고찰과 메타분석에는 1995년부터 2020년까지 보고된 총 38편의 문헌이 포함되었으며, 이 중 4편은 무작위대조시험(RCT), 34편은 관찰연구였다. 메타분석에는 이 중 16편이 포함되었는데 3편은 RCT, 13편은 관찰연구였다. 13편의 관찰연구를 대상으로 수행한 메타분석 결과, 건강한 식이패턴에 대한 높은 순응도는 보행 속도 감소 위험의 감소와 연관성이 있는 것으로 보고되었다.

Coelho–Junior 등(2022)이 수행한 체계적 문헌고찰과 메타분석에는 2017년부터 2021년까지 보고된 총 7편의 연구가 포함되었으며, 이 중 5편은 단면연구, 1편은 종단연구, 나머지 1편은 환자–대조군 연구였다. 메타분석에는 이 중 4편의 논문만 포함되었으며, 메타분석에는 이 중 4편의 연구만 포함되었으며, 그 결과 근감소증이 있는 노인은 근감소증이 없는 노인에 비해 단백질 섭취량이 유의하게 낮은 것으로 나타났다. 이를 통해 단백질 섭취와 근감소증 위험 간의 관련성이 보고되었다.

Papadopoulo 등(2023)은 2011년부터 2022년까지 보고된 10편의 관찰연구를 포함한 체계적 문헌고찰을 수행하였으며, 이 중 4편은 단면연구, 6편은 전향적 연구였다. 분석 결과, 지중해식 식이패턴 준수는 일반적으로 근육량과 긍정적인 관련이 있는 것으로 나타났다. 그러나 근력과의 관련성은 명확하지 않았으며, 근감소증 위험 감소 효과 또한 일관된 긍정적 결과는 보여주지 않았다고 보고하였다.

주로 채소 및 과일 섭취와 근감소증 위험 간의 관련성을 본 Hong 등(2024)은 단면연구 11편과 코호트연구 3편으로 구성된 총 14편의 관찰연구를 포함한 체계적 문헌고찰과 메타분석을 수행하였다. 채소와 과일 섭취는 근감소증 위험 감소와 유의미한 연관성이 있는 것으로 보고되었으나, 이 연관성은 단면연구에서만 관찰되었고, 코호트 연구에서는 확인되지 않았다. 또한, 이러한 연관성은 60세 이상의 노인, 특히 남성에게서 유의하게 나타났다.

향후 연구에서는 근거수준을 높이기 위해, 무작위대조시험 결과가 더 축적되어야 하며, 이 결과들에 대한 체계적 문헌고찰과 메타분석이 수행되어야 할 것이다. 또한, 장기추적연구 디자인으로 청년층을 기반하여 노인기까지 추적 조사함으로써, 식이패턴과 근감소증 발생 간의 연관성을 심층적으로 규명하는 것이 필요할 것으로 사료된다.

▶ 참고 문헌

1. Abdelhamid A, Hooper L, Sivakaran R, Hayhoe RPG, Welch A on behalf of the PUFAH Group. The Relationship Between Omega-3, Omega-6 and Total Polyunsaturated Fat and Musculoskeletal Health and Functional Status in Adults: A Systematic Review and Meta-analysis of RCTs. Calcified Tissue International 2019;105:353-372.
2. Bloom I, Shand C, Cooper C, Robinson S, Baird J. Diet Quality and Sarcopenia in Older Adults: A Systematic Review. Nutrients 2018;10:308.
3. Chan H, Ribeiro RV, Haden S, Hirani V. Plant-Based Dietary Patterns, Body Composition, Muscle Strength and Function in Middled and Older Age: A Systematic Review. J Nutr Health Aging 2021;25(8):1012-1022.
4. Coelho-Junior HJ, Calvani R, Azzolino D, Picca A, Tosato M, Landi F, et al. Protein Intake and Sarcopenia in Older Adults: A Systematic Review and Meta-Analysis. Int J Environ Res Public Health 2022;19:8718.
5. Cornish SM, Cordingley DM, Shaw KA, Forbes SC, Leonhardt T, Bristol A, et al. Effects of Omega-3 Supplementation Alone and Combined with Resistance Exercise on Skeletal Muscle in Older Adults: A Systematic Review and Meta-Analysis. Nutrients 2022;14:2221.
6. Da Boit M, Sibson R, Sivasubramaniam S, Meakin JR, Greig CA, Aspden RM, et al. Sex differences in the effect of fish-oil supplementation on the adaptive response to resistance exercise training in older people: a randomized controlled trial. Am J Clin Nutr 2017;105:151-158.
7. Granic A, Sayer AA, Robinson SM. Dietary Patterns, Skeletal Muscle Health, and Sarcopenia in Older Adults. Nutrients 2019;11:745.
8. Hakkinen K, Kraemer WJ, Kallinen M, Linnamo V, Pastinen U-M, Newton RU. Bilateral and Unilateral Neuromuscular Function and Muscle Cross-Sectional Area in Middle-Aged and Elderly Men and Women. J Gerontol A Biol Sci 1996;1:B21-B29.
9. Hong S-H, Bae Y-J. Association of Dietary Vegetable and Fruit Consumption with Sarcopenia: A Systematic Review and Meta-Analysis. Nutrients 2024;16:1707.
10. Huang T, Liu C, Cui C, Zhang N, Cheung WH, Wong RMY. Potential of Fatty Acids in Treating Sarcopenia: A Systematic Review. Nutrients 2023;15:3613.
11. Huang Y-H, Chiu W-C, Hsu Y-P, Lo Y-L, Wang Y-H. Effects of Omega-3 Fatty Acids on Muscle Mass, Muscle Strength and Muscle Performance among the Elderly: A Meta-Analysis. Nutrients 2020;12:3739.
12. Hutchins-Wiese HL, Kleppinger A, Annis K, Liva E, Lammi-Keefe CJ, Durham HA, et al. The impact of supplemental n-3 long chain polyunsaturated fatty acids and dietary antioxidants on physical performance in postmenopausal women. J Nutr Health Aging 2013;17:76-80.
13. JafariNasabian P, Inglis JE, Reilly W, Kelly OJ, Ilich JZ. Aging human body: changes in bone, muscle and body fat with consequent changes in nutrient intake. J Endocrinol 2017;234(1):R37-R51.
14. Jang E-H, Han Y-J, Jang S-E, Lee S. Association between Diet Quality and Sarcopenia in Older

Adults: Systematic Review of Prospective Cohort Studies. Life 2021;11:811.

15. Jeromson S, Gallagher IJ, Galloway SDR, LEE Hamilton D. Omega-3 Fatty Acids and Skeletal Muscle Health. Mar Drugs 2015;13:6977-7004.
16. Julia K Bird, Barbara Troesch, Ines Warnke, Philip C Calder. The effect of long chain omega-3 polyunsaturated fatty acids on muscle mass and function in sarcopenia: A scoping systematic review and meta-analysis. Clin Nutr ESPEN 46: 2021:73e86
17. Koster A, Ding J, Stenholm S, Caserotti P, Houston DK, Nicklas BJ, et al. Does the amount of fat mass predict age-related loss of lean mass, muscle strength, and muscle quality in older adults? J Gerontol A Biol Sci Med Sci, 2011;66A(8):888-895.
18. Krzymińska-Siemaszko R, Czepulis N, Lewandowicz M, Zasadzka E, Suwalska A, Witowski J, et al. The Effect of a 12-Week Omega-3 Supplementation on Body Composition, Muscle Strength and Physical Performance in Elderly Individuals with Decreased Muscle Mass. Int J Environ Res Public Health 2015;12:10558-10574.
19. Lalia AZ, Dasari S, Robinson MM, Abid H, Morse DM, Klaus KA, et al. Influence of omega-3 fatty acids on skeletal muscle protein metabolism and mitochondrial bioenergetics in older adults. Aging 2017;9(4):1096-1129.
20. Logan SL, Spriet LL. Omega-3 fatty acid supplementation for 12 weeks increases resting and exercise metabolic rate in healthy community-dwelling older females. PLoS ONE 2015;10:e0144828.
21. McGlory C, Wardle SL, Macnaughton L, Witard OC, Scott F, Dick J, et al. Fish oil supplementation suppresses resistance exercise and feeding-induced increases in anabolic signaling without affecting myofibrillar protein synthesis in young men. Physiol Rep 2016;4(6):e12715.
22. Oh C, No J-K, Kim H-S. Dietary pattern classifications with nutrient intake and body composition changes in Korean elderly. Nutr Res Pract 2014;8(2):192-197.
23. Papadopoulou SK, Detopoulou P, Voulgaridou G, Tsoumana D, Spanoudaki M, Sadikou F, et al. Mediterranean Diet and Sarcopenia Features in Apparently Healthy Adults over 65 Years: A Systematic Review. Nutrients 2023;15:1104.
24. Perälä MM, von Bonsdorff M, Männistö S, Salonen MK, Simonen M, Kanerva N, et al. A healthy Nordic diet and physical performance in old age: findings from the longitudinal Helsinki Birth Cohort Study. Br J Nutr 2016;115(5):878-886.
25. Robinson SM, Jameson KA, Batelaan SF, Martin HJ, Syddall HE, Dennison EM, et al. Diet and Its Relationship with Grip Strength in Community Dwelling Older Men and Women: The Hertfordshire Cohort Study. JAGS 2008;56:84-90.
26. Rolland Y, de Souto Barreto P, Maltais M, Guyonnet S, Cantet C, Andrieu S, Vellas B. Effect of Long-Term Omega 3 Polyunsaturated Fatty Acid Supplementation with or without Multidomain Lifestyle Intervention on Muscle Strength in Older Adults: Secondary Analysis of the Multidomain Alzheimer Preventive Trial (MAPT). Nutrients 2019;11:1931.
27. Shimizu A, Okada K, Tomata Y, Uno C, Kawase F, Momosaki R. Association between Japanese Diet Adherence and Muscle Weakness in Japanese Adults Aged ≥50 Years: Findings from the

JSTAR Cohort Study. Int J Environ Res Public Health 2023;20(22):7065.

28. Smith GI, Julliand S, Reeds DN, Sinacore DR, Klein S, Mittendorfer B. Fish oil-derived n-3 PUFA therapy increases muscle mass and function in healthy older adults. Am J Clin Nutr 2015;102:115-122.
29. Sovianne ter Borg, Lisette C.P.G.M. de Groot, Donja M. Mijnarends, Jeanne H.M. de Vries, Sjors Verlaan, Saskia Meijboom, et al. Differences in Nutrient Intake and Biochemical Nutrient Status Between Sarcopenic and Nonsarcopenic Older Adults-Results From the Maastricht Sarcopenia Study. J Am Med Dir Assoc 2016;17:393-401.
30. Strandberg E, Ponsot E, Piehl-Aulin K, Falk G, Kadi F. Resistance Training Alone or Combined With N-3 PUFA-Rich Diet in Older Women: Effects on Muscle Fiber Hypertrophy. J Gerontol A Biol Sci Med Sci 2019;74(4):489-493.
31. Therdyothin A, Prokopidis K, Galli F, Witard OC, Isanejad M. The effects of omega-3 polyunsaturated fatty acids on muscle and whole-body protein synthesis: a systematic review and meta-analysis. Nutrition Reviews 2024; nuae055.
32. Uchida Y, Tsuji K, Ochi E. Effects of Omega-3 fatty acids supplementation and resistance training on skeletal muscle. Clinical Nutrition ESPEN 2024;61:189-196.
33. Van Elswyk ME, Teo L, Lau CS, Shanahan CJ. Dietary Patterns and the Risk of Sarcopenia: A Systematic Review and Meta-Analysis. Curr Dev Nutr 2022;6:nzac001.
34. Verlaan S, Aspray TJ, Bauer JM, Cederholm T, Hemsworth J, Hill TR, et al. Nutritional status, body composition, and quality of life in community-dwelling sarcopenic and non-sarcopenic older adults: A case-control study. Clin Nutr 2017;36:267-274.

CHAPTER 33

근육량 및 근력, 신체기능 개선을 위한 운동방법

Exercise Strategies to Enhance Muscle Mass, Strength, and Physical Function in Sarcopenia

김창선(동덕여대)

1 근감소증의 세 가지 요인

근감소증에 대해 논의되기 시작하던 초기에는 근감소증의 조작적 정의를 근육량(muscle mass) 감소를 기준으로 논의됐다. 그 후 시간이 지나면서 근력(muscle strength)과 신체 기능(physical performance)의 임상적 중요성이 강조되면서, 2010년 유럽 그룹(european working group on sarcopenia in older people, EWGSOP)은 근육량과 신체 기능을 기반으로 근감소증을 정의하였으며, 이후 아시아 그룹(asian working group for sarcopenia, AWGS)을 포함한 국제적 지침에서도 근육량과 함께 근력, 신체 기능을 근감소증 진단 및 임상적 개선 정도를 평가하는 주요 지표로 강조하였다.

또한, 근감소증 정의 및 결과 컨소시엄(sarcopenia definitions and outcomes consortium, SDOC)과 유럽 근골격계 질환 및 골다공증 연구회(european society for clinical and economic aspects of osteoporosis, osteoarthritis, and musculoskeletal diseases, ESCEO)에서 근감소증의 진단 및 평가 지표로 근육량보다 근기능(muscle function)의 중요성을 강조하고 있다. 이처럼 근감소증 진단 및 평가 요소에 관한 생각이 변화해오는 과정에서, 최근 한국 그룹(korean working group on sarcopenia, KWGS)에서 사지근육량(appendicular skeletal muscle mass, ASM), 근력, 신체기능을 평가하여 (A) 중증 근감소증(severe sarcopenia)과 (B) 근감소증(sarcopenia), (C) 기능

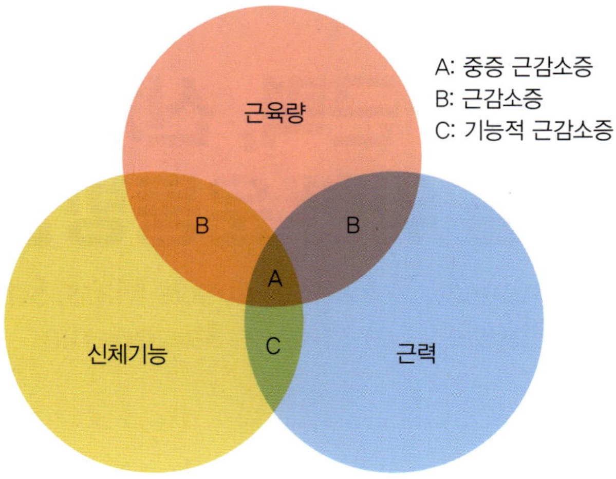

그림 33-1 **한국 워킹 그룹(KWGS)에서 발표한 근감소증 평가에 관련한 근육량과 근력, 신체기능**

적 근감소증(functional sarcopenia)의 3단계로 평가하는 근감소증 평가를 위한 알고리즘을 발표하였다(그림 33-1).

그림 33-1에서 설명하는 바와 같이, (A) 중증 근감소증은 근육량과 근력, 신체 기능의 세 가지 요소 모두의 교집합으로 근육량과 함께 근력과 신체기능 모두가 저하된 상태로 정의된다. (B) 근감소증은 근육량과 근력의 교집합 또는 근육량과 신체 기능의 교집합으로 근육량과 함께 근력이 낮거나 또는 신체 기능이 저하된 상태로 정의된다. (C) 기능적 근감소증은 근육량과 신체 기능의 교집합으로 근육량과 함께 신체 기능이 저하된 상태로 정의되며, 근육량의 손실 없이 근력이 약하고 신체 능력이 낮은 상태이다. 즉, 근육량과 근력, 신체기능은 각각 독립적인 근감소증의 주요 요인으로 볼 수 있지만, 결과적으로는 다른 요인과 결합되어 근감소증의 정도를 나누는 분류 기준이 된다. 따라서, 이 근육량과 근력, 신체기능의 특성을 살피고, 이들을 개선하고 향상시키는 운동 방법에 대해 알아본다.

1) 근육량(Muscle mass)

인체에는 약 650개의 근육 중 약 400여 개가 골격근이다. 그 외에 내장근, 심장근도 있지만, 근감소의 대상은 주로 골격근이다. 골격근은 우리 몸의 자세 및 균형을 유지하거나 이동이나 운동 등 신체기능에 중요한 역할을 한다. 골격근은 체중의 40~50%를 차지하는 가장 큰 장기이며, 에너지 대사 및 열 생성에서도 중요한 역할을 한다. 연령이 증가하면서 발생하는 체성분 변화의 가장 큰 특징은 근육량 감소이다. 노화에 따라서 영양 불균형, 좌식 생활의 증가와 함께 근육량은 자연

스럽게 감소한다. 근육량은 30세경에 최대에 이르고, 30세 이후부터 감소하기 시작하여 70세까지 10년에 약 8%씩 감소하다가, 70세 이후가 되면 10년에 15% 감소하여 약 2배 빠른 속도로 감소하는 것으로 알려져 있다. 이 과정에서 근육 조직량과 근섬유 수, 그리고 면적도 점진적으로 감소한다. 노화에 따른 근육량 감소는 주로 상지보다는 하지에서 감소 정도가 두드러지며, 대퇴사두근의 경우 20대에 비하여 70대의 경우 면적이 14% 정도 감소되며, 주로 제2형 근섬유(Type II, 속근)의 크기가 감소한다.

근감소증의 진단 및 평가에 있어서 근육량은 사지근육량(ASM)을 사용한다. 사지근육량(ASM)은 DEXA와 BIA법으로 비교적 간단하면서도 정확하게 측정을 할 수 있다. 또한, 체질량지수(body mass index, BMI)와 같이 신장의 제곱근으로 나누어 신장이 증가할수록 사지근육량이 증가하는 것을 보정하여 근감소증의 지표로 근육량지수(SMI)를 사용하고 있다. 근육량지수(SMI)는 사지근육량(kg)을 신장(m)의 제곱근으로 나눈 값이다[ASM(kg)/height(m)^2].

국민건강영양조사(KNHANES, 2008~2011)를 기반으로 우리나라 여성 10세부터 97세까지 11,633명을 분석연구에서는 사지근육량(ASM)은 30대와 40대에서 가장 높았으며, 키로 보정한 근육량지수(skeletal muscle mass index, SMI)는 5.9±0.7 kg/m^{2}이었다고 한다. 이 연구에서 아시아 그룹(AWGS)의 SMI를 이용하여 5.4 kg/m^2 미만을 근감소증으로 정의할 때, 65세 이상의 고령 여성에서 근감소증에 해당하는 비율은 22.1%를 보였으며 나이에 따라 그 비율이 증가하여 85세 이후에는 40.5%의 높은 빈도를 보였다.

한국 그룹(KWGS)에서는 2019년 아시아 그룹(AWGS) 지침에 따라 근육량지수(SMI) 권장 컷오프 포인트를 따른다(표 33-1).

표 33-1 한국 그룹(KWGS)의 근육량지수(SMI) 권장 컷오프 기준(2023).

측정방법	근육량지수(SMI)
DEXA	남성 <7.0 kg/m^2 여성 <5.4 kg/m^2
BIA	남성 <7.0 kg/m^2 여성 <5.7 kg/m^2

* 근육량지수(SMI): 사지근육량(kg)을 신장(m)의 제곱근으로 나눈 값[ASM(kg)/height(m)^2], DEXA: Dual-energy X-ray absorptiometry, BIA: Bio-electrical impedance analysis

2) 근력(Muscle strength)

근력은 근육의 수축에 의하여 생기는 근육의 힘을 말한다. 근력은 근육량과 함께 30세 정도에 최대가 된 이후부터 비선형 감소를 보이며 매년 대략 3~4% 정도 감소한다. 근육량은 70세까지 10년에 약 8%씩 감소하는 것에 비교하여 근력은 약 10~15%씩 감소하여 약 2배 많이 감소하며, 70세 이후가 되면 근육량 감소속도(15%/decade)와 근력 감소속도(25~40%/decade) 모두 그 이전보다 약 2배씩 빠른 속도로 감소하는 것으로 알려져 있다. 근력의 노화에 따른 감소 정도는 부위에 따라 다르며 슬관절이 주관절에 비교하여 빠르게 감소하는 것으로 알려져 있다. 이처럼 근육량보다 근력이 빨리 저하되는 것이 밝혀지면서 근감소증에 있어서도 근육량보다는 근력이 중요하다는 인식이 시작되었고, 이러한 결과는 특히 여성에서 현저하게 나타나 근감소증을 정의할 때, 근육량 감소와 함께 근력 저하를 포함한 개념으로 정립되었다.

근력은 일반적으로 근육의 횡단면적에 비례한다고 알려져, 근육량이 많으면 근력이 강할 것이라고 생각하기 쉽다. 그러나 근력은 근육량이 정상 범위임에도 현저히 저하된 경우가 있고, 근육량이 유의하게 감소한 상태임에도 근력이 정상 이상인 경우도 많아 단순히 근육량의 감소만으로 근감소증을 판단하는 것에는 무리가 있다. 이처럼 근감소증에 의한 유해한 결과들이 근육량 감소보다는 근력 감소에 더 높은 관련성이 있으며, 근감소증의 진단 및 평가 지표로 근육량보다 근력의 중요성이 강조되고 있다.

근력은 근감소증의 세 가지 요인 중 기본적인 요인이라 할 수 있다. 왜냐하면 그림 33-1에서 설명한 바와 같이, (A) 중증 근감소증뿐만 아니라 (B) 근감소증, (C) 기능적 근감소증 모두를 진단하고 평가하는 요소이기 때문이다.

근육량을 평가할 때 전신을 평가하는 것처럼 근력도 전신의 다양한 근력을 평가하거나, 만약 편리성에 의해 한 부위의 근력만 측정해야 한다면, 하지 근력을 측정하는 것이 신체기능 지표로 가장 타당할 것이다. 그러나 이를 정확하게 측정하기 위해서는 등속성 근력 측정 장비와 같이 고가이면서 대규모의 장비가 필요하여 효율성에서 떨어진다. 이에 근력 측정 방법으로 보편화되어 있는 악력이 근감소증 진단을 위한 근력 측정에서도 표준 검사로 제시되고 있다.

악력은 주동팔(왼손잡이는 왼손)에서 최소 두 번 측정하며, 이들 중 최고 값을 평가한다. 악력의 권장 컷오프 포인트는 2019년 아시아 그룹(AWGS) 지침에 따라 남성 28 kg 미만, 여성 18 kg 미만이다(표 33-2).

표 33-2 한국 그룹(KWGS)의 악력 권장 컷오프 기준(2023).

악력(kg)
남성 <28 kg
여성 <18 kg

* 주동팔(왼손잡이는 왼손)에서 두 번 이상 측정 후 최고값으로 평가

3) 신체 기능(Physical performance)

신체 기능은 근육을 포함한 다양한 장기에서의 신체 작용을 일컫는 것으로, 성인기 이후 나이가 들어감에 따라 신경전달 속도, 신진대사율, 심장기능, 폐활량 등 신체 기능이 점차 감소한다. 또한, 골격근의 관점에서는 연령대가 높아질수록 노화에 의해 성장호르몬과 성호르몬이 감소하고, 근섬유가 약화되어 근력을 유지하는 기능이 저하되며, 근섬유 단백질 합성을 저해하는 염증유발물질이 증가하며 근기능도 감소되는 것을 알 수 있다.

근감소증에서 신체기능은 근력과 함께 근육의 기능적인 면을 평가하는 항목의 하나로, 근육의 양적 평가와 함께 근감소증 진단과 평가에 있어서 중요한 요소이다. 신체 기능도 근력과 마찬가지로 (A) 중증 근감소증뿐만 아니라 (B) 근감소증, (C) 기능적 근감소증 모두를 진단하고 평가하는 요소이기 때문에 근감소증 진단 및 평가의 기본적인 요인이라 할 수 있다. 신체기능은 근력과 지구력, 유연성, 평형성, 협응성 등 다양한 체력적 요소의 종합이라 할 수 있다. 이처럼 신체기능은 다양한 요소에 의해 결정되므로, 신체기능저하(poor physical function)를 진단하고 평가하는 방법도 다양하다. 간편 신체수행평가(short physical performance battery, SPPB), 보행속도, 6분 걷기, 400 m 걷기, 계단오르기 파워검사(stair climb power test) 등으로 평가할 수 있다.

한국 그룹(KWGS)에서는 근감소증 진단을 위한 신체기능의 표준 검사 방법으로 간편 신체수행평가(SPPB)를 추천하며, SPPB를 실행할 수 없는 경우, 보행 속도 또는 TUG (Time Up and Go) 검사 등을 사용하여 신체 기능을 평가한다(표 33-3).

표 33-3 한국 그룹(KWGS)의 신체기능 검사 방법과 권장 컷오프 기준(2023).

측정 방법	권장 컷오프 기준
간편 신체수행평가(SPPB) ㉠ 보행 속도 ㉡ 정적 균형 ㉢ 의자 일어서기 검사	≤ 9점(3가지 평가 합산)
보행 속도 검사(4 m 또는 6 m)	< 1.0미터/초
TUG 검사	≥ 12초
5회 연속 의자에서 일어서기 검사	서서 시작 >10초 앉아서 시작 >11초
30초 의자에서 일어서기 검사	남성 ≤17회 여성 ≤15회
400 m 걷기 검사	완주 못함 또는 ≥ 6분

(1) 간편 신체수행평가(SPPB)

SPPB는 일상생활 기능을 평가하는 좋은 방법으로, 기본적으로 세 가지 구성 요소(보행 속도, 균형, 의자에서 일어나기)로 이루어져 있다. 각 구성 요소의 점수는 0~4점 범위로 평가되며, 총 12점이 만점이다. 2019년 아시아 그룹(AWGS) 지침에 따라 SPPB의 권장 컷오프 포인트는 9점 이하이다.

1. 보행 속도(4 m 거리 속도로 평가)
2. 정적 균형(일반자세, 반 일렬자세, 일렬자세로 평가)
3. 의자 일어서기 검사(5회 일어나기 시간으로 평가)

(2) 보행 속도 검사

한국 그룹(KWGS)의 보행 속도는 4 m 또는 6 m 거리에서의 속도 측정을 추천하며, 1 m 또는 1.5 m의 가속 및 감속 구간을 별도로 두도록 권장한다. 2019년 아시아 그룹(AWGS) 지침에 따라 SPPB의 권장 속도는 1.0 m/초 미만이다.

(3) TUG 검사

TUG (Time Up and Go) 검사는 의자에서 일어나 3 m 앞까지 걸어갔다가 돌아와 다시 의자에 앉는 시간을 평가한다. 권장 컷오프 기준값은 12초 이상이다.

(4) 5회 연속 의자에서 일어서기 검사

양팔의 도움 없이 가능한 한 빨리 5회 연속해서 의자에서 일어서기 시간을 평가한다. 권장 컷오프 기준값은 서서 시작할 때는 10초 초과와 앉아서 시작할 때는 11초 초과로 각각 다르다.

(5) 30초 의자에서 일어서기 검사

양팔의 도움 없이 가능한 한 빨리 30초 동안 연속해서 의자에서 일어서기 횟수를 평가한다. 권장 컷오프 값은 남성의 경우 17회 미만, 여성의 경우 15회 미만이다.

(6) 400 m 걷기 검사

400 m 걷기 검사는 다리의 근 지구력을 평가할 수 있는 검사로 400 m 트랙을 한 바퀴 도는 시간을 평가한다. 권장 컷오프 값은 완주 못하거나 6분 이상이다.

2 근육량 및 근력, 신체기능을 개선시키기 위한 운동방법

운동(exercise)은 근육 수축으로 신체를 움직이는 활동이라는 점에서 신체활동(physical activity)과 공통적인 요소가 있지만, 보다 특정 목표를 가지고 계획적이면서 구조화된 반복적인 움직임을 수행하며 가장 강력한 건강효과를 가지고 있다. 바꿔말하면 운동은 일정한 계획하에 구조적인 움직임으로 이루어지며, 가장 강력한 건강효과를 가지는 신체활동이라 할 수 있다.

운동은 목적에 따라서 유산소성 운동(aerobic exercise)과 균형 운동(balance exercise), 저항성 운동(resistance exercise) 등으로 나눌 수 있다. 유산소성 운동은 지구성 운동이라고도 하며, 특정 시간 동안 대근육을 사용하며 지속적이며 율동적으로 수행하는 운동이다. 균형 운동은 정지해 있거나 움직이는 동안 균형 능력을 향상시키는 운동이다. 저항성 운동은 신체 자체의 무게나 운동기구의 기계적 부하를 이용하는 운동으로, 주로 덤벨(dumbbell), 바벨(barbell) 등의 프리 웨이트(free weight) 혹은 웨이트 머신(weight machine) 등을 이용하는 운동을 말한다. 비교적 간단하게 수축성이 강한 고무 탄성 밴드나 튜브 등을 이용하여 저항성 운동을 수행할 수도 있다. 운동은 빈도(Frequency), 강도(Intensity), 시간(Time), 형태(Type)의 4가지 요소(FITT)로 이루어진다. 빈도는 얼마 동안 얼마나 자주 운동하는지, 강도는 얼마의 부하를 수행하는지(무게 또는 힘의 양), 시간은 얼마의 시간(기간) 동안 수행하는지, 형태는 어떤 기구 등을 이용하는지를 나타낸다.

1) 근육량(Muscle mass)을 향상시키는 운동방법

근육량이 증가하는 것을 근비대(hypertrophy)라고 하는데 이는 근육세포 즉, 근육섬유에서 액틴과 미오신 섬유가 비대해져서 일어나기 때문에 근섬유비대(fiber hypertropy)라고도 한다. 저항성 운동(resistance exercise) 등을 통하여 근육에 기계적 부하가 걸리게 되면 근섬유비대가 일어나며, 매일 한 두 번의 강한 수축이 반복되면 근육 수축단백질 합성 속도가 빨라지고 6주에서 10주 이내에 유의할 만한 근비대가 나타나는 것으로 알려져 있다. 또한, 저항성 운동을 통하여 근섬유 비대와 더불어 근육섬유 숫자도 증가한다. 근육섬유의 수적인 증가를 섬유증식(fiber hyperplasia)이라고 하며, 이미 비대해져 있던 근육섬유의 선분열(linear splitting)에 의해 발생하는 것으로 알려져 있다. 이처럼 저항성 운동은 근육단백질의 합성과 근섬유 크기의 증가, 미토콘드리아 양과 효소의 활성이 증가를 통하여 근육량 증가와 함께 근육의 질적 향상을 가져온다. 일반 노인을 포함하여 근감소증이 있는 노인의 근육량을 개선하기 위해 가장 권장되는 운동 방법이 바로 저항운동이다.

최근 일반 노인(66.8±4.7세, 여성 64%)을 대상으로 식이유발 체중감량 집단과(weight loss,

WL), WL + 유산소성 운동 집단, WL + 저항성 운동 집단으로 나누어 두 운동 집단에게는 동일하게 1주일에 4회씩 18개월 동안 저항성 운동과 유산소성 운동을 부하하여 체중감량 시 운동 효과의 차이를 검토하였다. 이 연구에서 유산소운동은 걷기 운동을 운동자각도(Borg rating of percepted exaction scale, RPE) 12~14의 강도로 45분 동안 진행했으며, 저항성 운동은 상체 및 하체 웨이트 머신 운동을 1RM의 75%로 10~12회 반복 가능한 강도로 3세트 실시하였다. 1RM은 1 repetition maximum의 약어로, 정확한 운동 동작을 사용해서 1회 들어올릴 수 있는 무게의 최대치를 말한다. 그 결과, 저항성 운동을 실시한 집단에서 다른 두 집단에 비교하여 넙다리의 근 단면적(CT 촬영)과 근육 질이 향상되어 저항성 운동이 유산소 운동집단보다 더 개선되었다고 보고하고 있다.

또한, 81명의 우리나라 일반 노인을 대상으로 웨이트 머신을 이용하여 저강도와 중강도와 고강도로 각각 6~12회 반복하는 저항성 운동을 1일 50분, 1주일에 3회, 12주 동안 6~12RM으로 운동을 실시한 결과, 운동 집단에서 컴퓨터 단층(CT) 촬영으로 분석한 넙다리 근육 부피(thigh total volume)가 증가하였다고 한다. 사후분석 결과 저 < 중 < 고강도 순으로 넙다리 근육량 증가가 확인되었다고 보고하고 있다.

신체 기능이 떨어진 평균 연령 70세 이상의 투석 남녀 노인 환자 21명(여성 64%)을 대상으로 한 연구에서도 고강도 근력 운동 집단과 건강 교육(HE) 대조 집단으로 나누고, 각각 12~15회 반복하는 저항성 운동을 2세트에서 3세트, 1주일에 3회, 6개월 동안 실시한 결과, 대조 집단에 비교하여 D3-크레아틴(D3Cr) 희석법 근육량과 DEXA로 평가된 팔다리 제지방량이 유의미하게 증가하였다고 보고하고 있다. D3-크레아틴(D3Cr) 희석법은 중수소화된 크레아틴(deuterated creatine)의 섭취한 후 배설된 추적 용량을 평가하여 골격근량을 직접 측정할 수 있는 방법이다.

이외에도 고강도 저항 훈련(high-intensity resistance exercise, HIT-RT)을 18개월 동안 웨이트 머신을 이용하여 1주일에 2회, 60~85% 1RM 또는 65~85% 1RM으로 12~14 운동을 운동실시한 연구에서도, 제지방량(lean body mass, LBM)과 근육의 질을 유의하게 개선했다고 보고되고 있는 등 저항성 운동의 근육량 개선 효과가 입증되고 있다.

이러한 최신의 연구들을 토대로 근육량을 증가시키는 FITT를 요약하자면 다음과 같다. 운동 유형은 유산소성 운동보다는 저항성 운동이 효과적이며, 운동 빈도(F)는 일주일에 3회 이상으로 운동 강도(I)는 중강도 이상이 효과적이라고 사료된다. 또한 운동 시간(T)은 10~15회 반복을 2~3세트, 최소 30분 이상 실시하고, 운동 형태(T)로는 웨이트 머신이나 프리 웨이트 등의 이용이 권장되고, 총 운동 기간은 24주 이상의 운동이 권장된다(표 33-4).

표 33-4 근감소증 환자의 근육량을 증가시키는 운동방법(FITT).

운동 종류	빈도(F)	강도(I)	시간(T)	형태(T)
저항성 운동	일주일에 3회 이상, 24주 이상	중강도 이상 (≥ 60% 1RM)	10~15회 반복, 2~3세트, 최소 30분 이상	웨이트 머신, 프리 웨이트 등

2) 근력(Muscle strength)을 향상시키는 운동방법

예로부터 근력은 근단면적에 비례한다고 하여 근육량이 많으면 근력도 높다고 하였다. 그렇지만 근력의 발휘는 다양한 요인에 의하여 영향을 받는다. 즉, 단순히 근력의 개선이 근육량 증가에 의한 것으로만 해석하는 것은 타당하지 않다. 근력의 발휘는 신경계의 작용, 근육 형태, 기계적 긴장, 생리학적 및 심리학적 요인이 복합적으로 작용한다. 신경계 요인으로는 운동 단위 동원, 근신경 협응 등이 근력 발휘를 최적화하며, 근육 형태에서는 근단면적과 함께 근섬유 타입(Type II)이 근력 발휘에 영향을 미칠 수 있다. 또한, 심리적 요인인 집중력과 각성 수준이 근력 발휘를 극대화하는 것으로 알려져 있으며, 이러한 다양한 요소들이 유기적으로 작용하여 근력이 발휘하게 된다. 따라서 근력은 근육량과 달리 각각 운동 방법(FITT)에 따라서 그 효과도 다르게 나타날 수 있다.

최근 총 130명의 평균 연령 80.3세 근감소증 노인(남성 53명, 여성 77명)을 대상으로 단백질과 비타민 D 투여와 함께 신체 활동을 실시한 집단(n=69)과 대조 집단(n=61)을 비교하여 근육량과 함께 근력을 비교하였다. 그 결과 보충제와 신체활동을 실시한 집단에서 제지방량 및 상대 골격근량의 증가와 함께 악력이 유의하게 증가했다는 보고도 있다. 이때 실시한 신체 활동은 걷기와 균형 운동과 함께, 운동자각도(RPE) 12~14의 강도와 8회 미만 반복으로 20분 동안 진행한 저항성 운동으로 1주일에 5회, 12주간 실시하였다.

총 37명의 노인 근감소증 환자를 대상으로 대조집단(n=17), 호흡 근육 운동 집단(n=9), 팔다리 말초 근육 운동 집단(n=11)으로 나누어 각기 다른 저항성 운동이 근육량과 근력 및 신체 기능에 미치는 영향을 비교한 연구에서는, 보행속도(gait)와 사지골격근량(ASM) 지표에서는 모든 집단에서 유의한 차이가 없었다. 그러나 팔다리 말초 근육 운동 집단이 다른 두 집단에 비교하여 무릎 폄 근력과 팔 굽힘 근력에서 유의하게 증가하는 것을 밝히고 있다. 이를 통해 근력이 근육량이나 보행과 같은 신체 기능보다 운동에 대한 감수성이 높은 것을 알 수 있다. 이 연구에서 실시한 팔다리 말초 근육 저항성 운동은 덤벨을 이용한 40~60% 최대 등척성 근력운동으로 1일 40분, 1주일에 3회, 12주간 실시하였다.

총 33명의 65~75세 근감소증 노인 여성을 대상으로 케틀벨 운동 집단과 대조군 집단으로 나누어 8주간 실시 후 추가 4주간 유지 효과를 관찰한 연구에서는 케틀벨 운동 집단에서 운동 직후 팔다리 골격근량(ASM)과 근감소증 지수가 유의하게 증가하였고, 근감소증 지수는 12주까지 유지되었으며, 악력과 배근력도 8주와 12주 모두 대조집단에 비교하여 유의하게 높았다고 보고하고 있다. 이 연구에서 실시한 케틀벨 운동은 총 11세션의 케틀벨 운동으로 구성되어 있으며 1일 60분, 1주일에 2회, 1RM의 60~70% 강도로 총 8주간 진행되었다.

또한, 일본에서는 저항성 운동 경험이 없는 총 88 명의 70세 이상 노인(남성 53명, 여성 35명)을 대상으로 매일 같이 스쿼트, 푸쉬업, 싯업 등 자기 체중을 이용하여 천천히 진행하는 저항성 운동을 실시하여 대조 집단에 비교한 결과, 무릎 폄 근력과 엉덩굽힘 근력에 있어서 유의한 증가를 밝히면서 자기 체중을 이용하여 매일 같이 진행한다면, 최소한의 강도와 시간만으로도 근력을 향상시킬 수 있다고 주장하고 있다. 이들이 실시한 3가지 자기 체중부하 운동은 매일 10~14회 반복을 2세트, 총 12주간 진행했다.

이러한 최신의 연구들을 토대로 근력을 증가시키는 FITT를 요약하자면 다음과 같다. 운동 유형은 저항성 운동이 효과적이며 자기 체중을 이용한 방법도 효과적이다. 운동 빈도(F)는 일주일에 3회 이상으로 운동 강도(I)는 중강도(40~60% 1RM) 이상이 효과적이라고 사료된다. 또한 운동 시간(T)은 8~14회 반복을 2세트, 최소 20분 이상 실시하고, 운동 형태(T)로는 자기 체중이나, 프리웨이트, 웨이트 머신 등의 이용이 권장되고, 총 운동 기간은 12주 이상의 운동이 권장된다(표 33-5). 앞서 제시했던 근육량을 증가시키기 위한 운동 방법과 다른 점은 자기 체중을 이용한 저항성 운동도 효과가 있으며, 반복 횟수나 운동 시간도 비교적 적고 빈도도 일주일에 2회 이상으로도 효과적이라는 점이다. 즉, 지속적인 저항성 운동을 수행하면 근육량의 개선에 앞서 근력 개선이 먼저 일어날 수 있다.

3) 신체 기능(Physical performance)을 향상시키는 운동방법

노화에 의한 신체 기능 저하는 근육량과 근력, 근기능뿐만 아니라 신경전달능력, 반응속도, 대사율 등 다양한 신체 작용 전반이 점진적으로 저하되는 것을 의미한다. 운동은 근력, 근지구력, 유연성, 평형성, 협응성과 같은 다양한 신체 기능 요소의 개선을 통하여 그 기능을 유지 또는 향상시킨다. 특히, 저항성 운동은 근력 강화와 함께 장기적으로 근섬유 단백질 합성을 촉진하여 근육량 증가에 도움을 주며, 균형 운동과 유산소성 운동은 신경근 협응을 향상시키고 심폐기능 및 혈액순환 개선을 통하여 전반적인 신체 기능을 개선시키는 것으로 알려져 있다. 적절한 운동 프로

표 33-5 근감소증 환자의 근력을 증가시키는 운동방법(FITT).

운동 종류	빈도(F)	강도(I)	시간(T)	형태(T)
저항성 운동	일주일에 2회 이상, 12주 이상	중강도 이상 (≥40~60% 1RM)	8회~14회 반복, 2세트 이상, 최소 20분 이상	자기 체중, 프리 웨이트, 웨이트 머신 등

그램을 통하여 전반적인 신체기능을 개선하고 일상생활 수행 능력이 향상된다면, 노인기의 근감소증 예방과 관리와 함께 낙상 예방에 긍정적인 효과를 기대할 수 있다.

최근 신체 쇠약과 근감소증을 가진 1,549명(여성 1,088명)의 평균연령 78.9±5.8세 노인을 대상으로 운동집단(n=760)과 대조집단(n=759)으로 나누어 운동의 효과를 36개월간 추적 관찰을 하는 실험을 진행하였다. 운동은 중간 강도의 근력운동 및 유산소성, 유연성, 균형운동 등 다양하게 구성된 운동(multicomponent intervention)으로, 지역 커뮤니티 센터에서 주 2회, 가정에서 주 4회까지 실시하고 개인 맞춤형 영양 상담과 함께 활동량 측정 데이터를 사용하여 개인 맞춤형으로 실시하였다. 그 결과, 운동 중재 집단에서 팔다리 제지방량과 함께 악력 및 SPPB가 근감소증 지수가 유의하게 증가하였다고 보고하고 있다.

일본 도쿄 지역에서 공동생활을 하고 있는 평균 75세 이상의 총 128명의 근감소증 일본 노인 여성을 대상으로 카테킨 차와 운동의 상호 작용을 검토한 연구에서는 운동 및 카테킨 차 집단(n=32), 운동집단(n=32), 카테킨 차 집단(n=32) 또는 건강 교육집단(n=32)의 총 4집단으로 나누어 3개월 동안 실험을 실시하였다. 그 결과, 운동을 실시한 두 집단 모두 보행 속도가 유의하게 증가했다는 것을 밝히고 있다. 이때 실시했던 운동은 탄성 밴드를 이용한 저항성 운동과 함께 균형 운동 및 보행 운동을 Borg 운동자각도(RPE) 10~14의 강도로 1회 60분, 1주일에 2회, 총 3개월간 실시하였다.

총 57명의 평균 60세 이상 근감소증 태국 남녀 노인을 대상으로, 운동집단(n=28), 일상생활 대조집단(n=29)의 두 집단으로 나누어 12주간 동안 실험을 실시한 연구에서도 골격근량(SMI)은 유지되면서, 악력과 보행 속도가 유의하게 증가했다고 보고하고 있다. 이때 실시했던 운동은 탄성 밴드를 이용한 저항성 운동과 7,500보 이상의 보행 운동으로 가정에서 실시하였으며(home based exercise), 1주일에 5회, 총 12주간 실시하였다.

60~90세 총 27명의 골감소성 근감소증 비만(osteosarcopenic adiposity) 폐경 후 여성을 대상으로, 탄성 밴드를 이용한 저항성 운동과 함께 균형 운동 및 기능적 운동을 실시한 운동집단(n=15)과 대조 집단(n=12)으로 나누어 12주간 실험을 실시한 연구에서도 중재 후 근육량과 지방 등의 체성분 변화는 관찰되지 않았지만, 운동을 실시한 집단에서 TUG (Time Up and Go)와 같은 신체기능 향상과 균형 기능이 향상되었다고 보고하고 있다. 이때 실시했던 운동은 탄성 밴드의 색깔을 변경하며 약 25%까지 강도를 증가시켰으며, 1회 55분, 1주일에 3회, 총 12주간 실시하였다.

이러한 최신의 연구들을 토대로 신체 기능을 증가시키는 FITT를 요약하자면 다음과 같다. 운동 유형은 저항성 운동과 함께 유산소 운동을 같이 실시하는 것이 효과적이며, 균형 및 유연성 운동을 포함하는 것이 좋다. 운동 빈도(F)는 저항성 운동은 일주일에 2회, 유산소 운동은 일주일에 3~5회를 12주 이상 실시하는 것이 효과적이라고 사료된다. 또한 운동 시간(T)은 유산소 운동과

표 33-6 근감소증 환자의 신체 기능을 증가시키는 운동방법(FITT).

운동 종류	빈도(F)	강도(I)	시간(T)	형태(T)
저항성 운동과 함께 유산소 운동(균형 및 유연성 운동 포함)	저항성운동은 일주일에 2회, 유산소 운동은 일주일에 3~5회, 12주 이상	유산소와 저항성 운동 모두 중강도 이상 (≥40~60% 1RM)	30~50분 이상	유산소: 걷기, 저항성: 탄성 밴드 및 프리 웨이트, 균형 및 유연성 운동 포함

저항성 운동을 30~50분 이상 실시하고, 운동 형태(T)로는 유산소 운동의 경우 걷기를 포함한 전신을 사용하는 운동이 권장되며, 저항성 운동은 탄성 밴드 및 프리 웨이트 등 비교적 접근이 용이한 도구부터 사용해도 좋을 것이다. 또한, 균형 및 유연성 운동을 포함하는 것이 신체 기능 향상에 도움이 될 것으로 사료된다(표 33-6).

앞서 제시했던 근육량 및 근력을 증가시키기 위한 운동 방법과 차이점은 저항 운동과 함께 전신을 사용하는 걷기와 같은 유산소운동을 실시하는 것을 기본으로 하고, 이와 함께 균형 및 유연성 운동을 포함하는 것이 효과적일 것으로 사료된다. 또한 1회 30~50분 이상 충분한 시간을 가지고 운동을 실시하는 것이 권장되며, 충분한 효과를 위해서는 일주일에 3~5회 정도 실시하는 것이 좋다고 판단된다.

▶ 참고 문헌

1. Baek JY, Jung HW, Kim KM, Kim M, Park CY, Lee KP, et al. Korean Working Group on Sarcopenia Guideline: Expert Consensus on Sarcopenia Screening and Diagnosis by the Korean Society of Sarcopenia, the Korean Society for Bone and Mineral Research, and the Korean Geriatrics Society. Ann Geriatr Med Res 2023;27(1):9–21
2. Reginster JY, Beaudart C, Al-Daghri N, Avouac B, Bauer J, Bere N, et al. Update on the ESCEO recommendation for the conduct of clinical trials for drugs aiming at the treatment of sarcopenia in older adults. Aging Clin Exp Res 2021;33:3–17.
3. Park HM, Ha YC, Yoo JI, et al. Prevalence of sarcopenia adjusted body mass index in the korean woman based on the Korean National Health and Nutritional Examination Surveys (KNHNES). J Bone Metab. 2016;23:243–7
4. Jung HW, Kim S, Jang IY, Shin DW, Lee JE, Won CW. Screening value of timed up and go test for frailty and low physical performance in Korean older population: the Korean Frailty and Aging Cohort Study (KFACS). Ann Geriatr Med Res 2020;24:259–66.

CHAPTER 34

근감소증 운동요법의 최근 동향

Recent Trends in Exercise Therapy for Sarcopenia

박세정(한국스포츠과학원)

1 서론

운동, 특히 저항성 운동은 근감소증 관리를 위한 핵심 전략으로 꼽히고 있다. 저항성 운동이 근육량과 근력을 증가시키고 근감소증을 예방하고 치료하는데 효과적인 방법이라고 알려져 있음에도 불구하고 대다수의 국민은 실천하고 있지 않다. 국민건강영양조사에 따르면(2021), 근력운동 실천율 25.4%로 국민 4명 중 1명만이 실천하고 있으며, 60세 이상 여성의 실천율은 14%에도 미치지 않는다. 진신질환이나 통증 등으로 인한 신체적 제약으로 근력운동을 실천하기 어려운 이들을 위한 대체 운동 방식 제안이 근력운동 실천율을 높이기 위해 필요하다. 전신진동운동이나 전기근자극 등은 전통적인 운동방법과 다르게 운동 접근성 및 지속성을 개선할 수 있는 대안이 될 수 있다.

2 전신진동운동

전신진동운동(whole–body vibration)은 진동판 위에 앉거나 서 있으면서 기계적 진동을 가하는 방법으로 19세기 후반부터 파킨슨 환자 등과 같은 신경계 질환자의 재활치료에 사용되었다. 이후 우주공간이나 침상 안정과 같이 운동하기 어려운 환경에서 근력 유지 혹은 향상 등을 위해 전신진동운동이 활용되기도 하였다. 최근에는 근감소증, 골다공증 등에서도 장기적 전신진동운동이 근력이나 근기능 향상에 효과적인 것으로 보고되고 있다.

1) 기본원리

전신진동운동의 기전은 아직 명확하게 규명되지 않고 있다. 기전으로 자주 언급되고 있는 긴장 진동반사(tonic vibration reflex)는 진동에 의해서 근방추가 자극이 되면 Ia 구심성 신경을 통해서 자극이 전달되어 운동신경을 자극하여 근육을 수축하도록 한다.

전신진동운동은 진동방식에 따라 수직진동방식(vertical-sinusoidal)과 교차진동방식(side-alternation)으로 나뉜다. 수직진동방식은 진동판 위에 올라서면 수직 방향의 진동이 양발에 동시 전달되는 반면 교차진동방식은 진동판의 중앙선을 중심으로 발판의 좌우가 교차하는 방식이다. 연구에 사용된 제품으로는 Power Plate®, Galileo® 등이 있다.

근육의 활성도는 진동 주파수의 영향을 받게 된다. 표면근전도를 이용하여 하지근육의 활성도를 관찰하면 진동판의 주파수가 증가할수록 근활성도가 증가하다가 30 Hz 부근에서 최고치를 보이다가 감소한다. 일부연구에서는 30 Hz 이상에서도 근활성도가 증가함을 보고하기도 하였다. 일반적으로 사용되고 있는 진동 주파수는 20~50 Hz이다.

2) 운동방법

전신진동운동은 진동판 위에서 고정된 자세를 취하거나 움직이는 동작을 수행하기도 한다. 대부분의 연구에서는 하지근육의 근력 및 근기능 향상, 골밀도 증가에 중점을 두고 서 있는 자세에서 슬관절을 10°에서 90°까지 구부리도록 하거나 스쿼트 자세를 취하도록 한다. 일부 연구에서는 진동판 위에서 무릎을 구부렸다 폈다를 반복하거나 다양한 운동을 수행하기도 한다(그림 34-1).

전신진동운동은 운동과 휴식을 반복하는데 30초~2분 정도의 진동 후 60초의 휴식 시간을 가지며 세션당 2~6회 반복하는 프로토콜이 연구에서 많이 사용되었다.

3) 운동효과

다수의 연구 결과에서 장기간의 전신진동운동은 폐경기 여성과 노인의 근력과 근파워를 향상시키는 것으로 나타났다. 근감소증 노인을 대상으로 한 연구에서도 근육량, 근력 및 삶의 질을 향상시킨 것으로 나타났다. 그러나 대다수의 연구가 전신진동운동을 운동을 하지 않은 대조군과 비교하였으며 전통적인 근력운동이나 유산소 운동과 비교한 연구는 드물다. 따라서 전신진동운동은 근력운동이나 유산소 운동만큼의 효과를 거둘 수 있을지는 의문이나 운동을 할 수 없는 경우에는 대체 운동법이 될 수 있을 것이다.

전신진동운동은 운동을 하기 어려운 중증 질환자에게도 적용되고 있다. 신경계 질환자에서도 근력이 증가되었으나 경직, 균형이나 신체기능검사(timed up and go test; TUG, 10-meter walk

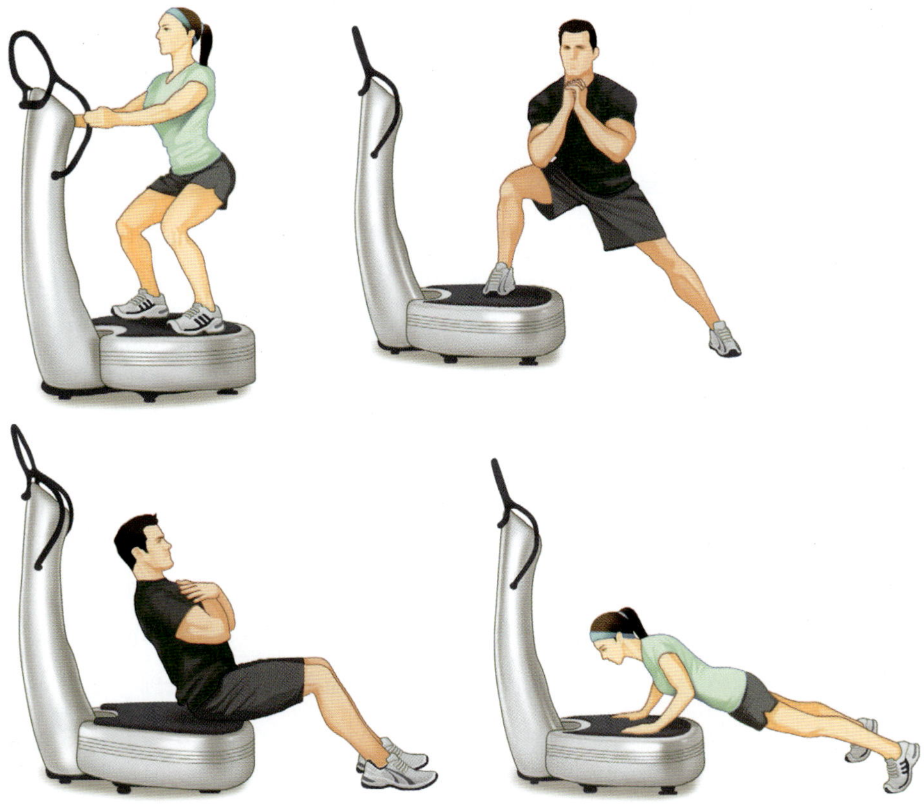

그림 34-1. **전신운동기기의 활용**

test; 10MWT)에서는 일관된 결과가 나타나지 않았다. 전신진동운동은 폐경 여성과 소아청소년의 골밀도(bone mineral density)를 증가시키는 것으로 나타났으나 젊은 성인에서는 유의미한 효과를 발견하지 못했다.

3 전기근자극

전기 자극은 외부에서 인위적으로 전류를 가하여 근육을 수축시키는 방법으로 재활의학 등에서 널리 활용되어 왔다. 재활의학에서는 마비된 사지의 기능을 보조하는 기능적 전기자극(functional electrical stimulation)이 많이 사용되고 있다. 이번 장에서는 근력운동의 대체 혹은 보조방법으로 국소적으로 사용된 전기근자극(electromyostimulation)과 최근에 일부 헬스장에서 사용하고 있는 전신전기근자극(whole–body electromyostimulation)에 대하여 살펴보겠다.

1) 기본원리

전기 자극은 피부 표면에 부착된 전극을 통해 전류를 가해 근육이나 신경을 자극한다. 전류가 역치(threshold)에 이르게 되면 신경전달에 의한 자발적인 근수축과는 다르게 전기 자극은 표면부 근육을 중심으로 비선택적으로 자극하여 불수의적(involuntary) 근수축을 하게 된다. 전기 자극을 가하면 전도 속도가 빠르고 큰 힘을 내며 쉽게 피로해지는 속근섬유(fast-twitch fibers, Type II)를 먼저 활성화하게 된다. 중추신경계에 의한 자발적 수축과는 다르게 전기 자극은 자극 강도와 주파수에 따라 모든 섬유를 동시 또는 비선택적으로 활성화하기 때문이다. 전기 자극에 의한 근수축은 근력 강화나 운동 수행 능력 향상에 효과적일 수 있으나, 일부 근섬유만을 지속적으로 수축하여 피로도가 증가하게 된다. 전기자극을 사용할 때는 적절한 강도와 주파수를 설정하는 것이 중요하다. 주파수에 따라 다른 반응이 나타나는데 높은 주파수(50 Hz)는 근육의 크기와 관련이 있는 반면 낮은 주파수(20 Hz 이하)는 산화효소의 활동과 관련이 있는 것으로 보고된 바 있다.

전기 자극은 자극과 회복이 반복되는데 자극시간(on time)과 자극이 가해지지 않는 시간(off time)을 토대로 전체 시간에 대한 사용률[자극시간(on time)/전체시간(on time + off time)]을 백분율로 제시한다. 자극 시간이 지나치게 길면 근육의 피로를 유발하기 때문에 적절한 조정이 필요하다. 근력향상을 위해서 50 Hz 이상의 고주파로 자극하는 데 3~10초 정도의 시간이면 된다. 비자극시간은 근육을 회복하기 위해 필요하며 너무 짧으면 근육이 쉽게 피로하여 효과가 저하된다. 일반적으로 20% 전후가 많이 사용된다.

2) 운동방법

젊은 성인과 운동선수를 대상으로 한 리뷰논문에서 근력 및 운동 기능 향상을 위해서 전기근자극은 주 3회, 1회당 자극시간은 20분 이내 그리고 주파수 75 Hz를 제시하였다. 고주파 전기자극은 주 3회, 저주파 전기자극은 주 5회를 적용하기도 한다. 연구마다 다르지만 고주파 자극의 경우는 주로 30분 이내로 하고, 저주파 자극은 1시간 이상을 하는 경우가 많다.

일반적으로 쓰이는 전기자극기는 국소 근육, 주로 하지 근육을 자극하도록 고안되었다. 근육 부위당 20분 이내로 사용하도록 권고하고 있어 부위가 늘어날수록 소요시간이 늘어날 수밖에 없다. 전신 근전기자극(whole-body electrostimulation) 기기가 상용화되면서 14개 근육군을 동시에 자극할 수 있게 되었다. 근감소증 환자를 대상으로 한 리뷰논문에서 주로 85 Hz, 350 μs으로 4초 자극/4초 휴식의 방식으로 진행되고 있는 것으로 보고되었다. 전신 근전기자극을 수행할 경우, 전극이 내장된 전용 슈트 또는 조끼를 착용한다. 전신 근전기자극운동은 누워 있거나 앉아 있는 자세에서 모두 가능하다. 또한 정적(isometric) 동작과 동적(dynamic) 동작이 모두 가능한데, 전기

자극 시 스쿼트, 런지, 플랭크 등을 유지하거나 자극이 가해지는 동안 팔굽혀펴기, 버핏 테스트 등 기본 동작을 천천히 수행한다.

3) 운동효과

근전기자극은 근력을 향상시키는 효과가 있다. 일반인은 물론 운동선수에서도 근전기자극은 근력, 스피드, 순발력과 스프린팅 능력을 향상시키는 것으로 나타났다. 전기 자극에 의한 근력 증가는 주로 근비대보다는 신경계의 적응(neuronal adaptation)에 의한 것으로 여겨지고 있다. 전기 자극은 노인의 근감소증 예방을 위한 대체 운동방법이나 보조수단으로 활용할 수 있다. 노인의 근감소증에서 나타나는 II형 근섬유의 급격한 감소는 전기자극으로 인해 효과적으로 자극할 수 있을 것이다. 전신근전기자극에 대한 연구에서 근력 향상, 근육량 증가, 지방 감소 등이 관찰되었다.

4) 안전성

전기 자극은 근육 손상을 유발할 수 있다. 근육통증과 근피로가 발생하고 크레아틴키나아제의 증가가 나타나게 된다. 근육손상은 처음 전기자극을 받았을 때 가장 심하게 나타나며 이후 훈련이 반복될수록 손상의 정도가 약해진다. 자극의 강도가 강할수록 근육손상의 위험이 높아지기 때문에 처음에는 낮은 강도로 자극을 가하며 천천히 높여야 한다.

4 결론

전신진동운동과 근전기자극이 근감소증 환자의 근력과 근기능 향상에 긍정적인 효과를 보이는 것으로 보고되고 있다. 하지만 이러한 운동방법이 기존의 저항성 운동이나 유산소 운동과 비해 얼마만큼 효과적인지에 대한 연구는 미흡하다. 하지만 질환이나 통증으로 인해 전통적인 운동을 수행할 수 없을 때 대체 방법으로, 혹은 저항성 운동이나 유산소 운동을 보완하는 방법으로 활용될 수 있을 것이다.

▶ 참고 문헌

1. Alashram AR, Padua E, Annino G. Effects of whole-body vibration on motor impairments in patients with neurological disorders: a systematic review. Am J Phys Med Rehabil. 2019;98(12):1084-98.
2. Chang SF, Lin PC, Yang RS, Yang RJ. The preliminary effect of whole-body vibration intervention on improving the skeletal muscle mass index, physical fitness, and quality of life among older people with sarcopenia. BMC Geriatr. 2018;18:1-10.
3. Chisari E, Pavone V, Sessa G, Ravalli S, Musumeci G. Electromyostimulation and whole-body vibration effects in field sarcopenic patients. Muscles Ligaments Tendons J. 2019;9:433-41.
4. Filipovic A, Kleinöder H, Dörmann U, Mester J. Electromyostimulation—a systematic review of the effects of different electromyostimulation methods on selected strength parameters in trained and elite athletes. J Strength Cond Res. 2012;26(9):2600-14.
5. Fischer M, Vialleron T, Laffaye G, Fourcade P, Hussein T, Chèze L, Deleu PA, et al. Long-term effects of whole-body vibration on human gait: a systematic review and meta-analysis. Front Neurol. 2019;10:627.
6. Le YH, Kohl M, von Stengel S, Uder M, Kemmler W. Effectiveness and safety of whole-body electromyostimulation on musculoskeletal diseases in middle aged-older adults-a systematic review. Ger J Sports Med. 2024;75(2):41-47.
7. Lu L, Mao L, Feng Y, Ainsworth BE, Liu Y, Chen N. Effects of different exercise training modes on muscle strength and physical performance in older people with sarcopenia: a systematic review and meta-analysis. BMC Geriatr. 2021;21(1):708.
8. Nishida MM, Tsuboyama T, Moritani T, Arai H. Review of the evidence on the use of electrical muscle stimulation to treat sarcopenia. Eur Geriatr Med. 2016;7(3):267-71.
9. Šarabon N, Kozinc Ž, Löfler S, Hofer C. Resistance exercise, electrical muscle stimulation, and whole-body vibration in older adults: systematic review and meta-analysis of randomized controlled trials. J Clin Med. 2020;9(9):2902.
10. Slatkovska L, Alibhai SMH, Beyene J, Cheung AM. Effect of whole-body vibration on BMD: a systematic review and meta-analysis. Osteoporos Int. 2010;21:1969-80.
11. Wu S, Ning HT, Xiao SM, Hu MY, Wu XY, Deng HW, Feng H. Effects of vibration therapy on muscle mass, muscle strength and physical function in older adults with sarcopenia: a systematic review and meta-analysis. Eur Rev Aging Phys Act. 2020;17:1-12.

CHAPTER 35

디지털 치료 기반 운동중재

Digital Therapies-Based Exercise Interventions

박현태 · 배성류(동아대)

1 디지털치료제의 개념 및 정의

근감소증은 노화로 인한 골격근량과 근력이 저하되어 신체 기능이 감소하는 질환으로, 낙상 위험 증가와 삶의 질 저하를 초래한다. 이러한 근감소증의 예방과 치료를 위해 디지털 기술을 활용한 운동중재가 주목받고 있다. 디지털치료제(digital therapeutics, DTx)란 환자에게 근거기반의 치료적 중재를 소프트웨어를 통해 제공하여 질병을 예방·관리·치료하는 의료기기를 의미한다(Digital Therapeutics Alliance, 2018).

국제 DTx 산업 협회인 DTA (Digital Therapeutics Alliance)는 "디지털치료제는 높은 품질의 소프트웨어 프로그램을 기반으로 증거 기반 치료 중재를 환자에게 전달하며, 약물이나 기존 치료와 병행하여 환자 상태를 개선하는 역할을 한다."라고 정의한다(Digital Therapeutics Alliance, 2018). 디지털치료제는 단순히 건강 관련 정보를 제공하거나 신체 상태를 모니터링하는 데 그치는 일반적인 헬스케어 앱과는 명확히 구분된다. DTx는 엄격한 임상 시험을 통해 치료 효과와 안전성이 입증된 후에야 규제 당국으로부터 의료기기로 허가받아 의료현장에서 사용될 수 있다. 그림 35-1은 디지털 치료제의 판단기준 및 적용 예시에 대해 설명하고 있다.

디지털 치료제는 의학적 장애나 질병의 예방, 관리, 치료를 위해 환자에게 근거 기반의 치료 개입을 제공하는 소프트웨어 의료기기(software as a medical device, SaMD)로 정의되며, 이는 하드웨어에 종속되지 않고 독립적인 소프트웨어로서 의료기기의 기능을 수행하는 형태이다. 디지털 치료제에 해당하는지 여부는 세 가지 기준에 따라 판단된다. 첫째, 해당 소프트웨어가 PC, 모바일,

디지털 치료제 (Digita Therapeutics)

의학적 장애나 질병을 예방, 관리, 치료하기 위해 환자에게 근거 기반의 치료적 개입을 제공하는 소프트웨어 의료기기(SaMD)*

–「디지털치료기기 허가·심사 가이드라인」

* 소프트웨어 의료기기란 하드웨어에 종속되지 않고 의료기기의 사용목적에 부합하는 기능을 가지며 독립적인 형태의 소프트웨어만으로 이루어진 의료기기를 말함

디지털 치료제 판단기준 및 예시

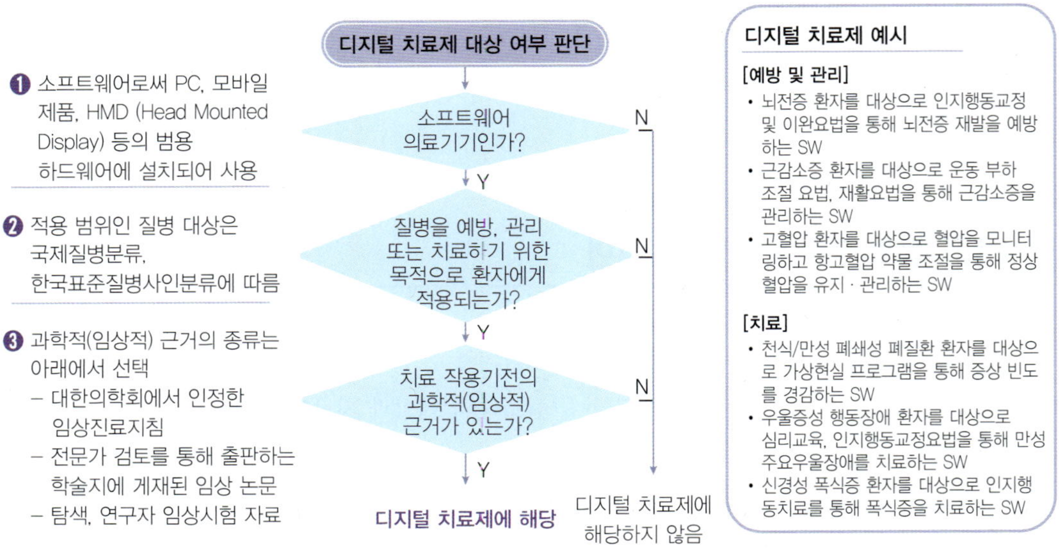

그림 35-1. 디지털 치료제 판단기준 및 예시

자료: 식품의약품안전처

HMD (head mounted display) 등 하드웨어에 설치되어 사용하는 형태의 제품일 때. 둘째, 그 소프트웨어가 국제질병분류나 한국표준질병사인분류에 따른 질병을 예방, 관리 또는 치료하는 목적으로 환자에게 적용될 때. 셋째, 치료 작용기전에 대한 과학적, 즉 임상적 근거가 존재할 때. 이 세 가지 조건을 모두 충족하는 경우에만 디지털 치료제로 판단되며, 그렇지 않으면 해당하지 않는다(그림 35-1).

과학적 근거의 유형에는 대한의학회에서 인정한 임상진료지침, 전문가 검토를 통해 출판되는 학술지에 게재된 임상 논문, 탐색적 연구자 임상시험 자료 등이 포함된다. 디지털 치료제의 실제 예시로는 예방 및 관리 목적의 소프트웨어와 치료 목적의 소프트웨어가 제시된다. 예방 및 관리 목적에는 뇌전증 환자의 이완요법을 통한 발작 예방, 근감소증 환자의 운동 부하 조절 및 재활요법, 고혈압 환자의 혈압 모니터링과 약물 복약 관리를 위한 소프트웨어가 있으며, 치료 목적에는

만성 폐쇄성 폐질환 환자의 증상 빈도 경감을 위한 가상현실 기반 프로그램, 우울증성 행동장애 환자의 심리 교육 및 인지행동요법 제공 소프트웨어, 신경성 폭식증 환자의 인지행동치료 기반 폭식 증상 치료 소프트웨어가 포함된다.

미국 식품의약국(Food and Drug Administration)는 디지털치료제를 치료 목적의 소프트웨어 의료기기(Software as a Medical Device)로 분류하여 임상적 유효성과 안전성에 대한 검증을 거쳐 인가하며, 2017년 만성질환 관리용 DTx를 처음 승인한 이후 정신건강, 당뇨 등 다양한 DTx를 허가해왔다. 국내 식품의약품안전처 역시 2020년에 디지털치료기기 허가·심사 가이드라인을 제정하여, 소프트웨어 검증, 임상적 유효성, 사이버 보안 및 사용 적합성 등을 중점 평가 기준으로 제시하였다. 2023년에는 국내 최초의 디지털치료기기인 불면증 치료용 앱(Somzz)이 식약처 허가를 받아, 약물이 아닌 모바일 앱을 처방하는 새로운 치료 수단의 등장을 알렸다.

이처럼 DTx는 약물이나 수술 대신 디지털 기술을 활용하여 환자의 행동 변화와 건강 증진을 유도하는 혁신적인 치료 형태로 자리잡고 있다. 근감소증 분야에서 디지털 기술 기반 운동중재는 고령자들의 근육 건강을 증진하고 재활치료를 보조할 수 있는 수단으로 각광받는다. 특히 코로나19 대유행으로 병원 방문이 어려워지면서 인터넷과 스마트 기기의 발전에 힘입어 원격 재활 및 디지털 운동중재의 중요성이 부각되었다.

본 장에서는 근감소증 예방 및 치료를 위한 디지털 기반 운동중재의 다양한 기술 유형과 사례를 살펴보고, 예방적 중재와 치료 목적 중재의 특성을 구분하여 기술한다. 또한 최신 연구 결과와 임상 적용 사례를 바탕으로 디지털 운동중재의 효과에 대한 과학적 근거와 한계점을 분석하고, 향후 발전 방향을 논의한다.

2 디지털 치료 기반 운동중재 기술의 유형별 사례

디지털 기술을 활용한 운동중재는 활용되는 기술에 따라 여러 유형으로 나눌 수 있다. 주요 분류로는 가상현실(VR) 운동중재, 인공지능(AI) 및 모션인식 기반 중재, 모바일 앱 기반 중재, 웨어러블 기기 및 센서 활용 중재, 그리고 원격 재활(텔레리허빌리테이션) 중재 등이 있다. 각 기술별로 대표적인 적용 사례와 근감소증 분야에서의 활용을 살펴본다(표 35-1).

1) 가상현실(VR) 기반 운동중재

VR 기술은 몰입형 가상환경에서 재활 운동이나 운동게임을 수행하게 함으로써, 고령 환자의 참여도와 동기부여를 높이는 장점이 있다. 예를 들어, VR 기반 근력 강화훈련을 근감소증 노인에

표 35-1 근감소증 관리를 위한 디지털 중재 유형별 특성 비교

디지털 중재 유형	주요 기술 및 기기	주요 적용 영역	장점	제한점
가상현실(VR) 기반 중재	헤드셋형 VR 기기 3D 프로젝터 모션 캡처 센서	저항 운동(가상환경) 균형 및 보행 훈련 인지-운동 복합 훈련	몰입감 높음 참여도와 동기부여 증가 재미요소로 지속성 향상	고비용 사이버 멀미 기기 조작 어려움
인공지능(AI) 모션인식기반 중재	AI 자세추정 알고리즘 컴퓨터 비전 기술 스마트 카메라 센서	자세 교정 및 피드백 맞춤형 운동 처방 디지털 바이오마커 분석	정밀한 움직임 분석 맞춤형 운동 추천 객관적 평가 가능	데이터 부족 알고리즘 투명성 개인정보 문제
모바일 앱 기반 중재	스마트폰 애플리케이션 태블릿 PC 운동 가이드 영상	자가 운동 프로그램 재활 운동 가이드 일상활동 모니터링	높은 접근성 저비용 규칙적 알림 제공	디지털 문해력 맞춤형 피드백 제한 장기 순응도 감소
웨어러블 기기 센서 기반 중재	활동량계/스마트워치 스마트 인솔/깔창 전기근육자극(EMS)	일상 신체활동 증진 보행/균형 평가 근수축 자극 보조	실시간 데이터 수집 객관적 모니터링 일상생활 중 적용 가능	착용 불편감 배터리 수명 특수 기기 비용
원격 재활 (텔레리허빌리테이션)	화상 통신 기술 원격 모니터링 시스템 웹 기반 재활 플랫폼	재가 환자 재활 실시간 전문가 지도 원격 운동 처방 및 관리	시공간 제약 극복 전문가 개입 유지 의료 접근성 향상	인터넷 의존성 세밀한 교정 한계 응급상황 대처 어려움

* 각 중재 유형은 단독으로 또는 여러 기술을 통합하여 적용 가능함

게 적용한 연구에서는 12주간 주 2회 진행된 VR 저항운동 후 악력과 보행속도 등 기능이 유의하게 향상되었다.

Chen 등(2021)의 준실험 연구에서 연구팀은 헤드셋형 VR 기기를 활용해 가상 환경에서의 운동을 제공하였고, 그 결과 근력(악력)과 보행속도가 유의하게 증가하여 VR 재활이 근감소증 환자의 신체 기능을 부분적으로 개선함을 보고하였다. 다만 같은 연구에서 골격근량 지표는 증가 경향을 보였지만 통계적으로 유의하지 않아 단기간 VR 중재만으로는 근육량 증가에 한계가 있을 수 있음을 시사했다. 이러한 결과는 VR 운동중재가 근감소증 환자의 근력과 움직임 향상에 도움이 되지만, 근육량 증가 등의 효과를 극대화하려면 복합적 방법 및 보다 지속적 중재가 필요함을 보여준다.

한편 최근의 종합적 메타분석 연구에서 Makizako 등(2025)은 디지털 기반 중재가 건강한 고령자의 악력, 보행속도, 의자 일어서기 능력을 유의하게 향상시키는 것으로 보고하였다. 이 메타분석에 포함된 13개의 무작위대조연구(총 742명 참가자)에서 디지털기술기반 중재는 악력(MD = 3.40, 95% CI: 0.06–6.75), 일반 보행속도(MD = 0.25, 95% CI: 0.004–0.49), 5회 의자일어서기 검사(MD = −1.66, 95% CI: −2.96 to −0.36) 및 30초 의자일어서기 검사(MD = 2.26, 95% CI: 0.37–4.15)에서 모두 유의한 개선을 보였다. 이 결과는 VR을 포함한 다양한 디지털 중재가 근감소증과 관련된 신체기능 개선에 효과가 있음을 뒷받침한다.

VR 기술은 균형훈련이나 낙상 예방 목적으로도 활용되고 있다. 예를 들어, 간단한 동작 인식형 VR 게임을 활용한 연구들에서는 노인들의 균형 및 보행 능력이 향상되고 우울감이 감소하는 등 긍정적 효과가 보고되었다. 특히 거동이 불편한 요양원 거주 노인을 대상으로 한 VR 운동게임 중재는 참여자들의 신체기능과 인지기능, 우울 증상 개선에 도움이 된 것으로 나타났다. 균형 장애가 있는 노인을 대상으로 한 VR중재의 메타분석 연구에 따르면, 총 23편의 무작위 대조시험을 분석한 결과, VR중재는 악력, 무릎 신전근력, 5회 의자 일어서기, 일어나 걷기 검사, 버그 균형 척도, 낙상 효능감 척도 등에서 유의한 개선 효과를 나타냈으며, VR중재가 고위험 노인의 균형 회복 및 낙상 예방에 유효한 중재 수단임을 시사했다.

VR 기반 운동중재의 이러한 장점 때문에 일부 요양시설이나 재활병원에서는 상지 재활훈련이나 균형훈련에 VR 시스템을 도입하고 있다. 다만 VR 기기는 비용이 높고 멀미(사이버 멀미) 등의 부작용 가능성이 있어 임상 적용 시 환자 개개인의 수용도와 안전성을 고려해야 한다.

2) 인공지능(AI) 및 모션인식 기술 기반 중재

AI와 센서 기술의 발달로, 운동 중재에 정교한 모션 인식과 데이터 분석을 접목하는 사례가 늘고 있다. 예를 들어 컴퓨터 비전 기술을 통해 환자의 운동 자세를 추적하고 피드백을 제공하는 시스템이 개발되고 있다. 2023년 Kim 등은 스마트폰 카메라로 촬영한 보행 동영상을 AI 기반 자세 추정 알고리즘으로 분석하고, 스마트 깔창으로 발바닥 압력을 수집하여 근감소증 환자의 신체능력을 평가하였다. 이 연구에서는 디지털바이오마커와 AI기술을 활용하여 근감소증 환자를 건강한 대조군과 효과적으로 구별할 수 있음을 보였으며, 나아가 다중 센서 통합을 통한 평가가 정확도를 높일 수 있다고 강조하였다. 또한, 근감소증 진단을 위해 고령자의 일어나기 동작(sit-to-stand)을 기반으로 인공지능 기법을 적용한 결과, 건강군과 근감소증 환자를 98.3% 정확도로 구분하여, 웨어러블 센서와 AI를 활용한 비침습적 진단 방법의 가능성을 제시한다.

이처럼 AI 기술은 환자의 움직임 데이터를 정량화하여 진단 보조에 활용될 뿐 아니라, 실시간 자세 교정 피드백이나 운동 난이도 조절에도 응용될 수 있다. 예를 들어 AI 코칭 알고리즘이 환자의 운동 수행을 분석해 적절한 운동 강도나 동작 교정을 제안함으로써 개별화된 재활이 가능하다. 실제로 AI 기반 기술을 활용한 운동프로그램을 도입하여, AI가 측정한 근전도 및 근육운동 정보를 토대로 운동 효과를 평가하고 피드백하는 시도를 보고하였다.

인공지능의 다양한 활용은 운동중재 및 재활치료에서 치료사의 판단을 보조하고, 더 객관적인 데이터에 기반한 맞춤형 운동처방을 가능하게 한다. 다만 AI 기술의 신뢰도와 정확성을 높이기 위해서는 방대한 고령자 운동데이터에 대한 학습과 검증이 필요하며, 알고리즘의 투명성과 의료 데이터 보안 문제 역시 해결해야 할 과제로 지적된다.

3) 모바일 앱 기반 운동중재

스마트폰 모바일 앱을 통한 운동중재는 손쉬운 접근성과 높은 확장성으로 인해 널리 활용되고 있다. 사용자 친화적인 앱 인터페이스를 통해 고령자도 집에서 간단한 근력운동이나 스트레칭 동작을 따라할 수 있고, 앱이 운동 일정을 알림으로 제공하거나 수행 결과를 기록하여 자기주도적 운동을 지원한다. 예를 들어, 일정 기간 동안 앱을 활용해 집에서 운동하도록 설계된 프로그램들은 근감소증 위험이 있는 노인들의 기능 개선에 효과적이라는 연구들이 있다.

2022년 Solis-Navarro 등은 26편의 임상시험을 메타분석하여 디지털 건강 중재(DHI)로 전달되는 재택 운동 프로그램이 근력과 기능을 향상시키고 삶의 질을 개선함을 보고하였다. 이 메타분석에 따르면, 스마트폰 앱과 영상자료 등을 통해 집에서 운동을 지도한 경우 고령자의 하체 근력이 유의하게 증가하고 일상생활 수행능력이 향상되었으며, 낙상 발생 위험도 감소하였다. 이러한 결과는 모바일 앱 기반 중재가 근감소증 예방에 실질적인 도움을 줄 수 있음을 시사한다.

근감소증 치료를 위해 개발된 전문 의료용 앱도 등장하고 있다. 중국에서 실시된 한 무작위대조시험에서는 근감소증 환자 58명을 대상으로 모바일 앱을 통한 4주간의 저항운동 프로그램과 전통적인 대면 재활치료를 비교하였다. 그 결과 앱을 통한 원격 운동군은 대면 치료군과 동등한 수준으로 악력, 균형, 일상생활활동 능력이 향상되어, 짧은 기간이지만 원격 재활의 효과가 입증되었다. 특히 양 군 모두 grip strength, 30초 의자일어서기, 다리근력 등에서 유의한 향상을 보였고, 균형 검사(BBS) 점수도 비슷하게 개선되었다. 연구진은 "4주간의 원격 저항운동 프로그램이 근감소증 노인의 근력, 균형 및 일상기능을 개선하는 데 효과적이며, 전문 인력이 감독하는 대면 재활과 유사한 효과를 낸다."라고 결론지었다.

Makizako 등(2025)의 최근 연구에서도 앱 기반 중재가 포함된 대부분의 디지털 중재가 의자일어서기 능력을 유의하게 개선시키는 것으로 나타났으며, 이는 하지 근력 강화와 직접적인 연관이 있다. 특히 30초 의자일어서기 검사에서는 상당히 일관된 개선 효과(MD = 2.26, 95% CI: 0.37-4.15, p = 0.02)를 보여 앱 기반 재활의 효과를 뒷받침하였다.

이러한 근거는 적절한 콘텐츠와 피드백 체계를 갖춘 앱이라면 단기간에도 치료적 효과를 낼 수 있고, 병원 방문이 어려운 노인들에게 효율적인 대안이 될 수 있음을 보여준다. 다만 모바일 앱 기반 중재의 효과를 극대화하려면 이용자의 지속적인 참여를 유도하는 것이 중요하다. 고령자 중에는 스마트폰 조작이나 앱 사용에 서툰 경우가 있어 초기 교육과 지속적 동기부여가 필요하다. 이를 위해 앱 내에 게이미피케이션 요소를 도입하거나 주기적인 격려 메시지, 커뮤니티 기능 등을 제공하여 즐겁고 일상화된 운동 참여를 유도하는 전략이 제안된다. 또한 앱을 통한 데이터 수집으로 환자의 운동 이행도와 상태 변화를 모니터링할 수 있는데, 이러한 데이터를 치료팀과 공유함으로써 이상 징후 시 조기 개입하거나 프로그램을 조정하는 체계도 구축할 수 있다.

4) 웨어러블 기기와 센서 활용 중재

웨어러블 기술은 사용자의 신체 정보와 활동량을 지속적으로 측정하여 운동중재에 피드백을 제공하는 핵심 수단이다. 예를 들어 손목밴드형 활동량계(만보계, 스마트워치 등)는 걸음 수, 심박수 등을 실시간 추적하여 목표 달성 여부를 알려주고, 사용자가 일상에서 더 많이 움직이도록 동기를 부여한다. 여러 연구에 따르면 웨어러블 활동 추적 기기를 사용한 군에서 신체 활동량이 증가하고 좌식 시간이 감소하는 등 긍정적 변화가 나타났다. 한 메타분석은 웨어러블 기기가 고령자의 신체활동을 유의하게 늘리고 좌식 행동을 줄이는 효과적인 도구임을 보고하며, 특히 단기간에 활동량을 높이는 데 유용하다고 결론내렸다. 이는 근감소증 예방 차원에서 고령자의 일상 움직임을 늘려주는 웨어러블 기술의 가치를 보여준다.

고령자를 대상으로 웨어러블 활동 추적기와 단계별 목표 설정을 활용한 8주간의 중재가 신체활동 및 근감소증 지표에 미치는 영향을 평가한 결과, 실험군은 총 신체활동량과 경도 신체활동이 증가하고, 좌식 시간, 체질량지수(BMI), 허리둘레가 감소하였으며, 골격근량 지수(SMI)와 악력 등 근력 지표가 유의하게 향상되었다. 이러한 결과는 웨어러블 기기와 행동 변화 기법을 결합한 중재가 고령자의 근감소증 예방에 효과적임을 시사한다.

Shin 등 (2025)의 연구는 65세 이상 고령자 91명을 대상으로 웨어러블 센서를 활용하여 보행 매개변수와 근육량, 근력, 신체 기능 간의 연관성을 분석하였다. 무선 이어버드 형태의 센서를 사용하여 보행 속도, 보폭, 보행 주기, 단일 및 이중 지지 시간, 수직 진동 등의 보행 매개변수를 측정하고, 이러한 보행 지표들은 근육량 지수(SMI), 종아리 둘레, 악력, 5회 의자 일어나기 테스트, SPPB(간편신체기능검사), SARC-F(근감소증 자가진단) 설문지 등의 근감소증 관련 지표와 비교하였다. 분석 결과, 보행 속도와 수직 진동은 5회 의자 일어나기 테스트 및 SARC-F 점수와 음의 상관관계를, SPPB 점수와는 양의 상관관계를 나타냈고, 수직 진동은 악력과도 유의한 연관성을 나타냈다. 단일 및 이중 지지 시간은 5회 의자 일어나기 테스트와 SPPB 점수와 유의한 연관성을 보였으며, 이중 지지 시간은 SARC-F 점수와도 관련이 있었다. 이 연구는 웨어러블 센서를 활용한 다양한 보행 매개변수가 근감소증의 조기 발견 및 평가에 유용한 지표가 될 수 있음을 시사하며, 고령자의 근감소증 예방 및 관리에 있어 웨어러블 기술의 활용 가능성을 제시하였다.

(1) 가속도계 기반 근감소증 예방을 위한 신체활동 연구

근감소증 예방을 위한 신체활동 수준을 정량화하기 위해 가속도계(accelerometer)를 활용한 연구가 주목받고 있다. 특히 일본 나카노조 연구(Nakanojo Study)는 가속도계를 활용한 대표적인 종단 및 횡단 연구로, 노인들의 일상 신체활동과 근감소증 간의 관계를 제시했다.

Park 등(2010)은 65~84세 일본인 노인 175명(남성 78명, 여성 97명)을 대상으로 1년간 지속적으로 가속도계를 착용하게 하여 일일 걸음 수와 신체활동 강도를 측정했다. 연구 결과, 근육량은 일일 신체활동 증가에 비례하여 점진적으로 증가했으며, 특히 남성은 하루 8,000보 이상, 여성은 6,900보 이상 걷거나, 중강도 이상(3 METs 이상) 신체활동을 남성은 하루 22분, 여성은 19분 이상 수행한 참가자들은 모두 근감소증 역치 이상의 근육량을 유지했다. 다변량 로지스틱 회귀분석 결과, 하루 5,300보 미만으로 걷거나 중강도 신체활동을 15분 미만 수행한 노인들은 하루 7,800보 이상 걷거나 중강도 신체활동을 23분 이상 수행한 노인들보다 근감소증 발생 위험이 2.00~4.55배 높은 것으로 나타났다.

Shephard 등(2013)의 5년간 추적 연구에서는 가속도계로 측정한 신체활동과 근육량 감소의 관계를 종단적으로 분석했다. 200명의 남성과 268명의 여성 노인을 대상으로 한 이 연구에서는 신체활동 수준을 사분위로 나누어 비교했다. 5년간의 관찰 결과, 높은 신체활동을 유지한 참가자들이 더 많은 근육량을 보존했으며, 특히 3사분위에 해당하는 신체활동 수준(남성 평균 7,800보/일, 여성 평균 7,700보/일 또는 3 METs 이상 활동 시간이 남성 20분/일, 여성 17분/일)이 1, 2사분위보다 최종 근육량이 더 높게 유지되었다. 다변량 보정 비례위험모델에 따르면, 활동 수준이 가장 낮은 두 사분위에 속한 노인들(하루 6,700보 미만의 남성과 6,800보 미만의 여성)은 5년 동안 근감소증 발생 위험이 2.3배 높은 것으로 나타났다.

이러한 연구 결과들은 최소 7,000~8,000보/일의 걸음 수나 하루 15~20분의 중강도 이상 신체활동이 근감소증 예방에 필요한 최소 역치임을 과학적으로 입증했다. 특히 장기간의 객관적 측정을 통해 신체활동과 근감소증의 인과관계를 보다 명확히 확립했다는 점에서 의의가 크다.

또한 웨어러블 센서는 재활 분야에서 정량적 평가와 맞춤 중재를 지원한다. 예를 들어 스마트 인솔(깔창) 형태의 웨어러블은 보행 시 발바닥 압력과 보행 패턴을 측정하여 근감소증 환자의 기능 저하를 조기에 포착하고 평가할 수 있다. 2024년 솔티드는 근감소증 환자의 보행 데이터를 활용한 디지털 솔루션 '뉴로게이트(NeuroGate)'를 발표하였다. 뉴로게이트는 신발 깔창 형태의 센서를 통해 보행 생체 데이터를 객관적으로 수집하고, 표준화된 SPPB(간편신체기능검사)를 디지털 방식으로 구현함으로써 의료진이 환자의 보행능력과 균형능력을 정확히 평가하고자 한 사례이다. 학술대회에서 소개된 이 디지털 웨어러블 의료기기는 근감소증 연구 및 임상에서 디지털 기술의 가능성을 보여준 중요한 사례로 평가받았으며, 의료 현장에서의 활용 가능성을 입증해 긍정적인 반응을 얻었다.

이러한 웨어러블 기반 평가 기술은 운동중재의 효과를 객관적으로 모니터링하고, 중재 프로그램을 개인별로 최적화하는 데 필수적이다. 웨어러블 기술을 치료적 중재 자체로 활용하는 예도 있다. 대표적인 것이 전기근육자극(electrical muscle stimulation, EMS) 장비로, 근위축 예방을 위해 근육에 전기자극을 주어 수축을 유도하는 것이다. Thapa 등(2023)은 중년 및 노년 여성 48명을 대상으로 허벅지 근육에 EMS를 부착하고 하체 근력운동을 병행하는 복합중재군과 근력운동만 수행하는 단일중재군을 비교하였다. 4주간 주 3회 시행한 결과, EMS를 병행한 군은 운동만 한 군에 비해 골격근량지수(SMI), 걷기속도, 하반신 근력(의자일어나기 테스트) 등에서 통계적으로 유의한 향상을 보였다. 또한 EMS 병행군에서 뇌파상 Alpha, Beta 등 뇌기능 지표의 개선도 나타나, EMS가 신체 기능뿐 아니라 인지기능 개선에도 잠재적 이점이 있음을 시사하였다.

이 연구는 단기간이라 한계가 있지만, 전기자극을 통해 근수축을 유도함으로써 운동효과를 증폭시키는 디지털 장비의 가능성을 보여준다. 현재 시중에는 EMS 기술을 적용한 스마트 슈트나 패드 형태 기기도 나와있어, 약화된 근육을 보조하고 재활훈련 효율을 높이는 데 응용되고 있다. 다만 EMS 사용 시 피부 자극이나 경련 위험이 있을 수 있어 전문 지도 하에 활용해야 하고, 심장박동기 등 전자기기 사용자나 특정 질환자는 사용이 제한된다.

이외에도 진동자극 운동기구(Whole-body vibration) 등 특수 장비를 통한 중재가 연구되고 있다. 전신 진동운동은 기계적 진동을 통해 근육에 자극을 주어 근력과 균형을 향상시키는 방법으로, 일부 근감소증 노인 대상 연구에서 진동운동 후 보행 및 균형 능력 개선이 관찰되었다고 보고되었다. 이러한 신기술 접목 운동들은 대개 전통적인 운동과 병행하거나 보조적으로 활용될 때 시너지 효과를 내며, 근감소증 환자의 신체 기능 회복을 다각도로 지원한다.

5) 원격 재활(Tele-rehabilitation) 중재

원격 재활은 정보통신기술을 이용해 물리치료사와 환자가 시간·장소의 제약 없이 재활훈련을 진행하는 형태의 중재이다. 실시간 화상 연결을 통해 치료사가 환자의 동작을 관찰·교정하거나, 전화상담 및 앱 메시지를 통해 운동 지도를 제공할 수 있다. 원격 재활은 특히 거동이 불편하거나 지방 거주로 의료기관 접근성이 낮은 고령 환자들에게 유용하며, COVID-19 팬데믹 동안 대면 치료의 대안으로 급속히 보급되었다.

최근 연구들은 원격 재활의 임상 효과가 대면 재활치료에 비해 뒤떨어지지 않는다는 근거를 제시하고 있다. 예를 들어 2023년 발표된 다기관 무작위시험에서는 물리치료사가 주도하는 운동기반 원격 재활이 고령자의 기능 개선에 있어서 대면 치료와 비열등함이 입증되었고, 치료를 전혀 받지 않은 군보다는 유의하게 우수한 효과를 보였다. 또 다른 연구에서는 65세 이상 노인에서 원격 재활 프로그램이 균형, 이동성 및 건강 관련 삶의 질 지표를 유의하게 향상시켰다는 결과도 나왔다. 이러한 증거들은 원격 재활이 적절한 관리 하에 충분한 치료적 가치를 지님을 보여준다.

근감소증 환자를 위한 원격 재활 사례로 앞서 언급한 모바일 앱 기반 비대면 운동중재를 들 수 있다. 이처럼 실시간 대면이 아니더라도, 앱에 업로드된 운동 수행 영상을 치료진이 확인하고 피드백하는 형태로도 재활이 가능하다. 실제 국내 개발 중인 '모라-DTx' 솔루션은 환자가 집에서 앱으로 재활운동 영상을 촬영하면 의료진(물리치료사, 재활의학과 전문의 등)이 웹을 통해 동작을 모니터링하고, 그 결과에 따라 맞춤형 치료 루틴을 조정해주는 양방향 원격 재활 시스템을 지향하고 있다. 이 경우 치료사는 환자의 운동 수행을 면밀히 파악하여 난이도나 운동 종류를 조절하고, 환자는 병원을 직접 방문하지 않고도 일상 환경에서 지속적인 재활운동을 받을 수 있는 장점이 있다.

원격 재활의 성공적인 구현을 위해서는 환자와 치료자 간 원활한 소통과 신뢰 구축이 중요하다. 초기 평가를 통해 환자의 현재 상태와 목표를 명확히 설정하고, 화상 세션이나 전화 통화로 정기적인 피드백을 제공하여 환자가 고립감을 느끼지 않도록 해야 한다. 또한 환자의 안전을 위해 재활운동 동작을 단순하고 위험 부담이 적은 것부터 시작하고, 필요시 보호자나 돌보미가 함께하여 보조하도록 권장된다. 기술적으로는 안정적인 인터넷 환경과 사용하기 쉬운 인터페이스가 필수이며, 화상 카메라나 센서를 통해 얻은 환자의 자세·운동 데이터를 치료사가 실시간 확인할 수 있는 플랫폼이 요구된다. 이러한 조건이 충족된다면 원격 재활은 시간과 거리의 제약을 극복하여 더 많은 근감소증 환자들에게 운동치료 기회를 제공할 수 있을 것으로 기대된다.

3 디지털 운동중재 효과와 과학적 근거

디지털 치료 기반 운동중재의 효과는 최근 10여 년간 다수의 임상연구를 통해 입증되어 왔다. 표 35-2는 주요 기술 유형별로 보고된 효과와 근거를 정리한 것이다. 전반적으로 디지털 중재를 도입한 경우 전통적 운동치료와 유사하거나 그 이상의 기능 향상 효과를 보이는 동시에, 환자의 참여도와 만족도를 높이는 장점을 보여준다.

위 표의 근거들에서 알 수 있듯, 디지털 운동중재는 전통적인 운동치료와 동일 지표에서 유의미한 개선을 이끌어내고 있다. 특히 가속도계를 활용한 연구는 객관적으로 측정된 신체활동 수준과 근감소증 간의 명확한 연관성을 제시했다. Park 등(2010)의 연구와 Shephard 등(2013)의 후속 종단연구는 하루 7,000~8,000보 이상 걷거나 15~20분 이상의 중강도 활동을 수행하는 노인들이 근감소증 발생 위험이 유의하게 낮다는 것을 입증했다. VR 중재의 경우 근력과 보행 기능 향상이라는 구체적 결과가 도출되었고, 원격 재활도 대면치료만큼 근력과 균형을 개선하는 것으로 나타났다. 또한 웨어러블 활동추적기 활용은 생활 속 신체활동 증가라는 예방적 효과를 가져왔고, EMS와 같은 기기 보조는 추가적인 근력 강화를 도모하였다.

Makizako 등(2025)의 최신 메타분석에서도 디지털 중재는 여러 근감소증 관련 지표에서 일관

표 35-2 디지털 운동중재 주요 기술의 효과와 한계

기술/중재 유형	보고된 주요 효과 (근거)	한계 및 고려사항
가상현실(VR) 운동중재	• 악력, 보행속도 등 근력·기능 향상 • 균형감각 개선 및 삶의 질 향상 • 운동 참여도 증가(높은 몰입도)	• 근육량 증가는 제한적 • VR 기기 비용 및 사이버 멀미 위험 • 고령자에게 헤드셋 착용의 불편감 가능
인공지능(AI) 기반 중재	• 디지털 바이오마커를 통한 정확한 진단보조 • 실시간 자세 교정 및 개별화된 운동 처방(맞춤형 강도 조절)	• 알고리즘 신뢰성 및 투명성 확보 필요 • 충분한 학습 데이터 필요 • 개인정보 및 데이터 보안 이슈
모바일 앱 운동중재	• 하지근력, 균형, 생활기능 향상(대면치료와 유사 효과) • 근력 유지 및 낙상 위험 감소(자가운동 유도) (Solis-Navarro et al., 2022) - 일상생활 속 꾸준한 운동 습관 형성 지원	• 초기 사용법 교육 필요(디지털 문해력) • 장기 순응도 저하 가능성(흥미 감소) • 개인별 맞춤 피드백 한계(일률적 콘텐츠 시)
웨어러블·센서 기반 중재	• 신체활동량 증가 및 좌식시간 감소 • 운동 수행 데이터의 객관적 모니터링 • EMS 병행 시 근력·기능 향상 증대 • 가속도계 기반 7,000~8,000보/일 또는 15~20분/일의 중강도 활동이 근감소증 위험 유의하게 감소	• 기기 착용에 대한 불편감 또는 거부감 • 기기 비용 및 유지보수 문제 • 사용자 준수(기기 지속 착용)가 결과에 영향
원격 재활(텔레리허빌리테이션)	• 근력 및 이동능력 개선(대면치료 대비 비열등) • 시간·거리 제약 없이 재활 지속 가능 • 치료사 접근 어려운 환자에 서비스 제공 가능	• 대면 대비 미세한 동작 교정은 제한 • 화상 품질, 인터넷 환경 의존 • 초기 관계 형성 필요(신뢰 구축) • 응급상황 대처 한계

된 개선 효과를 보였다. 특히 이 연구에서는 13개 RCT를 포함한 체계적 분석을 통해 디지털 중재가 악력(MD = 3.40, 95% CI: 0.06–6.75), 보행속도(MD = 0.25, 95% CI: 0.004–0.49), 의자일어서기 능력(5회 테스트: MD = −1.66, 95% CI: −2.96 to −0.36; 30초 테스트: MD = 2.26, 95% CI: 0.37–4.15)에서 유의한 개선을 보여 근감소증 관리에 효과적임을 입증했다. 이러한 결과는 디지털 중재가 근감소증의 핵심 증상인 근력 약화와 기능 감소를 효과적으로 개선할 수 있음을 시사한다.

이러한 긍정적 효과들은 각각 다수의 RCT, 메타분석, 파일럿 연구들에 의해 지지되고 있으며, 근감소증 관리에 디지털 중재를 활용하는 근거 기반을 마련하고 있다. Makizako 등(2025)의 메타분석 결과를 정리한 표는 아래와 같다(표 35-3).

다만 한편으로는 VR에서 근육량 증가 효과가 미미했던 점이나, 디지털 중재 특성상 장기간 추적 데이터가 부족한 점 등 해결해야 할 과제도 존재한다. 웨어러블 센서 등을 활용한 객관적 평가에 의한 신체활동 연구도 5년 이상의 장기종단적 연구는 여전히 드물며, 다양한 인종과 문화적 배경에서의 검증도 필요하다.

특히 근감소증처럼 만성적인 변화가 진행되는 질환에서는, 단기간의 기능 개선이 장기적으로 임

표 35-3 디지털 기반 중재가 근감소증 지표에 미치는 효과: 메타분석 결과 요약 (Makizako et., 2025)

평가지표	효과 크기 (95% CI)	통계적 유의성	이질성(I^2)
악력(Handgrip strength)	MD = 3.40kg (95% CI: 0.06~6.75)	P < 0.05	83% (높음)
보행속도(Walking speed)	MD = 0.25 m/sec (95% CI: 0.004~0.49)	P < 0.05	97% (높음)
5회 의자일어서기 (Five sit-to-stand test)	MD = −1.66초 (95% CI: −2.96 to −0.36)	P = 0.01	73% (중간)
30초 의자일어서기 (30-sec chair stand test)	MD = 2.26회 (95% CI: 0.37~4.15)	P = 0.02	23% (낮음)
사지 골격근량 (Appendicular skeletal muscle mass)	MD = 1.05kg (95% CI: −0.35~2.46)	P = 0.14 (유의하지 않음)	0% (없음)

MD: 평균 차이(Mean Difference), CI: 신뢰구간(Confidence Interval)
I^2: 연구 간 이질성 지표(높을수록 연구 간 결과 차이가 큼)

상적 혜택(낙상 감소, 독립적 일상생활 유지 등)으로 이어지는지 평가하는 장기 추적연구가 필요하다. 현재까지 보고된 많은 연구는 3~6개월 미만의 비교적 짧은 중재 효과를 다루고 있어, 디지털 운동중재의 지속 효과(sustainability)에 대한 근거는 더 축적되어야 한다. 또한 연구 대다수가 소규모 단일 기관에서 시행되어, 향후 다기관 대규모 임상시험을 통해 일반화 가능성을 확인할 필요가 있다. 예컨대 각기 다른 생활환경에 있는 다양한 집단의 고령자를 대상으로도 디지털 중재가 동등한 효과를 내는지, 사회경제적 요인이나 문화적 차이에 따른 효과 편차는 없는지 살펴보아야 한다.

Makizako 등(2025)은 디지털 중재의 근거 수준이 현재로서는 '낮음(low)'에서 '매우 낮음(very low)'으로 평가되므로, 더 많은 고품질 연구가 필요하다고 강조했다. 이는 근거의 부재가 아니라 근거의 질적 측면에서 개선 여지가 있음을 의미하며, 앞으로 더 엄격한 연구 설계와 대규모 샘플을 통한 검증이 이루어져야 함을 시사한다.

4 예방 목적 중재와 치료 목적 중재의 적용

디지털 운동중재는 적용 대상과 목적에 따라 근감소증 예방을 위한 중재와 이미 근감소증이 진단된 환자의 치료적 중재로 구분할 수 있다. 두 경우 모두 운동을 통한 근력 및 기능 향상이 목표이지만, 대상의 건강 상태와 중재 강도, 내용에 차이가 있다. 예방적 중재는 아직 근감소증이 없는 일반 고령 인구를 대상으로 근감소증 발생을 막거나 지연시키기 위한 것이며, 치료적 중재는 근감소증 환자의 근육 기능 회복과 합병증 감소를 목적으로 한다. 각각의 특징과 사례를 살펴본다(표 35-4).

표 35-4 근감소증 예방 및 치료를 위한 디지털 운동중재 유형 비교

구분	예방 목적 중재	치료 목적 중재
대상자	건강한 고령자	근감소증 진단 환자
목표	근육량 및 근력 유지 일상 신체활동량 증가	근력, 근육량 회복 기능적 장애 감소
운동 강도	저-중강도 (일상생활 친화적)	중-고강도 (전문가 감독 필요)
권장 활동량	7,000~8,000보/일 15~20분/일 중강도 활동	주 2~3회 저항운동 주 1~2회 균형 운동
주요 디지털 중재 유형	웨어러블 활동 추적기 모바일 앱 기반 운동 가이드 저강도 엑서게임(운동용 게임)	VR 기반 저항 운동 원격 재활[증강현실 및 원격재활(Tele_Rahab)] 전기근육자극(EMS) 기술

1) 근감소증 예방 목적의 디지털 운동중재

근감소증 예방을 위한 중재는 근육량과 근력을 유지하고 신체활동 수준을 높이는 것을 주된 목표로 한다. 비교적 건강한 고령자를 대상으로 하므로, 중재의 강도나 방식이 일상 생활에 쉽게 녹아들 수 있도록 설계되는 경향이 있다. 예를 들어, 앞서 언급한 웨어러블 활동량계를 활용한 일상 활동 증가 프로그램은 특별한 의료인 개입 없이도 스스로 걸음 수 목표를 달성하도록 유도함으로써 근감소증 예방에 기여할 수 있다.

가속도계 기반 연구 결과에 따르면, 근감소증 예방을 위한 신체활동의 적정 수준은 하루 7,000~8,000보 이상의 보행 또는 하루 15~20분 이상의 중강도 신체활동(3 METs 이상)으로 확인되었다. 나카노조 연구에서 이러한 신체활동 수준을 유지한 노인들은 근감소증 발생 위험이 유의하게 낮았다. 이는 가속도계를 통해 객관적으로 측정된 신체활동 데이터에 기반한 근거 중심의 권장 기준을 제시했다는 점에서 중요하다. 임상의는 노인들에게 최소한 이 정도의 일상 신체활동을 권장할 과학적 근거를 갖게 되었다.

Makizako 등(2025)의 메타분석 결과에서도 디지털 기반 운동중재가 건강한 고령자의 신체기능을 향상시키는 데 효과적임이 확인되었다. 특히 디지털 중재의 효과는 악력, 보행속도, 의자일어서기 모두에서 통계적으로 유의했으며, 이는 일반적인 건강한 고령자에게도 디지털 기술을 활용한 예방적 접근이 효과적일 수 있음을 시사한다.

지역사회 차원의 예방법으로 운동 게이미피케이션 프로그램을 들 수 있다. 노인 복지관이나 경로당 등에 키넥트와 같은 동작 인식 게임기나 VR 장비를 설치하고, 재미있는 운동 게임을 함께 즐기도록 하는 것이다. 연구에 따르면 이러한 운동 게임(exergame) 참여는 노인의 균형감과 하지 근력을 향상시키고 사회적 교류를 증진시켜 정신건강에도 긍정적 영향을 미친다. 예를 들어 한 연구에서는 커뮤니티 거주 노인들이 주 3회 VR 스포츠 게임에 참여한 결과, 6주 후 근력과 균형 능력이 개선되고 삶의 질 지표가 상승한 것으로 나타났다. 이처럼 예방적 중재에서는 즐거움과 지속 가능성이 중요하며, 디지털 기술은 이러한 요소를 제공하는 수단이 되고 있다.

또한 스마트폰 건강관리 앱들은 고령자의 운동 습관 형성에 활용된다. 예를 들어 만보계 기능과 운동 코칭을 결합한 앱은 매일의 걸음 수를 기록하고 주간 리포트를 제공하여 사용자가 자신의 활동 수준을 인지하고 목표를 세우도록 돕는다. 일부 앱은 근력운동 영상 가이드를 포함하여, 집에서 손쉽게 할 수 있는 근력 강화 동작들을 단계별로 안내한다. 이러한 앱 기반 예방 프로그램은 대체로 사용이 간편하고 비용 효율적이어서, 의료 접근성이 낮은 지역의 노인들에게도 보급하기 용이하다.

예방 중재의 효과에 대한 근거는 누적되고 있다. 앞서 소개한 메타분석 연구는 디지털 전달 운동프로그램이 근력과 기능을 향상시키고 낙상을 줄였다고 밝혔는데, 특히 분석 대상 중 질환이 없는 비교적 건강한 고령자 집단에서 균형 및 이동 기능이 개선되는 경향이 뚜렷했다. 이는 디지털 운동중재가 이미 신체기능이 떨어진 환자뿐 아니라, 아직 비교적 건강한 노인들의 기능 유지 및 증진에도 효과적임을 시사한다.

다만 예방 목적의 경우 참여자의 동기부여 유지가 큰 도전과제이다. 증상이 없는 단계에서 자발적으로 운동을 지속하게 하는 것은 어려울 수 있으므로, 지역사회 지원 프로그램이나 가족의 격려, 그리고 앞서 언급한 게임화 전략 등이 병행되어야 중재의 장기 준수율을 높일 수 있다.

2) 근감소증 환자 치료 목적의 디지털 운동중재

이미 근감소증으로 진단된 환자를 위한 중재는 보다 집중적이고 체계적인 접근이 필요하다. 이들은 근력과 근지구력이 상당히 저하된 상태이므로, 전문가의 평가에 따라 적절한 강도의 저항운동과 단백질 섭취 등이 포함된 다각적 개입이 권고된다. 디지털 기술은 이러한 치료 과정을 지원하고 환자의 운동 수행을 촉진하는 역할을 한다.

예컨대 재활병원이나 클리닉에서 VR 재활훈련 시스템을 도입하여 근감소증 환자의 하지 근력 강화훈련을 시행하는 사례가 있다. 앞서 Chen 등의 연구에서처럼 VR을 통한 저항운동은 환자의 흥미를 끌고 몰입도를 높여, 반복적 운동에도 지루함을 덜 느끼게 해준다. 그 결과 환자들이 능동적으로 재활에 참여하여 기능 향상에 도움이 될 수 있다. 비록 VR 자체가 근감소증 치료의 단독 수단은 아니지만, 보조 치료로서 운동 수행량을 늘리고 재활에 대한 긍정적 태도를 형성시키는 데 기여한다.

원격 재활 역시 근감소증 환자 치료에 활용된다. 거동이 매우 불편한 근감소증 환자는 정기적인 병원 방문이 어려울 수 있는데, 이 경우 집에서 화상 재활 세션을 통해 치료를 이어갈 수 있다. 치료사는 환자의 근력 수준에 맞는 운동을 지도하고, 화상으로 동작을 확인하며 안전을 모니터링한다. 상급종합병원 등의 재활의학과에서는 퇴원 환자에게 태블릿 PC와 운동 센서를 대여해주고, 주 1~2회 화상 재활지도를 시행하는 파일럿 프로그램들이 보고되고 있다. 이러한 하이브리드 재활 모델은 입원 기간 중 배운 운동을 퇴원 후 가정에서도 지속하게 함으로써 근감소증 환자의 기능 회복을 극대화한다.

Zhang 등(2025)의 무작위시험 결과처럼, 짧은 기간의 앱 기반 원격 운동만으로도 근감소증 환자의 악력, 다리근력, 균형능력이 향상될 수 있으며, 대면 치료와 효과 면에서 큰 차이가 없었다는 점은 디지털 홈 재활의 가능성을 잘 보여준다. 환자 입장에서도 집에서 편하게 재활할 수 있어 심리적 만족도가 높고, 이동 부담이 없으므로 치료 순응도가 향상될 수 있다.

Makizako 등(2025)의 메타분석 결과도 이러한 주장을 뒷받침하는데, 디지털 기반 중재는 근감소증 환자의 근력 관련 지표에서 일관된 개선 효과를 보였으며, 특히 의자일어서기 능력과 보행속도에서 표준화된 평균차이(SMD) 값이 상당히 유의미했다. 이러한 결과는 디지털 중재가 근감소증 관리에 있어 임상적으로 유의한 효과를 가질 수 있음을 시사한다.

근감소증 환자 치료 중재에는 종종 보조기기가 함께 사용되는데, 디지털 기술은 이들 기기의 효용을 높여준다. 예를 들어 근력운동용 탄력밴드나 실내 자전거를 사용할 때, IoT 센서를 부착하여 환자의 운동 강도와 횟수를 자동 기록하고 피드백하는 것이다. 일부 재활센터에서는 다리 근력 강화기구에 센서를 달아 환자의 반복 횟수와 가동범위를 실시간 화면에 보여주고, 목표 대비 현재 수행률을 시각화하여 환자의 동기 유발에 활용한다. 이런 방식은 환자로 하여금 게임하듯 목표 달성을 추구하게 만들어 운동량을 증진시키는 효과가 있다.

치료 목적 디지털 중재의 효과는 근감소증 환자의 다양한 임상지표 개선으로 나타난다. 예를 들어, 4주간 EMS 보조 운동을 실시한 연구에서 근감소증 환자의 골격근량지수가 향상되고 보행속도가 빨라졌으며, 3개월간 VR 재활을 적용한 환자에서 악력과 일어서기 능력이 호전된 사례가 보고되었다. 또한 Telerehab을 받은 환자들이 대면치료군과 동등한 수준으로 하지 근력과 균형을 회복하였다는 RCT 결과도 앞서 제시되었다. 이러한 근거들은 디지털 운동중재가 기존의 운동처방과 원칙을 준수하면서도 기술의 이점을 활용하여 치료 효율을 높일 수 있음을 보여준다.

물론 중증 근감소증 환자나 합병증이 있는 환자의 경우 초기에는 대면 진료와 치료사 지도가 필요하며, 디지털 중재는 보조적으로 활용되어야 한다. 또한 환자 개별화가 특히 중요하므로, 디지털 프로그램을 표준화하면서도 각 환자의 체력 수준과 불편감에 따라 난이도를 세밀히 조절할 수 있는 설정이 필수적이다. 이를 위해 AI 기반 맞춤형 프로토콜이 개발 중이며, 환자의 주기적인 평가 데이터를 반영해 자동으로 운동 강도를 올리거나 줄이는 시스템 등이 연구되고 있다.

정리하면, 예방 중재는 경증-정상의 고령자를 대상으로 활동성 증진과 근력 유지에 초점을 맞추며, 치료 중재는 근감소증 환자의 기능 회복과 장애 감소를 목표로 한다. 두 경우 모두 디지털 기술은 동기부여, 접근성 향상, 데이터 기반 모니터링 측면에서 강점을 발휘하지만, 적용 방식과 강도는 대상자의 상태에 적합하게 달라진다.

3) 디지털 운동중재의 실제 임상 적용 사례

디지털 치료 기반 운동중재는 전 세계적으로 다양한 형태로 개발·도입되고 있으며, 일부는 국가 제도권에서 공식 치료로 활용되고 있다. 국제 및 국내의 대표적 실용화 사례를 알아본다.

(1) 국제 사례

유럽에서는 2020년대에 들어 디지털치료제의 보험 적용이 시작되었다. 독일의 연방기관은 이른바 DiGA (Digitale Gesundheitsanwendungen) 제도를 통해 안전성과 효과가 입증된 디지털 헬스 앱을 보험에 등재하고 있는데, 근골격계 통증 완화를 위한 운동 프로그램 앱 Vivira가 만성 요통 치료용으로 승인받은 바 있다. Vivira는 환자가 집에서 앱 지시에 따라 허리 근력 강화 운동을 수행하면, 그 데이터를 의사가 모니터링하며 처방을 조정하는 형태의 DTx로서 독일 보건당국의 인허가를 받은 사례이다. 이처럼 보험등재 DTx는 의료시스템 내에서 의사가 처방하고 비용이 보전되는 체계로 운영되며, 근감소증과 연관된 분야에도 확대 가능성을 보여준다.

영국 보건의료서비스(NHS)는 디지털 헬스케어 확대 전략의 일환으로 고령자 대상 재활·예방 프로그램에 디지털 솔루션을 통합하고 있다. 대표적으로 Escape-pain (enabling self-management and coping with arthritic pain using exercise)이라는 프로그램은 관절염을 가진 고령자의 통증 완화 및 신체기능 향상을 위해 개발된 앱 기반 운동중재로, 임상 효과가 입증되어 NHS에서 적극 채택하고 있다. 이 프로그램은 기존의 대면 재활 과정을 모바일 플랫폼으로 옮긴 형태로, 사용자가 집에서 저강도 관절 운동을 수행하고, 주기적으로 피드백을 받는 구조를 갖는다.

미국에서는 상용 디지털 재활 플랫폼들이 임상에 활용되고 있다. 예를 들어 Hinge Health나 SWORD Health 등 디지털 물리치료 프로그램은 웹/모바일 앱과 웨어러블 센서를 통해 관절염이나 만성무릎통증 환자(대부분 고령층)의 운동치료를 지원하며, 원격 코치가 배정되어 사용자 진행 상황을 관리한다. 이들 프로그램은 임상 연구에서 통증 감소와 기능 개선에 효과를 보여 수많은 기업 및 보험에 도입되었고, 고령자의 참여율도 높다는 보고가 있다. 한 연구에서는 Hinge Health 프로그램에 참여한 65세 이상 노인들이 젊은 층보다 프로그램 완료율이 높고 통증 감소 효과도 유의하게 나타나, 디지털 MSK 케어가 고령자에게도 충분히 수용 가능함을 보였다. 이처럼 미국에서는 민간 중심으로 디지털 운동치료 서비스가 발전하여 근골격계 질환 관리에 활용되고 있으며, 점차 근감소증 예방·관리에도 응용될 전망이다.

그 외에 일본은 고령화 대응을 위해 온라인 운동교실 프로그램을 지방자치단체 차원에서 제공하기 시작했는데, 태블릿을 활용한 근력 운동 동영상 수업을 노인들이 가정에서 따라하도록 장려하고 있다. 싱가포르 등도 커뮤니티 센터를 통해 스마트 센서 운동기기를 배치하고, 노인 대상 디지털 운동 캠페인을 벌이는 등 국제적으로 다양한 실천이 전개되고 있다.

(2) 국내 사례

우리나라에서도 디지털 기술을 접목한 근감소증 관련 제품과 서비스가 속속 등장하고 있다. 앞서 소개한 솔티드사의 보행 분석 웨어러블 뉴로게이트는 근감소증 평가에 활용될 수 있는 디지털 솔루션으로 주목받았다. 또한 엑소시스템즈는 AI 코칭과 EMS 기술을 결합한 재활운동 시스템 exoRehab을 개발하여, 뇌졸중 후유증이나 무릎 수술 환자의 재활훈련에 사용하고 있다. 이 시스템은 환부에 부착한 EMS 패드와 동작 인식 센서를 통해 환자가 올바른 운동을 수행하도록 돕고, 실시간 데이터를 치료사와 공유하여 원격 모니터링을 가능하게 한다. 현재 국내 몇몇 재활병원에서 시범 채택되어 사용자의 보행능력 및 관절가동 범위 개선에 효과를 나타내고 있다는 보고가 있다.

한편 에임메드의 불면증 DTx인 '솜즈'가 2023년 국내 1호 디지털치료기로 허가된 이후, 근골격계 분야에서도 디지털치료기기 인허가를 준비 중인 제품이 있다. 위의 모라–DTx가 그 예로, 이는 창업 의료진이 근감소증을 비롯한 만성 근골격계 질환을 목표 적응증으로 개발 중인 디지털치료 소프트웨어이다. 모라–DTx는 앞서 설명했듯 AI 자세인식 기술로 환자 운동을 분석하고, 의료진이 원격으로 재활치료를 처방·관리하는 플랫폼으로 현재 임상시험이 진행 중이다.

이처럼 국내에서도 디지털 운동중재 솔루션들이 학회와 규제당국의 관심 속에 개발되고 있으며, 일부 제품은 신의료기술 평가나 혁신의료기기 지정을 통해 제도권 진입을 모색하고 있다. 앞으로 근감소증 관리에 특화된 디지털 프로그램이 출시된다면, 국민건강보험 시범사업 등을 통해 예방 서비스로 활용될 가능성도 고려되고 있다.

5 디지털 운동중재의 한계점과 극복 전략

1) 사용자 편차와 접근성 문제

디지털 치료 기반 운동중재는 고령자의 다양한 기술 수용도 차이로 인해 사용자 편차가 발생하는 한계가 있다. 일부 고령자는 최신 기기에 대한 거부감이나 사용법 습득에 어려움을 겪는다. 이를 극복하기 위해서는 중재 도입 시 충분한 사전 교육과 지속적인 기술 지원이 필수적이다. 가족이나 간병인의 보조, 한글화된 음성·그래픽 인터페이스, 글자 확대 및 음성 피드백 등은 디지털 접근성(accessibility)을 향상시키는 데 중요한 역할을 한다.

2) 참여 지속성과 동기부여의 유지

운동중재는 자발적 참여에 의존하는 특성상 시간이 지나며 흥미 저하로 중단될 수 있다. 이를 방지하기 위해서는 개인별 목표 설정, 주간 포인트 지급, 리더보드 기반의 가벼운 경쟁 등 보상 시스템이 효과적이다. 또한 콘텐츠의 주기적인 업데이트, 난이도 조절, 새로운 동작 추가 등은 점진적 과부하 원칙을 구현하면서도 참여율을 유지시키는 데 도움이 된다.

3) 순응도와 임상적 지속성

Makizako 등(2025)은 디지털 운동중재의 순응도에 주목하며, 일부 연구에서는 전통적 방법보다 높은 순응도를 보였지만, 대부분의 경우 명확한 우위를 보이지 않았다고 보고하였다. 이는 디지털 중재만으로는 장기적인 참여를 담보하기 어렵다는 점을 시사하며, 사용자 맞춤 전략과 행동유도 설계가 필요함을 강조한다.

4) 보안성과 알고리즘 투명성

웨어러블 센서, 홈카메라 등을 활용한 디지털 운동중재는 민감한 생체정보를 다루기 때문에, 데이터 암호화 및 개인정보 보호가 필수적이다. 관련 법령(예: 의료정보보호법)에 따른 보안 체계 구축과 함께, AI가 운동 강도를 결정하는 경우 그 작동 원리와 판단 기준이 전문가에게 이해 가능해야 의료 현장에서 신뢰를 얻을 수 있다.

5) 표준화 및 국제 비교연구의 부족

가속도계 기반 연구는 여러 연구자들에 의해 횡단적, 장기적 연구가 시행되었지만, 이를 다양한 인종과 환경에서 검증하고 표준화하는 작업이 필요하다. 최근의 대만 연구에서는 주당 300분 이상의 중강도 신체활동이 근감소증 위험을 최대 62% 감소시킬 수 있다고 보고하여, WHO의 신체활동 권장지침(150~300분/주)과도 일치하는 결과를 보여주었다. 이처럼 가속도계를 통한 객관적 측정 데이터를 근거로 대상자의 신체기능을 고려한 맞춤형 신체활동 가이드라인을 확립하는 것이 앞으로의 과제이다.

6) 제도적 통합의 미비

디지털 운동중재의 효과가 입증되더라도 의사의 처방과 연계되지 못하면 환자 개인이 이용하기 어렵다. 따라서 병원진료 시 근감소증 환자에게 적절한 디지털 중재를 처방하고, 그 결과를 모니터링하는 진료 프로토콜이 마련되어야 한다. 다행히 국내에서도 2022년 「디지털헬스케어법」 제정 움직임과 더불어, 의료현장에서 디지털 치료를 활용할 수 있는 법·제도적 기반이 논의되고 있다. 식약처는 세계 최초로 디지털의료제품법까지 마련하여 DTx의 신속한 평가와 도입을 지원하려 하며, 건강보험 측면에서도 DTx 가치평가 및 수가 적용 방안이 연구되고 있다. 이러한 움직임은 향후 근감소증 디지털치료제가 개발되어 임상적 유효성을 인정받을 경우, 제도권 진입을 가속화하여 환자들이 실제 치료 혜택을 받을 수 있도록 할 것이다.

7) 비용효과성과 경제성

디지털 치료 중재의 건강 경제학적 근거는 아직 부족하다. Makizako 등(2025)의 메타분석에 포함된 연구 중 비용-효용 분석을 수행한 연구는 단 한 편에 불과했고, 그마저도 디지털 중재와 대조군 간에 비용 및 삶의 질 조정 연도(QALY) 차이가 유의하지 않았다. 디지털 중재의 광범위한 도입을 위해서는 장기적인 비용 절감 효과와 함께 삶의 질 개선 측면에서의 가치가 더 명확히 입증되어야 한다.

요약하면, 디지털 치료 기반 운동중재는 근감소증 예방과 치료에 있어 유용한 도구로서 자리잡아가고 있으며, 기술의 발전과 함께 그 효과는 증대될 것으로 보인다. 과학적 근거 기반의 연구를 지속적으로 축적하고, 임상에서의 현실적 한계를 보완하는 노력을 통해, 디지털 운동중재는 고령사회의 근감소증 극복에 크게 공헌할 것으로 기대된다. 특히 디지털 기술을 통한 정확한 평가와 맞춤형 중재는 근감소증 진단과 치료의 패러다임을 변화시켜, 보다 많은 노인들이 건강한 근육기능을 유지하며 활기찬 삶을 영위할 수 있도록 도울 것이다. 이는 단순히 근력 향상을 넘어, 노년기의 독립성과 삶의 질을 지키는 데 핵심 역할을 할 것으로 전망된다.

▶ 참고 문헌

1. Bauman, A., Merom, D., Bull, F. C., Buchner, D. M., & Fiatarone Singh, M. A. (2016). Updating the evidence for physical activity: Summative reviews of the epidemiological evidence, prevalence, and interventions to promote "active aging". The Gerontologist, 56(Suppl_2), S268–S280. https://doi.org/10.1093/geront/gnw031
2. Calvani, R., Picca, A., Coelho–Junior, H. J., Tosato, M., Marzetti, E., & Landi, F. (2023). Diet for the prevention and management of sarcopenia. Metabolism, 146, 155637. https://doi.org/10.1016/j.metabol.2023.155637
3. Chen, G.–B., Lin, C.–W., Huang, H.–Y., Wu, Y.–J., Su, H.–T., Sun, S.–F., et al. (2021). Using virtual reality–based rehabilitation in sarcopenic older adults in rural health care facilities: A quasiexperimental study. Journal of Aging and Physical Activity, 29(5), 866–877. https://doi.org/10.1123/japa.2020–0222
4. Digital Therapeutics Alliance. (2018). Digital therapeutics definition and core principles. Retrieved from DTA website: https://dtxalliance.org
5. Gatica–Rojas, V., & Cartes–Velásquez, R. (2023). Non–inferiority of remote physical therapy based on low–cost virtual reality versus face–to–face therapy in older adults: A randomized controlled trial. International Journal of Environmental Research and Public Health, 20(18), 6726. https://doi.org/10.3390/ijerph20186726
6. Hai, L., Hou, H. Y., Zhou, C., & Li, H. J. (2022). The effect of exergame training on physical functioning of healthy older adults: a meta–analysis. Games for Health Journal, 11(4), 207–224. https://doi.org/10.1089/g4h.2021.0173
7. Ho, M.–H., Peng, C.–Y., Liao, Y., & Yen, H.–Y. (2024). Efficacy of a wearable activity tracker with step–by–step goal–setting on older adults' physical activity and sarcopenia indicators: Clustered trial. Journal of Medical Internet Research, 26, e60183. https://doi.org/10.2196/60183
8. Janhunen, M., Karner, V., Katajapuu, N., Niiranen, O., Immonen, J., Karvanen, J., Heinonen, A., & Aartolahti, E. (2021). Effectiveness of exergame intervention on walking in older adults: A systematic review and meta–analysis of randomized controlled trials. Physical Therapy, 101(9), pzab152. https://doi.org/10.1093/ptj/pzab152
9. Kim, S., Park, S., Lee, S., Seo, S. H., Kim, H. S., Cha, Y., et al. (2023). Assessing physical abilities of sarcopenia patients using gait analysis and smart insole for development of digital biomarker. Scientific Reports, 13(1), 10602. https://doi.org/10.1038/s41598–023–37794–7
10. Makizako, H., Shiratsuchi, D., Akaida, S., Tateishi, M., Maeda, K., Iijima, K., ... & Arai, H. (2025). Effects of digital–based interventions on the outcomes of the eligibility criteria for sarcopenia in healthy older adults: A systematic review and meta–analysis. Ageing Research Reviews, 104, 102663. https://doi.org/10.1016/j.arr.2025.102663
11. Paravlic, A., Slosar, L., Abazovic, E., & Marusic, U. (2023). Effects of digital–based interventions on muscular strength in adults: a systematic review, meta–analysis and meta–regression of randomized controlled trials with quality of evidence assessment. Annals of Medicine, 55(1), 2230886.

https://doi.org/10.1080/07853890.2023.2230886

12. Park, H., Park, S., Shephard, R. J., & Aoyagi, Y. (2010). Yearlong physical activity and sarcopenia in older adults: the Nakanojo Study. European Journal of Applied Physiology, 109(5), 953–961. https://doi.org/10.1007/s00421-010-1424-8
13. Ren, Y., Lin, C., Zhou, Q., Zhang, Y., Wang, G., & Lu, A. (2023). Effectiveness of virtual reality games in improving physical function, balance and reducing falls in balance-impaired older adults: A systematic review and meta-analysis. Archives of Gerontology and Geriatrics, 108, 104924. https://doi.org/10.1016/j.archger.2023.104924
14. Shephard, R. J., Park, H., Park, S., & Aoyagi, Y. (2013). Objectively measured physical activity and progressive loss of lean tissue in older Japanese adults: longitudinal data from the Nakanojo study. Journal of the American Geriatrics Society, 61(11), 1887–1893. https://doi.org/10.1111/jgs.12505
15. Shin, J., Kweon, H. J., & Choi, J. (2025). Assessment of gait parameters using wearable sensors and their association with muscle mass, strength, and physical performance in Korean older adults: Cross-sectional study. JMIR Formative Research, 9, e63928. https://doi.org/10.2196/63928
16. Solis-Navarro, L., Gismero, A., Fernández-Jané, C., Torres-Castro, R., Solá-Madurell, M., Bergé, C., et al. (2022). Effectiveness of home-based exercise delivered by digital health in older adults: A systematic review and meta-analysis. Age and Ageing, 51(11), afac243. https://doi.org/10.1093/ageing/afac243
17. Thapa, N., Yang, J., Bae, S., Kim, G. M., Park, H. J., & Park, H. (2023). Effect of electrical muscle stimulation and resistance exercise intervention on physical and brain function in middle-aged and older women. International Journal of Environmental Research and Public Health, 20(1), 101. https://doi.org/10.3390/ijerph20010101
18. Wang, K., Zhang, H., Cheng, C. Y. M., Chen, M., Lai, K. W. C., Or, C. K., Chen, Y., Hu, Y., Vellaisamy, A. L. R., Lam, C. L. K., Xi, N., Lou, V. W. Q., & Li, W. J. (2023). High accuracy machine learning model for sarcopenia severity diagnosis based on sit-to-stand motion measured by two micro motion sensors. medRxiv. https://doi.org/10.1101/2023.05.18.23289933
19. Wu, S., Li, G., Du, L., Chen, S., Zhang, X., & He, Q. (2023). The effectiveness of wearable activity trackers for increasing physical activity and reducing sedentary time in older adults: A systematic review and meta-analysis. Digital Health, 9, 20552076231176705. https://doi.org/10.1177/20552076231176705
20. Zhang, Y., Lee, H. Y., Chen, M., & Park, J. (2025). Effectiveness of a mobile app-based remote resistance exercise program on sarcopenia indicators in older adults: A randomized controlled trial. Journal of Medical Internet Research, 27, e67846. https://doi.org/10.2196/67846

CHAPTER 36

재활치료

Rehabilitation Therapy

이상윤(서울의대)

1 서론

근감소증은 노화에 따라 근육량이 감소하고 신체기능이 저하되는 현상으로 노쇠, 장애, 낙상, 골절, 사망 등의 위험을 높일 수 있다. 2010년, European Working Group on Sarcopenia in Older People (EWGSOP)이 근감소증을 질병으로 정의하고 진단 기준을 제시한 이후, 근감소증은 국제적으로 중요한 보건 이슈로 자리 잡았다. 특히 2019년에 개정된 EWGSOP2와 2020년 아시아 근감소증 작업 그룹(AWGS)의 기준은 진단 및 치료의 체계화를 더욱 공고히 하였다. 또한 국제표준질병분류(ICD-11)에도 근감소증 질병코드가 부여되었고, 국내에서도 2021년 제8차 한국표준질병사인분류에 근감소증(M62.5) 진단명으로 포함되었다. 진단 알고리즘과 진단 기준에 대한 국제적 합의와 공식 질병으로 인정됨에 따라 전 세계적으로 근감소증이라는 질병의 중요성과 가치에 주목하고 있다.

한국인의 평균 수명이 지속적으로 늘어나고 인구 고령화가 가속화됨에 따라 국내 65세 노인 중 약 70~100만 명이 근감소증에 해당할 것으로 추정된다. 따라서 근감소증은 향후 초고령사회 진입을 앞두고, 의료비, 장기요양비용을 급증하게 하는 매우 중요한 건강 문제(geriatric giant)로 대두되고 있다. 이에 따라 근감소증의 예방과 치료는 환자 개개인의 건강뿐만 아니라 사회적 비용 절감 및 의료 자원의 효율적 사용을 위해서도 중요한 과제가 되었다.

근감소증 임상양상 및 경과에 따라 예방부터 치료 및 재활까지 다양한 새로운 의료기술, 신약개발이 당면한 과제이다. 특히 근감소증의 의료적 접근 및 치료를 위해 신약개발이 절실히 요구되는 시점이지만 아직 임상시험을 통과한 승인된 신약이 없는 상태이다. 따라서 현재 시점에서 근감소증의 예방과 치료에 있어 가장 중요한 두 개의 축은 운동과 영양요법일 것이다. 이에 본 장에서는 앞장에서 기술된 근감소증의 운동치료와 영양요법을 포함한 재활치료 전략을 종합적으로 논의하고자 한다.

2 운동 요법

근감소증의 1차 치료는 운동이며, 여러 가지 종류의 운동 중 핵심은 근력강화운동이다. 근감소증 노인 환자에서 근력강화운동을 통해 근육량과 근력이 향상되었다는 연구는 이미 많이 보고되고 있고 최근에는 근력강화운동과 영양보충요법이 복합된 중재를 이용한 임상시험 결과가 주로 보고되고 있다. 국제 근감소증학회(International Conference on Frailty & Sarcopenia Research, ICFSR)에서 제안한 근감소증 임상진료지침에서는 근감소증이 있는 노인에게 운동처방을 할 때는 환자 개인의 신체 활동을 고려한 맞춤형 근력운동을 추천하고 있다. 또한 운동에 필요한 경비, 시설 등의 문제가 향후 운동의 순응도와 직결되기에 임상의사가 운동처방 전 이를 반드시 고려해야 하고, 순응도를 높이기 위해 그룹운동을 진행하는 것도 추천하고 있다.

노인에서 운동처방, 특히 점진적 근력강화운동을 적용하는 것은 젊은 성인과 비교해서 현실적인 어려움이 있을 수밖에 없다. 따라서 시작은 낮은 강도와 짧은 시간부터 적용을 하고 만성 질환이 동반되어 있는 경우에도 가능한 범위 내에서 신체활동을 하도록 권장되고 있다. 근력강화운동은 경우 일주일에 최소 2회 이상을 시행해야 신경적응(neural adaptation)에서 진행된 근비대를 기대할 수 있고, 노인에게서는 초기에 낮은 강도(1RM의 40~50%)에서 시작해서 2~3주 간격으로 강도를 증가시키는 것을 추천하고 있다. 저항운동은 주로 대퇴사두근, 대둔근/중둔근, 비복근과 같은 대근육군을 대상으로 하며, 이는 보행 속도와 균형 개선에 기여한다. 강도 증가를 위해서 노인에게 근골격계 부상의 위험이 있는 아령, 바벨 등을 사용하는 것보다 근력강화운동을 위한 기계 등을 이용한 닫힌 사슬 운동(closed kinetic chain exercises)이 추천된다.

점진적 근력강화운동과 함께 시행하는 유산소 운동은 심혈관 건강 증진과 체지방 감소를 위해 권장되며, 보행 속도 및 전신 대사를 개선하는 것으로 알려져 있다. 또한 균형 및 협응 훈련 운동은 낙상 위험을 줄이고 신체 안정성을 강화할 수 있기에 근감소증 환자에게 적극적으로 시행되어야 한다. 한 발로 서기, 발끝 걷기와 같은 간단한 운동으로 시작해 점차 난이도를 높이는 것이 추천된다.

3 영양 요법

근력강화운동과 함께 영양보충요법은 근감소증 치료의 핵심적인 2개의 축이다. 근감소증 치료를 위한 영양보충요법의 기본은 근손실을 방지하고 근육량 증대를 위한 적절한 단백질 섭취이다. 근감소증 유병 여부와 무관하게 노인의 1일 단백질 섭취량이 근육량, 근력 및 신체기능과 연관되어 있음은 이미 메타분석 연구를 통해 입증된 바 있다. 또한 한국의 국민건강영양조사 원시자료를 이용한 연구에서 1일 단백질 섭취량이 적을수록 근감소증의 유병률이 의미있게 증가하는 것이 보고되기도 하였다.

1일 단백질 섭취량은 개인의 체중을 기준으로 0.8 g/kg를 섭취하는 것이 국제보건기구의 추천 사항이지만, 근손실 방지를 위한 최소 단백질 섭취량은 1.2~1.4 g/kg, 근성장을 위한 최소 단백질 섭취량은 1.6 g/kg으로 알려져 있다. 일반적으로 근감소증이 있는 노인에게서 추천되는 1일 단백질 섭취량은 1.0~1.5 g/kg으로 추천된다. 단백질 섭취량을 늘리기 위해 소고기-돼지고기와 같은 동물성 단백질뿐만 아니라 콩과 같은 식물성 단백질도 도움이 되는데 동일 무게를 비교할 때 소고기보다 대두의 단백질 함량이 2배 이상 높은 것으로 알려져 있고 장내 흡수도도 식물성 단백질이 더 높다. 이러한 일반 식사를 통해서 단백질 섭취를 충분하게 유지하는 것이 우선이겠지만 현실적인 어려움이 있다면 단백질 파우더 또는 단백질 함유량이 높은 두유-요거트 등의 간식을 통해 영양보충을 하는 것도 추천할 수 있는 방법이다.

단백질의 구성 성분이 되는 아미노산 중에서 근감소증 치료에 가장 많이 연구가 되어 있는 필수아미노산은 류신(leucine)이다. 류신은 골격근 단백질의 생성에 직접적인 소재로 작용하고 단백질 분해도 막아주는 역할을 하고 있다. 따라서 류신이 풍부한 단백질을 섭취하는 것이 근감소증 치료를 위해 더욱 효과적일 것이다. 또한 근육 기능과 골밀도를 유지하는 데 필수적인 비타민 D 보충이 근감소증 치료에 중요하고, 800~1,000 IU의 비타민 D를 매일 섭취하는 것이 권장된다. 이외에 기타 영양소 중에서는 근육 대사와 재생을 지원하는 오메가-3 지방산, 칼슘, 항산화제 등이 추천된다.

영양보충요법을 하기 위해선 환자의 현재 영양상태를 정확하게 평가하고 이를 기반으로 영양보충 중재를 하는 것이 필요하다. 개인의 식이습관을 통해 영양상태를 평가하는 방법은 매우 다양한 도구들이 있지만 임상에서 가장 손쉽게 사용할 수 있는 것은 간이영양평가(mini nutritional assessment, MNA)이다. 간단한 설문을 통해 30점 만점으로 영양평가를 할 수 있고, 24점 미만의 경우 영양불량의 위험이 있는 것으로, 17점 이하의 경우 영양불량으로 판정할 수 있다. 또한 간단한 혈액검사를 통해서도 한 개인의 영양상태를 평가할 수 있는데, 가장 많이 사용되는 지표는 혈중 알부민(albumin), 트렌스페린(transferrin), 프리알부민(prealbumin)의 농도이다. 그중에서 혈중 프리알부민 농도는 알부민보다 반감기가 짧기에 보다 최근 영양상태를 확인할 수 있는 지표이고, 개인의 수분섭취 상태에 영향을 받지 않기에 가장 많이 사용되는 혈액지표이다.

4 기능적 전기 자극치료

근감소증의 재활치료에서 기능적 전기 자극 치료(functional electrical stimulation, FES)는 근육의 크기와 기능을 개선하기 위한 목적으로 주목받고 있는 치료 중 하나이다. 근육량 감소와 기능 저하를 동반하는 근감소증은 노인뿐만 아니라 비활동적인 환자들에게도 흔히 발생하며, FES는 이러한 상태를 개선하기 위해 활용될 수 있다.

기능적 전기 자극 치료는 신경-근육 연결이 유지된 상태에서 외부 전기 자극을 통해 근육을 수축시켜 운동 효과를 유도하는 방법이다. 근감소증 환자에게 적용할 경우, FES는 근육 단백질 합성을 자극하고 근육 위축을 방지하며, 근육 크기를 증가시키는 효과를 기대할 수 있다. 또한 근력을 회복하고 기능적 움직임 및 일상생활동작을 개선하는 데 중요한 역할을 한다. FES는 특히 운동 참여가 제한된 고령자, 병원 입원 환자, 또는 자발적 운동 수행이 크게 제한된 중증 근감소증 환자의 초기 치료에 유용하게 적용될 수 있다. 환자의 근육 크기와 강도를 고려한 개인 맞춤 설정이 필요하고, 특히 대퇴사두근과 비복근 등 주요 근육군에 집중적으로 적용하는 것이 효과적이다. 또한 FES 단독치료보다는 근력강화운동이나 유산소 운동과 병행하는 것이 더 효과적일 가능성이 높다.

5 디지털 기반 재활치료

디지털 기반 재활치료는 기술 발전과 함께 근감소증 치료에 점점 더 중요한 역할을 하고 있다. 이 치료 방법은 다양한 디지털 도구와 기술을 활용하여 환자의 근력, 근지구력, 균형 및 기능적 독립성을 향상시키는 데 중점을 두고 있다. 디지털 기반 재활치료는 크게 원격의료, 디지털 피드백 시스템, 웨어러블 디바이스, 가상현실(VR) 및 증강현실(AR), 인공지능(AI) 알고리즘 등으로 고려해 볼 수 있다.

원격의료를 활용하면 환자가 병원에 방문하지 않고도 개인 맞춤형 재활 프로그램을 받을 수 있다. 특히 병원 또는 기관으로의 방문과 이동이 어려운 초고령 환자나 의료의 접근성이 떨어지는 도서지역에 거주하는 노인환자들에게 효과적이다. 화상 상담, 실시간 운동 코칭 및 데이터 모니터링을 통해 환자의 치료 순응도를 높이고 치료의 지속성을 확보할 수 있다. 운동 수행 시 실시간으로 환자의 움직임을 분석하고 피드백을 제공하는 시스템도 디지털 기반 재활치료로 사용되고 있다. 센서 기반 운동 추적 시스템이나 컴퓨터 비전 기술을 활용하여 정확한 운동 범위와 패턴을 분석하고, 이를 통해 환자의 치료 성과를 지속적으로 모니터링할 수 있다. 이러한 시스템은 환자의 근감소증 노인환자들의 순응도를 증가시키고 치료 과정을 최적화하는 데 기여한다.

웨어러블 디바이스도 근감소증 재활치료에서 중요한 역할을 기대해 볼 수 있는데 스마트 워치, 스마트 밴드, 또는 근전도(EMG) 기반 센서를 통해 환자의 신체 활동량, 심박수, 근육 활성도 등을 모니터링할 수 있다. 이를 통해 환자의 일상적인 활동 수준과 치료 반응을 객관적으로 평가할 수 있고 환자가 치료 계획에 얼마나 잘 따라가고 있는지를 확인할 수 있다.

가상현실(VR) 및 증강현실(AR) 기술은 재활치료를 보다 몰입감 있게 만들어 환자가 치료에 적극적으로 참여할 수 있도록 돕는다. VR은 환자를 가상의 환경으로 안내하여 재미있고 안전한 방식으로 균형 훈련, 근력 강화, 기능적 움직임 훈련을 시행할 수 있도록 돕는다. AR은 실제 환경에 가상의 지침이나 피드백을 추가로 제공하여 운동의 정확성을 높이고 효율적인 재활치료를 가능하게 한다. 특히 가상현실에서 게임화 요소를 활용하면 환자의 치료 참여도를 높일 수 있는데, 점수 시스템, 도전 과제, 보상 구조를 도입하여 환자의 동기를 강화하고 치료 과정을 지속 가능하게 만든다. 인공지능(AI) 알고리즘은 환자 데이터를 기반으로 치료 계획을 최적화하고 맞춤형 재활 프로그램을 설계하는 데 활용된다.

머신러닝 알고리즘을 통해 환자의 치료 성과를 예측하고, 필요에 따라 운동 강도를 조절하거나 새로운 치료 전략을 제안할 수 있다. 또한 AI는 환자의 재활과정 중 발생할 수 있는 위험 요소를 사전에 탐지하여 예방 조치를 취할 수 있도록 한다.

이러한 디지털 기반 재활치료는 근감소증 치료에 있어 새로운 패러다임을 제시할 수 있다. 다양한 기술의 통합적 활용을 통해 치료의 효율성을 높이고 환자 중심의 맞춤형 재활을 구현하는 데 기여할 수 있다. 특히 환자의 운동 데이터, 생체 신호 및 치료 성과를 실시간으로 수집하고 분석할 수 있고 이를 통해 환자 개개인의 상태에 따라 치료를 조정할 수 있으며, 장기적으로 환자의 치료 경과를 체계적으로 관리할 수 있기에 디지털 기술 발전과 함께 향후에 더 많은 연구와 임상에서의 활용이 기대된다.

6 결론

근감소증은 노인 건강에 심각한 영향을 미치는 복합적인 질환으로, 효과적인 관리와 치료를 위해 다각적이고 통합적인 접근이 필요하다. 운동과 영양, 디지털 기술의 적절한 활용은 근력 회복과 기능적 독립성을 지원하는 재활 치료의 핵심 요소로 자리 잡고 있다. 초기 개입과 지속적인 다학제적 관리는 환자의 삶의 질을 향상시키고 낙상과 장애의 위험을 줄이는 데 중요한 역할을 한다.

근감소증 재활치료는 향후 연구와 임상 적용을 통해 더욱 발전해야 한다. 이를 통해 고령화 사회에서 증가하는 건강 문제를 효과적으로 관리할 수 있을 것이다. 그러나 이러한 발전을 이루기 위해 다음과 같은 도전 과제에 대응해야 한다. 첫째, 낮은 치료 순응도는 주요한 과제이다. 운동 수행의 어려움과 동기 부족은 환자의 참여를 제한할 수 있다. 이를 극복하기 위해 운동의 중요성을 강조하고, 성취 가능한 단기 목표를 설정하여 환자의 참여도를 높일 수 있다. 둘째, 근감소증 노인환자들의 다양하고 복합적인 기저 질환은 재활치료에 추가적인 제한점이 될 수 있다. 관절염, 당뇨병, 심혈관 질환 등 다양한 만성 질환은 근감소증 치료를 복잡하게 만들 수 있다. 따라서 개별화된 치료 계획이 필수적이며, 이러한 기저 질환을 고려한 재활 전략이 필요하다. 셋째, 경제적 및 물리적 접근성의 문제도 해결해야 한다. 원격 재활 치료와 공공 지원 프로그램을 적극 활용하여 재활치료의 접근성을 개선하고, 더 많은 환자들이 재활치료를 받을 수 있도록 해야 한다.

근감소증 재활치료의 목표는 근육노화의 진행을 늦추고, 기저 질환의 악화를 방지하며, 전반적인 신체 기능을 유지하고 향상시키는 것이다. 특히 개인 맞춤형 치료 전략과 지속적인 모니터링은 환자의 치료 효과를 극대화하고 독립적인 일상생활을 영위하는데 효과적일 것이다. 이를 통해 근감소증의 재활치료는 단순한 신체적/기능적 회복을 넘어, 환자의 삶의 질과 사회적 독립성을 회복시키는 데 중요한 역할을 할 수 있을 것이다.

▶ 참고 문헌

1. American College of Sports M, Chodzko-Zajko WJ, Proctor DN, et al. American College of Sports Medicine position stand. Exercise and physical activity for older adults. Med Sci Sports Exerc 2009;41(7):1510-30. DOI: 10.1249/MSS.0b013e3181a0c95c.
2. Bharadwaj S, Ginoya S, Tandon P, et al. Malnutrition: laboratory markers vs nutritional assessment. Gastroenterol Rep (Oxf) 2016;4(4):272-280. DOI: 10.1093/gastro/gow013.
3. Chen LK, Woo J, Assantachai P, et al. Asian Working Group for Sarcopenia: 2019 Consensus Update on Sarcopenia Diagnosis and Treatment. J Am Med Dir Assoc 2020;21(3):300-307 e2. DOI: 10.1016/j.jamda.2019.12.012.

4. Cruz-Jentoft AJ, Baeyens JP, Bauer JM, et al. Sarcopenia: European consensus on definition and diagnosis: Report of the European Working Group on Sarcopenia in Older People. Age Ageing 2010;39(4):412–23. DOI: 10.1093/ageing/afq034.
5. Cruz-Jentoft AJ, Bahat G, Bauer J, et al. Sarcopenia: revised European consensus on definition and diagnosis. Age Ageing 2019;48(4):601. DOI: 10.1093/ageing/afz046.
6. Cruz-Jentoft AJ, Sayer AA. Sarcopenia. The Lancet 2019;393(10191):2636–2646. DOI: 10.1016/s0140-6736(19)31138-9.
7. Dent E, Morley JE, Cruz-Jentoft AJ, et al. International Clinical Practice Guidelines for Sarcopenia (ICFSR): Screening, Diagnosis and Management. J Nutr Health Aging 2018;22(10):1148–1161. DOI: 10.1007/s12603-018-1139-9.
8. Gondin J, Cozzone PJ, Bendahan D. Is high-frequency neuromuscular electrical stimulation a suitable tool for muscle performance improvement in both healthy humans and athletes? Eur J Appl Physiol 2011;111(10):2473–87. DOI: 10.1007/s00421-011-2101-2.
9. Hanach NI, McCullough F, Avery A. The Impact of Dairy Protein Intake on Muscle Mass, Muscle Strength, and Physical Performance in Middle-Aged to Older Adults with or without Existing Sarcopenia: A Systematic Review and Meta-Analysis. Adv Nutr 2019;10(1):59–69. DOI: 10.1093/advances/nmy065.
10. He S, Wei M, Meng D, Wang Z, Yang G, Wang Z. Self-determined sequence exercise program for elderly with sarcopenia: A Randomized controlled trial with clinical assistance from explainable artificial intelligence. Arch Gerontol Geriatr 2024;119:105317. DOI: 10.1016/j.archger.2023.105317.
11. Ho MH, Peng CY, Liao Y, Yen HY. Efficacy of a Wearable Activity Tracker With Step-by-Step Goal-Setting on Older Adults' Physical Activity and Sarcopenia Indicators: Clustered Trial. J Med Internet Res 2024;26:e60183. DOI: 10.2196/60183.
12. Hong J, Kim J, Kim SW, Kong HJ. Effects of home-based tele-exercise on sarcopenia among community-dwelling elderly adults: Body composition and functional fitness. Exp Gerontol 2017;87(Pt A):33–39. DOI: 10.1016/j.exger.2016.11.002.
13. Humayun MA, Elango R, Ball RO, Pencharz PB. Reevaluation of the protein requirement in young men with the indicator amino acid oxidation technique. Am J Clin Nutr 2007;86(4):995–1002. DOI: 10.1093/ajcn/86.4.995.
14. Ju HJ, Bae WK, Jung SY, et al. Association between Dietary Protein Intake and Sarcopenia in Korean Elderly. Korean J Fam Pract 2017;7(2):258–263.
15. Kang Y, Kim N, Choi YJ, et al. Leucine-Enriched Protein Supplementation Increases Lean Body Mass in Healthy Korean Adults Aged 50 Years and Older: A Randomized, Double-Blind, Placebo-Controlled Trial. Nutrients 2020;12(6). DOI: 10.3390/nu12061816.
16. Kwak JY, Kwon K-S. Pharmacological Interventions for Treatment of Sarcopenia: Current Status of Drug Development for Sarcopenia. Annals of Geriatric Medicine and Research 2019;23(3):98–104. DOI: 10.4235/agmr.19.0028.
17. Lee SY, Lee HJ, Lim JY. Effects of leucine-rich protein supplements in older adults with sarcope-

nia: A systematic review and meta-analysis of randomized controlled trials. Arch Gerontol Geriatr 2022;102:104758. DOI: 10.1016/j.archger.2022.104758.

18. Marzetti E, Calvani R, Tosato M, et al. Sarcopenia: an overview. Aging Clin Exp Res 2017;29(1):11-17. DOI: 10.1007/s40520-016-0704-5.
19. Morley JE, Argiles JM, Evans WJ, et al. Nutritional recommendations for the management of sarcopenia. J Am Med Dir Assoc 2010;11(6):391-6. DOI: 10.1016/j.jamda.2010.04.014.
20. Morley JE. The New Geriatric Giants. Clin Geriatr Med 2017;33(3):xi-xii. DOI: 10.1016/j.cger.2017.05.001.
21. Tuena C, Pedroli E, Trimarchi PD, et al. Usability Issues of Clinical and Research Applications of Virtual Reality in Older People: A Systematic Review. Front Hum Neurosci 2020;14:93. DOI: 10.3389/fnhum.2020.00093.
22. Vlietstra L, Hendrickx W, Waters DL. Exercise interventions in healthy older adults with sarcopenia: A systematic review and meta-analysis. Australas J Ageing 2018;37(3):169-183. DOI: 10.1111/ajag.12521.
23. Yoshimura Y, Wakabayashi H, Yamada M, Kim H, Harada A, Arai H. Interventions for Treating Sarcopenia: A Systematic Review and Meta-Analysis of Randomized Controlled Studies. J Am Med Dir Assoc 2017;18(6):553 e1-553 e16. DOI: 10.1016/j.jamda.2017.03.019.
24. Zhu LY, Chan R, Kwok T, Cheng KC, Ha A, Woo J. Effects of exercise and nutrition supplementation in community-dwelling older Chinese people with sarcopenia: a randomized controlled trial. Age Ageing 2019;48(2):220-228. DOI: 10.1093/ageing/afy179.

CHAPTER 37

근감소증 예방과 치료를 위한 운동 중재: 최신 연구 리뷰

Exercise Interventions for the Prevention and Treatment of Sarcopenia: A Review of Current Studies

송욱(서울대)

1 서론

근감소증은 노화로 인해 근육량과 근기능이 감소하여 삶의 질을 저하시킨다. 이를 효과적으로 예방하고 치료하기 위해서는 다양한 운동 중재의 효과를 체계적으로 평가할 필요가 있으며 현재 다양한 접근을 통해 근감소증을 치료하려는 노력이 이루어지고 있다.

운동은 주로 유산소 운동과 저항성 운동이 포함된다. 유산소 운동(AT)은 큰 근육군을 반복적으로 사용하여 산소 섭취 능력과 근지구력을 향상시키며, 미토콘드리아 양과 모세혈관 밀도에도 영향을 준다. 또한 저항성 운동(RT)은 상대적으로 적은 반복을 통해 특정 근육군을 수축시켜 근단면적과 근력을 증가시킨다(표 37-1).

근감소증에 대한 운동 중재의 효과를 평가한 많은 연구가 있지만 표본 크기, 연구 목적 및 사용된 결과 측정 지표가 다르기 때문에 결과의 일관성은 부족한 실정이다. 따라서 본 장에서는 최근 발표된 메타분석 논문을 검색 및 정리하여 다양한 형태의 운동이 근감소증 환자의 근육량, 근력, 신체기능 향상에 미치는 영향을 요약하고, 운동 처방 및 건강관리 정책 개발을 위한 근거중심 의학적 자료를 제공하는 것을 목적으로 한다.

표 37-1 운동 유형에 따른 근감소증 개선 효과

운동 유형	건강관련 요소	메커니즘	근감소증에 미치는 영향
유산소 운동	심폐건강, 신체조성, 근지구력, 균형	1. 심박출량 및 1회 박출량 증가로 최대 산소섭취량 개선 2. 휴식 및 운동 중 심박수 감소 3. 1형 근섬유 모세관화 증가 4. 미토콘드리아 크기, 밀도, 기능 증가 5. 신진대사 에너지 향상	근기능 향상과 낙상 감소
저항성 운동	근력, 근지구력, 신체조성, 유연성, 균형	1. 단일 근섬유 단면적과 근육비대 및 두께 증가 2. 근절에서의 작은 다발 길이 증가 3. 2형 근섬유 확대 및 결합률 증가 4. 근육 내 신경근 효율성 향상	1. 근육의 크기와 기능 향상 2. 균형 및 유연성 향상 3. 심폐건강 개선
유연성 운동	유연성, 균형	근긴장 유연성 증가 및 수동 저항력 감소	신체기능 향상
균형 운동	균형	여러 관절 근력 증가 및 고유수용성과 운동감각 주의력 개선	신체기능 향상

2 연구 방법

본 연구는 체계적 고찰을 위해 메타분석 연구를 검색하여 정리하였다.

1) 문헌 검색

국내외 신뢰할 수 있는 전자 정보서비스인 PubMed, EMBASE, CINAHL Plus, SPORTDiscus, 한국교육학술정보원(KERIS), 한국학술정보(KISS), 국회도서관(NAL)을 통해 문헌을 검색하였다. 출판 시기가 2018년부터 2024년까지인 연구로 한정하고, 'sarcopenia' AND 'exercise'를 검색어로 사용하였다.

2) 문헌 선별 기준

체계적 고찰을 위한 문헌 선정 기준은 ① 영어와 한국어로 출판된 연구, ② 노화(aged, aging), 고령자, 노인(elderly, old, older, senior, geriatric), ③ 운동 중재 전과 후로 진행한 비교연구, ④ 무작위통제연구(randomized controlled trials, RCTs)로 한정 지었다.

제외기준은 ① 고찰연구, ② 질병이 있는 환자나 근감소증 기준에 해당되지 않는 대상자, ③ 영양 등과 운동을 실시한 중재로 정하였다.

3) 문헌 수집 및 선정

각 전자 정보서비스에서 검색된 174편의 연구들은 문헌 관리 프로그램을 이용하여 수집하였고 수집된 논문 가운데 중복 논문은 제거하였다. 연구자가 직접 문헌 선정을 위한 검색부터 검토까지의 전 과정을 수행하였으며, 최종적으로 13편의 논문이 선정되었다.

3 결과

1) 운동과 근육량 향상 근거 기반은 무엇인가?

2022년에 수행된 메타분석에서는 근감소증으로 진단된 대상자를 포함한 23편의 RCT (2012~2022년)를 요약하였다. 이 중 12편의 연구에는 남성과 여성이 모두 포함, 8편의 연구는 여성, 1편의 연구는 노인 남성, 1편의 연구에서는 성별 정보를 명시하지 않았으며 저항성 운동, 유산소 운동(태극권, 기공 운동 등)과 복합 운동을 진행한 연구가 선택되었다. 평균 나이는 63.2 ± 1.4 ~ 89.5 ± 4.4세였으며 운동 중재 기간은 8~24주로 다양하였다. 대부분의 연구(n=12)는 12주 기간을 적용하였으며 주 2회의 운동 빈도(n=10)가 가장 많았다. 주요 결과, 하지 근육량(muscle mass of lower extremities)이 유의하게 향상되었다(MD=0.28, 95% CI [0.01, 0.56], p=0.04).

운동과 근육량에 대한 또 다른 긍정적인 연구에서는 EWGSP, AWGS, National Health and Nutrition Examination Survey (NHANES), Centers for Disease Control and Prevention (CDCP) 기준에 따라 근감소증으로 진단된 노인을 선정하여 7가지의 저항성 운동(Free weight, 서킷 운동, Isoinertial exercise, Kettlebell)으로 진행된 연구들을 요약하였다. 운동 중재 전후를 비교하는 RCT로, 참여자 나이는 64.4~79세, 중재 기간은 12~16주, 주 2~3회, 회당 60분, RPE (Rate of Perceived Exertion; 운동자각도) scale의 12~14(약간 힘듦) 혹은 1RM의 60~70%의 강도로 8~12회 반복을 진행하였다. 결과는 사지 근육량(Hedges' g=0.58, 95% CI [0.27, 0.90], p=0.00)과 하지 근육량(Hedges' g=0.34, 95% CI [0.00, 0.68], p=0.05)이 유의하게 향상되었다.

최근 검토에 따르면 저항성 운동은 근육 단백질 합성을 증가시키고, 제1형 및 제2형 근섬유 크기를 증가시키는 것으로 보고되었다. 반면, Bao의 연구에서는 사지 골격근량(appendicular skeletal muscle mass)에 대한 운동 효과를 발견하지 못했다. 이러한 상반된 결과는 여러 원인에 의해 나타날 수 있으며 젊은 성인에 비해 노인은 저항성 운동에 대한 신체 반응이 느리고 근육량 증가 폭이 더 낮다고 할 수 있다. 근육량 증가율은 근육 내 단백질의 합성 및 분해율에 따라 달라지며, 노년층에서는 신체 활동 감소와 근세포 대사 지연으로 인해 단백질 대사 및 합성 능력이 저하된다. 또한, 염증성 질환, 호흡기 질환, 내분비 질환을 포함한 다양한 만성 질환의 존재는 노인의 단백질 합성 속도를 감소시킬 수 있다. 위에서 논의한 바와 같이, 근감소증이 있는 노인은 신체기능 수준이 상대적으로 낮고 높은 운동 강도에 대한 내성이 제한적이다. 운동 강도가 근육 단백질 합성에 큰 영향을 미친다는 사실은 잘 알려져 있다. 이 모든 것은 근감소증이 있는 노인의 근육량 향상에 영향을 미칠 수 있을 것이다.

2) 운동과 근력 향상 근거 기반은 무엇인가?

여러 메타분석 및 연구들은 저항성 운동이 노인의 근력 향상과 근감소증 예방에 매우 중요한 역할을 한다는 강력한 근거를 제시하고 있다. 2020년 이후 출판된 8편의 주요 메타분석은 저항성 운동이 상체와 하체 근력에 긍정적인 영향을 미친다는 결과를 보고하였다. 이 연구들은 다양한 측정 방법을 사용하여, 특히 저항성 운동이 전신 근력에 유의미한 향상을 가져온다는 사실을 확인하였다.

예를 들어, Zhang 등(2021)의 메타분석에서는 EWGSOP 및 AWGS 근감소증 진단 기준을 사용하여 17개의 연구를 통합 분석한 결과, 악력(SMD=0.30, 95% CI [0.15, 0.45], I^2=6%, p<0.01)과 하체 근력(SMD=0.32, 95% CI [0.15, 0.50], I^2=0%, p<0.01) 모두에서 유의한 증가가 나타났다. 이 연구에서 참여자들의 평균 연령은 67.6세에서 86세였으며, 대부분 8~36주 동안 주 1~7회, 각 세션 동안 30~60분의 운동을 수행하였다.

Talar 등(2021)의 메타분석에서는 저항성 운동 그룹에서 악력이 유의한 증가(ES=0.51, 95% CI [0.23, 0.78], p=0.001)를 나타냈으며 하지 근력에서도 대조 그룹에 비해 유의한 증가(ES=0.93, 95% CI [0.64, 1.22], p<0.001)를 나타냈다. 연구 참여자의 나이는 60~98세이며 전체 2,267명 중 1,484명이 여성이었으며 총 25편의 논문으로 수집되었다. 주로 RT (PRT, Elastic PRT using Theraband combined with aerobic exercises, bodyweight RT)등 여러 종류의 운동을 진행하였으며 평균 기간은 약 23주(10~48주)였으며, 가장 일반적인 훈련 빈도는 주당 2~3회(21개 연구)로 진행이 되었다.

Chen 등(2021)이 수행한 메타분석은 14편의 RCT를 통합하여 저항성 운동(케틀벨, 덤벨, 탄력밴드 등)이 전체적이 근력에 미치는 영향을 분석하였다. 저항성 운동은 악력을 유의하게 향상시켰으며(SMD=0.81, 95% CI [0.35, 1.27], p=0.0005), 무릎 신전근력(knee extension strength, KES)에서도 유의한 향상(SMD=1.26, 95% CI [0.72, 1.80], p<0.0001)을 나타냈다. 14편의 연구에서 사용된 근감소증 진간 기준은 EWGSOP가 4편, AWGS가 3편, 질병통제예방센터(CDC)가 1편이었고, 나머지 4편에서는 연구를 위해 개발된 진단 기준을 사용하였다. 저항성 운동 중재는 케틀벨(1편), 덤벨(1편), suspension bands(1편), elastic bands(4편), weight loads(3편), weight machines(3편) 및

체중(3편)으로 진행되었으며, 3편의 연구는 하나 이상의 저항성 운동 모드를 사용하였다. 11편의 연구에서 운동은 상지와 하지 근육군을 모두 포함하였으며, 3편의 연구는 하체에만 집중하였다. 운동 강도는 1회 반복 최대치(1RM)의 40~80% 범위였으며, 7편의 연구는 점진적 저항 운동 방법을 채택하였다. 운동 빈도는 주 1~3회로 다양하였고 중재 기간은 8주에서 36주까지로 보고되었다. 대조군 중재는 10편의 연구에서 운동 중재 없이 평소 생활을 유지하게 했으며, 3편의 연구는 교육을 제공했고 1편의 연구는 자세 교정을 제공하였다.

마찬가지로, Wang 등(2022)의 연구에서도 악력(MD=2.38, 95% CI [1.33, 3.43], $p<0.001$)과 무릎 신전근력(SMD=0.50, 95% CI [0.36, 0.64], $p<0.001$))이 유의하게 향상되었다. 또한 Kim 등(2020)의 연구에서도 저항성 운동이 우측 악력(Hedges' g=0.74, 95% CI [0.22, 1.26], p=.00)과 좌측 악력(Hedges' g=0.07, 95% CI [0.17, 1.22], p=.01)을 유의하게 증가시켰다. 하지 신전근력 역시 유의하게 향상(Hedges' g=0.35, 95% CI [0.27, 2.62], p=.01)되었으며, 이는 다양한 연구 결과들과도 일치한다.

Zeng 등(2023)의 연구에서는 악력에서만 저항성 운동군이 대조군에 비해 유의하게 향상되었다(SMD=3.8, 95% CI [1.3, 6.0], $p<0.05$). 20편의 논문을 기반으로 분석하였으며 저항성 운동에서만 유의하게 나타났다.

마찬가지로 Zhao 등(2022)의 연구에서도 악력에서 유사한 결과가 보고되었다(Hedges' g=0.60, 95% CI [0.30, 0.89], $p<0.05$). 해당 연구에서는 저항성 운동이 근감소증 예방 및 치료에 효과적이며, 특히 중강도의 저항성 밴드 운동이 가장 효과적이라고 제시하였다. 세션당 40~60분, 주 3회 이상, 최소 12주간의 운동이 권장되었다.

하지 근력에 초점을 둔 Morcillo-Losa 등(2024)의 연구에서는 등척성 대퇴사두근 근력이 90도 무릎 굽힘에서 7% 증가하는 등 통계적으로 유의한 향상이 나타났다. 고강도 인터벌 트레이닝을 위주로 진행한 5편의 연구로 분석을 하였으며 평균연령은 65.8세에서 69.4세였고, 남성이 다수를 차지하였다. 운동 세션은 평균 30분에서 50분이었고, 주 2~3회의 빈도로 진행되었으며, 중재 기간 동안 총 24~36회의 세션이 이루어졌다.

다양한 메타분석 및 연구들은 저항성 운동이 노인의 근력 향상과 근감소증 예방에 중요한 역할을 한다는 강력한 근거를 제시하고 있다. 특히 악력과 하체 근력을 포함한 여러 신체기능에서 유의미한 향상이 관찰되었다. 이들 연구에 따르면, 저항성 운동은 단순히 근육량을 증가시키는 것뿐만 아니라 신경근 적응성, 근육 활성화, 운동 단위의 동기화 등을 통해 근력 향상에 기여할 수 있다. 특히 초기 저항성 운동에서는 근비대보다는 신경 기전의 적응이 더 중요한 역할을 하며, 이는 운동 프로그램 설계 시 중요한 고려 사항이다.

또한, 다양한 형태의 저항성 운동이 전반적인 근력과 기능적 능력을 향상시키는 데 효과적임이 확인되었으며, 운동 빈도와 강도, 지속 기간이 그 효과에 중요한 요소로 작용함을 보여준다. 따라서, 노인들의 근력 향상 및 근감소증 예방을 위한 운동 프로그램은 신경 기전의 발전과 함께 충분한 기간과 강도를 포함한 저항성 운동을 중심으로 설계되는 것이 바람직하다.

3) 운동과 신체기능 향상 근거 기반은 무엇인가?

여러 메타분석 및 연구는 저항성 운동을 포함한 다양한 운동들이 노인의 신체기능과 근감소증 예방에 매우 중요한 역할을 한다는 강력한 근거를 제시하고 있다. 11편의 주요 메타분석을 통해 근감소증의 주요 지표인 신체기능에서 유의한 향상을 확인하였으며, 이는 운동이 근감소증 예방에 기여할 수 있음을 시사한다.

Bao 등(2020)의 연구에서는 전체적인 근력에 대한 긍정적인 효과를 확인할 수 있었다. 노인의 신체기능을 대표하는 보행 속도(SMD=0.44, 95 % CI [0.26, 0.61], p<0.00001)와 TUG 테스트(SMD=−0.97, 95 % CI [−1.22, −0.72], p<0.00001)에서 유의하게 향상되었다.

근감소증으로 진단된 노인을 선정하여 저항성 운동, home−based exercise, 유산소 운동, 근력 훈련, whole−body vibration training 및 복합 훈련 등을 진행한 논문들로 노인의 근감소증에 대한 운동 중재 프로그램이 근육량, 근력 및 신체기능에 미치는 영향을 평가하였다. 모두 22편의 논문에서 대상자는 1,041명(여성 80.75%), 중재 기간은 6주에서 36주까지 다양하며, 운동 프로그램은 30분에서 80분으로 구성되었으며 주 1회에서 5회까지 진행되었다.

근감소증 예방을 위한 전통 무술 기반 중재를 다룬 메타분석도 유의미한 결과를 제시하고 있다. Niu 등(2022)이 수행한 메타분석에서는 중국 전통 운동(TCE)이 근감소증 환자의 근력 및 신체기능에 긍정적인 영향을 미친다는 결과를 보고하였다. 특히 6m 보행 속도(MD=0.31, 95% CI [0.30, 0.32], p<0.00001)와 의자 일어나기 테스트(chair stand test)(MD=2.45, 95% CI [1.88, 3.01], p <0.00001)에서 유의한 개선이 확인되었으며, Time Up and Go 테스트(TUG)에서도 유사한 결과(MD = −1.91, 95% CI [−3.64, −0.19], p=0.03)가 나타났다. 포함된 논문 13편은 8주에서 18개월간 진행된 연구들이며, 전통 운동으로는 Yijinjing, Tai Chi, Baduanjin 등이 포함되었다.

두 번째 메타분석 Huang 등(2022)의 연구에서는 EWGSOP, AWGS, International Working Group on Sarcopenia (IWGS, Cruz−Jentoft et al., 2014), Foundation for the National Institutes of Health (FNIH, Studenski et al., 2014) 기준에 따라 근감소증으로 진단된 노인을 선정하여 태극권(Tai Chi)이 근감소증 및 허약한 노인의 근육량, 근력, 신체기능, 기타 노인 증후군에 미치는 영향을 평가하였다. 30초 의자 일어나기 테스트(30CST)(WMD=2.36, 95% CI [1.50, 3.21], p <0.00001)와 TUG 테스트(WMD=−0.72, 95% CI [−1.10, −0.34], p=0.0002)에서 유의한 향상이 확

인되었으며, 이는 이전 연구 결과들을 뒷받침한다. 평균 연령 70~89.5세, 총 1,676명의 대상자를 포함한 11편의 논문에서 태극권 운동은 8주에서 48주 동안, 주 2~7회, 회당 30~90분간 진행되었다. 최소 12주 또는 8회 세션의 태극권 운동으로 TUG 결과가 향상될 수 있다고 시사하였다.

고강도 인터벌 트레이닝(HIIT)에 대한 Morcillo-Losa 등(2024)의 메타분석에서도 신체기능에 유의미한 변화를 주었다. 앉았다 일어서기(Sit-to-Stand)에서 15.9%의 향상($p<0.05$)과 함께, Timed Up and Go 및 계단 오르기 테스트에서도 긍정적인 결과가 나타났다. 이 연구는 평균 연령 65.8세에서 69.4세의 남성 대상자들을 중심으로, 24~36회의 운동 세션을 실시하였다.

이외에도 앞서 언급한 다양한 메타분석 연구들에서 신체기능의 유의한 향상을 확인할 수 있었다. Talar 등(2021)의 연구에서도 저항성 운동을 진행한 그룹에서 대조그룹에 비하여 보행 속도에서 유의한 증가(ES=0.75, 95% CI [0.49, 1.02], $p<0.001$)가 나타났으며, Zhao 등(2022)의 연구에서도 보행 속도가 유의하게 증가(Hedges' g=1.50, 95% CI [0.59, 2.40], $p<0.05$)하였다. 또한 Wang 등(2022)의 연구에서도 보행 속도(Walking Speed)에서 유의한 개선 효과(SMD=0.88, 95% CI [0.49, 1.27], $p<0.001$)를 확인하였으며, Zhang 등(2021)의 연구에서도 보행 속도(SMD=0.59, 95% CI [0.35, 0.82], I^2=62%, $p<0.01$)와 일어나 걷기 테스트(TUG) (SMD=0.74, 95% CI [0.48, 1.00], I^2=0%, $p<0.01$)에서 통계적으로 유의한 개선이 나타났다. Chen 등(2021)의 연구에서도 보행 속도에서 긍정적인 변화(SMD=1.28, 95% CI [0.36, 2.19], $p=0.006$)가 나타났으며, 일어나 걷기 테스트(TUG)가 유의하게 향상(SMD=−0.93, 95% CI [−1.30, −0.56], $p<0.0001$)되었다. 또한 Zeng 등(2023)의 연구에서는 저항 운동(RT), 혼합 운동(CT), 자가 관리 하에 시행된 복합 운동(CTSM)에서도 일어나 걷기 테스트(TUGT)에서 유의한 개선이 확인되었다.

결론적으로, 저항성 운동을 비롯한 다양한 운동 프로그램은 노인의 신체기능을 유의하게 향상시키고 근감소증 예방에 중요한 역할을 한다는 점이 다수의 메타분석을 통해 확인되었다. 저항성 운동, 고강도 인터벌 트레이닝(HIIT), 전통 운동, 태극권(Tai Chi) 등의 운동 중재 프로그램은 보행 속도, 일어나 걷기 테스트(TUG), 의자 일어나기 테스트 등 주요 신체기능 지표에서 유의한 향상을 나타냈으며, 이는 노년기 건강 유지와 기능적 독립성에 기여할 수 있음을 시사한다. 이러한 연구들은 운동의 빈도, 강도, 지속 기간이 효과에 중요한 영향을 미치며, 최소 12주 이상의 꾸준한 운동이 필수적임을 보여주었다. 따라서 체계적이고 지속적인 운동 프로그램이 노인의 신체기능 유지와 근감소증 예방에 핵심적인 역할을 할 수 있다.

4) 노인 건강을 위한 5가지 필수 운동 유형 및 주의점(표 37-2)

(1) 저항성 운동(RT)

저항성 운동은 근육에 저항을 가해 근력을 향상시키는 운동이다. 이 운동은 근육의 크기와 힘을 증대시키는 데 중점을 두며, 웨이트 트레이닝, 밴드 운동, 프리 웨이트, 기계 운동 등을 포함한다. 저항성 운동은 특히 근육량 감소 문제를 해결하는 데 효과적이다.

저항성 운동을 처음 시작하는 노인들은 저강도에서 시작하여 점진적으로 강도를 높여야 하며, 부상을 방지하기 위해 올바른 자세와 기술이 중요하다. 또한, 운동 후 적절한 휴식과 영양 섭취가 근육 회복에 필수적이다.

(2) 유산소 운동(AT)

유산소 운동은 심장과 폐의 기능을 향상시키며, 체내 산소 공급을 증가시켜 전반적인 신체 건강을 증진시키는 운동이다. 이 운동은 주로 중등도에서 지속적인 강도로 긴 시간 동안 수행되며, 걷기, 달리기, 자전거 타기, 수영 등이 대표적인 유산소 운동이다. 유산소 운동은 심혈관 건강을 개선하고 체지방을 감소시키는 데 효과적이며, 전반적인 체력과 지구력을 증진시킨다.

특히, 유산소 운동은 노인의 심폐 기능을 강화하고, 심혈관계 질환 예방 및 관리에도 도움을 준다. 규칙적인 유산소 운동은 혈압과 콜레스테롤 수치를 개선시키며, 당뇨병 예방과 관리에도 효과적이다. 또한, 근감소증 예방 및 신체기능 유지에 기여할 뿐만 아니라, 정신 건강과 기분 향상에도 긍정적인 영향을 미친다.

그러나 유산소 운동을 시작할 때는 노인의 체력 수준에 맞게 점진적으로 강도를 조절하는 것이 중요하다. 특히 처음 시작할 때는 저강도의 운동으로 시작하여 천천히 강도를 높이는 것이 안전하다. 심장 질환이나 호흡기 문제가 있는 노인의 경우, 운동 전 반드시 전문가와 상담하여 안전한 운동 계획을 세워야 하며, 운동 중 탈수와 과열을 방지하기 위해 충분한 수분 섭취가 필요하다. 또

표 37-2 근감소증 대상 운동 가이드라인(RT, AT, CT, HIIT)

내용	저항성 운동(RT)	유산소 운동(AT)	복합 운동(CT)	고강도 인터벌 운동(HIIT)
운동 빈도	주 2~3회	주 3~7회	주 2~3회	주 2~3회
운동 강도	70~85% 1RM, RPE=13~16 (중고강도)	RPE=11~14 (중강도), 40~59% VO_2 max이상	RPE=11~14 (중강도), Heart Rate Reserve :60~80%	RPE=11~14, 75~90% VO_2 max
운동시간	40~60분, 3 sets/8~12 reps	30분 이상	40~50분	30~50분

한, 운동 전후로 스트레칭을 통해 근육과 관절의 유연성을 유지하는 것도 유산소 운동의 효과를 극대화하는 데 중요한 요소이다.

(3) 고강도 인터벌 트레이닝(HIIT)

HIIT는 고강도의 운동과 저강도의 회복 운동을 번갈아 짧은 시간 동안 반복하는 방식이다. 이 운동은 단시간 내에 많은 칼로리를 소모하고 심폐 기능을 향상시키는 데 매우 효과적이다. 또한, 심장 강화와 지구력 향상에 중점을 둔다.

HIIT는 고강도 운동이기 때문에 노인의 체력 상태와 건강 상태를 고려하여 개인 맞춤형으로 설계되어야 한다. 특히, 심혈관계 질환이나 관절 문제가 있는 노인은 운동 강도와 빈도를 조절해야 한다.

(4) 복합 운동(CT)

복합 운동은 다양한 운동 형태를 결합하여 신체기능을 종합적으로 향상시키는 방법이다. 저항성 운동, 유산소 운동, 균형 운동, 유연성 운동 등을 포함하여 다양한 신체기능을 동시에 개선하는 것을 목표로 한다.

복합 운동 프로그램은 개인의 신체 상태에 맞춰 조정되어야 하며, 각 운동 유형의 조화를 통해 신체의 다양한 기능을 균형 있게 발전시킬 수 있다. 프로그램의 체계적 계획과 전문적인 지도가 중요하다.

(5) 전통 운동

전통 운동, 특히 태극권(Tai Chi)은 부드러운 움직임과 호흡 조절을 강조하는 운동으로, 신체 균형, 유연성, 근력 강화, 그리고 정신적 안정에 중점을 둔다. 이러한 운동은 노인의 신체기능과 정신 건강을 동시에 개선하는 데 도움을 준다. 전통 운동은 관절에 무리를 주지 않도록 천천히 진행되며, 노인이 쉽게 따라 할 수 있어 장기적으로 유지하기에 적합하다. 운동을 할 때는 올바른 자세와 호흡에 집중하는 것이 중요하다.

▶ 제안점

- 장기적 연구 필요: 운동 프로그램의 장기적인 효과를 평가하는 연구가 필요함.
- 다양한 인구 집단 대상 연구: 성별, 연령 등 다양한 집단을 대상으로 연구 확대 필요.
- 운동 강도 및 빈도 연구: 운동 강도와 빈도에 따른 효과를 세분화해 연구해야 함.
- 맞춤형 운동 프로그램 개발: 개인별 신체 상태에 맞춘 맞춤형 운동 처방 연구 필요.
- 운동 외 요인 통합 분석: 영양, 생활 습관 등 다른 요인들을 통합적으로 고려하는 연구 필요.
- 실생활 적용 가능성 검토: 노인들이 쉽게 실천할 수 있는 현실적인 운동 프로그램 개발 필요.

4 맺음말

결론적으로, 다양한 운동 형태는 근감소증을 가진 노인의 근력, 근육량 및 신체기능을 효과적으로 향상시키는 데 매우 유효하다. 저항성 운동은 근력, 근육량과 신체기능 전반에서 긍정적인 변화를 보였으며, 고강도 인터벌 트레이닝은 심폐 기능과 근력에 유의한 향상을 나타냈다. 또한 전통 운동과 같은 태극권은 신체기능 등을 강화하는 데 효과적이며, 노인의 전반적인 정신 건강을 향상시키는 데 기여할 수 있다. 이러한 운동 프로그램은 전문가의 지도 하에 체계적으로 계획되고 실행되어야 하며, 운동의 빈도와 강도는 개개인의 신체 상태에 맞춰 조정되어야 한다. 장기적인 관점에서 이러한 운동 중재들은 근감소증 예방과 치료뿐만 아니라 노인들의 기능적 독립성을 유지하고, 삶의 질을 향상시키는 데 중요한 역할을 할 것으로 기대된다.

▶ 참고 문헌

1. Antoniak AE, Greig CA. The effect of combined resistance exercise training and vitamin D3 supplementation on musculoskeletal health and function in older adults: a systematic review and meta-analysis. BMJ Open. 2017;7(7):e014619.
2. Bao W, Sun Y, Zhang T, et al. Exercise programs for muscle mass, muscle strength and physical performance in older adults with sarcopenia: a systematic review and meta-analysis. Aging Dis. 2020;11(4):863.
3. Bell KE, Séguin C, Parise G, et al. Day-to-day changes in muscle protein synthesis in recovery from resistance, aerobic, and high-intensity interval exercise in older men. J Gerontol A Biol Sci Med Sci. 2015;70(8):1024-9.
4. Burton LA, Sumukadas D. Optimal management of sarcopenia. Clin Interv Aging. 2010;5:217-28.
5. Chen LK, Liu LK, Woo J, et al. Sarcopenia in Asia: consensus report of the Asian Working Group for Sarcopenia. J Am Med Dir Assoc. 2014;15(2):95-101.
6. Chen N, He X, Feng Y, et al. Effects of resistance training in healthy older people with sarcopenia: a systematic review and meta-analysis of randomized controlled trials. Eur Rev Aging Phys Act. 2021;18:1-19.
7. Cruz-Jentoft AJ, Sayer AA. Sarcopenia. Lancet. 2019;393(10191):2636-46.
8. Cruz-Jentoft AJ, Baeyens JP, Bauer JM, et al. Sarcopenia: European consensus on definition and diagnosis: Report of the European Working Group on Sarcopenia in Older People. Age Ageing. 2010;39(4):412-23.
9. Cruz-Jentoft AJ, Bahat G, Bauer J, et al. Sarcopenia: revised European consensus on definition and diagnosis. Age Ageing. 2019;48(1):16-31.
10. Doherty TJ. Invited review: aging and sarcopenia. J Appl Physiol. 2003;95(4):1717-27.
11. Fielding RA, Vellas B, Evans WJ, et al. Sarcopenia: an undiagnosed condition in older adults. Curr

Opin Clin Nutr Metab Care. 2011;12(4):249–56.
12. García–Llorente AM, Casimiro–Andújar AJ, Linhares DG, et al. Multidomain interventions for sarcopenia and cognitive flexibility in older adults for promoting healthy aging: a systematic review and meta–analysis of randomized controlled trials. Aging Clin Exp Res. 2024;36(1):47.
13. Hida T, Harada A, Imagama S, Ishiguro N. Managing sarcopenia and its related–fractures to improve quality of life in geriatric populations. Aging Dis. 2014;5(4):226.
14. Huang CY, Mayer PK, Wu MY, et al. The effect of Tai Chi in elderly individuals with sarcopenia and frailty: a systematic review and meta–analysis of randomized controlled trials. Ageing Res Rev. 2022;82:101747.
15. Iolascon G, Di Pietro G, Gimigliano F, et al. Physical exercise and sarcopenia in older people: position paper of the Italian Society of Orthopaedics and Medicine (OrtoMed). Clin Cases Miner Bone Metab. 2014;11(3):215.
16. Kim KM, Kang HJ. Effects of resistance exercise on muscle mass, strength, and physical performances in elderly with diagnosed sarcopenia: a systematic review and meta–analysis. Exerc Sci. 2020;29(2):109–20.
17. Landi F, Marzetti E, Martone AM, et al. Exercise as a remedy for sarcopenia. Curr Opin Clin Nutr Metab Care. 2014;17(1):25–31.
18. Milanese C, Piscitelli F, Simoni C, et al. Effects of whole–body vibration with or without localized radiofrequency on anthropometry, body composition, and motor performance in young nonobese women. J Altern Complement Med. 2012;18(1):69–75.
19. Morcillo–Losa JA, Díaz–Martínez MDP, Ceylan Hİ, et al. Effects of High–Intensity Interval Training on Muscle Strength for the Prevention and Treatment of Sarcopenia in Older Adults: A Systematic Review of the Literature. J Clin Med. 2024;13(5):1299.
20. Niu K, Liu YL, Yang F, et al. Efficacy of traditional Chinese exercise for sarcopenia: a systematic review and meta–analysis of randomized controlled trials. Front Neurosci. 2022;16:1094054.
21. Talar K, Hernandez–Belmonte A, Vetrovsky T, et al. Benefits of resistance training in early and late stages of frailty and sarcopenia: a systematic review and meta–analysis of randomized controlled studies. J Clin Med. 2021;10(8):1630.
22. Wang H, Huang WY, Zhao Y. Efficacy of exercise on muscle function and physical performance in older adults with sarcopenia: an updated systematic review and meta–analysis. Int J Environ Res Public Health. 2022;19(13):8212.
23. Zeng D, Ling XY, Fang ZL, Lu YF. Optimal exercise to improve physical ability and performance in older adults with sarcopenia: a systematic review and network meta–analysis. Geriatr Nurs. 2023.
24. Zhang Y, Zou L, Chen ST, et al. Effects and moderators of exercise on sarcopenic components in sarcopenic elderly: a systematic review and meta–analysis. Front Med. 2021;8:649748.
25. Zhao H, Cheng R, Song G, et al. The effect of resistance training on the rehabilitation of elderly patients with sarcopenia: a meta–analysis. Int J Environ Res Public Health. 2022;19(23):15491.
26. Zhou YZ, Chen PJ, Zheng LF, Xiao WH. Pathogenesis and treatment strategy of disuse muscular atrophy. Chin J Rehabil. 2017;32:1307–13.

PART **08**

근감소증의 약물 치료

Pharmacological Treatment for Sarcopenia

CHAPTER 38

호르몬 제제

Hormonal Agents

홍남기(연세의대)

비타민 D 및 성호르몬은 근육 양 및 근육기능에 영향을 주는 것으로 알려져 있으며, 근감소증을 예방 및 치료할 수 있는 후보 약물군 중 하나로 활발한 연구가 이어지고 있다. 이 장에서는 비타민 D 및 성호르몬의 근육 대사 조절 기전에 대한 연구 결과를 요약하고 주요 임상연구 결과를 소개한다.

1 비타민 D 대사

비타민 D는 지용성 비타민으로 피부 합성과 식이를 통해 생성된다. 대부분은 피부 합성을 통해 만들어지며, 콜레스테롤이 간에서 7-dehydrocholesterol로 변환된 후 피부에서 태양에너지를 흡수하여 비타민 D3 전구물질이 된다. 비타민 D 전구물질은 피부에서 열에 의해 비타민 D3(콜레칼시페롤)로 전환된다. 식이로 섭취하는 비타민 D3는 주로 연어, 고등어, 참치, 대구 간 기름 등 동물성 식품에 포함되어 있고, 비타민 D2(에르고칼시페롤)는 흔히 식물성 식품에 포함되어 있다. 피부에서 합성하거나 음식으로 섭취한 비타민 D는 혈액에서 비타민 D 결합단백질과 결합하여 순환하다 지방조직에 저장되거나 간에서 25-히드록시비타민D (25-hydroxyvitamin D, 25(OH)D)로 전환된다.

생물학적 비활성 상태의 25(OH)D는 신장에서 비타민 D 수용체를 활성화시킬 수 있는 활성형 비타민 D (1,25-hydroxyvitamin D, 1,25(OH)2D)로 전환된다. 활성형 비타민 D로의 전환은 주로 체내 칼슘 농도 항상성의 주요 조절자인 부갑상선호르몬(parathyroid hormone, PTH)의 조율을 받는다. 혈중 칼슘 농도가 항상성 범위 아래로 감소할 경우 PTH에 의해 신장에서 1a-hydroxylase가 활성화되어 1,25(OH)2D 전환이 증가, 장 융모세포 비타민 D 수용체에 결합하여 칼슘과 인의 흡수를 증가시키고, 골모세포(osteoblast) 비타민 D 수용체를 활성화시켜 파골세포(osteoclast) 분화를 유도, 골흡수(bone resorption)를 증가시켜 체내 칼슘농도를 증가시키고 항상성을 유지한다. 1,25(OH)2D는 신장 원위세뇨관의 비타민 D 수용체와 결합하여 칼슘 재흡수율을 증가시킨다. 증가한 1,25(OH)2D는 부갑상선의 비타민 D 수용체에 결합하여 PTH 유전자 전사를 억제하는 음성되먹임 기전을 통해 항상성을 유지한다.

PTH 외에도, 주로 혈중 인산농도 조율에 관여하는 섬유아세포 성장인자 23 (fibroblast growthfactor-23, FGF-23) 가 신장에서 1α-hydroxylase 활성화를 억제하고 1,25(OH)2D로의 전환을 감소시키는 조절자 역할을 한다. 역할을 다한 1,25(OH)2D는 체내 24-hydroxylase에 의해 calcitroic acid가 되어 담즙으로 분비된다. 혈중 25(OH)D의 농도는 약 1,25(OH)2D보다 약 1000배 높으며, 반감기가 짧고 일중변동이 큰 1,25(OH)2D에 비하여 안정적으로 비타민 D 저장 상태를 반영하기 때문에, 임상에서 비타민 D 결핍 유무는 혈중 25(OH)D 농도를 측정하여 평가한다.

2 비타민 D와 골격근: 분자 경로

1) 증식(Proliferation)과 분화(Differentiation)

여러 동물 연구에서 비타민 D 결핍 식이 후 골격근 증식 지표(bone morphogenic protein family, fibroblast growth factor 2 등)는 감소하는 반면, 분화 지표는 증가한다는 것을 보고하였다(Myf5, myostatin, atrophy marker E3-ubiquitin liagase, muscle ring-finger protein-1 등). 많은 동물 연구에서 비타민 D가 충분한 식이를 시행할 경우 골격근 비타민 D 수용체의 발현이 증가하는 것을 보고하여, 비타민 D의 골격근 효과가 비타민 D 수용체 발현에 의존적일 수 있음을 시사한다. 사람 대상 연구에서 비타민 D 수용체는 중년 여성 및 노인 여성의 근섬유 핵에서 발현됨이 확인되었으며, 나이가 들면서 감소하는 경향을 보였다. 다만 최근 일부 사람 대상 연구에서는 비타민 D 수용체가 근모세포(myoblast)와 관상근세포(myotube)에서는 발현되었지만 골격근 조직에서는 발현되지 않음을 보고하여, 단백 정량 및 항체 종류 등 비타민 D 수용체 발현 측정 기법에 따라 골격근에서 비타민 D 수용체 발현 측정 결과가 차이가 있을 수 있음을 인지하는 것이 중요하다.

C2C12 세포주를 이용한 실험에서 농도 의존적으로 저농도의 1,25(OH)D 처리는 adipogenesis

를 유발한 반면 (PPARr2, FABP4 mRNA 발현 증가), 고농도 1,25(OH)2D는 지방세포로의 분화를 억제했다. 골격근 내 triacylglycerol 합성 및 농도 증가는 근육 기능 감소, 내당능 이상, 인슐린 저항성, 비만 및 제 2형 당뇨병과 연관성을 보였다. 하지만 사람 일차 골격근세포에서는 비타민 D 처리 후 myotube fusion 및 분화가 증가하였다는 보고와 감소하였다는 보고가 혼재한다. 사람 유래 일차 골격근 세포에서 C2C12 세포와 달리 국소적 1,25(OH)2D 전환능이 부재하며, 이는 동물실험 결과와의 차이에 일부 기여할 가능성이 있다.

2) 단백 합성 및 관상근세포 크기

비타민 D 결핍 식이는 동물 근골격 조직에서 MyoD mRNA 발현을 감소시켰으며, 1,25(OH)2D 처치는 Akt/PKB 및 mTOR 경로를 통해 골격근 단백질 합성을 14~16% 증가시켰다. 비타민 D 처치 이후 근섬유 비대는 단백합성의 중요한 근거를 제시한다. 10일간의 1,25(OH)2D 처치 이후, C2C12 근섬유는 평균 두께 2배, 길이는 2.5배 증가하였다. 다만 사람 유래 일차 골격근세포에서 비타민 D 의 근섬유 비대 효과를 확인한 연구는 많지 않다.

3) 미토콘드리아 대사

미토콘드리아는 ATP를 생산해내는 세포소기관으로 많은 에너지를 필요로 하는 골격근의 특성상 중요한 요소이다. 비타민 D와 미토콘드리아 대사의 연관성은 다양한 단핵구 세포 모델에서 tricarboxylic acid cycle, oxidative phosphorylation 및 ATP 생산에 관여 유전체 분석에서 electron transport chain 활성도에 관여하는 유전체들이 vitamin D에 의해 활성된다는 것을 확인하여 제시되었다.

사람 일차 골격근세포(미분화 근모세포)에서 vitamin D를 48시간 처리했을 때 비타민 D 수용체 농도 의존적으로 미토콘드리아 산소 소모율이 증가한다는 것이 보고되었다. 아직 일차 사람 골격근 세포에서 비타민 D가 TCA cycle 및 electron transport chain 관여 유전자 및 단백질 수준을 조절하는지에 대한 연구는 드물다.

4) 분자 경로

1,25(OH)D는 표적기관에서 비타민 D 수용체에 결합하는 유전체 작용(genomic action) 및 전압-의존성 칼슘통로를 활성화하는 비유전체 작용(nongenomic action) 두 가지 경로를 통해 작용한다. Vitamin D의 골격근 유전체 작용을 시사하는 연구로, 건강한 성인 자원자에서 시행한 근육

생검 연구에서 혈청 vitamin D 수치와 TGF-beta 및 myostatin의 transcriptional activators 혹은 co-repressor 발현과 양의 상관관계를 확인하였다. 동물 모델에서 1,25(OH)2D 처치는 fibroblast 등 non-satelite cell의 증식을 촉진하였다.

Vitamin D는 골모세포, 암세포 등에서 세포사멸을 억제하는 효과를 VDR/inositol triphosphate 및 Akt 경로를 통해 caspase 활성도를 감소시켜 나타내었다. 비유전체 작용은 아직 명확히 구명되지 않았으나, 몇몇 연구들은 세포형질막 표면 비타민 D 수용체에 비타민 D가 결합하여 c-Src 및 phosphoinositide-3 kinase 경로를 통해 sarcoplasmic reticulum에서 Ca^{2+}를 방출하여 세포 내 Ca^{2+} 농도를 증가시키는 것으로 보고하였다. 현재까지 비타민 D의 유전체 및 비유전체 작용은 독립적인 것으로 생각된다.

3 비타민 D 임상연구

비타민 D 임상연구는 영양소 형태의 콜레칼시페롤(비타민 D)을 보충한 효과를 본 연구와, 활성형비타민 D (1,25(OH)2D)를 활용한 연구로 구분할 수 있다.

1) 콜레칼시페롤 요법

많은 관찰 연구들은 혈청 25(OH)D 농도와 근감소증, 심혈관질환, 낙상, 골절 관련 연관성을 시사하였다. 그러나 여러 메타분석들은 콜레칼시페롤 보충이 근력(muscle strength)에 미치는 영향에 대해 근력 개선 효과, 연관성 없음, 혹은 부정적인 영향을 포함하여 일관된 결론을 도출하지 못하였다.

최근 대규모 비타민 D(콜레칼시페롤) 무작위 배정 대조군 임상연구들은 비타민 D 보충에 따른 낙상 및 골절 예방효과를 입증하지 못하였다(표 38-1). 뉴질랜드에서 5,110명의 50세부터 84세 성인을 대상으로 평균 3.3년간의 추적관찰을 시행한 ViDA 무작위배정, 이중맹검, 위약군 대조 연구에서, 매달 1회 100,000 IU 용량 비타민 D 경구 보충군은 위약군 대비 낙상(위험비 [hazard ratio] 0.99, 95% 신뢰구간 0.92~1.07) 및 골절(위험비 1.19, 95% 신뢰구간 0.94~1.50, p=0.15) 위험도 차이가 없었다. 호주 21315명 60세에서 84세 성인 남녀를 대상으로 한달에 60000 IU 보충군과 위약군을 비교한 D-Health trial에서, 콜레칼시페롤 보충요법은 위약군 대비 평균 4.3년 추적기간 중 사망률 감소 효과를 입증하지 못하였고, 낙상 오즈비에도 차이가 없었다(오즈비 1.02, 95% CI 0.95~1.10). 미국에서 25871명의 50세 이상 남성 및 55세 이상 여성을 대상으로 콜레칼시페롤

표 38-1 비타민 D 주요 대규모 임상시험 요약

대상자	연구디자인	결과 요약	문헌
ViDA trial 50~84세 성인 5110명 (뉴질랜드)	무작위배정, 이중 맹검, 위약대조군 연구 시험군: 경구 vitamin D 3 100000 IU/월(n=2558) 대조군: 위약군(n=2552) 연구기간: 2.5~4.2년	비타민 D3 보충군에서 낙상 및 골절 발생 위험도는 위약군 대비 차이 없었음 낙상: 위험비 [hazard ratio] 0.99 (95% 신뢰구간 0.92~1.07) 골절: 위험비 1.19, 95% 신뢰구간 (0.94~1.50. p=0.15)	Lancet Diabetes Endocrinol. 2017 Jun;5(6):438-447. PMID: 28461159.
D-Health trial 60세 이상 성인 21,315명 (호주)	무작위배정, 이중 맹검, 위약대조군 연구 시험군: 경구 vitamin D3 60000 IU/월(n=10662) 대조군: 위약군(n=10653) 연구기간: 5년	비타민 D3 보충군에서 사망 및 낙상 발생 위험도는 위약군 대비 차이 없었음. 전체 사망: 위험비 1.04 (95% 신뢰구간 0.93~1.18, p=0.47) 심혈관질환 연관 사망: 위험비 0.96 (95% 신뢰구간 0.72~1.28, p=0.77) 암 연관 사망: 위험비 1.15 (95% 신뢰구간 0.96~1.39, p=0.13) 기타 원인 사망: 위험비 0.83 (95% 신뢰구간 0.65~1.07, p=0.15) 낙상: 오즈비 1.02 (95% 신뢰구간 0.95~1.10)	Lancet Diabetes Endocrinol. 2022 Feb;10(2):120-128. PMID: 35026158. J Cachexia Sarcopenia Muscle. 2021 Dec;12(6):1428-1439. PMID: 34337905
VITAL trial 50세 이상 남성, 55세 이상 여성 25,871명 (미국)	무작위배정, 이중 맹검, 위약대조군 연구(two by two factorial design) 시험군: 경구 vitamin D3 2000IU/일(n=12927) 대조군: 위약군(n=12944) 연구기간: 중위수 5.3년	비타민 D3 보충군에서 암, 심혈관사건, 낙상, 골절 발생률은 위약군 대비 차이가 없었음. 2회 이상의 낙상: 9.8% 대 9.4%, 오즈비 0.97, p=0.50 골절: 위험비 0.98 (95% 신뢰구간 0.89~1.08, p=0.70)	N Engl J Med. 2019 Jan 3;380(1):33-44. PMID: 30415629 N Engl J Med. 2022 Jul 28;387(4):299-309. PMID: 35939577

2,000 IU/일 보충요법의 효과를 평가한 무작위 배정 대조군 연구(VITAL trial)에서 5년의 추적관찰 동안 콜레칼시페롤 군과 위약군의 2회 이상의 낙상률은 유사했으며(9.8% 대 9.4%), 군 간 차이에 대한 통계적인 유의성을 입증하지 못하였다(오즈비 0.97, p=0.50). 이 결과는 기저 25(OH)D 가 50 nmol/L보다 낮거나 높은 세부 군 분석에서도 차이가 없었다.

VITAL 연구에서 근감소증의 중요한 결과 중 하나인 골절 발생을 비교하였을 때, 중위수 5.3년 추적관찰시 콜레칼시페롤 보충군과 위약군의 골절 위험비는 0.98 (95% 신뢰구간 0.89~1.08, p=0.70)으로 차이가 없었으며, 나이, 성별, 인종, 체중, 혹은 기저 25(OH)D 농도에 따른 세부 분석에서도 차이가 없었다. ViDA, VITAL 두 연구에서 모두 콜레칼시페롤 보충군과 위약군의 추적기간 중 사망률 차이는 없었으며, 75,454 명 참가자를 포함한 52개 무작위대조군 연구 대상 메타분석에서도 콜레칼시페롤(D3 혹은 D2) 보충은 사망률에 영향을 주지 않았다(상대위험도 0.98, 95% 신뢰구간 0.95~1.02). 콜레칼시페롤 보충 요법의 차이(용량, 투여 방식 등) 및 연구 참여자의 차이

등 연구 디자인의 한계를 감안할 필요가 있지만, 현재까지의 대규모 임상연구 및 메타분석은 근감소증과 연관된 결과들인 낙상, 골절, 사망률 감소를 위한 콜레칼시페롤 보충요법을 뒷받침하지 않는다.

2) 활성형 비타민 D 요법

콜레칼시페롤 보충 요법에 비해 근감소증에서 활성형 비타민 D 보충 요법에 대한 무작위 대조군 연구는 많지 않다. 최근 일본 1094 명의 당뇨병 전단계 참가자(평균나이 60.8세)를 대상으로 eldecalcitol 투약군과 위약군을 1:1 무작위 배정하여 2.9년간 추적관찰하였을 때, 악력 감소 및 사지제지방량 감소로 정의한 근감소증 발생 위험도를 감소시켰음을 보고하였다(위험비 0.51, 95% 신뢰구간 0.31~0.83, p=0.006). 해당 연구에서 사람 대상 활성형 비타민 D의 근감소증 예방 효과를 시사하고 있지만, 추가 대규모 연구에서의 검증 및 활성형 비타민 D 사용시 발생 가능한 부작용(고칼슘혈증, 고칼슘뇨증, 요로결석 등)에 대한 주의가 필요할 수 있다.

4 남성호르몬과 골격근 대사

남성호르몬(안드로겐)은 남성 고환의 레이디그 세포(leydig cell), 여성 난소의 난포막세포(theca cells)에서 분비되어 여러 표적 조직과 장기에 다양한 생리 효과를 나타낸다. 전체 테스토스테론의 54~68%는 알부민, 30~44%는 성호르몬결합글로불린(sex hormone binding globulin, SHBG)와 결합하여 순환하며, 0.5~3%는 유리 테스토스테론 형태로 존재한다. 이 중 유리형과 알부민 결합 테스토스테론을 생체이용가능(bioavailable) 테스토스테론이라고 한다. SHBG가 증가하면 생체이용가능 테스토스테론은 감소하게 된다. 30세 이후 테스토스테론의 농도는 매년 1%씩 감소하고, 생체이용가능 테스토스테론은 매년 2%씩 감소하여, 정의에 따라 다르지만 많은 남성 노인에서 생식선저하증(60세 이상 20%, 80세 이상 50%)을 동반하고 있다는 보고가 있다. 기존 연구들에서 Myoblast determination protein 1, insulin growth factore-1, myostatin, follistatin 등 골격근 유지 및 섬유 아형 결정에 중요한 유전자들이 남성호르몬의 타겟 유전자임을 보고하였다.

최근 연구에서 유전체 작용(genomic action)을 넘어, 남성호르몬이 골격근에서 phosphoinositide 3-kinase (PI3K)/Akt 경로 등 근감소증에 중요한 역할을 하는 비유전체(non-genomic) 작용을 조율한다는 근거가 제시되었다. PI3k/Akt 경로는 단백질 합성 촉진 및 분해 억제를 통해 근섬유 비대를 유발한다. PI3K/Akt 경로에 의한 단백질 합성 증가는 mTOR 활성화 및 이에 따른

70-kDa ribosomal protein S6 kinase, eukaryotic initiation factor 4E 활성화에 따른 결과로 알려져 있다. 동시에, PI3K/Akt 활성화는 fork head box O (FoxO) 핵내 이동을 억제하여, 근위축 연관 유전자인 atrogin-1 및 muscle ring finger 1 전사체 발현을 억제한다.

남성호르몬이 골격근에 영향을 미치는 다른 경로로, Notch 신호를 통한 위성세포 조절, 미토콘드리아 기능 조절 및 염증 조절이 제시되었다. 전신 안드로겐 수용체(AR)를 제거한 수컷 쥐 모델에서 근육량 및 근력 감소가 관찰된 반면, 암컷 쥐에서는 AR 제거 시에도 정상 표현형을 보였다. 골격근 특이 AR 제거 쥐 모델에는 muscle creatine kinase 프로모터(MCK)와 a-skeletal actin 프로모터를 이용한 모델(HSA)이 있으며, 두 모델 모두 근육량의 변화는 제한적이었다. MCK-cre mARKO 쥐에서는 남성호르몬 신호가 근섬유 아형 결정에 영향을 주었으며, HSA-cre mARKO 쥐는 근력 감소 및 근섬유 근육원섬유마디(sarcomere) 정렬 이상을 보였다. 또한 HSA-cre mARKO 쥐는 골격근에서 내당능 장애, 지방산 대사 장애를 보여, 이러한 대사적 변화가 아미노산 이화작용, 산화스트레스, 미토콘드리아 이상, 근섬유 괴사에 일부 기여할 가능성을 시사한다.

5 남성호르몬 임상연구(표 38-2)

여성에서 폐경이 빠른 여성호르몬 감소를 유발한다면, 남성은 노화에 따라 점진적으로 남성호르몬이 감소하며, 혈중 테스토스테론 수치의 감소는 근육량, 근력, 신체기능의 감소와 함께 진행한다. 단기간의 테스토스테론 근육주사는 젊은 남성에서 골격근의 단백 합성을 증가시키고 용량 의존적으로 근육량 및 근력을 증가시키지만, 헤마토크리트 증가, 여드름, 유방 압통 및 성선자극호르몬 분비를 억제하여 정자생성을 억제하는 부작용이 있다. 실제 미국에서는 최근 10년 동안 40세 이상 남성에서 테스토스테론 처방이 증가한 것으로 보고되고 있지만, 고령에서 젊은 남성의 근육과 동일한 효과를 가질 수 있을지 불확실하며, 또 전립선질환, 적혈구증가증, 심혈관질환 증가 등 부작용에 대한 우려가 있다.

혈청 테스토스테론 수준이 100~400 ng/dL 이내인 고령 남성을 대상으로 한 여러 연구들에서 테스토스테론을 6~36개월의 기간 동안 치료했을 경우 사지제지방량 및 하지 근력의 개선을 보고하였다. 다만 테스토스테론 치료는 위약군 대비 신체기능의 개선을 입증하지 못하였으며, 젊은 남성을 대상으로 한 연구와 달리 용량의존적으로 하지부종, 요 정체, 전립선암 발생을 포함한 테스토스테론 연관 부작용의 빈도가 상승하는 것이 보고되었다.

미국 평균 나이 74세 남성 노인 209명을 대상으로 테스토스테론 대 위약군을 무작위 배정 투여하여 이동능력의 개선을 보고자 했던 연구에서, 테스토스테론 군에서 심혈관 질환 발생이 유의하게 증가하여 조기 종료한 경우가 있었다. 대상자들이 연구 참여 당시 고혈압, 고지혈증, 만성폐쇄성폐질환 등 만성질환 유병률이 높았던 사실을 감안하더라도, 해당 연구 결과는 임상 현장에서 근육 동화작용을 촉진하기 위해 테스토스테론 투약을 고령 남성에서 고려할 때 심혈관질환에 대한 부작용을 고려해야 함을 시사한다. 미국 FDA에서는 2015년 테스토스테론을 포함한 약품이 심혈관질환의 위험도를 증가시킬 수 있다는 점을 표시하도록 지시하였다. 이후 39편 무작위대조연구 및 10편의 관찰연구를 분석한 연구에서 테스토스테론 치료가 위약군 대비 심근경색, 뇌졸중, 심혈관사망률을 통계적으로 유의하게 증가시키지 않았다고 보고한 바 있다.

최근 주요 임상연구들의 결과를 살펴보면, 미국 평균나이 77세 남성 노인 131명을 대상으로 테스토스테론 젤과 위약을 12개월간 투약하고 추적관찰한 연구에서, 테스토스테론 군에서 위약군 대비 혈중 테스토스테론 농도 증가, 근육량 증가 및 체지방 감소, 골밀도 증가를 확인하였으나 신체기능 개선 효과는 없었다.

2016년 발표된 대규모 무작위 배정 대조군 임상시험은 790명 성선기능저하증 증상을 나타내는 미국 거주 65세 이상 남성 노인을 대상으로 한 테스토스테론 젤 5 g/일과 위약군을 비교하여 12개월을 추적관찰하였다. 테스토스테론 보충군은 남성 19~40세 평균 수준으로 혈청 테스토스테론 수치가 회복되었으며, 성기능 개선 및 우울감 개선 효과를 보였다. 6분 보행검사로 평가한 신체기능 개선은 위약군 대비 차이가 없었다. 부작용은 치료군과 대조군 사이 차이는 없었지만, 부작용의 빈도를 고려할 때 유의한 결론을 도출하기에는 수가 제한적이었다.

2023년 발표된 TRAVERSE 연구는 테스토스테론 임상시험 중 최대 규모인 무작위 이중맹검 위약대조 비열등성 검정 임상시험으로, 45세에서 80세 사이 공복 시 혈청 테스토스테론 수치가 2회 이상 300 ng/dL 미만으로 정의한 성선기능저하증이 확인된 5,246명을 대상으로 경피 테스토스테론 젤(1.62%)과 위약군에서 평균 21.7개월을 추적관찰하였을 때 심혈관계 사건 발생 위험도를 비교하였다. 연구 일차 결과로 주요 심혈관사건은 추적기간 중 심혈관질환으로 인한 사망, 심근경색, 혹은 뇌졸중의 발생으로 정의하였다. 주요심혈관사건은 테스토스테론 군에서 7.0%, 위약군에서 7.3% 발생하였으며, 비열등성 조건을 만족하였다. 다만 심방세동, 급성신손상, 및 폐색전증의 발생 빈도는 테스토스테론 군에서 더 높았다. TRAVERSE 연구에서 테스토스테론 치료군과 위약군 사이 3.19년간 추적관찰 기간 동안 골절 발생을 비교하였을 때, 예상과 달리 테스토스테론 군에서 위약군 대비 골절 위험도가 더 높았다(3.50% vs. 2.46%, 위험비 1.43, 95% 신뢰구간 1.04~1.97).

대부분의 골절은 낙상 후 발생한 골절이었다. 연구 결과를 종합하면, 테스토스테론은 성선기능저하증을 가진 남성 노인에서 위약군 대비 성기능 개선 및 우울감 개선 효과를 보였으나, 신체기능 혹은 골절 예방 효과를 입증하지 못하였다. 주요 심혈관 사건 위험도는 위약군 대비 비열등성을 만족하였으나, 심방세동, 급성신손상, 폐색전증 발생 증가를 보였다. 노인에서는 대상자의 임상

표 38-2 남성호르몬 주요 임상시험 요약

대상자	연구디자인	결과 요약	문헌
Testosterone in Older Men with Mobility Limitations Trial 65세 이상 혈청 테스토스테론 농도 100~350 ng/dL 남성 165명 (미국)	무작위배정, 이중 맹검, 위약대조군 연구 시험군: 테스토스테론 젤 10 g/일 (n=82) 대조군: 위약군(n=83) 연구기간: 6개월	테스토스테론 치료군에서 위약군 대비 사지 제지방량, 하지근력 호전. Short physical performance battery, 보행속도는 유의한 개선 없었음. Appendicular lean mass: 치료군 대 위약군 변화 차이 +0.9 kg (95% 신뢰구간 0.4~1.4, p<0.001) 하지근력: 치료군 대 위약군 변화 차이 (%) 6.2% (95% 신뢰구간 1.5~10.8)	J Gerontol A Biol Sci Med Sci. 2011 Oct;66(10):1090-9. PMID: 21697501
평균 나이 77세 131명, 혈청 테스토스테론 농도 95~350 ng/dL, 기존 골절력 혹은 BMD T-score -2.0 이하이면서 frailty 가진 대상자	무작위배정, 이중 맹검, 위약대조군 연구 시험군: 테스토스테론 젤(n=53) 대조군: 위약군(n=46) 연구기간: 12~24개월	12개월째 치료군 테스토스테론 농도 583 ng/dL 대 위약군 157 ng/dL로 테스토스테론 혈청 농도 상승 확인 테스토스테론 치료군 골밀도 대퇴경부 1.38%, 요추 3.25% 상승 사지제지방량 +1.3%(테스토스테론 치료군) vs. -1.0%(위약군), p=0.016 신체기능 개선 효과군 간 유의한 차이 보이지 않음	J Am Geriatr Soc. 2010 Jun;58(6):1134-43. PMID: 20722847
Testosterone's Effects on Atherosclerosis Progression in Aging Men (TEAAM) Trial 60세 이상 혈청 테스토스테론 농도 100~400 ng/dL 남성 256명 (미국)	무작위배정, 이중 맹검, 위약대조군 연구 시험군: 테스토스테론 1% 젤 7.5 g/일(n=135) 대조군: 위약군(n=121) 연구기간: 36개월	테스토스테론 치료군은 위약군 대비 unloaded/loaded stair-climbing power, chest-press strength/power, 제지방량을 개선함. unloaded/loaded stair-climbing power 그룹 간 차이: 그룹 간 평균 차이 10.7 W (95% 신뢰구간 -4.0 to 25.5), 22.4 W (95% 신뢰구간 4.6~40.3) chest-press strength: 그룹간 평균 차이 16.3N (95% 신뢰구간 5.5~27.1) 제지방량: 그룹 간 평균 차이 0.9 kg (95% 신뢰구간 0.5~1.4kg)	J Clin Endocrinol Metab. 2017 Feb 1;102(2):583-593. doi: 10.1210/jc.2016-2771. PMID: 27754805
The Testosterone Trials 65세 이상 790명 남성, 혈청 테스토스테론 농도 275 ng/dL 이하	무작위배정, 이중 맹검, 위약대조군 연구 시험군: 테스토스테론 1% 젤 5 g/일(n=392) 대조군: 위약군(n=389) 연구기간: 12개월	테스토스테론 보충군은 위약군 대비 남성 19~40세 평균 수준 혈청 테스토스테론 수치 회복, 성기능 개선 및 우울감 개선 효과 보임. 6분 보행검사 변화는 위약군 대비 차이 없었음. 성기능 개선(PDQ-Q4 score: 군간 차이 0.58, p<0.001) 6분보행검사 최소 50 m 이상 개선 오즈비 1.42, p=0.20; 6분 보행거리 군간 차이 4.15m, p=0.25	N Engl J Med. 2016 Feb 18;374(7):611-24. PMID: 26886521
Traverse trial 45~80세 남성5204명, 혈청 테스토스테론 농도 <300 ng/dL, 하나 이상의 성선기능저하증 증상	무작위배정, 이중 맹검, 위약대조군 연구 시험군: 테스토스테론 1.62% 젤 (350~750 ng/dL 농도가 유지되도록 용량 조절, 최소 용량 20.25 mg)/일(n=2601) 대조군: 위약군(n=2603) 연구기간: 36개월	테스토스테론군에서 위약군 대비 골절 위험도 증가(3.50% vs. 2.46%, 위험비 1.43, 95% 신뢰구간 1.04~1.97)	N Engl J Med. 2024 Jan 18;390(3):203-211. PMID: 38231621.

적 특성(심혈관 위험인자 유무, 전립선 질환 유무 등)을 고려한 테스토스테론 치료 이득 및 부작용의 판단과 개별화된 접근을 권고한다.

테스토스테론 부작용에 대한 우려로, 이론적으로 조금 더 안전한 선택적 안드로겐 수용체 조절제(selective androgen receptor modulator, SARM)가 개발되었다. SARM은 안드로겐 수용체에 대한 리간드 역할을 하여 근육과 뼈에는 작용제(agonist)로, 전립선이나 모낭 등에는 영향을 주지 않는 조직선택적 효과를 갖는다. SARM은 구조적으로 스테로이드성과 비스테로이드성으로 나뉘며, 조직선택성이 더 좋고 경구복용이 유리하며 부작용이 상대적으로 적은 비스테로이드성 SARM에 대한 연구가 더 많이 이루어지고 있다.

Enobosarm (GTx−024), MK−0773, LGD−4033, GSK2881078 등 다양한 비스테로이드성 SARM들에 대한 소규모 임상연구들이 이루어지고 있으며, 일부 연구에서 제지방량 증가 및 체지방량 감소 효과를 보였으나 신체기능 개선 효과를 무작위배정 위약대조군 임상시험으로 명확히 입증한 연구는 아직 없다. 최근 GLP−1 수용체작용제 치료 중 근감소가 우려되는 노인에서 enobosarm을 병합해서 사용하는 군과 GLP−1 수용체작용제 단독 치료 군을 비교하는 2상 연구가 진행 중으로, 근감소성비만에 대한 새로운 치료 전략으로 GLP−1 수용체작용제와 SARM의 병합요법의 효과를 평가할 예정이다. 비스테로이드성 SARM 도 간독성, 심부전에 대한 우려가 있어 임상시험 결과 검토 시 유의하여 평가할 필요가 있다.

6 여성호르몬과 골격근 대사

성인 여성에서 폐경기 에스트로겐 농도의 감소는 골밀도 감소, 체지방 증가, 근육량 및 근력 감소와 연관성을 보인다. 여러 전임상연구들은 에스트로겐 농도와 근력과의 연관성을 비교적 일관되게 보고하고 있다. 난소를 제거한 쥐 동물모델에서 근력 감소가 관찰되며, 여성호르몬을 보충함으로써 회복이 가능하였다. 난소 제거 암컷 쥐는 근육 위축, 근력 감소 및 속근(fast−twitch fiber)으로의 근섬유 유형 변화를 보였다.

여성호르몬은 근육량과 근력 유지 및 근육 손상 후 회복에 도움을 주는 것으로 생각되며, 혈중 에스트로겐 감소는 근육량, 근육 크기, 근력 저하 및 당 항상성 불균형과 연관이 있었다. 암컷 쥐에서 에스트로겐 수용체 알파(ERa)를 근육선택적으로 제거하였을 때, 에스트라디올(E2)이 주로 ERa를 통해 근력을 조율하는 것을 확인할 수 있었다. 반면 에스트로겐 수용체 베타(ERb)는 근육선택적으로 제거 시 근육량 감소 표현형을 보였으나, 위성세포에서 ERb를 선택적으로 제거하였을 때는 위성세포 세포자멸사 증가로 인한 근육 재생능 감소를 보이며, 수용체에 따른 특이적 조절

기능이 존재함을 시사한다.

여성호르몬은 골격근 조직에서 에스트로겐 수용체, 특히 수용체 단백질 합성을 조율할 것으로 생각되나 이에 대한 정확한 기전은 추가 연구가 필요하다. 에스트로겐은 골격근 세포 자체에 대한 효과 외에도 염증 감소를 통해 위성세포의 사멸을 막고, 골격근 회복 및 성장에 유리한 환경을 조성할 가능성이 있다.

7 여성호르몬 임상연구

폐경 이후 여성에서 신체 기능 감소, 근력 약화가 관찰되나, 에스트로겐 혈중농도는 근육량과 직접적인 연관성을 보이지는 않는다. 미국 폐경 이행기 여성 234명, 폐경 여성 329명을 추적관찰한 Study of Women's Health Across the Nation (SWAN) 코호트 연구에서, 폐경 이행기에 악력 감소가 관찰되었으나 변화폭은 임상적으로 크지 않았다(0.94 kg 감소).

여성호르몬 보충요법 관련 최대 규모 무작위 배정 대조군 임상시험인 Women's Health Initiative (WHI) 연구에 참여했던 대상자 중 437명을 선별하여 에스트로겐-프로게스토겐 병합요법을 받은 여성과 위약군 398명을 비교한 연구에서, 3년간 병합요법을 받은 폐경 여성에서 제지방량의 손실이 대조군 대비 유의하게 감소하였다고 보고하였다. 그러나 이후 에스트로겐 단독요법을 받은 여성까지 포함하여 추가분석을 시행하였을 때, 호르몬 치료 첫 3년은 제지방량 보존효과가 관찰되지만, 이후 3년은 오히려 호르몬 치료군에서 제지방량이 더 빠르게 감소하여 첫 3년간의 보존 효과가 상쇄되는 것을 보고하였다. 여러 단면연구와 종단연구를 종합할 때, 노화 자체가 폐경 상태보다 폐경 후 근력 변화에 있어 더 중요한 영향을 미치는 것으로 보인다. 2019년 50세 이상 폐경 여성에서 에스트로겐(프로게스테론 포함 또는 미포함) 보충 요법이 신체 제지방량 손실을 예방하는지 평가하기 위해 수행한 12개 임상연구(4,474 명 대상자) 메타연구에서, 여성호르몬 치료는 위약군 대비 0.06 kg 제지방량 감소(95% 신뢰구간 −0.05 ~ +0.18)을 보였으며 두 군 간 차이는 통계적 유의성에 도달하지 않았다(p=0.26). 이 결과는 에스트로겐 보충 요법의 종류, 용량, 추적기간, 폐경 후 기간, 연구의 질 및 제지방량 평가 도구에 따라 세부분석을 시행하였을 때에도 달라지지 않았다.

따라서, 현재까지의 임상연구의 결과는 여성에서 폐경 이후 근력 및 근육량을 유지하기 위해 에스트로겐 보충요법을 사용하는 것을 뒷받침하지 않는다. 남성에서 근감소증 치료를 위한 여성호르몬 보충요법은 선천성 아로마테이즈 결핍증이 있는 남성에서 제한적으로 시도되었다. 남성에서 노화에 따라 여성호르몬의 감소는 관찰되며, 노화에 따른 남성 근감소증에서 여성호르몬 보충요법이 도움이 될 수 있을지는 추가 연구가 필요하다.

티볼론(Tibolone)은 에스트로겐, 프로게스토겐, 안드로겐의 성격을 모두 가지는 합성 스테로이드 제제로, 그 자체로는 생물학적 활성이 없으나 대사산물이 인체의 조직에 따라 특정한 약리효과를 보이기 때문에 선택적조직에스트로겐활성조절제(selective tissue estrogen activity regulator, STEAR)로 분류된다. 티볼론은 폐경 증상 치료에 유효한 에스트로겐 효과를 가지고 있으며 발한, 불면증, 두통, 피로감 등 폐경 증상 완화에 활용된다. 평균 54세 폐경 여성 85 명을 대상으로 티볼론 2.5 mg/일 혹은 위약을 12개월 투약 후 악력을 평가한 무작위 배정 대조군 연구에서 티볼론 투여군은 위약군 대비 악력을 유의하게 증가시켰으나 그 차이는 0.99 kg (95% 신뢰구간 0.1 to 1.9, p=0.04)로 크지 않았다. 무릎 신전력(knee extension strength) 변화에는 차이가 없었다.

티볼론을 이용한 소규모 연구에서 내장지방 감소를 보고한 바 있어 폐경 후 체성분 변화에 유리할 가능성을 시사하였다. 종합하면 티볼론의 근감소증 치료 효과에 대한 자료는 아직 충분치 않으며, 적절한 검정력을 갖춘 대규모 후속 무작위 배정 대조군 연구가 필요하다.

▶ 참고 문헌

1. Bislev, L. S., D. Grove–Laugesen, and L. Rejnmark. "Vitamin D and Muscle Health: A Systematic Review and Meta–Analysis of Randomized Placebo–Controlled Trials." [In eng]. J Bone Miner Res 36, no. 9 (Sep 2021): 1651–60.
2. Bouillon, R., D. Manousaki, C. Rosen, K. Trajanoska, F. Rivadeneira, and J. B. Richards. "The Health Effects of Vitamin D Supplementation: Evidence from Human Studies." [In eng]. Nat Rev Endocrinol 18, no. 2 (Feb 2022): 96–110.
3. Hosoi, T., M. Yakabe, S. Hashimoto, M. Akishita, and S. Ogawa. "The Roles of Sex Hormones in the Pathophysiology of Age–Related Sarcopenia and Frailty." [In eng]. Reprod Med Biol 23, no. 1 (Jan–Dec 2024): e12569.
4. Javed, A. A., A. J. Mayhew, A. K. Shea, and P. Raina. "Association between Hormone Therapy and Muscle Mass in Postmenopausal Women: A Systematic Review and Meta–Analysis." [In eng]. JAMA Netw Open 2, no. 8 (Aug 2 2019): e1910154.
5. Kawahara, T., G. Suzuki, S. Mizuno, N. Tominaga, M. Toda, N. Toyama, T. Inazu, et al. "Active Vitamin D Treatment in the Prevention of Sarcopenia in Adults with Prediabetes (Dpvd Ancillary Study): A Randomised Controlled Trial." [In eng]. Lancet Healthy Longev 5, no. 4 (Apr 2024): e255–e63.
6. Kenny, A. M., A. Kleppinger, K. Annis, M. Rathier, B. Browner, J. O. Judge, and D. McGee. "Effects of Transdermal Testosterone on Bone and Muscle in Older Men with Low Bioavailable Testosterone Levels, Low Bone Mass, and Physical Frailty." [In eng]. J Am Geriatr Soc 58, no. 6 (Jun

2010): 1134–43.

7. Khaw, K. T., A. W. Stewart, D. Waayer, C. M. M. Lawes, L. Toop, C. A. Camargo, Jr., and R. Scragg. "Effect of Monthly High–Dose Vitamin D Supplementation on Falls and Non–Vertebral Fractures: Secondary and Post–Hoc Outcomes from the Randomised, Double–Blind, Placebo–Controlled Vida Trial." [In eng]. Lancet Diabetes Endocrinol 5, no. 6 (Jun 2017): 438–47.
8. LeBoff, M. S., S. H. Chou, K. A. Ratliff, N. R. Cook, B. Khurana, E. Kim, P. M. Cawthon, et al. "Supplemental Vitamin D and Incident Fractures in Midlife and Older Adults." [In eng]. N Engl J Med 387, no. 4 (Jul 28 2022): 299–309.
9. Montenegro, K. R., V. Cruzat, R. Carlessi, and P. Newsholme. "Mechanisms of Vitamin D Action in Skeletal Muscle." [In eng]. Nutr Res Rev 32, no. 2 (Dec 2019): 192–204.
10. Neale, R. E., C. Baxter, B. D. Romero, D. S. A. McLeod, D. R. English, B. K. Armstrong, P. R. Ebeling, et al. "The D–Health Trial: A Randomised Controlled Trial of the Effect of Vitamin D on Mortality." [In eng]. Lancet Diabetes Endocrinol 10, no. 2 (Feb 2022): 120–28.
11. Snyder, P. J., D. C. Bauer, S. S. Ellenberg, J. A. Cauley, K. A. Buhr, S. Bhasin, M. G. Miller, et al. "Testosterone Treatment and Fractures in Men with Hypogonadism." [In eng]. N Engl J Med 390, no. 3 (Jan 18 2024): 203–11.
12. Snyder, P. J., S. Bhasin, G. R. Cunningham, A. M. Matsumoto, A. J. Stephens–Shields, J. A. Cauley, T. M. Gill, et al. "Effects of Testosterone Treatment in Older Men." [In eng]. N Engl J Med 374, no. 7 (Feb 18 2016): 611–24.
13. Storer, T. W., S. Basaria, T. Traustadottir, S. M. Harman, K. Pencina, Z. Li, T. G. Travison, et al. "Effects of Testosterone Supplementation for 3 Years on Muscle Performance and Physical Function in Older Men." [In eng]. J Clin Endocrinol Metab 102, no. 2 (Feb 1 2017): 583–93.
14. Travison, T. G., S. Basaria, T. W. Storer, A. M. Jette, R. Miciek, W. R. Farwell, K. Choong, et al. "Clinical Meaningfulness of the Changes in Muscle Performance and Physical Function Associated with Testosterone Administration in Older Men with Mobility Limitation." [In eng]. J Gerontol A Biol Sci Med Sci 66, no. 10 (Oct 2011): 1090–9.
15. Tsai, S. Y. "Lost in Translation: Challenges of Current Pharmacotherapy for Sarcopenia." [In eng]. Trends Mol Med (Jun 15 2024).
16. Waterhouse, M., E. Sanguineti, C. Baxter, B. Duarte Romero, D. S. A. McLeod, D. R. English, B. K. Armstrong, et al. "Vitamin D Supplementation and Risk of Falling: Outcomes from the Randomized, Placebo–Controlled D–Health Trial." [In eng]. J Cachexia Sarcopenia Muscle 12, no. 6 (Dec 2021): 1428–39.

CHAPTER 39

Myostatin

이윤실(서울대)

1 Myostatin의 발견과 생물학적 기능

근육을 포함한 생체 조직의 성장은 여러 가지 성장촉진인자와 성장억제인자에 의해 복잡하고 정교하게 조절되는데, 현재까지 TGFβ군에 속하면서 조직의 성장과 분화 등을 조절한다고 알려진 성장조절인자만 약 40여 가지가 보고되었다. TGFβ군 성장/분화인자들(growth/differentiation factors, GDFs) 중에서 GDF8이라고도 알려진 myostatin은 주로 근육의 발생과 성장을 억제하는데, 이러한 생리적 기능은 myostatin 유전자가 제거된 마우스에서 골격근육이 비대해지는 것을 발견하면서 처음 밝혀졌다. 이후, 근육이 비정상적으로 발달한 소아, 소, 경주용 개 등에서 모두 myostatin 유전자에 돌연변이가 발견되었고, 이로 인해 myostatin의 기능 상실이 근육비대를 일으키는 주요 요인임이 입증되었다. 최근 유전자변형 기술의 발전으로 마우스 이외의 다양한 종에서 유전자 변형이 가능해지면서, 양과 돼지 등의 myostatin 유전자를 인위적으로 변형시켜 골격근이 비대해진 형질전환 동물들이 개발되기 시작했다(그림 39-1).

Myostatin은 전신 크기에 비례해서 간의 크기가 일정 비율로 유지되는 현상에 흥미를 느낀 미국 존스홉킨스 의과대학의 이세진 교수가 그 작용기전을 규명하려는 과정에서 발견되었다. TGFβ가 배아 발생과 조직 성장에서 중요한 신호전달 물질임이 밝혀지자, 이세진 교수는 TGFβ 계열에 속하면서 간을 포함한 여러 조직에서 조직 특이적으로 발현되는 새로운 신호전달 물질들을 찾는 연구를 시작했고, 그 결과 여러 개의 새로운 TGFβ군의 성장/분화인자들(GDFs)을 발굴하게 되었다. 1989년에 처음으로 보고되고 1990년대에 널리 퍼지기 시작한 마우스 유전자 변형 기술을 이용

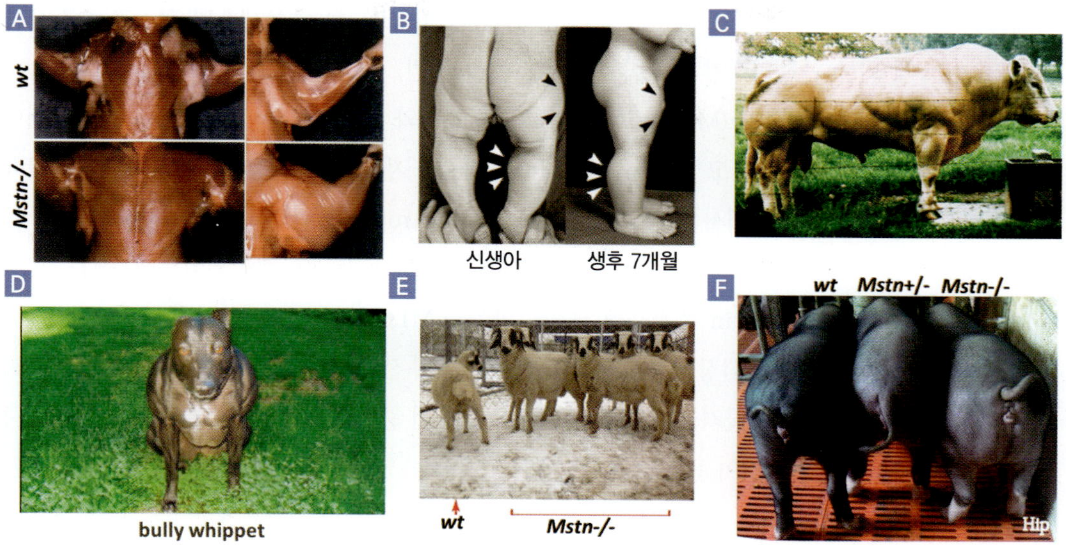

그림 39-1 Myostatin 유전자 돌연변이로 인한 근육비대.
(A) Myostatin 유전자가 제거된 마우스. (B) Myostatin 유전자에 돌연변이를 가지고 태어난 아이. (C) Belgian Blue 소. (D) 경주용으로 사육되는 견종. (E) Myostatin 유전자가 변형된 양. (F) Myostatin 유전자가 변형된 돼지.

해, 그는 발굴한 대부분의 GDFs 기능이 각각 제거된 유전자변형 마우스를 개발하였으나, 간의 크기가 비정상적으로 조절되는 형질을 가진 유전자 변형 마우스는 관찰되지 않았다. 그러나, 이 과정에서 주로 근육에서 발현되는 유전자인 GDF8이 제거된 마우스의 골격근이 일반 마우스의 두 배 이상으로 비대해진다는 것을 관찰하면서, GDF8이 강력한 근육 성장억제 물질이라는 사실을 밝혀내고, 이를 'Myo(근육) + statin(억제제)'이라 명명하였다. Myostatin의 근육성장조절 기능을 최초로 발견한 후, 그는 추가로 myostatin의 작용기전, 신호전달체계 등을 밝히고, 병적으로 퇴화된 근육의 성장을 촉진시키기 위해 다양한 myostatin 기능 억제제를 개발하여 임상의학에 적용할 수 있는 발판을 마련하였다. 이러한 공로를 인정받아, 그는 2012년에 미국 국립과학 학술원(National Academy of Sciences)의 회원으로 선출되었고, 2013년에는 호암상 의학상을 수상하였다.

2 Myostatin 발현 패턴에 따른 근육조직의 크기 변화

Myostatin 단백질은 지방세포에서도 발현되지만, 주로 근육에서 발현되고, 전신적으로 분비되어 혈액에서 높은 농도로 관찰된다. 근육조직 내의 근육줄기세포와 분화된 근육세포 모두 myostatin 유전자를 발현하면서 근육조직의 크기를 조절하는데, 유전자 조작법으로 myostatin 발현을 억제하는 시기에 따라, 근육세포의 수가 증가하는 hyperplasia 또는 근육세포의 크기가 증가하는 hypertrophy에 의한 근육비대가 발생할 수 있다. 예를 들면, 발생기 때부터 모든 조직에서 myostatin 유전자가 제거된 마우스(Mstn$^{-/-}$)에서는 hyperplasia와 hypertrophy 모두에 의한 근육비대가 관찰되지만, 발생기가 지나고 나서 myostatin 유전자가 제거된 마우스(tamoxifen–inducible Cre; Mstn$^{flox/flox}$)의 근육비대에서는 주로 근육세포의 hypertrophy만 관찰되었다.

Myostatin 발현이 억제된 조직에 따라서도 다양한 근육성장 반응이 관찰되었는데, 예를 들면, 분화된 근육세포에서 myostatin 유전자가 제거된 마우스(MLC–Cre; Mstn$^{flox/flox}$)에서는 전반적인 골격근 성장이 관찰되지만, 심장근육에서만 myostatin 유전자가 제거된 마우스(Nkx2.5–Cre; Mstn$^{flox/flox}$)에서는 평소에는 골격근에 변화가 없다가 심부전 증상이 있을 때 나타나는 골격근위축 증상만이 현저히 줄어드는 것이 관찰되었다.

3 Myostatin의 활성화 과정

TGFβ군에 속하는 대부분의 다른 성장조절인자들과 비슷하게 myostatin도 전구물질로 합성된 후에 여러 가지 특징적인 단백질 분해과정을 거친 후에야 비로소 고유수용체와 결합할 수 있는 물질로 활성화된다. 그림 39–2에서 묘사되어 있는 것처럼 우선 두 개의 myostatin 전구물질이 C말단(C–terminal)의 이황화(disulfide) 결합에 의해 2분자체를 형성한 후에, 신호펩타이드(signal peptide)가 잘려 나간다.

특정 아미노산서열인 Arg–Ser–Arg–Arg (RSRR)을 인식하는 효소인 furin에 의해 각각의 단량체가 중간 부분에서 잘리면, N말단(N–terminal)의 프로펩타이드(Propeptide)와 C말단의 C말단 2분자체(C–terminal dimer)로 나뉘게 된다. 하지만, 생성된 물질들은 비공유결합으로 연결되어 latent complex라는 복합물질로 남아있기 때문에, myostatin이 활성화되기 위해서는 프로펩타이드를 latent complex에서 분리하는 과정이 필요하다. 예를 들면, metalloproteinase의 일종인 BMP1이라는 효소가 프로펩타이드의 76번째 아미노산인 aspartate (Asp, D)의 바로 앞에서 프로펩타이드를 자르면, 분해된 프로펩타이드가 latent complex에서 떨어져 나오면서 C말단 2분자체가 활성화될 수 있다. BMP1 외에도, BMP1/tolloid 군에 속하는 다른 단백질(TLD, TLL1, TLL2)도 프로펩타이드를 자를 수 있고, latent complex를 열처리하거나 산성용액으로 처리하면, 이런 단백질 효소처리 없이도 프로펩타이드가 C말단 2분자체에서 분리될 수 있기 때문에, myostatin을 활성화시킬 수 있다.

Myostatin 전구물질이 C말단 2분자체로 활성화되는 이러한 과정들이 근육조직의 성장과 분화

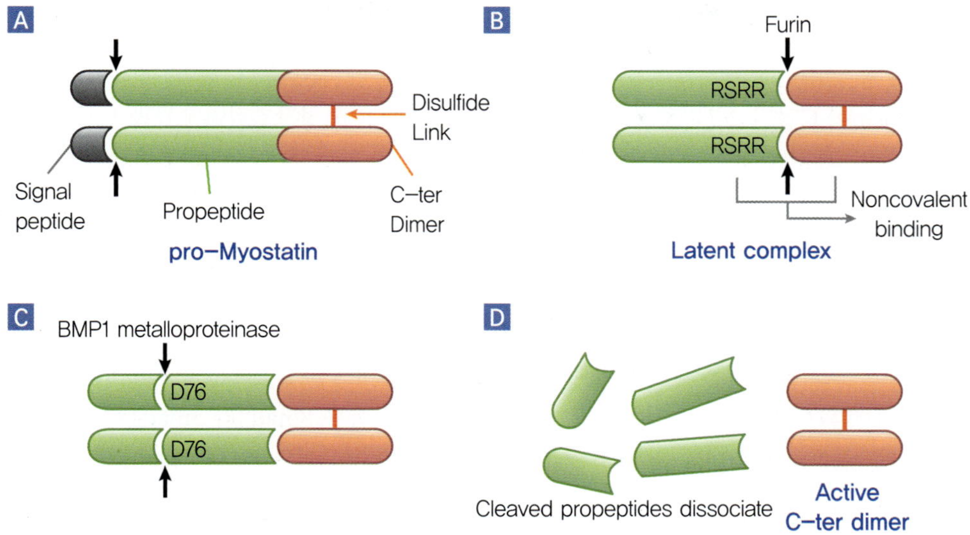

그림 39-2 Myostatin의 활성화 과정.
두 개의 myostatin 전구물질이 C말단의 이황화결합에 의해 2분자체를 이루고, N말단의 신호펩타이드는 잘려나간다(pro-myostatin)(A). 그 후, furin에 의해 N말단의 프로펩타이드와 C말단의 C말단 2분자체로 나뉘게 되는데, 이때 생성된 물질은 latent complex로 여전히 비활성상태이다(B). 프로펩타이드가 BMP1에 의해 분해되면(C), 분해된 프로펩타이드가 latent complex에서 떨어져 나오면서 C말단 2분자체가 비로소 활성화된다(D).

에 영향을 주는 myostatin 신호를 정교하게 조절하는 매우 중요한 단계라고 여겨지고 있다. 예를 들면, 근육조직에서 발견되는 대분분의 myostatin 단백질은 pro-myostatin 형태로 발견되기 때문에 myostatin 신호를 발생시키기 전에 furin과 BMP1/tolloid군 단백질에 의한 순차적인 분해과정이 필요하고, 혈액에서 발견되는 대부분의 myostatin 단백질은 latent complex 형태로 관찰되기 때문에 myostatin이 활성화되기 위해서는 프로펩타이드를 BMP1/tolloid군 단백질로 분해시켜 C말단 2분자체로부터 분리시켜줘야 한다. 실제로 BMP1/tolloid군 단백질 분해과정에서 매우 중요한 프로펩타이드의 76번째 아미노산 aspartate (D)를 alanine (A)으로 대체하여 프로펩타이드가 BMP1/tolloid군 단백질에 의해 인식되지 않게 유전자를 변형시킨 마우스(D76A mutant, $Mstn^{D76A/D76A}$)에서는, 프로펩타이드가 분해되지 않아 대부분의 myostatin이 latent complex 형태로 과도하게 발현되는 것이 관찰되었다. 결과적으로, $Mstn^{D76A/D76A}$ 마우스는 latent complex의 활성화 억제로 myostatin 신호가 급격하게 저하되어, myostatin 유전자가 제거된 마우스($Mstn^{-/-}$)에서와 같이 현저한 근육비대가 관찰되었다.

4 Myostatin의 신호전달과정

Myostatin이 C말단 2분자체로 활성화되면, 다른 TGFβ군 성장조절인자들과 비슷한 방식으로 표적세포내로 신호를 전달하여, 조직의 성장과 분화를 조절할 수 있게 된다. 그림 39-3에서 보듯이, 우선 활성화된 myostatin이 두 개의 activin type II 수용체(ACVR2 혹은 ACVR2B)와 결합하여 복합체를 이룬 후, 이 복합체가 다시 두 개의 activin type I 수용체(activin receptor-like kinase, ALK 4 혹은 ALK 5)와 결합하면서 activin type I 수용체를 인산화하여 활성화시키게 된다.

활성화된 activin type I 수용체는 근육세포의 세포질 내에 존재하는 Smad2 혹은 Smad3를 인산화하여 활성화시키게 되고, 인산화로 활성화된 Smad2 혹은 Smad3가 Smad4와 결합하면서 핵속으로 이동하게 된다. 이 Smad 복합체가 DNA와 결합, 여러 가지 유전자 발현을 조절하여 근육비대 억제효과가 나타나게 된다. 따라서, Smad2 혹은 Smad3로 연결되는 myostatin의 신호전달과정을 억제하게 되면, 근육비대가 발생하는데, 이미 언급된 myostatin 프로펩타이드를 제외하고도, GASP1, GASP2, follistatin, FSTL3, decorin, LTBP3 등의 다양한 내인성 단백질들이 myostatin 신호전달과정의 첫 단계인 myostatin과 activin type II 수용체와의 결합을 방해하여, myostatin 신호전달을 억제할 수 있다고 보고되었다.

5 Myostatin: 국소효과 vs. 전신효과

Myostatin 단백질은 주로 골격근에서 발현되고 골격근에 작용하지만, 골격근에서 분비된 myostatin 단백질이 혈액에서도 높은 농도로 관찰되면서, 혈중 myostatin 단백질이 전신근육성장에 영향을 미칠 것으로 추측되었다. 후천성면역결핍증(AIDS) 환자의 혈액에서 일반인보다 높은 농도의 myostatin이 관찰된다고 보고되고, 많은 후천성면역결핍증 환자들이 근감소증을 보이기 때문에, 혈액 내 myostatin이 후천성면역결핍증을 포함한 많은 소모성 전신질환, 암, 노화 등과 관련된 근감소증을 야기하는 중요한 요인일 것이라는 추측이 제기되었다. 하지만, 실제로 노화로 인한 근감소증이 많이 발생하는 노인 연령층과 근감소증이 없는 젊은 층에서 혈액 내 myostatin 농도를 비교해보면, 근육이 더 많은 젊은 층에서 더 높은 농도의 myostatin이 관찰된다.

또한, 테스토스테론으로 근육비대가 야기된 젊은 층에서의 혈액 내 myostatin 농도가 테스토스테론의 농도와 비례해서 증가한다는 것, 그리고 근육량이 적어지는 근육병 모델 마우스에서 myostatin 유전자 발현이 현저히 감소되어 있다는 것도 보고된 바 있다. 이러한 보고들을 종합해 볼 때, 근감소증이 혈액 내 높은 농도의 myostatin에 의해서 야기되는 것보다는, 오히려 증가된 근육

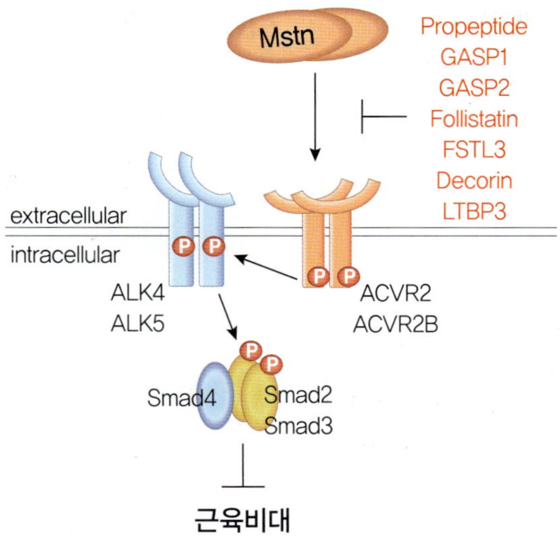

그림 39-3 Myostatin의 신호전달 과정.
Myostatin C말단 2분자체가 두 개의 activin type II 수용체에 먼저 결합한 후, 두 개의 activin type I 수용체와 추가로 결합하면서 세포 내 신호전달이 시작된다. 이 과정에서 인산화된 activin type I 수용체가 Smad 2, 3를 인산화시키고, 인산화된 Smads가 핵 속으로 이동하여 근육비대를 억제하는 유전자들의 발현을 촉진시키는 것으로 근육성장을 조절한다. 프로펩타이드를 포함한 다양한 내인성 단백질들이 myostatin이 수용체와 결합하는 것을 방해하여 신호전달을 억제할 수 있다.

량과 비례하게 myostatin 발현량이 증가하고, 증가한 myostatin이 근육조직에 대한 'chalone'으로 작용하여, 근육량을 일정하게 유지시키는데 중요한 역할을 할 것으로 추측된다.

Myostatin 단백질은 주로 골격근에서 발현되지만, 혈액에서 높은 농도로 관찰되기 때문에 주로 혈액을 통해 myostatin이 근육량을 전신적으로 조절할 수 있을 것이라고 추측되었고, 이러한 myostatin의 전신적 효과를 확인하기 위해서 개체연결법(parabiosis)을 이용한 실험이 제안되었다. 개체연결법이란, 서로 다른 두 개체의 혈관을 연결해서 체액을 공유하게 하는 것으로, 전신적 효과와 국소적 효과를 비교하는데 유용하게 사용될 수 있다. 예를 들어, 일반(wt) 마우스와 myostatin 유전자가 제거된 마우스($Mstn^{-/-}$)를 개체연결시키면, wt 마우스에서는 myostatin의 국소조직농도 100%, 전신혈액농도 50%가 예상되는 반면, $Mstn^{-/-}$ 마우스에서는 myostatin의 국소조직농도 0%, 전신혈액농도 50%가 예상될 수 있다. 하지만, $Mstn^{-/-}$ 마우스와 wt 마우스의 몸 크기 차이가 현저하게 달라 두 마우스에 개체연결법을 적용하는 것이 실용적이지 않고, 윤리적으로도 문제가 제기되어 현재까지 시행된 적은 없다.

개체연결법의 기술적인 어려움과 윤리적인 문제를 극복하기 위해서, 저자는 Cre-LoxP system을 이용하여 myostatin의 전신적 효과와 국소적 효과를 비교한 결과를 보고한 바 있다. 논문에서 사용된 Cdx2-Cre는 Cre 유전자가 배꼽 아래의 모든 조직에서 발현되기 때문에, LoxP로 둘러싸

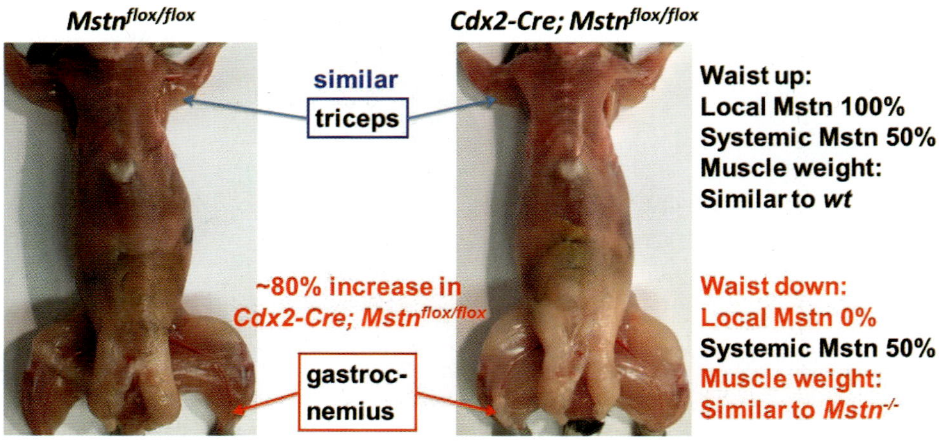

그림 39-4 Cre-LoxP system을 이용한 myostatin의 전신적 효과와 국소적 효과 비교.
배꼽 아래 모든 조직에서만 myostatin 유전자가 제거된 Cdx2-Cre; Mstn$^{flox/flox}$의 경우, 배꼽 아래의 myostatin 국소조직농도 0%, 전신혈액농도 50%로 혈중 myostatin 농도가 wt 마우스의 50% 정도로 존재함에도 불구하고, 모든 조직에서 myostatin 유전자가 제거된 Mstn$^{-/-}$ 마우스(wt 대비 90% 정도의 근육증가)와 유사한 정도(wt 대비 80% 정도의 근육증가)의 근육증가가 배꼽 아래 근육에서 관찰되었다. 이러한 결과는 근육조직에서 국소적으로 발현된 myostatin이 혈액에서 전신적으로 작용하는 myostatin보다 근육성장에 더 큰 영향력을 발휘한다는 것을 뒷받침한다.

인 유전자만 특이적으로 배꼽 아래의 모든 조직에서 제거하기 위해 사용될 수 있는데, Cdx2-Cre; Mstn$^{flox/flox}$의 경우 배꼽 아래의 모든 조직에서 myostatin 유전자가 제거되어 발현되지 않는다. 이 경우, 배꼽 윗부분은 유전자가 제거되지 않아서 wt 마우스와 비슷한 유전형을 갖게 되고, 배꼽 아랫부분은 myostatin이 제거되어 Mstn$^{-/-}$ 마우스와 비슷한 유전형을 갖게 된다(그림 39-4). 상체 골격근에서만 myostatin 유전자가 발현되기 때문에, 혈액에서 검출되는 myostatin의 농도는 wt 마우스의 50% 정도로 감소된 것이 관찰되었다. Cdx2-Cre; Mstn$^{flox/flox}$를 활용하면, 개체연결법 없이도 한 개체에서 신체 부위(상체 혹은 하체)에 따라 다르게 나타나는 myostatin의 국소조직농도를 이용하여, 전신적 효과와 국소적 효과를 비교하는 것이 가능해진다. 즉, 배꼽 윗부분 상체에서는 myostatin의 국소조직농도 100%, 전신혈액농도 50%가 예상되는 반면, 배꼽 아랫부분 하체에서는 myostatin의 국소조직농도 0%, 전신혈액농도 50%가 예상된다.

Cdx2-Cre; Mstn$^{flox/flox}$ 마우스의 부위별 근육량을 비교평가해보면, 배꼽 윗부분의 근육에서는 wt 마우스와 유사한 근육량이 관찰되었고, 배꼽 아랫부분의 근육에서는 Mstn$^{-/-}$ 마우스와 유사한 근육량이 관찰되었다. 이러한 결과는, 기존의 주장과 다르게 국소적으로 발현된 myostatin이 혈액에서 전신적으로 작용하는 myostatin보다 근육성장에 더 큰 영향력을 발휘한다는 것을 뒷받침한다. 다만, myostatin의 혈중농도가 50%로 줄었어도, 전신적 myostatin 감소로 인한 효과가 나타나기 시작하는 역치보다 여전히 높은 농도라면, myostatin 전신효과를 비교평가하기 위해서 혈중농도를 50% 이하로 좀 더 감소시킨 후에 재평가하는 것이 필요하다.

6 근육비대의 요인: 근육세포의 수 혹은 크기의 증가

앞에서 언급한 바와 같이, 근육비대는 근육세포의 수가 증가하는 hyperplasia 혹은 근육세포의 크기가 증가하는 hypertrophy로 발생하게 되는데, hyperplasia는 주로 태아 발생기에, hypertrophy는 주로 성장기에 관찰된다. 마우스에서 어떤 유전자를 변형시켰는지에 따라서도 근육비대의 요인은 다르게 나타나는데, $Mstn^{-/-}$ 마우스의 근육비대에서는 hyperplasia와 hypertrophy가 모두 관찰되지만, myostatin을 억제하는 follistatin 유전자가 근육세포 특이적인 프로모터(myosin light chain promoter)에 의해 과발현되는 마우스(F66)의 근육비대에서는 주로 근육세포의 hypertrophy만 관찰된다(그림 39-5).

F66 마우스에서의 hypertrophy는 4주령 이후부터 관찰되기 시작하는데, 실제로 사람에 비교하면 사춘기에 가까운 4주령 시기에 F66 마우스와 wt 마우스의 근육량을 비교했을 때는 서로 유의한 차이가 없다가, 성인에 가까운 10주령의 F66 마우스와 wt 마우스의 근육량을 비교했을 때는 F66 마우스에서 2배로 증가된 근육량이 관찰되었다. 따라서, 성장기 이후의 hypertrophy가 F66 마우스에서의 근육량 증가에 매우 중요한 기전으로 작용한 것으로 여겨진다.

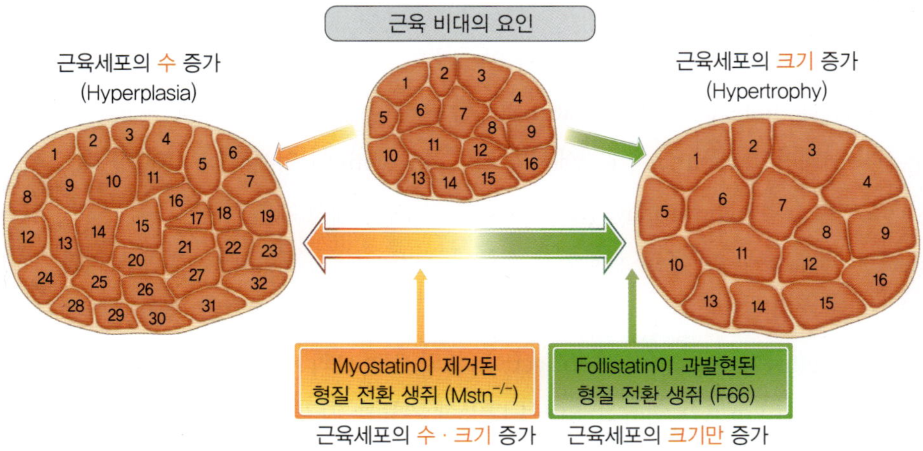

그림 39-5 Hyperplasia vs. Hypertrophy.
$Mstn^{-/-}$ 마우스와 F66 마우스 모두에서 근육량이 두 배로 증가되는 것이 관찰되는데, $Mstn^{-/-}$ 마우스에서의 근육비대는 hyperplasia와 hypertrophy 모두 관찰되지만, F66 마우스에서는 주로 근육세포의 hypertrophy만이 관찰된다.

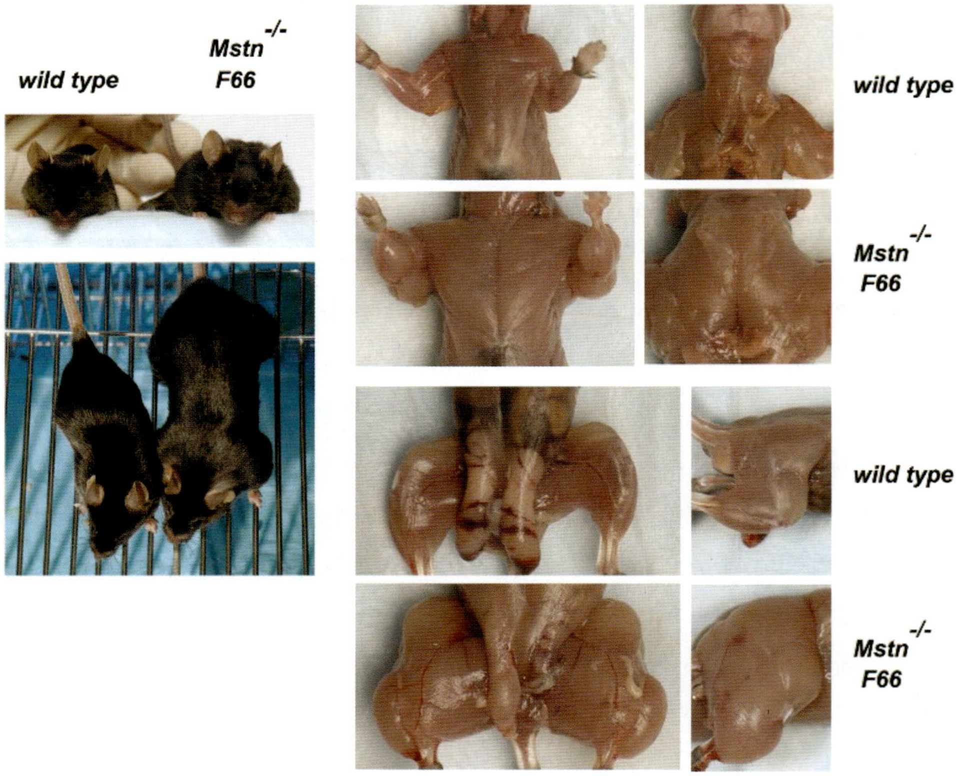

그림 39-6. F66; Mstn$^{-/-}$ 마우스의 400% 증가된 근육.
일반 마우스(wild type, 100%)와 비교 시, F66; Mstn$^{-/-}$ 마우스의 근육량이 네 배(400%)로 증가되어 있다.
(참고: 이미지는 [Lee, 2007]에서 발췌)

일반 마우스와 비교 시 Mstn$^{-/-}$ 마우스와 F66 마우스 모두에서 근육량이 두 배 가까이 증가된 것이 관찰되었는데, follistatin의 myostatin 억제작용 때문에, F66 마우스의 근육비대기전이 myostatin 유전자가 제거된 Mstn$^{-/-}$ 마우스에서와 같이 myostatin이 억제되었기 때문인 것으로 추측하였으나, F66 마우스의 hypertrophy 정도가 Mstn$^{-/-}$ 마우스에서 관찰되는 것보다 크고, hyperplasia는 Mstn$^{-/-}$ 마우스에서만 주로 관찰되기 때문에, follistatin이 myostatin뿐만 아니라, TGF-β군에 속하는 다른 성장조절인자를 추가적으로 억제해서 근육비대를 일으킬 수 있다는 가능성이 제기되었다. Follistatin은 myostatin 외에도 activin A와 GDF11의 신호전달도 억제하는 것으로 알려져 있는데, 이 중 activin A는 여러 조직에서 다양한 기능을 가지고 있지만, 근육에서는 myostatin처럼 근육성장을 억제하는 것으로 알려져 있다. 최근 많은 암조직들이 activin A를 높은 농도로 발현한다는 보고가 있어, 암 환자에서 주로 관찰되는 악액질(cancer cachexia; 근감소증을 포함한 전신건강 악화)을 유발하는 신호전달이 activin A에 의한 것이라는 가능성이 제기되고 있다.

Follistatin 과발현으로 인한 근육비대가 myostatin 억제만으로 설명할 수 없는 실험결과 또한 발표되었는데, 이 논문에서는 F66 마우스(근육량 200%)와 Mstn$^{-/-}$ 마우스(근육량 200%)를 교배하여 F66; Mstn$^{-/-}$ 마우스를 만들고, F66; Mstn$^{-/-}$ 마우스가 wt 마우스(근육량 100%)와 비교 시 근육량이 네 배(400%)로 증가된 것을 보고하였다(그림 39-6). F66 마우스에서의 근육비대가 myostatin 억제만으로 발생했다면, myostatin이 제거된 F66; Mstn$^{-/-}$ 마우스에서 follistatin 과발현으로 인한 추가적인 근육비대를 설명할 수 없기 때문에, 적어도 한 가지 이상의 다른 성장조절인자의 억제가 F66 마우스에서의 근육비대와 관련되어 있을 것으로 추측된다.

7 Myostatin이 골형성에 미치는 영향

아미노산 서열의 유사성이 높은 TGFβ군 단백질인 myostatin과 GDF11은 단백질의 활성화 과정, 결합단백질, 세포 내 신호전달시스템 등을 모두 공유하여 *in vitro* 실험으로는 myostatin과 GDF11의 기능을 구별하는 것이 불가능하고, *in vivo* 실험도 GDF11이 제거된 마우스는 태어나자마자 죽기 때문에 근골격계 재생과 관련된 연구는 수행하기가 어려웠지만, 저자의 실험실에서 다양한 조건부 유전자 조작 마우스를 제작하여, GDF11은 골형성을 촉진하고 골흡수는 억제한다는 것, myostatin은 GDF11과는 정반대로 골형성을 억제하고 골흡수를 촉진한다는 것을 최초로 밝혔다(그림 39-7). 특이한 것은 myostatin이 제거된 조골세포에서 GDF11의 발현이 유의미하게 올라가고, GDF11이 억제되면 myostatin을 억제해도 골형성이 증가되지 않아, 골형성을 조절하는데 기여하는 주요 단백질이 myostatin이 아닌 GDF11인 것 또한 확인하였다.

이러한 결과는 근감소증 치료를 위해 임상시험 중인 대부분의 myostatin 억제제가 유사성이 높은 GDF11도 억제시켜 뼈를 약화시키는 부작용이 발생할 수도 있다는 것을 의미한다. 실제로 myostatin/GDF11 억제제인 follistatin은 myostatin 억제로 근육은 증가시키지만, GDF11 억제로 뼈를 약화시켜 골절을 유발시킨다는 것을 follistatin이 과발현된 F66 마우스에서 확인하였고, 이것은 myostatin이 제거된 마우스에서는 근육과 뼈가 모두 증가되어 있는 것과는 대조를 이룬다. 앞으로 GDF11은 억제하지 않고, myostatin만 특이적으로 억제하여 근육과 뼈의 성장을 모두 돕는 새로운 항체치료제가 개발될 수 있다면, 근골격계 기능 향상에 큰 도움이 될 것으로 기대된다. 하지만, 동시에 GDF11과 myostatin을 구별하지 못하는 항체치료제가 근육재생을 위해 임상적으로 사용된다면, 근육재생 효과는 물론 뼈 건강에 미치는 영향도 자세히 살펴볼 필요가 있다.

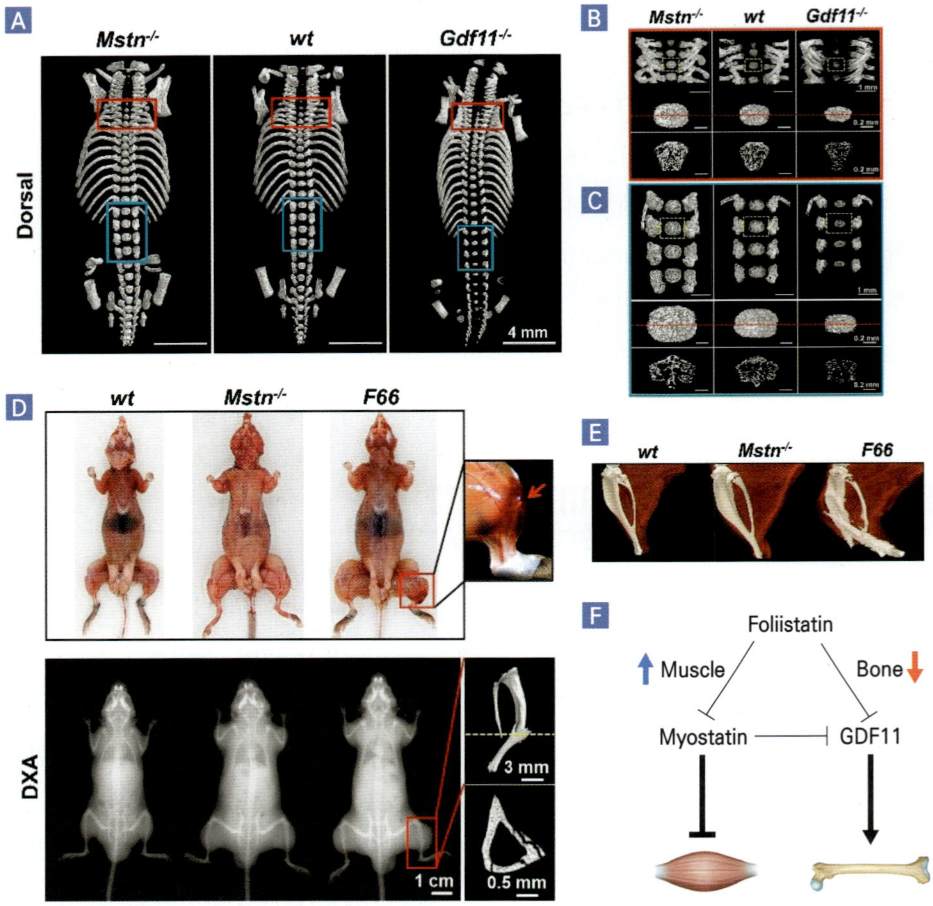

그림 39-7 Myostatin 억제 시 근육과 뼈 모두 성장이 촉진됨.
아미노산 서열 유사성이 높은 myostatin과 GDF11이 뼈 형성과 관련해서, GDF11은 뼈 형성을 촉진시키고, myostatin은 뼈 형성을 억제하는 정반대의 기능을 한다는 것이 확인되었다(A-C). GDF11과 myostatin을 모두 억제하는 follistatin이 과발현된 F66 마우스에서는 myostatin 억제로 근육은 증가되어 있지만, GDF11 억제로 뼈는 약해져 있어 골절이 자주 관찰된다(D-F). (참고: 이미지는 [Suh, 2020]에서 발췌)

8 Myostatin 억제를 통한 근육 증가

Myostatin은 주로 근육에서 발현되어 근육의 발생과 성장을 억제하는 유전자로 이것의 기능을 억제하여 병적으로 퇴화된 근육의 성장을 촉진시키려는 여러 가지 시도가 있어왔다. Myostatin이 근육성장을 억제한다는 것이 밝혀진 직후에는, myostatin에 특이적으로 결합하여 활성화된 myostatin을 중화시키는 여러 가지 항체들이 개발되었고, 개발된 항체들을 마우스에 투여하였을 때 약

25~30% 정도의 근육 증가가 발생된다는 것이 보고되어 임상시험으로 이어졌으나, 항체가 투여된 사람에서 근육 비대가 마우스에서만큼 유의하게 나타나지는 않았다. 그 다음으로 개발된 myostatin 억제제가 앞부분의 'Myostatin의 활성화 과정' 파트에서 언급된 D76A 돌연변이 프로펩타이드에 Fc단백질을 융합시켜 안정성을 증가시킨 재조합 단백질인데, 이 합성단백질은 활성화된 myostatin과 GDF11에 결합하여 신호전달을 억제하고, 전신투여 시 마우스에서 myostatin 특이적 항체만큼의 근육증가를 보였다.

최근에 개발된 myostatin 억제제는 대부분 myostatin 신호전달과정에서 활성화된 myostatin과 제일 처음 결합하는 activin type II 수용체인 ACVR2 혹은 ACVR2B를 변화시킨 재조합 단백질이거나, 이들 수용체에 특이적으로 결합하는 항체들이다. ACVR2 혹은 ACVR2B를 변화시킨 합성단백질들은 대부분, 수용체에서 세포막에 포함되는 부분과 세포질 안쪽 부분이 모두 Fc로 치환된, 즉 수용체에서 myostatin과 결합하는 부분과 Fc단백질을 융합시킨 재조합 단백질로, 세포 외기질에서 myostatin 및 다른 몇몇 TGFβ군에 속하는 성장조절인자와 결합하여 세포 내로 신호가 전달되는 것을 조기에 차단한다. Activin type II 수용체에 특이적으로 결합하는 항체들은 이 수용체의 생리적 리간드(myostatin을 포함한 몇몇 TGFβ군 성장조절인자들)가 이들 수용체에 결합하는 것을 방해하여 신호 전달을 차단한다.

Activin type II 수용체를 활용한 합성단백질들은 현재까지 전신투여 시 마우스에서의 근육 증가량(약 40~60% 정도)이 커서, 여러 제약회사에서 다양한 종류의 합성단백질을 개발하고 있지만, 효과가 큰 만큼 부작용에 대한 우려가 제기되고 있다. 예를 들어, Acceleron 제약회사에서 만든 ACE-031이라는 ACVR2B/Fc 합성물질이, 2011년 캐나다에서 시행된 듀센근육병 어린이들을 대상으로 한 임상시험에서 코피와 잇몸출혈 등의 부작용을 일으켜 임상시험이 도중에 중단된 바 있다. 이들 약제가 유독 근육 증가량이 높은 것은 myostatin 외에도 activin type II 수용체와 결합하는 다양한 성장조절인자들과 모두 결합하여, 이들의 신호전달을 동시에 차단할 수 있기 때문이라고 여겨지는데, activin type II 수용체를 변형시켜 근육증가를 유도시키는 약제를 개발할 때는 다양한 인자들의 억제로 인한 부작용을 예방하기 위해, 약효가 좀 더 근육조직에만 한정될 수 있게 디자인하려는 노력이 필요하다.

Acceleron 제약회사는 ACE-031의 부작용을 줄이면서 근육증가 효과는 유지된 ACE-083과 ACE-2494를 추가로 개발하여 임상시험을 진행하였고, ACE-083은 안면견갑상완 근이영양증(Facioscapulohumeral muscular dystrophy, FSHD) 환자에서 10% 안팎의 근육증가를 보였고, ACE-2494는 임상시험에서 긍정적인 효과를 확인하였으나 일부 참가자들에서 약물내성을 유발할 수 있는 항약물항체(anti-drug antibodies, ADAs) 양성반응이 나타나 개발이 중단되었다.

Bimagrumab은 글로벌 제약회사 Novartis에서 activin type II 수용체 ACVR2와 ACVR2B를

모두 차단할 수 있게 제작한 항체로 myostatin 억제 항체로 유도된 근육비대보다 두 배 더 증가된 근육비대 효과를 보인다고 알려져 있다. 최근 노인성 근감소증 환자에서 bimagrumab의 효과를 시험한 임상결과가 발표되었는데, 근육은 증가시키고 지방은 감소시키는 등 긍정적인 효과가 관찰되었으나, 노인성 근감소증 진단에 사용되는 신체검사에서는 위약군과 유의미한 차이가 관찰되지 않았다.

하지만, 이러한 결과는 대부분의 노인성 근감소증 신체검사가 영양식과 적절한 운동처방만으로도 좋아질 수 있기 때문에 나타난 것으로 추측되며, 근육재생기능이 저하된 노인에서 유의하게 근육량이 증가된 결과는 주목할 만하다. Bimagrumab 치료군에서 나타난 뚜렷한 근육 증가와 지방 감소에 기반하여, bimagrumab이 대사질환의 증상을 개선시킬 수 있는지 여부를 평가하기 위해, 제2형 당뇨병과 비만환자를 대상으로 시행된 임상 2상 시험에서 bimagrumab을 처방받은 환자군에서 뚜렷한 근육 증가와 지방 감소로 대사장애와 관련된 증상이 유의하게 개선된 것이 보고되었다. 이로 인해 bimagrumab이 새로운 대사질환 치료제로 활용될 수 있다는 가능성을 보여주었고, 현재는 다이어트 약물개발로 유명한 Eli Lilly 제약회사에 사용 권한이 인수되었다.

9 결론

많은 사람들이 myostatin의 현저한 근육억제효과 때문에 myostatin을 억제하면 대부분의 근감소증을 해결할 수 있을 것이라는 막연한 기대를 가지고 있지만, 실제로는 고려해야 할 사항이 많이 있다. 일단, 근육량이 적어지면 분비되는 myostatin 양도 줄어들고, 억제할 myostatin이 줄어들면, myostatin 억제제를 투여하였을 때 나타나는 근육증가 효과도 기대한 만큼 크지는 않을 것이다. 근본적으로 혈중 myostatin 농도가 급격하게 증가하여 나타나는 전신적인 근감소증이 아니라면, 혈중 myostatin 농도가 근육량을 현저하게 변화시킨다기보다는, 전체적인 근육량이 혈중 myostatin의 농도를 조절하는 것으로 보여진다.

Myostatin 유전자가 변형된 Mstn$^{-/-}$ 마우스를 가지고 실험한 결과를 해석할 때는 좀 더 신중하게 접근해야 한다. 발생기 때의 근육조직 생성에서의 myostatin의 역할은 대체 불가능할 정도로 커서, 성체 마우스에서 근감소증을 보이는 다양한 유전자변형 마우스와 Mstn$^{-/-}$ 마우스를 교배하여 만들어진 대부분의 마우스에서 발생기 때 증가된 근육세포생성으로 성체에서 나타나는 근감소증이 현저하게 개선되는 것이 관찰되었다. 하지만, 임상적으로 적용할 때는 대부분 성인모델을 이용하기 때문에 발생기 때의 현저한 myostatin 억제효과를 얻지 못하는 경우가 많아서, 결국에 실제 임상효과는 동물실험을 통해 기대했던 효과보다 적을 가능성이 매우 높다.

Myostatin 억제제라고 개발된 약제들이 성인모델에 전신적으로 투여되었을 때 나타나는 근육비대 효과가 실제로 myostatin만을 특이적으로 억제해서 나타나는 것보다는 다른 성장조절인자들을 추가적으로 억제해서 나타나는 것일 수 있다. 예를 들어 myostatin 억제제라고 불리는 ACVR2B/Fc 재조합 단백질을 성체 Mstn$^{-/-}$ 마우스에 투여하였을 때에도 근육비대 효과가 나타나고, follistatin 과발현 마우스(F66)는 앞에서 언급한 바와 같이 myostatin뿐만 아니라, TGF-β군에 속하는 다른 성장조절인자도 추가적으로 억제해서 근육비대를 일으킨다.

Activin A가 근육조직에서 myostatin처럼 근육성장을 억제한다는 것, 또한 ACVR2B/Fc 재조합 단백질과 follistatin 모두가 activin A의 신호전달도 억제하는 것 등을 고려하면, myostatin 억제제라고 개발된 약제들이 실제로는 activin A까지 추가적으로 억제하여 근육비대 효과를 나타내는 것일 수 있다.

GDF11도 ACVR2B/Fc 재조합 단백질과 follistatin 모두에 의해서 억제되는 또 다른 성장조절인자지만 근육에서 어떤 역할을 하는지에 대해서는 아직까지도 논란의 여지가 많이 있다. 처음 GDF11을 발견했을 때에는 myostatin과의 높은 유사성(아미노산 서열이 89% 동일) 때문에 비슷한 기능을 기대했지만, 각각의 유전자 변형 마우스(Mstn$^{-/-}$ vs. Gdf11$^{-/-}$)가 보여주는 표현형이 판이해서, 조직 내에서의 서로 다른 유전자 발현 패턴이 myostatin과 GDF11이 서로 다른 생리학적 역할을 갖게 했을 것이라고 추정하였다. 실제로 myostatin은 주로 근육에서 발현되어 근육의 발생과 성장을 억제하지만, GDF11은 여러 가지 조직에서 발현되어 좀 더 다양한 역할을 하는 것으로 알려져 있고, 대표적인 GDF11의 생리학적인 역할은 척추뼈와 경구개 등을 포함한 골격계의 패턴을 결정하는 것이다. 뼈의 모양을 조절하는 것 외에도 최근에는 저자의 연구실에서 GDF11이 myostatin과는 다르게 골형성 촉진 기능이 있다는 것을 보고한 바 있다.

Myostatin과 GDF11 사이의 높은 유사성 때문에 GDF11과 myostatin을 구별하지 못하는 대부분의 myostatin 억제제가 근육재생을 위해 임상적으로 사용될 경우, 근육재생 효과는 물론 GDF11 억제로 발생할 수 있는 다양한 부작용들, 예를 들면 골형성을 촉진하는 GDF11을 억제하여 골밀도가 감소되지는 않았는지 등을 자세히 살펴볼 필요가 있다. 추가적으로, 코피와 잇몸출혈 등의 부작용을 일으켰던 ACVR2B/Fc 재조합 단백질이 골수에서는 적혈구 생성을 증가시킨다는 것이 보고되었는데, 이러한 현상도 GDF11 억제로 발생한 것이라고 여겨지고 있다.

최근에는 GDF11이 회춘을 일으키는 매우 중요한 물질이라는 주장도 있다. 이 보고서는 실제로 혈중 GDF11 농도를 증가시키면, 심장, 뇌, 혈관, 골격근 등의 조직의 노화가 줄어든다고 발표하고 있지만, 다른 과학자들이 이 같은 결과를 재현하지 못하거나 정반대의 결과를 보고하고 있어서 아직까지는 논란의 여지가 많아 보인다. 근육에서의 GDF11의 역할을 밝히기 어려운 이유 중 하나가 Gdf11$^{-/-}$ 마우스는 태어나서 24시간 이내에 죽기 때문에, 사춘기 이후에 주로 평가하는 근육성장을 Gdf11$^{-/-}$ 마우스에서는 시행할 수가 없기 때문이다.

다만 조건부 유전자 조작 등의 다른 방법을 이용한다면, GDF11 유전자 제거가 생명에 치명적이지 않은 시기에 GDF11을 제거하여, 사춘기 이후의 근육성장에서 GDF11의 역할을 살펴볼 수 있겠다. 결국, 근육성장과 관련된 GDF11의 역할을 확인하기 위해서는 좀 더 다양한 그룹의 연구자들이 비슷한 실험조건에서 노화를 포함한 여러 가지 생리적 기능과 관련된 GDF11의 역할을 밝히려는 노력이 필요하겠다.

▶ 참고 문헌

1. Lee SJ, Huynh TV, Lee YS et al. Role of satellite cells versus myofibers in muscle hypertrophy induced by inhibition of the myostatin/activin signaling pathway. Proc Natl Acad Sci U S A 2012;109:E2353–60.
2. Lee SJ, Lee YS, Zimmers TA et al. Regulation of muscle mass by follistatin and activins. Mol Endocrinol 2010;24:1998–2008.
3. Lee SJ, Reed LA, Davies MV et al. Regulation of muscle growth by multiple ligands signaling through activin type II receptors. Proc Natl Acad Sci U S A 2005;102:18117–22.
4. Lee SJ. Extracellular Regulation of Myostatin: A Molecular Rheostat for Muscle Mass. Immunol Endocr Metab Agents Med Chem 2010;10:183–94.
5. Lee SJ. Genetic analysis of the role of proteolysis in the activation of latent myostatin. PLoS One 2008;3:e1628.
6. Lee SJ. Quadrupling muscle mass in mice by targeting TGF–beta signaling pathways. PLoS ONE 2007;2:e789.
7. Lee YS, Huynh TV and Lee SJ. Paracrine and endocrine modes of myostatin action. J Appl Physiol (1985) 2016;120:592–8.
8. Loffredo FS, Steinhauser ML, Jay SM et al. Growth differentiation factor 11 is a circulating factor that reverses age–related cardiac hypertrophy. Cell 2013;153:828–39.
9. McPherron AC and Lee SJ. Double muscling in cattle due to mutations in the myostatin gene. Proc Natl Acad Sci U S A 1997b;94:12457–61.
10. McPherron AC, Lawler AM and Lee SJ. Regulation of anterior/posterior patterning of the axial skeleton by growth/differentiation factor 11. Nat Genet 1999;22:260–4.
11. McPherron AC, Lawler AM and Lee SJ. Regulation of skeletal muscle mass in mice by a new TGF-beta superfamily member. Nature 1997a;387:83–90.
12. Mosher DS, Quignon P, Bustamante CD et al. A mutation in the myostatin gene increases muscle mass and enhances racing performance in heterozygote dogs. PLoS Genet 2007;3:e79.
13. Qian L, Tang M, Yang J et al. Targeted mutations in myostatin by zinc–finger nucleases result in double–muscled phenotype in Meishan pigs. Sci Rep 2015;5:14435.

14. Schuelke M, Wagner KR, Stolz LE et al. Myostatin mutation associated with gross muscle hypertrophy in a child. N Engl J Med 2004;350:2682–8.
15. Sinha M, Jang YC, Oh J et al. Restoring systemic GDF11 levels reverses age–related dysfunction in mouse skeletal muscle. Science 2014;344:649–52.
16. Suh J, Kim NK, Lee SH, et al. GDF11 promotes osteogenesis as opposed to MSTN, and follistatin, a MSTN/GDF11 inhibitor, increases muscle mass but weakens bone. Proc Natl Acad Sci U S A 2020;117:4910-20.
17. Suh J, Lee YS. Myostatin inhibitors: panacea or predicament for musculoskeletal disorders? J Bone Metab 2020;27:151-65.
18. Suragani RN, Cadena SM, Cawley SM et al. Transforming growth factor–beta superfamily ligand trap ACE–536 corrects anemia by promoting late–stage erythropoiesis. Nat Med 2014;20:408–14.
19. Wagner KR, Fleckenstein JL, Amato AA et al. A phase I/IItrial of MYO–029 in adult subjects with muscular dystrophy. Ann Neurol 2008;63:561–71.
20. Welle S, Bhatt K, Pinkert CA et al. Muscle growth after postdevelopmental myostatin gene knockout. Am J Physiol Endocrinol Metab 2007;292:E985–91.

CHAPTER

40

그렐린 외 기타약제

Ghrelin and Other Agents

윤지완(서울의대)

1 그렐린 수용체 작용제

1) 그렐린 및 그렐린 수용체

그렐린(Ghrelin)은 금식 시에 위의 분문부(fundus)에서 분비되는 28개의 아미노산으로 이루어진 호르몬이다. 그렐린과 그렐린 리간드는 막횡단 G단백질 결합 수용체(transmembrane G-protein coupled receptor, GPCR)의 일종인 성장호르몬 분비촉진제-수용체(growth hormone secretagogue-receptor, GHSR-1a receptor)에 작용하여 이를 활성화시킴으로써 효과를 나타낸다. GHSR-1a receptor는 시상하부 및 뇌하수체, 미주신경 등에 주로 분포되어 있으며 그 밖에도 위장관에도 광범위하게 발현되어 있다.

2) 작용 기전

그렐린은 시상하부 궁상핵(arcuate nucleus)에 작용하여 neuropeptide Y와 agouti related peptide (AgRP)의 발현을 증가시켜 공복감과 음식물 섭취를 유도한다. 그렐린은 그 밖에도 에너지 소비를 줄이고 뇌하수체에서 성장호르몬 분비를 증가시킨다. 또한 그렐린은 IL-1α, IL-6, 종양괴사인자(tumor necrosis factor, TNF)와 같은 염증유발성 시토카인의 생산을 감소시키고 IL-10과 같은 항염증성 시토카인의 분비를 증가시키는 등의 항염증 작용도 가지고 있다. 결과적으로 그렐린은 체중과 지방량, 근육량을 증가시킬 수 있다. 이러한 효과에는 마이오스타틴 억제나 Akt, myogenin, MyoD 등의 활성화도 일부 관여하는 것으로 보인다.

3) 그렐린과 근감소증

건강한 성인에서 혈중 그렐린 농도가 골격근량과 상관관계가 높은 것으로 알려져 있다. 그러나 생물학적 활성을 가지는 acyl-그렐린의 반감기가 짧고, GHSR-1a가 여러 조직 및 장기에서 발현되며 desacyl-그렐린이라는 기능적 길항제(functional antagonist)가 존재하기 때문에 그렐린의 약동학과 약역학 사이의 상관관계는 높지 않다.

지난 수년간 합성 그렐린 리간드가 다수 개발되었는데, 이들 합성 리간드는 그렐린과 같이 중추에 작용하여 식이 섭취와 식욕을 자극하면서 본래의 acyl-그렐린보다 안정적이고 작용 시간이 길다. 그리고 합성 그렐린 리간드는 desacyl-그렐린으로 변하지 않기 때문에 잠재적으로 발생할 수 있는 길항 효과(counter effect)를 피할 수 있다는 점에서 약동학에 따른 약역학이 보다 예측 가능하다.

아나모렐린(Anamorelin)은 이러한 계통의 약제 중에 가장 먼저 개발된 약제로서 경구 투여가 가능한 그렐린 수용체에 대한 강력하고 선택적인 작용제이다. 아나모렐린은 성장호르몬, IGF-1, IGF 결합 단백질 IGFBP-3 및 체중을 증가시킬 수 있으며 내약성이 양호하다. 최근 시행된 5개 연구, 1331명의 암환자들을 대상으로 한 메타 연구에서 아나모렐린은 제지방량, 지방량, IGF-1 및 IGFBP-3 농도를 유의하게 증가시키는 것으로 나타났다. 보다 큰 규모의, 비소세포폐암 환자를 대상으로 한 3상 시험(ROMANA 1, 2)에서, 아나모렐린은 대조군에 비해 제지방량 및 체중, 지방량, 식욕을 의미 있게 증가시켰으나 악력은 의미 있게 증가시키지 못했다.

이상의 연구 결과를 바탕으로 2021년 일본에서는 아나모렐린을 악성종양관련 악액질(cachexia) 치료제로 허가하였다. 그러나 유럽에서는 ROMANA 연구에서의 제지방량 증가가 미미하고 근력이나 삶의 질 향상에 의미 있는 효과가 없었던 점을 들어 아나모렐린을 승인하지 않았다. 암환자가 아닌 골근감소증 환자에서의 아나모렐린 투여 효과를 평가한 연구에서는 근육량의 의미있는 증가가 관찰되지 않았는데, 이는 통계 검정력 부족 때문일 수 있어 향후 근감소증 환자군을 대상으로 한 추가 대규모 연구가 필요하다고 생각된다.

아나모렐린 외에도 capromorelin, ibutamoren (MK-677), ulimorelin (TZP-101), ipamorelin, relamorelin, 및 macimorelin 등의 약제가 개발되어 임상시험을 진행 중이다. Capromorelin은 근감소증 노인에서 그 효과가 평가되었다. Capromorelin을 1년간 투여하였을 때 근육량뿐만 아니라 계단오르기(stair climb), 일자로 걷기(tandem walk) 등의 기능을 호전시켰다. MK-677은 고관절 골절이 있는 환자에서 24주간 투여하였을 때 계단오르기로 평가한 신체기능을 향상시켰고 낙상을 감소시키는 효과가 있었다. 그러나 치료 군에서 심부전의 위험이 보다 높은 것으로 나타났다.

2 심혈관계 관련 약제

1) 안지오텐신 II 전환효소 억제제(Angiotensin II Converting Enzyme inhibitors)

울혈성 심부전이 있는 환자에서 안지오텐신 전환효소 억제제(ACE inhibitors, ACEI)를 사용하면 사망률 및 이환율, 입원율이 감소하고, 신체능력 및 운동능력을 유지하는데 도움이 되는 것으로 알려져 있다. ACEI가 근육 기능에 미치는 긍정적인 영향은 주로는 이 약제의 심혈관계 효과와 관련된 것으로 보인다. 그러나 ACEI가 직접적으로 골격근에 영향을 준다는 가설도 제기되고 있다.

(1) 기전

ACE는 angiotensin I을 angiotensin II 로 변환시키고 bradykinin의 분해를 촉진하는 역할을 하며, 골격근육뿐 아니라 골격근의 혈관 내피에도 ACE 활성이 확인된다. ACEI는 angiotensin I이 II로 전환되는 것을 감소시키고, 혈중 bradykinin 농도를 증가시킨다.

골격근에 대한 ACE 억제제의 유익한 효과를 매개하는 잠재적인 기전은 표 40-1에 요약되어 있다.

① 근섬유에 미치는 영향

Zhang 등의 연구에서 ACE I 대립 유전자(allele; 낮은 ACE 활성과 관련됨)가 I 형 근육 섬유의 증가된 비율과 관련되는 반면, D 대립 유전자(높은 ACE 활성과 관련됨)는 II 형 섬유의 발현과 연관되어 있음을 입증하였다. I 형 근섬유는 II 형 근섬유보다 피로 저항성이 적고 근력을 내는데 더 우수하다. 이러한 연구 결과는 울혈성 심부전 환자를 대상으로 한 연구에서도 확인되었는데, enalapril과 losartan의 투여로 인해 다리 골격근의 myosin–heavy 사슬이 II 형에서 I 형 섬유로 바뀌는 것으로 나타났다.

② 대사 관련 효과

ACEI는 GH / IGF–1 축의 조절에 중요한 역할을 한다. IGF–1은 근감소증의 잠재적인 원인으로 알려져 있으므로 ACEI가 IGF–1 시스템의 조절을 통해 근육량의 손실을 예방할 수 있다고 추정해 볼 수 있다. ACE 저해제가 IGF–1 시스템에 직접적으로 미치는 영향은 노인에서 시행된 두 개의 큰 역학 코호트 연구에서 보고되었다. ilSIRENTE 연구와 InCHIANTI 연구에서 ACEI로 치료받은 노인들의 혈청 IGFBP–3 농도가 더 높았다. 전임상 연구에서 안지오텐신 II를 주입하면 혈청 및 근육의 IGF–1 농도가 감소하고, 반대로 IGF–1의 근육 특이적 이소형(isoform)을 과다발현시키면 안지오텐신 II에 의해 유도된 근육 손실이 호전되었다. 이러한 결과는 ACEI와 같은 안지오

표 40-1 ACEI가 골격근에 미치는 영향 (ref. Current Pharmaceutical Design, 2006, 12, 2057-2064)

Action on	Potential mechanisms	Effects of ACE inhibition
Muscle fiber type	Shift from type II to type I muscle fibers Redirection of blood flow from type II to type I muscle fibers ↑ muscle fiber area	↑ aerobic exercise tolerance
Inflammation	↓ IL-6 and TNF-α production	Prevention of muscle loss
Nutritional status	Modulation of intestinal absorption and ap-petite	Prevention of under-nutrition and muscle loss
Neurotransmission	↑ sympathetic nerve transmission	Improved neuromuscular transmission
Angiogenesis	↑ capillary density ↑ angiogenesis and collateral vessels devel-opment ↑ endothelial cells growth	↑ vascularization
Metabolism	↑ insulin-dependent glucose transport into muscle cells ↑ glycogen storage ↑ mitochondrial activity and ATP production ↑ IGF-1 production	Improved metabolic efficiency Prevention of muscle loss

텐신 I에서 안지오텐신 II 로의 전환을 억제하는 약물이 고령자에서 아마도 IGF-1 시스템의 조절을 통해 근육 손실을 지연시키거나 예방할 수 있음을 시사한다.

③ 항염증 효과 및 영양 관련 효과

레닌-안지오텐신 시스템은 염증 반응을 매개할 수 있으며, 이에 의해 근육 기능에 영향을 줄 수 있다. In vitro에서 수행된 연구에서 안지오텐신 II가 혈관평활근에서 IL-6 및 TNF-α 생성을 증가시킨다는 사실이 밝혀진 바 있다. 또한 Kranzhofer 등은 염증을 유발하는데 있어서 안지오텐신이 중요한 역학을 하는 것을 확인했으며 ACEI가 이 안지오텐신의 염증 유발 활성도를 억제할 수 있음을 입증했다. ACEI의 항염증 효과는 관상동맥우회술을 받은 161명의 피험자에게서 시행된 관찰 연구에서 확인되었다. ACEI로 치료받은 환자는 다른 참여자와 비교하여 수술 후 IL-6 농도의 증가폭이 유의하게 낮았다. 또한 ACEI는 영양소에 대한 장흡수를 조절함으로써 영양 상태에 유리하게 영향을 줄 수 있으며 중추 신경계에 대한 직접적인 영향으로 식욕과 신체 활동을 조절할 수 있다.

④ 혈관 신생 관련 효과

또한, 동물에서의 몇몇 연구들은 ACEI 치료가 혈관 신생을 증가시키고 허혈성 사지의 측부 혈관 발달을 증가시킨다는 것을 보여 주었다. 또한 Zimmerman 등은 ramipril 치료 후 심장 내막 조직에서 혈관 내피 성장 인자의 발현이 증가했다는 사실을 입증했다.

(2) 임상연구 결과

울혈성 심부전증이 없는 고령 여성에서 시행된 연구에 따르면, ACEI를 지속적으로 사용한 군에서 기타 혈압약제를 사용하거나 항고혈압제를 사용하지 않은 대조군에 비해 근력의 감소가 유의하게 적은 것으로 나타났다. 또한, 2,431명의 독립적인 생활이 가능한 노인에서 시행한 단면연구에 따르면, 항고혈압 약제 중 ACEI를 사용하는 군이 고혈압 약제를 사용하지 않거나 다른 종류의 고혈압약제를 사용하는 군에 비해 유의하게 하지 근육량이 많은 것으로 나타났다.그밖에도, ACEI의 일종인 perindopril은 좌심실 수축기능저하가 있는 노인에서 보행거리를 증가시킨다는 연구 결과가 있다. 이와 같은 perindopril의 효과는 기능저하가 있는 노인을 대상으로 한 이중맹검무작위 대조군연구에서도 확인되었다. 이외에도, HYVET study에서 perindopril은 고관절골절의 위험을 감소시켰다.

그러나 최근 보고된 근감소증이 있는 노인을 대상으로 perindopril의 효과를 평가한 RCT인 LACE 연구에서, perindopril은 신체수행능력과 근육량을 증가시키지 못한 것으로 나타났고, 이 연구를 포함하여 업데이트 된 메타연구에서도 동일한 결과를 보였다. 따라서 ACEI를 근감소증 치료제로 적용하기 전에 추가적인 연구가 수행되어야 할 것으로 보인다.

2) Espindolol (Mixed Agonist/Antagonist B1, B2, B3 Activity)

Espindolol은 비특이적인 β1/β2 아드레날린 수용체 길항제이다. Espindolol은 비선택적인 β 차단 작용을 통해 이화작용(catabolism)을 감소시키고, 중추의 5-HT1a 길항작용(antagonism)을 통해 피로 및 열 발생(thermogenesis)을 감소시키며, β2 수용체 부분 효용작용(partial agonism)을 통해 동화작용(anabolism)을 증가시킨다. Espindolol은 이전 동물연구에서 근육량을 증가시키고 지방량을 감소시킨다고 보고되었다. 위약으로 처치한 동물은 점차적으로 체중, 제지방량 및 지방량이 감소하였지만, espindolol로 처치한 동물은 제지방량이 증가하였고 심장 기능에는 특별한 영향이 없었다.

근육이화작용의 주요 조절인자들은 espindolol 치료 시 발현이 감소되었다. 또 다른 동물실험에서는 espindolol이 다른 베타차단제에 비해 근육 소모와 관련하여 더 긍정적인 영향을 미치는 것으로 나타났다. ACT-ONE 연구는 2상 다기관 이중맹검무작위대조군 연구로서, espindolol이

암 악액질에서의 체중감소를 호전시키는지 여부를 확인하기 위해 계획되었다. 17개의 센터에서 3기 또는 4기 비소세포성 폐암 또는 대장-직장암을 앓고 있는 총 87명의 환자를 등록했고 환자들은 espindolol (10.0 또는 2.5 mg 1일 2회) 또는 위약으로 무작위 배정되어 16주 동안 치료받았다. 이 중 고용량의 espindolol 투여그룹에서 체중과 제지방량이 증가하였다. 또한 고용량 치료 그룹에서 악력의 감소가 대조군에 비해 유의하게 적었다. 이로서 espindolol의 악액질 및 근감소증 치료제로서의 가능성이 확인되었으나 향후 그 효과 및 부작용에 대한 추가 연구가 필요한 실정이다.

3 속근 트로포닌 활성제(Fast skeletal troponin activators)

근섬유분절(sarcomere)은 얇은 액틴필라멘트와 두꺼운 미오신필라멘트로 구성되어 있다. 트로포닌은 액틴, 트로포미오신과 함께 액틴필라멘트를 구성한다. 운동신경에서 전달된 활동전위가 골격근섬유에 도달하면 근소포체(sarcoplasmic reticulum)에서 칼슘 채널이 열려 세포질 내 칼슘 농도가 증가한다. 유리된 칼슘은 트로포닌에 결합되어 액틴 위의 트로포미오신의 움직임을 유발한다. 이로 인해 미오신 결합부가 열리고 액틴과 미오신이 결합하여 근수축이 일어나게 된다.

Tirasemtiv (CK-2017357)는 새로운 계열의 약제로 속근(fast skeletal muscle)의 트로포닌 활성제이다. 이는 트로포닌으로부터 칼슘의 유리를 지연시켜 속근 근섬유가 칼슘에 감작(sensitization)된다. 이로 인해 운동 뉴런의 자극을 증폭시켜 근육의 힘과 근육의 피로를 개선시킨다. Tirasemtiv는 근력의 감소 속도를 둔화시켜 근감소증의 치료제로 효과가 있을 가능성이 제시되었다. 말초혈관 질환을 앓고 있는 환자에서 Tirasemtiv는 bilateral heel-raise test 로 평가한 근육 기능을 호전시켰으나 동반되는 어지럼증으로 인해 6분 보행 거리는 오히려 감소하는 것으로 나타났다. 근위축성측삭경화증 환자에서의 3상 연구에서는 Tirasemtiv가 유의한 근력 개선 효과를 보이지 못하였는데, 낮은 내약성이 이러한 결과에 영향을 주었을 가능성이 있다. 그 밖에 또 다른 속근 트로포닌 활성제인 Reldesemtiv의 근위축성측상경화증 환자에서의 3상 연구 결과가 곧 보고될 예정이다.

4 멜라노코르틴-4 수용체 길항제(Melanocortin-4 receptor antagonists)

사이토카인은 골격근 감소와 식욕감소 등에 관여하는 것으로 알려져 있다. 사이토카인 등의 식욕 조절 물질이 식욕 부진을 유발할 수 있는 하나의 기전은 프로-오피오멜라노코르틴(pro-opiomelanocortin, POMC) 발현 조절을 통한 것이다. POMC 신경세포는 음식물 섭취 및 에너지 소비를 조절하는 기능을 가지고 있으며, 이러한 효과는 주로 식욕 억제 효과가 있는 α-melanocytes-stimulating hormone (α-MSH)에 의해 매개된다고 추정된다.

멜라노 코르틴-4 수용체(MC4R)는 주로 시상 하부에서 발현되며 α-MSH가 작용하는 G-단백 질결합 수용체로서 음식 섭취, 에너지 소비 및 이화작용의 조절에 중요한 역할을 한다. 생쥐에서 MC4R을 자극하면 음식을 찾는 행동이 감소되고, 기초 대사율이 증가하며 제지방량이 감소된다. 반대로, agouti related peptide (AgRP)나 소분자 MC4R 길항제 또는 수용체의 결실(deletion) 등으로 인해 멜라노코르틴 신호 전달을 방해하면 음식물 섭취가 증가하고 에너지 소비가 감소한다. MC4R 길항제를 사용하거나 그 수용체에 대한 단클론 항체를 이용하여 멜라노코르틴 시스템을 억제한 결과 악액질 동물 모델에서 식욕을 증가시키고 체중 및 제지방량 또는 지방량이 증가하는 등의 고무적인 결과를 나타냈다. 이와 같이 MC4R 길항제는 근감소증과 같은 체성분의 변화를 호전시키는데 효과가 있을 것으로 기대되나 향후 사람에서의 임상 시험 결과가 보고되어야 한다.

▶ 참고 문헌

1. Akamizu T, Kangawa K. Ghrelin for cachexia. J Cachexia Sarcopenia Muscle. 2010;1:169-76.
2. Coats AJ. Research on cachexia, sarcopenia and skeletal muscle in cardiology. J Cachexia Sarcopenia Muscle. 2012;3:219-23.
3. Dawson-Hughes B, Barger K, Reitshamer E, Fielding RA, Evans W, Ceglia L. Effect of anamorelin, a ghrelin receptor agonist, on muscle and bone in adults with osteosarcopenia. J Clin Endocrinol Metab. 2024;109(3):e945-e955.
4. DeBoer MD. Update on melanocortin interventions for cachexia: progress toward clinical application. Nutrition. 2010 Feb;26(2):146-51.
5. Ebner N, Steinbeck L, Doehner W et al. Highlights from the 7th Cachexia Conference: muscle wasting pathophysiological detection and novel treatment strategies. J Cachexia Sarcopenia Muscle. 2014;5:27-34.
6. Howick K, Griffin BT, Cryan JF et al. From Belly to Brain: Targeting the Ghrelin Receptor in Appetite and Food Intake Regulation. Int J Mol Sci. 2017;18:E273.
7. Hutcheon SD, Gillespie ND, Crombie IK et al. Perindopril improves six minute walking distance in older patients with left ventricular systolic dysfunction: a randomised double blind placebo controlled trial. Heart. 2002;88:373-7.
8. LACE study group; Achison M, Adamson S, Akpan A, Aspray T, Avenell A, Band MM et al. Effect of perindopril or leucine on physical performance in older people with sarcopenia: the LACE randomized controlled trial. J Cachexia Sarcopenia Muscle. 2022 Apr;13(2):858-871.
9. Maggio M, Ceda GP, Lauretani F et al. Relation of angiotensin-converting enzyme inhibitor treatment to insulin-like growth factor-1 serum levels in subjects >65 years of age (the InCHIANTI

study). Am J Cardiol. 2006;97:1525–9.

10. Morley JE. Pharmacologic Options for the Treatment of Sarcopenia. Calcif Tissue Int. 2016 Apr;98(4):319–33.
11. Müller TD, Perez–Tilve D, Tong J et al. Ghrelin and its potential in the treatment of eating/wasting disorders and cachexia. J Cachexia Sarcopenia Muscle. 2010;1:159–67.
12. Onder G, Liperoti R, Russo A et al. Use of ACE inhibitors is associated with elevated levels of IGFBP–3 among hypertensive older adults: results from the IlSIRENTE study. Eur J Clin Pharmacol. 2007;63:389–95.
13. Onder G, Vedova CD, Pahor M. Effects of ACE inhibitors on skeletal muscle. Curr Pharm Des. 2006;12:2057–64.
14. Peters R, Beckett N, Burch L et al. The effect of treatment based on a diuretic (indapamide) +/– ACE inhibitor (perindopril) on fractures in the Hypertension in the Very Elderly Trial (HYVET). Age Ageing. 2010;39:609–16.
15. Rezaei S, de Oliveira LC, Ghanavati M, et al. The effect of anamorelin (ONO–7643) on cachexia in cancer patients: systematic review and meta–analysis of randomized controlled trials. J Oncol Pharm Pract. 2023;29(7):1725–1735.
16. Rolland Y, Onder G, Morley JE et al. Current and future pharmacologic treatment of sarcopenia. Clin Geriatr Med. 2011;27:423–47.
17. Stewart Coats AJ, Srinivasan V, Surendran J et al. The ACT–ONE trial, a multicentre, randomised, double–blind, placebo–controlled, dose–finding study of the anabolic/catabolic transforming agent, MT–102 in subjects with cachexia related to stage III and IV non–small cell lung cancer and colorectal cancer: study design. J Cachexia Sarcopenia Muscle. 2011;2:201–7.
18. Su J, Geng J, Bao J et al. Two ghrelin receptor agonists for adults with malnutrition: a systematic review and meta–analysis. Nutr J. 2016;15:97.
19. Sumukadas D, Witham MD, Struthers AD, McMurdo ME. Effect of perindopril on physical function in elderly people with functional impairment: a randomized controlled trial. CMAJ. 2007 Oct 9;177(8):867–74.
20. Temel JS, Abernethy AP, Currow DC, Friend J, Duus EM, Yan Y, Fearon KC. Anamorelin in patients with non–small–cell lung cancer and cachexia (ROMANA 1 and ROMANA 2): Results from two randomised, double–blind, phase 3 trials. Lancet Oncol. 2016;17:519–531.

CHAPTER 41

운동모방약물의 임상적용과 실무 전략

Clinical Applications and Practice Strategies of Exercise Mimetics

권기선((주)아벤티), 이광표(한국생명공학연구원)

1 운동효과물질의 필요성

운동은 심혈관 건강, 체중 관리, 근력 강화 등 여러 가지 건강상의 이점을 제공하는 것으로 잘 알려져 있다. 규칙적인 운동은 대사 기능을 개선하고, 면역력을 강화하며, 정신 건강에도 긍정적인 영향을 미친다. 이러한 이유로 운동은 만성 질환 예방과 관리의 중요한 요소로 여겨지지만, 많은 사람들은 다양한 이유로 인해 규칙적으로 운동을 지속하기 어렵고 이에 운동의 효과를 충분히 누리지 못하는 경우가 많다.

현대 사회에서는 바쁜 생활 패턴, 신체적 제한, 동기 부족 등으로 인해 운동을 지속하기 어려운 사람들이 많고, 이러한 사람들에게 운동의 효과를 유사하게 제공할 수 있는 물질의 개발은 큰 도움이 될 수 있다. 운동효과 물질은 운동을 할 수 없는 사람들에게도 그와 유사한 건강상의 이점을 제공할 수 있으며, 특히 만성 질환을 예방하거나 관리하는 데 있어 중요한 역할을 할 수 있다. 예를 들어, 근육량 증가, 대사 증진, 염증 감소 등 운동이 제공하는 혜택을 약물이나 보충제로 전달할 수 있다면, 건강 유지와 질병 예방의 접근성이 크게 향상될 것이다.

운동효과 물질의 개발은 개인의 건강 증진을 넘어, 전체 사회의 건강 증진에도 큰 기여를 할 수 있다. 고령사회로 접어들면서, 노화와 관련된 다양한 질병들이 급증하고 있으며, 이러한 질병들을 예방하거나 관리할 수 있는 효과적인 방법이 필요하다. 운동효과 물질은 특히 노년층과 같이 신체 활동이 제한된 인구에게 매우 유용할 수 있으며, 의료비 절감과 삶의 질 향상에도 긍정적인 영향을 미칠 수 있다. 따라서, 운동효과 물질의 개발은 미래 의학의 중요한 발전 방향 중 하나로 고려되고 있다.

2 운동효과를 유도하는 생체유래인자

운동의 효과는 잘 알려져 있지만 아직까지 운동효과의 기전은 잘 밝혀져 있지 않다. 근육은 운동을 담당하는 생체기관임과 동시에 운동에 의해 가장 많은 변화를 겪는 기관이다. 운동에 의해 근육은 수백 개의 근육유래인자(단백질, 호르몬, 대사물질, microRNA)를 분비함으로써, 근육 재생 및 지방세포의 대사 조절, 간, 뼈, 신경계의 생체 활력 유지에 중요한 분비기관이라는 사실이 밝혀지고 있다. 전 세계적으로 새로운 근육유래인자를 발굴하고 그 기능을 밝히는 연구가 활발히 진행 중이다. 이러한 근육유래인자를 기반으로 노화제어 및 노화성 질환을 예방 치료할 수 있는 바이올로직스가 개발될 것으로 기대하고 있다.

운동은 신체활동과는 달리 특정한 목적을 위해 계획적이고 프로그래밍된 반복적인 활동을 의미한다. 운동은 각종 대사질환, 심혈관 질환뿐만 아니라 암에 이르기까지 다양한 만성질환에 대한 비약물적 치료로서 누구도 부인할 수 없는 만병 통치약으로 받아들여지고 있고, 실제로 적절한 운동요법 적용은 근신경적응(neuromuscular adaptation), 근비대(muscular hypertrophy) 및 근기능 개선에 이르기까지 신체능력 개선 효과를 보여주고 있다. 과학자들은 운동을 할 수 없는 환경에 있는 현대인 혹은 장애인, 근감소증으로 인해 운동능력이 상실된 노인들의 근육 치료를 위해서 '운동모방 약물(exercise pill/exercise mimetics)' 개발 연구를 수행하고 있다. 주로 미토콘드리아의 생합성을 늘리거나 활성을 높이는 단백질을 이용해 개체의 운동능력을 향상시키게 된다. 이러한 단백질의 활성을 높이는 약물이 개발되고 있는데, 이는 '운동을 하지 않아도 마치 운동한 효과를 내어 건강한 신체를 유지할 수 있지 않을까'하는 가설에서 연구가 시작되었다.

실제로 생쥐 모델에서 운동모방 약물 투여만으로 운동을 시키지 않았음에도 불구하고 근육 개선뿐만 아니라 다양한 질환의 발병률이 개선됨이 보고되어 해당 약물의 개념이 검증된 바 있다. 10여 년 전부터 운동모방 약물에 대한 흥미로운 연구결과가 보고되기 시작하였는데, 미국 솔크연구소 Ronald Evans 박사팀은 근육내 미토콘드리아의 생합성과 산화 대사를 활성화하는 약물 2종(AICAR, GW1516)을 생쥐에 투여하였더니 운동을 시키지 않아도 약 70% 가까이 운동능력이 증가하는 것을 확인하였고 건강한 지방으로 알려진 갈색지방을 늘리며 대사기능이 개선되는 것을 확인하였다.

AICAR (5–Aminoimidazole–4–carboxamide ribonucleotide) 약물은 대사 기능을 감지하는 주요 단백질인 AMPK (AMP–activated protein kinase)를 활성화하는 약물로, 운동으로 인한 에너지 스트레스에 반응하며, 현재 가장 효과적인 운동모방 약물 중 하나로 차세대 운동능력 향상 약물이 될 가능성이 매우 크다. 화합물인 GW501516은 PPARδ (peroxisome proliferator–activated receptor δ) agonist로 개발되었는데, GW501516은 지방산의 산화를 촉진시켜 에너지대사를 활성화한다고 보고되었다. 지구력을 위한 운동에 효과적인 약물로, AICAR와 함께 처리한 생쥐모델의 경우, 미토콘드리아 생합성, 산화대사 등이 활성화되어 지구력이 개선되는 효능이 알려졌다.

포도껍질의 주성분인 resveratrol이 근육의 운동능력을 개선시킨다고 보고된 바 있다. 해당 물질은 SIRT1 단백질(sirtuin-1)의 활성을 조절한다고 알려져 있는데, SIRT1 하위 단백질인 AMPK의 활성을 증가시켜 간접적으로 운동능력을 개선시킬 수 있음이 증명되었다. 추가로 SIRT1 단백질의 활성을 증가시키는 NAD+ 화합물을 생쥐에게 처리하였을 때 운동능력이 개선되는 효능이 역시 보고되어, SIRT1은 운동모방약 개발을 위한 주요 타겟 단백질임이 증명되었다.

Resveratrol은 기존에 소식(小食) 효과를 내는 신비의 물질로 유명세를 탔다. 소식은 건강수명을 늘리는 대표적인 항노화 방법인데 SIRT1은 소식 효과를 매개하는 중요한 단백질이기 때문에 resveratrol을 투여하면 충분한 양의 음식물을 섭취해도 마치 다이어트를 한 효과를 낸다는 것이다. 최근에는 인간을 대상으로 resveratrol의 효과가 보고되었는데, 65세 이상 노인들에게 12주간 운동과 resveratrol 약물투여를 병행한 결과 미토콘드리아 생합성이 늘어나고 운동에 의한 근육 피로도를 개선하며 심혈관 기능이 좋아졌다는 연구결과가 보고되었다.

운동하면 근육에서 분비되는 마이오카인을 활용한 운동효과 약물 연구가 흥미롭다. 프랑스 툴르즈 대학의 Cedric Dray 박사팀은 운동을 하면 근육에서 생성되어 혈액으로 분비되는 단백질인 Apelin을 발견하였는데, 운동을 시키지 않은 나이 든 생쥐에 Apelin을 투여하면 근육량이 증가하고 운동효과가 향상되는 것을 확인하였다. Apelin 혈액 단백질은 근육의 미토콘드리아의 생합성을 늘리는 동시에 근육에 이로운 자가포식작용이 활성화되며 운동 후 근섬유의 염증작용을 완화시키는 역할을 한다. 또한 근육 줄기세포에도 작용하여 근육재생 능력을 증가시켜 노화 마우스의 근육량을 증가시킨다. 이러한 혈액 단백질은 운동 효과약물로 작용할 뿐만 아니라 근육감소증을 진단하기 위한 바이오마커로도 활용이 기대되는데, 손쉬운 진단을 위해서는 혈액, 소변, 땀과 같은 체액을 이용하는 것이 바람직하기 때문이다(그림 41-1).

미국 캘리포니아 주립대의 신경과학자 Saul Villeda 박사 연구진은 운동시킨 늙은 생쥐의 혈장을 다른 늙은 생쥐에 주입하면 인지기능이 개선된다는 사실을 밝혔다. 늙은 생쥐의 운동 혈장의 단백체 분석을 통해 GPLD1 (Glycosylphosphatidylinositol Specific Phospholipase D1) 단백질이 운동을 하면 간에서 혈액으로 분비되어 인지기능 향상을 매개한다는 것을 규명하였다. 이러한 결과들은 혈액 내 운동유래 단백질이 노화 및 노인성 질환 예방과 치료에 중요한 타겟임을 말해주고 있다(그림 41-2).

장내미생물은 다양한 대사물질을 분비하여 숙주인 인간의 건강수명을 조절한다고 알려져 있다. 최근 장내미생물을 활용하여 운동효과 약물로 개발 가능성이 제기되었는데, 운동에 의해 장내미생물 총이 건강하게 변화하여 단쇄지방산(short-chain fatty acid) 생산을 늘려서 신경퇴행질환을 개선한다는 것이다. 실제로 치매 생쥐모델에 단쇄지방산을 분비하는 장내미생물을 활성화시키면 인지능력이 개선됨이 보고되었다. 이외에도 다양한 운동유래 인자에 대한 연구내용을 토대로 운동효과물질을 개발하고자 하는 노력이 이어지고 있다.

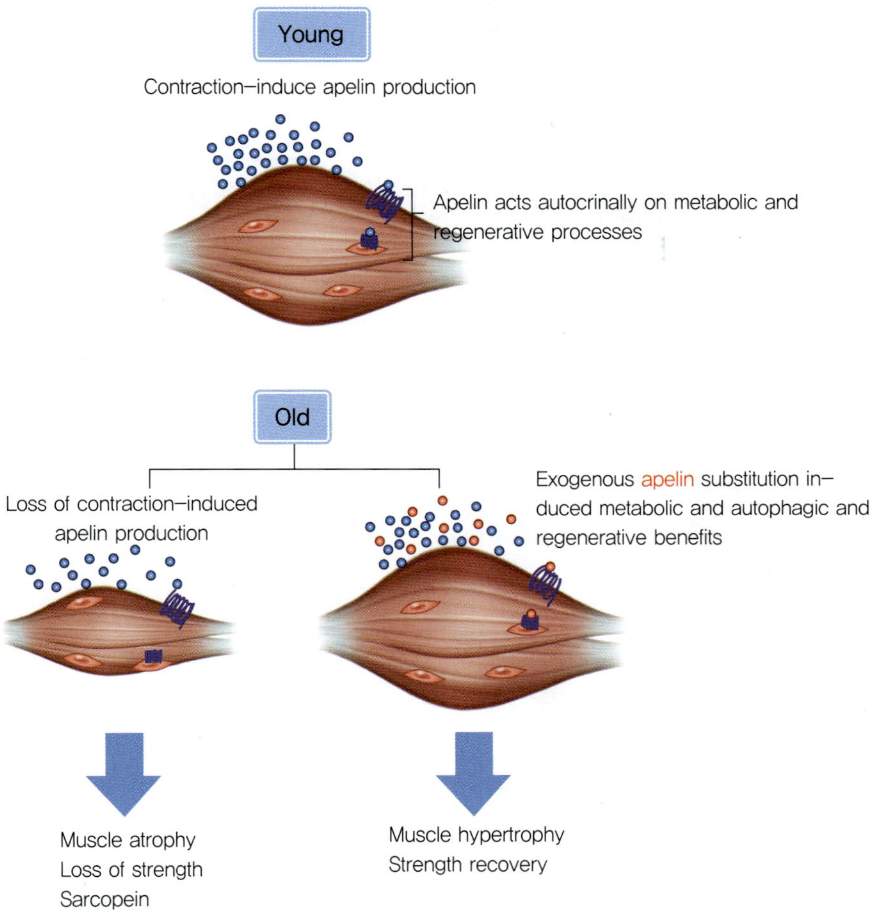

그림 41-1 **운동유래 마이오카인 Apelin의 근육에서 효능**

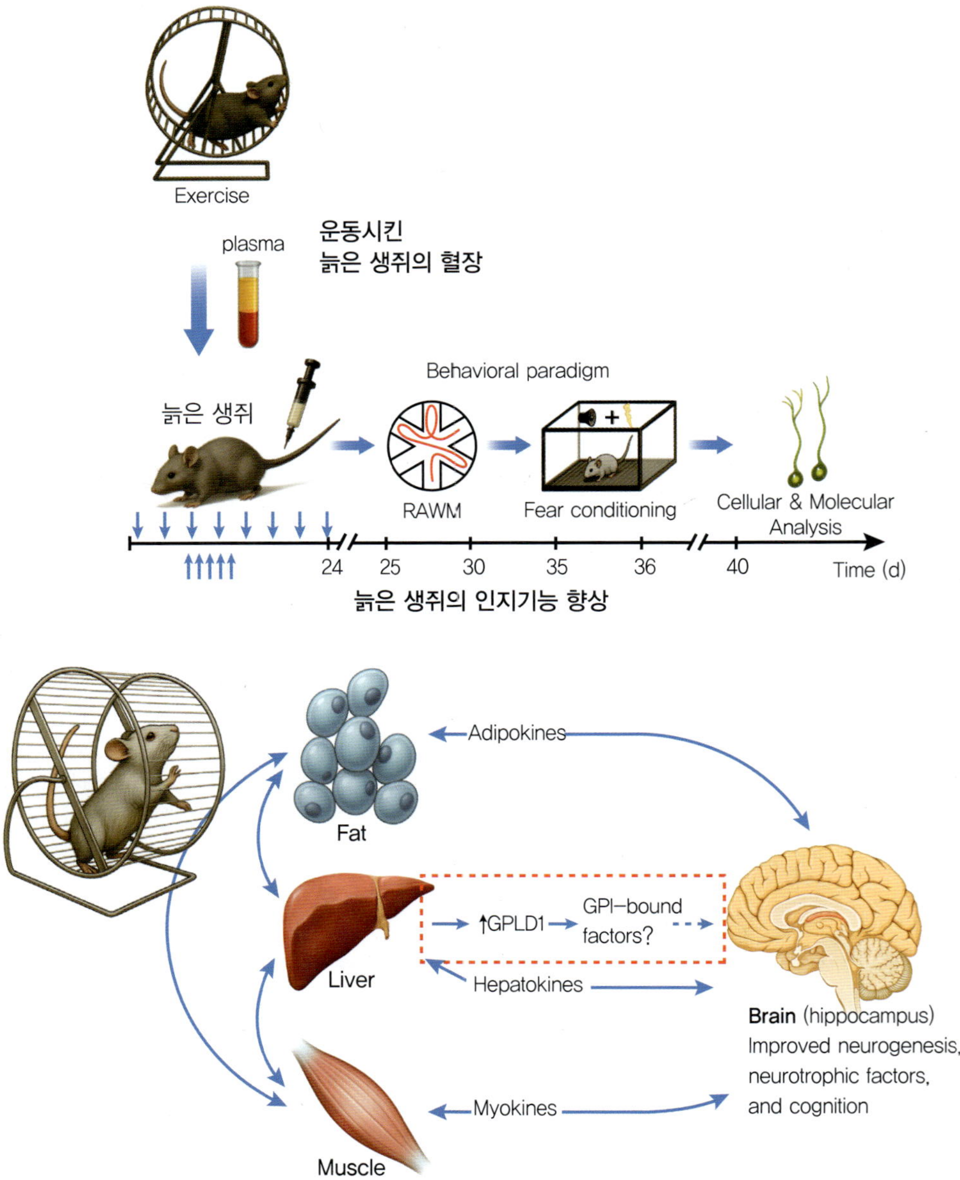

그림 41-2 운동유래 마이오카인 GPLD1의 뇌에서 효능

3 운동효과물질 개발 현황

인구 고령화로 인한 건강노화시장은 전 부문에 걸쳐 시장이 성장 중이다. 건강노화 의약품산업은 빠른 인구 고령화로 인해 노화에 따른 생체기능 저하와 만성질환에 노출될 확률 증가로 모태산업(의약품 산업)보다 높은 성장률 예상된다. 세계 건강노화 의약품은 현재 심혈관 및 호흡기계 질환이 가장 큰 비중을 차지하고 있으나, 골관절 질환 시장이 가장 빠른 연평균 성장률을 나타내고 있다.

한편, 국내에서는 고혈압용제가 가장 큰 시장을 형성할 것으로 전망되며, 향후 노화 관련 의약품 잠재수요 확대 및 사회보장 수준 개선으로 의약품 구매가 증가할 것으로 예측된다. 국내는 전 세계에서 가장 빠른 속도로 고령화가 진행됨에 따라, 건강노화 의약품 시장 연평균성장률은 세계 시장 대비 훨씬 높은 시장 성장 잠재성을 보유하고 있다. 2024년 글로벌 항노화의약품 시장규모는 3,160억 달러에서 2032년 7,350억 달러로 연평균성장률이 11.1%에 이를 것으로 전망된다. 건강노화 의약품 이외에도 건강노화 화장품, 식품 등의 고령층 수요에 대응하는 산업부문에서도 높은 성장 잠재력 예측된다. 최근 전 세계 건강노화산업은 단편적인 수명연장 및 질환 치료에서 벗어나 보다 건강하고 오래 살기 위한 Healthy Aging 제품에 집중하고 있는 상황인데, 향후 국내 고령진입 인구의 경제력 향상에 따라, 기능성 화장품 및 특수용도 식품, 의료서비스 등에 대한 수요 대응형 시장이 형성될 전망이다. 국내 건강노화 화장품 및 기타 고령친화산업 연평균 성장률이 모두 10% 이상으로 시장규모 확대 전망이다.

생명과학 기술의 발전으로 운동효과 기전 규명 및 운동대체 기술 개발의 가능성이 이론적으로 가시화되면서, 근육유래인자 기반 운동효과 모방 약물 기술 개발을 위한 노력이 진행되고 있다(표 41-1). AICAR, GW1516, ursolic acid 등이 마우스 모델에서 운동효과를 유도한 약물로 일찍이 보고된 바 있으나, 현재까지 FDA 허가 운동효과 약물은 전무하다.

Myostatin을 타겟으로 근감소증 치료제 개발도 진행된 바 있다. 근육유래인자인 Myostatin은 근감소증을 유발하는 인자로 알려졌는데, 세포 및 개체수준에서 Myostatin 억제제가 근감소증 치료 효과를 보인다. 국외제약회사들(Regeneron, Novatis, Merck)은 근육유래인자인 Myostatin과 Myostatin의 수용체인 Activin receptor를 표적으로 하는 바이올로직스를 개발하고 임상시험을 진행한 바 있다. 인구 고령화로 인한 노인성 근감소증(Sarcopenia) 환자는 급속히 증가하는 추세이며, 노인의 생체 활력 감소로 인한 노년의 삶의 질 하락에 주요한 원인인데, 65세 이상의 모든 노인 인구에서 발생함에도 불구하고, 2016년에서야 미국에서 질병코드(ICD-10)를 부여받았고, 이런 상황으로 현재까지 미국 FDA에 허가 받은 치료제는 전무하다. 근감소증 치료제 개발뿐만 아니라 운동모방약 개발 시 신규 시장의 선점(first in class)이 예상된다.

표 41-1 근육유래인자

근육유래인자	타겟 세포	기능
IL-6 (Interleukin-6)	면역세포	항염증 사이토카인 분비 유도
	지방세포	지방분해 증가
	근육세포	당 흡수 증가, 지방산 분해 증가
	췌장세포	glucagon-like peptide-1 (GLP-1) 증가시킴으로써 인슐린 분비 증가
IL-8 (Interleukin-8)	혈관내피세포	혈관신생 촉진
IL-15 (Interleukin-15)	근육세포	근육비대
	근육세포	당흡수, 지방산 산화 증가
	갈색지방세포	Thermogenesis와 지방산 산화 증가
	간세포	지방합성 감소, 지방산 산화 증가
MSTN	근육세포	근육량 감소
(Myostatin)	지방전구세포	지방세포 분화 감소
	중간엽세포	지방세포 분화 증가
BDNF (Brain-derived neurotrophic factor)	근육세포	지방산 산화
		근육세포 분화 촉진
	신경세포	인지기능 향상
CNTF (Ciliary neurotrophic factor)	조골세포	조골세포 분화 억제
SPP1 (Secreted phosphoprotein 1)	대식세포	대식세포 자극을 통한 혈관신생 촉진
FGF21 (Fibroblast growth factor 21)	간세포	지방산 산화, 포도당 신생 합성
	지방세포	당흡수 증가
Irisin	백색지방세포	갈색지방으로 분화 증가, 에너지 소비 증가
	근육세포	에너지소비, 산화적 대사 증가
	신경세포	신경생성 증가, 인지 기능 향상
Meteorin-like	백색지방세포	갈색지방으로 분화 증가, 에너지 소비 증가
BAIBA (β-aminoisobutyric acid)	간세포	베타 산화 증가
	백색지방세포	갈색지방으로 분화 증가, 에너지 소비 증가
SPARC (secreted protein acidic and rich in cysteine)	대장암세포	암세포 성장 억제
OSM (oncostatin-M)	유방암세포	암세포 성장 억제
Cathepsin B	신경세포	신경생성 촉진, 인지 기능 향상

▪ AMPK Activators

대사 기능을 감지하는 주요 단백질인 AMPK를 활성화하는 약물로, 운동으로 인한 에너지 스트레스에 반응하며, 현재 가장 효과적인 운동모방 약물 중 하나이다. AMPK activator인 AICAR는 차세대 운동능력 향상 약물이 될 가능성이 매우 높다.

▪ PPARδ Ligands

화합물인 GW501516 은 PPARδ agonist로 개발되었는데, GW501516은 지방산의 산화를 촉진시켜 에너지 대사를 활성화시킨다고 보고되었다. 지구력을 위한 운동에 효과적인 약물로, AICAR와 함께 처리한 생쥐모델의 경우, 미토콘드리아 생합성, 산화대사 등이 활성화되어 지구력이 개선되는 효능이 알려졌다.

▪ Sirt1 Activators

AICAR, GW501516과 함께, 포도껍질의 주성분인 resveratrol은 근육의 운동능력을 개선시킨다고 보고된 바 있다. SIRT1 단백질의 활성을 조절한다고 알려진 약물로, SIRT1 하위 단백질인 AMPK의 활성을 증가시켜 간접적으로 운동능력을 개선시킬 수 있음이 증명되었다. 최근에는 SIRT1 단백질의 활성을 증가시키는 NAD+ 화합물을 생쥐에게 처리하였을 때 운동능력이 개선되는 효능이 역시 보고되어, SIRT1 은 운동모방약 개발을 위한 주요타겟 단백질임이 증명되었다.

▪ REV-ERBα Ligands

생쥐 모델에서 운동능력의 개선효능이 검증된 약물인 SR9009, SR9011 등 REV-ERBα 핵수용체 단백질의 agonist이다. 생체주기 및 에너지 대사에 중요한 핵수용체 단백질로, 근육에서 에너지 대사와 관련된 유전자의 발현을 조절함으로써 운동능력을 개선시킨다고 보고되었다. REV-ERBα 단백질은 Type 1 근육에서 특이적으로 발현하는데, 해당 단백질의 활성화를 통해 미토콘드리아의 생합성이 증가하고 지방산 대사를 촉진함으로써 근지구력을 개선시키게 된다.

▪ ERRγ (Estrogen-related receptor γ) Ligands

미토콘드리아 산화신호전달의 주요 유전자를 직접적으로 조절하는 단백질인 ERRγ는 운동모방 약물 개발의 주요한 타겟이 될 가능성이 높다. 해당 단백질의 agonist인 GSK4716을 근육세포에 처리하였을 때, 미토콘드리아 생합성과 관련된 유전자의 발현이 증가하며 지방산 산화 및 TCA 회로에 관여하는 단백질의 활성이 증가했다.

AMPK와 SIRT1은 에너지대사를 감지하는 센서 단백질로 운동에 의해 유발되는 신호를 전사인자인 PGC1α (Peroxisome proliferator−activated receptor gamma coactivator 1α)에 전달한다. 활성화된 PGC1α에 반응하여, PPARδ 및 ERRα/γ 단백질은 지방산 산화에 관여하는 하위 표적 유전자의 발현을 직접 조절하고, 산화 및 미토콘드리아 생체 내 생성 및 혈관 신생을 초래하여 궁극적으로 건강에 유리한 효능을 유도한다.

운동효과물질의 개발은 많은 가능성을 보여주고 있지만, 상용화 및 임상 적용에는 여러 도전과제가 남아 있다. 첫째, 운동효과물질의 안전성 문제로, 운동이 제공하는 효과를 모방하기 위해서는 대사와 호르몬 시스템에 광범위한 영향을 미칠 수 있는 물질이 필요하며, 이러한 물질이 장기적으로 안전하게 사용될 수 있을지에 대한 검증이 필요하다. 둘째, 효과의 지속성과 용량 문제이다. 운동효과물질이 실제 운동과 동일한 수준의 건강 개선 효과를 제공할 수 있는지, 그리고 그 효과가 얼마나 지속되는지에 대한 추가 연구가 필요하며, 최적의 용량과 투여 방법을 확립하는 것도 중요한 과제이다. 마지막으로 개별화된 치료의 필요성이 제기된다. 사람마다 대사율, 유전적 배경, 생활 습관 등이 다르기 때문에, 모든 사람에게 동일한 운동효과물질이 효과적일 것이라고 기대할 수 없기 때문에, 개인의 유전적 및 생리적 특성에 따라 최적화된 물질 개발과 맞춤형 치료법이 필요하다.

▶ 참고 문헌

1. Abraham D, Feher J, Scuderi GL, Szabo D, Dobolyi A, Cservenak M, et al. Exercise and probiotics attenuate the development of Alzheimer's disease in transgenic mice: Role of microbiome. Exp Gerontol. 2019;115:122−31.
2. Akerstrom T, Steensberg A, Keller P, Keller C, Penkowa M, Pedersen BK. Exercise induces interleukin−8 expression in human skeletal muscle. J Physiol. 2005;563:507−16.
3. Alizadeh H. Myokine−mediated exercise effects: the role of myokine meteorin−like hormone (Metrnl). Growth Factors. 2021;39:71−8.
4. Almendro V, Fuster G, Busquets S, Ametller E, Figueras M, Argiles JM, et al. Effects of IL−15 on rat brown adipose tissue: uncoupling proteins and PPARs. Obesity (Silver Spring). 2008;16:285−9.
5. Baig MH, Ahmad K, Moon JS, Park SY, Ho Lim J, Chun HJ, et al. Myostatin and its Regulation: A Comprehensive Review of Myostatin Inhibiting Strategies. Front Physiol. 2022;13:876078.
6. Chow LS, Gerszten RE, Taylor JM, Pedersen BK, van Praag H, Trappe S, et al. Exerkines in health, resilience and disease. Nat Rev Endocrinol. 2022;18:273−89.
7. Ellingsgaard H, Hauselmann I, Schuler B, Habib AM, Baggio LL, Meier DT, et al. Interleukin−6 enhances insulin secretion by increasing glucagon−like peptide−1 secretion from L cells and alpha cells. Nat Med. 2011;17:1481−9.

8. Fan W, Evans RM. Exercise Mimetics: Impact on Health and Performance. Cell Metab. 2017;25:242–7.
9. Horowitz AM, Fan X, Bieri G, Smith LK, Sanchez–Diaz CI, Schroer AB, et al. Blood factors transfer beneficial effects of exercise on neurogenesis and cognition to the aged brain. Science. 2020;369:167–73.
10. Johnson RW, White JD, Walker EC, Martin TJ, Sims NA. Myokines (muscle–derived cytokines and chemokines) including ciliary neurotrophic factor (CNTF) inhibit osteoblast differentiation. Bone. 2014;64:47–56.
11. Moon HY, Becke A, Berron D, Becker B, Sah N, Benoni G, et al. Running–Induced Systemic Cathepsin B Secretion Is Associated with Memory Function. Cell Metab. 2016;24:332–40.
12. Ostrowski K, Schjerling P, Pedersen BK. Physical activity and plasma interleukin–6 in humans–effect of intensity of exercise. Eur J Appl Physiol. 2000;83:512–5.
13. Qi JY, Yang LK, Wang XS, Wang M, Li XB, Feng B, et al. Irisin: A promising treatment for neurodegenerative diseases. Neuroscience. 2022;498:289–99.
14. Rowe GC, Raghuram S, Jang C, Nagy JA, Patten IS, Goyal A, et al. PGC–1alpha induces SPP1 to activate macrophages and orchestrate functional angiogenesis in skeletal muscle. Circ Res. 2014;115:504–17.
15. Vinel C, Lukjanenko L, Batut A, Deleruyelle S, Pradere JP, Le Gonidec S, et al. The exerkine apelin reverses age–associated sarcopenia. Nat Med. 2018;24:1360–71.

INDEX

[국문]

ㅇ

ㅈ

[영문]